当代中医专科专病诊疗大系

眼科疾病诊疗全书

主审 庄曾渊 庞国明

主编 亢泽峰 宋剑涛 张丽霞 郭欣璐 岳林

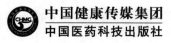

中国健康传媒集团
中国医药科技出版社

内 容 提 要

本书共分为基础篇、临床篇和附录三大部分，基础篇主要介绍了眼科疾病的相关理论知识，临床篇详细介绍了各种眼科疾病的中西医认识、诊治、预防调护、研究进展等内容，附录包括眼科常用方剂、临床常用检查参考值、开设眼科疾病专病专科应注意的问题等。全书内容丰富，言简意赅，重点突出，具有极高的学术价值和实用价值，适合中医临床工作者阅读参考。

图书在版编目（CIP）数据

眼科疾病诊疗全书 / 亢泽峰等主编 . —北京：中国医药科技出版社，2024.1
（当代中医专科专病诊疗大系）
ISBN 978-7-5214-4188-8

Ⅰ . ①眼… Ⅱ . ①亢… Ⅲ . ①眼病—中医诊断学 ②眼病—中医治疗法
Ⅳ . ① R276.7

中国国家版本馆 CIP 数据核字（2023）第 200777 号

美术编辑 陈君杞
版式设计 也 在

出版 **中国健康传媒集团** ｜ 中国医药科技出版社
地址 北京市海淀区文慧园北路甲 22 号
邮编 100082
电话 发行：010-62227427 邮购：010-62236938
网址 www.cmstp.com
规格 787×1092mm $\frac{1}{16}$
印张 28 $\frac{1}{4}$
字数 778 千字
版次 2024 年 1 月第 1 版
印次 2024 年 1 月第 1 次印刷
印刷 北京印刷集团有限责任公司
经销 全国各地新华书店
书号 ISBN 978-7-5214-4188-8
定价 246.00 元

获取新书信息、投稿、为图书纠错，请扫码联系我们。

朱恪材　朱章志　朱智德　乔树芳　任　文　刘　明
刘　洋　刘　辉　刘三权　刘仁毅　刘世恩　刘向哲
刘杏枝　刘佃温　刘建青　刘建航　刘树权　刘树林
刘洪宇　刘静生　刘静宇　闫金才　闫清海　闫惠霞
许凯霞　孙文正　孙文冰　孙永强　孙自学　孙英凯
纪春玲　严　振　苏广兴　李　军　李　扬　李　玲
李　洋　李　真　李　萍　李　超　李　婷　李　静
李　蔚　李　慧　李　鑫　李小荣　李少阶　李少源
李永平　李延萍　李华章　李全忠　李红哲　李红梅
李志强　李启荣　李昕蓉　李建平　李俊辰　李恒飞
李晓雷　李浩玮　李燕梅　杨　荣　杨　柳　杨　楠
杨克勤　连永红　肖　伟　吴　坚　吴人照　吴志德
吴启相　吴维炎　何庆勇　何春红　冷恩荣　沈　璐
宋剑涛　张　芳　张　侗　张　挺　张　健　张文富
张亚军　张国胜　张建伟　张春珍　张胜强　张闻东
张艳超　张振贤　张振鹏　张峻岭　张理涛　张琼瑶
张攀科　陆素琴　陈　白　陈　秋　陈太全　陈文一
陈世波　陈忠良　陈勇峰　邵丽黎　武　楠　范志刚
林　峰　林佳明　杭丹丹　卓　睿　卓进盛　易铁钢
罗　建　罗试计　和艳红　岳　林　周天寒　周冬梅
周海森　郑仁东　郑启仲　郑晓东　赵　琰　赵文霞
赵俊峰　赵海燕　胡天赤　胡汉楚　胡穗发　柳忠全
姜树民　姚　斐　秦蔚然　贾虎林　夏淑洁　党中勤
党毓起　徐　奎　徐　涛　徐林梧　徐雪芳　徐寅平
徐寒松　高　楠　高志卿　高言歌　高海兴　高铸烨
郭乃刚　郭子华　郭书文　郭世岳　郭光昕　郭欣璐
郭泉滢　唐红珍　谈太鹏　陶弘武　黄　菲　黄启勇
梅荣军　曹　奕　崔　云　崔　菲　梁　田　梁　超
寇绍杰　隆红艳　董昌武　韩文朝　韩建书　韩建涛
韩素萍　程　源　程艳彬　程常富　焦智民　储浩然
曾凡勇　曾庆云　温艳艳　谢卫平　谢宏赞　谢忠礼

靳胜利　雷　烨　雷　琳　鲍玉晓　蔡文绍　蔡圣朝

臧　鹏　翟玉民　翟纪功　滕明义　魏东华

编　　委（按姓氏笔画排序）

丁　蕾　丁立钧　于　秀　弓意涵　马　贞　马玉宏

马秀萍　马青侠　马茂芝　马绍恒　马晓冉　王　开

王　冰　王　宇　王　芳　王　丽　王　辰　王　明

王　凯　王　波　王　珏　王　科　王　哲　王　莹

王　桐　王　夏　王　娟　王　萍　王　康　王　琳

王　晶　王　强　王　稳　王　鑫　王上增　王卫国

王天磊　王玉芳　王立春　王兰柱　王圣治　王亚莉

王成荣　王伟莉　王红梅　王秀兰　王国定　王国桥

王国辉　王忠志　王育良　王泽峰　王建菊　王秋华

王彦伟　王洪海　王艳梅　王素利　王莉敏　王晓彤

王银姗　王清龙　王鸿燕　王琳樊　王瑞琪　王鹏飞

王慧玲　韦　溪　韦中阳　韦华春　毛书歌　孔丽丽

双振伟　甘陈菲　艾春满　石国令　石雪枫　卢　昭

卢利娟　卢桂玲　叶　钊　叶　林　田丽颖　田静峰

史文强　史跃杰　史新明　冉　靖　丘　平　付　瑜

付永祥　付保恩　付智刚　代立媛　代会容　代珍珍

代莉娜　白建乐　务孔彦　冯　俊　冯　跃　冯　超

冯丽娜　宁小琴　宁雪峰　司徒小新　皮莉芳　刑益涛

邢卫斌　邢承中　邢彦伟　毕宏生　吕　雁　吕水林

吕光霞　朱　保　朱文胜　朱盼龙　朱俊琛　任青松

华　刚　伊丽娜　刘　羽　刘　佳　刘　敏　刘　嵘

刘　颖　刘　熠　刘卫华　刘子尧　刘红灵　刘红亮

刘志平　刘志勇　刘志群　刘杏枝　刘作印　刘顶成

刘宗敏　刘春光　刘素云　刘晓彦　刘海立　刘海杰

刘继权　刘鹤岭　齐　珂　齐小玲　齐志南　闫　丽

闫慧青　关运祥　关慧玲　米宜静　江利敏　江铭倩

汤建光　汤艳丽　许　亦　许　蒙　许文迪　许静云

农小宝　农永栋　阮志华　孙　扶　孙　畅　孙成铭

孙会秀	孙治安	孙艳淑	孙继建	孙绪敏	孙善斌
杜鹃	杜云波	杜欣冉	杜梦冉	杜跃亮	杜璐瑶
李伟	李柱	李勇	李铁	李萌	李梦
李霄	李馨	李丁蕾	李又耕	李义松	李云霞
李太政	李方旭	李玉晓	李正斌	李帅垒	李亚楠
李传印	李军武	李志恒	李志毅	李杨林	李丽花
李国霞	李钍华	李佳修	李佩芳	李金辉	李学军
李春禄	李茜羽	李晓辉	李晓静	李家云	李梦阁
李彩玲	李维云	李雯雯	李鹏超	李鹏辉	李满意
李增变	杨丹	杨兰	杨洋	杨文学	杨旭光
杨旭凯	杨如鹏	杨红晓	杨沙丽	杨国防	杨明俊
杨荣源	杨科朋	杨俊红	杨济森	杨海燕	杨蕊冰
肖育志	肖耀军	吴伟	吴平荣	吴进府	吴佐联
员富圆	邱彤	何苗	何光明	何慧敏	佘晓静
辛瑶瑶	汪青	汪梅	汪明强	沈洁	宋震宇
张丹	张平	张阳	张苍	张芳	张征
张挺	张科	张琼	张锐	张大铮	张小朵
张小林	张义龙	张少明	张仁俊	张欠欠	张世林
张亚乐	张先茂	张向东	张军帅	张观刚	张克清
张林超	张国妮	张咏梅	张建立	张建福	张俊杰
张晓云	张雪梅	张富兵	张腾云	张新玲	张燕平
陆萍	陈娟	陈密	陈子扬	陈丹丹	陈文莉
陈央娣	陈立民	陈永娜	陈成华	陈芹梅	陈宏灿
陈金红	陈海云	陈朝晖	陈强松	陈群英	邵玲玲
武改	苗灵娟	范宇	林森	林子程	林佩芸
林学英	林学凯	尚东方	呼兴华	罗永华	罗贤亮
罗继红	罗瑞娟	周双	周全	周丽	周剑
周涛	周菲	周延良	周红霞	周克飞	周丽霞
周解放	岳彩生	庞鑫	庞国胜	庞勇杰	郑娟
郑程	郑文静	郑雅方	单培鑫	孟彦	赵阳
赵磊	赵子云	赵自娇	赵庆华	赵金岭	赵学军

赵晨露　胡　斌　胡永昭　胡欢欢　胡英华　胡家容
胡雪丽　胡筱娟　南凤尾　南秋爽　南晓红　侯浩强
侯静云　俞红五　闻海军　娄　静　娄英歌　宫慧萍
费爱华　姚卫锋　姚沛雨　姚爱春　秦　虹　秦立伟
秦孟甲　袁　玲　袁　峰　袁帅旗　聂振华　栗　申
贾林梦　贾爱华　夏明明　顾婉莹　钱　莹　徐艳芬
徐继国　徐鲁洲　徐道志　徐耀京　凌文津　高　云
高美军　高险峰　高嘉良　高韶晖　郭士岳　郭存霞
郭伟杰　郭红霞　郭佳裕　郭晓霞　唐桂军　桑艳红
接传红　黄　姗　黄　洋　黄亚丽　黄丽群　黄河银
黄学勇　黄俊铭　黄雪青　曹正喜　曹亚芳　曹秋平
龚长志　龚永明　崔伟峰　崔凯恒　崔建华　崔春晶
崔莉芳　康进忠　阎　亮　梁　伟　梁　勇　梁大全
梁亚林　梁增坤　彭　华　彭丽霞　彭贵军　葛立业
葛晓东　董　洁　董　赟　董世旭　董俊霞　董德保
蒋　靖　蒋小红　韩圣宾　韩红卫　韩丽华　韩柳春
覃　婕　景晓婧　嵇　朋　程　妍　程爱俊　程常福
曾永蕾　谢圣芳　靳东亮　路永坤　詹　杰　鲍陶陶
解红霞　窦连仁　蔡国锋　蔡慧卿　裴　晗　裴琛璐
廖永安　廖琼颖　樊立鹏　滕　涛　潘文斌　薛川松
魏　佳　魏　巍　魏昌林　瞿朝旭

编撰办公室主任　高　泉　王凯锋
编撰办公室副主任　王亚煌　庞　鑫　张　侗　黄　洋
编撰办公室成员　高言歌　李方旭　李丽花　许　亦　李　馨
　　　　　　　　　李亚楠

《眼科疾病诊疗全书》
编　委　会

坚持中医思维　彰显特色优势
提高临床疗效　服务人民健康

王　序

　　中医药学是中华民族的伟大创造，是中国古代科学的瑰宝，也是打开中华文明宝库的钥匙，为中华民族的繁衍生息作出了巨大贡献。党和政府历来高度重视中医药工作，特别是党的十八大以来，以习近平同志为核心的党中央把中医药工作摆在了更加突出的位置，中医药改革发展取得了显著成绩。2019 年 10 月 20 日发布的《中共中央 国务院关于促进中医药传承创新发展的意见》指出，传承创新发展中医药是新时代中国特色社会主义事业的重要内容，是中华民族伟大复兴的大事，对于坚持中西医并重，打造中医药和西医药相互补充协调发展的中国特色卫生健康发展模式，发挥中医药原创优势、推动我国生命科学实现创新突破，弘扬中华优秀传统文化、增强民族自信和文化自信，促进文明互鉴和民心相通、推动构建人类命运共同体具有重要意义。

　　传承创新发展中医药，必须发挥中医药在维护和促进人民健康中的重要作用，彰显中医药在疾病治疗中的独特优势。中医专科专病建设是坚持中医原创思维，突出中医药特色优势，提高临床疗效的重要途径和组成部分。长期以来，国家中医药管理局高度重视和大力推动中医专科专病的建设，从制定中长期发展规划到重大项目、资金安排，都将中医专科专病建设作为重要任务和重点工作进行安排部署，并不断完善和健全管理制度与诊疗规范。经过中医药界广大专家学者和中医医务工作者长期不懈的努力，全国中医专科专病建设取得了显著的成就。

　　实践表明：专科专病建设是突出中医药特色优势，遵循中医药自身发展规律和前进方向的重要途径；是打造中医医院核心竞争力，实现育名医、建名科、塑名院之"三名"战略的必由之路；是提升临床疗效和诊疗水平的重要手段；是培养优秀中医临床人才，打造学科专科优秀团队的重要平台；是推动学术传承创新、提升科研能力水平、促进科技成果转化的重要途径；是各级中医医院、中西医结合医院提升社会效益和经济效益的有效举措。

事实证明：中医专科专病建设的学术发展、传承创新、经验总结和推广应用，对建设综合服务功能强、中医特色突出、专科优势明显的现代中医医院和中医专科医院，建设国家中医临床研究基地，创建国家和区域中医（专科）诊疗中心及中西医结合旗舰医院，提升基层中医药特色诊疗水平和综合服务能力等方面都发挥着不可替代的基础保障和重要支撑作用。

《中共中央 国务院关于促进中医药传承创新发展的意见》对彰显中医药在疾病治疗中的优势，加强中医优势专科专病建设作出了规划和部署，强调要做优做强骨伤、肛肠、儿科、皮科、妇科、针灸、推拿以及心脑血管病、肾病、周围血管病、糖尿病等专科专病，要求及时总结形成诊疗方案，巩固扩大优势，带动特色发展，并明确提出用 3 年左右时间，筛选 50 个中医治疗优势病种和 100 项适宜技术等任务要求。2022 年 3 月国务院办公厅发布的《"十四五"中医药发展规划》也强调指出，要开展国家优势专科建设，以满足重大疑难疾病防治临床需求为导向，做优做强骨伤、肛肠、儿科、皮肤科、妇科、针灸、推拿及脾胃病、心脑血管病、肾病、肿瘤、周围血管病、糖尿病等中医优势专科专病。要制定完善并推广实施一批中医优势病种诊疗方案和临床路径，逐步提高重大疑难疾病诊疗能力和疗效水平。可以说《当代中医专科专病诊疗大系》（以下简称《大系》）的出版，是在促进中医药传承创新发展的新形势下应运而生，恰逢其时，也是贯彻落实党中央国务院决策部署的具体举措和生动实践。

《大系》是由享受国务院政府特殊津贴专家、全国第六批老中医药学术继承指导老师、全国名中医，第十三届和十四届全国人大代表庞国明教授发起，并组织全国中医药高等院校和相关的中医医疗、教学科研机构 1000 余名临床各科专家学者共同编著。全体编著者紧紧围绕国家中医药事业发展大局，根据国家和区域中医专科医疗中心建设、国家重点中医专科建设，以及省、市、县中医重点与特色专科建设的实际需要，坚持充分"彰显中医药在疾病治疗中的优势"，坚持"突出中医思维，彰显特色主线，立足临床实用，助提专科内涵，打造品牌专科集群"的编撰宗旨。《大系》共 30 个分册，由包括国医大师和院士在内的多位专家学者分别担任自己最擅长的专科专病诊疗全书的主审，为各分册指迷导津、把关定向。由包括全国名中医、岐黄学者在内的 100 多位各专科领域的学科专科带头人分别担任各分册主编。经过千余名专家学者异域同耕，历尽艰辛，寒暑不辍，五载春秋，终于成就了《大系》。《大系》的隆重出版不仅是中医特色专科专病建设的一大成果，也是中医药传承精华，守正创新进程中的一件大事，承前启后，继往开来，难能可贵，值得庆贺！

在 2020 年"全国两会"闭幕后，庞国明同志将《大系》的编写大纲、体例及《糖尿病诊疗全书》等书稿一并送我，并邀我写序。我不是这方面的专家，也未能尽览《大系》的全稿，但作为多年来推动中医专科专病建设的参与者和见证人，仅从大纲、体例、样稿及部分分册书稿内涵质量看，《大系》坚持了持续强化中医思维和中医专科专病特色优势的宗旨，突出了坚持提高临床疗效和诊疗水平及注重实践、实际、实用的原则。尽管我深知中医专科专病建设仍然不尽完善，做优做强专科专病依然任重道远。但我相信，《大系》的出版必将为推动我国的中医专科专病建设和进一步彰显中医药在疾病治疗中的独特优势，为充分发挥中医药在维护和促进人民健康中的重要作用，产生重大而深远的影响。

故乐以此为序。

国家中医药管理局原局长
第六届中华中医药学会会长 王明珠

2023 年 3 月 18 日

陈 序

　　由我国优秀的中医学家、全国名中医庞国明教授等一批富有临床经验的中医药界专家们共同协力合作，以传承精华、守正创新为宗旨，以助力国家中医专科医学中心、专科医疗中心、专科区域诊疗中心、优势专科、重点专科、特色专科建设为目标，编撰并将出版的这套《当代中医专科专病诊疗大系》丛书（以下简称《大系》），是在 2000 年、2016 年由中国医药科技出版社出版《大系》第一版、第二版的基础上，以服务于当今中医专科专病建设、突出中医特色、强化中医思维、彰显中医专科优势为出发点和落脚点，对原书进行了修编补充、拾遗补阙、完善提升而成的，丛书名由第一版、第二版的《中国中西医专科专病临床大系》更名为《当代中医专科专病诊疗大系》。其内容涵盖了内科、外科、妇科、儿科、急诊、皮肤以及骨科、康复、针灸等 30 个学科门类，实属不易！

　　该丛书的特点，主要体现在学科门类较为齐全，紧密结合专科专病建设临床实际需求，融古贯今，承髓纳新，突出中医特色，既尊重传统，又与时俱进，吸收新进展、新理论和新经验，是一套理论联系实际、贴合临床需要，可供中医、中西医结合临床、教学、科研参考应用的一套很好的工具书，很是可贵，值得推荐。

　　今国明教授诚邀我在为《大系》第一版、第二版所写序言基础上，为新一版《大系》作序，我认为编著者诸君在中华中医药学会常务理事兼慢病分会主任委员、中国中医药研究促进会专科专病建设工作委员会会长庞国明教授的带领下，精诚团结、友好合作，艰苦努力多年，立足中医专科专病建设，服务于临床诊疗，很接地气，完成如此庞大巨著，实为不可多得，难能可贵，爱乐为之序。

中国科学院院士

国医大师　陈可冀

2023 年 9 月 1 日

王　序

　　传承创新发展中医药，是新时代中国特色社会主义事业的重要内容，《中共中央 国务院关于促进中医药传承创新发展的意见》明确指出"彰显中医药在疾病治疗中的优势，加强中医优势专科建设"。因此，对中医专科专病临床研究进行系统整理、加以提高，以窥全貌，就显得十分重要。

　　2000 年，以庞国明主任医师、林天东国医大师等共同担任总主编，组织全国 1000 余位临床专家编撰的《中国中西医专科专病临床大系》发行海内外，影响深远。二十年过去，国明主任医师再次牵头启动《大系》修编工程，以"传承精华，守正创新"为宗旨，以助力建设国家、省、市、县重点专科与特色专科为目标，丰富更新了大量内容和取得的成就，反映了中医专科研究与发展的进程，具有较强的时代性、实用性，并将书名易为《当代中医专科专病诊疗大系》，凡三十个分册，每册篇章结构，栏目设计令人耳目一新。

　　学无新，则无以远。这套书立意明确，就其为专科专病建设而言，无疑对全国中医、中西医结合之临床、教学、科研工作，具有重要的参考意义。编书难，编大型专著尤难，编著者们在繁忙的医疗、教学、科研工作之余，倾心打造的这部巨著必将功益杏林，更希望这部经过辛勤汗水浇灌的杏林之树（书）"融会新知绿荫蓬，今年总胜去年红"。中医之学路迢迢，莫负春光常追梦，当惜佳时再登高。

中国工程院院士
国医大师
北京中医药大学终身教授　王琦

2023 年 7 月 20 日于北京

打造中医品牌专科　带动医院跨越发展

——代前言

"工欲善其事，必先利其器。"同样，肩负着人民生命健康和健康中国建设重任的中医、中西医结合工作者，也必当首先要有善其事之利器，即过硬的诊疗技术和解除亿万民众病痛的真本领。《当代中医专科专病诊疗大系》丛书（以下简称《大系》），就是奉献给广大中医、中西医结合专科专病建设和临床诊疗工作者"利器"的载体。期望通过她的指迷导津、方向引领，把专科建设和临床诊疗效果推向一个更加崭新的阶段；期望通过向她的问道，把自己工作的专科专病科室，打造成享誉当地乃至国内外的品牌专科，实施品牌专科带动战略、促助医院跨越式发展，助力中医药事业振兴发展。

专科专病科室是相对于传统模式下的大内科、大外科等科室名称而言的。应当指出的是，专科专病科室亦不是当代人的发明，早在《周礼·天官冢宰》就有"凡邦之有疾病者……则使医分而治之"。"分而治之"就是让精于专科专病研究的医生去分别诊疗。因此，设有"食医""疾医""疡医"等专科医生，只不过是没把"专科专病"诊疗分得那么细和进行广泛宣传罢了。从历代医家著述和学术贡献看，亦可以说张仲景、华佗、叶天士等都是专科专病的诊疗大家。因仲景擅伤寒、叶天士擅温病、华佗擅"开颅术"等，后世与近代的医学家们更是以擅治某病而誉满华夏，如焦树德擅痹病、任继学擅脑病等。因此，诸多名医先贤大家们多是专科专病诊疗的行家里手。

那么，进入 21 世纪以来，为什么说加强中医专科专病建设的呼声一浪高过一浪呢？究其原因大致有四：

首先是振兴中医事业发展、突出中医特色优势的需要。20 世纪 80 年代以后的中医界提出振兴中医的口号，国家也制定了相应的政策，中医事业得到了快速发展。但需要做的事还有很多很多。通过专科专病建设，可以培育、造就一大批高水平的中医、中西医结合专业人才，突出中医特色，总结实用科学的临床经验，推动中医、中西医结合专科专病的深入研究，助力中医药事业振兴发展！

第二是促进中西医协同、开拓医疗新领域的需要。中医、西医、中西医结合是健康中国建设中的三支主要力量，尽管中西医结合在某些领域和某些课题的研究方面取得了一些重大成就和进展，但仍存在着较浅层次"人为"结合的现象，而深层次的基础医学、临床医学等有机结合方面还有大量工作要做。同时，由于现在一些医院因人、财、物等条件的限制，也很难全面开展中西医结合的研究和临床实践。而通过开展专科专病建设，从某些病的基础、临床、药物等系统研究着手，或许将成为开展中西医协同、中西医结合的突破口，逐步建立起基于实践、符合实际的中西医协同、中西医结合的诊疗新体系，以开拓中医、中西医结合临床、教学、科研工作的新领域，实现真正意义上的中西医协同、中西医结合。

第三是服务于健康中国建设和人民大众对中医优质医疗日益增长新要求的需要。随着经济社会的发展和现代科学技术的进步，传统的医疗模式已满足不了人民群众医疗保健的需要，广大民众更加渴望绿色的、自然的、科学的、高效的和经济便捷的传统中医药。因此，开展中医专科专病诊疗，可以引导病人的就医趋向，便于病人得到及时、精准、有效的诊治；专科专病科室的开设，易于积累临床经验、聚焦研究方向、多出研究成果，必将大大促进中医医疗、医药、器械研发的进程，加快满足人民群众对中医药日益增长的医疗保健需求的步伐。

第四是提高两个效益的需要。目前有不少中医、中西医结合医院，尤其是市、县（区）级中医院，在当代医疗市场的激烈竞争中显得"神疲乏力"、缺少建设与发展中的"精气神"，竞争不强的原因虽然是多方面的，但没有专科特色、没有品牌专科活力是其重要的原因之一。"办好一个专科，救活一家医院，带动跨越发展"，已被许许多多中医、中西医医院的实践所证实。可以说，没有品牌专科的医院，是不可能成为快速发展的医院，更不可能成为有特色医院的。加强专科专病建设的实践表明：通过办好专科专病科室，能够快速彰显医院的专业优势与特色优势；能够快速提高医院的知名度，形成品牌影响力；能够快速带动医院经济效益和社会效益的提升；能够快速带动和促进医院的跨越式发展。

有鉴于上述四点，《大系》丛书，应运而生、神采问世，冀以成为全国中医、中西医结合专科专病建设工作者的良师益友。

《大系》篇幅宏大，内容精博，内涵深邃，覆盖面广，共30个分册。每分册分基础篇、临床篇和附录三大部分。基础篇主要对该专科专病国内外研究现状、诊疗进展以及提高临床疗效的思路方法等进行了全面阐述；临床篇是每分册的核心，以病为纲，分列条目，每个病下设病因病机、临床诊断、鉴别诊断、临床治疗、预后转归、预防调护、专方选要、研究进展等栏目，辨证论治、理法方药一线贯穿，使中医专科专病的诊疗系统化、规范化、特色化；附录介绍临床常用检查参考值和专科建设的注意事项（数字资源），对读者临床诊疗具有重要参考价值。

《大系》新全详精，实用性强。参考国内外书籍、杂志等达十万余册，涉及方药数万种，名医论点有出处，方药选择有依据，多有临床验证和研究报告，详略有序，条理清晰，充分反映了当代中医、中西医结合专科专病的临床实践和研究成果概况，其中不乏知名专家的精辟论述、新创方药和作者的独到见解。为了保持其原貌，《大系》各分册中所收集的古方、验方等凡涉及国家规定的稀有禁用中药没有做删改，特请读者在实际使用时注意调换药物，改换替代药品，执行国家有关法规。

本《大系》业已告竣，她是国内 1000 余位专家、学者、编者辛苦劳动的成果和智慧的结晶。她的出版，必将对弘扬祖国中医药学，开展中医、中西医结合专科专病建设，深入开展中医、中西医结合之医疗、教学、科研起到积极的推动作用，并为中医药事业的传承精华、守正创新和人类的医疗卫生保健事业做出积极贡献。

鉴于该《大系》编著带有较强的系统性、艰巨性、广泛性以及编者的认知差别，书中难免存在一些问题，真诚希望读者朋友不吝赐教，以便修订再版。

庞国明

2023 年 7 月 20 日于北京

编写说明

　　眼科学发展历史悠久，21 世纪以来，眼科学的发展取得了长足的进步，研究也更加深入。为了将中医眼科与西医眼科更好地融合，培养合格的中西医结合眼科医生，我们着手该书的编写工作。

　　中西医结合眼科学是将中医眼科学与西医眼科学各自的优势和精华内容相结合，在临床医疗实践和科学研究中逐步形成的一门分支学科。中医眼科以天人合一的整体观念和辨证论治的方法，对一些慢性病的治疗体现出了相对优势；西医眼科在显微手术和眼科急症治疗方面展现了独特优势；中西医结合眼科学在眼病理论研究、诊断和治疗等方面的结合，促使该学科呈现出了广阔的发展空间和美好的临床应用前景。本书的编写融中医、西医、中西医结合三学科观点为一体，立足于临床，实用性强。

　　本书是在广集中西医诊疗眼病精华的基础上，结合中医临床实践、中医药特色诊疗技术和现代研究进展，系统编撰而成的学术专著。本书汇集国内从事眼科专科工作的医疗、教学、科研人员智慧于一体，从眼病的基础知识、临床治疗、专科建设等方面做了详细的阐述。全书共分为基础篇、临床篇和附录 3 个部分。基础篇从眼病国内外研究现状、诊断方法与思路、治则和用药规律、提高临床疗效的思路与方法等方面进行全面系统的阐述；临床篇对各种眼病分别论述，重点阐述了每种疾病的病因病机、临床诊断、鉴别诊断、临床治疗、专方选要、研究进展等内容；附录包括眼科常用方剂、常用检查参考值及开设眼病专病专科应注意的问题等。

　　本书内容体现了"全、详、精、便"四字，融中医、西医、中西医结合理论于一体，适合广大从事中医、中西医眼病专科临床、科研、教学等人员阅读。

　　鉴于编撰者水平有限，加之医学进展日新月异，书中不妥之处在所难免，敬请广大同道和读者提出宝贵意见，以便再版时修订。

编委会

2023 年 6 月

目　录

基础篇

临床篇

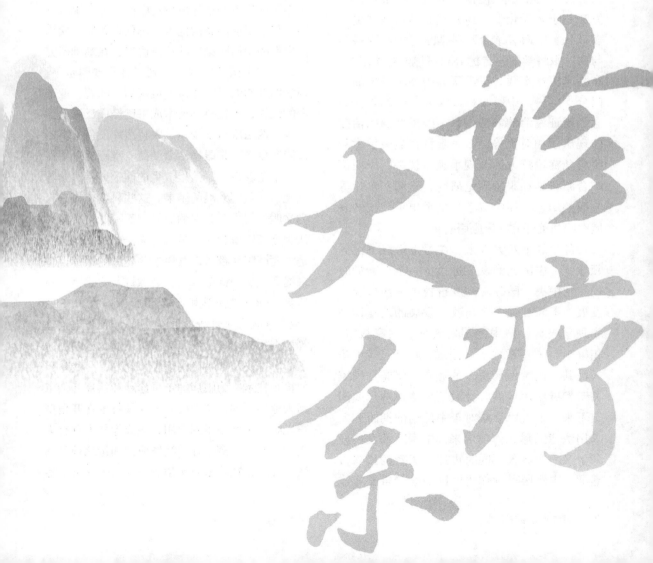

基础篇

第一章　眼病国内外研究现状及前景

眼是人体获得外界信息的重要感觉器官，与人的生活息息相关，随着生活质量的改善和人类寿命的延长，人们对视觉质量的要求也在不断提高。眼科学发展历史悠久，我国早在公元前14世纪殷武丁时代已有关于眼病的记载，西方眼科学始于16世纪欧洲文艺复兴时代。21世纪以来，眼科学的发展取得了长足的进步，其生理学、病理学、免疫学和遗传学等方面的研究也更加深入；先进的检查设备不断被应用于临床，使诊断更加准确和快速；显微眼科手术设备在临床中得到普及，使眼科手术更便捷、更微创；眼科治疗方法趋于多元化，用药方式和药物剂型更加多样化。中西医结合眼科学是将中医眼科学与西医眼科学中各自优势和精华内容相结合，在临床医疗实践和科学研究中逐步形成的一门分支学科。中医眼科以天人合一的整体观念和辨证论治的方法，对一些慢性病的治疗体现出了相对优势；西医眼科在显微手术和眼科急症治疗方面展现了独特优势；中西医结合眼科学在眼病理论研究、诊断和治疗等方面的结合，促使该学科呈现出了广阔的发展空间和美好的临床应用前景。

自党的十八大以来，在习近平总书记的领导下，中医药的发展进入了一个全新的时代。党中央、国务院高度重视中医药事业的发展，不断加强中医药改革发展的战略谋划和顶层设计，把中医药发展列为国家战略，相继出台了一系列政策法规，特别是《中华人民共和国中医药法》的颁布，将党和国家关于发展中医药的方针政策用法律的形式固定下来，把人民群众对于中医药的期盼和要求用法律的形式体现出来，中医药的发展迎来了又一个春天，同时也迎来了新的战略机遇期。中医眼科学作为中医药学的重要组成部分，也步入了一个新的征程。身为中西医眼科人，我们更要与时俱进，开拓创新，迎接新时代的机遇和挑战。

一、现状与成就

（一）研究方法的转变

中、西医眼科具有各自的理论体系，对疾病的诊断和治疗手段等方面存在诸多差异性。西医眼科学偏重微观研究，善于借助现代科技手段进行临床和基础研究；中医眼科学则更加注重整体，天人合一的整体观念是中医眼科学辨证论治的指导思想；中西医结合眼科学则是集合了前两者的优点，不仅在临床疾病诊治中发挥中西医结合的特色优势，在基础研究中，还将中医药研究深入到了分子基因水平，但它们共同的目的都是治愈疾病。随着工业革命的洗礼，现代科学技术成果已经广泛渗透到中医、西医眼科学领域。眼科医疗设备的不断发展和创新，是眼病诊断便捷、准确的重要保证，也是获得良好治疗效果的前提，是医学与其他学科共同发展的结果。这些科技成果是人类文明发展史上共有的成果，而不能将其简单认为是西医所独有的技术，无论中医、西医还是中西医眼科都可以共用这些先进的医疗设备来提高疾病的诊治水平。裂隙灯、检眼镜、眼压计、OCT（光学相干断层成像检查）、FFA（荧光素眼底血管造影术）、视野和视觉电生理等检查的应用和发展，为眼科疾病的诊断创造了简单、快捷和精确的途径。此外，一些新兴的检查技术，为眼病的定量诊断和治疗开创了新天地。例如，功能磁共振成像技术在开角型青光眼的诊断中得到应用，该成像技术具有无创性、空间分辨率好、活体成像和量化神经病变等优点，在将来有希望测量青光眼视路上各级水平的神经活动状态，弥补电生理学和解剖学方法上的不足，并且为开角型青光眼的治疗提供了新的方向。激光在眼科的应用，更是为患者带来了不小的福利，不同波长的激光对角膜病、青光眼和眼底疾病均有一定的疗效，是重要的辅助治疗手段之一，手术、药物和激光已经成为眼科医生手中的三把利剑。随着分子生物学技术的进展，DNA芯片技术和生物芯片技术可以检测基因突变和基因多态性，与青光眼、白内障、干眼和眼底病等眼病发病相关的更多的致病基因将会被发现，用于疾病的诊断和治疗。结合中医眼科的四诊法、五轮辨证、八纲辨证、脏腑辨证、病证结合和分期论治等，对疾病的诊断和治疗不仅做到定性，还可以做到定量，更能准确掌握病情，综合治疗，有的放矢，提高疗效。

（二）临床和基础研究取得了显著进展

1. 中医眼科发展进入新的征程

中医眼科学的发展大致经历了5个时期：上古至南北朝是萌芽时期，《黄帝内经》及《伤寒杂病论》集中记载和论述了有关眼与眼病的知识；隋唐时期是奠基时期，耳目口齿科的独立，《龙树菩萨眼论》等眼科专著的著成，金针拨障术以及义眼的配制等，这些都为中医眼科发展为独立的专科奠定了基础；宋元为独立发展时期，宋太医局设置眼科，五轮、八廓、内外障等眼科基础理论形成，《秘传眼科龙木论》《银海精微》等著作的完成以及眼镜的使用，使得中医眼科进入了独立发展阶段；明清为兴盛时期，金针拨障术大量应用于临床，《原机启微》《审视瑶函》《目经大成》及《银海指南》等著作的完成，标志着中医眼科学发展达到了兴盛的时期。鸦片战争后，社会动荡，中医眼科学的发展也处于停滞落后状态。

中华人民共和国成立以后，党和国家高度重视中医眼科的发展，使得中医眼科学有了快速的进步，其中标志性的事件如下：唐由之等老一辈研究员以发展中医眼科为己任，于1994年筹建中国中医科学院眼科医院，经过多年的建设发展，该院已成为一所以眼科为特色的三级甲等中医专科医院。多个中西医眼科、中医眼科分会先后成立，如中华中医药学会眼科分会、中西医结合学会眼科分会以及中国医师协会中西医结合眼科分会等，这些学会的成立，为中西医结合眼科、中医眼科的发展提供了多层次、多样化的学术交流平台。1985年10月28日在全国中医眼科学会上，唐由之教授提出要创办属于我们中医、中西医眼科工作者自己的学术专业期刊的设想，历时6年《中国中医眼科杂志》于1991年11月11日创刊，该杂志的创办，也推动了中西医眼科、中医眼科在临床研究、基础研究、名家学术思想传承方面的发展。此外，2012年由中华中医药学会组织，中国中医科学院眼科医院牵头第一次制定《中医眼科常见眼病诊疗指南》并颁布实施，2014年再次修订；2012年由国家中医药管理局组织，国家重点专科中医眼科协作组组长单位牵头制定《中医眼科22个优势病种诊疗方案、释义、临床路径》并颁布推广应用，这些中医眼科常见病诊疗指南及优势病种临床路径的颁布实施，标志着中西医结合眼科、中医眼科的治疗眼病的优势和临床经验得到了广泛的临床应用。

伴随着这些重要成就的取得，同时也极大地推动了中医、中西医结合眼科的发展。中医、中西医结合眼科人才队伍逐渐壮大，临床诊疗能力、科研学术水平不断提升，中医眼科学科体系建设、专病专科建设不断丰富、完善，中医药在防盲治盲工作中发挥着越来越重要的作用。

2. 眼科研究分工细化，诊治更为准确和有效

进入21世纪后，眼科学分工日益精细化，运用的知识和研究手段也日益综合化和现代化，对疾病的认识也从细胞水平逐渐深入到

了分子水平。中华医学会眼科学会已经成立了角膜病、眼底病、青光眼和白内障等十多个专业学组，《中国中医眼科杂志》《中华眼底病杂志》《中华眼外伤职业眼病杂志》和《中华眼视光学与视觉科学杂志》等眼科专业期刊也相继创刊和出版。随着DNA双螺旋结构模型的提出、遗传中心法则的确立、DNA重组成功和转基因实验获得表达与再现等一系列分子生物学领域内的重大发现和突破，分子生物学技术也已经应用于眼科学领域。目前，眼病的研究已经深入到分子水平，各种眼病分子水平的发病机制、诊断和治疗效果是研究的热点。

随着科学技术的不断进步和眼科研究的逐步深入，眼病的治疗方法更精准、更微创。白内障手术方式和手术设备不断改进和更新换代，白内障超声乳化吸出联合人工晶状体植入术的应用和发展，以及白内障手术医务工作者队伍的不断扩大，使白内障手术并发症发生率降低，术后恢复快，拥有更好的视觉质量。飞秒激光辅助的白内障手术，不仅可以减少超声乳化的时间，还可以降低超声乳化的能量，可以减少眼内组织损伤，是对白内障手术技术和疗效的更进一步的提升，具有广阔的临床应用前景。眼底疾病是致盲性眼病的另一重要构成部分，炎症性视网膜疾病、视网膜血管病变、视网膜变性性疾病、视网膜光损伤、全身疾病引起的眼底病变、视神经病变和肿瘤严重损害视力。近年来有大量关于眼底病的基础和临床研究，取得了相当可喜的成就。视网膜静脉阻塞、糖尿病性视网膜病变（DR）、增生性玻璃体视网膜病变（PVR）等多种眼底病都会并发视网膜新生血管（RNV）。脉络膜新生血管（CNV）是年龄相关性黄斑变性（AMD）、中心性浆液性脉络膜视网膜病变等多种眼病共有的病理过程。新生血管的血管壁通透性增高，易引起渗出、出血，形成机化瘢痕，严重影响视力。其形成机制并不完全清楚，但已经发现多种细胞因子、细胞和细胞外基质与其形成有关。血管内皮生长因子（VEGF）、血管生成素（Ang）、碱性成纤维细胞生长因子（bFGF）、黏附分子（AM）和胰岛素样生长因子（IGF）是已知的与新生血管形成有关的细胞因子，视网膜色素上皮（RPE）、毛细血管内皮细胞及周细胞、巨噬细胞和Bruch膜是已经发现的与其形成有关的细胞。新生血管的形成是多种病因作用下所导致的病理生理过程，其目前的治疗大多是针对已经形成的新生血管，常用的治疗方法包括视网膜激光光凝、经瞳孔温热疗法（TTT）、光动力疗法（PDT）、糖皮质激素、抗VEGF药物和手术。随着对新生血管形成机制的研究深入进展，VEGF在其发生发展中的作用被引起了足够的重视，近年来有多种抗VEGF药物被研发和应用到临床，如贝伐单抗和雷珠单抗等。阿瓦斯汀玻璃体腔注射可以迅速消退CNV，缩短病程，改善预后，由于其属于药物标识外使用，应用受到局限，雷珠单抗已经获得FDA批准，是目前应用较多的抗VEGF药物。应用于临床的联合疗法有PDT联合抗VEGF药物、PDT联合曲安奈德（TA）、抗VEGF药物联合TA、PDT联合抗VEGF药物和抗炎药物等三联和多联疗法。多项研究证实联合疗法治疗CNV，可以提高疗效，减少复发，但联合疗法的适应证、剂量、远期安全性和有效性还需要进一步的研究。

中医、西医和中西医眼科学经过几千年的发展和数代人的努力，形成了较为完整的学科体系，尤其是中医眼科学，产生了拥有独特理论体系的诸多医学家，诸学派在理论发展和临床实践上碰撞出的火花促进了眼科学不断前进。在疾病的研究和诊治过程中，所应用的理论和技术方法趋于多样化。病证结合诊疗模式是中西医结合眼科主要的诊疗模式，是中医以病机为核心的辨证论治体系与西医以病理为基础的疾病诊疗体系的有机结合，是针对具体疾病的西医辨病与中医辨证相结合的新型诊疗方法。在临床上体现为西医辨病、中医辨证和分期论治。病证结合与分期论治弥补了传统中医诊断和治疗的不足，它以中医整体观念为指导，结合现代先进的检查设备和实验室检查指标，在疾病的不同阶段分期辨证和论治，从而达到使诊断更准确、治疗更有效的目的。如眼底出血的治疗，除了应用抗凝剂、血管扩张剂和治疗原发病的药物外，在疾病的初期，多选用龙胆泻肝汤等止血凉血明目的方药，中期则以活血化瘀为主，晚期以滋补肝肾明目为治则。

3. 中医眼科现状

党的十九大报告指出实施"健康中国"战略，坚持中西医并重，传承发展中医药事业。中医药事业的发展迎来新了的机遇和挑战，大家应该协同起来，积极响应国家政策，真正肩负起传承中医眼科的责任和使命，勇攀医学高峰，切实把中医药这一祖先留给我们的宝库财富继承好、发展好、利用好。

辨证论治是中医学的精髓，是指导临床诊治疾病的基本法则，"同病异治""异病同治""三因制宜"等就是在此原则指导下产生的，作为中医基本的治疗原则，在眼科临床实践中，对于提高临床疗效具有十分重要的指导意义。例如中重度干眼，临证中抓住眼酸眼胀眼痛、畏光、不欲睁眼等主症，从肝血亏虚论治疗效优于单纯的疏肝理气或养阴生津。再如巩膜炎，从患者白睛红赤疼痛等症状入手，根据"五轮"学说，病变位于"气轮"，为肺所主，病因多为肺之实火上扰气轮，肺热盛宣降失司，气滞则热势更激，进则煎迫血络，气血滞塞不通，热势无从宣泄，导致白睛脉络瘀滞，蕴而成疳，以清泻肺热、活血散结为主进行治疗，可减少激素及免疫抑制剂的不良反应，缩短病程，减少炎症损害，提高患者生活质量。还有如治疗慢性中心性浆液性脉络膜视网膜病变，因其局部症状明确单一，可以通过抓主症进行辨病、辨证、组方用药，疗效显著，而且降低

其复发，体现中医整体临床思维指导下的同病异治等。

中医眼科在治未病中具有主导作用优势，如糖尿病视网膜病变、干眼、近视的防治等；临证中根据疾病不同阶段（期）的特点，具有分期、分证论治优势，如年龄相关性黄斑变性，出血性视网膜脉络膜病、免疫相关性眼病等；针对复发性眼病，如过敏性结膜炎、复发性单纯疱疹病毒性角膜炎、葡萄膜炎、巩膜炎及中心性浆液性脉络膜视网膜病变等，中医药具有良好的抗复发优势，在眼科疑难病中医药具有协同增效优势，如顽固性黄斑水肿、视网膜色素变性、息肉样脉络膜血管病变以及脉络膜新生血管疾病等。

二、问题与对策

进入 21 世纪以来，虽然眼科学研究有了突飞猛进的发展，但是依然存在着诸多问题与挑战。随着人口老龄化的不断进展，人们对视觉质量的要求也在不断提高。如青光眼、糖尿病性视网膜病变、年龄相关性黄斑变性等神经性致盲眼病，病情进展快并且难于控制。一些眼病的诊断和治疗存在误区，如结膜炎的治疗存在滥用抗生素现象，葡萄膜炎的治疗糖皮质激素应用不恰当。眼部用药的类型和剂型相对单一，滴眼液维持有效血药浓度的时间短，且大多数存在防腐剂，中药滴眼液研究还较少。如何把握干眼抗感染治疗时机？针对眼底新生血管的抗 VEGF 治疗，对正常血管发育等其他正常生命活动的影响有哪些？许多眼病的治疗，仅能缓解症状而不能根治。中医眼科的辨证分型标准不统一，尚无科学的疗效评定标准。我国人口众多，眼病患者多，城乡之间、区域之间经济发展水平差距大，我国投入医疗的人力物力尚不充分，地区间的教育和医疗资源配置不合理，差异较大，医疗设备、人才和信息等资源分布不均，高度集中在少数大城市，小城市和偏远地区医疗资源严重匮乏。这些问题与挑

战，需要眼科学界和其他领域的人们共同努力应对。

要发展中西医结合眼科、中医眼科，需要解决如下问题。首先是如何培养中西医结合眼科、中医眼科专业人才。在以大学教育为主的基础上，我们要尊重中医人才成长与培养的规律，建立中医人才评价标准，结合现代信息技术，开展多形式多层次的人才培养模式。如传承中医"师带徒"模式，鼓励"西学中"跟师学习模式，开展进修研修、远程教育、长短期培训及交流座谈等活动，从各方面加快中西医结合眼科、中医眼科人才的培养及队伍的建设，建立多模式多层次的人才培养与交流平台，更好地为学科发展做出贡献。其次是如何提高临床诊疗水平。中西医结合眼科、中医眼科的生命力在于疗效，探索多种眼病的病证结合、分期论治模式，建立具有中西医结合眼科特色的辨证论治体系，是进一步提高临床疗效的有效路径。中西医结合是现代中医眼科发展的必然趋势，我们既要尊重、学习、借鉴西医，在认识上做到"中西医并重"，更要自重、自信、自立、自强，传承发展中医药事业；用行动和疗效证明"中西医并重"；取中医西医之长，优势互补。在不同疾病、疾病不同阶段、不同时期选择优势治疗点，使疾病得到最佳的治疗效果。例如年龄相关性黄斑变性，早期西医无理想有效的干预措施，中医辨证常见肝肾不足，气血亏虚，以中医治疗为主进行干预，采用补益肝肾法为主，结合全身辨证治疗，能够延缓疾病的进一步发展，从而降低其致盲率。在晚期阶段，脉络膜新生血管形成，黄斑出血及渗出，以西医治疗为主，目前针对脉络膜新生血管主要采用抗 VEGF 治疗。但是我们在临床上发现大约半数的患者抗 VEGF 治疗效果不理想或应用抗 VEGF 干预数次之后再次干预无效；而中医药在抗 VEGF 治疗的同时结合中医辨证论治，协同治疗，可提高疗效及视功能，减少抗 VEGF 治疗的次数，降低其复发率等。

其次，是探索中西医结合眼科优势在哪里。我们需要不断探索中医眼科优势在哪里，不断深入中西医结合眼科、中医眼科优势病种研究，要善于挖掘优势病种，总结临床疗效明显的疾病，积极开展多中心的临床研究，开展中西医结合对重大疑难眼病的协同攻关研究等，建立真实世界数据库，获得高级别循证医学证据，为建立疾病共识、诊疗方案等奠定基础。依托现代计算机技术，建立文献信息平台，搭建中医药眼科文献信息库，建立重点病种相关的文献搜集与归类，整理挖掘传统理论及技术。与此同时，我们要积极组织开展中医眼科重点病种的诊疗技术研究，制定修订指南或专家共识，优化诊疗技术，规范诊疗行为，提高临床疗效，推动相关技术规范的建立和推广，建立核心指标集，提高中医眼科临床研究质量，建立真实世界评价研究体系。

最后，是如何发展和创新中西医结合眼科、中医眼科学术理论问题。运用中医的临床思维方法，将理论与实践紧密联系，以显著的疗效，诠释前贤的理论，在继承之中求创新求发展。例如在临床实践中，我们要善于挖掘、梳理、提炼全国各地名老中医临床经验和学术思想，归纳分析，总结创新，并以现代科研方法为载体，依托临床科研一体化平台，进行科学研究，从实践到理论到再实践再理论的过程，来丰富证实创新理论。在继承经典理论的基础上，结合现代人生活方式、生态环境、社会状态以及眼科疾病的演变，基于"天人合一"的理论创新辨证论治理论；在中医传统诊断模式的基础上，结合现代科学技术，创新中西医结合眼科、中医眼科诊断方式与治疗手段等。

三、前景与思考

中西医结合眼科学是眼科学在两种医疗体系的相互渗透的结晶，若要发展好此门学科，需要发挥中医和西医眼科学的优点，摒弃其错误观念，普及新知识，推广正确的诊治理念和观点，在继承传统的优秀的学术成果同时，也要融汇新的、先进的西医学理论与技术，用发展的眼光看待中西医眼科的发展，促进中医、西医眼科的协同作用，使其相互辅助，提高疗效，减少不良反应，实现中西医结合眼科学的可持续发展，从而探索出一条具有世界先进水平的中西医结合眼科学发展道路。

眼科在西医属于外科领域，随着现代化检查设备及手术设备的更新完善，西医手术领域优势明显，中医眼科目前的优势在内科治疗及眼科外用药开发领域。现代中医眼科发展必须在中医理论的指导下传承发展。突出中医药治疗眼病特色的优势，结合现代先进科学技术，挖掘发现和证明古人的智慧，提高中医眼科的临床服务能力，是现代中医眼科发展的重心。中西医各有各的特色和优势，中医如果模仿、套用西医的学术规范和标准，势必会弱化自身的特色优势，就不能很好地发挥其在治未病中的主导作用、在疾病不同阶段中的分期论治优势及在治疗重大疾病中的协同治疗作用优势等。

中医眼科理论优势体现在中医整体观。认为眼部是人体的一部分，与其他各脏腑体官窍，结构上不可分割，功能上相互协调、相互为用，病理上相互影响，生活在自然和社会环境中，生理功能和病理变化必然受到自然环境、社会条件的影响。因此逐步形成独特的中医眼科理论观，如五轮八廓理论、玄府学说、眼科六经法要理论、瞳神络病学说等，随着现代科学技术的发展，对眼病的不断认识，形成了整体辨证与局部辨证相结合，辨病与辨证相结合的特点，四诊合参，司外揣内，充分利用现代检测技术扩大望诊，揣内测外，从目及脏，从脏及目，全面获取病理信息，正确诊断与辨证，准确辨证论治，体现出了辨证论治优势。因此在治疗观上，从眼部病变探求与整体病变的内在联系，从整体层面对眼部病变进行调节，确立治则治法，使之恢复常态。其治疗优势是内治法丰富，重视气血调和，脉络通达，遵循分期论治、扶正祛邪，注意药物归经、引经报使等，多效、安全、经济，整体调治。中医眼科外治法历史悠久，如滴眼液、眼药粉、眼药膏、熏洗、敷、熨，器械配合的钩割、金针拔障、镰洗、熨烙等，以及常用的针刺治疗，临床上与内治法密切配合，内外兼治，提高疗效。中医眼科对复发性、慢性、退行性、疑难性眼病的防治具有优势。

随着中西医结合眼科、中医眼科优势病种的不断研究，建立中医眼科证、治、药、效的研究体系，制定临床实践指南或共识，走标准化之路，与国际接轨，积极开发有效的内服和外用眼药、其他特色诊疗方法及适宜技术，并推广应用，实现成果转化，不断传承创新发展中西医结合眼科和中医眼科。

参考文献

[1] 亢泽峰. 新时代中医眼科发展 [J]. 中国中医眼科杂志，2018，28（2）：69-72.

[2] 李婷，缪文，何晖光，等. 原发性开角型青光眼患者视放射的扩散张量成像价值分析 [J]. 中华医学杂志，2017，97（5）：347-352.

第二章　眼病诊断方法与思路

一、诊断方法

（一）辨病诊断

眼病的辨病诊断，从中西医结合的角度和临床现状来说，主要是辨西医眼病。病历书写的要求，应该是西医眼病和中医眼病都要辨，只是目前对辨中医眼病有弱化趋向，需要加强，两种眼病都应该尽量辨认清楚，这样才更加全面完整，因为历代眼科医家对中医眼病也积累了很多实用的规律性认识，能够有效指导临床。"先议病后议药"实乃一切医学包括中西医之规矩准绳。

1. 辨西医眼病

要求尽可能明确西医诊断，西医对疾病的认识非常深入准确，一般对疾病的病因病理、发生发展和预后转归有着较为明确清晰的认识。如眼底病，古代中医眼科由于历史条件的局限而观察不到眼底的改变，现代中医眼科完全可以借鉴当今先进检查仪器和西医学知识予以明确的西医诊断，并根据传统中医理论赋予全新的中医认识，从而丰富和发展传统中医眼科辨证的内容和理论。例如，干性年龄相关性黄斑变性，可以见到眼底黄斑部的玻璃疣，这时西医眼科除了建议患者使用叶黄素等保健品以外，没有任何治疗方法，中医眼科则可以根据传统中医理论（《素问·阴阳应象大论篇》"中央生湿，湿生土，土生甘，甘生脾，脾生肉，肉生肺，脾主口。其在天为湿，在地为土，在体为肉，在脏为脾，在色为黄"和《素问·金匮真言论篇》"中央黄色，入通于脾"）推导出"黄斑属脾"，并认为黄斑部的玻璃膜疣这种黄白色渗出是脾失健运而导致的局部病理产物——痰湿的堆积，这时中医就可以采取健脾除湿、化痰

散积针对性治疗为主，结合每个人的具体情况，随证加减化裁，灵活选方用药。当然，有的西医病名，准确地说，并不是一种疾病，比如"干眼""球结膜下出血""飞蚊症""玻璃体积血"，有同于中医病名的特点，以突出的临床表现命名，辨这种西医眼病，等同于辨中医眼病。

另外，西医诊断对中医治疗并非必须，但是可以作为临证有益的参考，不过，也仅仅是参考，绝不能仅凭一纸西医诊断而处方用药，否则，就完全偏离了中医思维，不可能发挥"中医治的是得病的人而非治疗人得的病"的"个体化治疗"优势，必然无法取得较好疗效，甚至对患者有百弊而无一利。比如，某些疑难眼病，西医诊断一时甚至永远不能明确，这时西医无法治疗或者只能试探性治疗，中医则完全可以置西医病名于不顾，有时甚至连中医病名也不深究，而根据辨证论治原则采取灵活方法进行治疗，只要辨证论治丝丝入扣，理法方药准确契合，就完全可能取得理想疗效。"疾虽久，犹可毕也。言不可治者，未得其术也。"（《灵枢·九针十二原》）

具体辨西医眼病的方法，可参照本书各论中各病之辨病诊断以及相关西医眼科学书籍。

2. 辨中医眼病

关于中医辨病，往往存在错误认识，就是认为中医辨病很朴素而觉得无关紧要，门诊病历书写中仅是简单的症状描述，往往忽略了中医病名诊断。诚然，中医关于病名的认识确实没有西医病名深入和全面，多以症状等突出的临床表现命名，如"暴盲"，指视力突然急剧下降的内障眼病，概念过于宽泛，包括的西医相关眼病也很多，病因病机不一，

辨证论治没有统一规律可循，有鉴于此，现代中医眼科教材已将暴盲这一中医病名分化为"络阻暴盲""络损暴盲"和"目系暴盲"，以分别对应"视网膜动脉阻塞""视网膜静脉阻塞"和"急性视神经炎、缺血性视神经病变"。我们认为，这种病名直接采用西医病名就可以了，没有必要再无端地创造出一些中医病名来。如西医的"视网膜脱离"，中医完全可以拿来就用，再发明"视衣脱离"这种不伦不类的中医病名就是画蛇添足，因为对"视衣脱离"，传统中医并没有一套自己的病因病机认识和辨证论治规律的理论和实践。

有些眼病，中医和西医的认识基本一致，甚至病名也相同，如近视、远视；还有些病名不相同，但内容基本一致，可以一一对应，如中医的"针眼""上胞下垂""白睛溢血""胬肉攀睛""云雾移睛""高风雀目"分别对应西医的"睑腺炎""上睑下垂""球结膜下出血""翼状胬肉""玻璃体混浊""视网膜色素变性"。中医眼病，主要是根据临床上一个或几个突出的临床表现而确定的，按照这些临床上的突出表现，对患者进行中医"辨病"，再根据不同的眼病进行不同的治疗，例如羊肝治雀目，苍术、夜明砂治夜盲，决明子治青盲，菊花、枸杞子治目眩目昏，蒺藜除目赤翳膜，等等。许多眼科药物的功效就是简单宽泛的"明目"，具体指导临床治疗尚远远不够。然而，辨中医眼病或者说保留中医眼病的意义就在于，传统中医还是有一套关于该病的病因病机认识理论和辨证论治规律可循，要继承和弘扬中医眼科，就不能完全置古人的这些宏观认识于不顾。比如"胞生痰核"这一外障眼病，这一中医病名本身就包括了诸多的中医辨证元素在内，"胞"指明了病位在胞睑，依据五轮学说，胞睑为肉轮，属脾胃所主，说明此病与脾胃相关；"痰核"直接指明了病变的病理性质。"胞生痰核"就提示了该病为脾失健运，聚湿生痰，阻滞胞睑脉络；或痰湿蕴积化热，痰热相结于胞睑而发病。这样的中医病名就非常值得保留，是临证需要辨清的。

具体辨中医眼病的方法，主要参见本书各论或相关中医眼科学书籍。

（二）辨证诊断

辨证论治是中医的突出特色，也是临床优势所在，是中医治疗的基本法则，一切结合西医学理化检查、药理认识的治疗都不能背离其原则，否则疗效就无从谈起。其总的精神与含义，就是辨别征象（舌脉等四诊所见），系统地分析疾病的成因、部位、性质和发展趋势，结合地方风土、季节、气候及患者年龄、性别、职业等情况，来判定疾病的本质，从而全面地决定治疗方针，系统整体地施行治疗的方法。辨证诊断是中医临证的核心思维，辨证诊断是处方用药乃至一切治疗的基础，可以说没有辨证，中医治疗就无从下手。

张仲景"观其脉证，知犯何逆，随证治之"是中医千余年来临证实践的原则指南。辨证诊断一言以蔽之就是"观其脉证，知犯何逆"。"观其脉证"是指望、闻、问、切四诊，寻找尽可能多的证据，以期透过现象看本质。观其脉，仍然停留在三个指头一个枕头上，切而知之谓之巧，具有丰富经验的老中医的三指禅尚难以被各式各样的现代脉诊仪取代；而观其证则包括望、闻、问三诊，问诊和闻诊大致仍停留在传统认识上，而望诊在中医眼科则随着现代科技的飞速进步，内容有了极大的丰富和扩展，借助于现代光学、电学等检查仪器，看得更细，看得更深，看得更微观。眼科最常使用的裂隙灯显微镜和检眼镜让我们观察到了更细微的以往仅凭肉眼观察不到的眼部内在病变，眼底荧光血管造影、吲哚菁绿造影和光学相干断层扫描血管成像仪使得眼科望诊更上新台阶。"知犯何逆"则是指通过各种辨证方法得出辨证结论，眼科除了各科通用的八纲辨证、六经辨证、病因辨证、脏腑经络辨证、卫气营血辨证、三焦辨证、气血津液辨证等基本方法外，还有眼科特殊的辨证方法，如五轮辨证、八廓辨证。此外，某些辨证方法在眼科得到深化和发展，有了专科的辨证特色，如六经辨证；根据中医基本理论，对眼科检查所见的更细微病变也发展出了微观辨证和局部辨证方法。但是需要注意的是，眼科微观辨证应该始终服从于宏观辨证，局部辨证应该始终服从于整体辨证，不然，就会迷失中医的方向而误入歧途。

尽管中医辨证的内容越来越丰富，但我们也要知道，中医辨证仍有一定的范围，并不是什么都可以辨。对形觉可见的如眼底渗出、出血、水肿等，可以按传统中医理论，根据颜色、形态、病程久暂、发病部位等进行辨证，但是对于某些功能检查比如视力、视野、电生理等的检查结果，一般说来就没法进行中医的寒热虚实等辨证，这是客观事实，必须承认。也许对特殊损害的视野可以依据损害方位进行八廓辨证，当然还有待进一步研究。

另外，由于眼睛是局部的病变，临床常常听到很多中医眼科医生"无证可辨"之叹，似乎除了眼部病变之外，全身无任何不适，即属无证可辨。其实，一切患者甚至貌似平人者，望闻问切四诊，怎么可能没有一点蛛丝马迹可寻？有诸内者，必形诸外，在当今慢性病、老年病、代谢病、心理精神病、医源病、疫病多发高发的时代，还有多少平人？如果真是平人，也不太可能患上眼病。我们需要的是多读经典多思考，多临证多体悟，扎扎实实打好中医内科基本功，从而见微知著，明察秋毫，洞见肺腑，穿穴膏肓，让一切脉证无所遁形。

此处，扼要介绍一下八纲辨证、病因辨证、脏腑辨证、卫气营血辨证在眼科的应用以及五轮辨证、八廓辨证、眼科六经辨证。

1. 八纲辨证

八纲，即阴、阳、表、里、寒、热、虚、实八个辨证纲领。八纲辨证，就是通过详细四诊，掌握辨证资料之后，根据各种眼病的病位深浅、病邪的性质、患者体质正气的强弱、邪气的盛衰情况进行综合分析，归纳为八类证候的一种辨证方法。八纲辨证是各种辨证的总纲，有执简驭繁、提纲挈领的作用。

例如，一天行赤眼患者，自觉眼刺痒涩痛、畏光、流泪、灼热，白睛发红，有大量胶黏的分泌物，且眼睑红肿。按八纲辨证，白睛发红部位表浅，故病位属表；红肿灼热疼痛，分泌物胶黏，病性属热；而病势急骤，眼部灼热感，疼痛畏光流泪为火热毒邪炽盛，邪气较盛，故属实。因此，八纲辨证属表、属实、属热，也就属阳。

2. 病因辨证

病因辨证，是根据中医的病因学理论，详细询问病史如发病诱因、治疗经过，等等，通过分析患者的不同临床表现（包括眼病的症状和检查体征），按照各种病因的致病特点，来推求病因，即是辨证求因、审因论治的一种诊断疾病的方法。

以天行赤眼患者为例，以病因辨证来分析，流泪、痒涩系风邪为患；红赤灼热肿痛，分泌物胶黏，又属火热之邪为患；有红眼病接触史，传染性强，属毒邪戾气。因此，综合起来，即可诊断病因为风火毒邪，邪气上犯目窍而致病。

3. 脏腑辨证

脏腑辨证，是根据各脏腑的生理功能、病理表现，以及眼与脏腑的五轮八廓相属关系，结合八纲辨证、病因辨证等对眼病所出现的各种症状、体征，进行分析、归纳，借以推究病机，判断病变的部位、性质、正邪盛衰情况与脏腑关系的一种辨证方法，可用以指导具体治疗，是辨证体系中的重要组成部分。

例如，一睑弦赤烂患者，病位在胞睑边

缘，主症为局部刺痒、干涩、灼痛，睑弦常发透明细小水疱，擦破后则红赤糜烂，胶黏结痂等，以五轮辨证，胞睑属脾，而脾胃互为表里，局部表现红赤干涩、灼痛、水疱、糜烂、胶黏，均为湿热蕴积之象，发痒则为有风之症。因此，综合起来，即可判断为脾胃湿热蕴积，复受风邪而发病。

4. 卫气营血辨证

卫气营血辨证，是外感温热病的一种辨证方法，用以分析温热类疾病由浅入深，由轻及重4个阶段的病理变化、证候特点和施治法则，可以作为某些眼病的辅助辨证方法。

仍以天行赤眼患者为例，患者自觉眼刺痒涩痛，畏光、流泪、灼热，白睛红肿溢血，有大量胶黏的分泌物，甚至眼睑红肿。为风火毒邪致病，多属卫分气分同病。另外，睑、球结膜显著充血，也波及营分？球结膜下出血，也波及血分？按照叶天士"在卫汗之可也，到气才可清气，入营犹可透热转气……入血就恐耗血动血，直须凉血散血"理论，实际治疗时，往往需要根据具体病情，卫气同治，兼顾营血，以及时截断扭转病情。

5. 五轮辨证

胞睑（眼睑）为肉轮，内应于脾，脾主肌肉，肉轮病变常与脾胃有关。

两眦（泪阜、半月皱襞、上下泪点及眦部结膜血管）为血轮，内应于心，心主血脉，血轮病变常与心和小肠有关。

白睛（球结膜与前部巩膜）为气轮，内应于肺，肺主气，气轮病变常与肺和大肠有关。

黑睛（角膜）为风轮，内应于肝，肝主风，风轮病变常与肝胆有关。

瞳神（瞳孔及眼内组织）为水轮，内应于肾，肾主水，水轮病变常与肾和膀胱有关。

五轮辨证和后面的八廓辨证都是将眼局部分属于不同的脏腑，实质都是从不同角度对脏腑辨证的深化和拓展。

6. 八廓辨证

八廓辨证是用来辨认眼病血丝的，将六腑以及包络（包络属厥阴经）和命门分别配属八卦，根据相应部位血脉丝络之粗细连断或乱直赤紫，起于何部，侵犯何部，以辨何脏何腑之受病，浅深轻重，血气虚实，邪正衰旺之不同，察其自病传病，经络之生克顺逆而调治。陈达夫先生按后天八卦顺序，即震东、兑西、离南、坎北、艮东北、坤西南、乾西北、巽东南，将八卦配在眼珠四正四隅八方，左眼顺数，右眼逆推，即震近鼻，兑向耳，上胞内正中为离，下睑内对离的是坎。歌诀是"乾天传导属大肠，坎水津液主膀胱，艮山包络会阴廓，震为雷兮命抱阳，巽风清净原属胆，离火养化小肠疆，坤地水谷推胃腑，兑泽关泉是焦乡"（《中医眼科六经法要》）。简述如下。

（1）辨震廓　震廓在腑属命门，如《内经》所述"太阳结于命门，命门者目也"。实属太阳经脉之命门。若震廓血丝较粗，浮而易见，为太阳伤风；赤脉浮而色红为风热为患；赤脉浮而色淡红，兼鼻塞流涕，为风寒为患。

（2）辨乾坤两廓　乾廓在腑属大肠，坤廓在腑属胃，其病变与大肠和胃有关。若白睛血丝满布，乾坤两廓尤多者，为大肠、胃经积热；若白睛血丝细碎，或乾坤二廓血丝较多，色红者，为风热为患；若乾坤两廓血丝虬曲色红而紫暗，兼大便干结者，多为肠胃热郁血瘀。

（3）辨兑廓　兑廓在腑属三焦，属少阳经，其病变多与三焦少阳经有关。兑廓血丝较甚，色泽鲜红，多为三焦郁热，若形如链珠或粗细不匀，呈腊肠状者，为血瘀络滞。

（4）辨巽廓　巽廓在腑属胆，其病变多与胆有关。巽廓血丝粗大，色泽鲜红，多为胆热所致；色红而紫暗，为热入血分之象。

（5）辨坎离两廓　坎廓在腑属膀胱，离廓在腑属小肠，均属太阳经脉，其病变多与膀胱、小肠有关。坎离两廓血丝较多，色泽暗红，兼小便不利者，多为膀胱小肠湿热。

（6）辨艮廓　艮廓在腑属包络，其病变与包络有关，艮廓血丝红赤，为包络实火，若血丝呈树枝状，盘旋状，色暗红赤为气血瘀滞。

当代有学者，对视网膜分支静脉阻塞（认为是眼底血丝病变）出血部位结合八廓辨证治疗而取效。目前，中医眼科界对八廓辨证的认识尚不统一，有待深入探讨。

7.眼科六经辨证

以伤寒六经病之提纲，再加眼局部所显的六经证候，即可构成眼科六经之提纲。现依据陈达夫著《中医眼科六经法要》，简述眼科六经辨证纲要如下。

（1）太阳目病纲要　凡目暴病，白珠红赤，大眦内震廓血丝较粗，或从上而下者特甚，鼻鸣或不鸣，脉浮，微恶风，或巅顶脑项痛，或半边头肿痛，太阳伤风也，法当温散，宜桂枝汤。设风轮起翳者，为有兼证，则当随经兼治之。

该目病为"暴病"，暴病属表，震廓属太阳经。头痛、恶风、巅顶项痛、脉浮为太阳经病变的主症；风邪由皮毛外袭，阻碍肺气故鼻鸣；风邪伏肌腠间，鼓动脉搏外出，故脉浮，风邪伤络，故半边头痛；风邪阻滞太阳经络，故巅顶脑项痛。

（2）阳明目病纲要　气轮血丝满布，乾廓坤廓尤多，羞明、流泪、额前痛、目眶痛者，病在阳明。阳明应恶热，今患者反恶风寒，项背强，微有汗者，风伤阳明之表也，主以桂枝加葛根汤。

气轮属肺，手太阴肺和手阳明大肠相表里，乾廓属手阳明大肠，坤廓属足阳明胃，前额、眼眶属阳明。血丝满布，羞明流泪，恶风寒，项背强，微有汗，为风伤阳明经表的证候。

（3）少阳目病纲要　两额角或太阳穴胀痛，或口苦咽干，目赤羞明，锐眦兑廓血丝

较甚，脉弦细或沉紧者，少阳伤寒也，若系中风，则两耳闭气，胸胁不快，均以小柴胡汤主之。

两额角或太阳穴为足少阳胆经之起点，兑廓属手少阳三焦经。口苦咽干，目赤羞明，为少阳经病变的主证之一，为足少阳胆火上逆所致。

（4）太阴目病纲要　头痛如压，肉轮浮肿而软，气轮血丝细碎，或乾坤二廓血丝较多，四肢烦疼者，桂枝汤主之。

足太阴脾经主湿，湿邪重浊，清阳不达，则头痛如压。肉轮属胞睑，为脾胃所主，浮肿而软为足太阴脾经水湿停滞所致。气轮为手太阴肺所主，血丝细碎为感受风寒之邪所致。乾廓属手阳明大肠，坤廓属足阳明胃，脾与胃相表里。足太阴脾主四肢，四肢烦疼为太阴感受风寒之邪所致。

（5）少阴目病纲要　头痛如锥，属少阴病，或表或里，都能如此。假如患者突然目赤，坎离两廓血丝较多，不畏光，无眵，而头痛如锥，就是少阴表虚伤风……宜用桂枝加附子汤。若目不全赤，坎离两廓仅血丝一二缕，则属于虚，治不同法。

手少阴心经主血脉，血脉瘀滞不通则痛如锥。离廓属手太阳小肠，心和小肠相表里，坎廓属足太阳膀胱，足少阴肾与足太阳膀胱相表里，坎离两廓血丝较多，为少阴感受风邪所致。三阴主里，为里中之表，不畏光，无眵，为无热之征。

（6）厥阴目病纲要　厥阴风症，头如斧劈，虚与寒痛，仅在巅顶。若患者有此头痛，而风轮随起灰白色翳膜，白珠红赤梗痛，手足时冷复热者，当归四逆汤主之。

厥阴主风，风火相煽则头痛如劈。足厥阴肝经与督脉会于巅顶，仅巅顶痛为足厥阴肝经所主。风轮属肝，足厥阴肝经所主，生灰白翳，白珠红赤碜痛，手足时冷复热为厥阴感受外邪所致。

从上述内容可见，眼科六经辨证和八廓

辨证也是紧密联系，不可分割的。

内眼组织结构所属六经辨证：传统中医眼科由于其历史局限，对瞳神内诸多疾病统一按五轮学说，辨属水轮疾病，从肾论治，有些肤浅和笼统，不够细致。随着现代科技进步，裂隙灯、检眼镜等检查仪器的发明，对瞳神内的疾病认识越来越深入，就有必要对瞳神内诸多疾病进行分化，不再沿袭传统，单一从肾脏和膀胱腑论治。现代中医眼科学者对眼内组织的脏腑经络分属开展了研究，现依据罗国芬编《陈达夫中医眼科临床经验》介绍中医眼科名家陈达夫教授的认识如下：虹膜、睫状体、晶状体悬韧带、前房角、视网膜、视神经属足厥阴肝经；房水属于足少阳胆经；脉络膜及眼内一切血脉属手少阴心经；晶状体及眼中一切色素属足少阴肾经；玻璃体属手太阴肺经；黄斑属足太阴脾经。这些都是对传统脏腑经络辨证和六经辨证理论的发展，按照这些新理论来辨证论治，就克服了既往中医眼科的局限认识，对瞳神内疾病的认知就得到深化，辨证论治更加灵活，临床实践也证明疗效有了进一步提高。

二、诊断思路

（一）明病识证，病证结合

明病识证，病证结合，是指辨病（包括辨中医和西医眼病）和辨证相结合。西医学飞速发展，只要可能，要采用一切现代检查仪器和技术手段，辨清西医眼病，为我所用。只是现在中医辨病临床有弱化趋向，门诊病历书写多无中医病名诊断。实际上，不仅张仲景《伤寒论》"辨太阳病脉证并治"、《金匮要略》"辨百合狐惑阴阳毒病脉证治"等各篇首先即是辨病，如"狐惑病"即类似西医"白塞综合征"，而且《审视瑶函》卷三至卷六也以眼科病证为目，论述各病脉因证治，兼论小儿目疾、眼科针灸等。所以，中医辨病需要加强。

例如，眼科临床上，许多小儿以不自主频繁眨眼为主诉求诊，往往误诊为结膜炎、视疲劳、屈光不正、过敏、干眼症等，其实都不准确不贴切，西医只能命名"瞬目综合征"，治疗也没有针对性的有效方法。而中医眼科记录在《审视瑶函》上的病名"目劄"，不仅与频繁眨眼的临床表现完全相符，而且准确认识到了疾病的病因病机，并提供了有效的治疗方法。这时我们只需辨清中医眼病"目劄"之后，进一步辨证即可。

不论中医眼病，还是西医眼病，同样的眼病，在每个患者身上表现出来都是千差万别的，是动态的，发展的，有一定的发病原因，一定的发病机制，一定的发展过程，一定的预后转归，其治法也有一定的原则，有专方专药或优选方药，但又不局限于一方一药，都有一定的规律性。因此，在辨清中医眼病和西医眼病，掌握疾病的共性后，在辨病的基础上必须进一步辨证，注意到同一疾病在不同的个体、不同的时节、不同的环境、不同的地方以及不同的治疗经过，都会有不同的变化，治疗需区别对待，这就是掌握了疾病个性。只有这样，明病识证，病证结合，才能既把握眼病的普遍规律，又把握眼病动态变化的特殊规律，辨病和辨证相结合，治疗就能把原则性和灵活性高度统一起来，疗效才能得到相应提高。

（二）审度病势，把握规律

病势是指疾病的发展变化趋势。古代医籍常以传变和转归予以概括。在疾病的发展变化中，由前一阶段变化为现证这一过程，称为传变；从现证推测其转变和归宿，称为转归。病势是构成病机的四个要素（病位、病性、病因、病势）之一。临证时要有清晰的思路，才能做到定位准确，定性无误，找到病因，把握病势。诚如叶天士所说："盖病有见证，有变证，有转证，必灼见其初终转变，胸有成竹，而后施之以方。"

疾病处于不断运动变化之中，病机主要是对疾病某一阶段病理本质的揭示和概括。随着病情的变化，病机也将随之而变。所以病机是以现证的病理态势为主要依据的。一个疾病病理变化的全过程，是无数个病变阶段上所有病机的总和。在确定具体的病机时，既要考虑现阶段的病情，也要考虑疾病传变和转归。只有全面把握疾病的传变和转归趋势，才能更加准确地把握现证病机。

疾病在任何阶段的病变本质，都只能通过分析归纳为一组主要矛盾，作为立法处方的主要依据，但其传变和转归却往往是多向性的，常由体质、病因、气候、环境、情绪、生活规律、治疗当否等复杂因素所决定。所以，分析病理，确定病机，还应正确估计疾病的传变和转归趋势，以便采取措施，防患未然。根据五行生克理论，肺病传肝是一个规律，所以我们见到白睛（结膜、前部巩膜）的疾病，要注意保护黑睛（角膜），以免出现黑睛相应病变。比如睑裂斑，如果患者平常无眼充血或很少充血，那么病情就比较平稳或者发展极其缓慢，可以观察，不必治疗；但是如果患者用眼较多，经常熬夜，烟尘刺激也不少，常常眼部明显充血，那么就可能迅速发展，长入透明角膜甚至遮盖瞳孔，引起散光和视力下降。这就要求我们采取必要的预防性措施，防止出现病情的进展和恶化。

疾病的传变和转归，由轻到重，则由浅入深，由表入里，由气入血，由腑入脏，由阳入阴；反之，则由重到轻而向愈。正如金匮所载："脉脱入脏即死，入腑即愈，何谓也？师曰：非为一病，百病皆然。譬如浸淫疮，从口起流向四肢者，可治；从四肢流来入口者，不可治。病在外者可治，入里者难治。"这就是正确审度病势，把握了疾病的发展规律。

审度病势、把握规律主要是指治疗疾病要对疾病的动态变化，发展趋向了然于胸，认识疾病要有全局观点、整体观点、动态观点，不能静止地、孤立地、局部地看待眼病。眼的生理功能与五脏六腑均密切相关，其病理变化也自然与全身脏腑功能失调密切相关。正确把握邪正盛衰和消长情况，就对疾病预后有了大致了解。疾病随邪正盛衰而变化，正气胜邪，则邪去病却；正不胜邪，则病情不断加重和发展；正邪相持不下，则疾病缠绵难愈。

审度病势，还需要我们明了五运六气学说。运气学说是基于天人相应及对自然界六气六律、五气更立的五、六节律的认识（五运六气即五六之律），探讨自然变化的周期性规律及其对人体健康和疾病的影响，研究把握自然动态的五六之律进行养生治未病和疾病防治，使生命质量达到最佳境界，是我国古代关于如何"天人合一"的一门学问。明了运气学说，我们就能顺天察运，因变以求气，随其机而应其用，"必先岁气，无伐天和""先立其年，以知其气，左右应见，然后乃可以言死生之逆顺"，做到真正准确把握病势。

（三）审证求因，把握病机

病因，是指疾病发生的原因。病因是构成病机的四个要素（病位、病性、病因、病势）之一。中医学的病因观念，体现了直接审因和审证求因的辩证统一，而以审证求因为主，直接审因为辅，形成了独特的病因体系。

直接审因是研究疾病产生的直接根源，以便针对这些原因采取治疗措施。人与天地相参，与日月相应，气候反常，寒热失调，燥湿失度，机体不能适应，常常致人于病。这些原因引起的病变，根据不同征象，可以分为风寒暑湿燥火六类，此即外感六淫。如因情志异常引起病变，又可分为喜怒忧思悲恐惊七类，此即内伤七情。此外，饮食劳倦，虫兽刀伤等因素，则称为不内外因，上述三因都包含直接审因的性质。直接审因的因果联系非常清晰，能够较为具体而准确地揭示其本质，容易掌握和应用。但是，疾病是复杂多变的，直接审因所得的结果和相应的病理现象之间，不一定全部符合。同样感染了新冠病毒，有的表现严重肺炎，有的却是无症状感染者，因为新冠病毒只是外在的病因，它必须通过内因才能起作用，如果正气充沛，可能根本就不会感染新冠病毒，即使感染了，也不会发病。如果脱离了人体内外环境的整体联系，脱离了病理状态产生的复杂因素，单纯去探求直接病因，往往不能获得复杂病变的本质。单靠直接审因这种方式，部分疾病难以反映因果联系，从而失去病因学的临床指导意义。

前人在长期实践中认识到，一种原因，可以产生多种结果；一种结果，可由多种原因产生。所以中医非常重视因果联系的多样性和运动性。把一切疾病的因果联系，归结为辩证的因果联系，不仅从外因的作用去探求现象发生发展的原因，更加强调从脏腑功能的盛衰和基础物质的盈虚通滞，去探求现象发生发展的内在本质原因，这就形成了中医学别具一格的审证求因观念。

审证求因是一种间接审因方式，是从整体和动态去分析各种复杂的疾病征象，经过综合归纳，推导出疾病发生发展的原因。这种病因观念，是和病机融为一体的，能够反映因果联系的复杂性、多样性、辩证性。这种审证求因的辨证方法，能够卓有成效地指导临床实践。正所谓"外邪之感，受本难知，发则可辨，因发知受"（钱潢《伤寒溯源集》）。审证求因，要求娴熟掌握六经气化理论。六气风火暑湿燥寒为六经之本，三阴三阳为六经之标，中见之气即两经相表里之气，少阳太阴从本，少阴太阳从本从标，阳明厥阴不从标本从乎中。厥阴、太阴、太阳，足经主令，而手经化气者也。少阴、少阳、阳明，手经主令，而足经化气者也。陈修园"寒热二气，盛则从化……一从病体而分，一从药误而变，何则？人之形有厚薄，气有盛衰，

脏有寒热，所受之邪，每从其人脏气而为寒化热化"，肯定了"从化"不仅是对发病后从何而化一般规律的概括，也是对疾病在治疗过程中转化规律的总结。从阴寒化，从阳热化，致虚致实的不同转归，都是体质禀赋不同差异所致不同从化的具体表现。

在眼科临床中，只有审证求因，准确把握了病因，对眼病病机的认识才有了可靠的前提，方能为辨证论治提供依据。

《黄帝内经》提出的六淫、七情、饮食劳伤等病因学说，至今仍被认为是眼病发生的主要因素。如"五脏六腑之精气，皆上注于目而为之精"及"肝开窍于目""肝气通于目，肝和则能辨五色""肝受血而能视""足厥阴肝经连目系""久视伤血""气脱者目不明"等论述，对认识眼病的发生具有重要作用。《诸病源候论》载目病三十八候，其论述目疾诸候，大多数为外障眼病，所阐述的以风热为主的病因学说，至今仍有临床意义。《备急千金要方》在七窍病中首列眼病，首次比较全面介绍了导致目病发生的诸多原因，指出："生食五辛，接热饮食，热餐面食，饮酒不已，房室无节，极目远视，数看日月，夜视星火，夜读细书，月下看书，抄写多年，雕镂细作，博弈不休，久处烟火，泣泪过多，刺头出血过多。又有驰骋田猎，冒涉风霜，迎风追兽，日夜不息者，亦是伤目之媒也。"《三因极一病证方论》卷十六论眼病三因证治中，将"喜怒不节，忧思兼并，致脏气不平，郁而生涎，随气上厥，逢脑之虚，侵淫眼系，荫注于目，轻则昏涩，重则障翳，眵泪胬肉，白膜漫睛"称为内因；"数冒风寒，不避暑湿，故生外翳"称为外因；"嗜欲不节，饮酒无时，生食五辛，熟啖炙煿，驰骋田猎，冒涉烟尘，劳动外精"皆不内外因。《审视瑶函》目为至宝论谓："究其因皆从耽酒恋色，嗜欲无穷，或痰火头风，哭泣太伤，思虑过度，风沙烟障，不知避戒，竭视劳瞻，而不知养息。或五味四气，六欲七情，不节之所致也。"尤其是该

书提出"稍有郁滞，诸病生焉，久病生郁，久郁生病"的病因观，对后世眼科影响极大，为后世眼科广泛运用解郁法提供了论治依据。在卷二"目病有三因"中，介绍了眼病三因论，并论述了内障病因，有因于痰热、气郁、血热、陷阳、陷阴、虚脱荣卫所致种种不同。在论述眼科病证的病因方面，亦有不少创见，如论凝脂翳病因病机谓："血滞神膏伤，气壅经络涩，热向脑中催，脓攻如风急。"对凝脂翳提出的血滞气壅病因病机观，至今仍是临床上使用活血化瘀药治疗黑睛疾病的病因学理论依据。

综上，传统的中医眼科病因学说认为，各种眼病不外是由于外感六淫、疠气、内伤七情，以及饮食不节、劳倦、眼外伤、先天禀赋及衰老等原因，引起脏腑功能失调、气血功能紊乱而产生。

在此，针对眼科病因，着重强调下列三点，为了取得更好疗效，也是需要我们告知患者和家属的。

第一，生活方面尽量避免寒邪侵袭。现在不论是南方还是暑天，伤于寒者十分多见。为什么？开空调，打赤脚，肆饮凉饮冰饮，穿着裸露，尤其是爱美的女性，等等，这些不健康生活方式的流行，不仅产生了大量的内科疾病，也是眼科的重要病因之一。龚信《古今医鉴》："目病固由火热，然外无风寒闭之，目亦不病，虽病亦不甚痛。盖人感风寒则腠理闭密，火热不得外泄，故上行走窍而目病矣。"

第二，饮食方面强调有节，一定要少食膏粱厚味。为什么过敏性结膜炎、葡萄膜炎等疾病越来越多见，与我国人民饮食结构改变不无关系。比如说，《本草纲目》载："牛乳，甘，微寒，补虚羸，止渴，养心肺，解热度，润皮肤。"牛奶确实是个好东西，但是，再好的东西也不能天天吃，过犹不及，天天饮牛奶，可能聚湿生痰化热，导致人体脏腑功能失调，变生目疾。所以，我们不能因为"人参杀人无过"，就让患者恣用补品，嗜食肥甘。

第三，平时多参加养生健身和户外活动。近视高发，干眼、视疲劳多见，莫不与长期近距离用眼，多看手机、电脑、电视相关。久视伤血，生病起于过用。现代人多久坐少动，好逸恶劳。要避免或减少相关眼病的发生，必须在运动方面做加法，除了参加一般的体育锻炼和户外活动之外，传统的养生健身功法如太极拳、八段锦、五禽戏等更值得推荐。

上述三个方面的病因，其实在眼科古籍里面都有类似记载，只不过这里做一个特别强调罢了。我们在治疗眼病的时候，一定不要忽视了这些常见病因。

第三章　治则与用药规律

第一节　治疗法则

一、辨病治疗

辨病治疗是中医诊疗疾病的一种基本方法，即根据不同疾病的各自特征，做出相应的疾病诊断，并针对不同疾病，进行相应的或特异的治疗。一种具体的病往往具有特定的病因、病机和症状，因而显示其特异性，并反映在病因作用和正虚邪凑的条件下，体内出现一定发展规律的邪正交争、阴阳失调的全部演变过程。因此，辨病论治可以把握疾病的基本矛盾变化，有利于从疾病的全局考虑其治疗方法，而且还能采用某些特异性治法和方药，进行特异性治疗。

辨病论治伴随着人们对疾病的认识而产生。如疟、疥、蛊、龋等20余种疾病的名称在殷墟甲骨文已有记载；《山海经》有瘿、痔、痈、疽、瘅等23种固定病名；长沙《五十二病方》共载医方280多个，所治疾患涉及内、外、妇、儿、五官各种疾病100多种；甘肃武威汉墓出土的木简《治百病方》，记载了治疗内、外、妇、五官各科疾病的医方30多个。这些记载体现了古代根据具体疾病，采取针对性治疗的辨病论治思想。至今所记载的病名已达300多个，其中有的较详细地论述了病因、病机、临床表现、发展转归、传变及预后，并提出治疗原则；对有的病种作了专病专篇讨论，如"热论""痿论""疟论""痹论"等。《内经》中除采用针灸治疗外，还提出13首中药方剂，如生铁落饮治癫狂、乌骨丸治血枯等，体现了专病专方的论治思想。《内经》中辨病论治的理论已比较系统，其临床运用也较具体，表明辨病论治的

原则和方法已得到了确立。其后历代医家从不同的角度丰富发展了辨病论治的思想和方法，如唐宋时期记载了大量的病名及相应的治疗方药。东汉的《伤寒杂病论》则将辨病论治与辨证论治融为一体，以阐述外感病与内伤杂病的诊断与治疗，创立了辨病与辨证相结合的中医诊断疾病的方法，对后世中医理论与临床的发展产生了深远的影响。其后，历代医家从不同角度发展形成了伤寒、温病等学派，以及内、外、妇、儿、五官、骨伤等学科。

各种疾病发展过程的不同阶段可以形成不同特点，或由于患者的年龄、体质、饮食习惯等个体差异，以及地理、气候、环境等因素的影响，而使某种疾病即便在同一阶段，也可表现为不同类型，形成不同的证。因此"病"和"证"既有区别，又密切相关，辨病与辨证结合运用，既识病，又辨证，则既可把握疾病的发展规律，注意不同疾病的不同特点，又能考虑到患者的个体差异，并注意到不同疾病在某些阶段所表现的共同证候。因此，辨病论治和辨证论治既不可相互割裂，也不可相互代替，二者相结合是目前中医临床最常用的诊治疾病的方法。

中医眼科的辨证方法和程序与中医内科大体相似，亦是在中医整体观念理论指导下，将四诊所收集的眼与全身的客观证情，以八纲、病因、脏腑、气血等辨证方法进行分析归纳，作出判断。至于眼科的独特之处，在于眼病的发生，局部症状比较突出，故《审视瑶函·识病辨证详明金玉赋》指出："宜先察部分形色，次辨虚实阴阳。"实际上，临床也大多先以分析局部症状为主，然后结合全身证情进行辨证。因此，眼科除运用中医一般辨证规律与方法外，对眼症还有一些本学

科所特有的辨证方法。

二、辨证治疗

（一）五轮辨证

古人认为五轮的轮脏隶属关系中，轮属标，脏属本。轮之有病，多由脏腑功能失调所致。在临床上，根据五轮理论，通过观察眼部各轮所显症状，去推断相应脏腑内蕴病变的方法，即是眼科独特的五轮辨证。这实际上是一种从眼局部进行脏腑辨证的方法。由于五轮本身在辨证中主要是起确定病位的作用，故临证时尚须与八纲、病因、气血津液等若干辨证方法结合起来运用，才能得到全面正确的结论，以指导治疗。

1. 肉轮

实证：肉轮红肿，多脾胃积热；睑弦赤烂而痒，多脾经湿热，或外感风邪；眼睑皮下硬结，不红不痛，多痰湿结聚；眵泪胶黏，睑内颗粒累累，多脾胃湿热蕴结。

虚证：上睑下垂，多中气不足；睑内色泽较淡，多脾虚血少；两睑虚肿，多脾虚湿泛，或脾肾阳虚；眼轮振跳，多血虚生风；目劄，多脾虚肝旺。

2. 血轮

实证：血轮红赤，多心火上炎；血脉粗大且刺痛，多心经实火；眦头红肿溢脓，多心脾积热，兼有气血瘀滞。

虚证：血轮血丝淡红，干涩不舒，多心阴不足，虚火上炎。

3. 气轮

实证：气轮红赤，属肺经风热；赤丝鲜红满布，多肺经实热；白睛结节隆起，血脉紫暗，多火毒郁结，气血瘀滞；白睛水肿，多肺气不宣；红赤肿起，属肺热亢盛。

虚证：气轮血丝淡红、稀疏或局限，多肺经虚火；白睛青蓝，属气虚血滞；白睛干涩少津，属肺阴不足。

4. 风轮

实证：风轮星翳初起，多外感风邪；翳大浮嫩，或有溃陷，多肝火炽盛；角膜混浊，或兼有血丝伸入，多肝胆湿热，兼有瘀滞。

虚证：翳久不敛，或时隐时现，多为肝阴不足，或气血不足。

5. 水轮

实证：瞳神紧小，眼珠坠痛拒按，多肝经风热，或肝胆实火；绿风内障，眼珠胀痛欲脱，多肝胆火炽。

虚证：瞳神干缺，多肾阴不足，或阴虚火旺；瞳神变色，多肝肾不足，或心脾两亏。

鉴于五轮辨证对临床具有一定指导意义，故由宋至今，眼科医家运用比较普遍。然而，五轮辨证也有其明显的局限性。如白睛发黄，病位虽在气轮，但其病因多不在肺，而是脾胃湿热交蒸肝胆，胆汁外溢所致。再如瞳神疾患，不仅与肾有关，还常与其他脏腑失调有关。

故临证时，既要详查五轮，又不可拘泥于五轮，而应从整体出发，四诊合参，全面辨证。

（二）辨外障和内障

眼病分内、外障，是古代眼科应用较多的一种眼病分类方法。《医宗金鉴·眼科心法要诀》的具体解释是："障，遮蔽也。内障者，从内而蔽也；外障者，从外而遮也。"《秘传眼科龙木论》所记载的常见眼病七十二症，就是按外障、内障分述的。其中发生于眼睑、两眦、白睛与角膜的睑生风粟、胬肉攀睛、暴风客热、花翳白陷之类外眼病统属外障，而发生于瞳神的圆翳、绿风与高风雀目之类内眼病则归属内障。可见内障是指内眼疾病，外障则泛指所有外眼疾病。

这两大类眼病虽是按病位划分，但其发病原因、证候特点，以及辨证论治方面都有明显的不同。因此，《审视瑶函·目不专重诊脉说》强调："如目病，必视其目为内障、为外障。内障有内障之症，外障有外障之症。必辨其为何症，所中所伤之浅深，果在何轮何廓，辨之明而后治之当。"由此可知，区别眼病属内障还是外障，具有一定的临床意义。初学者可以把辨内、外障视为进行其他各种眼科辨证的前提。

现分别将有关内、外障的辨证内容介绍如下。

1. 外障

外障是指发生在眼睑、两眦、白睛、角膜的眼病。多因六淫之邪外袭或外伤所致，亦可由痰湿积滞、脾虚气弱、肝肾阴虚、虚火上炎等引起。外障自觉症状多较突出，或痒涩不舒，或焮热疼痛，或羞明怕热，或视物模糊，或眼重难睁等。客观症状也明显易见，如红赤肿胀、潮湿糜烂；生眵流泪、溃脓结痂，以及赤脉胬肉、星点翳膜、眼睑下垂等。

2. 内障

内障是指瞳神疾病。有广义与狭义之分。狭义的内障专指晶珠的病变；而广义的内障是泛指发生在黄仁、神水、晶珠、神膏、视衣、目系等眼内组织的病变。本节辨证所论为广义的内障。常因脏腑内损，气血两亏，目失濡养；或阴虚火旺，虚火上炎；或忧思郁怒，七情过伤，肝失条达，气滞血瘀，玄府闭塞；或风火痰湿上扰清窍；或外障眼病之邪毒入里，以及外伤损及眼内组织等引起。内障眼病自觉症状多有视觉变化，如视力下降、视物昏矇、眼前黑花飞舞、萤星满目，或视物变形、变色，视灯光周围有虹晕等。有的还可引起眼珠痛，甚至头眼俱痛。检查患眼，或外观端好，或伴见胞轮红赤，或见瞳神散大、缩小与变形、变色等；内眼可见晶珠、神膏混浊，或视衣出血、渗出，水肿，抑或视衣、目系的其他病理改变等。

（三）辨内眼病变

1. 内眼病变常见体征

（1）炎症组织表现　充血、水肿及渗出。炎症日久或反复发作，可致组织增生、渗出物机化及病灶组织萎缩等。

（2）血液循环障碍组织表现　充血、瘀血、出血、缺血。充血主要出现于炎症早期，而瘀血最为多见，引起眼底静脉血管和毛细血管充盈，迂曲扩张，以至出血等。缺血可使血管变细，或血管内无血柱，呈白线状；如血管节段性缺血，则呈串珠状。眼底组织缺血，则色泽苍白；若因缺血引起组织营养障碍，则可导致组织变性、萎缩或坏死。若是血管炎，则出现出血、渗出，以及血管旁伴见白线等。

（3）组织变性与萎缩　常见如晶状体、玻璃体混浊，眼底色素沉着及组织萎缩等病变。

内眼病变常见的几种体征虽可概述如上，但还应考虑到内眼各组织之间是相互关联、影响的，如血液循环发生障碍，则常常影响到脉络膜、视网膜、视神经以及玻璃体等；反之，视神经病变，也会影响到视网膜及其血管等。

2. 内眼病变辨证

现将一般眼科检查常见之内眼病变的辨证分述如下。

（1）辨晶状体病变　晶状体混浊，老年人多为肝肾不足、脾虚气弱，或阴虚夹湿，目失所养引起；并发于其他眼病者，多为肝胆火炽，或湿热蕴蒸，邪气上犯所致。此外，头眼部外伤也可引起。

（2）辨玻璃体病变　玻璃体骤然混浊，多为肝胆热毒煎灼，或湿热熏蒸引起。玻璃体骤混至不能窥见眼底，多为火热上攻，眼底出血，溢入玻璃体所致。玻璃体呈絮网状、团块状混浊，多属痰湿、瘀血凝滞之证；玻璃体液化或呈雪花样、闪辉样点状混浊，多属肝肾亏损，或气阴不足。

（3）辨视神经乳头病变

①视神经乳头郁血与充血：（a）郁血：色泽暗红，多属血瘀。或由肝气郁结，气滞血瘀，脉络阻滞而致；或为心肝火旺，血热津伤致成瘀，阻滞脉道而为患。此外，也可由外伤或肿瘤压迫，血流瘀阻造成。（b）充血：其色鲜红，多与邪毒上壅有关。可因肝胆火炽，或心火亢盛，或阴虚火旺，循经上犯目系所致；或由风湿热邪熏蒸于上而成。

②视神经乳头水肿：其色暗红者，多属气血瘀滞，血行不利，发为水肿；其色淡红者，多属肾阳不足，水湿上泛所致。此外，外伤或肿瘤压迫，血行不利，亦可致肿。

③视神经萎缩：视神经乳头颜色苍白，边界清楚，血管正常或变细者，多为肝肾精亏，或肝血不足，或气血俱虚，目系失养所致。视神经乳头颜色蜡黄，边界不清，血管变细者，属继发于其他眼病，其中不少是由视神经乳头郁血、充血或水肿演变而来，其证虚实兼杂，临证时需结合原发病全面辨证。

此外，对视神经乳头病变者，还必须排除颅内疾患和神经系统其他有关病变。

（4）辨视网膜血管病变　若血管充盈、扩张、迂曲，或呈串珠状、白线状，多属气滞血瘀，脉络阻塞；或心肝火旺、阴虚火旺致血热津伤成瘀，脉络阻滞。若见微血管瘤，色泽暗红，多为肝肾阴亏，虚火上炎，血络瘀滞所致。

（5）辨视网膜病变

①视网膜水肿：局限性水肿，可由气滞血瘀、阴虚火旺或脏腑邪热上攻，血行壅阻引起。弥漫性水肿，可由脾肾阳虚，水湿上犯；或风湿热邪，上蒸清窍；或气血瘀滞等所致。

②视网膜出血：一般新出血，量多而色鲜红者，多属实火上攻，邪热入络，迫血妄行引起；血色紫暗者，多属气滞血瘀，血行阻滞，泛溢络外。如反复出血者，常属阴虚火旺，虚火伤络，或脾气亏虚，统摄失权，血溢络外所致。此外，头眼部外伤，损伤目络，也可引起出血。至于离经瘀血，日久不消，机化物形成，则属痰瘀互结之证。

③视网膜渗出：一般新鲜渗出，常属邪热上攻，或阴虚火旺，煎熬津液所致；陈旧渗出，或机化物形成，多由气滞血瘀或痰瘀互结而成。

④视网膜退行性病变：多属肝肾不足，或气血两亏。色素沉着，多属肾阴亏虚，或命门火衰。

⑤视网膜黄斑区病变：（a）黄斑区水肿、渗出：水肿常由脾虚失运，或脾肾阳虚，湿浊上泛；阴虚火旺，或肝郁脾湿，痰火上扰等引起。渗出多因湿浊聚敛成痰，郁热伤津致瘀，痰滞血瘀所致。（b）黄斑区出血：多为劳伤心脾，气不摄血；或瘀热灼伤脉络所致。此外，外伤也可引起黄斑区水肿和出血。（c）黄斑退行性病变：常见有色素紊乱、大小不等之黄白色斑点，或可见水肿、出血等。多由脾肾两亏，气虚血瘀；或脾肾阳虚，痰湿上泛等引起。

上述内眼病变辨证同其他眼局部辨证方法一样，既有其实用性，又有一定的局限性。所以，在临证应用时，还需结合整体情况，全面辨证。

（四）辨眼部常见症状

1. 辨视觉

视物不清，伴白睛红赤，或翳膜遮睛者，属外感风热或肝胆火炽。外眼端好而自觉视物渐昏者，多为血少神劳，肝肾两亏，阴虚火旺或肝郁气滞。自觉眼前黑花飞舞，云雾移睛者，多为浊气上泛，阴虚火动或肝肾不足。其人动作稍过，坐起生花者，多属精亏血少。目无赤痛而视力骤降，如临黑夜者，多为头风痰火，血热妄行；或七情过伤，气机逆乱，气滞血瘀，血不循经等；也可为心脾两虚，气不摄血。内障日久，视力渐降而至失明者，多属气血两亏或肝肾不足。入夜目盲不见，伴视野缩小者，多属肝肾精亏或脾肾阳虚。能近怯远者，阳气虚衰或久视伤睛；能远怯近者，多为阴精亏损。目妄见、视直如曲、视大为小、视物变色、视一为二者，多属肝肾阴亏，阴虚火旺；或郁怒伤肝，气滞血瘀；或脾虚湿滞，湿浊上泛；或心肾两虚，精血亏耗。

此外，在临床上应注意：凡有视觉变化者，首先应做眼内、外检查，明确诊断。若仅凭上述辨证而论治，谨防贻误病情。

2. 辨目痛

目痛为眼科常见症状，内外障皆可有之。一般来说暴痛属实，久痛属虚；持续疼痛属实，时发时止属虚；肿胀疼痛属实，不肿微痛属虚；赤痛难忍为火邪实，隐隐作痛为精气虚；痛而燥闷为肝气实，痛而恶寒为阳气虚；痛而拒按为邪实，痛而喜按为正虚。午夜至午前作痛为阳盛，午后至午夜作痛为阴盛；外障眼病引起的目涩痛、灼痛、磣痛、刺痛，多属阳；内障眼病引起的目胀痛、牵拽样痛、眼珠深部疼痛，多属阴。痛而喜冷属热，痛而喜温属寒；目赤磣痛、灼痛，伴眵多粘结，多为外感风热；眼睑赤痛肿硬，伴大便燥结，多属阳明实火；白睛微红微痛，干涩不舒，多为津亏血少；目珠胀痛如突，多为气火上逆，气血郁闭；隐隐胀痛，多为阴精不足，阳亢于上；稍加注视，即感眼胀痛，多为脾肾不足，精不上承，或为阳亢之象；眼珠深部疼痛，多为肝郁气滞，或阴虚火旺。痛连巅顶后项，属太阳经受邪；痛连颞颥，为少阳经受邪；痛连前额鼻齿，为阳明经受邪。

3. 辨目痒

目痒虽有因风、因火、因湿和因血虚等不同，但临床上仍以风邪引起居多。目赤而痒，迎风加重者，多为外感风热；睑弦赤烂，痒涩不已，或睑内颗粒肥大，痒如虫行者，多为脾胃湿热，兼感风邪；痛痒并作，红赤肿甚者，为风热邪毒炽盛；痒涩不舒，时作时止者，多，为血虚生风；目病将愈而痒者，多为邪退火息，气血渐复。

4. 辨目涩

目涩有干涩、沙涩之分。目干涩不爽者，多为津液亏耗，或水亏血少所致。目沙涩，又称目碜涩，指眼中有异物感。目沙涩常伴有红赤痒痛，羞明流泪，多为风热犯目，或肺肝火盛所致，亦常由异物入目所引起。

5. 辨羞明

羞明而伴赤肿痒痛流泪者，常由风热或肝火引起；羞明而伴干涩不适，无红肿痒痛者，多为阴亏血少所致。

6. 辨目剳

目剳（zha，扎），是指眼睑频频眨动而不能自主的症状，多见于小儿。目剳而喜揉拭，白睛不红，或微红羞明，而偏食体瘦者，多为脾虚肝热，将成疳积。目剳而眼干涩少津，白睛不红或淡红，口咽干燥者，属肺阴虚。此外，目剳也可见于其他风热外障眼病或近视眼等。

7. 辨红肿

红肿为外障眼病的常见症状，其部位多在眼睑和白睛。眼睑红肿如桃，灼热疼痛，或兼硬结、脓头而拒按者，多属脾胃热毒蕴积，或兼血分瘀热；眼睑肿胀骤起，微赤多泪者，多为外感风邪；眼睑虚肿如球，皮色光亮，不伴赤痛者，多属脾肾阳虚，水气上泛；眼睑赤肿糜烂，多为湿热熏蒸；眼睑青紫肿胀，为气血瘀滞。暴发白睛微赤，泪液清稀，多为外感风寒；白睛红赤，多泪或眵泪并作，多为外感风热；白睛红赤如火，为肺经实热或三焦热盛；白睛红赤隐隐，或兼干涩不爽，多为肺经虚热；白睛赤紫肿胀，多为热毒壅结；胞轮红赤，羞明流泪，多为肝胆实热；胞轮微红，目昏泪出，多为阴虚火旺。

8. 辨眵泪

（1）辨目眵 生眵属外障眼病的常见症

状，多属热。眵多硬结，属肺经实热；眵稀不结，属肺经虚热；眵多黄稠似脓，属热毒炽盛；目眵胶黏，多属湿热。

（2）辨流泪　热泪如汤多属外感风热；冷泪长流或目昏流泪，多为肝肾不足不能敛泪，或排泪窍道阻塞所致。泪液减少，眼干涩昏花，多为肝肾阴亏，虚火上炎或脾失健运，气血生化不足，目失濡养所致，亦可因椒疮风热邪毒滞留，煎熬阴血引起。严重者，阴精耗竭，血络瘀阻，不能生泪，以致白睛、角膜干燥失去光泽，甚至角膜变混，又称神水将枯。

9. 辨翳与膜

眼生翳膜是外障眼病的常见症状。它是容易影响视力的眼部病变，历来眼科医师都很重视，古代医籍论述也很多。

（1）辨翳　根据历代医籍的记载，"翳"是指角膜和晶珠的混浊。角膜混浊称翳，如花翳白陷、凝脂翳、冰瑕翳、云翳等。至于晶珠混浊名之为翳者，一般多含有"内障"二字，以便与角膜翳相区别，如圆翳内障、枣花翳内障等。而现代中医眼科论翳，通常皆指角膜翳，相当于西医学之角膜病变。本节辨证即只辨角膜翳。

角膜上的混浊形状各异，如呈星点状、树枝状、地图状、虫蚀状、云雾状等。古人根据翳的形态，结合其色泽、病变深浅程度及有否溃陷等情况命名，名称繁多，但归纳起来，不外新翳、宿翳两大类。

①新翳：病变初起，角膜某部位发生混浊，其色灰白，表面粗糙，边缘模糊，具有向周围与纵深发展的趋势，并伴有不同程度的目赤疼痛、畏光流泪等症。如聚星障、花翳白陷、凝脂翳等均属此列，它类似于西医学中各种类型的角膜炎。

角膜属肝，故新翳多从肝经辨证。如肝经风热、肝火上炎、肝经湿热或肝阴不足，阴虚火旺等，但也不可拘泥于此。因为外感六淫，尤其是风热湿邪，最易引起角膜生翳；

外伤也是引起角膜生翳的一个常见的致病因素，不可不注意防护。

一般来说，外感诸邪的早期，胞轮微赤，星翳初起，可为一颗独见，亦可多星并发，稀疏色淡，浮于风轮，属聚星障之类。邪盛入里，或内外合邪者，白睛混赤，星翳可连缀成串、成树枝状或成片，大而浮嫩，或伴溃陷，此属花翳白陷之类。如发展迅速，翳厚且大，甚至翳满风轮，状如凝脂者，属凝脂翳之类。凝脂翳常伴有黄液上冲，且角膜极易穿孔，以致毁坏眼珠，此为脏腑火毒炽盛之证。若生翳日久，不见进退者，为正虚邪留之象，多属肝肾阴亏、肝血不足或气血两虚之证。

此外，新翳还可由其他轮病变发展而来。如沙眼、天行赤眼、火疳等严重时，均可引起角膜生翳。角膜新翳有向周围和纵深发展的趋势，容易发生传变，如角膜病变深入可波及黄仁及瞳神，故临床上必须严密观察其动态，以便及时治疗，控制病情的变化。病变轻者，经治疗可以消散；病变重者，则会遗留宿翳。

②宿翳：凡角膜混浊，表面光滑，边缘清晰，无发展趋势，不伴有赤痛流泪等症状者，为宿翳。如冰瑕翳、云翳、厚翳与斑脂翳等均属此列。它相当于西医学之角膜瘢痕。

近代中医眼科根据宿翳的厚薄、浓淡程度，分为四种：宿翳菲薄如冰上之瑕，需在强光下才能查见者，称冰瑕翳（西医称云翳）；翳薄如蝉翅，似浮云，在自然光线下可以查见者，称云翳（西医称斑翳）；翳厚色白如瓷，一望即知者，称厚翳（西医称角膜白斑）；翳与黄仁黏着，瞳神倚侧不圆者，称斑脂翳（西医称粘连性角膜白斑）。

宿翳为角膜生翳愈后遗留的瘢痕。若在新翳向宿翳转变的时期，抓紧时机，及时治疗，内服、外点药物，尚能消退些许；若日久气血已定，则药物难以奏效，尤以白斑为难。

宿翳对视力的影响程度如何，主要看翳的部位，大小厚薄均在其次。如翳痕虽小，但位于瞳神正前方，则障碍视力明显；翳在角膜边缘，虽略大而厚，对视力也无太严重的影响。正如《审视瑶函·诊视》所说："翳怕光滑，星怕在瞳神。"

（2）辨膜　自白睛或黑白睛交界之际起障一片，或白或赤，或为肉样高起，或渐渐向角膜中央方向蔓延者，称之为膜。如赤膜下垂、白膜侵睛等即是。若膜上有赤丝密布，其色红赤者，称为赤膜；赤丝细疏，红赤不显，甚至色淡白者，称为白膜。凡膜薄色淡，尚未掩及瞳神者为轻证，膜厚色赤，掩及瞳神者危害较重。膜生宽大，赤厚如血积肉堆，掩没整个角膜者，则更为严重。

白睛、角膜生膜皆由肺肝火盛而起。一般膜赤而厚，发展较快者，多属实火，且血分瘀热；膜白而薄、发展不明显者，多属气阴虚。

三、病证结合治疗

（一）内治法

眼是整体的一个组成部分，它与脏腑经络有着密切的关系。不论外感或内伤眼病，皆可根据眼部表现，结合全身情况进行辨证，审因论治，用内治法来调整脏腑功能或祛除病邪。

即使某些外伤眼病，内治法同样具有重要的治疗意义。眼科的内治法基本原则类似内科，但也有它某些特殊的内容。现将常用的内治法介绍如下。

1.疏风清热法

本法主要是用具有辛凉解表作用的药物组成的方剂，通过疏风散热，解除风热所致眼病的治法。主要用于外感风热眼病。如起病突然，眼睑浮肿，白睛红赤或角膜起翳，伴有眼痒眼痛，眵泪并作，羞明怕日，眼闭不开等，间或伴有恶寒、发热、头痛、脉浮

数等全身症状。

在外感眼病中以外感风热最为多见，故眼科疏风清热法应用范围较广。如风重于热，流泪症状较重，或星翳浮起，可配伍适量的辛温解表药使用，以加强祛风止痛、祛风止泪、祛风退翳之功。间有风邪不夹热而夹寒、夹湿的，证中少见，但不可不注意辨证而灵活变化。

2.祛风散寒法

祛风散寒法是用具有辛温解表作用的药物组成的方剂，通过祛风散寒，解除风寒所致眼病的治法。主要用于外感风寒之眼病。如目睛疼痛，羞明流泪，或目睛生翳，伴有鼻流清涕，头痛，恶寒发热，苔薄白，脉浮紧等。

3.泻火解毒法

本法是用性质寒凉的方药，通过泻火解毒，清除邪毒的治法。主要适用于外感火热之邪，或脏腑积热上攻之眼病。如眼睑红肿如桃、疮疡疔肿、白睛混赤、角膜溃陷、黄液上冲、瞳神紧小等。常伴有疼痛拒按、羞明怕热、热泪如汤，或眵多黏稠等眼部症状及口渴、便秘、舌红、苔黄等全身症状。

眼病热证较多，故泻火解毒法为眼科常用之治法。在具体应用时，必须根据脏腑辨证，灵活掌握。如邪传阳明，眼肿赤痛，口渴喜饮，大便秘结之腑实证，则用泻火通腑法；胞轮红赤，角膜生翳，目珠疼痛，苔黄脉弦之肝火上攻证，则用清泻肝火法等。

本法为寒凉直折之法，容易损伤脾胃阳气，故不能久用，并要根据病情轻重和体质强弱，慎重选药。又因药性寒凉，久用可致气血凝滞，翳障难退，故对角膜疾病，应用本法必须掌握尺度，以免留弊。由虚火者，则禁用此法。

4.滋阴降火法

本法是用滋养阴液、清降虚火的方药，解除阴虚火旺的证候，从而达到明目效果的治法。主要适用于阴虚火旺的眼病。临床表

现多有起病较缓，症状时轻时重，病程长而易反复发作的特点。如目珠干涩、白睛微赤、角膜星翳乍隐乍现、瞳神干缺、视瞻昏渺等。常伴有头晕、口干、潮热、颧红、心烦失眠、手足心热、舌质红、苔少、脉细数等全身症状。

本法在具体应用时，尚须进一步辨证，例如角膜生翳，胞轮微赤，烦躁易怒，属肝经虚火；两眦血脉稀疏，心烦失眠，属心经虚火；白睛淡红，鼻干咽燥，属肺经虚火；瞳神干缺，眼底少量出血，耳鸣腰酸，五心烦热，属肾经虚火等。宜结合脏腑所属选方用药。

5. 祛湿法

本法是用具有祛湿作用的方药，通过祛除湿邪以治疗眼病的方法。适用于湿邪外侵或湿浊内蕴所致的一切眼病。如眼睑水肿、睑弦湿烂、眼内粟疮、白睛污黄、翳如虫蚀、混睛障、云雾移睛、视瞻昏渺等，常兼有头重如裹、口不渴或渴不欲饮、胸闷食少、腹胀便溏、四肢乏力，或咳吐痰涎等，皆可用本法治疗。

湿邪侵袭的部位和兼邪各有不同，故所用具体治法也有区别。如风湿犯眼，眼睑湿痒，则用祛风胜湿法；湿热上攻，角膜溃烂，则用清热祛湿法；痰湿阻络，眼生痰核，则用化湿祛痰法；湿浊上泛，视网膜水肿，则用利水渗湿法，等等。

湿证眼病比较顽固，祛湿法久用又易耗阴伤津，故要根据病情轻重与患者脏腑阴阳气血的情况慎重用药。阴虚血少与津液亏损者，尤宜注意。

6. 止血法

本法是应用具有止血作用的方药，以中止眼部出血的治法。适用于各种出血证的早期。诸如白睛溢血、血灌瞳神、视网膜出血、脉络膜出血及外伤出血等。根据不同的出血原因，止血的具体治法也不同。如血热妄行者，宜清热凉血止血；虚火伤络者，宜滋阴凉血止血；气不摄血者，宜益气摄血；眼外伤者，宜祛瘀止血等。

本法属急则治标之法，仅用于出血阶段，若出血已止，而无再出血趋向者，当逐渐转向活血化瘀治法，以促进瘀血的吸收。

7. 活血化瘀法

本法是用具有活血化瘀作用的方药，改善血行，消散瘀滞，促进眼部瘀血吸收的方法。主要适用于有血流不畅，或瘀血停聚的眼病及眼外伤。如眼睑青紫肿硬、白睛溢血、白睛紫胀肿起、眼内各个部位的瘀血、视网膜血管血流瘀滞或阻塞、眼部固定性疼痛及舌有瘀斑等。气为血帅，气行则血行，故临床上应用时，常配伍行气导滞药物，以提高疗效。本法不宜久用，以免耗伤正气，对眼部既有瘀滞，又见气虚证候者，用活血祛瘀力量峻猛的方药应该慎重，必要时可配伍补气药物同用。孕妇忌用本法。

8. 疏肝理气法

本法是用具有疏肝解郁、调理气机作用的方药，以改善肝气郁滞的病理情况，从而达到明目作用的治法。广泛适用于因肝气郁结而致气机不调的一切内外障眼病。肝开窍于目，由于郁怒伤肝，疏泄失职，肝气郁结使眼部气机失调而导致目疾者，颇为常见。其中尤以青风内障、绿风内障、视瞻昏渺等内障眼病为多。故无论内外障眼病，兼有胁胀、胸闷、嗳气、咽部似有物阻、急躁易怒、脉弦等症者，皆可用疏肝理气法治之。

郁久化火者，宜酌加清火之品，以清肝解郁；肝郁兼有血虚与脾气虚弱者，宜与养血健脾药同用。

由于理气药物多辛燥，故对阴亏之人须慎用或注意配伍。

9. 益气养血法

本法是用具有补养气血的方药，消除气血虚弱的证候，从而达到明目作用的治法。主要适用于各种原因造成的气血不足的眼病。多为慢性内外障眼病而兼有气血不足全身症状者。如眼睑重坠、久视眼胀、角膜陷翳日久不愈；或外观端好，目无神采，视物渐昏等。

因气血相依，关系密切，故益气与养血往往同用，但根据气血偏虚程度上的不同，又有所侧重。如睁眼乏力，常欲闭垂，舌淡脉弱者，偏于气虚，应以益气为主；若因失血或久病，头晕眼花，不耐久视，心悸失眠，多梦易醒，舌淡脉细者，偏于血虚，应以养血为先。

由于脾胃为后天之本，气血生化之源，故补气养血时，常要兼顾脾胃。如属虚实夹杂，则可攻补兼施或先攻后补、先补后攻。

邪气亢盛而无虚候者，忌用本法。

10. 补益肝肾法

本法是用具有补益肝肾作用的方药，以消除肝肾亏虚证候而达到明目作用的治法。适用于肝肾不足的眼病，以成年人居多。凡见眼干涩不舒，哭而无泪或冷泪长流，白睛微赤，角膜边缘陷翳或星点云翳时隐时现，外眼端好而视物昏蒙或夜视不见，而兼有头晕耳鸣、健忘、腰膝酸软、夜间口干、男子遗精、女子月经不调、舌红少苔、脉细无力等，皆可用本法治疗。至于肾阳偏虚，腰膝酸冷，夜间尿多，畏冷脉沉者，则当重在温补肾阳。

凡实证忌用本法，湿邪未尽者不宜早用。

11. 软坚散结法

本法是用具有祛痰软坚、消滞散结作用的方药来治疗眼病的方法。主要适用于眼科疾病之痰湿互结、气血凝滞的证候。如眼睑肿核、白睛结节隆起、眼内陈旧渗出及机化物形成等，可用本法消散之。

如为气血凝聚者，必须与理气活血药物同用；痰湿互结者，则应加强祛湿化痰作用。

12. 退翳明目法

本法是用具有退翳作用的方药，以消除角膜翳障，从而达到明目作用的眼科独特治法。

仅适用于角膜生翳者。

退翳之法，须有层次，如病初起，星翳点点，红赤流泪，风热正盛，当以疏风清热为主，配伍少量退翳药；若风热渐减，则应逐渐过渡至退翳明目为主。病至后期，邪气已退，遗留翳障而正气已虚者，则须兼顾扶正，结合全身证情，酌加益气养血或补养肝肾之品。

角膜属肝，不少清肝、平肝、舒肝药物亦有退翳作用，故可配伍应用。

角膜生翳后期，以退翳为主，用药不可过于寒凉，以免邪气冰伏，气血凝滞，翳不易退。若白翳光滑如瓷，为气血已定，用药难以消散，故退翳必须及时。

（二）外治法

眼科外治法是运用具有祛风、清热、除湿、活血通络、祛瘀散结及退翳明目等各种不同作用的药物或手法，从外部直接施治于眼部的方法。在临床应用甚为广泛。常与内治法密切配合，外障眼病尤其如此。

外治法种类很多，除冷敷、热敷等纯物理疗法外，还有药物配合的外治法，如用眼药水、眼药粉点眼，眼药膏涂眼，药物熏洗、外敷等，还有用器械配合的外治法，如钩割、针拨、熨烙等。现代中医眼科积极改进传统的外治法。

现将常用的外治法介绍如下。

1. 点眼药法

本法是将药物直接点于眼部，多用以消红肿、去眵泪、止痛痒、除翳膜。适用于外障眼病及部分内障眼病。常用的有眼药水、眼药粉与眼药膏三种。

（1）滴眼药水　将药物配成水剂应用。如患者为坐位，令头部稍微仰起，先在其下眼睑下方放置一块棉球；如患者为卧位，则令头微偏向患眼侧，先置棉球于小眦侧。令患者双目上视，医生用左手轻轻向下拉开下睑，右手持滴管或滴瓶，将药水滴入大眦角或白睛下方1~2滴。然后轻轻将上睑提起，并同时放松下睑，使药物充分均匀地分布于眼内，轻轻闭目数分钟即可。一般每日3~4次。遇急重眼病，次数可增加。

注意滴眼前要细心查对眼药瓶上的药名标签与所滴的眼别，滴管头部勿触及眼睑的皮肤与睫毛，以免污染滴管与药液；如滴入毒性药物，则滴后需用手指压迫睛明穴下方l~2分钟，以防药液通过泪窍流入鼻腔，引起中毒。

（2）点眼药粉　将药物制成极为细腻的粉末后应用。用时以小玻璃棒头部沾湿生理盐水，再蘸药粉约半粒到一粒芝麻大小，医生用手指轻轻分开眼睑，一般将药物轻轻放置于大眦角处，令患者闭目，以有凉爽感为度。点毕，患者以手按鱼尾穴数次，以助气血流行，闭目数分钟后，渐渐放开。每日3次。注意一次用药不可太多，否则容易引起刺激而带来不适，甚至可致红肿刺痛等反应。同时注意玻璃棒头部要光滑，点时不能触及角膜，尤其是角膜生翳者，更应慎重。

（3）涂眼药膏　将药物配成膏剂应用。现一般皆用软管药膏，用时将药膏挤出少许，置于眼睑皮肤患处或眼内白睛下方，轻轻拉提下睑后，令患者闭眼，用棉球轻轻按揉眼睑2~3分钟即可。如用玻璃棒取药，则当患者闭眼时，将玻璃棒横向徐徐自眦角方向抽出。每日3次或临睡前用1次。当抽出玻璃棒时，切勿于角膜表面擦过，以防擦伤角膜。

2. 冲洗法

（1）结膜囊冲洗法　用水或药液直接冲洗眼部的方法。冲洗的目的是除去结膜囊内的眼眵、异物或化学物质等，适用于眵泪较多的白睛疾患、结膜囊异物、手术前准备及眼化学伤的急救措施等。

方法：一般是用盛以生理盐水或药液的洗眼壶或吊瓶的胶管来冲洗。冲洗时，如患者取坐位，则令头稍向后仰，将受水器紧贴颊部；如患者取卧位，则令头稍偏向患眼侧，将受水器紧贴耳前皮肤，然后轻轻拉开眼睑，冲洗液渐渐由下睑皮肤移到眼内，并令患者睁眼及转动眼珠，以扩大冲洗范围。眼眵较多或结膜囊异物多者，应翻转上下眼睑，暴露上眼内面及上穹窿部结膜，彻底冲洗之。冲洗毕，用消毒纱布揩干眼外部，然后除去受水器。

冲洗时应注意，如为卧位冲洗，受水器一定要紧贴耳前皮肤，以免水液流入耳内，或预先于耳内塞一小棉球亦可。如一眼为传染性眼病，应先冲洗健眼，后冲洗患眼，并注意防止污染之冲洗液溅入健眼。

（2）泪道冲洗法　用水液冲洗泪道的方法。它多用来探测泪道是否畅通及清除结膜囊中积存的分泌物，适用于冷泪症及漏睛症患者，或作为眼内手术前的常规准备。

方法：用0.5%~1%丁卡因溶液点眼2次，或用蘸有丁卡因溶液的短棉签，夹在大眦头上下泪点之间。约2~3分钟后，令患者头向后仰，冲洗者以左手食指将下睑往下拉，固定于眼眶缘部，暴露下泪点。若泪点过小，可先用泪点扩张器扩张之。继而右手持装有5~10ml生理盐水的注射器，将磨成钝头并弯成近直角的6号针头垂直插入下泪点约17~20mm，然后向内转90°，呈水平位，沿泪小管缓慢向鼻侧推进，待进针3~5mm时，缓缓注入冲洗液。若遇阻力，不可用力强行通过。

如泪道通畅者，冲洗液可从泪道流入鼻咽部，水从同侧鼻咽部流出；如鼻泪管狭窄，冲洗时有一定的阻力，大部分冲洗液从上泪点反流，仅少量冲洗液通过，鼻孔流出水液呈滴状；如鼻泪管阻塞，则冲洗时阻力很大，鼻咽部无水，冲洗液主要从上泪点反流；若从泪小点返流出黏液脓性分泌物，则为漏睛症；如鼻咽部无水，冲洗液自原泪点或上泪点射出，或觉有坚韧的抵抗感，进水阻力很大，则可能为泪小管阻塞。

3. 敷眼法

（1）湿热敷法　先用凡士林或抗生素眼膏涂于眼睑皮肤上，呈薄薄一层，然后用消毒毛巾或纱布数层，放于沸水内浸湿，取出后拧干，候温度适中，即置于眼睑上，时时更换以保持温热。每次 20 分钟，每日 3 次。注意不可太热，以免烫伤皮肤。

（2）干热敷法　用热水袋或玻璃瓶装热水，外裹薄毛巾，置于眼睑上即可。脓成已局限的病灶和新出血的眼病，忌用此法。

（3）冷敷　具有散热凉血、止血定痛之功。适用于眼睑外伤后 24 小时内的皮下出血肿胀，亦可用于眼部之赤肿痛甚者。一般用冷水毛巾或冰块橡皮袋敷之。

（4）药物敷法　选用具有清热凉血、舒经活络、散瘀定痛、化痰软坚、收敛除湿、祛风止痒等各种作用不同的药物，直接敷于眼睑及其附近皮肤上的方法。适用于各种眼表疾病。眼睑疾患与外伤用之为多。敷药时先将药物研成细末，根据需要，选用水或茶水、蜜、人乳、姜汁、醋、胆汁、麻油、鸡蛋清、鸡蛋油等，将药末调成糊状，敷于眼睑之上，或敷于太阳穴、额部等处。如为新鲜带汁的药物，则洗净后捣烂，用纱布包后敷之，亦有用药物煎剂或盐水做湿热敷者。如用干药粉调成糊状敷眼，则干了就再涂，以保持局部湿润为度。如为新鲜药物，则以做到清洁无变质、无刺激性、无毒性为要。药物敷眼还必须注意防止药物进入眼内，以免损伤眼珠。

4. 熏洗法

熏法是利用药液煮沸后的热汽蒸腾上熏眼部；洗法是将煎剂滤清后淋洗患眼。一般多是先熏后洗，合称熏洗法。这种方法除由于药物的温热作用，使眼部气血流畅，能疏邪导滞外，尚可通过不同的药物，直接作用于眼部，达到疏通经络、退红消肿、收泪止痒等效果。

适用于眼睑红肿、羞明涩痛、分泌物较多的眼表病。

临床上可根据不同病情选择适当的药物煎成药汁，也可将内服药渣再度水煎成熏洗剂。使用前，在煎药锅或盛药的器皿上放一盖板（硬纸板或薄木板均可）。盖上开一个洞，洞口大小与眼眶范围大小一样，双眼熏时可开两个相同的洞。药物煎成，用盖板覆盖在药锅或盛药的器皿口上，将患眼置于洞口熏之。如属眼睑疾患，闭目即可；如属眼表疾病，则要频频瞬目，使药力达于病所。

洗眼时，可用消毒纱布或棉球渍水，不断淋洗眼部；亦可用消毒眼杯盛药液半杯，先俯首，使眼杯与眼窝缘紧紧相贴。然后仰首，并频频瞬目，进行眼浴。每日 2~3 次，每次 1~2 分钟。

熏眼煎剂蒸汽温度不宜过高，以免烫伤，但也不宜过冷而失去治疗作用。洗剂必须过滤，以免药渣入眼。同时，一切器皿、纱布、棉球及手指必须消毒，尤其是角膜有陷翳者，用洗法时更需慎重。

眼部有新鲜出血或患有恶疮者，忌用本法。

5. 劀洗法

劀法是以锋针或表面粗糙之器物轻刺或轻刮患处的治法。劀后用水洗去毒血瘀血，故合称劀洗法。本法具有直接对病变处祛瘀消滞、散邪泄毒、疏通局部气血的作用。如器物经药物浸泡后用之（如乌贼骨浸泡于黄连水后），则药物能直接深达病变组织内部，起协同治疗作用。本法适用于眼睑内面有瘀积或有粗糙颗粒的疾患。如眼睑肿硬、椒疮、粟疮、眼肉胶凝、睑停瘀血等。

操作方法：先滴 1% 丁卡因溶液做表面麻醉后，翻转眼睑，以消毒后之锋针（或注射针头）或特制的海螵蛸棒之类粗糙器物，于粗大颗粒或瘀积处，轻刺或轻轻来回刮之，以微微出血为度，术毕用生理盐水或消炎眼药水点眼冲洗瘀血。某些眼病可采用白血疗法，用针刺两眦微有出血后不予冲洗，即以纱布盖眼。此法可 2~3 天施行一次。但要注意，如为白睛暴赤，眵多稠结，角膜新翳者，不用此法。

6. 钩割法

本法是以钩针挽起病变组织，用刀或铍针割除的治法。主要用于切除胬肉及其他眼部赘生物。钩割时必须避免损伤正常组织，尤其不能损伤角膜。清晨空腹及过劳时不宜手术，以防晕倒。此法已被现代有关翼状胬肉单纯切除或切除后结膜瓣转移修补术等术式取代。

7. 熨烙法

本法是以特制之烙器或火针熨烙患部的治法。常于钩割后继用火烙，其目的在于预防病变复发，且有止血作用。此法类似目前临床习用的热灼止血法。

8. 其他外治法

（1）球结膜下注射　本法是将药物注射入结膜下的方法。它多用来治疗角膜深层病变及其他眼内病变，起到滴剂较难达到目的的治疗作用。此外，还常用于某些眼病及手术前的麻醉。

方法：用 0.5%~1% 丁卡因溶液做表面麻醉。注射时，患者的头应固定不动，注射者用一手的拇指或食指牵开下睑，另一手持盛有药液的注射器，嘱患者向上注视，充分暴露下方球结膜，然后将注射针头（常用皮内针头）针孔向上，在角膜缘与穹窿部之间，使针头与角膜缘平行，避开血管，约呈 45°，刺入球结膜下，勿刺伤巩膜（若为散大瞳孔药物，应尽量靠近角膜缘进针）。缓缓注入药液，一般用量为 0.2~0.5ml。如需在上方球结膜下注射者，则嘱患者向下注视，并牵拉上睑，方法同上。注射后闭目 2~3 分钟，再涂入抗生素眼膏，加眼垫包眼。

结膜下注射可多次反复进行，但注射部位需经常更换，以免造成粘连。对患眼有球结膜急性炎症者，不可用此法。

（2）球周注射　本法又称球旁注射，由

张仁俊于 20 世纪 80 年代首次提出《眼科通讯，1987 年第 4 期 16 页》，主要是用于眼底、葡萄膜疾病或眼科麻醉给药。

方法：嘱患者取仰卧位，用普通针头从颞下眶缘外皮肤进针后，然后针方向改约 30° 紧贴眶壁、沿矢状面达至眼球赤道部，抽无回血后，即可注射药液。

另外一种注射方法：从颞上或鼻上眶缘皮肤进针后，改约 30° 紧贴眶壁、沿矢状面达至眼球赤道部，抽无回血后，即可注射药液。

注射时偶尔会伤及血管，引起眶内出血，可予以无菌纱布压迫止血或湿热敷。

（3）球后注射　本法是将药物注入眼球后部的方法。多用来治疗眼底病变，或用于内眼手术的麻醉。

方法：常规消毒患眼下睑及近下睑的眶缘皮肤。嘱患者眼球尽量向内上方注视，在眶下缘外将盛有药液的注射器，用齿科 5 号针头垂直刺入皮肤（亦可从外下方穹窿部进针）约 10~15mm，然后将针尖倾斜向鼻上方，指向眶尖部，缓缓推进，深达 25~30mm，针尖恰好在肌椎内睫状神经节与球壁之间（当针进入肌椎时，有轻微抵触感），抽吸无回血后，即可缓缓注入药液，一般注射量为 1.5~2.5ml。出针后稍压针孔，并轻轻按摩眼球，促进药液迅速扩散。若出现眼球突出，转动受限，则为球后出血现象，应迅速以绷带加压包扎 1~2 天然后湿热敷，同时也可酌情服用止血药。

第二节　用药规律

药物治疗是通过内服或外用药物以祛除病邪，或疏通经络，调理脏腑，平衡阴阳，达到消除眼病的目的，是中医眼科最常用的治疗方法。眼科用药规律应该遵循眼科自身的学科特点，在常规法则的前提下，还应该结合眼病自身生理病理特点，有针对性地确立治疗用药原则，有助于提高临床疗效。眼为视觉器官，又名"目"，目体阴而用阳，目为五脏六腑之精气上注而成，而正常视瞻活动是阴阳二气共同作用的结果，故《灵枢·大惑论》曰："是故瞳子黑眼法于阴，白眼赤脉法于阳也，故阴阳合抟而精明也。"精作为物质存在的本源，在目进一步化生为神水、真血、神膏等不同形式，使目在体具有"轻膜裹水"和"圆满精微"属"阴"的特点，而神光发越所产生的视瞻活动则体现了其属"阳"的功能特点。《灵枢·邪气脏腑病形》曰："十二经脉、三百六十五络，其血气皆上于面而走空窍，其精阳气上走于目而为睛。"上行目中的脏腑之精气、经络之气血包括"精"与"阳气"两方面，"精"代表了目的构成特征，而"阳气"则反映了其功能属性，以此体现目"体阴而用阳"，而目这种生理特点也成为其多火热为病而阴液易伤的病理基础。目为清窍，窍通目明，目居高位，受纳自然界之清气和脏腑之清阳，所谓"清阳出上窍"，十二经脉之中，手足三阳经均起止于眼或眼附近，目为太阳经之结。故《灵枢·根结》谓"太阳根起于至阴，结于命门，命门者，目也"。而太阳为阳中之至阳，与众多阳脉会于内眦，一身之阳气皆上行于目，使目成为真正意义的阳窍。清阳灌目，则视瞻精明。因此，顾护目中阳气至关重要。目为清窍，还体现在结构精细和目中精血津液轻清精纯。目为清窍，以通为顺，目中窍道通畅，精血上达，清阳上灌而窍通目明。因此，窍道通利是正常视瞻的前提，各种原因导致的目中窍道壅滞，神光发越受阻则是眼病的重要病理机制，故《审视瑶函》曰"目昏是通光脉道郁涩所致"。所以，眼是人体的一个重要组成部分，它与人体脏腑经络关系密切，无论何种眼疾，都应根据眼部症状，结合全身情况进行综合辨证治疗，中医主要采用内治法来调整脏腑功能或攻逐病邪，以达病愈之目的。所以，内治不外乎祛风、清热、补虚、理血、退翳等法。

临床用药应根据病情需要、药物特点、剂型特点来选择药物的剂型和给药途径。中药常用的几类剂型，传统制剂有丸剂、膏剂、片剂、汤剂、粉散剂等，现代制剂如注射剂、气雾剂等在眼科中也多有应用。其中丸类药剂的吸收较散剂、汤剂等缓慢，奏效也更迟缓。李东垣曰："丸者缓也。"丹波元坚曰："丸之为物，其体也结，势不外达，而以渐熔化，故其力最缓。"散类固体制剂服用后较丸类药剂容易分散、溶解，故吸收较丸类药剂迅速。汤类水溶性制剂是以水为溶媒制成的口服液体制剂，可直接被胃肠黏膜吸收，无需经过崩解、分散、溶解等过程，因而较丸散类固体制剂吸收快、奏效速、疗效也高。一般来说，慢性久病宜服丸、散或膏煎剂，急性新病宜服汤剂。另外，汤剂多将群药同煎，不是单味中药化学成分的简单相加。药物在煎煮过程中，各种成分之间还进行极其复杂的化学反应，直到形成一个稳定的化学系统。由于中药制剂科学事业飞速发展，目前适用用于眼科中草药注射液达数十种之多。

一、眼科药物的主要功效

（一）开窍明目

目窍郁阻是眼病的基本病理特征，开窍明目应贯穿于眼科治疗的全过程。目窍郁阻有虚、实之不同，精血不足，则脉络空虚，易致络道涩滞不畅；真气不足，推动无力，气血运行受阻，则玄府闭塞，故《眼科菁华录》曰："盖目主气血，盛则玄府得通利，出入升降而明，虚则玄府不能出入升降而昏。"无论外感还是内伤，邪实更易导致气血不畅，目中窍道闭塞。外障眼病，邪客阳窍，则窍道不利；七情内伤，气血逆乱，则壅塞目中窍道而易诱发内障眼病。《审视瑶函》曰："夫目属肝，肝主怒，怒则火动痰生，痰火阻隔肝胆脉道，则通光之窍遂闭，是以二目昏瞢。"因此，临床用药应根据病情虚实和个体特点灵活处理祛邪、扶正和开窍之间的关系。

除了传统开窍药物如石菖蒲、远志、全蝎以及地龙等外，无论内障还是外障眼病，都应重视辛温升散类药物的应用，其功效不仅在于疏风散邪，更因其辛温发散、升举清阳而具有良好的开窍明目作用。对外障眼病，因势利导，配伍辛散类药物，特别是辛温发散之剂，在宣散外邪同时还具有开窍通郁的作用。如治疗风热性黑睛翳障不仅要疏风清热，还应针对"翳乃目中通灵之窍闭塞，气血津液凝而不行，结聚以成云翳"的病机特点，配伍麻黄、细辛、白芷、蔓荆子等辛散开窍之剂，既能发散外邪，又可使窍通而气血流行，而对热象不明显的病例，可直接采用荆防败毒散进行治疗，能获得更好的退翳明目效果。至于内障眼病，在内服药物的同时，还可以熏洗汤（石菖蒲、地锦草和菊花各等份）煎汤熏洗，也可获得不错的疗效。此外，还应特别处理好滋补与开窍的关系。由于"往往用补不效者，皆关窍不开之故也"，故临床应遵循"先用开窍之药，将道路通利……一用补剂，助出光明"的原则。具体应用时可根据病情，采用先通窍而后补或开窍与滋补并举的方法。

（二）升举清阳

目为清窍，一身之阳气皆上注于目。清阳灌目不仅是目能视物的基础，还是抵御外邪的重要条件。清阳不升，不仅视瞻不明，还易导致邪害清窍，故《医宗金鉴》曰："外邪趁虚而入，入项属太阳，入面属阳明，入颊属少阳，各随其经之系，上头入脑中，而为患于目焉。"

清阳出上窍，五脏六腑之阳气皆上行于目，而脾胃之升清尤为重要。升举清阳除了针对脾胃气虚、升举无力而使用黄芪、党参、柴胡、升麻等益气升阳之品外，临床眼科还注重辛温升散类药物的运用，该类药物的性味特征决定了其大部分都具有升阳的作用，

如防风、荆芥、羌活、白芷、细辛、藁本和麻黄等。《原机启微》曰："以其清阳不升，余邪上走空窍，宜做群队升发之剂。"《证治准绳》柴胡复生汤则用藁本、蔓荆子、羌活"以群队升发"，治疗"生意下降不能上升"，说明无论眼表病或葡萄膜、眼底病，升举清阳在眼科中都具有重要的临床意义。

"火热"是眼科重要致病因素，清泄火热则是中医眼科临床最常用的治疗方法之一，然而，过用寒凉药物易使阳气受损，尤其是脾胃之气损伤，致其升发无力，所以，中医眼科用药尤宜避免寒凉过度，导致清阳不升，这对提高视力和退翳明目尤为重要。《证治准绳》的决明益阴丸是以羌活、独活升阳之气为君药，配合清热泻火药物治疗畏日羞明、眵泪俱多等火热所致的角膜炎，说明升举脾胃之气和顾护目中清阳非常重要。另外，由于目多火热为病，阴液不足是眼病特别是眼病后期常见病机特点，所谓"阳实阴虚"，因此，治疗在顾护阳气的同时，还必须注重保护阴液，使目中阴阳平衡调和，才能视瞻光明。

在注重药物选择的同时，还必须进行合理药物配伍使之更适合眼科临床特点。眼科用药还应尽量避免药味过多、药量过大等，使药物轻扬上行、药达病所。韦文贵在滋阴时，主张滋补药与轻清升阳之品配伍，如炙鳖甲、龟甲配伍桑叶；何首乌、冬虫夏草配伍蔓荆子，以及熟地黄、当归配伍羌活、防风等，既可标本同治，又可达到用药轻清灵动的效果。

二、眼科疾病用药特点

1.制方用药轻扬灵动

目为上窍，只有轻扬之品才能升举上达，因此，眼科用药应针对目的生理特点，结合药物的性味属性，有的放矢，以使药行目中，而获得更好的疗效。常用的药物如蝉蜕、薄荷、菊花、牛蒡子、桑叶、淡豆豉、栀子、

桔梗等。目在体"轻膜裹水"，目内神水诸液动而不止，是目窍通利、阴阳互用之征，也是神光发越而能视瞻明物的基础。因此，临床制方遣药应强调轻扬灵动，不仅治疗外障眼病时宜轻清宣散，治疗内障眼病时也应遵循同样的原则。特别是应用补益重镇类药物时，制方应静中有动，避免壅塞目窍和滋腻碍胃。脾胃调和而升降有序，不仅气血化生旺盛，还有助于药效上行。

2. 眼表疾病用药特点

眼表疾病，以外邪居多，其中以风热侵袭眼睑最为常见。风热壅滞，又可形成毒邪，毒邪蕴积，又可蓄腐成脓，形成眼睑脓毒疾患。治疗眼表病常用祛风清热、祛风散寒、清热解毒等治法。祛风清热法以辛散轻扬与寒凉清热药物为主，祛风散寒法以辛温发散、疏风祛邪药物为主。《古今医鉴》曰："目病固有火热，然外无风寒闭之，目亦不病，虽病亦不甚痛。盖人感风寒，则腠理闭密，火热不得外泄，故上走窍而目病矣。散其外之风寒，则火泻而痛自止。"所以发散风寒法一般多用于外障眼病初期。补气药位于外障眼病用药之首。眼病日久不愈，以清热药治疗，损伤阳气，治疗又当扶助正气。而扶正中药有明显的调节免疫功能作用。关于眼表病用药的五味分析，也应与用药类别相合。苦味药其性多沉降，具有泻火、燥湿、通泄作用；辛味药多发散疏解，具有发汗、解表、理气、开窍等作用；甘味药具有补益气血、调和脾胃作用。而眼表病风湿热邪居多，故多选用甘、苦、辛味药。眼表病用药补气药多、发散风寒药多、清热药多，故其五味以甘味、苦味和辛味为主。治疗外障眼病药物的归经分析，以归肝经者最多。由于肝开窍于目，故眼病用药多入肝经。又由于中医眼科有五轮学说，角膜为风轮，在脏属肝，肝与胆相表里，球结膜、巩膜为气轮，在脏属肺，肺与大肠相表里；内外眦为血轮，在脏属心，心与小肠相表里；眼睑为肉轮，在脏

属脾，在腑属胃。瞳孔（前葡萄膜）为水轮，在脏属肾，肾与膀胱相表里。眼表病多在角膜、球结膜、巩膜、眼睑和内外眦。眼病虽主以肝经病，但五脏六腑皆可涉及，由此治疗眼表病的药物，归经可涉及五脏六腑。

3. 葡萄膜炎、眼底病用药特点

中医治疗葡萄膜炎、眼底病用药常用方法有活血祛瘀法、补益肝肾法、益气养血法等，另有止血法治疗眼底出血。活血祛瘀法以活血行气、祛瘀通脉药物为主组方，用以通利血脉、促进血行、消散瘀滞。古人强调治眼病调血顺气为先，行血为治目之纲，而肝开窍于目，眼病特别是内障眼病血瘀证多见，活血法是中医眼科治疗学的重要组成部分。眼内渗出、水肿、出血、缺血、机化、萎缩、变性、血管痉挛或扩张或阻塞、屈光间质混浊、眼肌麻痹、外伤及手术后等，其病机均与血瘀有关，均可酌情应用活血化瘀药。正常情况下，血液循经周流全身而上荣于目，如血不循经而溢于脉外则成出血，出血日久不吸收则成瘀血。因此，新鲜之出血宜用止血法，出血停止后则宜用活血祛瘀法。出血之原因不外乎外伤、血热、血瘀和气虚数种，血热引起之出血宜凉血止血，气火上逆引起之出血宜降逆止血，气不摄血引起者又应补气摄血，血瘀者当活血化瘀以止血。一般在止血方剂中，常配伍活血化瘀之品，以防止血留瘀之弊；在活血化瘀方剂中，常辅以扶正之品，以化瘀而不伤正。就内障眼病用药的五味分析，也与用药类别相合。补益药味甘，活血化瘀药味多辛苦。五论学说中，眼表病即是水轮病变，瞳孔（前葡萄膜）为水轮，在脏属肾，肾与膀胱相表里，因而较之眼表病用药，眼葡萄膜炎、眼底病治疗中归肾经药物显著增多。

总之，眼作为人体的视觉器官，其自身的生理病理特点决定了眼科临床在遵循常规医疗法则的同时，还必须充分体现其独特的学科特点，在此基础上遣方用药，以期获得

良好的疗效。

参考文献

［1］张仁俊，徐锦堂. 中西医角膜病学［M］. 北京：人民军医出版社，2004.

［2］李传课. 中医眼科学［M］. 北京：人民卫生出版社，1999.

［3］唐由之，肖国士. 中医眼科全书［M］. 北京：人民卫生出版社，1996.

［4］高学敏. 中药学［M］. 北京：中国中医药出版社，2011.

［5］谢立信. 临床角膜病学［M］. 北京：人民卫生出版社，2014.

［6］张仁俊，毕宏生，张铭连. 实用眼科药物学［M］. 北京：人民军医出版社，2015.

［7］张仁俊，钟兴武，张铭连. 中西医眼科学［M］. 北京：科学出版社，2019.

［8］张仁俊，张铭连，亢泽峰. 中西医结合角膜病学［M］. 北京：人民卫生出版社，2020.

第四章　提高临床疗效的思路方法

中医眼科几千年来之所以生生不息，能为我国的卫生事业，为人民的健康做出杰出的贡献，全在于临床疗效。中医眼科发展到今天，更是百花齐放，各种现代化的仪器设备及现代眼科学的发展为中医眼科注入了生机，从而为中医眼科临床疗效的进一步提高创造了条件。我们认为要更好地发挥中医眼科优势、提高临床疗效可以从以下几方面进行努力。

一、四诊合参，尤重望诊

中医看病重在辨证论治，准确的辨证来源于全面详细的采集疾病信息，根据患者的全身和局部症状进行判断分析。"望、闻、问、切"则是达到这一目的的必不可少的桥梁及手段。眼科和内科相比，有其自身特点，大多数患者仅以眼局部症状为主，而全身症状缺如，因此对于中医眼科而言四诊固然重要，但不可平均用力，要充分重视望诊。"望而知之谓之神"，狭义的望诊是指眼睛看到的症状、体征。对于中医眼病外障眼病来说，由于眼睑、白睛、黑睛等暴露于外，望诊能及，神色形态可辨，因此古人对于外障眼病描述较多，对疾病的了解也相对客观，病因病机、辨证、立法、处方均较详实。古人的经验为我们提供了参考，如能在继承的基础上进行创新，发挥中医药优势，提高临床疗效相对比较容易。但是，对于内障眼病，也就是发生于瞳神及其后一切眼内组织的病变，由于客观条件限制，古代眼科医家仅凭肉眼不能窥到眼内组织结构及生理病理变化，因此对内障眼病难免会笼统和粗疏概括，臆断推测的成分很多，古方是否能在今天发挥较好的疗效尚需要进一步验证。随着近代眼科的发展出现的裂隙灯显微镜和检眼镜以及眼底照相、造影、光学相干断层扫描等检查设备，能够清楚地观察到眼内组织和病变，扩大和深化了中医眼科的"望诊"，将狭义的单凭肉眼看到的症状体征，延伸为除此之外的通过现代各种检查仪器所获得的眼部细微的症状、体征及组织结构的信息，也就是广义的望诊。这些检查仪器中西医都应该拿来用。中医眼科医师要不断扩大望诊的范围，结合现代科技成果，开展创新性研究，将中医擅长的宏观分析病情和西医微观探查病理变化相结合，才能将中医的辨证与西医的辨病相结合，使中医眼科的辨证、辨病和治疗提高到一个新的层次和境界，为临床疗效的提高创造条件。

二、治病求本，审证求因

中医治病讲究的是"治病求本"，也就是针对可能的病因，寻求疾病发病的基本的病机。只有抓住主要矛盾，也就是寻找到疾病的主要病因病机，才能有的放矢，收到较好的效果。例如视神经萎缩是一种眼科常见的疾病，可以由外伤、炎症、缺血、肿瘤等引起。治疗该病之前一定要详查病史，审证求因，配合现代的检查手段如CT、MRI等进行综合分析、判断，针对可能的病因有所侧重的治疗。如由急性视神经炎引起者，早期常偏重于清热凉血，选用黄连、黄芩、槐花、连翘、丹皮；晚期炎症表现不明显则侧重于滋肾明目。缺血性视神经病变引起者，多责之于气虚血瘀，因此要应用补气养血、活血化瘀药物，选用桃仁、红花、川芎、丹参等。对于青光眼患者，由于长期高眼压导致视神经萎缩者，最重要的治疗应当是降眼压，采取药物或手术的方法尽量将眼压降到患者的"目标眼压"。病至后期，肝肾气血阴液不足导致视神经受损的主要病机，此期则要选用滋肾明目、活血养阴的药物进行治疗，以保护已经萎缩的视神经。又如风牵偏视是以眼珠突然偏斜、转动受限、视一为二为临床特征的常见眼病。该病发病突然，病因复杂，可以由外伤、炎症、肿瘤、中毒、高血压、糖尿病及眼外肌肌炎等引起，根据《诸病源候论·目病诸候》"人脏腑虚而风邪入于目，而瞳子被风所射，睛不正则偏视"以及《证治准绳·杂病·七窍门》中"目珠不正……乃风热攻脑，筋络被其牵缩紧急，吊斜目珠子，是以不能运转"的观点，有医家认为风牵偏视发生迅速，与风邪的致病特点相一致，将该病最基本的病因病机归之于风邪为患。风有内外之分，外风主见于外感，内风多源于内虚，和脾胃密切相关。因此考虑脾气虚是其本，外风侵袭为之标。在治疗上，对于初犯该病的患者补气健脾固本，与祛风通络双管齐下，在牵正散（全蝎、蜈蚣、白附子）的基础上加健脾益气药（如党参、黄芪、白术等），紧紧抓住基本的病因病机，结合患者的原发疾病如高血压、糖尿病、眼外伤等进行治疗，均能收到较好的效果。

三、发挥特色，灵活辨证

中医眼科要发展，要提高疗效，就要充分发挥中医优势，要在中医理论的指导下根据全身及眼部表现灵活辨证。辨证论治始终是中医的精髓，是提高临床疗效的重中之重。中医眼科辨证有其自身独特的辨证方法，如五轮辨证，但更多的方法则是根据中医基本理论延伸而来，我们认为辨证方法固然很多，但针对个体，并不是每一种方法都实用，应当根据患者的眼局部及全身情况灵活进行辨证。下面我们将就中医眼科临床上常见辨证方法，结合临床体会进行探讨。

（一）外障眼病

外障眼病首推五轮辨证，五轮学说最早源于《内经》对眼与脏腑关系的论述，《灵枢·大惑论》曰"精之窠为眼，骨之精为瞳子，筋之精为黑眼，血之精为络，其窠气之精为白眼，肌肉之精为约束"。后世医家据此发展为五轮学说，以眼部不同部位的形色变化诊察相应脏腑的病变。眼部与脏腑相关部位：目上下眼睑属脾，称"肉轮"；内眦与外眦的血络属心，称"血轮"；黑睛属肝，称"风轮"；白睛属肺，称"气轮"；瞳仁属肾，称"水轮"。五轮学说使眼的各个部位在全身脏腑有了归属，将眼局部的表现和脏腑联系在一起，起到了桥梁的作用。我们认为肉轮、血轮、风轮、气轮疾病多为外障眼病，病发于外，症状较为直观，故文献记载也最多，临床上可以参考的治法、方药均丰富，以五轮辨证为指导，临床多能取得较好的疗效。

（二）内障眼病

内障眼病复杂多变，多属于"水轮"疾病，由于"瞳仁"疾病包括的范围极广，从狭义来说是指瞳仁，从广义来讲包括瞳仁及其后的一切病变。内障眼病外观不红不肿，亦无星膜翳障，只是自觉视功能发生改变。对于病因病机的认识历代医家如果根据"五轮"学说，多责之于肾，为肾之阴阳失调所致。然时至今日，从现代研究结果及临床观察来看，内障病即西医学的葡萄膜炎、玻璃体疾病、视网膜血管性疾病、视网膜退化性疾病、黄斑疾病等，病因极其复杂。外感六淫、内伤七情、劳倦过度、脏腑经络失调、气血阴阳失调、禀赋不足、年老体衰等均可能引起。内障眼病的辨证之难，难在有些患者除视力或视野发生改变外，全身无其他症状，甚至舌脉也正常。由于眼与全身是一个整体，因此怎样在无症的情况下抓住主要病机，进行合理辨证，才是治疗关键。我们认为内障眼病可以从以下几个方面进行尝试。

1. 从辨症识病辨

古代眼科受历史条件的限制，对于内障眼病多是以患者的自觉症状命名。如外眼端好，自觉视物模糊的称之为视瞻昏渺；看东西变形的称之为视直为曲；视力突然下降的称之为暴盲，等等。这些自觉症状，多种眼病都能出现，没有特异性，既不能反映疾病的部位，也不能反映病性，对疾病的病因、发生、发展也不能准确地把握，有一定的局限性。随着现代眼科的发展，对于许多眼科疾病的诊断以及发病机制的认识相对比较完善。因此，首先要辨病，一方面辨中医眼科之病，可以借鉴先人对该病的认识，继承中创新；另一方面要辨西医之病。通过四诊得到的眼部症状是"辨症识病"的基础，通过这些眼部微观及肉眼所见，将中西医不同的医疗体系连接在一起。在诊疗过程中识病是必需的。只有明确诊断，认识眼部疾患对应于西医学的病，才能够较为全面地把握疾病的生理、病理、转归，做到知己知彼。另一方面，中西医理论体系不同，中医眼科的治疗需要在中医理论的指导下进行，根据患者的眼部症状，寻找中医文献中对应的"症"，参照其病因病机立法用药，并根据临床效果不断修正治疗方案，以期收到较好效果。如中心性浆液性视网膜脉络膜病变，如果从自觉症状视力下降、视物变性而言可以命名为中医眼科的"视瞻昏渺""视直为曲"等，根据这些中医病名对该病不能很好地把握。但是在现代检查仪器的帮助下，我们知道该病发生的部位在黄斑，主要因黄斑部神经上皮层脱离水肿所引起，据此进行西医辨病，从而从宏观上对该病的发生、发展、预后有一个比较全面的把握。同时，根据眼底黄斑部水肿、神经上皮层脱离的微观症状，我们根据中医理论考虑为水湿潴留。脾主运化水湿，肾为水脏，肺主升清肃降，肺脾肾任何一脏功能失调均可导致水肿的发生，从而在全身症状缺失的情况下可尝试采用宣肺化饮、健脾利水等方法进行辨证治疗。当然若患者伴随有失眠多梦、纳差者则要考虑心脾两虚的情况；若患者由于工作压力过大，劳累后引起见神疲乏力等症状者，则要考虑气血不足等。最终实现辨症识病的有效结合，这也是进行中西医结合的基础。

2. 从脏腑关系辨

眼和全身是一个整体，"五脏六腑之精气上注于目而为精"，故眼作为人体视觉器官与全身特别是脏腑经络有内在的联系。心主神明。神明主宰生命活动，包括机体的脏腑经络、四肢百骸、形体官窍等组织器官。目作为人体器官，必须依赖心神支配，才能发挥正常作用。若热扰神明则会产生"目不了了"；心神衰弱，则视物模糊；心神不守，则视觉妄乱；心主神明外，主身之血脉。《河间六书》中说"目得血而能视"，目得血液的供养，才能正常发挥视功能，若心血不足，目不得养，则可致视力缓降，如发生视神经萎缩、缺血性视神经病变、眼底萎缩性病变等；若心气不足，推动血液无力，血脉瘀滞，则容易导致眼底血管病变的发生。肝与目的关系首先表现在肝开窍于目，目为肝所主。《灵枢·脉度》曰："肝气通于目，肝和则目能辨五色。"肝气以和为顺，喜条达。若肝气不和可由于情志抑郁导致肝气郁结，郁久气机不畅，气血失调而产生眼部疾患，久病多郁，进一步导致眼底病的发展；若由于暴怒伤肝，肝气上逆，可导致气血郁闭，引起暴盲，视网膜静脉阻塞等；若肝阴不足，阴不制阳，导致肝阳上亢，生风动血又可引起眼底反复出血等。肝主藏血，《诸病源候论》曰："肝候于目而藏血，血则荣养于目。"若肝血亏虚，目失所养可导致视物昏花，眼底萎缩性、退化性疾病发生。脾主运化，主统血。若脾气虚弱，水谷精微物质运化无力，可导致眼底退行性改变如视网膜色素变性、黄斑变性等；脾气不能运化水谷，则水湿内停，湿聚成痰，可以引起眼底水肿、渗出；脾主统血，脾气统摄血液无力，则可引起多种出血性眼病的发生。肺主气，肺为气之本，肺与眼部的关系主要表现在气血方面。若肺气不足，则推动无力，气为血之帅，血液不能很好地运送到眼底，则眼目昏暗。肺为华盖，部位最高，主气之升降，气机升降失常也容易导致眼部疾病的发生。肾藏精、主水。既藏先天之精，又藏后天之精。肾精充足则能辨析万物，明察秋毫，肾精虚弱则视功能受损。肾为水火之脏，寓真阴真阳，为全身阴阳之根本。肾阴或肾阳的亏虚，容易导致阴损及阳，阳损及阴；甚至阴阳互损，可引起昼盲、夜盲、视昏等多种眼底疾病。肾主水功能不足，则可导致眼底弥漫性水肿等。

从脏腑与目的关系入手，对于全身有明显症状的可以进行脏腑辨证，结合眼部表现分型论治；对于全身症状不明显的，通过局部辨证，联系各脏腑自身的特点，对眼局部的出血、水肿、渗出、新生血管、萎缩等病理现象进行分析，司外揣内，以中医思维指导临床，从而使无症可辨转化为处处能辨，为治法方药寻找一个思路。

3. 从瞳神目络理论辨

瞳神络病理论，即"久病入络"的学术思想，是中医学的一个重要理论。络为聚血之所，络病即言病邪深入脏腑九窍血络而发生的病变。目为窍穴，幽深精明，络脉密布其中，分之可分，相互交灌，因此瞳神内障疾病无不与络脉有关。瞳神内络脉的病变既可因全身脏腑气血功能紊乱所致，也可因目内络脉本身的损伤造成。前者为久病入络，指由经由脏等病波及络脉而发生的病证，即传病也；后者为络脉自病，指起病即在络脉的病证。瞳神内络脉病证大多是"久病入络"的结果，是因内邪侵入络脉而生，也可因经脏等病变传变，所以瞳神内的络病形成的病因较为复杂，证候学上亦有相应的特点，其主要的临床特征可概括为"久、瘀、顽、杂"四字。瞳神络病多久病、慢性病，病延经年，病位深固，绝非一般的浅表病证，多属沉疴痼疾。目络细窄易滞故有不同程度的气郁、血阻或痰结等"络瘀"表现，如叶天士云"久病在络，气血皆窒"。瞳神络病多病根深伏、病情顽缠，久发频发，正邪胶着，不易速愈。目络有深浅，络中有气血，络邪有久暂，故瞳神络脉病证多虚实互见，寒热并存，临床表现多样，病变复杂。如目络空虚，临证可见眼底血络变细，或闭塞或呈白线状或细急挛缩，视乳头色淡以及视网膜出血、渗出、水肿；目络结滞，临证可见眼底大片或火焰状出血、血管扭曲变形、扩张、僵直或呈腊肠状节段样改变，甚则见虬脉、败络，视网膜的渗出；热蕴目络，临证见角膜后KP，前房浮游物，或见玻璃体白点尘埃状、雪堤样混浊，或眼底见血管极度充盈、迂曲、怒张呈红紫色，网膜絮状渗出、水肿；寒滞目络，临证可出现眼底水肿、渗出，或血络扩张迂曲、色紫暗等眼底的微观表现。根据瞳神目络"久、瘀、顽、杂"的临床特点，对于眼科疑难眼病可以根据临床表现从瞳神目络辨。

4. 从发病阶段辨

在眼病的发展过程中，从发生、发展到痊愈有着不同的阶段，每一阶段都会有自身的生理、病理及病机的特点。针对眼病不同的发展阶段，结合其自身特点进行有针对性的辨证，不失为一种较好的方法。如对于眼部血证的治疗，有不少医家根据发病的不同时期将证分为活动期、恢复期、瘢痕期。活动期发病急，时间较短，眼底出血色鲜红，急则治其标，以止血为要。出血者，多由于血热，"火为血之魂，火升故血升，火降即血降"（《血证论·阴阳水火气血论》），可辨为火热妄行，或实火或虚火，通过治火而治血，泻火而达到止血的目的；恢复期，也可称之为瘀血期，多在发病恢复阶段，眼底出血色泽暗红，常伴有黄白色的渗出水肿等。一般在出血停止，病情稳定的2~3周或1个月之后，出血即止，溢出之血不能复还经脉，从而成为瘀血，"旧血不去，新血不生""经隧之中，既有瘀血踞住，则新血不能安行无恙"，故可以辨证为气滞血瘀，唯有活血化瘀，方可祛瘀生新、行血归经；瘢痕期多在疾病的晚期，出血渗出基本吸收，黄斑部瘢痕形成。辨为久病多虚，酌情选用补气养血或滋补肝肾明目的中药治疗多能收到较好的效果。

5. 从气血理论辨

目之所以能够视万物，全赖于气血的调和。从气血与眼病的关系来看，血乃阴液，有营养和滋润的作用，血为养目之源，但血的运行有赖于气的推动。"气不荣则目不合"（《灵枢·脉度》），"久视伤血"（《素问·宣明五气》），气行则血行，气滞则血瘀。"气为血之帅，血随之而运行，血为气之母，气得血而静谧"；"气结则血凝，气虚则血脱，气迫则血走"（唐容川《血证论》）。唐由之教授在长期的临床工作中根据眼部解剖提出"眼为多血多气的组织"，气血作为介质和五脏六腑联系在一起，气血功能失常可以导致眼病的发生。气血调和，眼内组织生理功能正常，则"目精彩光明"；若气血失和，眼内出现病理变化，则"目昏朦眩晕"，成为内障眼病。因此，临床治疗眼底疑难病时，强调"气血辨证"，提出眼底病气血辨证理论，根据不同的病机和病变阶段，提出了"益气养血、行气通络、凉血散瘀、化痰明目"等治疗思路，采用"从气论治""从血论治""气血双治""痰瘀同治"等治法。对于其他一些西医学束手无策的疑难眼底病，如视神经萎缩、视网膜静脉阻塞、视网膜静脉周围炎、缺血性视乳头病变、动眼神经麻痹等，可以根据气血辨证理论，运用现代化检查仪器，对眼底的出血、水肿、渗出、血管阻塞、新生血管、变性、机化等病变进行辨证施治。

6. 从阴阳理论辨

阴阳作为中国古代哲学的一对范畴，包罗万象。《素问·阴阳应象大论》云："阴阳者，天地之道也，万物之纲纪。"它最初的含义非常朴素，《说文解字》云："阴，暗也。水之南，山之北也。"当时阴阳的含义仅指日光的

向背，以后随着观察面的扩展，阴阳的含义逐渐得到引申，将运动的、外向的、上升的、温热的、无形的、明亮的、兴奋的归属于阳；将相对静止的、内守的、下降的、寒冷的、有形的、晦暗的、抑制的归属于阴；并将其引入到医学领域，用阴阳学说来概括分析错综复杂的各种证候。临床上有些疾病无论从全身表现还是眼底局部状况如能根据阴阳理论进行辨证，常可收到事半功倍的效果。如视网膜色素变性，古人由于条件所限看不到眼底，只能从"两目至天晚不明，天晓则明"的症状上进行推测，寻找可能的病因病机，认为"天晚阴长，天时之阴助人身之阴，能视顶上之物，不能下视诸物；至天晓阳长，天时之阳助人身之阳，而眼复明矣"。随着现代科技的发展，借助医疗器械我们可以清楚地看到眼底，不论从该病的眼底表现上，还是发病机制上都有了比较清楚的认识。从眼底上看该病患者视网膜颜色晦暗，视乳头颜色蜡黄，视网膜血管一致性变细，视网膜色素上皮斑驳状，视网膜赤道部两侧色素沉着，典型者位于视网膜之上。从视野看早期可以见到环形暗点，晚期视野进行性缩小，最终成管状；从眼电生理上看 EOG 峰谷比明显降低或熄灭，甚至 ERGb 波消失。所有的症状均和阴的特性相对，具有阴的属性。据此辨证结果采用"益火之源，以消阴翳""阴病治阳"的方法，培补肾阳常收到较好的临床效果。因此，从阴阳的基本属性和表现形式入手进行辨证，分析该病患者的自觉症状、眼底表现及客观的检查，不失为一种较好的辨证思路。

7. 从发病体质辨

体质，中医学称为素体，是人体在先后天的基础上所形成的形态结构、生理功能和心理状态方面综合的、相对稳定的固有特质。我们的祖先也早就认识到体质这个概念，在《黄帝内经》里就有关于体质的记载，如《素问·逆调论》记载："是人者，素肾气胜。"《素

问·厥论篇》记载："是人者，质壮，秋冬夺所用。"上文所提的"素"与"质"，就是现今的体质。并且认识到个人的体质是不同的，《灵枢·论痛》就记载有"筋骨之强弱，肌肉之坚脆，皮肤之厚薄，腠理之疏密，各不同……"所以说体质与疾病有着一定的相关性，不同的中医体质类型在疾病的发生发展及转归上有着不同的特点，对于疾病的诊断和治疗具有指导意义。首先我们要知道在体质分类上所使用的阴虚、阳虚、瘀血等名词，与辨证论治中所使用的证候名称是不同的概念。证候是对疾病某一阶段或某一类型的病变本质的分析和概括，而体质反映的是一种在非疾病状态下就已存在的个体特异性。诚然，体质是疾病的基础，许多疾病，特别是慢性病，体质类型对其证候类型具有内在的规定性，这时，证候名称和原来的体质类型名称就可能一致，这说明体质与证候关系密切。如中心性渗出性脉络膜视网膜病变的发病患者多为中青年，除了视物不清、变形的症状外全身少有其他的症状，在本病的辨证过程中，更多地依赖眼底的局部表现进行气血等辨证。但是体质学的研究为全身辨证打下了基础。钟舒阳、周尚昆等通过对160例患者的调查研究及统计学结果得出结论：中心性渗出性脉络膜视网膜病变的患者的体质构成和正常对照组的体质构成有明显不同。其中阴虚质、气虚质、阳虚质、血瘀质的比率均明显比正常对照组高，而正常质的比率就比正常对照组低很多，有统计学意义。中医体质学既属于人体生命科学的范畴，又是一门涉及生理学、临床医学、分子生物学的新兴交叉边缘学科。因此，从眼科临床上深化体质研究也应立足于多学科交叉，更应充分利用现代科学技术手段进行探索，为中医眼科准确辨证打下基础。

以上几种辨证思路，仅仅是中医眼科临床中应用的一小部分，除此之外还有六经辨证、根据玄府理论辨证等，这些方法均需要在临床中进一步体会、尝试，以融会贯通。掌握的方法越多，越能有效地指导临床，提高临床疗效的可能性越大。

四、中西互补，综合治疗

中医不是百分之百精华，西医也不是百分之百现代化。二者都有局限性，应当取长补短。针对中医眼科对解剖生理、病理的描述相对比较笼统的状况，中医眼科要系统地学习眼的组织、解剖、生理、病理及现代眼科诊断病名，提倡中西医结合。中医眼科辨证与西医辨病相结合，宏观辨证与微观辨证相融合的中西医结合诊疗模式，使中医眼科诊断和疗效评定更客观化、数字化、科学化，从而使中医眼科临床疗效得以较大的提升。如对于中心性渗出性脉络膜视网膜病变的治疗，运用中医药、激光疗法、玻璃体腔注射贝伐珠单抗及中西医联合疗法均是治疗中心性渗出性脉络膜视网膜病变的有效方法。玻璃体腔注射抗VEGF（血管内皮生长因子）或曲安奈德药物等起效较快，但容易复发，而运用中医药坚持服用3个月后，有不少患者也取得了较好的效果，如果中西医结合，综合治疗，发挥中西医的优势，则能够较快地改善症状，促进眼底出血、渗出的快速吸收，改善视功能。

五、加强科研，提高疗效

近年来，中医眼科的许多临床及实验研究成果为临床提供了客观的证据及可靠的依据。如中国中医科学院眼科医院曾对中药治疗湿性老年性黄斑变性（AMD）的机制进行了研究。结果显示：湿性AMD的发生和老年人的体质有很大关系，随着年龄的增长，人体功能逐渐减退，气血化生能力不足，精血同源，精亏血少，阴不制阳，容易导致阴虚火旺，火灼脉络，眼内新生血管形成，出血频发，严重影响患者视力。在治疗上选用具有凉血化瘀、滋阴养血明目的中药"明睛颗粒"（墨旱莲、生蒲黄、姜黄等）进行治疗，3个月后患者视力稳定并提高的患者占到了63.33%，治疗后眼底出血渗出面积较治疗前明显减小（$P < 0.05$）；同时对湿性 AMD 的发病机制及凉血化瘀、滋阴养血明目中药的作用机制进行了探讨，发现该类中药能抑制脉络膜新生血管（CNV）的生长，降低其活动性。用该药治疗湿性 AMD 的6个月，CNV 活动性和治疗前相比明显降低（$P < 0.05$）。凉血化瘀中药可以通过下调新生血管内皮生成因子和基质金属蛋白酶 MMP-9，上调色素上皮衍生因子和基质金属蛋白酶抑制剂 TIMP-2 在实验性 CNV 中的表达最终达到抑制 CNV 生长的目的。通过这些研究，探讨了中医药治疗眼病的作用机制，评价了临床效果，对于形成稳定的临床治疗方案，在临床中取得肯定的疗效起到了积极的作用。

总之，中医眼科疗效的提高首先是要在中医理论的指导下，结合现代检查仪器设备的"望诊"结果及全身"闻、问、切"所获得信息进行，审证求因，辨证论治，中西互参，在继承中创新，通过严谨的科研进行评价，改进，探讨发病机制，才能使临床疗效进一步提高。

参考文献

［1］彭清华. 中西医结合眼科学［M］. 北京：人民卫生出版社，2019.

［2］段俊国. 中医眼科学［M］. 北京：人民卫生出版社，2012.

［3］彭清华. 全国中医眼科名家学术经验集［M］. 北京：中国中医药出版社，2014.

［4］亢泽峰，庄曾渊，冯俊. 瞳神络病理论探微及研究思路［J］. 中国临床康复，2013，32（7）：4402-4403.

［5］周尚昆，钟舒阳，梁丽娜，等. 唐由之治疗中心性渗出性脉络膜视网膜病变经验［J］. 中医杂志，2014，55（8）：645-647.

［6］周尚昆. 以阴阳理论为指导治疗视网膜色素变性［J］，中华中医药杂志，2011，26（2）：292-294.

［7］王琦. 中医体质学［M］. 北京：人民卫生出版社，2005.

［8］钟舒阳，唐由之，周尚昆，等. 中心性渗出性脉络膜视网膜病变的中医体质调查［J］. 中国中医眼科杂志，2013，23（1）：33-35.

［9］周尚昆，唐由之，梁丽娜，等. 不同剂量"明睛颗粒"对激光诱导实验性脉络膜新生血管的干预研究［J］. 中国中医眼科杂志，2014，24（1）：5-8.

［10］周尚昆，唐由之，冯俊，等. 明睛颗粒治疗湿性老年性黄斑变性的临床研究［J］. 眼科新进展，2014，34（2）：155-157.

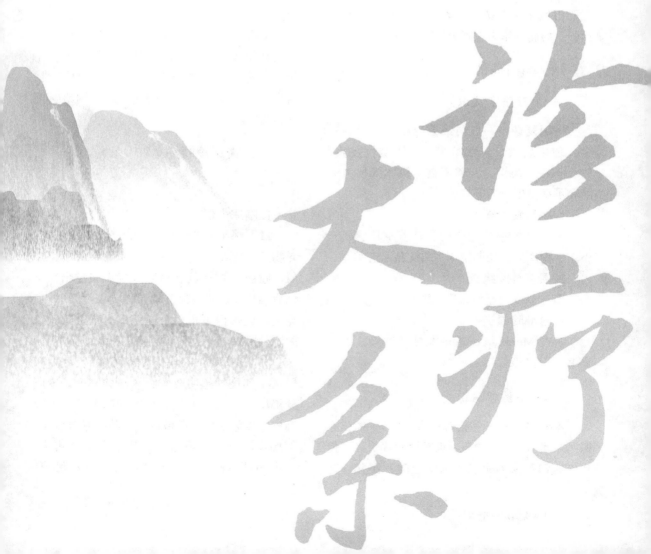

临床篇

第五章 眼睑结膜疾病

第一节 睑缘炎

睑缘炎是睑缘、睫毛、毛囊及其腺组织的一种亚急性或慢性炎症，临床上常见，可因细菌感染、脂溢性皮肤炎或局部的理化刺激等引起，且常多种因素合并存在。根据临床特点，睑缘炎可分为三类：鳞屑性睑缘炎、溃疡性睑缘炎、眦部睑缘炎。本病常为双眼发病，且病情较顽固，易复发。

本病相当于中医学睑弦赤烂，也称为风弦赤眼、风弦赤烂、迎风赤烂、风赤眼等，主要由风湿热邪蕴结引起，以胞睑边缘溃烂赤肿、灼痛刺痒为主要表现。

一、病因病机

（一）西医学认识

病因复杂，一般与细菌感染、蠕形螨感染、理化刺激、慢性结膜炎、脂溢性皮炎、屈光不正、溢泪、营养不良、机体抵抗力下降和不良卫生习惯等有关。

1.鳞屑性睑缘炎

多与睑板腺功能障碍、营养不良、屈光不正、视疲劳、长期使用劣质化妆品有关。

2.溃疡性睑缘炎

多与金黄色葡萄球菌感染有关。

3.眦部睑缘炎

多与 Morax-Axenfeld 双杆菌感染、维生素 B_2 缺乏有关。

（二）中医学认识

本病最早见于《银海精微》，名"风弦赤眼"。"问曰：人之患眼，两睑时常赤烂者，何也？答曰：大人患者，因脾土蕴积湿热，脾土衰不能化湿，故湿热之气相攻，传发于胞睑之间，致使羞明泪出，含在胞睑之内，此泪热毒，以致眼弦赤烂……小儿患者，因母胎中受热，或落地之时，恶露入目，沐浴不净，拭之未干，却感外伤风邪，使邪入目，亦生此疾……"可见本病主要由风、湿、热三邪为病。

（1）脾胃蕴热，外感风邪，风热上结于睑弦，耗伤津液。

（2）脾胃湿热，复受风邪，风湿热三邪上客于睑弦。

（3）心火素盛，风邪引动，风火上炎，灼伤睑眦。

本病皆由外风引动，但由于素体内邪不同而病机各异，内有脾胃蕴热，受风则易化燥；内有湿热，受风则湿热更盛而易溃烂；内有心火，受风后循经灼伤睑眦，则睑眦部红赤糜烂。

二、临床诊断

（一）辨病诊断

1.临床表现

（1）鳞屑性睑缘炎 睑缘刺痛、干痒、异物感；睑缘表面和睫毛根部附着灰白色鳞屑，睑缘表面有黄色蜡样点状皮脂溢出，干燥后结痂。睑缘肿胀充血，但无溃疡及脓点。睫毛易脱落但可再生。迁延不愈则可致睑缘肥厚，后唇钝圆，泪小点肿胀外翻溢泪。

（2）溃疡性睑缘炎 睑缘刺痛、瘙痒，异物感和烧灼感明显；睑缘红肿充血，皮脂分泌增多，睫毛根部有小脓疱和黄痂，去除痂皮后可见溃疡及脓液溢出；睫毛粘合成束，随痂皮脱落，毛囊破坏，睫毛则不能再生，出现局部秃睫；日久不愈可引起睑缘肥厚、泪小点阻塞、倒睫、睫毛乱生、溢泪等。

（3）眦部睑缘炎　病变部位多为单侧或双侧外眦部；表现为痒、异物感、灼热感、流泪和畏光；外眦部睑缘及皮肤充血、肿胀，有糜烂浸润表现；邻近结膜常有炎症表现；偶尔也可影响角膜。

2. 相关检查

一般无需其他检查，可行睑板腺照相，必要时可行细菌培养和药物敏感试验以选用敏感的抗生素眼膏。有非套袖样分泌物、漏斗部白点、睫毛乱生体征者应高度怀疑蠕形螨感染，可行光学显微镜检查或活体激光共聚焦显微镜检查。部分老年不典型睑缘炎患者可行病理学活检以排除肿瘤性病变。

（二）辨证诊断

望诊，除常规观察舌象外，睑弦有糠皮样脱屑者属风热偏重，睑弦红赤溃烂，眵泪胶粘者属湿热偏重，眦部睑弦红赤糜烂者属心火上炎。睫毛或杂乱或成束或脱落。

问诊，除常规询问症状、体征、病史、过敏史等，应注意询问患者近期有无更换化妆品、有无脂溢性皮炎、红斑狼疮及其他免疫性疾病史。

闻诊，常无特殊。

切诊，常规脉诊。

1. 风热偏重证

（1）临床证候　睑弦红赤，睑弦及睫毛根部有糠皮样脱屑，灼热、疼痛、刺痒、干涩不适。舌红苔薄，脉浮数。

（2）辨证要点　睑弦红赤干燥、有皮屑。灼热、疼痛、刺痒。舌红苔薄，脉浮数。

2. 湿热偏重证

（1）临床证候　睑弦红赤溃烂、疼痛瘙痒，可见脓点、出血，眵泪胶黏，睫毛成束，或倒睫或脱落。舌红苔黄腻，脉濡数。

（2）辨证要点　睑弦红赤溃烂，灼热痒痛，甚则溃烂脓血。眵泪胶黏，睫毛成束，倒睫或秃睫。舌红苔黄腻，脉濡数。

3. 心火上炎证

（1）临床证候　眦部睑弦红赤糜烂，灼热刺痒，甚者眦部皮肤破裂出血。舌红苔黄，脉数。

（2）辨证要点　眦部睑弦红赤、灼热、糜烂。可见眦部皮肤破裂出血。舌红苔黄，脉数。

三、鉴别诊断

（一）西医学鉴别诊断

1. 病毒性睑皮炎

病变侵犯上、下睑，以下睑多见，感染病灶可局限于睑缘，或累及眶周皮肤，可与三叉神经眶下分支分布范围相吻合。

2. 接触性皮炎

有致敏原接触史，眼睑皮肤湿疹样表现。

（二）中医学鉴别诊断

风赤疮痍

虽然两病均可见眼睑部红赤湿烂，但发病的具体部位不同，睑弦赤烂的病变局限于眦部及睑弦，不涉及眼睑皮肤。而风赤疮痍是以眼睑皮肤病变为主，一般不涉及睑弦。

四、临床治疗

（一）提高临床疗效的要素

（1）查找病因，去除诱因。避免一切物理、化学刺激因素，包括风沙、烟尘、有害气体、烟雾、强光、红外线、劣质化妆品、局部用药等。

（2）保持卫生，用药前清洁睑缘。

（3）睑缘炎症状好转、炎症消退后需持续用药以维持治疗，防止复发。

（二）辨病治疗

1. 鳞屑性睑缘炎

（1）消除病因诱因，去除刺激因素。

（2）清洁睑缘，去除鳞屑后涂抹抗生素眼膏。

2. 溃疡性睑缘炎

（1）消除病因诱因，去除刺激因素。

（2）每日用生理盐水或 3% 硼酸溶液清洁睑缘，去除脓痂、松脱的睫毛和分泌物等，较严重者可用 1%~2% 硝酸银溶液擦拭睑缘。

（3）清洁后在睑缘涂抹抗生素眼膏，伴有结膜炎者，滴用抗生素眼药水，必要时进行细菌培养和药物敏感试验，选用敏感的抗生素眼膏、眼药水。

（4）炎症消退后需持续用药 2~3 周防止复发。

3. 眦部睑缘炎

（1）消除病因诱因，去除刺激因素。

（2）保持卫生，中性洗涤剂清洁睑缘。

（3）0.25%~0.5% 硫酸锌滴眼液及抗生素滴眼液滴眼，可联合涂抹抗生素眼膏，可适当口服维生素 B_2 或复合维生素 B。

4. 蠕形螨感染者使用驱螨药物

（1）2% 甲硝唑眼膏或凝胶擦洗上下睑缘全部睫毛根部，每次 8~10 遍，每日 2 次。

（2）5% 茶树油眼膏或茶树油湿巾　使用方法同前。茶树油制剂亦可与 2% 甲硝唑眼膏联合使用，方法同前，两药间隔 15 分钟使用。

（3）茶树油眼贴　每日贴敷 2 次，维持 2~3 个月。

5. 全身用药

（1）伴有系统性免疫功能低下，合并严重酒渣鼻、脂溢性皮炎、红斑痤疮等，单纯眼部治疗效果不佳者，可联合口服多西环素类药物以抑制炎性反应。

（2）明确有合并严重皮肤蠕形螨感染者，请皮肤科会诊，予以联合驱螨药物。常用药物包括伊维菌素、甲硝唑等。

（三）辨证治疗

1. 辨证论治

（1）风热偏重证

治法：祛风止痒，凉血清热。

方药：银翘散加减。银翘散以疏风清热为主，可加蝉蜕、防风等以祛风止痒，加牡丹皮、赤芍以清热凉血，加天花粉、麦冬以生津润燥。

（2）湿热偏重证

治法：祛风清热除湿。

方药：除湿汤加减。如热象明显，可加金银花、蒲公英等以清热解毒，如湿象明显，可加车前子、茵陈等以清热利湿。

（3）心火上炎证

治法：祛风清心泻火。

方药：导赤散和黄连解毒汤加减。如瘙痒明显可加防风、蝉蜕等以祛风止痒；糜烂明显可加车前子、茵陈等以清热利湿；充血明显可加牡丹皮、赤芍等以凉血退赤。

2. 外治疗法

（1）热敷按摩

［操作方法］使用生理盐水清洁睑缘，拭去鳞屑、脓痂、已松脱的睫毛及睑板腺分泌物，40~45℃ 热毛巾外敷眼睑 15~20 分钟，热敷后从眼睑根部向睑缘方向轻轻按压，用棉签轻轻擦去睑缘上的分泌物。每日 1~2 次。

［适应证］适用于不同证型。

［注意事项］按摩时注意避免接触眼球。

（2）中药熏洗、超声雾化

［处方］选用金银花、野菊花、白鲜皮等祛风清热除湿药物，可根据偏风、偏热、偏湿的不同酌情加减配伍。

［操作方法］熏洗前清洁眼睑，去除鳞屑、脓痂，草药煎水去渣或颗粒剂冲调后熏洗或用超声雾化仪熏洗患眼。每次 15~20 分钟，每日 1~2 次。

［适应证］适用于不同证型。

（3）离子导入

［处方］白鲜皮、苦参、野菊花、蒲公英、徐长卿、赤芍、荆芥、川椒、薏仁，根据偏风、偏热、偏湿的不同酌情加减配伍。

［操作方法］先行眼睑清洁，去除鳞屑、脓痂，草药煎水去渣或颗粒剂冲调后进行离子导入治疗。

［适应证］适用于不同证型。

（4）点眼

［操作方法］可选用清热类滴眼液，如熊胆滴眼液等点眼。

［适应证］适用于不同证型，尤其是并发角结膜炎者。

3. 成药应用

（1）清开灵口服液/清开灵胶囊　适用于风热偏重证。

（2）龙胆泻肝丸　适用于湿热偏重证。

（3）黄连解毒丸　适用于心火上炎证。

4. 单方验方

炉甘石 50g，火煅，研为细末，过 200 目筛，装瓶备用。用时取炉甘石粉适量，麻油调匀，涂于睑缘上，每晚 1 次。

（四）新疗法选粹

1. 强脉冲光

主要针对后部蠕形螨睑缘炎或合并睑板腺功能障碍者。其可一定程度上杀灭蠕形螨，软化睑板腺和皮脂腺内脂质，加速睑脂排出。优化脉冲光亦可用于鳞屑性睑缘炎的治疗。

2. 热脉冲治疗仪

主要通过在眼睑外侧用气囊进行支撑、按摩以及加热覆盖在睑板腺内面的睑结膜，从而达到治疗目的。

3. 睑板腺探通

采用无菌金属探针疏通扩大阻塞的睑板腺开口，通过降低腺体内由脂质淤积引起的压力，改善脂质组成和质量，从而缓解伴睑板腺功能障碍的睑缘炎患者症状。

（五）医家经验

1. 韦玉英、韦企平

韦氏认为风燥型睑弦赤烂可选用柴胡散（《审视瑶函》）随证化裁治疗：热毒型（溃疡性睑缘炎）可选用加味三黄汤（组方：黄芩、黄柏、连翘、银花、炒苍白术各 10g、黄连、紫花地丁、焦栀子、甘草各 6g，大黄 3g）；风

火型（眦部睑缘炎）可选用导赤散加减；风湿型（湿疹性睑缘炎）可选用除湿汤（《眼科篡要》）。在治疗过程中要注意清泻苦寒之品不可久用，症状缓解后应适当减量。

2. 庄曾渊

除风热证、湿热证、心火上炎证外，还有血虚风燥证，主要症状为眼痒、干涩不适，胞睑皮屑脱落，口唇干燥，舌红苔薄，脉细，治以养血祛风润燥，予四物汤加减。

五、预后转归

本病常迁延难愈，易复发，应积极治疗，以防产生秃睫、倒睫等后遗症，给患者造成痛苦。

六、预防调护

（一）预防

本病有一定传染性。素有屈光不正，过用目力眼睛疲劳，身体过劳抵抗力低者，以及不注意眼部卫生者易患。因此，应排除诱因，增强身体素质，注意卫生以预防本病。

（二）调护

（1）注意饮食休息，避免过食辛辣刺激、炙煿之品。

（2）将毛巾、枕巾等私人用品进行高温消毒灭螨，常用皂液洗脸，不与他人共用盥洗物品。

（3）注意个人卫生，避免因眼痒不适而揉搓，及早治疗，以免病情加重。

七、专方选要

1. 三黄汤（《银海精微》）

组成：黄连、黄芩、大黄。

功效：清热解毒泻火。

主治：风弦赤眼，热烂明显者。

2. 泻脾汤（《银海精微》）

组成：人参、黄芩、大黄、桔梗、茯苓、

芒硝、茺蔚子、白芍、细辛、白芷、黑参。

功效：清热解毒行气。

主治：风弦赤眼，热邪蕴脾，血滞不行。

3. 川芎茶调散（《银海精微》）

组成：川芎、防风、羌活、甘草、石决明、木贼、石膏（炒）、荆芥、菊花、薄荷叶，饭后茶下。

功效：疏风清热。

主治：风弦赤眼，风热偏重者。

4. 除湿汤（《眼科纂要·风弦赤烂外障》）

组成：连翘、滑石、车前、枳壳、黄芩、川连、木通、粉甘草、陈皮、白茯苓、荆芥、防风。

功效：祛风清热除湿。

主治：风弦赤烂，湿热蕴脾者。

八、研究进展

1. 单药研究

炉甘石，性味甘、平。具有解毒明目退翳、收湿止痒敛疮的功效。适用于目赤肿痛，眼缘赤烂，翳膜胬肉，溃疡不敛，脓水淋漓，湿疮，皮肤瘙痒。药理研究表明其主要成分为不溶于水的天然碳酸锌，外用可抑制局部葡萄球菌生长，能部分吸收创面分泌液，有收敛、保护作用，广泛用于皮肤科，作为重要的防腐、收敛、保护剂治疗皮肤炎症或表面创伤。一般用 5%~10% 水混悬液（洗剂），亦有用油膏者。

2. 复方研究

韦企平教授临床自拟退赤消痒方（组方：荆芥、连翘、薄荷、防风、牡丹皮、金银花、桑叶、煅炉甘石），对风热偏盛型睑缘炎患者在减轻睑缘充血、延长泪膜破裂时间（BUT）、促进角膜上皮修复、减轻主观症状及眼表疾病指数（OSDI）问卷评分方面，与热敷、睑缘清洁、睑板腺按摩、普拉洛芬滴眼液和玻璃酸钠滴眼液治疗相比具有明显优势。

参考文献

[1] 徐静，鞠胜. 祛风明目中药口服配合三黄汤熏洗治疗睑缘炎 70 例疗效分析 [J]. 中外医疗，2015（3）：149-151.

[2] 徐蕴. 五味消毒饮熏洗按摩联合电离子导入治疗睑缘炎 56 例 [J]. 浙江中医杂志，2016（11）：821.

[3] 吴梦亮，王艳. 睑缘炎治疗进展 [J]. 中国眼耳鼻喉科杂志，2017（3）：208-212.

[4] 王莉萌，张富文，曹旭. 睑缘炎中医治疗现状 [J]. 亚太传统医药，2018（8）：78-80.

[5] 洪佳旭，徐建江. 重视睑缘炎诊疗观念新进展：解读美国眼科临床指南（PPP）睑缘炎分册有感 [J]. 中国眼耳鼻喉科杂志，2019（4）：227-229.

[6] 郑榆美. 韦氏退赤消痒方熏蒸治疗睑缘炎的临床疗效观察 [D]. 北京中医药大学，2018.

[7] 蒋宇，韩光. 银翘散外用熏蒸治疗鳞屑性睑缘炎的临床效果 [J]. 中国当代医药. 2019，26（1）：187-189.

[8] 李运帆，李翔，杜薇. 蠕形螨睑缘炎中西医诊治进展 [J]. 中医眼耳鼻喉杂志. 2020，10（4）：226-229.

[9] 侯小玉，秦亚丽，农璐琪. 蠕形螨睑缘炎发病机制的研究进展 [J]. 中国中医眼科杂志. 2022，9（32）：744-747.

[10] 庄曾渊，张红. 庄曾渊实用眼科学 [M]. 北京：中国中医药出版社，2016.

[11] 韦企平，孙艳红. 韦氏眼科学术传承与临床实践 [M]. 北京：人民卫生出版社，2018.

第二节　睑板腺炎

睑板腺炎是化脓性细菌侵入睑板腺而引起的一种急性炎症。致病菌多为葡萄球菌，特别是金黄色葡萄球菌。

一、病因病机

（一）西医学认识

大多数睑板腺炎由葡萄球菌感染引起，其中金黄色葡萄球菌引起的感染最为常见。

（二）中医学认识

本病相当于中医学针眼，《诸病源候论》认为本病"由热气客在眦间，热搏于津液所成"，《证治准绳》提出"犯触辛热燥腻风沙火"或"窍未实，因风乘虚而入"而发病。

（1）风邪外袭胞睑而化热，风热之邪壅阻于胞睑皮肤，耗伤津液，变生疮疖。

（2）过食辛辣炙煿，脾胃积热，上攻胞睑，致营卫失调，气血凝滞，局部酿脓。

（3）余邪未清，热毒蕴伏，或素体虚弱，卫外不固，易感风邪，而反复发作。

二、临床诊断

（一）辨病诊断

1.临床表现

（1）病变部位为睑板腺，一般范围较小。

（2）患处有硬结、疼痛和压痛。

（3）患处相应睑结膜面局限充血、肿胀。

（4）可形成黄色脓点，由结膜面溃破后炎症减轻、消退。

2.相关检查

（1）如有全身反应，应检查血常规外周血白细胞数和分类。

（2）若迁延难愈或反复发作，可进行细菌培养和药敏试验，协助诊断致病菌和选择敏感药物进行治疗。

（二）辨证诊断

望诊：除常规观察舌象外，根据病变部位和全身的表现可初步辨别病证的虚实。眼睑局部可见局限性红肿隆起，或有黄色脓头，

伴有白睛红赤，面色红润者，属实证。眼睑局部红肿不明显，伴神倦乏力，面色无华者，属虚证或虚中夹实证。

闻诊：病变部位可有压痛；热毒上攻，脾胃蕴热者可有口腔异味。

问诊：是疾病诊断的重要部分，应详细询问病程、病史、自觉症状等，本病应注意询问患者为初发还是复发。

切诊：除常规脉诊外，触摸病变眼睑，可触及硬结范围较局限，初期较小较硬，随疾病进展，可有所增大，后期逐渐软化。

1.风热外袭证

（1）临床证候　病初起，局部微有红肿痒痛，可触及硬结，有压痛。可有头疼、发热等轻微全身症状。舌苔薄白，脉浮数。

（2）辨证要点　发病初期，硬结局限，红肿热痛表现较轻。全身症状、舌苔脉象亦为风热袭表之征。

2.热毒上攻证

（1）临床证候　胞睑局部红肿，硬结较大，灼热疼痛明显，或硬结软化，或硬结顶端显现黄色脓点，严重者可有白睛红肿，可伴有口渴喜饮、便秘溲赤等全身症状。舌红苔黄，脉数。

（2）辨证要点　局部红肿热痛明显，硬结或较大或软化或有脓头，甚者可出现白睛红肿，同时有脾胃蕴热的全身表现及舌苔脉象。

3.脾胃伏热或脾胃虚弱证

（1）临床证候　反复发作，但局部红肿热痛不明显，可有神倦乏力、面色无华等。舌淡苔薄白，脉细数。

（2）辨证要点　口舌生疮、口唇干燥、咽喉疼痛、心悸、食欲不振。

三、鉴别诊断

（一）西医学鉴别诊断

1. 外睑腺炎

病变部位为睫毛毛囊、其附属皮脂腺或汗腺。

2. 睑板腺囊肿

为睑板腺无菌性慢性肉芽肿炎症，无疼痛及压痛，界限清楚，与皮肤无粘连。

3. 眼睑疖

眼睑疖为多发于眉部附近皮肤毛囊的化脓性感染。

4. 眼睑慢性肉芽肿

多由外睑腺炎发展而来，疼痛不明显，睫毛根部可见局限性慢性充血及隆起，边界清楚。

（二）中医学鉴别诊断

胞生痰核

眼睑皮肤正常，睑内局限性蓝灰或紫红色硬结，推之可移动，与皮肤无粘连。

四、临床治疗

（一）提高临床疗效的要素

（1）注意临床分期，早期严禁挤压或手术切开，以免感染扩散；脓肿形成后切开排脓，脓肿要尽可能排出干净，将脓肿外的囊膜一同清除以防止复发。

（2）对于儿童或多发性睑板腺炎患者，建议早期应用中药，配合耳尖放血等外治法，降低后期手术后反复复发的可能性。

（3）反复发作，红肿不甚者，多属脾虚有余热，饮食、治疗等方面应注意顾护脾胃之气。

（二）辨病治疗

（1）早期局部红肿明显者可冷敷，红肿减轻、仍有硬结可改为湿热敷或中药熏眼，每日3~4次，每次15~20分钟。点用抗生素眼药水，或清热解毒类中成药眼药水，如鱼腥草眼药水等，结膜囊内涂抗生素眼膏。

（2）脓肿形成后，切开排脓。切口在结膜面，与睑缘垂直。

（三）辨证治疗

本病未成脓者，应促其消散；脓已成者，应切开排脓；反复发作者，应扶正祛邪。

1. 辨证论治

（1）风热外袭证

治法：疏风清热。

方药：银翘散加减。可加赤芍、牡丹皮以凉血活血；偏风重者，可加桑叶、菊花；偏热重者，可去荆芥、豆豉，加黄连、黄芩以助清热解毒。

（2）热毒上攻证

治法：清热泻火解毒。

方药：泻黄散合清胃散加减。便秘可加大黄、芒硝；口渴加天花粉清热生津、消肿排脓。

（3）脾胃伏热或脾胃虚弱证

治法：清解脾胃，扶正祛邪。

方药：脾胃伏热为主者，宜选清脾散加减。脾胃虚弱为主者，宜选四君子汤为基础，酌加当归、白芍、山楂、神曲、麦芽等健脾益气、和血消滞。

2. 外治疗法

（1）湿热敷

［操作方法］40~45℃热毛巾外敷眼睑15~20分钟，每日3~4次。

［适应证］中晚期红肿减退，仍有硬结者。

［注意事项］早期红肿明显者宜先冷敷。

（2）中药敷贴

①患眼敷贴

［处方］如意金黄散等清热解毒或软坚散结中药散剂。

［操作方法］中药散剂用蜜糖调至糊状（如意金黄散可用清茶或醋调剂），用消毒纱

块或无菌纱布包裹后睡前外敷患处，每次至少30分钟或可晨起后取下。

［适应证］适用不同证型或不愿手术的患者。

②涌泉穴敷贴

［处方］黄连粉清水调糊或吴茱萸粉30g醋调。

［操作方法］外敷双侧涌泉穴，每晚1次，每次30分钟。

［适应证］适用于脾虚夹实或上热下寒的患者。

（3）针刺疗法

［处方］眼局部取穴：太阳、攒竹、四白、承泣等，根据发病部位而定；全身取穴：合谷、列缺等，根据辨证分型而定。

［操作方法］一般采取泻法。

［适应证］适用不同证型。

［注意事项］眼部取穴时避开红肿区域。

（4）放血疗法

①耳尖放血

［操作方法］按摩耳尖使其发热充血，碘伏消毒后点刺耳尖放血，每日1次，每次3~6滴，根据病情轻重的不同，可单次或连续2~3天。

［适应证］适用于不同证型。

②背部放血

［操作方法］在背部肩胛、肺俞或膏肓穴所在膀胱经循行区域可见一个或多个红点，消毒后，用毫针挑破，挤出黏液血水。治疗1~2次。

［适应证］适用于不同证型。

（5）刮痧

［处方］可选取足太阳膀胱经、任督脉、足阳明胃经。

［操作方法］在选取的刮痧部位均匀涂抹刮痧油，沿经络走行单一方向，从上到下，从里到外刮拭，刮痧板与刮拭部位夹角40°~90°。

［适应证］适用于不同证型。

（6）手术治疗

［操作方法］结膜面局部浸润麻醉后，做垂直于睑缘的切口，清除脓样物、肉芽及囊壁，涂抗生素眼膏，纱布按压伤口处至无渗血。

［适应证］已成脓者，当切开排脓。

［注意事项］①切口应与睑缘垂直，注意不可伤及睑缘，宜稍大，以利脓液排出。②靠近内眦者，谨防术中损伤泪道，术中可行泪道探针或术后行泪道插管保护泪道。

3. 成药应用

以局部点用双黄连眼药水、鱼腥草眼药水、熊胆眼药水、马应龙八宝眼膏等清热解毒退赤眼药水或眼药膏为主，如热象较明显，可口服熊胆丸、当归龙荟丸等以清肝降火。

（四）医家经验

1. 喻京生

喻京生教授认为小儿脏腑娇嫩，形气未充，脾常不足，易外感风热之邪，上袭胞睑，发为此病。故以银翘散解外感风热表证，加茯苓、山药、六神曲、鸡内金以补脾胃不足。同时，外敷如意金黄散以清热解毒、散结消肿。当外感表证已解，硬结未消，余邪未清，蕴伏之邪夹风上扰而易反复发作，则予二陈汤加健脾和胃之药，以燥湿化痰、理气和中、健脾和胃。扶正祛邪，防止复发。另佐以湿热敷，加速痊愈。

2. 庞赞襄

庞赞襄主任认为儿童脾禀未充，胃气未动，运化力弱，脾常不足。又现今儿童常多食高热量食物等肥甘厚味之品，以致脾胃易食积生热，上攻胞睑，发为本病。予自拟芍药八味汤（白芍、当归、枳壳、莱菔子、槟榔、车前子、甘草各3g，金银花12g），水煎服，一天3次，饭后服30~50ml。以调理脾胃、清热散结。

3. 韦企平

韦企平教授认为小儿脾胃素虚，稚阳未

充稚阴未长，易于外感和内伤，故小儿较多见双眼反复发病，治疗时无论是早期祛邪为主，治以清热凉血消肿；还是中、后期扶正祛邪兼顾，治以健脾化痰散结，均应注意从用药、饮食等方面调理脾胃。对于反复发病或多发者，多属饮食不调，脾胃积食化热，毒邪上袭于目；或脾胃虚弱，湿聚成痰。病情反复迁延，久病多瘀，痰瘀互结。临证处方从脾肺入手，以化坚二陈汤加减，随证加凉血化瘀、消食导滞药。

4. 亢泽峰

亢泽峰教授认为小儿具有脏腑娇嫩、形气未充的生理特点。小儿肌肤柔嫩，腠理疏松，气血未充，肺脾娇弱，肾气未固，神气怯弱，筋骨未坚，常易感受外邪，感邪后易化热化火，上犯眼睑，而致目疾。选用仙方活命饮加减内服，配合热敷或外涂马应龙八宝眼膏以清热泻火、解毒、消痈散结。

五、预后转归

本病一般预后良好。只要及时治疗，避免对患部用力挤压。并发症也较少。若在酿脓后及时切开排脓，愈后可不留明显瘢痕，但严重者，有少数可发展为眼丹。部分儿童患者易反复发作。

六、预防调护

（一）预防

平时应注意眼部卫生，增强体质，避免偏食及过食辛辣肥甘厚味之品。

（二）调护

（1）发病期间忌辛辣刺激饮食。

（2）切忌挤压，防止脓毒扩散，并发危重症。

（3）脓成应及时切开排脓，以防自溃脓出不畅遗留硬结，或疮口不合遗留瘢痕。

七、专方选要

1. 如意金黄散（《医宗金鉴》）

组成：生天南星、陈皮、苍术、黄柏、姜黄、甘草、白芷、天花粉、厚朴、大黄。

功效：疏风解毒，消肿止痛。

主治：风热外袭型，初起轻者。

2. 黄连膏（《医宗金鉴》）

组成：黄连、当归尾、生地、黄柏、姜黄。

功效：清热解毒，消疮止痛。

主治：热毒上攻型，硬结软化，尚未完全成熟者。

3. 泻黄散（《张氏医通》）

组成：藿香叶、山栀（姜汁炒黑）、生甘草、炙甘草、石膏（煨）、防风。

功效：清热泻火。

主治：小儿脾胃积热，热毒上攻胞睑。

八、研究进展

（一）分型证治

除前文辨证论治所述外，基于小儿患者的生理特性及易多发复发的患病特点，有专家提出从心、脾、肝辨证论治的思路：①心脾热蕴，瘀滞胞睑：症见内眼睑有局限性红肿，可反复发作或多发，常伴烦躁易怒，夜寐欠安，手足心热，小便黄，大便干，舌红苔厚腻，指纹紫滞。方用导赤散合泻黄散加减。导赤散、泻黄散均来源于《小儿药证直诀》，是经典方剂。导赤散可清心利尿养阴，泻黄散可泻脾胃伏火，两方合用随症加减，以清心运脾、疏肝清热。②肝经郁热，脾胃湿滞，郁热湿滞互结于胞睑：症见胞睑局部红肿，不易消散，易形成硬结，可多发，病情反复，难以溃脓自愈，常伴有纳呆、吞酸嗳腐、脘腹痞胀，属饮食积滞，湿热内生。治疗应清泄肝经郁热、调畅气血兼调理脾胃，方用自拟清肝调中汤。方中菊花疏风清热解毒、清肝明目、清泻肝经郁火；炒黄芩清热燥湿、泻火解毒，助菊花清热解毒、消炎退肿；炒栀子泻火除烦、清热利尿、凉血解毒；炒山楂消食导滞；炒陈皮理气健脾、燥湿化痰，与山楂共奏消食导滞、调理脾胃之功；生甘草调和药性。全方共奏清肝泻火、利水除湿、理气健脾之功效。

（二）中药研究

（1）清肝调中汤　有研究以自拟清肝调中汤治疗小儿反复麦粒肿，取得了一定的疗效。基本组成：菊花、炒黄芩、炒栀子、炒陈皮各6g，炒山楂12g，生甘草4g。随症加减：位于上睑者加藿香6g；位于下睑者加石膏10g；位于目眦者加莲心3g；硬结较硬者加当归、连翘各6g；局部水肿明显者加桑白皮10g；目痒明显者加白芷3g，秦皮、白蒺藜各6g；灼痛明显者加蒲公英10g、石决明6g；大便干结者加制大黄、生地、玄参各6g。每日1剂，水煎分服。7天为一疗程。功效：清肝泻火、利水除湿、理气健脾。

（2）五味消毒饮　有研究以五味消毒饮加减方（金银花6g，蒲公英8g，紫花地丁8g，野菊花4g，连翘6g，丹皮6g，赤芍6g，牛膝6g）治疗小儿麦粒肿，取其清热解毒、活血消痈散结之效，取得较好疗效。

参考文献

[1] 曹娟，王俊伟，望庐山，等. 大椎穴刺络拔罐配合刮痧治疗麦粒肿疗效观察 [J]. 上海针灸杂志，2016，35（6）：704–706.

[2] 李燕波. 清肝调中汤治疗小儿反复麦粒肿50例观察 [J]. 浙江中医杂志，2017，52（1）：104–105.

[3] 苏艳，王慧博，李蔚为，等. 韦企平从痰瘀互结论治眼科杂病 [J]. 中华中医药杂志，2017，34（10）：4474–4478.

[4] 王晗峥，孙彦敏，朱叶珊. 五味消毒饮加减治疗小儿麦粒肿54例 [J]. 实用中医药杂志，2018，34（10）：1180–1181.

[5] 高健，喻京生. 喻京生教授治疗儿童睑腺炎经验 [J]. 中医临床研究，2019，18（11）：5–6.

[6] 袁慧艳，张明明，侯昕玥. 亢泽峰运用仙方活命饮治疗麦粒肿经验总结 [J]. 中国中医眼科杂志，2022，32（1）：37–40.

[7] 崔庆科，洪天一，张扬菱. 清心运脾法治疗小儿麦粒肿临证体会 [J]. 中国中医眼科杂志，2020，30（1）：45–48.

[8] 陈燕. 中医外治法治疗麦粒肿近况 [J]. 江西中医药，2015，391（46）：74–75.

第三节　流行性角结膜炎

流行性角结膜炎是一种强传染性的接触性传染病，由腺病毒8、19、29和37型腺病毒所引起，临床主要症状有眼红、眼疼、畏光、伴有水样分泌物。早期常一眼先发病，数天后对侧眼受累。急性期眼睑水肿、结膜充血水肿，以及结膜下出血，色鲜红，可有伪膜形成，有时候为真膜，形成后能导致扁平的瘢痕睑球粘连，发病数天后，角膜可以出现弥散性的斑点状上皮下浸润，后期可融合成较大的、粗糙的上皮浸润，主要散布于角膜中央。患者常出现耳前淋巴结肿大以及压痛。儿童可有全身症状，如发热、咽痛、中耳炎、腹泻等。

一、病因病机

（一）西医学认识

流行性角结膜炎是由腺病毒感染引起的角结膜炎症，目前已发现此病毒有100余个血清型，其中至少有47个可以感染人类，可以散发或流行。属于接触传染，常在夏秋季节流行，通常发生于20~40岁成年人。腺病毒高度嗜上皮性，宿主范围较小，可以引起呼吸道和肠道感染、肝炎、膀胱炎和角结膜炎。这些病毒有地域性，可以年复一年地流行发作。眼部发作的传播途径主要是通过直接接触传染源（如唾液、污染的毛巾等）或在污染的游泳池中游泳传播，终生免疫，但腺病毒不同血清型有高度的特异性。

（二）中医学认识

本病相当于中医学天行赤眼暴翳，指因感受疫疠之气，急发白睛红赤，继之黑睛生翳的眼病。又名大患后生翳、暴赤生翳。病名首见于《古今医统大全·眼科》，该书在记述其症状时说："患眼赤肿，泪出而痛，或致头额俱痛，渐生翳障，遮蔽瞳仁，红紫不散。"本病可单眼或双眼同时患病，易传染流行，无明显季节性，各年龄段均可发生，病程较长，严重者可迁延数月以上。愈后常遗留不同程度的角膜云翳，影响视力。

二、临床诊断

（一）辨病诊断

1. 临床表现

起病急、症状重、双眼发病。主要症状有结膜充血、眼疼、畏光、伴有水样分泌物。

（1）急性期　眼睑水肿，结膜充血水肿，48小时内出现滤泡和结膜下出血。伪膜（有时真膜）形成后能导致扁平瘢痕、睑球粘连。

（2）角膜病变　发病数天后，角膜可出现弥散的斑点状上皮损害，并于发病7~10天后融合成较大的、粗糙的上皮浸润。2周后发展为局部的上皮下浸润，主要散布于中央角膜，角膜敏感性正常。发病3~4周后，上皮下浸润加剧，形态大小基本一致，数个至数十个不等。上皮下浸润由迟发性过敏反应引起。原发症状消退后，角膜混浊数月后可消失。

（3）结膜炎症　最长持续3~4周。

（4）全身表现　常出现耳前淋巴结肿大和压痛，且眼部开始受累侧较为明显。儿童可有全身症状，如发热、咽痛、中耳炎、腹泻等。

2. 相关检查

（1）实验室诊断　结膜分泌物检查或刮片检查可见大量单核细胞，当有假膜形成时，中性粒细胞的数量增加。对结膜分泌物或结膜刮片应用多聚酶链反应技术（PCR）检查腺病毒，感染期阳性率可高达80%。

（2）血清学检查　血凝素抑制试验、血清抗体滴度4倍升高是该病毒感染的诊断参考。

急性滤泡性结膜炎并发浅层点状角膜炎、耳前淋巴结大和压痛、分泌物涂片镜检见单核细胞增多等特点即可诊断。

（二）辨证诊断

《古今医统大全·眼科》认为本病"运气所加，风火淫郁……必有瘀血，宜去之"。结合临床归纳为：外感疠气，内兼肺火亢盛，内外合邪，肺金凌木，侵犯肝经，上攻于目而发病。

1. 初感疠气证

（1）临床证候　目痒磣痛，羞明流泪，眼眵清稀，胞睑微肿，白睛红赤浮肿，黑睛星翳稀疏；兼见头痛发热、鼻塞流涕；舌红，苔薄白，脉浮数。

（2）辨证要点　疠气初感肺金，引动肝火，上犯白睛、黑睛，故辨证以白睛红赤浮肿、黑睛星翳稀疏之眼症及全身症状为要点。

2. 肝火偏盛证

（1）临床证候　患眼磣涩刺痛，畏光流泪，视物模糊，黑睛星翳簇生，抱轮红赤；兼见口苦咽干，便秘溲赤；舌红，苔黄，脉弦数。

（2）辨证要点　素体内热较盛，外邪引动肝火，内外合邪，上犯于目，故辨证以抱轮红赤、黑睛星翳簇生、口苦咽干及舌脉等全身症状为要点。

3. 余邪未清证

（1）临床证候　目珠干涩，白睛红赤渐

褪，但黑睛星翳未尽；舌红，少津，脉细数。

（2）辨证要点　热邪伤津，余邪未尽，故辨证以目珠干涩，尚有黑睛星翳及舌脉等症状为要点。

三、鉴别诊断

（一）西医学鉴别诊断

1. 急性细菌性结膜炎

传染性强，多发于春秋季节。急性结膜炎通常有自限性，病程在 2 周左右，给予敏感抗生素治疗后，在几天内痊愈。发病早期和高峰期，眼分泌物涂片及细菌分离培养可发现病原菌；结膜上皮刮片可见多形核白细胞增多。

2. 流行性出血性结膜炎

流行性出血性结膜炎是一种暴发流行的自限性眼部传染病，又称"阿波罗 11 号结膜炎"。由 70 型肠道病毒、偶由 A24 型柯萨奇病毒引起。以急性滤泡性结膜炎的症状，同时有显著的结膜下出血、耳前淋巴结肿大等为诊断依据。

（二）中医学鉴别诊断

1. 暴风客热

多因感受风热之邪引起，眵多黏稠，白睛红赤浮肿，多无黑睛生翳，预后一般较好，有传染性，但不引起流行。

2. 天行赤眼

多因猝感疫疠之气而发，泪多眵稀，白睛红赤浮肿，点状或片状白睛溢血，黑睛星翳少有，在发病初出现，其星翳易消退，预后一般较好。传染性强，易引起广泛流行。

四、临床治疗

（一）提高临床疗效的要素

对症合理使用抗病毒药物、抗生素滴眼液及糖皮质激素滴眼液。

（二）辨病治疗

1. 抗病毒药物

急性期可使用抗病毒药物，以抑制病毒复制，如 0.1%5- 碘去氧尿苷、0.1% 三氮唑核苷、4% 盐酸吗啉胍等，每小时 1 次。抗病毒药物如阿昔洛韦、环胞苷或复方阿昔洛韦滴眼液滴眼，每日 4~8 次。

2. 抗生素滴眼液

合并细菌感染时加用。

3. 糖皮质激素滴眼液

出现严重的膜或伪膜、上皮或上皮下角膜炎引起视力下降时，可考虑使用，但应掌握使用时间和频度。激素治疗持续 1 周后逐渐减量，减量过程中或减后上皮下浸润可能复发。

4. 血管收缩药物

在充血较重时应用，0.1% 肾上腺素用生理盐水稀释 20 倍，3~5 次 / 天，使用 1 周。

5. 其他药物

为保护角膜，减轻炎症和并发症，可采用不含防腐剂的人工泪液，谷胱甘肽或 1% 硫酸软骨素钠滴眼，口服维生素 B_2、维生素 B_6、吲哚美辛类药。对上皮糜烂较广泛者，可用生长因子（EGF、bFGF）或自家血清滴眼，效果会更好。

（三）辨证治疗

1. 辨证论治

（1）初感疠气证

治法：疏风清热，退翳明目。

方药：菊花决明散加减。宜去方中之羌活，常加蝉蜕、白蒺藜以祛风退翳；若白睛红赤浮肿明显者，加桑白皮、金银花以清热泻肺。

（2）肝火偏盛证

治法：清肝泻火，退翳明目。

方药：龙胆泻肝汤加减。常于方中加蝉蜕、密蒙花、谷精草以增疏风清热退翳之功。

（3）余邪未清证

治法：养阴祛邪，退翳明目。

方药：消翳汤加减。常于方中加沙参、麦冬、天冬以助养阴生津；黑睛有翳、羞明者，宜加石决明、谷精草、乌贼骨以清肝明目退翳。

2.外治疗法

熏洗眼：大青叶、金银花、蒲公英、决明子、野菊花等清热解毒之品，煎汤熏洗患眼，每日2~3次。

3.成药应用

鱼腥草滴眼液，每日6次。

五、预后转归

本病有自限性，治疗原则应减轻症状，防止角膜并发症。

六、预防调护

（一）预防

因本病易造成广泛传播，因此，医院内应严格消毒隔离制度。用含碘的消毒液对诊疗器具、诊断桌、台、治疗车、医生的手等进行擦拭，防止院内感染。在流行期间，积极做好卫生宣教，抓好公共场所的防治工作。目前在国外已试用Ad8、3、11灭活或减毒活疫苗，并取得了一定的预防效果。

（二）调护

注意个人卫生，饮食清淡，忌辛辣、烟酒。如一眼患病，另一眼更需保护，以防患眼分泌物及眼药水流入健眼。

七、专方选要

石决明散（《证治准绳》）加减

组成：石决明、草决明、赤芍、木贼、菊花、桑白皮、麦冬、荆芥、栀子、蝉蜕、黄芩、青葙子、大黄。

功效：清热平肝泻肺，散邪明目退翳。

主治：感受疫疠邪毒所致，多偏于热盛，可迅及传染，广泛流行。

参考文献

［1］谢立信.临床角膜病学［M］.北京：人民卫生出版社，2014.

［2］曾庆华.中医眼科学［M］.北京：中国中医药出版社，2003.

［3］李传课.中医眼科学［M］.北京：人民卫生出版社，1999.

［4］吴宝玲.糖皮质激素滴眼液在流行性角结膜炎治疗中的疗效探讨［J］.中国实用医药，2021，16（33）：141-143.

［5］吴斯琪，杨林红，赵薇，等.流行性角结膜炎的药物治疗效果分析［J］.云南医药，2021，42（6）：536-538.

［6］鄢小维，黄江丽，罗建平.石决明散结合西药治疗流行性角结膜炎36例［J］.陕西中医，2010，31（11）：1490-1491.

第四节　流行性出血性结膜炎

流行性出血性结膜炎主要由肠道病毒70型（EV70）引起，常发生于成年人，俗称"红眼病"。其特点是潜伏期短，起病急，眼刺激症状重，侵犯双眼，引起眼睑水肿、眼球压痛，常见结膜下出血及角膜上皮点状剥脱。高度传染性及人群普遍易感是其暴发流行的主要原因，一般预后良好，但有个别病例在结膜炎后出现下肢运动麻痹等神经系统症状。1969年流行性出血性结膜炎首先在西非加纳暴发流行，几乎同时迅速蔓延至亚洲、欧洲及美洲大部分国家。1971年我国首次暴发流行，几乎遍及全国各省市。此后20世纪80年代、90年代世界很多国家和地区及我国均有多次地区性小规模流行。

一、病因病机

（一）西医学认识

流行性出血性结膜炎的病原为微小核糖核酸病毒科的新型肠道病毒70型（EV70）和柯萨奇病毒A24型（COXA24）。病毒基因组为单股正链RNA。两种病毒引起的流行性出血性结膜炎临床表现基本相同，难以区别。

（二）中医学认识

本病属中医学"天行赤眼"范畴。天行赤眼是指外感疫疠之气，白睛暴发红赤、点片溢血，常累及双眼，能迅速传染并引起广泛流行的眼病。又名天行赤目、天行赤热、天行气运等。本病名见于《银海精微·卷之上》，该书强调其传染性，说："天行赤眼者……一人害病传于一家，不论大小皆传一遍。"本病多发于夏、秋季，常见于成年人，婴幼儿较少见。传染性极强，潜伏期短，多于24小时内双眼同时或先后而发，起病急剧，刺激症状重，常呈暴发流行，但预后良好。

二、临床诊断

（一）辨病诊断

1. 临床表现

潜伏期短，约在24小时内发病，多为双眼，一般持续10天左右或更短。自觉畏光、流泪、眼红、异物感和剧烈眼痛等。检查见眼睑及结膜充血、水肿，睑结膜滤泡显著增生。球结膜点状或片状出血，多自上方开始。耳前淋巴结肿大。病初角膜上皮有一过性细小点状上皮型角膜炎。部分患者有发热不适及全身肌痛。急性滤泡性结膜炎症状，同时有显著的结膜下出血、耳前淋巴结肿大等为诊断依据。

2. 相关检查

病原学诊断取决于实验室病毒分离和血清学检查结果。

（1）病毒分离阳性，并鉴定为EV70型或COXA24型变种或为腺病毒。

（2）血清学检查　以恢复期中和抗体滴度高于急性期4倍以上作为诊断依据。

（3）结膜囊分泌物涂片细胞学检查淋巴细胞增多可确诊。

（二）辨证诊断

《银海精微·卷之上》指出："天行赤眼者，谓天地流行毒气，能传染于人"，强调疫疠之气为其外因。本病多因猝感疫疠之气，疫热伤络，或肺胃积热，肺金凌木，侵犯肝经，上攻于目而发病。

1. 初感疠气证

（1）临床证候　患眼碜涩灼热，羞明流泪，眼眵稀薄，胞睑微红，白睛红赤、点片状溢血；发热头痛、鼻塞，流清涕，耳前颌下可触及肿核；舌质红，苔薄黄，脉浮数。

（2）辨证要点　初感疫疠之气，上犯白睛，热伤络脉，故辨证以白睛红赤、点片状溢血及舌脉为要点。

2. 热毒炽盛证

（1）临床证候　患眼灼热疼痛，热泪如汤，胞睑红肿，白睛红赤壅肿、弥漫溢血，黑睛星翳；口渴心烦，便秘溲赤；舌红，苔黄，脉数。

（2）辨证要点　肺胃素有积热，复感疫疠之气，内外合邪，上攻于目，故辨证以白睛红肿、弥漫溢血，黑睛星翳之眼症及全身症状为要点。

三、鉴别诊断

（一）西医学鉴别诊断

1. 急性细菌性结膜炎

传染性强，多发于春秋季节。急性结膜炎通常有自限性，病程在2周左右，给予敏感抗生素治疗后，在几天内痊愈。发病早期和高峰期，眼分泌物涂片及细菌分离培养可发现病原菌；结膜上皮刮片可见多形核白细胞增多。

2. 流行性角结膜炎

由腺病毒 8、19、29 和 37 型腺病毒引起的一种传染性强、发病急剧的病毒性结膜炎。潜伏期 5~7 天，双眼先后发病，发病后 5~7 天达到高峰，然后逐渐消退，前后持续最多 3~4 周。初发时自觉异物感、水样分泌物、疼痛、畏光和流泪等。检查见眼睑水肿、睑球结膜显著充血、球结膜水肿，睑结膜及结膜穹窿部 48 小时内出现大量滤泡。耳前淋巴结肿大并有压痛。偶有结膜下出血，少数严重者可出现结膜假膜。部分患者可出现病毒性角膜炎。

（二）中医学鉴别诊断

1. 暴风客热

多因感受风热之邪引起，眵多黏稠，白睛红赤浮肿，多无黑睛生翳，预后一般较好，有传染性，但不引起流行。

2. 天行赤眼暴翳

多因猝感疫疠之气，内兼肺火亢盛，内外合邪，肝肺同病。泪多眵稀，白睛红赤浮肿，或胞轮红赤，多有黑睛星翳，以发病后 1~2 周更多，其星翳多位于中央，日久难消，预后重者黑睛可留点状翳障，渐可消退。传染性强，易引起广泛流行。

四、临床治疗

（一）提高临床疗效的要素

以局部治疗为主，主要为支持疗法，无特效药物。

（二）辨病治疗

（1）抗病毒药物 0.1%5- 碘去氧尿苷、0.1% 三氮唑核苷、4% 盐酸吗啉胍等，每小时 1 次。抗病毒药物如阿昔洛韦、环胞苷或复方阿昔洛韦滴眼液滴眼，每日 4~8 次。

（2）抗生素眼液 合并细菌感染时加用。

（3）糖皮质激素滴眼液 对于局部使用糖皮质激素尚有争议。

（4）局部冷敷和使用血管收缩药物可缓解症状。

（5）局部使用干扰素对治疗本病并无帮助，但对防止对侧眼发病有一定意义。

（三）辨证治疗

1. 辨证论治

（1）初感疠气证

治法：疏风清热。

方药：驱风散热饮子加减。宜去方中之羌活、当归尾、川芎，酌加金银花、黄芩、蒲公英、大青叶等以增强清热解毒；若无便秘，可去方中大黄；若白睛红赤甚、溢血广泛者，加牡丹皮、紫草以清热凉血退赤。

（2）热毒炽盛证

治法：泻火解毒。

方药：普济消毒饮加减。宜去方中陈皮、升麻、马勃。若白睛溢血广泛者，酌加紫草、牡丹皮、赤芍、生地以凉血止血；黑睛生星翳者，酌加石决明、木贼、蝉蜕以散邪退翳；若便秘溲赤明显者，酌加生大黄以利水渗湿、清热通腑。

2. 外治疗法

洗眼法：大青叶、金银花、蒲公英、菊花等清热解毒之品，煎汤熏洗患眼，每日 2~3 次。

3. 成药应用

（1）鱼腥草滴眼液 每日 6 次。

（2）银翘解毒丸 适用于初感疠气之证，口服，每次 9g，每日 2~3 次。

（3）龙胆泻肝丸 适用于热毒炽盛之证，口服，每次 9g，每日 2 次。

4. 针灸治疗

（1）以针为主，可取合谷、曲池、攒竹、丝竹空、睛明、瞳子髎、风池、太阳、外关、少商，每次选 3~4 穴，每日针 1 次。

（2）放血疗法　点刺眉弓、眉尖、太阳穴、耳尖，放血2~3滴以泄热消肿，每日1次。

（3）耳针　选眼、肝、目2、肺穴，留针20~30分钟，可间歇捻转，每日1次。

五、预后转归

本病属接触传染，且传染性极强，易流行。传染期间（发病后7~10天）患者应注意隔离。

六、预防调护

（一）预防

流行季节，健康人可常用治疗本病的眼药水点眼，保持眼部卫生。也可用菊花、夏枯草、桑叶等煎水代茶饮。本病为高度传染性疾病，一经发现患者应立即采取严格的消毒隔离措施，切断传播途径。

（二）调护

注意个人卫生，饮食清淡，忌辛辣、烟酒。如一眼患病，另一眼更需保护，以防患眼分泌物及眼药水流入健眼。

七、专方选要

1. 泻肺饮（《圣济总录》）

组成：石膏、赤芍、黄芩、桑白皮、枳壳、（川）木通、连翘、荆芥、防风、栀子、白芷、羌活、甘草。

功效：清热解毒。

主治：暴风客热之热重于风证。

2. 五花汤

组成：蝉花、密蒙花、菊花、红花、银花。

功效：清热解毒，疏风驱邪。

主治：眼部异物感、结膜下出血、结膜充血、分泌物增多、眼红、灼热以及畏光流泪。

3. 玉红汤

组成：菊花、板蓝根、大青叶、夏枯草、赤芍、牡丹皮、防风、羌活、甘草。

功效：清热解毒，祛风散邪。

主治：眼部刺痛、畏光流泪、异物感、结膜充血水肿、球结膜下出血。

参考文献

［1］曾庆华. 中医眼科学［M］. 北京：中国中医药出版社，2003.

［2］葛坚. 眼科学［M］. 北京：人民卫生出版社，2002.

［3］惠延年. 眼科学［M］. 北京：人民卫生出版社，2004.

［4］李传课. 中医眼科学［M］. 北京：人民卫生出版社，1999.

［5］靖春颖，刘洪波. 五花汤治疗流行性出血性结膜炎临床疗效观察［J］. 世界最新医学信息文摘，2017，17（61）：102.

［6］苑明茹. 玉红汤联合药液洗眼治疗流行性出血性结膜炎的疗效分析［J］. 中医临床研究，2019，11（19）：5-7.

［7］贾方云. 泻肺饮方剂治疗流行性出血性结膜炎的临床疗效［J］. 临床合理用药，2019，12（7）：97-98.

第五节　过敏性结膜炎

过敏性结膜炎是结膜对外界过敏原产生的一种超敏反应，是眼科常见眼表疾病。根据临床表现、预后差异分为5种类型，包括季节性过敏性结膜炎、常年性过敏性结膜炎、春季角结膜炎、巨乳头性结膜炎、特应性角结膜炎。以眼痒为主要症状，不同亚型过敏性结膜炎眼痒程度不同。其他较常见症状为流泪、分泌物增加等。最常见体征是结膜充血。该病容易反复发作。

过敏性结膜炎类似中医眼科的"目痒"，在古代还有"痒极难忍""眼内风痒""痒如虫行症"等记载。

一、病因病机

（一）西医学认识

1. 流行病学

过敏性结膜炎是一种双侧性的结膜炎症，儿童和年轻成年人多见。春季角结膜炎、特异性角结膜炎男性发病率高于女性；而常年性过敏性结膜炎、季节性结膜炎、巨乳头性结膜炎的发病率，女性高于男性。大约60%的春季角结膜炎（VKC）患者在11~20岁，17%在21~30岁，6%在30岁以上。在青春期以前，男女之比为2∶1或3∶1。青春期后女性患病率增加，20岁的患者，男女之比接近1∶1。严重期多在3~10岁。青春期左右开始消退。特应性角结膜炎患者常伴有特应性皮炎，发病年龄在30~50岁，常持续到50岁或60岁。巨乳头性结膜炎与佩戴接触镜关系密切，发病年龄可在3岁到60岁，但多见于年轻个体。

发病具有季节性，但有小部分患者常年发病。季节性过敏性结膜炎常季节性发作，春季角结膜炎多发于春季，其他亚型常年发病。大多数过敏性结膜炎可有季节性加重。

过敏性结膜炎可发生于世界各地，包括所有种族，但在酷热和干燥地区发病率较高，如西非、地中海、巴尔干半岛，以及印度、中美和南美地区。在温暖的气候下，发病率增加，其原因可能与此气候下花粉和其他变应原的相对浓度增高有关。在热带地区，疾病的季节性不太明显。但是，相当多患者也来自于寒冷地区，如英国和其他北欧国家。有人认为这些地区的发病可能是易感人群迁徙的结果。这也提示，疾病的发生受遗传和环境两种因素的影响。

2. 发病机制

发病机制尚不完全明确，研究认为与Ⅰ型和Ⅳ型变态反应有关。

过敏性结膜炎主要为IgE介导的Ⅰ型变态反应。当抗原与抗体接触时，肥大细胞致敏，与肥大细胞和嗜酸性粒细胞表面特异性抗原IgE结合，引起肥大细胞脱颗粒，颗粒中储备的介质释放，如组胺及激肽酶原，可立即引发超敏反应发生，这是大约在抗原抗体接触的数秒钟后发生的超敏反应早期相，持续数十分钟至数小时不等。通常抗原刺激6~12小时后，致敏的酸性粒细胞可释放组胺、血小板活化因子等介质，从而导致晚期相超敏反应发生，在48~72小时达到高峰，可持续数天。但是过敏性结膜炎通常表现为一个连续的过程，过敏性皮炎，早期相与晚期相反应往往有一个明显的时间间隔。此期间，还可促使一些新的介质合成，如白三烯、前列腺素 D_2 及血小板活化因子等，但是在整个超敏反应过程中，组胺起着非常重要的作用，一半以上的症状与体征与组胺释放有关。春季角结膜炎通常还有T淋巴细胞介导的变态反应的参与。

过敏性结膜炎结膜组织可发生改变，球结膜和睑结膜上皮层发生增殖和变性改变，上皮层可增厚至5~10层，从而导致复层柱状上皮向复层鳞状上皮发生转化，有时还出现角化现象。实质层出现显著的细胞浸润，可观察到上皮柱状改变。在结膜囊内，可观察到许多杯状细胞，这些新生的转化上皮可形成假腺体样外观。可出现结缔组织增生。

炎症浸润主要由嗜酸性粒细胞、中性粒细胞、嗜碱性粒细胞、淋巴细胞和浆细胞组成。上皮层和基质层肥大细胞数量也会增加。电镜显示，80%~90%的肥大细胞发生完全性脱颗粒。活化的肥大细胞和嗜碱性粒细胞可以释放组胺，两种细胞都具有高亲和度的IgE受体。嗜酸性粒细胞和中性粒细胞是VKC细胞浸润的特征性成分，可呈现在炎症所有阶段。团块状嗜酸性粒细胞浸润是VKC结膜炎症的显著特征。这些细胞跨越上皮层后进入泪膜，因此，在泪液细胞学标本中很容易检测到这些细胞。

VKC 患者泪液组织胺水平的持续性升高，有研究显示，VKC 患者结膜存在非特异性的反应增强，且多伴随结膜和全身水平组织胺代谢酶活性的缺陷，从而大大降低了肥大细胞特异性和非特异性活化后释放组胺的灭活。这种异常可能起因于遗传因素的缺陷。VKC 可能是一种主要在眼部表达的全身性疾病。在活动期 VKC 患者，泪液嗜酸性粒细胞阳离子蛋白（ECP）浓度与疾病的严重程度呈密切关联性，可作为检测治疗效果的有用指标。在 VKC 患者的血清中也发现存在较高水平的 ECP 和嗜酸性粒细胞来源的神经毒素。这提示在体内存在有嗜酸性粒细胞的炎症反应。在 VKC 患者的泪液、血清、病变组织及其培养物中，均发现致炎症细胞因子水平的增高。这些细胞因子包括 IL-1α、IL-2β、IL-6 和 TNF-α。这些细胞因子的水平在 VKC 各型之间没有显著差异。

结膜基质层几乎都存在 T 淋巴细胞、B 淋巴细胞和浆细胞。在 30%~50% VKC 患者的泪液中可以检测到特异性 IgE。

过敏性结膜炎最重要的组织学改变之一是结膜结缔组织的过度生长，从而形成大而无蒂状的乳头。增生的毛细血管为乳头提供血管支持。角膜缘型 VKC，主要表现为上皮层的过度生长，纤维组织增生不太明显。

（二）中医学认识

古代对眼痒为主症的眼病有"目痒""痒极难忍""眼内风痒""痒如虫行症"等记载。历代医家对本病的病因病机多从风、火、血虚等方面论述。明代王肯堂在《证治准绳·七窍门》论及："病原非一，有风邪之痒；有血虚气动之痒；有虚火入络，邪气行动之痒；有邪退火息，气血得行，脉络通畅而痒。"《普济方·眼目门》说："夫肝经虚，风邪乘之，则目痒。"《银海精微》："痒极难忍者，肝经受热，胆因虚热，风邪攻充，肝含热极，肝

受风之躁动，木摇风动，其痒发焉。故诸痒属虚，虚则痒；诸痛为实，实则痛。"明末傅仁宇《审视瑶函》"目痒"篇中说"痒有因风、因火、因血虚而痒者，大约以降火为主，然有血行而痒，目将复明，火散发痒，宜平肝滋荣为主"。

本病是以胞睑内面及白睛为主的病变，胞睑为肉轮，在脏属脾，而白睛为气轮，在脏属肺。因此，本病的脏腑病机与肺、脾关系密切。

病因病机归纳主要有以下几种情况：素体肺卫不固，风邪侵袭，邪气往来流行于眼睑目眦之间而发病；素体肺脾气虚，气虚风邪易于侵袭，脾虚日久湿热内生，风湿热相搏上犯于目；肝血亏少，血虚风动而作痒。风为阳邪，最易犯目，风性善动，发而为痒；湿为阴邪，易伤肉轮，湿性黏腻，故病程缠绵，反复难愈；热邪壅滞眼部脉络眼红肿甚。

二、临床诊断

（一）辨病诊断

依据症状、体征、发病原因、病史等对各个亚型做出诊断。

1.临床表现

（1）季节性过敏性结膜炎　季节性过敏性结膜炎又称枯草热性结膜炎，是眼部过敏性疾病最常见的类型，致敏原主要是植物花粉。许多患者有过敏性鼻炎或哮喘病史。随着年龄增大，发病频率与症状的程度趋于减轻。

①症状：双眼发病，起病迅速，主要症状是眼痒，也可有流泪、异物感、烧灼感、畏光及黏液性分泌物。症状在高温下加重。该病特点季节性发病，通常在春季发病，接触过敏原后迅速发病，脱离过敏原后症状很快缓解或消失。

②体征：结膜充血、乳头增生，有时合并结膜水肿，或眼睑水肿，很少影响角膜，

偶有点状上皮角膜炎。

（2）常年性过敏性结膜炎 常年性过敏性结膜炎致敏原通常是房屋粉尘、虫螨、动物的皮毛等，因为致敏原常年均有，故症状持续存在。

①症状：与季节性过敏性结膜炎相似，但眼部症状比季节性过敏性结膜炎轻微。症状常年持续存在，一些患者有季节性加重的表现。

②体征：结膜充血、乳头增生，或合并少量滤泡，一些患者可能没有明显的阳性体征。

（3）春季角结膜炎 也称春节卡他性角结膜炎。常于青春期起病，持续5~10年。此病常年可见，但最常发生于春夏季，或于春夏季加重。常有过敏家族史。致敏原有植物的花粉、各种微生物的抗原成分、动物的皮毛、阳光、污尘等。

①症状：双眼发病，眼部奇痒，可有异物感、流泪、畏光，角膜受损时畏光加重。可见黏丝样分泌物。遇热症状加重。首次发病多在10岁以下，男孩多见，但在发病较晚的人群中，女孩多见，但症状表现轻微。常发生于春夏季，或春夏季加重，常年可见。

②体征：结膜外观模糊，上睑结膜出现巨大乳头，似鹅卵石样外观，是该病特征性体征，乳头呈多边形、扁平，含有毛细血管丛。有时乳头之间及其表面常有一层黏性乳白色分泌物，形成假膜，尤其见于上睑。病变不累及穹窿部。

临床分为睑结膜型、结膜缘型、混合型。睑结膜型病变局限于结膜，角膜缘型病变多累及睑裂区角膜缘，也可累及全周角膜缘，表现为靠近角膜缘的结膜形成半透明胶样肿胀，或呈环形围绕角膜缘，使角膜缘呈现黄褐色或污红色增厚样外观，似假性老年环。急性期可在角膜缘见到白色的 Homer-Trantas 结节。此型多见于具有非洲血统的黑人患者。混合型是角膜缘与睑结膜同时受累。睑结膜型和角膜缘型均可见微小角膜血管翳，弥漫

性点状上皮角膜炎可有浅层角膜溃疡，并可形成轻度角膜瘢痕。

（4）巨乳头性结膜炎 是机械性刺激和超敏反应共同作用结果，常见于佩戴塑料义眼或角膜接触镜的患者。

①症状：痒、异物感、分泌物等。

②体征：最先表现为上睑结膜轻度乳头增生，之后被大的乳头代替，最终变为巨大乳头（大于1mm）。

（5）特应性角结膜炎 患有特应性皮炎（湿疹）的患者常患有特应性角结膜炎。

①症状：眼痒、烧灼感、黏液样分泌物、畏光，甚至视力严重下降。

②体征：结膜充血、结膜血管模糊，可有小的乳头、巨大乳头，巨大乳头常在下睑。结膜反复发作病情可恶化，出现严重的角膜病变，形成浅层边缘性角膜炎并发生血管化，严重的病例整个角膜发生混浊、血管化。

2. 相关检查

（1）结膜分泌物涂片及结膜刮片检查 春季角结膜炎分泌物和 Homer-Trantas 结节会检出大量嗜酸性颗粒，季节性过敏性结膜炎、常年性过敏性结膜炎部分患者可发现变性的上皮细胞及嗜酸性粒细胞，巨乳头性结膜炎及特应性角结膜炎阳性率则很低。

（2）皮肤试验及结膜过敏原激发试验 此试验多用于季节性及常年性过敏性结膜炎，但阳性率不高，且应注意假阳性的发生。可用于过敏性疾病的诊断、过敏原的寻找，在进行脱敏治疗之前常采用此试验明确过敏原。

（3）泪液中 IgE 定量分析 从泪液中测定 IgE 敏感性及其特异性均不高，因此，IgE 阳性一定程度上支持过敏性结膜炎的诊断，但是 IgE 缺乏也不能排除诊断。该方法操作简单，通过醋酸硝酸纤维膜滤纸从下穹窿吸取泪液进行 IgE 定量分析。

（4）印记细胞检查 过敏性结膜炎患者常可发现嗜酸性粒细胞增加。印记细胞检查，是在表面麻醉之后，用醋酸纤维膜或硝酸纤

维膜贴于球结膜表面获得细胞，然后进行细胞形态学检查及一些细胞因子或炎症相关因子的检测，是一种无创伤性检查。

（二）辨证诊断

过敏性结膜炎分为各种亚型，症状不一，但都以眼痒为主，所以根据不同的临床症状，辨证分型分析其病因，分别施治。

望诊：睑内红色颗粒，或有如铺路石样，或表面似一层牛乳；白睛呈污红色；在睑裂部黑睛边缘白睛表层灰黄色或暗红色胶样隆起结节。或有白色黏丝样分泌物；或胞睑内外、白睛、黑睛均无异常见症。

闻诊：或伴有喷嚏。

问诊：患者述眼痒喜揉拭眼部，或流泪、畏光等。有曾接触花粉、灰尘或其他过敏原；或有既往反复发作史；或有鼻痒、喷嚏等鼻部疾病，或有哮喘病史；或有家族眼痒病史。

切诊：胞睑或有灼热感。脉浮数。

综合四诊结果，即可对证型做出正确判断。过敏性结膜炎常见证型有风邪外侵证、风热上犯证、风热夹湿证、血虚生风证。

1. 风邪外侵证

（1）临床证候　双目作痒，外形无异常，或目痒灼热，遇风、日晒或近火熏灼加重；或舌淡红苔薄白，脉缓。

（2）辨证要点　双目作痒，眼无明显红赤。

2. 风热上犯证

（1）临床证候　双眼灼痒，流泪，睑内红赤，或白睛红赤，或半透明颗粒，或红赤颗粒，或排列如铺路石样，遇日晒或近火熏灼病情往往加重。舌淡红，苔黄，脉数。

（2）辨证要点　双眼灼痒，睑内或白睛红赤，或红赤颗粒。

3. 风热夹湿证

（1）临床证候　睑内奇痒难忍。眵泪胶黏，胞睑沉重，睑内红色颗粒累累巨大，如铺路石样，白睛黄浊，色污浊，黑白睛交界处呈胶样结节隆起。舌红苔黄腻，脉数。

（2）辨证要点　睑内奇痒难忍，眵泪胶黏，睑肿沉重。舌红苔黄腻，脉数。

4. 血虚生风证

（1）临床证候　眼痒势轻，时作时止，或常年反复发作。白睛红赤不明显，或白睛赤丝隐隐，舌淡脉细。

（2）辨证要点　眼痒势轻，时作时止，白睛红赤不明显。

三、鉴别诊断

（一）西医学鉴别诊断

一般认为过敏性结膜炎的诊断并不困难，患者有接触或者暴露某些特异性触发性因素，如阳光、花粉、灰尘等经历，并出现眼痒及流泪、灼热感、畏光及分泌物增加等症状便可诊断。但易与细菌性结膜炎和干眼混淆。

三者均可见到眼痒、异物感、烧灼感、畏光、流泪等症，需仔细鉴别。首先判断眼痒是否为最主要症状，以及从起病、病史可以鉴别。

1. 细菌性结膜炎

细菌性结膜炎结膜感染细菌，起病急，异物感、灼热感、疼痛等症状明显，且眼睑肿胀、结膜充血明显。而过敏性结膜炎以眼痒为主，甚至奇痒难忍。

病史鉴别：过敏性结膜炎常既往可能有反复发作，常年或季节发作。

结膜刮片检查：细菌性结膜炎见大量中性粒细胞，而过敏性结膜炎发现嗜酸性粒细胞或嗜酸性颗粒。

2. 干眼

干眼症又称角结膜干燥症，是因泪液质或量的异常或动力学改变而导致的一系列眼表慢性病变。患者主要症状多表现为眼部干涩、异物感等，可兼有眼痒。无明显季节性及眼痒病史。

（二）中医学鉴别诊断

椒疮

过敏性结膜炎归属于中医目痒病，与椒疮相鉴别：目痒与椒疮二者在睑内表面均有乳头样颗粒存在，但椒疮乳头较小，排列紧密，粗糙不平，有赤脉深入黑睛，无自觉奇痒之症；而本病乳头较大，硬而扁平，排列如铺路石样，自觉奇痒难忍。

四、临床治疗

（一）提高临床疗效的要素

隔离过敏原，减轻临床症状及避免后遗症的发生。

（二）辨病治疗

脱离过敏原是最为理想、有效的治疗方法。尽量避免与可能的过敏原接触。花粉过敏症者，在花粉季节尽量采取保护措施。尘螨过敏患者应做好室内清洁和除螨工作。冷敷对缓解症状有益。

1. 药物治疗

（1）抗组胺药　局部应用抗组胺药，对速发型过敏反应的治疗效果较好，特别是在发作期，但常有复发。常用的滴眼剂有0.1%埃美丁、0.05%左卡巴斯汀等。口服抗组胺药也有一定作用，常用药物有氯苯那敏、苯海拉明、异丙嗪等，但全身应用有不良反应，一些患者会出现胆碱能症状或镇静行为，可能引起心律失常，因此从事驾驶、高空作业等的工作人员应特别加以注意，所以抗组胺口服药建议最好在睡前使用。抗组胺药与血管收缩剂联合使用可以取得更好治疗效果，如那素达是抗组胺和血管收缩剂复合制剂。

抗组胺药主要针对组胺 H_1 发挥治疗作用，效果通常优于肥大细胞稳定剂。

（2）肥大细胞稳定剂　肥大细胞稳定剂局部点眼可以减轻Ⅰ型超敏反应中肥大细胞的脱颗粒反应，发挥作用相对缓慢，对于已经发作的患者治疗效果更差，需3~5天才能达到最佳效果，因此仅适用于过敏性结膜炎患者发作间期的病情控制，或者最好在接触过敏原之前作为预防使用。肥大细胞稳定剂通常没有明显的毒性及不良反应，依据病情需要可以长期使用。常用药物为色甘酸钠滴眼液。

（3）抗组胺药及肥大细胞稳定剂双效药物　抗组胺药及肥大细胞稳定剂双效药物局部点眼，可同时起到稳定肥大细胞膜和拮抗组胺的双重作用，是治疗过敏性结膜炎的首选基础药物，局部点眼对于急性发作期的炎性反应和间歇期的炎性反应均有较好控制作用。

（4）糖皮质激素　局部使用糖皮质激素能有效抑制多种免疫细胞的活化和炎性反应介质的释放，阻断炎症细胞的趋化，减少结膜中肥大细胞及嗜酸性细胞的数量。对迟发性超敏反应也有良好疗效。但是不宜使用过长时间，以免引起青光眼、白内障、角膜上皮损伤、真菌感染等并发症，注意随访。一般病情严重的过敏性结膜炎酌情应用。常用的糖皮质激素药有地塞米松、泼尼松眼液、氟米龙等眼液。

（5）免疫抑制剂　主要有环孢霉素A及他克莫司。近年研究报道，对于一些严重的春季角结膜炎病例，局部应用2%的环孢霉素A有效，可以很快控制局部炎症，减少激素的使用量。但在停药后2~4个月后往往复发。上睑注射缓释皮质类固醇激素同时切除或不切除乳头对盾性角膜溃疡有效。

（6）非甾体类抗炎药　局部点眼可以抑制Ⅰ型超敏反应中前列腺素的产生和嗜酸性粒细胞的趋化，对缓解眼痒、结膜充血、流泪等眼部症状和体征有一定治疗效果，在过敏的急性期和间歇阶段都可以使用。但对于急性过敏性结膜炎疗效有限。常用药物有双氯芬酸钠、普拉洛芬等滴眼剂。口服给药应注意毒性及不良反应。

（7）其他药物　人工泪液可稀释结膜囊内的过敏原，润滑眼表，缓解患者症状。局部使用血管收缩剂可以抑制肥大细胞、嗜酸性粒细胞脱颗粒，减轻眼部充血、水肿和分泌物增多等眼部症状，但不宜长期使用。

2. 冷冻治疗

主要用于春季角结膜炎。冷冻治疗可以使大量的肥大细胞降解从而使病情在一段时间内得到平息。具体方法：将冷冻器温度调到 $-80\sim-30℃$，在上睑结膜进行冷冻治疗，持续时间 30 秒钟。间隔 1 周治疗，可以重复治疗 2~3 次。冷敷和冰袋可起到暂时性缓解的作用。

3. 并发症治疗

对合并角膜并发症严重病例，可考虑角膜移植手术以改善视力。

（三）辨证治疗

1. 辨证论治

本病证型相对集中于如下四种，临床可以此为基础进行灵活辨治。

（1）风邪外侵证

治法：祛风散邪止痒。

方药：驱风一字散加减（《审视瑶函》）。可加地肤子、蛇床子、川椒等加强祛风止痒作用。证偏热者，可加黄芩、生地、苦参等祛风散邪，兼以清热。体质较弱加黄芪、当归以补气养血。

（2）风热上犯证

治法：祛风清热，止痒。

方药：银翘散加减。白睛充血明显可加丹皮、赤芍、知母、桑白皮等以凉血活血。痒甚者加地肤子、蛇床子、川椒等加强祛风止痒。

（3）风热夹湿证

治法：祛风清热，除湿止痒。

方药：除湿汤加减。痒甚者可加地肤子、乌梢蛇、茵陈、川椒等增加除湿止痒作用。睑

内颗粒明显胶样结节者，酌加郁金、川芎等消瘀除滞。胶样结节较大，加赤芍、夏枯草等。

（4）血虚生风证

治法：养血息风。

方药：四物汤加减。可加僵蚕、白蒺藜、防风、荆芥等祛风止痒。若失眠加夜交藤、酸枣仁、远志等养血安神。

2. 外治疗法

（1）滴眼药水　可用清热解毒类眼药水滴眼。

（2）熏洗　根据病情选择祛风清热止痒中药水煎剂外洗患眼。方药：龙胆草、细辛、甘草等，煎水滤清液，或用口服中药渣熏洗患眼，也可先熏后洗。每日 2 次。也可以用超声雾化熏眼仪，将中药水煎剂置凉、过滤，取大约 20ml 放入雾化器容器中进行治疗。设置在低温或常温档进行超声雾化熏眼。

（3）冷敷　局部冷敷可减轻症状。

（4）针灸治疗　针刺取光明、承泣、太阳、四白、攒竹等，配合外关、合谷、足三里、太冲、光明等穴，每日 1 次，平补平泻手法，10 次为一疗程。放血选耳尖或印堂。

（5）中药嗅鼻　碧云散，或鹅不食草研细末，嗅鼻，每日 2~3 次，治眼痒痛，羞明流泪。

3. 成药及单方验方

（1）川椒方　防风 9g，荆芥 9g，牛蒡子 9g，蛇床子 9g，川芎 9g，川椒 3g，知母 9g，水煎服，每日 1 剂。

（2）八宝眼药　珍珠粉、海螵蛸、炉甘石、熊胆、月石、梅片等制成的中药粉剂，用玻璃棒圆头潮湿，蘸少许点眼。

（四）其他疗法

1. 脱敏治疗

此法主要用于季节性过敏性结膜炎，对其他亚型的过敏性结膜炎治疗效果往往不理想，因而少用。

2. 闭合疗法

遮盖、护目镜，可提供暂时性的症状缓解。停止上述遮盖疗法后，症状常复发。

3. 心理治疗

过敏性疾病是一种急慢性疾病，容易对患者造成很大的心理压力。特别是春季角结膜炎的患者，可能会出现一定的心理障碍，应注意心理疏导，必要时就诊于心理医生。

4. 结膜乳头削磨术

对于重度春季角结膜炎患者伴发的巨大结膜乳头，摩擦角膜上皮引起畏光等症状，可考虑结膜乳头削磨术。

常规眼部手术无菌技术下，爱尔卡因结膜囊及上睑结膜表面麻醉，翻转上睑结膜，暴露睑结膜面的巨大乳头，持已消毒的睑结膜乳头磨削器（图5-5-1），使磨削头的头端部接触拟磨削的巨大结膜乳头，通过往复运动去除增生的巨大结膜乳头组织，磨削范围为去除明显突起、影响角膜上皮的结膜乳头。术中创面出血以消毒棉签或纱布轻压止血（图5-5-2），术毕结膜囊涂妥布霉素地塞米松眼膏，术眼纱布包眼6~12小时，常规继续使用术前治疗的滴眼液。

（五）医家经验

1. 廖品正

廖品正教授在治疗目痒病时，多从治风入手，注意辨识病证的寒热虚实，内治外治同用。内治时常见以下几种证型：风邪外袭、风湿热合病、血虚生风。风邪外袭，迎风痒甚，治以祛风散邪止痒，有偏风热或风寒，偏风热者可用菊花散（菊花、蝉蜕、蒺藜、荆芥、羌活、木贼、甘草）加减；偏风寒者八味大发散加减（《眼科宜书》），在此基础上多加血分药，如四物汤。风湿热合病，多表现为痒如虫行，痒极难忍，全身可见面红多油，痤疮频起，体胖身重。治以祛风清热、除湿止痒，用除湿汤（荆芥、防风、黄连、黄芩、连翘、茯苓、枳壳、陈皮、车前

子、木通、滑石、甘草）加减。血虚生风者多为痒涩兼作，时作时止，失眠后更甚，治以养血息风止痒，方用四物汤加减，选加僵蚕、蝉蜕、蒺藜等。眼痒甚者，加用外洗方：金银花15g、菊花15g、荆芥15g、牛蒡子15g、黄芩15g、黄柏15g、苦参15g、白鲜皮15g、牡丹皮15g、赤芍15g、花椒2g、食盐少许，若眼眵较多，加蒲公英30g。

2. 高健生

高健生突破传统的祛风、清热、止痒治法，在治疗中加用温热药少量川椒，热因热用，形成临床治疗目痒病特色经验方，从而达到较好的治疗效果。方中地肤子清热利湿、祛风止痒，蛇床子祛风湿、止痒；荆芥、防风辛散轻扬，上行头面，善治头面诸疾，协助祛风止痒；知母清热不伤正；佐以温热药川椒，寒热并用，可止痒明目。现代药理研究表明川椒能快速抑制Ⅰ型变态反应。川芎辛香升散，上行头目，助祛风、热、湿，《本草汇言》云川芎"虽入血分，又能去一切风，调一切气，若眼科、疮科，此为要药"。诸药合用，疏风清热、祛湿止痒。

3. 陈达夫

陈达夫治疗春季卡他性结膜炎从六经辨证，认为春季卡他性结膜炎属于太阳里实，湿热夹风邪为患，湿热蕴蓄，日久则易感虫。白睛污秽呈黄红色为湿热之征，湿热蕴蓄脾肺经络则乳头累累，灼热、羞明、流泪为热象，奇痒为有风之证据。日久感虫，则气轮生膜翳。治则宣化湿热、祛风杀虫。方用三仁汤加味：薏苡仁、蔻仁、杏仁、法半夏、厚朴、竹叶、通草、滑石、蛇蜕、鹤虱、芜荑、百部。

五、预后转归

不同的亚型预后有所不同，季节性过敏性结膜炎、常年性过敏性结膜炎预后良好，无视力损坏，很少出现并发症。

春季角结膜炎，有自限性，发病5~8年

后或青春期后期常自行缓解，少数患者可慢性化。常见的并发症有角膜上皮受损，若导致角膜细菌感染、角膜混浊，甚至圆锥角膜（极少数患者由于眼睑对角膜的摩擦，导致角膜变薄而出现角膜膨胀），则影响视力。

巨乳头性结膜炎，治疗过程中症状和体征消退缓慢，但一般预后良好，很少出现视力受损。

特应性角结膜炎，病程迁延，病情顽固，可见结膜角膜瘢痕形成，常常危害视力。大多50岁后病情趋于稳定。

六、预防调护

（一）预防

（1）远离花粉、动物皮屑等过敏原，合理使用化妆品，尽量少佩戴角膜接触器。

（2）在发病期，减少户外活动，保持室内清洁，远离致敏原。

（3）少食或忌食刺激及辛辣厚味的食物。可自行泡制银花、菊花茶饮用。

（4）锻炼身体，增强体质，防止时邪的侵袭。

（5）保持心情舒畅，调整情绪，调畅气机。

（二）调护

（1）发作期，可戴有色眼镜以避免日光刺激。

（2）眼痒时，不要用力揉擦，以免加重病情，可以冷敷。正确点眼药。

（3）对于湿热型者，减少辛甘厚味，以免酿成脾胃湿热，加重病情。

（4）病情缓解期，可服用固表益气健脾方药巩固治疗，或者在复发前应用，以减轻复发症状。

七、专方选要

1. 乌蛇汤（《秘传眼科龙木论》）

组成：乌蛇、藁本、防风、赤芍、羌活、川芎、细辛、甘草。

主治：眼痒即难忍外障。

2. 广大重明汤（《审视瑶函·目痒》）

组成：防风、川花椒、龙胆草、甘草、细辛。

主治：两目睑赤烂热肿痛，并稍赤，及眼睑痒极，抓至破烂，眼楞生疮痂，目多眵痛，隐涩难开。

3. 人参羌活汤（《审视瑶函·目痒》）

组成：赤茯苓、人参、羌活、独活、地骨皮、川芎、柴胡、桔梗、细甘草、枳壳、前胡、天麻。上锉剂。

主治：治肝热涩痒昏蒙。

八、研究进展

（一）中药研究

1. 单药研究

川椒是芸香科植物花椒或青椒的干燥成熟果皮，果皮中含挥发油，基础实验研究显示椒目（川椒的成熟果实）有拮抗组胺或直接舒张支气管平滑肌的作用，对卵蛋白致喘动物模型的平喘作用提示椒目可能具有抗过敏作用。花椒超临界萃取物能减少豚鼠咳嗽次数、延长豚鼠咳嗽潜伏期和增加小鼠气管酚红分泌量、抑制大鼠棉球肉芽肿重量，有平喘、止咳祛痰及抗炎作用，椒目油可以显著降低哮喘患者血中嗜酸性粒细胞，说明其可以快速而有效地阻断I型变态反应的哮喘，而过敏结膜炎也属于I型变态反应。蛇床子具有抗变态反应作用。动物实验表明：蛇床子丙酮提取物有较强的抗组胺作用，能明显拮抗组胺、慢性反应物质、2%鸡蛋清所引起的肠肌收缩。蛇床子素给小鼠灌服，对小鼠被动皮肤过敏反应有较强的抑制作用。蛇床子素腹腔注射，能抑制天花粉所致大鼠腹腔肥大细胞脱颗粒。

2. 复方研究

高健生教授在传统的治法基础上，加用辛热药川椒少量，形成临床治疗目痒的特色经验方"川椒方"，以解玄府湿郁，中医理论"热因热用"，达到较好的治疗效果。宋剑涛等采用随机、对照研究方法，在川椒方治疗过敏性结膜炎临床研究中，发现川椒方可有效缓解过敏性结膜炎症状和体征，并对预防复发有一定疗效。采用双盲双模拟临床随机对照方法，用川椒方治疗过敏性鼻结膜炎，结果显示川椒方不仅能缓解过敏性结膜炎临床症状和体征，而且能有效缓解过敏性鼻炎症状和体征。在动物实验研究中观察到，川椒方对变应性结膜炎小鼠血清中 IgE、肥大细胞脱颗粒有调节减少作用。

（二）评价及展望

中药治疗过敏性结膜炎，以风、湿、热三邪辨证，采用祛风、清热、利湿中药，临床疗效明显。部分医家除用清热利湿法外，又根据自己的临床体会，加入补血、祛痰、助阳等药物，并且在药物剂量、剂型方面灵活运用，取得较为满意的临床疗效。

中医中药在整体（中药汤剂内服）和局部（熏洗和点滴）用药方面，均已取得不同程度的效果，下一步还要在提高疗效上下功夫，并利用现代科学技术，研制效果明确、配方规范的外用药制剂。在治疗方法方面，要发挥中医特色疗法（熏洗、贴敷、针灸等）的长处，并结合现代仪器如超声雾化等，探寻更为有效、可靠的组合之路。中西医结合治疗可标本兼治。过敏性结膜炎是机体对外界过敏原反应导致眼部结膜的过敏病变，常伴有鼻、哮喘等全身过敏病变，因而治疗应整体辨证，能突出这一治疗特色的正是中医中药，因而，中医药治疗过敏性结膜炎有极大优势和重要的意义，也有极大的发展空间。

参考文献

［1］廖品正. 中医眼科学［M］. 北京：人民卫生出版社，1992.

［2］李凤鸣. 中华眼科学［M］. 北京：人民卫生出版社，2006.

［3］张宗端. 结膜乳头磨削术治疗重度春季角结膜炎的临床研究［J］. 国际眼科杂志，2013（11）：2277-2280.

［4］李翔，周春阳，叶河江，等. 廖品正教授治疗目痒经验［J］. 中国中医眼科杂志，2011（3）：157-158.

［5］徐黄杰，黄丽，宋剑涛，等. 川椒方治疗过敏性鼻结膜炎的疗效观察［J］. 中国中医眼科杂志，2015（6）：396-399.

［6］孟青青，高健生，宋剑涛，等. 川椒方和奥洛他定滴眼液治疗过敏性结膜炎的疗效观察［J］. 中国中医眼科杂志，2013（6）：398-402.

第六节　干眼

干眼是由多因素引起的慢性眼表疾病，由泪液的质、量及动力学异常引起的眼表泪膜不稳定或眼表微环境失衡导致，可伴有眼表炎症和损伤以及神经感觉异常，造成眼部多种不适症状和（或）视功能障碍。干眼常见的眼部症状有干涩感、异物感、烧灼感、眼红、畏光、疲劳感和视物模糊等，严重影响人们的生活质量。

随着电子产品的大量使用，过度用眼导致视频终端综合征，不良生活作息和饮食习惯及日益严峻的环境污染问题等，使得干眼的发病率逐年增高。目前，全球干眼发病率大约为 5.5%~33.7%，其中我国的发病率约为 21%~30%。女性、老年人群是干眼的多发人群，据统计，女性干眼发病率约为男性的 1.5 倍。近年来，我国干眼的发病率呈逐年上升趋势，并向低龄化发展。

干眼属中医学"白涩症"(《审视瑶函》)范畴，又名"干涩昏花症"(《证治准绳》)、"神水将枯症(《审视瑶函》)"及"神气枯瘁"(《目经大成》)。中医描述此病为泪液减少，甚则枯竭，致白睛、黑睛干燥失泽，转动失灵，甚至黑睛混浊，自觉干涩不适的病证。本病多因内外之邪损伤气血津液，而使阴津耗损，气血亏虚不能上荣于目，因而目失濡养。阴精亏虚是干眼发病的基础，阴虚、内燥、虚火浮越、气不布津是本病发病的主要病机。治宜滋阴清热润燥、疏肝解郁、益气升阳。若治疗失当或者不及时可致角膜继发感染、溃疡等变证，但若治疗及时，用药得当，此病可有良好的预后。

一、病因病机

（一）西医学认识

临床上常将干眼分为水液缺乏型、蒸发过强型及混合型。

1. 水液缺乏型

该型常见于老年人特别是更年期妇女。随着年龄的增长，体内性激素水平发生明显变化，如雄激素水平的高低对泪液的分泌等功能就有明显影响，从而使泪液分泌减少。且随年龄增长各种系统疾病发生率也增高，糖尿病所致末梢神经麻痹引起反射性泪液分泌不足。另外一些自身免疫性疾病如类风湿关节炎、系统性红斑狼疮会引起继发性Sjögren综合征。出现干眼症时，泪液溶菌酶水平明显下降，均可影响泪液的分泌。泪液主要来源于泪腺的分泌，为不影响基础泪液分泌，泪腺手术后可保留睑部泪腺，由此仅少部分患者于术后出现干眼，推测可能与支配神经通路出现损害有关。

2. 蒸发过强型

该型主要指由于脂质层的质或量出现异常，如睑板腺功能障碍、睑缘炎及各种引起泪液蒸发增加等因素造成的干眼。脂质可延缓泪膜水分蒸发，作为屏障防止泪膜被皮脂腺分泌物污染，减低泪液表面张力使液体能保存在泪膜中，增加泪膜水层的厚度，使表面光滑以减少瞬目造成的损伤。脂质代谢异常使眼表泪液蒸发加速、泪膜破裂加快，产生干眼。同时，随着视频终端机的广泛应用，长时间的工作、游戏使得大量用户注意力过于集中，瞬目次数明显减少导致泪液挥发过快，（BUT）泪膜破裂时间明显缩短，产生干眼。长期在风沙较大、污染较严重地区工作的人员也会因泪液蒸发明显加快而出现干眼。此外，眼表黏蛋白正常表达是维持泪膜稳定性和眼表上皮细胞正常生理功能的重要因素。各种因素造成眼表上皮细胞（尤其杯状细胞）受损，黏蛋白缺乏，如临床眼表药物的毒性损伤、化学性眼外伤、热烧伤及角膜缘功能障碍、长期佩戴接触镜等，也可造成干眼。

3. 混合型

混合型是由两种或两种以上原因所导致的干眼。干眼炎性反应和组织损伤是一种恶性循环，其发展到一定程度均会同时具有水液缺乏和蒸发过强的特征。混合型干眼是临床上最常见的类型。

本病发病的主要因素是性别、年龄、野外工作时间和工作、生活环境，次要因素为荧光屏接触时间、吸烟及是否罹患糖尿病。流行病学调查证实，干眼多发生于老龄女性、长期佩戴角膜接触镜者或者行激素替代治疗的患者。应用雌激素或者使用影响支配泪液分泌的胆碱能神经功能的药物，如抗高血压药、利尿剂、抗组胺药等，不合理应用滴眼液等均可加重干眼症状。环境因素如多风、强气流、气温升高和气候干燥，长期使用空调或除湿机，用眼过度如长时间阅读、使用电脑，其他因素如眼部手术、睡眠障碍、维生素 A 缺乏症、不完全眨眼等都会不同程度影响眼表结构及功能，导致干眼发生。

（二）中医学认识

明·傅仁宇《审视瑶函》谓："不肿不赤，爽快不得，沙涩昏朦，名曰白涩……乃气分伏隐之火，脾肺络湿热，秋天多患此""干干涩涩不爽快，渺渺蒸蒸不自在，奈因水少精液衰，莫待枯干光损坏……因劳瞻竭视，过虑多思，耽酒恣燥之人，不忌房事，致伤神水……"。《证治准绳》言："乃火郁蒸于膏泽，故睛不清，而珠不莹润，汁将内竭"，指出白涩症多见于秋季，暴风客热或天行赤眼治疗不彻底，余热未清，伏隐脾肺，阻碍津液输布；或因风沙尘埃侵袭日久或久留于干燥环境等，燥邪客肺，耗伤阴津；或因平素情志不舒，思虑过度，郁火内生，津伤血壅；或因嗜食烟酒辛辣之品、房劳过度而至神水亏损；或因久病或年老体衰，过用目力，导致气虚津亏，精血不足，目失濡养润泽。

1.病位

本病病位在眼，属泪泉、白睛与黑睛，五轮相应为气轮、风轮与肉轮。在脏主要对应为肝、心、脾、肺、肾，在腑主要为胆、胃、大肠与膀胱。

2.病性

本病以虚证为主，实证少见。气血津液亏虚贯穿疾病的始终。其中阴津亏虚更常见。实证主要为肝郁、痰湿、血瘀及六淫之邪外袭。阴精亏虚是干眼发病的基础，阴虚、内燥、虚火浮越、气不布津是本病发病的主要病机。

二、临床诊断

（一）辨病诊断

1.临床表现

干眼的诊断目前尚无国际公认的统一标准，结合其他国家及我国学者提出的标准，角膜病学组提出目前我国的干眼诊断标准：①有干燥感、异物感、烧灼感、疲劳感、不适感、视力波动等主观症状之一和BUT ≤ 5秒或Schirmer I 试验（无表面麻醉）≤ 5mm/5min可诊断干眼。②有干燥感、异物感、烧灼感、疲劳感、不适感、视力波动等主观症状之一和5秒＜BUT ≤ 10秒或5mm/5min＜Schirmer I试验结果（无表面麻醉）≤ 10mm/5min时，同时有角结膜荧光素染色阳性可诊断干眼。

2.干眼严重程度诊断标准

轻度：轻度主观症状，无角结膜荧光素染色。

中度：中重度主观症状，有角结膜荧光素染色，但经过治疗后体征可消失。

重度：中重度主观症状，角结膜荧光素染色明显，治疗后体征不能完全消失。

（二）辨证诊断

1.燥热证

（1）临床证候　眼内干涩，视物模糊，白睛、黑睛干燥，甚则黑睛星翳，全身症见鼻咽干燥，舌质红少苔，脉细。

（2）辨证要点　眼内干涩，全身症见鼻咽干燥。

2.肝郁证

（1）临床证候　眼干涩，胀痛，畏光，情志抑郁，喜叹息，舌质淡红，苔薄黄或少苔，脉弦。

（2）辨证要点　眼内干涩，伴情志抑郁，脉弦。

3.津亏证

（1）临床证候　白睛枯涩疼痛，干涩羞明，视物不清，口干，舌质红，苔薄黄少津，脉弦细。

（2）辨证要点　白睛枯涩疼痛，干涩羞明，脉弦细。

4.气虚证

（1）临床证候　双目干涩，异物感，眼睑无力，常喜垂闭，精神倦怠，舌淡，脉细弱。

（2）辨证要点　双目干涩，眼睑无力，

常喜垂闭，精神倦怠。

5. 阴虚证

（1）临床证候　双目干涩昏花，异物感，口咽干燥，舌红少苔，脉细。

（2）辨证要点　双目干涩，口咽干燥。

三、鉴别诊断

（一）西医学鉴别诊断

1. 慢性结膜炎

慢性结膜炎表现为畏光流泪、结膜充血，有黏液样分泌物，泪液分泌试验及泪膜破裂时间大致正常。

2. 视疲劳

视疲劳是由多种原因引起的眼疲劳综合征，主要表现为眼球和眼眶周围的不适和疼痛感、畏光流泪、视物模糊等，严重时出现恶心、呕吐等精神症状，可伴有精神萎靡、记忆力减退等精神症状，但泪膜稳定性及泪液渗透压多正常。

（二）中医学鉴别诊断

1. 椒疮

椒疮以眼内生细小红而坚的颗粒，状似花椒，有碜涩微痒为主要表现。眼睑结膜血管模糊，粗糙不平，形似沙粒，故又名沙眼。椒疮是最常见的一种慢性传染性眼病。严重者可发生眼睑内卷、睫毛倒入、赤膜下垂、黑睛生翳等多种并发症。

2. 聚星障

自觉沙涩疼痛，羞明流泪。检视眼部，黑睛生多个新翳，或连缀，或团聚，胞轮红赤或白睛混赤。为临床常见眼病，多在感冒后发病，常单眼为患，易反复发作，病程长。若失治可变生花翳白陷、凝脂翳等重症，严重影响视力，甚至失明。本病病位在黑睛，可由浅向深发展，黑睛出现树枝状、地图状或圆盘状混浊，相当于西医学单纯疱疹病毒性角膜炎。

3. 疳积上目

干涩羞明，频频眨目，伴有夜盲及疳积症状，多见于小儿，由维生素 A 缺乏所致。严重者黑睛混浊，溃破穿孔，形成蟹睛。目前本病少见。

四、临床治疗

（一）提高临床疗效的要素

近年来，随着人们生活和工作环境的变化，电脑的普及和空气污染等因素，使干眼的患病率呈上升趋势，已成为眼科常见病之一，且趋向年轻化。长期在空调环境内工作、经常使用电脑或夜间驾车等，在此种情况下由于注意力过于集中，睑裂暴露面积增大，瞬目频率减少，泪液蒸发增加而引发干眼的发生。药物因素：长期服用抗高血压药、抗组织胺类药、利尿剂等可致干眼；眼部长期使用多种眼药水，其中含有苯扎氯铵防腐剂等亦可对眼表上皮细胞产生毒性，使细胞膜的通透性发生改变，造成角膜上皮点状剥脱从而影响泪膜的功能。其他因素：屈光不正或行准分子激光屈光手术后、吸烟、游泳等可出现干眼。损伤因素：外伤、手术或感染，尤其是睑缘炎等因素均可破坏反射性泪腺或其腺管导致干眼。

遵守用眼卫生，保持良好的工作生活用眼环境，避免视疲劳。治疗原发病时合理选择药物使用，减少眼部药物的使用，可在一定程度上提高临床疗效。

（二）辨病治疗

干眼治疗包括非药物治疗、药物治疗和手术治疗等多种方式，应根据疾病的不同类型和不同阶段选择不同的治疗方案。病因治疗是最主要的，由于引起干眼的原因十分复杂，对于难以发现病因的患者，缓解干眼症状是其主要的治疗目的，同时必须积极查找和去除诱发或加重干眼症状的危险因素，如积极治疗睑缘炎，减轻眼睑对眼球表面的摩擦，并及时治疗眼睑闭合不全等各种异常。刘祖国教授认为其总的治疗原则是个体化的综合治疗。

1. 干眼的非药物治疗

目前干眼的非药物治疗包括对患者的指导，介绍本病的基本医药常识及长期用药的必要性，争取患者对治疗的良好的依从性，对伴有睑板腺功能障碍的患者每天实施眼部物理治疗。热敷眼睑 5~10 分钟之后进行眼睑按摩，手指在睑缘做旋转动作，最后用棉签蘸低浓度碘伏擦洗睑缘，并同时涂用抗生素眼膏。避免使用带防腐剂滴眼液及导致患者过敏的药物。

眼局部佩戴硅胶眼罩及湿房镜可减少眼表面的空气流动及泪液蒸发，进而达到保存泪液的目的，对于干眼以及角膜暴露的患者有效。治疗性隐形眼镜适用于伴有角膜损伤者，但使用时需要保持接触镜的湿润状态。中、重度干眼患者不宜。

2. 干眼的药物治疗

（1）人工泪液　人工泪液为拟正常泪液性质的无菌滴眼液，能与泪液相容，有些还具有模拟黏蛋白的作用。人工泪液为治疗干眼的主要药物，特别是对于水液缺乏型干眼患者疗效较好。选用人工泪液制剂时应考虑首选不含防腐剂或所含的防腐剂不影响角膜的人工泪液，以防止其不良反应对角膜、结膜造成的影响。

（2）眼用凝胶　此类药物在眼表保持时间较长，主要应用于重度干眼患者，缺点是可能使视力模糊，所以应在夜间应用，以减少对视力的影响。

（3）局部抗炎/免疫抑制剂　临床常用的主要有糖皮质激素、环孢素、自体血清、他克莫司、拟副交感药物等，其各有不同的药理作用和适应证。选用时应根据不同的干眼类型和疾病发展情况单独或联合用药。糖皮质激素为最常用的药物，主要应用于严重干眼伴有眼部非感染炎症的患者。环孢素可用于中度至重度干眼患者的治疗，由于本药为脂溶性，故刺激性较强，临床使用时可先点人工泪液，再点用环孢素可一定程度较少刺激。他克莫司可用于中重度干眼伴有眼部炎症反应的患者。自体血清其成分与正常泪液非常接近，但应当日配制并冷藏保存，用于重度干眼合并角膜并发症及常规人工泪液无效的重症干眼患者。

（4）雄激素　干眼的发病机制提示患者雄激素缺乏，故补充雄激素对非干燥综合征患者有一定效果。

（5）重组人表皮生长因子（rhEGF）　可促进角膜上皮细胞的再生，从而缩短受损角膜的愈合时间，适用于干眼伴角膜病变的患者。

（6）维生素 A 棕榈酸酯　可增加杯状细胞的密度，逆转细胞的角化，可作为角膜保护的辅助治疗，用于各种原因所致的干眼。还有一些能增加泪液分泌的药物如嗅己新口服液、3- 异乙酸 -1- 甲基黄嘌呤（IBMX）等，但其疗效评价不一。

3. 不同类型干眼的治疗方案

我国眼科工作者基于大量的临床观察与分析，系统提出并规范了我国各类型干眼的治疗策略及治疗重点，提出针对蒸发过强型干眼强调病因治疗及脂质替代疗法；针对水液不足型干眼强调补充泪液治疗；针对黏蛋白异常型干眼强调恢复眼表上皮细胞功能；针对泪液动力学异常型干眼强调恢复其动力学正常的相关治疗；对混合型干眼则更强调综合治疗和治疗的先后顺序。

4. 不同程度干眼的治疗方案

（1）轻度干眼　教育及改善环境饮食；减少或停用有不良反应的全身或局部药物；眼睑物理治疗；人工泪液。

（2）中度干眼　在轻度干眼的基础上增加湿房镜、局部抗炎、泪道栓塞改善等治疗。

（3）重度干眼　在中度干眼的基础上增

加全身性抗炎药；口服刺激泪液分泌药物；自体血清；治疗性隐形眼镜；手术（永久性泪小点封闭、睑缘缝合术、眼睑手术、颌下腺移植手术等）。

5. 干眼的手术治疗

（1）泪小点阻塞术 包括暂时性或永久性泪点栓子，或应用电烙、透热或激光烧灼泪小点。其他封闭泪小点的手术还有泪小管切除、泪小管结扎、泪小管分流等。

（2）睑缘缝合术 适用于其他治疗方法无效的严重干眼患者，可把睑缘缝合一部分，以减少泪液蒸发，防止角膜因缺乏泪液而病情恶化，帮助上皮伤口愈合。

（3）颌下腺移植术 1986年西班牙学者Murube-Del-Castillo报道用自体颌下腺移植治疗重症角结膜干燥症获得成功，此后Mac-Leod、Sieg等相继报道这一技术的临床应用效果，20世纪90年代末国内中山眼科中心、北京同仁医院相继开始对这一手术进行临床及实验研究，对于重症干眼取得了一定疗效，但其术中、术后并发症有待进一步解决。

（三）辨证治疗

干眼的临床辨证思路包括详问病史、明辨病因、分析病位、确立证型等，以此指导临床治疗。

干眼的临床辨证首先详问病史，明辨病因，轻度干眼仅有眼局部症状，中重度干眼可出现角结膜损害，危害视力，部分干眼患者病情迁延不愈，反复发作，症状及病情可以随时间的推移逐渐加重。在对干眼患者进行临床辨证时，病史的询问应包括患者的工作环境及性质，如长期在空调开放的环境里工作，长时间使用电脑或驾车等。同时应询问局部及全身用药情况，了解患者的眼部外伤史、手术史、是否长期佩戴隐形眼镜以及全身性疾病史，特别是风湿性关节炎、强直性脊柱炎、系统性红斑狼疮等自身免疫性疾病的病史。环境因素如多风、强气流，气温升高和气候干燥，长期使用空调或除湿机，用眼过度如长时间阅读，其他因素如经常熬夜、维生素A缺乏症等也可加重干眼的症状。过度用眼、干燥高温、烟尘环境及其他眼部刺激可使症状加重。患者眼部症状在1天内可有变化。睑板腺炎患者症状在早晨加重，与随着时间延长泪液冲去了眼表的脂质分解产物有关。水液缺乏型干眼患者症状在晚上加重，原因为夜晚眼睑的闭合使患者早晨感觉舒服，白天睁眼水湿挥发使干眼症状加剧。患者的全身表现如同时有口干、关节痛等症状有助于判断引发干眼的潜在原因。如患者干涩、流泪、畏光、灼热感等不适，伴情志抑郁，喜叹息，为肝经郁滞，肝阴不足；伴咽燥口干，或干咳无痰，为燥热客肺，燥伤肺阴；伴头晕眼花，腰膝酸软，为肝肾阴亏；伴四肢乏力，精神倦怠，食少便溏，为脾气亏虚；伴眵泪黏腻，身体困倦，为湿热困脾。

其次仔细分析病位，本病病位在眼，属泪泉、白睛与黑睛，如患者白睛红赤则病位在白睛，白睛混赤，黑睛星翳则病位在黑睛；五轮相应为气轮、风轮与肉轮，如白睛红赤，咽燥口干，或干咳无痰，则病位在气轮；在脏主要对应为肝、脾、肺、肾，在腑主要为胆、胃、大肠与膀胱，如患眼干涩、白睛红赤，咽燥口干，或干咳无痰，则病位在气轮，内应于肺，在腑属大肠。

1. 燥热证
治法：滋阴清热润燥。

方药：清燥救肺汤加减。口干者加生地黄；黑睛星翳加蝉蜕、木贼；白睛红赤加密蒙花。

2. 肝郁证
治法：疏肝解郁。

方药：逍遥散加减。眼干涩重者加生地黄、麦冬；黑睛星翳加蝉蜕、木贼；白睛红赤加山栀、丹皮。

3. 津亏证
治法：滋养阴津。

方药：百合固金汤加减。眼干涩重者重用生地黄、麦冬；黑睛星翳加蝉蜕、木贼；白睛红赤加知母、黄柏。

4. 气虚证

治法：益气升阳。

方药：补中益气汤加减。眼干涩伴口干者加熟地黄、麦冬；黑睛星翳加蝉蜕、蔓荆子；白睛红赤加密蒙花。

5. 阴虚证

治法：滋养阴津。

方药：一贯煎加减。大便秘结加瓜蒌仁；虚热或汗多加地骨皮；舌红而干加石斛。

（四）针刺治疗

经络与目有着密切的关系，《灵枢·邪气脏腑病形》曰："十二经脉，三百六十五络，其血气皆上于面而走空窍，其精阳气上走于目而为之睛。"《灵枢·口问》云："目者，宗脉之所聚也。"眼部的正常功能离不开经络不断输送脏腑气血濡养。针刺治疗干眼的腧穴涉及十二正经及任督二脉，临床常面部取穴与四肢远部腧穴相配合以达到治疗效果。

常用主穴：①头面穴：睛明、攒竹、丝竹空、瞳子髎、太阳、球后、四白、百会、神庭、风池等。②远部穴：曲池、外关、合谷、中脘、天枢、气海、足三里、三阴交、太溪、太冲等。

根据病性的寒热虚实及脏腑经络所主的不同，可增减相关穴位。患者取仰卧位，局部皮肤常规消毒后，采用汉医牌 0.25mm×（25~40mm）无菌毫针，针刺上述穴位，平补平泻。睛明采用 0.20mm×7mm 无菌毫针浅刺，以患者眼部有酸胀感为度，不行任何手法。每日针 1 次，留针 20 分钟，10 日为 1 个疗程。

（五）新疗法选粹

1. 口服环戊硫酮片

环戊硫酮片是一种催涎剂，显著增加毒碱受体（M 受体）数量，明显提高腺体的分泌量，从而增加泪腺分泌泪液，对于原发性干眼症疗效好，不良反应小。

2. 脐带血清滴眼液

每天 8 次，每次 1 滴，使用后眼液置于 4℃冰箱存放，1 日使用 1 支。有人工泪液使用史的患者需经 2 周的洗脱期。

3. 泪小管皮下结扎术

治疗经药物治疗效果不佳的泪液缺乏性干眼。

4. 显微探针疏通睑板腺管

利用显微探针对阻塞的睑板腺管进行疏通，配以药物热敷、睑板腺按摩等治疗。

（六）医家经验

1. 谢立科

谢立科从干眼病因出发，"肝主疏泄""肝开窍于目""肝在液为泪"，认为干眼脏腑辨证责之于肝，气血津液辨证为阴津亏虚，因此提出"肝郁阴虚"为本病病机，临床上采用疏肝养阴法，逍生散（逍遥散联合生脉饮加减）治疗干眼病。其中，逍遥散方出自《太平惠民和剂局方》，为疏肝健脾之良剂，通过养肝体而助肝用，使肝脏气机畅达，是历代医家临床常用的方剂之一；生脉饮出自李东垣《内外伤辨惑论》，《医方考》谓之"一补，一清，一敛"为临床上养阴生津之首方。逍生散主要药物组成为柴胡、白芍、当归、五味子、党参、生地黄、麦冬、薄荷。方中生地黄为君，滋肾阴，清热凉血，取其滋水涵木以培本，白芍、当归、党参为臣，滋阴养血益气柔肝，补肝体，君臣相伍，相须为用，肝肾同补，治病求本，上病下取，滋阴养血以润目；麦冬滋阴养液，五味子酸敛护阴，助君臣滋阴润目之用，柴胡疏肝达郁，与诸滋养药相配，补肝体而助肝用，薄荷归肺、肝经，清香升散；具有疏风散热解郁的功效；可助柴胡疏调肝气，以助润目之力，诸药合用，滋阴养血，疏肝润目，使肝气条达，阴津充沛，则目窍得养，睛珠顺滑。为阴虚肝郁干眼之效方。

2. 王育良

《中药大辞典》记载鬼针草具有使人流泪的作用。王育良教授通过临床实验等研究证明其能够增加泪液分泌量、延长泪膜破裂时间和改善眼部干涩等症状。并在临床工作中总结并根据中医基础理论筛选出鬼针草、枸杞子、菊花制成的中药口服颗粒制剂润目灵。方中主药鬼针草清热解毒、消肿散癖；菊花归肺、肝经，可疏风散热、平肝明目；枸杞子归肝、肾经，能滋补肝肾、养阴明目，三药合用，共奏清热散癖、养阴润目之功以治疗干眼症。

3. 李传课

李传课认为"肝开窍于目""肝主泪液，能湿润滑泽眼珠"，同时"肾主津液，上润目珠"，根据"虚者补之"的治则，采用滋阴明目丸治疗肝肾阴虚型干眼，组成：熟地黄、枸杞、菟丝子、怀山药、茯苓、楮实子、黄精、枣皮、丹皮、三七、丹参等。方中熟地黄、枸杞、菟丝子、怀山药、茯苓、楮实子、黄精、枣皮等为补益肝肾之要药，配伍丹皮、丹参、当归、川芎、三七等养血活血之品，可改善眼部尤其是泪器的血液循环；石决明消除内热，羌活引药上行，石菖蒲化痰开窍，防止泪液过于黏滞，影响泪膜的稳定性。诸药合用，共奏滋补肝肾、养津明目之功，切合肝肾阴虚型干眼的病机。

4. 王明杰

王明杰提出"目中玄府为精明之枢""玄府郁闭为目病之根""开通玄府为治目之纲"的学术见解，临证善于灵活运用风药、虫药开通玄府治疗眼科，形成了"论病首重玄府，百病治风为先"的独特诊疗风格。认为从玄府理论来看，干眼的主要成因，不在于津液的匮乏，而在于津液的不布。由于目中玄府闭塞、津液敷布受阻，以致目失濡润而干涩；同时由于营血运行不畅，眼部筋脉失养而拘急，神光发越不利，因而往往伴有眼胀痛、眼部充血及视物模糊等视疲劳的问题。因此治疗应注重开通玄府以输布津液、流畅气血。离不开辛散的风药祛风通玄、布津润燥。这就是《黄帝内经》"辛以润之"之理。临床常用自拟"祛风舒目汤"（麻黄、葛根、柴胡、蔓荆子、菊花、僵蚕、蝉蜕、黄芪、当归、川芎、白芍、鸡血藤，甘草）为主通治干眼与视疲劳。

5. 韦企平

韦企平主张外障眼病首重风火二邪，又不唯独风火。风为百病之长，寒、湿、燥、热诸邪皆可夹风害目，外感实火生风动血，耗气伤津亦可虚风内动，血热血瘀，气损阴亏。故治疗外障之法祛风清热为先，勿忘养阴生津，病久扶正为本，重视调理脾胃，随证灵活调整方药。

五、预后转归

干眼患者病情轻重不一，轻者无症状或轻度干涩感，重者干涩不适，异物感明显，甚至睁眼困难，严重影响工作及生活，病程长。一般预后良好，很少引起失明，除非产生角膜溃疡等变证。

六、预防调护

临床上干眼患者，其发生原因与日常的饮食习惯、生活起居和精神心理因素有关，在患者不自觉的过程中缓慢起病。因此通过详细地询问病史，了解致病原因，并给予正确的饮食及生活指导，从根本上消除病因，对于预防干眼的发生和发展是十分重要的。

（一）预防

1. 合理饮食

干眼的发生与饮食因素关系十分密切，干眼患者主要表现为阴津亏虚，故饮食方面应纠正不良嗜好，少食辛辣、煎炸、肥甘厚味和酒类等食品。均衡饮食、不偏食，以清淡饮食为主。多吃富含维生素A、B、C、E

之蔬菜及水果，如瘦猪肉、鸭肉、龟、鳖、绿豆、冬瓜、赤小豆、荸荠、芝麻、百合等甘凉滋润之品。少食羊肉、狗肉、韭菜、辣椒、葱、蒜、葵花子等性温燥烈之品，少吃烧烤油炸食物。平素还要注意保证有充足的水分摄入，每天晨起饮两杯凉白开或菊花茶，对预防干眼很有好处。

2. 起居有常

干眼患者多因工作或环境的关系，诱发或加重干眼，应起居有常，不宜熬夜，晨起洗脸时注意眼睑及睫毛之清洁，用热毛巾热敷可以减轻疲劳并增加泪液分泌。秋冬季节本病发病率增加，特别是北方更为明显，可用加湿器增加房间湿度。计算机屏幕前工作时增加瞬目频率，有规律地定时休息，避免长时间用眼、过度疲劳，且应将显示屏放于眼水平线以下，以减少睑裂的开大程度。尽量少使用空调，少待在湿度较低的房间里，尽量避免或减少引起干眼症的诱发因素，这对于预防和减少干眼症的发生有着重要的意义。

3. 适度运动

中医学认为"久卧伤气，久坐伤肉"，缺乏运动可使脏腑功能低下，津液输布失常。因此提倡适当运动，如跑步、散步、体操、太极拳及其他形式的体育运动，可根据自身的具体条件，选择适宜的运动方式，并经常进行自我眼部按摩，以改善气血流通，促进泪液分泌和预防干眼的发展。

（二）调护

1. 调畅情志

中医学认为七情失和，思虑过度，或恼怒悲恐均可导致气机郁滞，津液输布失常而发干眼。宋朝的《太平圣惠方》指出"若悲哀内动，液道开而注下，其液枯竭则目涩痛"，说明情志因素对干眼的影响不容忽视。因此对于干眼患者进行心理治疗也是十分必要的。保持轻松愉快的心情，对于干眼的恢复具有十分重要的意义。另外，由于干眼病程长，对个人工作、生活影响大，对患病有恐惧心理，因此，要向患者介绍本病的基本医药常识及长期用药的必要性，告知患者经治疗可实现的预期目标，并讲解正确使用滴眼液和眼膏的方法。对病情严重的患者须告知干眼的自然病程和慢性经过，以争取患者对治疗的良好的依从性。

2. 避免使用加重干眼的药物

有任何眼睛不适应找眼科医师治疗，千万不要自行购买眼药长期点用。

3. 减少戴隐形眼镜

隐形眼镜佩戴时间不要过长，使用正规护理液，有不舒适即应取下隐形眼镜并去医院眼科进一步检查和治疗。

七、专方选要

1. 逍生散（谢立科方）

组方：党参、当归、生地黄、白芍、麦冬、五味子、柴胡、薄荷。

功效：疏肝养阴。

主治：干眼属肝郁阴虚者。症见目珠干涩，异物感，久视后疲劳感，时常白睛隐隐发红，兼见情志抑郁，胸闷胁胀，潮热盗汗，形体消瘦，咽干口燥；舌红少津，脉弦细。

2. 润目灵（王育良方）

组方：鬼针草、枸杞子、菊花。

功效：清热散瘀，养阴润目。

主治：干眼属郁火蒸灼，津液亏虚者。症见目珠干燥、异物感、烧灼感，视疲劳，畏光，疼痛，流泪，视物模糊，眼红。

3. 杞菊地黄汤（《医级》）

组方：枸杞、菊花、熟地、山药、山茱萸、泽泻、茯苓、牡丹皮。

功效：补益肝肾，滋阴养血。

主治：干眼属肝肾阴虚者。症见目珠干燥，畏光，视物模糊，视疲劳，头晕耳鸣，失眠多梦；舌红少苔或无苔，脉沉细。

4.养阴清肺汤(《重楼玉钥》)

组方:生地黄、麦冬、玄参、白芍、川贝母、牡丹皮、薄荷、生甘草。

功效:养阴清肺,生津润燥。

主治:干眼属肺阴不足者。症见目珠干燥,干涩磨痛,口干鼻燥,大便干;舌红少津,脉细数。

八、研究进展

(一)中药研究

1.单药研究

鬼针草滴眼液　彭清华等研究鬼针草滴眼液对雄兔去势所致干眼症的预防作用。选取新西兰白兔24只(24眼,均为右眼),制作去势雄兔干眼症模型,模型制作后即随机分为A、B两组(各12眼):实验组(A组)使用鬼针草滴眼液滴眼,对照组(B组)使用磷酸盐缓冲液滴眼。另选取2只兔作为正常对照分别于治疗前和治疗后1周、2周、1个月及2个月进行Schirmer I试验(SIT)检查、角膜荧光素染色(FL),并进行泪液总蛋白含量、淀粉酶活性、乳铁蛋白、溶菌酶含量检测及角膜共聚焦显微镜扫描。结果:治疗前A、B两组SIT、FL评分、泪液总蛋白量、乳铁蛋白、溶菌酶及淀粉酶活性相比,差异均无统计学意义(均为 $P > 0.05$);治疗1周、2周、1个月及2个月后,B组SIT、FL评分较治疗前均稍有恶化,差异均有统计学意义(均为 $P < 0.05$),而泪液总蛋白量、乳铁蛋白、溶菌酶及淀粉酶活性与治疗前相比差异均无统计学意义(均为 $P > 0.05$);A组SIT、FL评分、泪液总蛋白量、乳铁蛋白、溶菌酶及淀粉酶活性均有不同程度改变,差异均有统计学意义(均为 $P < 0.05$);A、B两组各时间点SIT、FL评分、泪液总蛋白量、乳铁蛋白、溶菌酶及淀粉酶活性相比,差异均有统计学意义(均为 $P < 0.05$)。治疗2个月

后,A组上皮基底细胞和炎症细胞密度分别为(4262 ± 268)/ mm^2 和(312 ± 103)/ mm^2 ,而B组上皮基底细胞和炎症细胞密度分别为(3106 ± 237)/ mm^2 和(32 ± 23)/ mm^2 ,两组比较,差异均有统计学意义(均为 $P < 0.05$)。结论:鬼针草滴眼液能有效预防雄激素水平降低所致兔干眼症。

2.复方研究

(1)逍生散联合生脉饮　张明明观察疏肝益气养阴法对于泪液分泌不足型干眼病动物模型的影响,实验根据M胆碱受体被阻滞后抑制腺体分泌,应用阿托品局部点眼进行分泌不足型干眼病短期造模。基本方:柴胡10g、当归15g、白芍10g、云苓15g、生地30g、薄荷5g、人参10g、五味子15g、麦冬10g、白术10g,严格遵守SOP(中药汤剂煎煮规范)规定方法煎煮,将实验组A组按5ml/次,每日2次灌胃;对照组B组予同等量同等次数生理盐水灌胃,每组均灌胃2周。结果在点用硫酸阿托品眼用凝胶1周后泪膜破裂时间明显缩短,与造模前有明显差异($P < 0.01$),治疗组A组经中药灌胃治疗后,泪膜破裂时间延长,泪膜破裂时间与造模后明显差异($P < 0.01$),较B组延长明显($P < 0.01$)。在点用硫酸阿托品眼用凝胶一周后泪液分泌明显减少,滤纸湿长缩短,与造模前有明显差异($P < 0.01$),A组泪液分泌实验滤纸湿长与B组比较增长明显($P < 0.01$),与造模后存在差异($P < 0.01$)。实验结论:疏肝益气养阴法对于泪液分泌不足型干眼病动物模型,能促进泪液分泌,可能机制为对激素及免疫等方面有一定影响而促进泪液分泌。

(2)参麦合剂　丛晨阳等探索参麦合剂(鬼针草、玄参、麦冬颗粒剂)对兔干眼症模型泪液分泌及眼表结构的影响。将30只健康新西兰大白兔随机分为空白对照组、实验对照组、药物治疗组。采用局部滴用0.1%苯扎氯铵构建兔干眼模型后,各组给予相应治

疗。治疗前和治疗后第7、14、21、28日分别测定Schirmer试验值、BUT值、眼表荧光素染色（FL）、结膜印记细胞学检查（CIC），观察眼表泪膜状态和细胞学变化。治疗28日后，每组随机选取5只动物，处死后剪下角结膜组织，行角结膜石蜡切片光镜观察。结果：药物治疗组用药14日后，Schirmer值及BUT值均较其他两组明显增加（$P < 0.01$）；结膜细胞印迹学检查发现：药物治疗组结膜杯状细胞数量较其他两组明显增多；光镜检查发现药物治疗组与其他两组相比，部分结膜上皮层数增多、杯状细胞增多。实验结论：参麦合剂能明显增加兔干眼症模型泪液分泌，改善泪膜稳定性和眼表细胞结构。

（二）评价及展望

干眼基本证候病机变化有虚有实，涉及气血阴阳，因此只有抓住干眼的基本证候要素才可以灵活辨证。临床证型常分为燥热证、肝郁证、津亏证、气虚证、阴虚证。各位医家除有滋阴清热治法外，又根据自己的临床体会，加入疏肝解郁、滋补肝肾等药物，并且在药物剂量、剂型方面灵活运用，取得更好的临床疗效。

由于客观体征与患者主诉的干眼症症状之间的关联性较差，临床医生需要精确的诊断工具和监测工具来综合评估患者，可能需要跨学科来进行研究，需要桥接医学、工程学、流体动力学和脂质测量技术来完成。同时，更好的给药配方和干眼症治疗方案正在进行研究和开发。临床研究表明，在干眼症联合治疗中使用黏蛋白促分泌素是一种十分有前景的治疗方案。尽管有这些进展，但是因有广泛证据表明其在眼部疼痛和眼表神经调节相关方面治疗效果存在缺陷，因此这些有效治疗方案的进一步发展受到了阻碍。

干眼可能对生理和心理健康产生严重的有害影响，更精确的眼表健康状况以及眼表分子成分的评估对干眼的控制有帮助作用，

比如活动性疾病的生物标志物、疾病和症状发展过程中起主要驱动性作用成分的结构特征。想评估泪膜功能和生化特性也需要更多可行的方法。目前观察到的眼部客观体征与患者主诉的不适症状之间缺乏关联性也反映了我们对这种复杂疾病的理解并不完全，因此更迫切地需要新的方法和技术进步来让我们能对正常功能以及疾病破坏眼表平衡的机制有更进一步的认识。中医中药在内服和外治用药方面，已取得一定效果，之后应利用现代化检测技术，探讨中医中药的疗效机制，使疗效更具说服力。

参考文献

［1］中国干眼专家共识：定义和分类（2020年）［J］．中华眼科杂志，2020，56（6）：418-422.

［2］黎颖莉，刘祖国，邓应平，等．干眼临床诊疗的新认识及研究的新方向［J］．中华实验眼科杂志，2020（3）：161-164.

［3］Craig J P, Nichols K K, Nichols J J, et al. TFOS DEWS Ⅱ Definition and Classification Report［J］. The ocular surface, 2017, 15（3）：276-283.

［4］Pflugfelder S C, de Pavia CS. The Pathophysiology of dry eye Disease：What we know and future directions for research［J］. Ophthalmology, 2017, 124（11S）：S4-S13.

［5］Stapleton F, Alves M, Bunya V Y, et al.TFOS DEWS Ⅱ Epidemiology Report［J］. Ocul Surf. 2017, 15（3）：334-365.

［6］晏晓明．解读国际泪膜与眼表协会2017年干眼专家共识中的干眼流行病学［J］．中华实验眼科杂志，2019，37（3）：226-228.

［7］晋秀明，章悦．关注干眼的系统治疗方法［J］．中华实验眼科杂志，2019，37（3）：218-223.

［8］张月，亢泽峰，刘彦江，等．自拟益气润

目汤治疗干眼的临床研究［J］. 中国中医眼科杂志, 2014（2）: 105–107.

［9］张月, 亢泽峰, 刘健, 等. 益气润目汤对干眼小鼠眼表组织 IL–1β 及 P–JNK 表达的影响［J］. 中国中医眼科杂志, 2018（1）: 17–21.

［10］陈水龄, 褚文丽, 张丛青, 等. 亢泽峰辨治干眼的思路［J］. 中华中医药杂志, 2019（7）: 3097–3100.

［11］张永. 干眼的诊断与治疗规范［J］. 世界最新医学信息文摘（电子版）, 2017, 17（81）: 7–8.

［12］方雨葳, 彭华. 中西医治疗干眼的研究进展［J］. 中国中医眼科杂志, 2017, 27（3）: 201–204.

［13］郝晓凤, 谢立科, 唐由之, 等. 逍生散颗粒剂对干眼小鼠模型泪腺 BaxmRNA、Bcl–2 mRNA 表达的影响［J］. 环球中医药, 2014, 7（5）: 337–340.

第六章 角膜疾病

第一节 感染性角膜炎

感染性角膜炎是指细菌、真菌、病毒和寄生虫感染角膜后引起的病变。临床上以视力下降、异物感、畏光、流泪等为主要症状，多数患者伴有分泌物增多。

一、病因病机

（一）西医学认识

感染性角膜炎一般可分为细菌性角膜炎、单纯疱疹病毒性角膜炎、真菌性角膜炎、棘阿米巴角膜炎四种，是由微生物的内在毒素、宿主反应特性和感染部位的解剖结构所决定的。

（1）细菌性角膜炎 细菌性角膜炎是化脓性角膜炎的最常见病因。我国目前常见的致病菌有金黄色葡萄球菌、表皮葡萄球菌、铜绿假单胞菌。

当角膜局部损伤后或全身因素如免疫力下降，某些慢性疾病及各种累及角膜上皮的变性与营养不良等情况均可导致细菌性角膜炎。

（2）病毒性角膜炎 病毒性角膜炎为角膜致盲疾病的首位。我国常见的致病菌包括单纯疱疹病毒（HSV）、水痘－带状疱疹病毒（VZV）、腺病毒。具有难治愈、易反复、病程长、预后差等特点。是病毒感染后引起的免疫反应，与感染途径、免疫调控等多方面的因素有关。

（3）真菌性角膜炎 真菌性角膜炎是角膜受到植物损伤后引起的一种角膜炎症。我国常见的致病菌有镰刀菌属、曲霉菌属。随着抗生素和糖皮质激素的广泛应用，该类型角膜炎的发病率逐年上升。现认为真菌对角膜上皮的黏附力是患该病的主要因素。

（4）棘阿米巴角膜炎 棘阿米巴角膜炎是一种由棘阿米巴原虫感染引起的角膜炎症。临床上虽然不多见，但近年来发病率呈上升趋势。多与戴软性角膜接触镜及清洁不当有关。具体致病机制目前尚不十分清楚。

（二）中医学认识

中医对感染性角膜炎的认识是以发病过程及临床表现为主要依据的，一般将病因分为外感六淫、脏腑内损两类。其中六淫之中的风热是发病的主要原因。

《目经大成·聚星障》中记载："此症黑睛有细颗，或白或微黄，或连缀，或丛萃，或散漫，或齐起，或先后逐渐相生。大该木火扰攘，亦目疾所常见。"形象地描述了聚星障的临床表现。

黑睛在五轮中属风轮，内应于肝，肝胆相表里，因此黑睛病常与肝胆相关联，辨证应从肝胆着手。病情较轻，多为肝经风热；进一步发展多为肝胆实火；反复发作，经久不愈者，多为肝阴不足；当伴有其他脏腑病机时，应该全面辨证，不能只责之于肝胆。黑睛疾病以热证、实证居多，但也应考虑到因寒湿引起疾病的情况。

二、临床诊断

（一）辨病诊断

1.细菌性角膜炎

（1）症状 起病最急骤，24~48小时内表现出眼痛、畏光、流泪、视力下降、脓性分泌物等症状。常有戴角膜接触镜史及异物史、外伤史。

（2）体征 角膜损伤处有黄白色浸润灶，边界模糊，周围角膜组织水肿。

（3）实验室检查 角膜刮片，做细菌培养＋药敏试验。

2. 单纯疱疹病毒性角膜炎

（1）症状 畏光流泪、眼痛、视力下降等。常有感冒史或在劳累后发病。

（2）体征 角膜浸润呈点状、树枝状、地图状。浸润深度分为上皮、基质、内皮型。

（3）免疫组织化学检查 使用 HSV-1 的单克隆抗体诊断药盒，进行免疫荧光染色和酶免疫测定，可做病原学快速诊断。

3. 真菌性角膜炎

（1）症状 发病缓慢，多有外伤史、手术史或长期应用糖皮质激素史。常有异物感、眼痛等症状。

（2）体征 角膜病灶干燥致密，白色不规则浸润，有伪足、卫星灶、免疫环、内皮斑、前房积脓等。

（3）真菌培养和鉴定 共焦显微镜可发现菌丝苔被，角膜病灶刮片可以快速诊断真菌的感染类型。

4. 棘阿米巴角膜炎

（1）症状 发病缓慢，与体征不相符的明显眼痛，角膜知觉减退。

（2）体征 角膜上皮有不规则、粗糙或反复糜烂，角膜前基质层可形成斑状、半环状或环状浸润。

（3）实验室检查 角膜刮片细胞学检查可见棘阿米巴虫滋养体及包囊；棘阿米巴虫培养呈阳性。

（二）辨证诊断

感染性角膜炎在临床上病名诊断有"聚星障""湿翳"之别，但辨证分型均以病机为据，故辨证诊断合而为论。

望诊：热泪频流，黑睛生翳或白睛混赤或胞轮红赤，严重者可见瞳神干缺，舌红苔黄腻或白腻或少津。

闻诊：语言、口气及气味多无明显异常。

问诊：或头目剧痛，或强烈羞明，眵多，或恶寒发热，口干咽痛或兼有胁痛或体倦便溏。

切诊：脉或浮数，或濡缓，或滑。

1. 风寒犯目，外感风寒证

（1）临床证候 患者自觉畏光流泪，全身兼见恶寒发热，寒重热轻，苔薄白，脉浮紧。

（2）辨证要点 有外感风寒病史，恶寒发热，苔薄白，脉浮紧。

2. 风寒犯目，阳虚寒滞证

（1）临床证候 自觉冷泪长流，患眼疼痛不剧，全身兼见面色苍白，畏寒怯冷，便溏，舌淡，苔白，脉细弱。

（2）辨证要点 外感风寒病史，兼见畏寒流泪、便溏、舌淡、苔白、脉细弱等阳虚症状。

3. 风热外袭证

（1）临床证候 患者眼部疼痛，羞明流泪，胞轮红赤，黑睛生翳，点状混浊，或多或少，或疏或密，视力减退，可伴有口干咽痛、鼻塞；舌红苔薄黄，脉浮数。

（2）辨证要点 胞轮红赤，黑睛生翳，口干咽痛，舌红苔黄，脉浮数。

4. 肝胆火赤证

（1）临床证候 患眼碜涩不适，疼痛明显，畏光流泪，白睛混赤，黑睛生翳，眵多，或兼见胁痛，口苦口干，溲黄；舌红苔黄，脉弦数。

（2）辨证要点 白睛混赤，黑睛生翳，胁痛，口干口苦，舌红苔黄，脉弦数。

5. 湿热蕴结，湿重于热证

（1）临床证候 患眼疼痛不明显，眵多，胞轮微红，形多圆，畏光流泪，表面些许隆起，病情缠绵难愈，反复发作，可伴有不思饮食，头痛身重，便溏，微热；舌苔白腻，脉濡缓。

（2）辨证要点 湿郁化热，眵多，病情缠绵，头痛身重，便溏，舌苔白腻，脉濡缓。

6. 湿热蕴结，热重于湿证

（1）临床证候 患眼疼痛剧烈，眵多浓

稠，碜涩不适，白睛混赤，黑睛生翳，表面隆起，干燥，黄液上冲量多，可伴有发热口渴，溺黄便秘，心烦，不欲饮食；舌红苔黄腻，脉滑数。

（2）辨证要点　黑睛生翳，表面隆起，干燥，发热口渴，舌红苔黄腻，脉滑数。

7. 热盛腑实证

（1）临床证候　视力下降，头目剧痛，热泪如汤，眵多，脓多，白睛混赤，黑睛翳陷，范围扩大，黄液上冲，多伴发热口干口渴，便秘溲黄；舌红苔黄厚腻，脉数有力。

（2）辨证要点　眵多，脓多，热泪如汤，发热口干口渴，便秘溲黄，舌红苔黄厚腻，脉数有力。

8. 气阴两虚证

（1）临床证候　畏光流泪较轻，轻度胞轮红赤，黑睛翳陷，或见眼内干涩，眵少，可伴有神疲乏力，少气懒言，便溏；舌淡苔白脉细弱。

（2）辨证要点　病情日久，迁延不愈，损伤正气，故眼内干涩，眵少，神疲乏力，舌淡苔白脉细弱。

三、鉴别诊断

（一）西医学鉴别诊断

不同类型感染性角膜炎往往具有相似的临床表现，因此需根据多种方面鉴别为哪一类型角膜炎，如图6-1-1所示。

表6-1-1　几种不同类型感染性角膜炎鉴别

	细菌性角膜炎	单纯疱疹病毒性角膜炎	真菌性角膜炎	棘阿米巴角膜炎
病原菌	葡萄球菌	单纯疱疹病毒	镰刀菌、曲霉菌	棘阿米巴原虫
病因	外伤、细菌感染	感冒、发热、劳累	角膜外伤、滥用抗生素、激素	角膜外伤、卫生不洁史、佩戴角膜接触镜
病程	起病急，进展快，无复发	较长，反复发作	起病缓慢，发展慢	迁延不愈，病程长
症状	疼痛、畏光、流泪明显	疼痛、畏光、流泪	轻	与体征不相符的严重头痛
病变形态	早期呈灰黄色，单个浓密浸润点，化脓性溃疡呈淡黄色，不规则	星状、树枝状、地图状、盘状混浊	表面干燥、粗糙、腐渣、易刮下	假树枝状、局部点状、放射状浸润，角膜环形浸润
治疗	抗细菌	抗病毒	抗真菌	药物治疗效果不明显

（二）中医学鉴别诊断

该病与宿翳需在病因病机、临床表现等方面作如下鉴别。

病因病机：宿翳系黑睛疾病愈后留下的瘢痕翳障，多因外感风热或脏腑热炽所致，火热伤阴，因此宿翳多与气阴两虚，津液不足有关；黑睛生翳多因外邪侵袭或脏腑内损所致，外邪入里化热，或肝胆火热上炎，熏伤黑睛，此外，机体正气不足，伤津耗液致津液亏乏也可引起黑睛受损生翳。

主症：宿翳黑睛处留有瘢痕翳障，其边缘清晰，形状不一，无红赤疼痛，常伴有眼睛干涩不适；该病多为新生翳障，边缘不清，胞轮红赤，目赤疼痛，眵多，羞明流泪，畏光，眼部疼痛。

四、临床治疗

（一）提高临床疗效的要素

1. 知常达变，活用疏风清热

感染性角膜炎多因外感风热邪毒所致，祛风清热药性味多辛凉，以宣散风热为主，部分药物有升阳发散之功，引药上行至目。

2. 辨清病性，强调顾护脾胃

若疾病日久不愈，则病性多由实转虚，五脏六腑之精皆上注于目，精气亏虚，伤及脾胃，故应扶正祛邪、益气固卫。

3. 中西结合，扶正祛邪并重

感染性角膜炎多由细菌、真菌、病毒或棘阿米巴虫引起，治疗原则一是寻找病因，二是提高机体免疫能力。西医中的抗菌药对治疗该疾病有不错的疗效，但容易产生耐药性。中医药在这方面有独特的疗效，疏风清热解毒药在现代药理研究中表明对感染性角膜炎有很好的疗效且治愈后若得到良好的预防护理不易引起复发。

（二）辨病治疗

临床上重点在于对症治疗。

1. 细菌性角膜炎

（1）眼痒症状明显者，予妥布霉素滴眼液；每晚睡前涂抗生素眼药膏，如红霉素、妥布霉素等。

（2）并发虹膜睫状体炎时可予 0.1% 阿托品散瞳，以缓解症状。

（3）临床上不能判断是哪种细菌感染时可予广谱抗生素氟喹诺酮类滴眼液。若为肺炎链球菌感染首选青霉素类抗生素；葡萄球菌感染可选头孢菌素类或氟喹诺酮类抗生素；绿脓杆菌感染首选氨基糖苷类抗生素；链球菌感染首选青霉素类抗生素。

（4）分泌物明显增多者可加用阿昔洛韦滴眼液。

（5）上皮难以愈合者，予维生素 C 片或复方维生素 B 片。

2. 单纯疱疹性角膜炎

（1）频点抗病毒药物如阿昔洛韦滴眼液，睡前涂眼药膏如阿昔洛韦眼膏。

（2）合并细菌或真菌感染者，可加用广谱抗生素如左氧氟沙星滴眼液或妥布霉素滴眼液等。

3. 真菌性角膜炎

（1）点抗真菌药如两性霉素 B 滴眼液，睡前涂抗真菌眼药膏，如氟康唑眼膏。

（2）效果不明显者，可加用口服抗真菌药，如克霉唑片。

（3）合并细菌或病毒感染者，可适量加用抗细菌或病毒的药物。

4. 棘阿米巴角膜炎

（1）点用治疗阿米巴病氯已定滴眼液，口服抗阿米巴病药物如甲硝唑片。

（2）合并其他类型感染性角膜炎时，应根据具体病情加用抗细菌药、抗病毒药或抗真菌药。

另外，肾上腺皮质激素可以抑制角膜免疫反应和抗炎作用，但因其可以激活病毒和胶原酶活性，促进病毒繁殖使病情恶化，引起角膜穿孔，故伴感染上皮性角膜炎及神经营养性角膜炎时应禁用。

过量使用抗病毒药物容易产生耐药性且对眼表产生毒性，使用时应严格控制剂量及用药时间。

当病情进入修复阶段时可以应用表皮生长因子和纤维连接蛋白等物质以促进表皮修复。

（三）辨证治疗

1. 辨证论治

（1）风寒犯目，外感风寒证

治法：疏风散寒。

方药：四味大发散加减。麻黄绒、细辛各 6g，藁本 5g，蔓荆子 7g，老姜、甘草各 3g。

（2）风寒犯目，阳虚寒滞证

治法：温经散寒。

方药：当归四逆汤加减。当归、细辛各15g，芍药、桂枝各9g，甘草5g，通草3g，大枣10g。

（3）风热外袭证

治法：疏风散热止痛。

方药：银翘散加减。若热邪偏重者可加用板蓝根、大青叶、菊花；若胞睑肿痛、羞明流泪、畏光明显者可加用蒲公英、桑叶、蝉蜕、决明子等。

（4）肝胆火赤证

治法：清肝泻火，明目退翳。

方药：龙胆泻肝汤加减。龙胆草6g，黄芩、栀子各10g，泽泻12g，木通7g，车前子、生地黄、蝉蜕、木贼各9g，柴胡、生甘草各6g。若目赤头痛明显者可加用菊花、桑叶、夏枯草；小便短赤明显者加用瞿麦、萹蓄、通草等。

（5）湿热蕴结，湿重于热证

治法：祛湿清热。

方药：三仁汤加减。杏仁15g，滑石18g，通草6g，白蔻仁7g，竹叶、厚朴各6g，生薏苡仁15g，半夏9g。若泪液黏稠、眵多者加用茵陈、黄芩、白鲜皮等；若口淡无味、食欲减退者可加用茯苓、苍术、陈皮等。

（6）湿热蕴结，热重于湿证

治法：清热化湿。

方药：甘露消毒饮加减。飞滑石50g，茵陈30g，黄芩15g，石菖蒲、木通各10g，川贝母9g，藿香、射干、连翘、白豆蔻各7g。若大便秘结者加用酒大黄、石膏、芒硝等；若黄液上冲明显者，可加用桔梗、玄参等。

（7）热盛腑实证

治法：泻火解毒。

方药：四顺清凉饮子加减。当归身9g，龙胆草、黄芩、柴胡各7g，羌活、黄连、木贼、金银花、菊花各6g，桑皮、车前子、生地黄、赤芍、枳壳、熟大黄、防风、川芎各5g，炙甘草3g。若大便秘结明显者加用石膏、芒硝等。

（8）气阴两虚证

治法：滋阴补气，明目退翳。

方药：地黄丸加减。生地黄、熟地黄各9g，牛膝7g，当归12g，杏仁、羌活、枳壳各6g，蝉蜕、木贼各5g，生甘草3g。若阴虚明显者可加用知母、玄参、麦冬等；若气虚明显者可加用黄芪、山药等。

2. 其他疗法

（1）针刺治疗 取睛明、四白、丝竹空、攒竹、合谷、足三里、光明、肝俞等穴，每次局部取1~2穴，远端取1~2穴，留针30分钟，一天1次，根据病情虚实，酌情使用补泻手法。

（2）洗眼及湿热敷 用金银花15g、板蓝根15g、荆芥10g、防风10g、苦参10g等清热解毒祛风药水煎，待水温适宜时冲洗眼部。或将毛巾浸湿后进行湿热敷。

（3）球结膜下注射 当患者病情较严重或不适用于滴眼药水时常用该疗法。

3. 成药应用

（1）银翘解毒片 功效祛风清热解毒，适用于聚星障之风热外袭证。每日3次，每次3片，温水送服。

（2）龙胆泻肝丸 功效清肝泻火，适用于肝火炽盛证。每日2次，每次5g，温水送服。

（3）知柏地黄丸 功效滋阴降火，适用于阴虚火旺证。每日2次，每次5g。

（4）杞菊地黄丸 功效滋阴补肾、养肝明目，适用于肝肾阴虚证。每日2次，每次5g，温水送服。

（5）八珍丸 功效补气养阴，适用于气阴两虚证。每日3次。每次5g。

4. 单方验方

（1）银花复明汤（《庞赞襄中医眼科经验》）金银花30g，蒲公英30g，天花粉12g，生地黄12g，知母12g，生大黄12g，玄明粉

12g，桑白皮 10g，黄芩 10g，蔓荆子 10g，枳壳 10g，龙胆草 10g，黄连 3g，木通 3g，甘草 3g，水煎服，日 1 剂。适用于里热炽盛证。

（2）消炎退翳方（《韦文贵眼科临床经验选》） 柴胡 6g，黄芩 6g，川芎 6g，白芷 5g，薄荷 6g，夏枯草 6g，牛蒡子 6g，生大黄 9g，木贼草 6g，炒枳壳 9g，石决明 24g（先煎），蛇蜕 2g，水煎服，日 1 剂。适用于肝胆实火，大便干结者。

（3）钩藤饮（《庞赞襄中医眼科经验》） 钩藤 10g，木贼 10g，连翘 10g，白术 10g，栀子 10g，黄芩 10g，金银花 10g，防风 10g，柴胡 10g，前胡 10g，香附 10g，龙胆草 10g，赤芍 5g，木通 5g，甘草 3g，水煎服，日 1 剂。适用于肝火内炽，风邪外侵证。

（4）芩连退翳汤（《眼科临证录》） 黄芩、黄连、木贼草、嫩钩藤、蝉蜕、石决明、白茯苓、白蒺藜，水煎服，日 1 剂。适用于里热炽盛证，兼有黄液上冲、腑实便结者。

（5）消星饮［《江西中医杂志》1987，（1）：14］ 桑叶、菊花各 15g，柴胡、防风、决明子各 10g，蝉蜕 5g，甘草 6g，水煎服，日 1 剂。适用于热证。

（6）杏仁滑石汤（《温病条辨》） 杏仁、厚朴、滑石、通草、陈皮、半夏、黄芩、黄连、郁金，水煎服，日 1 剂。适用于湿热互结型湿翳。

（7）当归玄参饮（《张皆春眼科证治》） 当归 10g，白芍 10g，生地黄 10g，丹皮 10g，玄参 10g，车前子 10g，茺蔚子 10g，水煎服，日 1 剂。适用于阴虚有热者。

（四）新疗法选粹

（1）免疫抑制剂、胶原酶抑制剂是近年来提出的新方法。对于反复发作的病例可以考虑局部或全身应用免疫抑制剂，对于角膜溃疡经久不愈或即将穿孔的病例可以应用胶原酶抑制剂。

（2）角膜内皮移植术是近年来发展起来的新型角膜移植手术方式，在炎症控制的情况下角膜内皮功能不良角膜水肿的病例可以采取此手术方式。

五、预后转归

本病的预后结果，主要取决于病情的轻重缓急，治疗是否及时，治法是否得当等多方面因素，若早期病情轻时就给予积极治疗，则预后较好且不会留下或仅留下轻度瘢痕；若治疗不及时，则易引起黑睛深部病变，反复发作，难以痊愈，严重者可在愈后形成瘢痕，影响视力。

六、预防调护

（1）尽量避免黑睛创伤，若不慎有外伤应及时就诊，不应擅自滥用抗生素、激素及免疫抑制剂，局部按时点眼药，做好思想准备，在医生指导下积极配合治疗合理用药。

（2）尽量避免佩戴隐形眼镜，当佩戴时一定要注意清洁卫生。

（3）忌食辛辣炙煿之品，饮食宜清淡且富有营养。

（4）劳逸结合，避免用眼过度，少熬夜。

（5）当眼部不慎进入异物需取出时，应进行严格无菌操作。

（6）室内光线宜偏暗，外出戴有色眼镜。

七、专方选要

1. 明目泻肝汤

柴胡、山栀子、黄芩、龙胆草各 20g，蔓荆子 12g，白芷 6g，川芎 4.5g，生地黄、刺蒺藜、当归尾各 10g。以上水煎服，日 1 剂，分早晚 2 次服用。有大便干结者加酒制大黄 10g、郁李仁 10g。（黄叔仁. 眼病辨证论治经验集. 合肥：中国科技大学出版社，1997：63.）

2. 祛风解毒清肝汤

薄荷 10g，荆芥 10g，蝉蜕 6g，谷精草 9g，蒲公英 15g，黄芩 9g，栀子 9g，生地黄

15g，龙胆草 6g，柴胡 9g，赤芍 9g，车前子 9g。日 1 剂，水煎服，适用于聚星障的各种类型。加减：肝经风热，角膜混浊及小点片状浸润者加牡丹皮 10g、木贼 10g；肝火炽盛，溲黄、便秘者去车前子加大黄（后下）10g、黄连 8g、牡丹皮 10g、青葙子 10g；热壅血滞，加红花 10g、黄连 10g、金银花 15g；夹湿去生地黄，加佩兰叶 15g、滑石 15g、木通 15g、生石决 15g；夹寒者去栀子、生地黄，加羌活 10g、川芎 10g、细辛 5g；兼阴虚者去栀子、黄芩，加玄参 15g、知母 10g、玉竹 15g、女贞子 10g。[丁高平. 中药为主治疗单纯疱疹病毒性角膜炎的临床观察. 中国中医眼科杂志，1994，4（2）：101]

八、研究进展

（一）病因病机

近年来，经过大量研究，认为单纯疱疹性角膜炎以气虚或血虚为本，风热证为标。脏腑功能失调，常易导致该病的发病，在眼病病理中占有极为重要的地位。一些医家对聚星障提出了"毒邪"致病之说，在治疗过程中注重解毒药的应用，取得了一定的疗效。

姚和清认为聚星障的发病原因多由于外感所致，其中以风热、湿热与邪热熏蒸为多，由于气血瘀滞导致黑睛与白睛星点翳障等症。韦文贵认为聚星障属于肝肺热盛，外感风邪，内外合邪，上攻于目所致，或阴虚肝旺，风热外侵，上乘目窍，治则以祛风清热、滋阴活血、退翳明目为主。

（二）辨证思路

1. 疏风清热解毒

庞赞襄治疗混睛障以清热解毒为主，散除肝经郁热，清解毒邪，使毒邪外泄；或以滋阴养肺之品使津液得养，郁热消除。韦文贵治疗凝脂翳根据"实者泻之"常用"泻火解毒"之法使热毒邪气下泄。

2. 调理肝肺

张皆春认为混睛障风热偏盛，白睛混赤，刺痛流泪，羞明，秽浊翳障逐渐蔓延，赤脉由四周渐进风轮，病情处于发展阶段者，治宜清肝泻肺、祛瘀除风、退翳明目。后期邪退正衰，病情趋向恢复阶段者，治宜润肺养肝、明目退翳。

3. 调理脾胃

庞赞襄认为凝脂翳肝胃实热上攻于目，属于表邪不解，郁久化热，热毒实邪上攻于目，治宜清热泻火。盖人体以脾胃为本，若中州运化无权，宜调理脾胃。

（三）治法探讨

感染性角膜炎的主要治则为实则祛其邪，虚则扶正而祛邪，去除病因，积极控制感染，增强全身或局部抵抗力，促进愈合，提高疗效；在早期针对不同的病原体选用相应的抗感染药，难以明确病因的患者，以选用广谱抗生素为要；注重局部治疗与整体治疗相结合。中药中退翳药与木贼、密蒙花、谷精草、白蒺藜等合用效果会更好，在辨证指导下应尽早应用退翳药物，以便可以收获更好的疗效；常用治法有祛风清热、退翳明目、泻火解毒、养阴清热等。

（四）中药研究

1. 单药研究

感染性角膜炎多为实热所致，在治疗过程中根据辨证清除实热至关重要。相关研究表明黄芩苦寒能泻上焦肺火，除胃肠之热，得酒可上行达目，为治疗眼部疾病要药。另外，黄芩有较广的抗菌谱，在试管内对葡萄球菌、链球菌、肺炎双球菌等有抑制作用；有良好的解热作用，其原药、水提取物、黄芩总黄酮等成分均有解热效用。

2. 复方及注射液研究

（1）消翳汤　生地、蔓荆子、木贼、密蒙花、当归尾、柴胡、荆芥、防风、川芎、枳壳、甘草，水煎服，日1剂。祛风为主，辅以明目退翳，或加用清热凉血活血之品，标本兼治。适用于风邪较重的目翳。

（2）芩连退翳汤　嫩钩藤、石决明、白蒺藜、黄芩、木贼、茯苓、蝉蜕、黄连，方中祛风退翳明目为主，钩藤镇肝息风，茯苓利水渗湿；病情缠绵难愈者可加用补气血之品。

（3）黄精多糖注射液　对单纯疱疹病毒性角膜炎有很好的疗效，同阿昔洛韦滴眼液联合应用时效果优于单用阿昔洛韦滴眼液，该药还有良好的免疫促进作用。

（五）评价及展望

感染性角膜炎由于发病原因不同，临床上的治则治法多不同。总体而言，在疾病早期局部应用药物治疗可以获得良好的效果。在选方时应结合辨证，利用现代科学技术以高效且便于使用为原则制取新药剂。近年来不断有各种中药制剂应用于临床中，在预防其复发方面取得了较好的进展。中医药的治疗对改善眼部症状，减少瘢痕形成，促进角膜翳的消散有极为重要的意义。除早期诊断、早期治疗外，其他非药物性的治疗也十分重要。另外，诊断时一定要认真鉴别各类型的炎症合理使用药物，减少误诊、漏诊的发生，错误的诊疗、无限制地滥用抗生素不但会加重病情而且会造成机体耐药。糖皮质激素的合理应用有利于减轻炎症反应，但应严格掌握适应证。

该疾病是我国致盲率极高的疾病之一，全面加强防治研究是防盲工作的重点，积极运用中西医结合方法对防盲工作有很大的意义。

参考文献

［1］李凤鸣. 中华眼科学［M］. 2版. 北京：人民卫生出版社，2004

［2］张梅芳. 眼科专病中医临床诊治［M］. 2版. 北京：人民卫生出版社，2005

［3］高学敏. 中药学［M］. 2版（上册）. 北京：人民卫生出版社，2012

［4］唐由之. 中医眼科全书［M］. 2版. 北京：人民卫生出版社，2011

［5］邱波. 中西医结合眼科学［M］. 2版. 北京：科学出版社，2008

［6］庞荣. 庞赞襄中医眼科验案精选［M］. 北京：人民卫生出版社，2012

［7］彭清华. 中西医结合眼科学［M］. 北京：中国中医药出版社，2010

［8］曾庆华. 中医眼科学［M］. 北京：中国中医药出版社，2011

［9］赵堪兴. 眼科学［M］. 8版. 北京：人民卫生出版社，2013

［10］中华医学会眼科学分会角膜病学组. 感染性角膜病临床诊疗专家共识（2011年）［J］. 中华眼科杂志，2012，48（1）：72-75

第二节　角膜溃疡

角膜溃疡是由各种因素引起的角膜上皮缺损及缺损区下角膜基质坏死的角膜病变。本病可发生于任何年龄，但成人较小儿多见，老年人较多，且多发生于营养不良和卫生条件较差的人。细菌感染引起者起病急、病情重、发展快、变化多，如得不到及时、有效的治疗，角膜溃疡向深部发展，则发生前房积脓、角膜穿孔等并发症，甚则脓攻全珠致眼珠塌陷，严重危害视力，终至失明。

角膜溃疡又分为：①细菌性角膜溃疡（单纯性角膜溃疡、匍行性角膜溃疡、绿脓杆菌性角膜溃疡）。②蚕蚀性角膜溃疡。

本病属中医眼科学"凝脂翳""花翳白陷"的范畴。

一、病因病机

（一）西医学认识

细菌性角膜溃疡的诱发因素包括眼局部

因素及全身因素。多为角膜外伤后感染或剔除角膜异物后感染所致，特别与无菌操作不严格、滴用污染的表面麻醉剂及荧光素有关。但是一些局部乃至全身疾病如干眼症、慢性泪囊炎、佩戴角膜接触镜、糖尿病、免疫缺陷、酗酒等，也可降低机体对致病菌的抵抗力，造成角膜对细菌易感性的增加。

常见原因：①感染：多由于异物等外伤未及时治疗，或患慢性泪囊炎、先天性梅毒、单纯性疱疹和天花等病的原因，导致本病。②结膜病的蔓延：几乎所有的结膜病如葡萄球菌结膜炎、肺炎球菌结膜炎可致边缘性角膜溃疡。③营养障碍：若出现角膜营养障碍，角膜对外界有害因素的防御能力减弱，角膜上皮干燥，易受损伤，严重者可导致角膜溃疡。素有泪囊炎者易诱发本病。发病前常有角膜表层损伤史或角膜异物取出史。

（二）中医学认识

角膜溃疡病属中医眼科学"凝脂翳""花翳白陷"的范畴。

凝脂翳与西医学的细菌性角膜溃疡相类似，主要指匍行性角膜溃疡和绿脓杆菌性角膜溃疡。

《诸病源候论·目病诸候·目内有丁候》认为凝脂翳的病因为"脏腑热盛，热乘于腑，气冲于目，热气结聚"；而《证治准绳·杂病·七窍门》则指出，若黑睛"四周见有瘀滞者，因血阻道路，清汁不得升运之故。若四周不见瘀赤之甚者，其内络深处，必有阻滞之故"。

结合临床归纳为：①黑睛外伤，风热邪毒乘虚袭入，触染黑睛所致；素有漏睛者，因邪毒已伏，更易乘伤侵入而发病。②风热外邪入里化热，或嗜食辛辣炙煿，致脏腑热盛，肝胆火炽，上炎于目，灼伤黑睛。③久病之后，或为气虚，或为阴伤，正气不足，外邪滞留，致黑睛溃陷，久不愈复。

花翳白陷包括西医学的蚕蚀性角膜溃疡、细菌性角膜溃疡等。

《秘传眼科龙木论》中认为花翳白陷病因病机为"此为肝肺积热壅实，上冲入脑，致生此疾……"；《审视瑶函》中认为本病因火烁络内膏液蒸伤而生，"轮白之际，四围生翳，而渐渐厚阔，中间尚青，未满者瞳神尚见，只是四围皆起，中间低陷，此金克木之祸也。或于脂下起黄膜一片，此二症夹攻之急。亦有上下生起，名顺逆障，此症乃火上郁逼之祸也。亦有不从沿际起，只自凝脂色黄，或不黄，初小后大，其细条如翳，或细颗如星，四散而生，后终长大，牵连混合而害目，此是木火之祸也"。《目经大成》亦认为"土盛郁木，木郁则生火，火盛生痰，痰火交烁，膏液随伤，乃变无了局"。

结合临床归纳如下：①外感风热毒邪，肺热炽盛，肺热及肝，金盛克木，循经上犯，黑睛溃陷。②外感风热毒邪未解，入里化热，加之脏腑素有积热，土盛郁木，木郁则生火，上攻于目，致黑睛溃陷。③素体阳虚，或过用寒凉之物损伤阳气，寒伤厥阴肝经，黑睛生翳溃陷。

二、临床诊断

（一）辨病诊断

1.临床表现

（1）细菌性角膜溃疡　包括单纯性角膜溃疡、匍行性角膜溃疡和绿脓杆菌性角膜溃疡。

（2）蚕蚀性角膜溃疡

①病因

外伤、感染及其他理化因素和生物因素、使自身抗原改变，产生自身抗原性，从而产生自身抗体，这种自体免疫反应导致角膜和结膜的组织的溶解破坏，故该病实际上是种自身免疫病。

②临床特点

伴有疼痛较重的角膜慢性溃疡为其主要

表 6-2-1　细菌性角膜溃疡的鉴别

	单纯性角膜溃疡	匐行性角膜溃疡	绿脓杆菌性角膜溃疡
病因	多由于外伤引起角膜上皮脱落，进一步损伤前弹力层和基质。由于致病毒力较弱的细菌感染所致	常因角膜外伤后继发感染所致，由毒力较强的细菌如肺炎链球菌、金黄色葡萄球菌及溶血性链球菌等感染所致	外伤、角膜异物、溶液污染等，为绿脓杆菌感染所致
溃疡颜色和形态	灰白或略带浅黄色	灰白色或黄白色浓密浸润点，溃疡周围有浓厚的黄白色浸润	黄白色略呈扁平状，黏稠的角膜坏死组织，溃疡面呈毛玻璃状
溃疡边缘	清楚	新月形，致密混浊的潜行的进行性边缘	边缘水肿，不清楚
周围角膜组织	透明	灰暗水肿	灰暗的较宽水肿区，有内皮和后弹力层皱纹
前房积脓	无	有	有（黄绿色）
角膜穿孔	无	有	有

临床表现，伴有眼红、畏光、流泪等表现，少数患者双眼可先后发病。病变一般从睑裂处角膜缘发，开始表现为角膜缘充血和灰色浸润，几周内逐渐向纵深发展为局限性溃疡，病区上皮脱落，溃疡边缘呈潜行性，略隆起，溃疡逐渐向周围发展并相互融合，深度可侵蚀角膜基质，一般不向更深层角膜侵蚀，角膜溃疡面常有新生上皮覆盖和浅层新生血管长入，但很少引起后弹力层膨出或穿孔。

③分型

（a）良性型（Ⅰ型）的临床症状相对较轻，浸润较局限，老年人多见，常单眼发病。药物或手术容易治愈，预后较好。

（b）恶性型（Ⅱ型）的临床症状严重，病情发展迅猛，浸润的范围较大，青壮年多见，常双眼发病，角膜的穿孔率可高达3%，药物或手术治疗困难，常有复发趋向，预后较差。

2. 相关检查

药物治疗前，从浸润灶刮取坏死组织，涂片染色找到细菌，结合临床特征大体能做出初步诊断。真正的病原学诊断需要做细菌培养，同时应进行细菌药物敏感试验筛选敏感抗生素指导治疗。接触镜佩戴者怀疑为感染性溃疡时，如果可能，接触镜和镜盒均应做培养。免疫学检查，可见病变邻近区域的结膜抑制性 T 细胞减少，IgA 水平升高，浆细胞、淋巴细胞增多，结膜上皮中出现免疫球蛋白及补体，大量的宿主细胞表达 HLA- Ⅱ 类抗原等。

（二）辨证诊断

望诊：热泪频流，黑睛生翳或白睛混赤或胞轮红赤，严重者可见瞳神干缺，舌红苔黄腻或白腻或少津。

闻诊：语言、口气及气味多无明显异常。

问诊：或头目剧痛，或强烈羞明，眵多，或恶寒发热，口干咽痛或兼有胁痛或体倦便溏。

切诊：脉或浮数，或濡缓，或滑。

1. 风热壅盛证

（1）临床证候　病变初起，头目疼痛，羞明流泪，视力减退，胞轮红赤，黑睛生翳，边缘不清，如覆薄脂；舌质红，苔薄黄，脉浮数。

（2）辨证要点　黑睛表层外伤，风热邪毒因伤袭入，风热壅盛，邪毒结聚黑睛，故辨证以黑睛外伤生翳、如覆薄脂等眼症为要点。

2. 肝胆火炽证

（1）临床证候　头眼疼痛明显，强烈羞明，热泪如汤，白睛混赤，黑睛生翳，状如凝脂，神水混浊，黄液上冲；可伴口苦溲黄；舌红苔薄黄，脉弦数。

（2）辨证要点　外邪不解，入里化热，致肝胆火炽，上攻黑睛，故辨证以黑睛生翳状如凝脂、黄液上冲等眼症及全身症状为要点。

3. 热盛腑实证

（1）临床证候　头目剧痛，眼睑红肿，眵多浓稠，热泪如汤，白睛混赤浮肿，黑睛翳陷，状如凝脂，扩大加深，黄液上冲量多，眵泪、凝脂及脓液色呈黄绿；可伴发热口渴，溺黄便秘；舌红苔黄厚，脉数有力。

（2）辨证要点　脏腑热盛，热毒内结，上攻黑睛，热盛肉腐为脓，辨证则以白睛混赤浮肿、黑睛翳陷深大、黄液量多等眼症为要点。

4. 气阴两虚证

（1）临床证候　羞明较轻，或眼内干涩，轻度胞轮红赤，黑睛溃陷，日久不敛；常伴体倦便溏；舌红脉细数，或舌淡脉弱。

（2）辨证要点　病情日久，正虚无力抗邪，余邪未尽，故辨证以黑睛溃陷、日久不敛等眼症及舌脉为要点。

5. 肺肝风热证

（1）临床证候　患病初起，患眼视力下降，砂涩疼痛，羞明流泪，胞轮红赤，黑睛边缘骤生翳障，逐渐扩大，四周凸起，中间凹陷；可伴口苦咽干，舌红苔薄黄，脉浮数。

（2）辨证要点　风热外袭，肺热犯肝，上攻黑睛，其邪甚微，故辨证以患病初起，黑睛边缘生翳等眼症及舌脉为要点。

6. 阳虚寒凝证

（1）临床证候　患眼视力下降，头目疼痛，白睛暗赤，黑睛生翳溃陷，从一边发展，

扩大加深，如蚕蚀之状，迁延不愈；全身兼见四肢不温；舌淡无苔或苔白滑，脉沉细。

（2）辨证要点　阳气不足，寒邪侵袭厥阴肝经，循经上犯黑睛，故辨证以黑睛生翳溃陷，迁延不愈之眼症以及四肢不温、舌脉等为要点。

三、鉴别诊断

（一）西医学鉴别诊断

1. 边缘溃疡性角膜炎伴胶原蛋白血管疾病

单眼或双眼，周边角膜间质浸润，同时变薄。

2. 葡萄球菌过敏性角膜炎

通常为双眼多发性角膜基质浸润，在早期阶段保持角膜上皮完整，常伴睑缘炎和睑板腺炎。

3. Terrien 角膜边缘变性

双眼，无痛，眼部没有炎症累及，上皮完好，通常先出现角膜变薄。

（二）中医学鉴别诊断

1. 凝脂翳与聚星障鉴别

表 6-2-2　凝脂翳与聚星障鉴别表

	凝脂翳	聚星障
诱因	黑睛损伤	感冒或劳累后
知觉	变化不明显	病变区知觉减退
眵泪	眵泪呈脓性	泪多眵少或无眵
翳形	初起为单个米粒样混浊，色灰白，边缘不清，表面污浊，如覆薄脂	初起为多个针尖样细小星点混浊，继则融合如树枝状或地图状
复发	无复发	可反复发作
化脓	常化脓，易穿孔，伴黄液上冲	一般不化脓，不穿孔，多无黄液上冲

2. 凝脂翳与湿翳、花翳白陷鉴别

表 6-2-3　凝脂翳与湿翳、花翳白陷鉴别表

	湿翳	凝脂翳	花翳白陷
病因	黑睛外伤后，湿热毒邪侵袭	多为黑睛剔除异物术、外伤后邪毒感染，常有漏睛史	多无外伤史，系风热外袭
病势	起病缓，发展慢	起病急，发展快	发展缓，病程长
自觉症状	轻	重	随病情发展而加重
眼眵	黏液性	脓性	眵少
翳障状态	状如腐渣，干燥、粗糙，易刮下	状如凝脂，表面湿润，不易刮下	状如花瓣，形如新月，不易刮下
病原检查	刮片有菌丝，培养有真菌	刮片或培养，常可找到致病菌	可找到细菌，或为自身免疫性疾病

四、临床治疗

（一）提高临床疗效的要素

角膜溃疡多由细菌感染引起，治疗原则一是寻找病因，二是提高机体免疫能力。角膜溃疡若日久不愈，则病性多由实转虚，五脏六腑之精皆上注于目，精气亏虚，伤及脾胃，故应扶正祛邪、益气固卫。

（二）辨病治疗

感染性角膜溃疡对角膜组织可造成严重损害，因此临床上对疑似细菌性角膜溃疡患者应给予积极治疗。初诊的细菌性角膜溃疡患者可以根据临床表现、溃疡严重程度给予广谱抗生素治疗，然后再根据细菌培养＋药敏试验等实验室检查结果，调整使用敏感抗生素。抗生素治疗目的在于清除病原菌，目前没有一种抗生素能对所有细菌起作用，因此使用广谱抗生素在初诊病例中有较大意义。

近年来推荐使用 5% 头孢唑啉 +1.3%~1.5% 妥布霉素或头孢唑啉 + 氟喹诺酮类。头孢霉素是针对病原体未明的 G^+ 菌感染进行治疗的首选药物。50mg/ml 头孢唑啉是代表药物。G^- 菌角膜炎首选抗生素是氨基糖苷类。氟喹诺酮类，对 G^- 细菌和许多 G^+ 菌都有抗菌作用，尤其对耐药葡萄球菌也有作用。链球菌属、淋球菌属引起的角膜炎首选青霉素 G，对于耐药的淋球菌感染可使用头孢曲松钠（菌必治）。万古霉素对 G^+ 球菌有良好的杀灭作用，尤其对耐药的表皮葡萄球菌和金黄色葡萄球菌如耐甲氧西林的菌株的敏感性较高，可作严重的难治性细菌性角膜炎的二线用药。

局部使用抗生素是治疗细菌性角膜溃疡最有效途径。局部使用剂型包括眼药水、眼膏、凝胶剂、缓释剂。急性期用强化的局部抗生素给药模式即高浓度的抗生素眼药水频繁滴眼（每 15~30 分钟滴眼一次），严重病例，可开始 30 分钟内，每 5 分钟滴药一次，使角膜基质很快达到抗生素治疗浓度，然后在 24~36 小时内，维持 1 次 /30 分钟的点眼频率。局部药液还可以冲走眼表的细菌、抗原以及具有潜在破坏性的酶。眼膏剂型和凝胶剂型可增加药物在眼表停留，保持眼表润滑，同时保证用药的延续性，特别适合儿童使用。浸泡抗生素溶液的胶原盾，可提高抗生素生物利用度，同时还起到治疗性角膜接触镜的作用，促进溃疡区上皮愈合。

结膜下注射提高角膜和前房的药物浓度，但存在局部刺激性，多次注射易造成结膜下出血、瘢痕化。一些研究表明配制强化抗生素点眼液具有与结膜下注射同样的效果。但在某些特定情况下如角膜溃疡发展迅速将要穿孔或患者使用滴眼液依从性不佳时，可考虑使用结膜下注射的给药模式。此外使用泪点胶原塞，可减少泪液排出，增加抗生素在眼表的停留时间。采用脂质体包被、离子透入疗法等均可提高角膜药物浓度。

如果存在以下情况：巩膜化脓、溃疡穿

孔、有眼内或全身播散可能的严重角膜炎，继发于角膜或巩膜穿通伤，或无法给予理想的局部用药，应在局部点眼的同时全身应用抗生素。

治疗过程中应根据细菌学检查结果及药物敏感试验及时调整使用有效抗生素。需要注意药敏试验结果不能完全等同于实际应用效果，临床实践中发现一些药敏试验筛选出的抗生素实际治疗效果并不理想，而一些相对不敏感的抗生素治疗效果却更为满意。这是因为抗生素的药效除了和其对细菌的敏感性有关外，药物剂型、使用浓度、组织穿透性、患者使用依从性等也是重要的影响因素。

病情控制后，局部维持用药一段时间，防止复发，特别是绿脓杆菌性角膜溃疡。

并发虹膜睫状体炎者应给予1%阿托品眼药水或眼膏散瞳。局部使用胶原酶抑制剂如依地酸钠、半胱胺酸等，抑制溃疡发展。口服大量维生素C、维生素B有助于溃疡愈合。药物治疗无效、病情急剧发展，可能或已经导致溃疡穿孔、眼内容物脱出者，可考虑治疗性角膜移植。住院患者应该采取隔离措施，预防院内交叉感染。

（三）辨证治疗

本病急重，若失治易致黑睛溃破，变生蟹睛等恶候。愈后黑睛常留有瘢痕，严重影响视力。发病以实证居多，初起多为肺肝风热，治疗宜疏风清热，病邪入里，则热炽腑实，治疗宜通腑泄热。亦有阳气不足，寒伤厥阴之阳虚寒凝证，治疗宜温阳散寒。外治则以清热解毒、退翳明目为原则，结合扩瞳以防止瞳神干缺。

1. 辨证论治

（1）风热壅盛证

治法：祛风清热。

方药：新制柴连汤（《眼科纂要》：柴胡、川黄连、黄芩、赤芍、蔓荆子、山栀子、木通、荆芥、防风、甘草、龙胆草）加减，若

见白睛混赤者，可加金银花、蒲公英、千里光等清热解毒。

（2）肝胆火炽证

治法：清肝泻火。

方药：龙胆泻肝汤（《医方集解》：龙胆、炒柴胡、炒黄芪、炒栀子、木通、车前子、生地黄、野菊花、金银花、炒泽泻、炒当归、生甘草）加减。若见黄液上冲，加野菊花、紫花地丁、败酱草、薏苡仁等清热解毒排脓。

（3）气阴两虚证

治法：偏阴虚者，滋阴退翳；偏气虚者，益气退翳。

方药：偏阴虚者用滋阴退翳汤（《眼科临床笔记》：知母、生地、玄参、麦冬、蒺藜、菊花、木贼、菟丝子、蝉蜕、青葙子、甘草）或海藏地黄散（《审视瑶函》：当归、酒大黄、生地、熟地、白蒺藜、沙蒺藜、谷精草、玄参、木通、羌活、防风、蝉蜕、木贼、犀角、连翘、甘草）加减；偏气虚者用托里消毒散去陈皮，宜加蝉蜕、木贼以祛风退翳。

（4）肺肝风热证

治法：疏风清热。

方药：加味修肝散（《银海精微》：山栀子、薄荷、羌活、荆芥、防风、麻黄、大黄、连翘、黄芩、当归、赤芍、菊花、木贼、桑螵蛸、白蒺藜、川芎、甘草）加减。若白睛混赤严重者，可加桑白皮以助清肺热；若翳障扩大者，可加龙胆草以助清肝热。

（5）热炽腑实证

治法：通腑泄热。

方药：泻肝散（《银海精微》：黑玄参、大黄、黄芩、知母、桔梗、车前子、羌活、龙胆草、当归、芒硝）加减。伴黄液上冲者，加用栀子、泽泻、生石膏、天花粉以助清热泻火；白睛混赤严重者，可加桑白皮、金银花、夏枯草等以清肝泻肺。

（6）阳虚寒凝证

治法：温阳散寒。

方药：当归四逆汤（《伤寒论》：当归、桂

枝、芍药、细辛、炙甘草、通草、大枣）加减。白睛暗赤甚者，可于方中加丹参、红花以活血通脉；黑睛病灶有形成瘢痕翳障趋势者，可于方中加木贼、蝉蜕、防风以退翳明目。

2. 外治疗法

（1）滴眼药水

[处方] ①清热解毒类滴眼液，如鱼腥草眼药水，每日3~4次。后期可点用八宝眼药水以退翳明目。②细菌感染者，选用2~3种高效广谱抗生素滴眼液混合点眼，如氧氟沙星滴眼液、左氧氟沙星滴眼液、妥布霉素滴眼液等，每日4~6次；抗生素眼药膏点眼，每日睡前。③局部胶原酶抑制剂，如2%半胱氨酸眼药水滴眼，每天4~6次。④免疫抑制剂，1%~2%环孢素滴眼液或塞替派滴眼液，每日3~4次。⑤及时滴用散瞳药物，阿托品散瞳，每日3次，防止虹膜后粘连，以防变生瞳神干缺等症。

[操作方法] 滴药时患者取卧位或坐位，头略后仰，眼向上看，操作者用手指或棉签牵拉患者下睑，将其滴入结膜囊内，并将上睑稍提起使药水充盈于整个结膜囊内。嘱患者轻闭眼2~3分钟。

[适应证] 角膜溃疡初期可用抗生素滴眼液或眼膏，或清热解毒类滴眼液。若病情未见好转或迁延不愈可加用胶原酶抑制剂或免疫抑制剂类滴眼液。若并发虹膜炎可使用散瞳剂。

[注意事项] 角膜溃疡期忌用糖皮质激素类滴眼液或眼膏。

（2）洗眼及湿热敷

[处方] 银花15g、板蓝根15g、野菊花15g、大青叶15g、千里光15g、荆芥10g、防风10g。

[操作方法] 水煎，澄清过滤，待微温时冲洗眼部，每日1~3次；或毛巾浸泡后湿热敷眼部。

[适应证] 风热外袭型角膜溃疡。

[注意事项] 避免药液污染，避免烫伤。

（3）抗生素球结膜下注射

[处方] 抗生素注射液如头孢霉素、万古霉素、妥布霉素、庆大霉素等。

[操作方法] 球结膜下注射，每日或隔日1次。

[适应证] 细菌性角膜溃疡经久不愈，或并发虹膜炎等。

[注意事项] 避免刺破巩膜进入眼球内。避免损伤结膜血管。

（4）手术治疗

[处方] 羊膜移植，角膜板层移植，角膜全层移植。

[操作方法] 参考相关手术方法。

[适应证] 当角膜有穿孔趋势或已穿孔时，可行结膜瓣遮盖术或板层角膜移植术。用于药物不能控制感染、病情加重者，主要选用板层角膜移植术和穿透性角膜移植术。

[注意事项] 防止移植排斥反应。

3. 成药应用

（1）银翘解毒片 功效祛风清热解毒，适用于聚星障之风热外袭证。每日3次，每次3片，温水送服。

（2）龙胆泻肝丸 功效清肝泻火，适用于肝火炽盛证。每日2次，每次5g，温水送服。

（3）知柏地黄丸 功效滋阴降火，适用于阴虚火旺证。每日2次，每次5g。

（4）八珍丸 功效补气养阴，适用于气阴两虚证。每日3次。每次5g。

4. 单方验方

（1）银花复明汤（《庞赞襄中医眼科经验》）金银花30g，蒲公英30g，天花粉12g，生地黄12g，知母12g，生大黄12g，玄明粉12g，桑白皮10g，黄芩10g，蔓荆子10g，枳壳10g，龙胆草10g，黄连3g，木通3g，甘草3g，水煎服，日1剂。适用于里热炽盛证。

（2）消炎退翳方（《韦文贵眼科临床经验选》）柴胡6g，黄芩6g，川芎6g，白芷5g，薄荷6g，夏枯草6g，牛蒡子6g，生大黄9g，木贼草 6g，炒枳壳 9g，石决明 24g（先煎），蛇蜕 2g，水煎服，日 1 剂。适用于肝胆实火大便干结者。

（3）钩藤饮（《庞赞襄中医眼科经验》） 钩藤 10g，木贼 10g，连翘 10g，白术 10g，栀子 10g，黄芩 10g，金银花 10g，防风 10g，柴胡 10g，前胡 10g，香附 10g，龙胆草 10g，赤芍 5g，木通 5g，甘草 3g，水煎服，日 1 剂。适用于肝火内炽、风邪外侵证。

（4）芩连退翳汤（《眼科临证录》） 黄芩、黄连、木贼草、嫩钩藤、蝉蜕、石决明、白茯苓、白蒺藜，水煎服，日 1 剂。适用于里热炽盛证，兼有黄液上冲、腑实便结者。

（四）新疗法选粹

（1）近年来不断有新的免疫抑制剂、胶原酶抑制剂应用于临床，对于反复发作的免疫性角膜溃疡病例可以考虑局部或全身应用免疫抑制剂，对于角膜溃疡经久不愈或即将穿孔的病例可以应用胶原酶抑制剂。

（2）异丁氰基丙烯酸盐黏合剂和其他类似物质可以应用于后弹力膜膨隆和小的角膜穿孔。

（五）医家经验

韦文贵

本病发病急速，病程短，病势急，多属"实证"，根据"实者泻之"的原则，常用"泻火解毒"之法，使热毒邪气下泄，方以"泻火解毒汤"（生大黄、生枳壳、玄明粉）为主。若热盛内攻化火，上灼风轮，神水混浊，化而成脓，并发"黄液上冲"者，急用"眼珠灌脓方"（生大黄、生石膏、枳实、黄芩、夏枯草、天花粉、淡竹叶、玄明粉、瓜蒌仁、银花、甘草）。（摘录于《韦文贵眼科临床经验选》）

五、预后转归

本病的预后结果，主要取决于病情的轻重缓急、治疗是否及时、治法是否得当等多方面因素，若早期病情轻时就给予积极治疗，则预后较好且不会留下或仅留下轻度瘢痕；若治疗不及时，则易引起黑睛深部病变，反复发作，难以痊愈，严重者可在愈后形成瘢痕，影响视力。

六、预防调护

（一）预防

（1）尽量避免黑睛创伤，若不慎有外伤应及时就诊，不应擅自滥用抗生素、激素及免疫抑制剂，局部按时点眼药，做好思想准备，在医生指导下积极配合治疗合理用药。

（2）尽量避免配戴隐形眼镜，当配戴时一定要注意清洁卫生。

（3）剔除角膜异物时，注意无菌操作。

（4）若为绿脓杆菌感染者，应实行床边隔离，所用器械严格消毒，防止交叉感染。

（二）调护

（1）忌食辛辣炙煿之品，饮食宜清淡且富有营养。

（2）劳逸结合，避免用眼过度，少熬夜。

（3）当眼部不慎进入异物需取出时，应进行严格无菌操作。

（4）室内光线宜偏暗，外出戴有色眼镜。

七、研究进展

（一）中药研究

感染性角膜溃疡多为实热所致，在治疗过程中根据辨证清除实热至关重要。相关研究表明黄芩苦寒能泻上焦肺火，除胃肠之热，得酒可上行达目，为治疗眼部疾病要药。另外，黄芩有较广的抗菌谱，在试管内对葡萄球菌、链球菌、肺炎双球菌等有抑制作用；有良好的解热作用，其原药、水提取物、黄芩总黄酮等成分均有解热效用。

（二）评价及展望

角膜溃疡由于发病原因不同，临床上的治则治法多不同。总体而言，在疾病早期局部应用药物治疗可以取得良好的效果。在选方时应结合辨证，利用现代科学技术以高效且便于使用为原则制取新药剂。近年来不断有各种中药制剂应用于临床中，在预防其复发方面取得了较好的进展。中医药的治疗对改善眼部症状、减少瘢痕形成、促进角膜翳的消散有极为重要的意义。另外，诊断时一定要认真鉴别各类型的溃疡，合理使用药物，减少误诊、漏诊的发生，错误的诊疗、无限制地滥用抗生素不但会加重病情而且会造成机体耐药。糖皮质激素原则上禁止眼表局部应用。除早期诊断、早期治疗外，其他非药物性的治疗也十分重要。人工材料角膜移植术和异种角膜移植术尚处于实验研究阶段，近年来取得了较快进展，不久的将来可望取代同种角膜移植，解决移植材料匮乏的问题。

参考文献

[1] 李凤鸣. 中华眼科学［M］. 北京：人民卫生出版社，2004：1024-1233.

[2] 张梅芳. 眼科专病中医临床诊治［M］. 北京：人民卫生出版社，2005：1-43.

[3] 高学敏. 中药学［M］. 北京：人民卫生出版社，2012：350-353.

[4] 唐由之. 中医眼科全书［M］. 北京：人民卫生出版社，2011：527-528.

[5] 邱波. 中西医结合眼科学［M］. 北京：科学出版社，2008：56-61.

[6] 庞荣. 庞赞襄中医眼科验案精选［M］. 北京：人民卫生出版社，2012：66-72.

[7] 彭清华. 中西医结合眼科学［M］. 北京：中国中医药出版社，2010：361-381.

[8] 曾庆华. 中医眼科学［M］. 北京：中国中医药出版社，2011：153-163.

[9] 赵堪兴. 眼科学［M］. 8版. 北京：人民卫生出版社，2013：123-131.

[10] 中华医学会眼科学分会角膜病学组. 感染性角膜病临床诊疗专家共识（2011年）［J］. 中华眼科杂志，2012，48（1）：72-75.

第三节　角膜基质炎

角膜基质炎是以细胞浸润和血管化为特点的角膜基质非化脓性炎症，通常不累及角膜上皮和内皮。机体对感染原的迟发性超敏反应与本病发病有关。梅毒、结核、麻风、单纯疱疹病毒、带状疱疹毒、腮腺炎等均可引起本病。

角膜基质炎归属于中医学"混睛障"范畴。临床表现以黑睛深层出现一片灰白翳障，混浊不清，漫掩黑睛，障碍视力为特征。混睛障之病名出于《审视瑶函·外障》，并一直沿用至今。清代《目经大成·八十一证》则据其睛"若混镜呵气"及"风轮光滑，无障可去"特点，又称气翳，清楚地认识到该病变仅累及深层，而浅层光滑无恙，类比黑睛深层混浊更为贴切。本病病程缓慢，往往需经数月治疗，方能逐渐痊愈，常留瘢痕翳障而影响视力。

一、病因病机

（一）西医学认识

角膜基质炎广义上包括一切发生于角膜基质深层的炎症。虽可由致病微生物直接侵犯角膜基质所致，但大多数为微生物抗原与血循环抗体在角膜基质内发生的剧烈的免疫反应。单纯疱疹病毒、水痘-带状疱疹病毒、梅毒、结核、EB病毒、腮腺炎、风疹、麻风、Cogan综合征（眩晕、耳鸣、听力丧失和角膜基质炎）、莱姆病、性病淋巴肉芽肿、盘尾丝虫病等均可引起本病。胎传梅毒感染引起的角膜基质炎是先天性梅毒最常见的迟发表现，多在青少年时期发病。单纯疱疹病毒感染是目前引起角膜基质炎的主要病因之一，单纯疱疹病毒在 20 岁以上的成年人中，血清抗体阳性率达 90%，而出现临床表现者只占 1%~10%。原发感染仅见于对本病毒无免疫力的儿童，多为 6 个月至 5 岁的小儿。原发感染后病毒终生潜伏于体内待机再发。继发感染多见于 5 岁以上儿童和成人。一些非特异性刺激如感冒、发热、疟疾、感情刺激、月经、日晒、应用皮质类固醇、退翳及创伤等都可能成为复发的诱因。

（二）中医学认识

《秘传眼科龙木论》最早记载本病，因"毒风在肝脏，积血睑眦之间"，从外而障碍视力，故亦称"混睛外障"。随着对黑睛翳障认识的不断深入，至明代王肯堂所著《证治准绳·杂病·七窍门》对黑睛病已有了更为完整、准确的认识，论述极为详尽，几乎收录了肉眼所能观察到的所有症状、体征及病情变化、转归。"混睛证""混障证"即源于此书，书中系统地阐述了其症、因、变、治。论述其成因："若先因别证而成混障，则障去而原病见矣。若无别证，到底只是一色者。"其变证："若混障因而犯禁触发者，则变证出。"混睛外障多因外感风热或风寒，上犯于目；外邪入里化热，或肝经伏火，火热上炎；或素食煎炒五辛，致脾胃湿热蕴积，蒸灼黑睛；或素体阴虚或患热病后灼伤津液，致阴津缺乏，虚火上炎，再兼风邪为犯而发病。本病病变部位在黑睛，黑睛在五轮学说中属风轮，内应于肝，肝胆相互表里，故本病常与肝胆病机相关，但与脾肾关系也十分密切。新病多属实证，反复发作者常虚实夹杂。病初起，因风邪为犯，故出现畏光流泪等症状。若肝火炽盛，黑睛受灼，则出现眼痛、畏光、流泪等症状。若湿热上犯，蒙蔽清窍，则眼症缠绵不愈，黑睛水肿明显。若眼症反复发作，多为本虚标实的表现，如治疗不当，则严重影响视力，甚至失明。结合临床归纳如下：

（1）风热外袭，上扰目珠，侵犯黑睛。

（2）脏腑热盛，肝胆热毒，循经上攻，火郁经脉，气滞血瘀，赤白相间，漫掩黑睛，混浊不清。

（3）素体亏虚，脾胃虚弱，运化无力，内生湿热，熏蒸于目，上损黑睛。

（4）邪毒不解，久伏体内，耗损阴液，水不制火，虚火上炎，目窍不利。

二、临床诊断

（一）辨病诊断

1. 自觉症状

患眼有怕光、流泪、眼痛、异物感和视力减退等症状。眼睑常处于痉挛状态，难以自行睁开。视力轻度到重度下降，睫状充血等。

2. 体征

体征取决于疾病所处的阶段及持续时间。一般说来，角膜上皮完整但常常处于水肿状态。角膜混浊一般从边缘部开始，逐渐向角膜中央扩展；内皮层伴有或不伴有角膜后沉着物（KP）。随着基质层炎症反应的加重，角膜基质层和上皮层水肿加剧，常呈毛玻璃样外观，前房反应也可加重，新生血管常侵入基质层内。炎症高潮时，角膜因肿胀而变得很厚，但不形成溃疡是其特征。根据其严重程度，整个病变可能局限于角膜周边部，也可能向中央发展波及整个角膜。如果在几周甚至数月之后不进行治疗，基质的炎症和血管化将达到高峰，然后消退，逐渐地形成血管闭塞，永久性角膜瘢痕。

3. 特异性征象

（1）梅毒性角膜基质炎　为先天性梅毒最常见的迟发表现，由胎儿在母体内感染，多在青少年时期发病，成年后发病者极少见。发病初期为单侧性，数周至数月后常累及双眼。可发生于任何种族，女性多于男性。可分为三期：①浸润期；②血管新生期；③退行期。活动性梅毒基质炎第一个显著的征象是轻微的基质层水肿，少量的内皮层 KP。严重的疼痛，清亮透明的分泌物及畏光等，预示着炎症浸润的开始。

典型的基质层炎症常常从周边开始，在上方呈扇形分布。稀疏的、灰白色的基质层浸润扩大并融合。在此期出现上皮层水肿及小水疱形成。这个过程可能局限在角膜的某一部分，或整个角膜变混浊，呈典型的毛玻璃样外观。在新生血管期，浸润变得更加浓密，血管从周边部侵入深基质层。血管内生和炎症可能局限在周边部呈扇形，或在几周甚至几个月后向中央发展侵犯整个角膜，呈红色色调，称为 Hutchinson 橙红斑。一旦整个角膜血管化，病程可能已达到顶峰，预示进入吸收期。1~2 年后，如果不治疗，炎症开始消退，周边部开始变透明。角膜内血管闭塞、角膜瘢痕持续存在。内皮细胞层和后弹力层可能有持续性的皱褶、疣状赘生物、角膜后玻璃状的嵴状物以及可延续进入前房的纤维束。通常这种现象只在病变静止期才能看到。

先天性梅毒性角膜基质炎通常累及双侧角膜，75% 以上患者在 1 年之内第 2 只眼开始发病。大约 9% 的患者有炎症复发。此外，先天梅毒性角膜基质炎，常同时还有先天性梅毒其他典型的特征，即 Hutchinson 齿及重听（或耳聋）连同角膜基质炎，称为 Hutchinson 三联征。后天性梅毒所致的角膜基质炎临床少见，多单眼受累，炎症反应比先天性引起者要轻，常侵犯角膜某一象限，伴有前葡萄膜炎。

相关检查：

①暗视野显微镜检查：取患者的可疑皮损（如硬下疳、扁平湿疣、湿丘疹等），在暗视野显微镜下检查，见到可运动的梅毒螺旋体，可作为梅毒的确诊依据。

②梅毒血清学试验：梅毒血清学试验方法很多，所用抗原有非螺旋体抗原（心磷脂抗原）和梅毒螺旋体特异性抗原两类。前者有快速血浆反应素环状卡片试验（RPR）、甲苯胺红不加热血清学试验（TRUST）等，可做定量试验，用于判断疗效、判断病情活动程度。后者有梅毒螺旋体颗粒凝集试验（TPPA）、梅毒螺旋体酶联免疫吸附试验（TP-ELISA）等，特异性强，用于梅毒感染的确证。

③梅毒螺旋体 IgM 抗体检测：感染梅毒后，首先出现 IgM 抗体，随着疾病发展，IgG 抗体随后才出现并慢慢上升。经有效治疗后 IgM 抗体消失，IgG 抗体则持续存在。TP-IgM 抗体不能通过胎盘，如果婴儿 TP-IgM 阳性则表示婴儿已被感染，因此，TP-IgM 抗体检测对诊断婴儿的胎传梅毒意义很大。

④脑脊液检查：梅毒患者合并神经症状者，或者经过驱梅治疗无效者，应做脑脊液检查。这一检查对神经梅毒的诊断、治疗及预后的判断均有帮助。

（2）结核性角膜基质炎　结核杆菌并发角膜基质炎者很少，多为周边性，常呈扇形分布及伴有扇形角巩膜炎。多单眼发病，侵犯部分角膜，在基质的中、深层出现灰黄色斑块状或结节状浸润灶，有分枝新生血管侵入。病程缓慢，可反复发作，晚期角膜遗留浓厚瘢痕。其基质浸润常表现为扇形、周边性、单侧性，且较为表浅，不蔓延整个角膜。不像梅毒性角膜炎，这种角膜炎的炎症影响前中基质层，浓密的浸润占主导地位，有时呈现结节状、脓肿样浸润。血管化通常限于前基质层；然而，血管管径通常较大，且呈弯曲状。病程迁延，残余的角膜瘢痕较厚，原因是严重的炎症反应导致了较严重的角膜基质细胞坏死。

相关检查：

①结核菌素皮肤试验（TST）：是应用结核菌素进行皮肤试验来测定机体对结核分枝杆菌是否能引起超敏反应的一种试验。

②结核菌 γ 干扰素释放试验：细胞免疫介导的结核菌 γ 干扰素释放试验（TIGRA）是

近年来采用酶联免疫吸附测定（ELISA）或酶联免疫斑点（ELISPOT）法定量检出受检者全血或外周血单个核细胞对结核分枝杆菌特异性抗原的 IFN-γ 检测释放反应，用于结核菌潜伏感染的诊断。IFN-γ 为 Th1 细胞分泌的一种细胞因子，不但能够反映机体结核的 Th1 细胞免疫情况，还与体内结核菌的抗原含量密切相关。被结核分枝杆菌抗原致敏的 T 细胞再遇到同类抗原时能产生高水平的 IFN-γ，因此被用于结核潜伏感染的诊断。

TIGRA 在 HIV 共感染、自身免疫性疾病和免疫力低下的儿童中，对结核潜伏感染的检出率更高。但是，TIGRA 存在无法区分活动期和潜伏期结核、需要抽血获取淋巴细胞、要求专业的操作人员和具备相应条件的实验室、样品必须在采集后 8 小时内完成等缺点，现阶段仍未能完全取代结核菌素试验。另外，现阶段研究的样本都非常小，也没有诊断结核潜伏感染的金标准。因此，对于 TIGRA 还有待进一步研究。

③微生物学检查法：结核病的症状和体征往往不典型，虽可借助 X 线摄片诊断，但确诊仍有赖于细菌学检查。

（3）麻风性角膜基质炎 麻风以多种方式累及角膜，因脑神经功能失调或眼睑结构的变化导致了角膜暴露。表层无血管性的角膜炎是麻风具有特征性的损害，通常从颞上象限开始。开始小而分散的上皮下混浊或前基质层混浊，以后融合变成弥散性的前基质层混浊。最后血管侵入，向角膜混浊区延伸，形成特征性的麻风血管翳。

相关检查：

①麻风菌素试验：是一种简易的测定机体对麻风杆菌抵抗力的方法，它可部分地反映机体对麻风杆菌细胞免疫反应的强弱和有无。

②组胺试验：用 1/1000 的磷酸组胺水溶液 0.1ml，分别注入健康皮肤和皮损处皮内，经过 20 秒左右，正常是局部先出现一个直径 10mm 的红斑，再经 40 秒，又在原红斑的周围出现一个直径 30~40mm 的红斑，红斑的边缘弥漫不整，称为继发性红斑，最后在红斑的中央形成一个风团，如不出现继发性红斑即为异常，此法用于浅色斑和白色斑的检查。

③毛果芸香碱试验（出汗试验）：选择正常皮肤和皮损，分别涂上碘酒，待干后，在两处皮内注射 1/1000 毛果芸香碱液 0.1ml，立即在上面撒上薄层淀粉，经 3~5 分钟后，正常皮肤出汗，淀粉立即变为蓝紫色，如不出汗，淀粉不变色。

④立毛肌功能试验：用 1：100000 的苦味酸烟碱液 0.1ml，分别注射于皮损及健康皮肤的皮内，如神经末梢正常，则立毛肌收缩出现鸡皮现象，否则，不出现鸡皮现象。

⑤运动功能障碍检查：检查时让患者抬额、皱眉、鼓腮、吹哨、露齿等动作，观察面部神经是否麻痹。让患者做屈伸手腕，内外展指、对指、握掌等动作，观察上肢的神经功能。让患者做足的背伸、跖屈、内翻、外翻等动作，观察腓神经是否麻痹。

⑥组织活检：主要从皮肤和黏膜上取材，必要时可做淋巴结穿刺查菌。皮肤查菌取材：选择活动性皮肤损害。消毒皮肤。检查时戴消毒手套，用左手拇、食两指将患者皮肤捏紧提起，使局部皮肤变白，然后右手持脱刀切开一个 5mm 长、3mm 深的切口，以刀刃刮取组织液，涂在载物片上，固定抗酸染色、镜检。切口棉球贴压，取材部位的多少视需要而定。取材应选择活动性损害，宜深达脂肪层，如损害不同，取材时需要同时切取两处送检，有助于界线类麻风的诊断。组织病理检查对麻风的诊断、分型和疗效判定都有重要意义。

（4）单纯疱疹病毒性角膜基质炎

原发感染常见于幼儿。超过 94% 感染单纯疱疹病毒（HSV）的幼儿并不发病，少数发病的幼儿通常表现为全身发热、耳前淋巴结肿大、唇部或皮肤疱疹等，眼部很少受累。

这一时期的病变常有自限性。原发眼部感染主要表现为角膜上皮病变，且临床表现不典型，只有少于 10% 的患儿发生角膜基质炎和葡萄膜炎。原发感染后病毒终生潜伏于体内待机再发。与原发性感染不同，复发性 HSK 通常有典型的临床特征，导致的基质型角膜炎根据临床表现可分为免疫性和坏死性两种。

①免疫性基质型角膜炎：最常见类型是盘状角膜炎。角膜中央基质圆盘状水肿，不伴明显炎性浸润和新生血管；后弹力层可有皱褶；伴有前葡萄膜炎时，水肿区的角膜内皮面出现沉积物。盘状角膜炎是基质对病毒抗原的迟发型超敏反应引起，在病变区有大量致敏的淋巴细胞、浆细胞、巨噬细胞和中性粒细胞聚集。免疫功能正常的患者病情有自限性，持续数周至数月后消退。慢性或复发性盘状角膜炎后期可发生大疱性角膜病变，炎症的反复发作可导致角膜瘢痕形成或角膜变薄、新生血管化及脂质沉积。

②坏死性基质型角膜炎：表现为角膜基质内单个或多个黄白色坏死浸润灶、基质溶解坏死及上皮广泛性缺损，严重者可形成灰白色脓肿病灶、角膜后沉积物、虹膜睫状体炎和眼压增高等。部分患者可表现为免疫环或边缘性血管炎。在病变组织中存在病毒颗粒或其抗原，其病变性质是抗原–抗体–补体介导的免疫性炎症。基质病变由病毒活动性感染与免疫性炎症共同引起。坏死性角膜基质炎常诱发基质层新生血管，表现为一条或多条中、深层基质新生血管，从周边角膜伸向中央基质的浸润区。少数患者可引起角膜迅速变薄穿孔。

值得注意的是，HSV 感染所致的上皮性角膜炎，可与免疫性基质角膜炎或角膜内皮炎同时存在，也可在感染性上皮角膜炎近愈合或愈合后出现免疫性基质角膜炎或角膜内皮炎的改变。首次发作可表现为免疫性基质炎型或内皮炎型，而下次发作可呈现为感染性上皮角膜炎型。

相关检查：

①血清学诊断：血清学检查作为回顾性诊断，虽可用于临床，但因病毒抗原具有多种不同的抗原决定簇，致使血清中多种抗体混合存在，检测时非特异性增强，常易存在假阳性结果，且中和抗体及补体结合试验，往往不适合复发病例，因 90% 的成年人血清中均有一定水平的抗 HSV 抗体，即使在复发感染阶段，其抗体水平也未必升高，故意义不大。

②检测包涵体及多核巨细胞：病灶刮片和组织切片用普通染色法检测嗜酸性核内包涵体和多核巨细胞，如阳性则对临床诊断有很大支持。此法仅能证实病毒感染而不能区分是否 HSV 感染，电镜技术虽然可以更好地看到病毒颗粒的存在，但其取材繁琐，对病毒颗粒浓度要求高，常需每毫升 10^6~10^7 颗粒，而且电镜设备昂贵，需有一定经验、经特殊培养的人员操作，且诊断价值较低，不宜广泛采用。

③病毒分离培养：是 HSV 感染实验室诊断最为敏感的方法，并可对其分离株进行分型。研究表明，只要有 1~10 个感染性 HSV 就可以检出，而酶联免疫吸附试验（ELISA）和核酸杂交则需要 10^4~10^6 个病毒颗粒，因此病毒分离培养被广泛当作"金标准"。病毒分离培养以组织活细胞为母体，使活病毒得到扩增，引起宿主细胞病变。常规需刮取角膜溃疡边缘组织，进行小白鼠接种或鸡胚囊膜培养或组织培养，但病毒培养并非易事，且仅适用于 HSV 感染所致的上皮型角膜炎。细胞分离 HSV 的临床标本检出率为 15%~99.5%，由于细胞培养费时费事，故在临床应用受到限制。

④免疫技术：是目前最常用的快速检测方法，用荧光素标记或酶标记单克隆抗体对感染组织进行免疫荧光染色或免疫组化染色，用荧光显微镜或者光学显微镜检测细胞内 HSV 特异性抗原。

⑤聚合酶链反应（PCR）：PCR 检测的灵

敏度及敏感性均较细胞培养高，已经初步在临床病毒检验中显示了较大的优越性。PCR是一种在体外将特异性DNA序列进行高效扩增的方法，应用PCR法检测生物标本中病毒的特点是可以从极少拷贝数的病毒DNA序列扩增需要的片段，从而大大提高检测的灵敏度；整合入细胞内的病毒基因，往往处于潜伏期，它并不表达，因此不能用免疫方法查到，但PCR可以使这一基因片段中的特定部分扩增到易于检测的程度。PCR技术具有特异性强、灵敏度高、自动化操作等优点，因此在临床疾病的病因诊断方面显示出极大的优势，对HSK检测HSV-DNA有良好的应用前景。最新研究表明，当角膜上皮取材无法进行时，取泪液作为标本检测以明确HSV1-DNA感染是很好的方法。

⑥免疫组织化学检查：使用HSV-1的单克隆抗体诊断药盒，进行包括免疫荧光染色和酶免疫测定，能在少于4小时内对上皮刮片作病原学快速诊断，结果极为可靠。

（二）辨证诊断

病初目珠疼痛，羞明流泪，视物模糊，甚至仅辨人物。检视眼部，胞轮红赤或白睛混赤，黑睛深层混浊，肿胀增厚，自周边或中央开始，逐渐扩展至整个黑睛，漫珠一色，晦暗无华，如磨砂玻璃状。多有毛刷状赤脉自黑睛边际向中央伸展，形成赤白相杂的翳障，不能看清瞳神，此时视力严重障碍。病经数月，翳障开始消退，赤脉逐渐减少，黑睛光泽渐复，遗留瘢痕翳障者则影响视力。病变过程中，多合并瞳神紧小，如不及时治疗，往往在黑睛混浊消退后发现瞳神干缺或瞳仁闭锁，视力锐减，甚至失明。证型分为以下5种。

1.肝经风热证

（1）临床证候　初起黑睛生翳混浊，胞轮红赤，眼痛头痛，羞明流泪，鼻塞流涕。舌红，苔薄黄，脉浮数。

（2）辨证要点　风通于肝，肝主风木，风邪外袭，经气不利，故眼痛头痛，多泪羞明。黑睛属肝，肝经有热，故黑睛混浊，胞轮红赤。鼻塞流泪、舌红苔薄黄、脉浮数亦为风热在表之征。

2.肝胆热毒证

（1）临床证候　黑睛漫珠混浊，赤脉伸入呈毛刷状，黑睛后壁有沉着物，神水混浊，白睛混赤，眼痛，畏光，流泪，口干口苦，溲黄便结。舌红，苔黄腻，脉弦数。

（2）辨证要点　黑睛属肝，肝胆热毒炽盛，上攻黑睛，则黑睛深层混浊，肿胀增厚，白睛混赤。因热致瘀，火郁经脉，新生赤脉进入黑睛，则形成赤白混杂翳障。口苦咽干、便秘尿赤、舌红苔黄、脉弦数等，皆为肝胆热毒炽盛之象。

3.湿热内蕴证

（1）临床证候　黑睛混浊，肿胀增厚，胞轮红赤，羞明流泪，头重眼胀，胸闷纳少，舌苔黄腻，脉濡数。

（2）辨证要点　脾失健运，湿邪内停，郁久化湿，湿热互结，熏蒸黑睛，故黑睛混浊，肿胀增厚，胞轮红赤，羞明流泪。湿热上扰，蒙蔽清窍，故头重眼胀。湿邪阻塞气机，升降失常，故纳少胸闷。舌脉亦湿热之征。

4.阴虚火旺证

（1）临床证候　日久不愈，或反复发作，黑睛混浊呈斑片状、灰黄色，赤脉蔓入，位浅者呈分枝状，迁延日久，胞轮微红，干涩隐痛，口干咽燥，五心烦热。舌红少苔，脉细数。

（2）辨证要点　热毒久伏，伤阴耗液，正不胜邪，故病久不愈或反复发作，干涩隐痛，胞轮微红。津液不能上承，故口燥咽干。舌红少津、脉细数均为阴虚火炎之象。

5.脾虚气弱证

（1）临床证候　黑睛灰白色混浊增厚，胞轮微红，病久不愈，视物不清。兼见肢酸乏力，纳呆便溏。舌质淡胖有齿痕，苔薄白，脉细。

（2）辨证要点　脾虚气弱，清阳之气不升，浊阴之火得以上乘，目窍不利，故黑睛混浊，胞轮微红，病久不愈，视物不清。脾主四肢，脾虚气弱，故四肢乏力。脾失健运，故纳少便溏。舌脉为脾虚之象。

三、鉴别诊断

（一）西医学鉴别诊断

应该与疱性角膜炎、感染性角膜炎以及病毒性角膜内皮炎鉴别。

1. 疱性角膜炎

好发于儿童及青年期，是一种对内、外源性异种蛋白的迟发性变态反应性疾病。其抗原可能是结核杆菌蛋白、细菌、病毒和寄生虫等。本病可单独存在，也可由疱性结膜炎蔓延而来。临床表现：①不同程度的角膜刺激症状。②病变位于中央者，视力下降。③反复发作，此起彼消的角膜浅层圆形灰白色浸润点，可破溃形成溃疡，愈后残留带有新生血管的菲薄瘢痕组织。严重者可引起穿孔。

2. 感染性角膜炎

HSV引起的坏死性角膜基质炎应与感染性角膜炎相鉴别。坏死性角膜基质炎表现为溃疡、坏死、浓密的基质浸润。该型HSK炎症反应剧烈，可在短期内导致角膜穿孔。其临床所见与继发于微生物感染所致的角膜炎症相似。感染性角膜炎发病前多有角膜外伤史。

3. 病毒性角膜内皮炎

HSK引起的角膜内皮炎应与HSK引起的免疫性角膜基质炎相鉴别。这两型HSK主诉相同，均为视力下降，其他症状不明显。但由于这两型HSK免疫反应发生的部位不同，检查可见免疫性角膜基质炎的角膜基质以浸润为主，内皮不粗糙、水肿、混浊，后弹力层皱褶不明显；而角膜内皮炎的角膜基质以水肿为主，无明显浸润、内皮混浊、粗糙，后弹力层皱褶明显。应注意鉴别。

严重的弥漫型角膜内皮炎容易与HSK合并混合感染相混淆。可出现眼痛、羞明、严重的充血和显著的视力下降。严重的弥漫型角膜内皮炎临床表现为角膜混浊，基质弥漫性水肿，KP量多呈弥漫性分布，前房反应剧烈，角膜后可见稠密的斑块、斑点状物，伴有前房积脓，虹膜后粘连。

4. 角膜斑翳

HSV引起的免疫性角膜基质炎在临床上多表现为慢性、迁延性，易与角膜斑翳相混淆。这类患者视力下降，眼部无明显充血，以基质混浊为主。实际上这类患者眼部病变属于活动期，由于无刺激症，眼部炎症相对缓和，易于误认为是病变静止期，而延误治疗。

（二）中医学鉴别诊断

1. 凝脂翳

同为翳病类，但其黑睛病变由表层向深层发展、溃陷，并覆以凝脂状物，荧光素染色呈阳性而与混睛障不同。

2. 绿风内障

可出现黑睛肿胀，混浊不清，但绿风内障眼胀头痛剧烈，瞳仁散大，眼珠坚硬。混睛障则瞳仁缩小，疼痛较轻。

四、临床治疗

（一）提高临床疗效的要素

（1）辨证分型，对症施治　本病辨证需审证求因，初期多由肝经风热引起，治宜疏风清热；病变发展，肝胆热毒较重，治宜泻肝解毒；湿热内蕴者，治宜清热化湿；病久不愈，阴虚火旺者，治宜滋阴降火；脾气虚弱者，治宜健脾益气。

（2）明确诊断，对因治疗　如全身给予

抗梅毒、抗结核和抗病毒治疗。但这些治疗对眼部病情并无帮助。防止本病致盲，应以局部治疗、控制感染、防止并发症为主。

（3）炎症急性期须降低过强的角膜基质内免疫反应，局部足量、全程使用皮质类固醇激素、免疫抑制剂以减轻角膜炎症。抑制免疫反应的药物要持续使用，逐步减量，防止症状反复。

（二）辨病治疗

角膜基质炎以机体的免疫炎症反应为主，故而在治疗原发病的同时，主要以局部抗感染治疗为主，并辅以抗感染、支持、营养治疗。

1. 抗感染治疗

抗感染治疗常用糖皮质激素滴眼液，0.1%地塞米松眼药水、0.5%醋酸氢化泼尼松龙眼药水或0.5%醋酸可的松眼药水等，每日3~4次，酌情加减。糖皮质激素可以减少瘢痕形成和角膜新生血管化，有其积极的治疗作用，但是，糖皮质激素的许多不良反应限制其应用，可采用环孢素滴眼液等新型免疫抑制剂治疗。也有观点认为免疫功能正常者，病变通常有自限性，不需要使用激素，以免引起角膜溶解和青光眼等并发症。只有出现明显的免疫性炎症反应时，才使用激素治疗，而且必须联合使用抗病毒药物。

2. 手术治疗

重症患者（深部溃疡、基质坏死性角膜炎合并穿孔者）单独依靠药物及保守治疗已很难奏效，采用手术的方法不但可缩短疗程减少痛苦，还可达到较好的治疗效果。手术包括结膜瓣遮盖术、板层或穿透角膜移植术。重症须行角膜移植者，同时全身应用类固醇激素、抗生素及环孢素等，预防感染及抗排斥反应。

（1）结膜瓣遮盖术　本法不但对即将穿孔的病例起到预防和治疗作用，而且对顽固的深部溃疡也有一定的积极治疗价值。遮盖的结膜瓣作为一个良性的生物源刺激，不仅有利于创面的修复，还减少了创面与眼睑的摩擦及外界的刺激。遮盖的球结膜以越薄越好（不破裂为度），固定要牢靠。对已穿孔前房消失者，术后尚应加压包扎。采取此术式对于尔后将进行角膜移植的术眼有不利影响，故对有条件行角膜移植术者应尽量不做结膜瓣遮盖。

（2）角膜移植术　用角膜移植术治疗本病，从20世纪50年代起相继有所报道，对其治疗价值评价颇高，甚至认为是治疗重症病例的最好办法。包括穿透性角膜移植术、板层角膜移植术等，术后有复发可能。

3. 对因治疗

若病因检查明确为梅毒、结核、麻风等原发病者，需全身综合治疗。

（1）梅毒性角膜基质炎　是全身梅毒病证的局部表现，应全身进行驱梅治疗。该病强调早诊断，早治疗，疗程规则，剂量足够。治疗后定期进行临床和实验室随访。性伙伴要同查同治。早期梅毒经彻底治疗可临床痊愈，消除传染性。晚期梅毒治疗可消除组织内炎症，但已破坏的组织难以修复。青霉素，如水剂青霉素、普鲁卡因青霉素、苄星青霉素等为不同分期梅毒的首选药物。对青霉素过敏者可选四环素、红霉素等。部分患者青霉素治疗之初可能发生吉海反应，可由小剂量开始或使用其他药物加以防止。梅毒治疗后第一年内应每3月复查血清一次，以后每6个月一次，共3年。神经梅毒和心血管梅毒应随访终身。

①早期梅毒（包括一期、二期梅毒及早期潜伏梅毒）：苄星青霉素G（长效西林），分两侧臀部肌内注射，每周1次，共2~3次。普鲁卡因青霉素G，肌内注射，连续10~15天，总量800万~1200万U。对青霉素过敏者，予盐酸四环素口服，连服15天；多西环素，连服15天。

②晚期梅毒（包括三期皮肤、黏膜、骨

髂梅毒、晚期潜伏梅毒）及二期复发梅毒：苄星青霉素 G，1 次 / 周，肌内注射，共 3 次。普鲁卡因青霉素 G，肌内注射，连续 20 天。可间隔 2 周后重复治疗 1 次。对青霉素过敏者，予盐酸四环素口服，连服 30 天；多西环素，连服 30 天。

③神经梅毒：为避免治疗中产生吉海反应，应住院治疗，在注射青霉素前一天口服泼尼松，1 次 / 日，连续 3 天。水剂青霉素 G 静脉滴注，连续 14 天。普鲁卡因青霉素 G 肌内注射，同时口服丙磺舒，共 10~14 天。上述治疗后，再接用苄星青霉素 G，1 次 / 周，肌内注射，连续 3 周。

④妊娠期梅毒：按相应病期的梅毒治疗方案给予治疗。在妊娠最初 3 个月内，应用一疗程；妊娠末 3 个月应用一疗程。对青霉素过敏者，用红霉素治疗，早期梅毒连服 15 天，二期复发及晚期梅毒连服 30 天。其所生婴儿应用青霉素补治。

⑤胎传梅毒（先天梅毒）：早期先天梅毒（2 岁以内）脑脊液异常者：水剂青霉素 G 或普鲁卡因青霉素 G 治疗，具体剂量遵医嘱。脑脊液正常者：苄星青霉素 G，一次注射（分两侧臀肌）。如无条件检查脑脊液者，可按脑脊液异常者治疗。

（2）结核性角膜基质炎 全身抗结核治疗。利福平、异烟肼、乙胺丁醇、链霉素为一线药物。利福平与异烟肼合用可以减少耐药性的产生。对严重感染，可以吡嗪酰胺与利福平及异烟肼合用。眼部治疗基本同梅毒性角膜基质炎。

（3）麻风性角膜基质炎 WHO 已制定了治疗麻风的标准。氨苯砜（DDS）为首选药物。不良反应有贫血、药疹、粒细胞减少及肝肾功能障碍等。近年来，由于耐氨苯砜麻风菌株的出现，多主张采用联合疗法。氯苯吩嗪（B633）不但可抑制麻风杆菌，且可抗Ⅱ型麻风反应。长期服用可出现皮肤红染及色素沉着。利福平（RFP）对麻风杆菌有快速

杀灭作用。正在研究的活卡介苗加死麻风菌的特异免疫治疗可与联合化疗同时进行。其他如转移因子、左旋咪唑等可作为辅助治疗。对于麻风患者，要早期、及时、足量、足程、规则治疗，可使健康恢复较快，减少畸形残废及出现复发。为了减少耐药性的产生，现在主张数种有效的抗麻风化学药物联合治疗。因为这种病原体生长极其缓慢，患者可能需要长时间的甚至是终身的治疗。完成联合化疗的患者应监测至活动性症状完全消失，且皮肤涂片查菌阳性者待阴转后 3 个月查菌一次，连续 2 次阴性者，皮肤涂片查菌阴性者待活动性症状完全消失皮肤涂片查菌仍为阴性者，才为临床治愈。

角膜病变的治疗基本同梅毒性角膜基质炎，但穿透性角膜移植术并非总是治疗该病的适应证，特别是对于严重的眼睑畸形、面神经麻痹或干眼症的患者应慎重考虑。

（4）单纯疱疹病毒性角膜基质炎

①非选择性抗 HSV 药物：主要有碘苷、环胞苷、阿糖腺苷等。这类药物选择性较差，在抑制病毒的同时常常对正常细胞的 DNA 合成有明显的抑制作用，所以毒性较大，仅限于局部用药。

②选择性抗 HSV 药物：眼部常用抗病毒药物有更昔洛韦（GCV），眼药水和眼膏剂型均为 15%；阿昔洛韦（acyclovir，ACV），眼药水为 0.1%，眼膏为 3%；1% 三氟胸腺嘧啶核苷；安西他滨，眼药水为 0.05%，眼膏为 0.1%。急性期每 1~2 小时滴眼 1 次，晚上涂抗病毒药物眼膏。阿昔洛韦主要抑制疱疹病毒，对 HSV-1 和 HSV-2 作用最强，口服几乎无毒，静脉滴注时，药液漏出可引起局部炎症，静脉滴注给药过快可造成肾损伤。ACV 必须经 HSV 的胸腺核苷激酶（TK）激活后磷酸化为一磷化 ACV，再经细胞激酶磷酸化为二三磷酸化 ACV。ACV-ATP 对 dGTP 有极强的竞争性，故可终止病毒 DNA 合成。ACV 主要用于治疗生殖器疱疹感染，使局部

排毒时间缩短，提早局部愈合。此外 ACV 还常用于治疗合并唇疱疹、疱疹性脑炎、新生儿疱疹、疱疹性角膜炎等。阿昔洛韦局部滴眼角膜穿透性差，对基质型角膜炎疗效欠佳，眼膏剂型部分程度上可弥补这种缺陷，使用 3%ACV 眼膏 5 次／天，持续 14 天，可获得较理想的疗效。更昔洛韦对常见病毒的 MIC90 值比阿昔洛韦高 10~100 倍，且生物利用度高，半衰期达 8 小时，进入病毒感染细胞的速度快，在感染细胞中存留时间长，已经成为抗病毒治疗的一线药物。此外，泛昔洛韦和伐昔洛韦也有较好的疗效。病情严重、多次复发或角膜移植术后的患者，需口服 ACV、GCV 等抗病毒药物，用药时间一般不少于 2 周。

③免疫抑制剂：单纯疱疹病毒性角膜基质炎治疗原则是在全身和局部抗病毒治疗的同时，适当应用糖皮质激素，既能有效抑制病毒复制，又能减轻病毒抗原诱发的免疫反应，有利于病变愈合。由于糖皮质激素有诸多不良反应，对有免疫因素参与的单纯疱疹病毒性角膜基质炎，可考虑应用环孢素滴眼液。特别是对于单纯疱疹病毒性角膜基质炎合并角膜溃疡者，因糖皮质激素应用受到限制，易导致深基质层坏死，还可增加细菌和真菌再度感染的危险性。

环孢素于 1969 年从真菌层中分离出，至 1976 年 CsA 已被确认具有特殊的免疫抑制作用。CsA 可选择性地调节淋巴细胞亚群的功能，主要抑制 T 辅助细胞功能的表达，阻断了由抗原激活而发生的细胞增殖。环孢素滴眼液对单纯疱疹病毒性角膜炎能够安全有效治愈，且治愈时间短。环孢素滴眼液由于没有糖皮质激素的不良反应，在对于依从性不佳的病患，可以适当地长时间使用。对于病情不稳定，以及预防发作而需要长期用药的患者，具有较好的安全性；尤其对于激素性青光眼、疱疹性角膜溃疡等局部禁忌使用糖皮质激素的情况下，具有特别的益处。

（三）辨证治疗

1. 辨证论治

本病初期多实证、热证，治疗视其不同证情，分别用以疏风清热、泻火解毒等法，早期宜清除肝经湿热毒邪，后期尚需兼顾活血退翳。若病情反复发作，经久不愈者方可从虚论治，但肝经湿热所致的缠绵不愈，则当清利湿热，严禁滋补。除内服药物治疗外，同时配合消障退翳合扩瞳眼药为要。

（1）肝经风热证

治法：疏风清热。

方药：羌活胜风汤（《原机启微》）加减：羌活 10g，防风 10g，荆芥 10g，白芷 10g，前胡 10g，柴胡 10g，川芎 6g，黄芩 10g，白术 10g，枳壳 10g，甘草 3g。若为梅毒引起者，重加土茯苓以解毒驱梅；白睛红赤明显者，可选加赤芍、丹皮以凉血清热；加金银花、蒲公英以清热解毒；热邪甚者，加山栀子、黄连以加强清热之效。

（2）肝胆热毒证

治法：清肝解毒，凉血化瘀。

方药：银花解毒汤（《庞氏经验方》）加减：金银花 30g，蒲公英 30g，黄芩 10g，龙胆草 10g，桑白皮 10g，天花粉 10g，大黄 10g，枳壳 10g，生地黄 20g，赤芍 10g，丹皮 10g，甘草 3g。热毒甚者，加野菊花、土茯苓以清热解毒；黑睛肿胀灰白色混浊者，可加车前子、茺蔚子以利水消肿；口渴欲饮加生石膏、知母；黑睛赤脉瘀滞甚者，可选加当归尾、赤芍、桃仁、红花以活血化瘀；便秘者，加玄明粉以助大黄通腑泻下。

（3）湿热内蕴证

治法：清热化湿。

方药：甘露消毒丹（《温热经纬》）加减：藿香 10g，白蔻仁 10g，石菖蒲 10g，滑石 15g，木通 6g，茵陈 10g，黄芩 10g，黄连 10g。黑睛肿胀明显者，可于方中加车前子、薏苡仁以利水渗湿；食少纳呆者，可加陈皮，枳壳以理气调中。瘀滞甚者，加赤芍、桃仁、红花以活血化瘀；大便秘结者，加大黄、芒硝以通腑泄热。若湿热日久，阴津受伤，出现既有湿热，又有阴虚之证者，去木通、滑石，加生地黄、麦冬、石斛以养阴，或改用甘露饮以滋阴利湿。

（4）阴虚火旺证

治法：滋阴降火。

方药：海藏地黄散（《审视瑶函》）加减：生地黄15g，熟地黄15g，玄参10g，麦冬10g，当归10g，木贼草10g，谷精草10g，白蒺藜10g。若见腰膝酸软、心烦失眠、遗精梦泄者，可改知柏地黄丸（《医宗金鉴》）以滋肾阴降相火。咽干或干咳者，加沙参、百合以养肺阴；翳厚者，加菊花、谷精草以退翳。

（5）脾虚气弱证

治法：健脾益气。

方药：参苓白术散（《和剂局方》）加减：人参10g，白术10g，白茯苓10g，炒甘草6g，白扁豆15g，山药15g，薏苡仁15g，莲子肉10g，缩砂仁10g，桔梗10g，柴胡10g，甘草3g，蒲公英12g，黄连3g。

后期炎症渐消，残留云翳浸润者，证见胞轮红褪或淡红，尚有怕光流泪及黑睛薄翳，方用石决明散（《沈氏尊生方》）加减：石决明20g，草决明10g，赤芍10g，青箱子10g，山栀10g，木贼草10g，天冬10g，荆芥10g，羌活10g，乌贼骨10g，香附10g，桃仁10g。

2. 外治疗法

（1）点眼药法　黄芩眼药水点眼，每2小时1次；退云散点眼，每日3次；在病变早期，即滴用1%阿托品眼药水或者眼膏扩瞳，每日2~3次，瞳孔扩大后每日或隔日1次维持；黑睛染色不显者，局部滴用皮质类固醇眼药水，每日3~6次，病情好转后逐渐减量。

（2）熏洗法　野菊花、金银花、黄芩、蒲公英、千里光、荆芥、防风等煎水，先熏后洗，每日2次。

（3）湿热敷　内服药渣再煎水过滤，每

日4次。

（4）针灸　针刺睛明、攒竹、丝竹空、四白、足三里、光明、合谷、曲池等穴。以祛风通络止痛、清泻肝胆，每次局部取1~2穴，远穴1~2穴，交替轮取，每日1次，一般用泻法。眼症后期配合针刺肝俞、脾俞、肾俞，以滋养肝肾、降火明目。

3. 成药应用

龙胆泻肝丸：清肝泻火，适用于肝胆湿热之证。每日2次，每次5g，温水送服。

知柏地黄丸：滋阴降火，适用于阴虚火旺之证。每日2次，每次5g，温水送服。

百合固经丸：滋阴润肺，适用于肺阴不足，虚火上炎之证。每日2次，每次5g，温水送服。

明目消炎丸：系拨云退翳丸及地黄散加减制成。处方：蝉蜕、白蒺藜、谷精草、青箱子、密蒙花、木贼、石决明、草决明、夜明砂、夏枯草、菊花、桑叶、龙胆草、黄连各30g，当归、赤芍各15g。将上药共为细末，过筛，另以生地黄、玄参各30g，煎成水剂，调和诸药粉，制成小丸，每服9g，每日2次。

4. 单方验方

清热解毒退翳汤：金银花、蒲公英各15g，川大黄、天花粉各9g，龙胆草、川黄连、蜜桑白皮、枳壳、蔓荆子、银柴胡各4.5g，羌活、独活、荆芥、防风、川芎、薄荷各3g，生甘草2.4g。

（四）新疗法选粹

近代研究表明，本症发病多与机体细胞免疫、体液免疫低下有关，特别是复发性病例，关系尤为密切，因而对本症的治疗，多选用有增强细胞免疫功能和具有抗单纯疱疹病毒作用的中药，结合病情进行组方，调节机体免疫，减少复发治疗，用于临床，取得一定效果。

（1）分期组方

方一：用于炎症期。治则：清热祛风，

活血利水。方药：柴胡9g、紫草12g、薄荷9g、蒲公英30g、荆芥9g、赤芍9g、丹参15g、桑白皮9g、白菊花9g、木通9g、决明子15g。

方二：用于好转期。治则：清热活血，益气退翳。方药：炙黄芪15g、薄荷9g、蒲公英30g、丹参15g、白菊花9g、决明子15g、蝉蜕9g、木贼9g、陈皮6g、木通9g。

方三：用于痊愈期及抗复发治疗。治则：益气补血，退翳明目。方药：炙黄芪15g、鸡血藤15g、党参15g、蝉蜕9g、木贼9g、昆布12g、白蒺藜12g、决明子15g、女贞子15g、白菊花9g。

（2）分期选药

早期：以实证为多见，选用清热解毒、清泻肝火药，辅以祛风药，体弱者加用滋阴药。选用药物：具有抑制单纯疱疹病毒作用药物，如薄荷、柴胡、木通、紫草、蒲公英等，提高免疫作用药物，蒲公英、地丁草、黄连、柴胡、茯苓、金银花等以提高淋巴转化率，黄连、金银花、茯苓、猪苓、青黛、鱼腥草等以提高细胞吞噬作用。

中期：主要为基质浸润、水肿，同时伴有新生血管生入。可选用抗过敏、抗介质免疫抑制剂以消退浸润、水肿，药物如枳实、防己、泽泻、柴胡、黄芩、黄连、龙胆草、猪苓、茯苓、白术、桔梗、荆芥、桂枝等。抗新生血管形成可选用活血化瘀药如川芎、当归、红花、桃仁等。

后期及反复发作：主要由于正气虚，免疫低下，可选用补益药，如四君子汤加黄芪等提高免疫功能。

（五）医家经验

1. 庞赞襄

庞赞襄在《中医眼科经验》中强调治疗本病以清热解毒为主，清除肝经郁热，清解毒邪，使毒邪外泄；或以滋阴养肺之品，使津液得养，郁热消除。调经退翳汤：银柴胡5g，黄芩5g，赤芍5g，白菊花5g，当归尾5g，桃仁5g，红花5g，木通5g，木贼5g，地骨皮6g，香附6g，蔓荆子6g，生地黄6g，甘草3g。水煎服，每日1剂。适用于混睛障瘀血阻络证。

2. 张皆春

张皆春在《眼科证治》中强调：混睛障初起风热偏盛，白睛混赤，刺痛流泪，羞明难睁，秽浊翳障逐渐蔓延，赤脉由四周渐侵风轮，病情处于发展阶段者，治宜清肝泻肺、祛瘀除风、退翳明目。后期邪退正衰，秽浊赤障渐退，风轮表面逐步恢复光泽，病情趋向恢复阶段者，治宜润肺养肝、明目退翳。滋阴退翳汤：酒生地黄9g，当归9g，酒白芍6g，麦门冬6g，天花粉9g，木贼草9g，谷精草9g，玄参9g。水煎服，每日1剂。适用于混睛障后期邪退正衰者。

五、预后转归

本病病程长，易反复发作。病程缓慢，可经年累月反复加重，最后大部角膜受累。病情轻者，积极治疗，可以不留翳障；重病者，留有厚薄不等的宿翳，影响视力。若失治，可伴发瞳神干缺，甚至失明。根据疾病的严重程度，整个病变可能局限于角膜周边部，也可能向中央发展波及整个角膜。如果在几周甚至数月之后不进行治疗，基质的炎症和血管化将达到高峰，然后消退，在角膜中央区遗留下不同程度的瘢痕，影响视力；如瘢痕致密或变成扁平角膜时，可严重影响视力。病变角膜基质内的新生血管逐渐闭塞，变细萎缩，多年后在角膜深层留下极细的灰白色丝状影子血管，成为本病永存的特殊标志。该病常伴发虹膜炎、虹膜睫状体炎和脉络膜炎，可导致继发性青光眼。

六、预防调护

（一）预防

积极锻炼身体，增强体质，提高抗病能力。

1.梅毒患者

加强健康教育和宣传，避免不安全的性行为，采取以下预防措施和注意事项。

（1）追踪患者的性伴，查找患者所有性接触者，进行预防检查，追踪观察并进行必要的治疗。

（2）对可疑患者均应进行预防检查，做梅毒血清试验，以便早期发现患者并及时治疗。

（3）梅毒患者在未治愈前应禁止性行为，如有发生则必须使用安全套。

（4）对患梅毒的孕妇，应及时给予有效治疗，以防止将梅毒感染给胎儿。未婚的感染梅毒者，最好治愈后再结婚。

（5）如需献血，要去正规采血点，在献血前需做全面的血液检查，预防感染。如需输血，需要输血单位出示所输血液的检查证明，防止不必要的麻烦发生。

（6）注意生活细节，防止传染他人：早期梅毒患者有较强的传染性，晚期梅毒虽然传染性逐渐减小，但也要小心进行防护。自己的内裤、毛巾及时单独清洗，煮沸消毒，不与他人同盆而浴。发生硬下疳或外阴、肛周扁平湿疣时，可以使用清热解毒、除湿杀虫的中草药煎水熏洗坐浴。

2.麻风患者

（1）注意眼部卫生，定期进行眼科检查，及早发现患者。

（2）用联合化疗普遍治疗患者。

（3）化学预防。

（4）卡介苗接种。

（5）麻风防治与综合性卫生机构相结合。

3.结核病患者

近20年国际组织提出控制结核病主要方法有：①发现和治疗痰菌阳性者。②新生儿接种卡介苗。据统计，新生儿时接种过的人以后的发病率比未接种过的减少约80%。卡介苗是活疫苗，苗内活菌数直接影响免疫效果，故目前已有冻干疫苗供应。新的核糖体RNA（rRNA）疫苗已引起关注，但尚处在试验阶段。

4.疱疹病毒患者

单纯疱疹病毒性角膜基质炎容易复发，有研究显示，口服阿昔洛韦400mg，2次/天，持续1年，可降低HSK复发率。使用更昔洛韦、伐昔洛韦和泛昔洛韦口服，也可降低HSK复发率。控制诱发因素对于降低复发率也很重要。由于HSV有致癌可能性，减毒活疫苗和死疫苗不宜用于人体。现研究中的各种疫苗如囊膜蛋白（提纯的gG、gD）亚单位疫苗，gB、gD基因重组痘苗病毒疫苗和多肽疫苗，在动物试验中显示良好效果，有应用前景。孕妇产道HSV-2感染，分娩后可给新生儿注射丙种球蛋白作紧急预防。

（二）调护

（1）本病病程较长，需医患配合，耐心调治。

（2）应定期随诊，坚持治疗，局部按时点药。

（3）患者多有畏光，可戴深色墨镜。

（4）饮食要清淡富有营养，少食辛辣煎炸之物，以免助火生热。

七、研究进展

角膜基质炎尤其是单纯疱疹病毒性角膜基质炎是一种重要的致盲性眼病，它的致盲性和治疗上的困难性在于疾病的反复发作，从而引起角膜混浊，最终导致视力丧失。目前随着生物分子学的发展，对于该病的诊断有着突飞猛进的发展，且已研制出一些有效的抗感染药物及免疫抑制剂，但因疾病发生的免疫机制尚不清楚，致使一些严重的如复发性和坏死性角膜基质炎治疗仍感棘手。中医理论认为"正气存内，邪不可干"，患者机体细胞免疫功能低下是诱导病毒活化，产生复发的重要原因。当病灶至角膜深层，局部用药往往难以奏效，整体调理辨证施治更显示较强的优势，这恰是中医学的精华所在，故此期应以整体治疗为主，以获得比单纯局部用药更好的疗效。因中医理论在实际运用中的灵活性，药理学观察上对本病证型的诊断尚缺乏统一标准，存在着主观认识水平和客观条件不同造成的差异，不仅影响研究结果的准确性和可靠性，而且得到的结果往往难以进行比较，有的经验经不起重复，更不能推广应用，故对常见证型统一标准非常重要。

近年在中医药研究领域内，通过数代中医药学家及临床医师的不懈努力，采用现代中药实验药理学研究方法从传统中医中药中提炼精髓，筛选药物，取得一定进展，但总体来说发展缓慢。目前已筛选出的多种中药以单味药为主，多数是粗制剂，有效复方的研究有待加强。今后以分子生物学水平进行中药有效成分的药理研究，将是中药实验药理学研究的方向。我们期待着分子生物学、病毒学、中医学与西医学的共同努力，为本病的治疗开辟广阔领域。

参考文献

[1] 秦秀虹，卢建民. 疱疹性角膜基质炎的研究进展［J］. 眼科新进展，2016（8）：783-787.

[2] 赵堪兴，杨培增. 眼科学［M］. 北京：人民卫生出版社，2014.

[3] 秦光勇，刘莉. 环孢霉素A滴眼液治疗单疱病毒性角膜基质炎疗效观察［J］. 国际眼科杂志，2013（1）：161-162.

[4] 朱炜敏. 常见眼部疾病的中医预防和养护［M］. 上海：复旦大学出版社，2013.

[5] 关瑞娟，亢泽峰. 益气解毒中药减少单纯疱疹病毒性角膜炎复发的免疫机制研究. 中国中医眼科杂志［J］，2013（1）：17-20.

[6] 吴启红，王丹. 单纯疱疹病毒性角膜炎中医治疗概况［J］. 湖北中医杂志，2013（8）：76-77.

[7] 陆南山. 眼科临证录［M］. 北京：中国医药科技出版社，2012.

[8] 朱晓林. 角膜炎中医病名源流考［J］. 环球中医药杂志，2011（5）：371-373.

[9] 张宇，任胜卫. 单纯疱疹病毒性角膜基质炎角膜新生血管的研究进展［J］. 中华眼科杂志，2019，55（12）：956-960.

[10] 秦秀虹，卢建民. 疱疹性角膜基质炎的研究进展［J］. 眼科新进展，2016，36（8）：783-787.

第七章　晶状体疾病

第一节　白内障

　　白内障是指晶状体透明度降低或颜色改变所致的视觉功能下降的病变。本节主要讨论老年性白内障即年龄相关性白内障,本病是在中老年开始发生的晶状体混浊,病变程度常随年龄增加而加重,临床表现为无痛性渐进性视力下降乃至失明,且通常双眼发病。白内障是造成低视力和致盲的主要眼病之一。我国调查表明白内障盲人总数占致残眼病的46.07%,高居第一位,60岁以上老人视力致残眼病中白内障占60.91%。随着人口老龄化,白内障发病率的增高,低视力越来越多地影响老年人生活质量,已成为国际关注的重大疾病。但目前为止,尚无一种药物能够有效预防或治愈白内障,白内障的药物治疗一直是多年来探讨的热门课题。近几十年来,眼科显微手术飞速进步,功能性人工晶状体层出不穷,使致盲性白内障得以复明,患者视觉质量得以提高,术后患者满意度颇高。

　　本病属于中医学"圆翳内障"范畴,指随年龄增长而晶珠逐渐混浊,视力缓慢下降,终致失明的眼病,中医药治疗研究重点在于早中期干预。

一、病因病机

(一)西医学认识

　　本病病因较为复杂,确切病因不详。多数研究认为该病可能是代谢、营养、环境和遗传等多种因素对晶状体长期综合作用的结果。流行病学研究表明,许多危险因素如过多的紫外线照射、过量饮酒、吸烟、妇女生育多、心血管疾病、高血压、糖尿病、使用糖皮质激素、精神病、机体外伤等与白内障的形成有关。对于皮质性白内障和后囊下白内障来说,紫外线照射、糖尿病、使用糖皮质激素是高危险因素。对于核性白内障来说,吸烟是显著的危险因素。

(二)中医学认识

　　"圆翳内障"最早记载见于《外台秘要·出眼疾候》,书中描述了本病的发生发展和后果。"眼无所因起,忽然膜膜,不痛不痒,渐渐不明,久历年岁,遂致失明。令观容状,眼形不异。唯正当眼中央小珠子里,乃有其障,作青白色,虽不辨物,犹知明暗三光,知昼知夜。"《证治准绳·杂病·七窍门》中记录了晶珠全混的圆翳内障:"瞳神中白色如银也……重则瞳神皆雪白而圆亮。"古人还根据晶珠混浊的部位、形态、程度及颜色等不同,分别命名为浮翳、沉翳、冰翳、横翳、散翳、枣花翳、偃月翳、白翳黄心、黑水翳等。中医学认为圆翳内障多因年老体衰,肝肾亏虚,精血不足,不能上荣于目,晶珠失养而混浊;或脾胃湿热蕴结,熏蒸于目或湿热郁久化热伤阴,不能濡养于目,晶珠失养而致病;或饮食不节,劳伤形体,脾胃虚寒,脾失健运,五脏六腑之精气不能上归于目,导致晶珠失养;或忧思暴怒,肝气上冲或肝郁化火,上扰于目,热灼晶珠而致晶珠混浊。此外,血虚肝旺,或阴虚夹湿热上攻等原因,也可致晶珠混浊。

二、临床诊断

（一）辨病诊断

1.临床表现

（1）症状 渐进性、无痛性视力减退。有些患者可出现晶状体性屈光力增强的近视；晶状体内屈光度不一致的单眼可出现复视、多视或眩光；或晶状体性虹视现象。常双眼患病，两眼发病可有先后，严重程度也可不一致。

（2）体征 根据眼科裂隙灯检查所见晶状体混浊形态，可分为如下三型。

①皮质性白内障：最为常见。按其发展过程分为4期。

初发期：晶状体皮质内出现空泡、水裂和板层分离。楔形混浊常见，位于前后皮质，基底位于晶状体赤道部，这些混浊可汇合形成轮辐状，或在某一象限融合成片状混浊。散瞳后，应用检眼镜彻照法或裂隙灯下检查，可在眼底红光反射中看到轮辐状混浊的阴影。瞳孔区的晶状体未累及，一般不影响视力。此期中晶状体混浊发展缓慢，可经数年才达下一期。

膨胀期：又称末熟期。随着晶状体混浊继续加重，较多水分积聚于晶状体皮质内，使其急剧肿胀，体积变大，造成虹膜向前推移，前房变浅，可诱发急性闭角型青光眼。裂隙灯下可见晶状体呈不均匀的灰白色混浊，患眼视力明显减退，眼底难以看清。

成熟期：膨胀期之后，晶状体内水分和分解产物经囊膜逸出，晶状体又恢复到原来体积，前房深度恢复正常。晶状体混浊逐渐加重，直至全部混浊，虹膜投影消失。患眼视力降至眼前手动或光感。眼底不能窥入。从初发期到成熟期可经数月至数十年不等。

过熟期：如果成熟期持续时间过长，经数年后晶状体水分继续丢失，体积缩小，囊膜皱缩，出现不规则的白色斑点及胆固醇结晶，前房加深，虹膜震颤。晶状体纤维分解液化，呈乳白色，棕黄色的晶状体核沉于囊袋下方，可随体位变化而移动，上方前房进一步加深，称为 Morgagnian 白内障。当晶状体核下沉后，视力可突然提高。当液化的皮质漏到晶状体囊膜外时，可发生晶状体诱导的葡萄膜炎。长期存在于房水中的晶状体皮质可沉积于前房角，也可被吞噬细胞吞噬，堵塞前房角引起继发性青光眼，称为晶状体溶解性青光眼。过熟期白内障的晶状体悬韧带发生退行性改变，容易引起晶状体脱位，当患眼受到剧烈震动后可使晶状体囊膜破裂，晶状体核脱入前房或玻璃体内可引起继发性青光眼。

②核性白内障：发病年龄较早，进展缓慢。混浊开始于胎儿核或成人核，前者较多见，逐渐发展到成人核完全混浊。初期晶状体核呈黄色混浊，但很难与核硬化相鉴别。散瞳后用彻照法检查，在周边部环状红色反光中，中央有一盘状暗影。由于晶状体核屈光力增加，可发生近视。远视力的减退较慢。由于晶状体的中央和周边部的屈光力不同，形成晶状体双焦距，可产生单眼复视或多视。晶状体核逐渐变棕黄色或棕黑色，此时视力极度减退，眼底已不能看清。晶状体核这种改变可持续很久而不变，并可同时有皮质混浊，但不易成熟。

③后囊下白内障：晶状体后囊膜下浅层皮质出现棕黄色混浊，为许多致密小点组成，其中有小空泡和结晶样颗粒，外观似锅巴状。由于混浊位于视轴，所以早期出现明显视力障碍。后囊膜下白内障进展缓慢，后期合并晶状体皮质和核混浊，最后发展为成熟白内障。

2.相关检查

（1）视力检查 远、近视力，矫正视力。FC（数指）、HM（手动）或 LP（光感）以及光定位的检查记录。

（2）斜照法检查 斜照虹膜（瞳孔）、晶

状体，如虹膜投影消失则为白内障已成熟，如虹膜投影未消失则晶状体仍有透明皮质。

（3）彻照法检查　当瞳孔散大，通过彻照，由眼底红光发射可见晶状体早期的楔形或花环样混浊。

（4）裂隙灯显微镜检查　角膜、前房、虹膜、瞳孔、晶状体前后囊及皮质、核的混浊均可使用裂隙灯显微镜检查。

（5）眼压的检查　常用非接触眼压计测量。

（6）色觉检查　如果光感光定位不准，红绿色难辨，提示手术后视力可能恢复欠佳。

（二）辨证诊断

本病所表现的主要症状为眼部无自觉症状的视物模糊，眼科检查见眼内晶珠混浊，中医临床辨证可通过四诊合参的全身症状，根据不同的表现，分别归为肝肾两亏、脾虚气弱、肝热上扰、阴虚夹湿热四型。

1. 肝肾两亏证

（1）临床证候　视物模糊，眼前固定黑影，晶珠混浊，全身可见头晕耳鸣，腰膝酸软，舌质淡，脉沉细。

（2）辨证要点　视物不清，头晕耳鸣，腰膝酸软，舌质淡，脉沉细。

2. 脾虚气弱证

（1）临床证候　视物昏矇，眼前固定黑影，晶珠混浊，全身可见精神倦怠，肢体乏力，面色萎黄，食少便溏，舌淡苔白，脉缓或细弱。

（2）辨证要点　视物欠清，精神倦怠，肢体乏力，面色萎黄，食少便溏，舌淡苔白，脉缓或细弱。

3. 肝热上扰证

（1）临床证候　视物昏矇，眼前固定黑影，晶珠混浊，全身可见头痛目涩，口苦咽干，苔薄黄，脉弦数。

（2）辨证要点　视物欠清，头痛目涩，口苦咽干，苔薄黄，脉弦数。

4. 阴虚夹湿热证

（1）临床证候　视物昏花，伴目干涩，固定黑影，晶珠混浊，全身见烦热口臭，大便不畅，舌质红，苔黄腻。

（2）辨证要点　视物欠清，烦热口臭，大便不畅，舌质红，苔黄腻。

三、鉴别诊断

（一）西医学鉴别诊断

1. 老年性晶状体核硬化

是晶状体老化现象，多不影响视力，经彻照法检查眼底可见核硬化为均匀红光，而核性白内障者可见核呈不均匀圆形暗影。

2. 葡萄膜炎

皮质性白内障的过熟期并发葡萄膜炎时应与葡萄膜炎相鉴别。前者眼部检查可见晶状体缩小、核下沉，晶状体前囊膜破裂，前房内游离晶状体皮质，前房变深，虹膜震颤，无瞳孔变小及虹膜后粘连；后者往往晶状体形态完整。

（二）中医学鉴别诊断

本证应与云雾移睛相鉴别。二者均可出现眼前黑影遮挡，但主要区别在病位不同，本病病位在晶状体，黑影可跟随眼球转动而平稳移动，不在眼前飘动；云雾移睛病位在玻璃体，黑影常随眼球转动而在眼前飘动。

四、临床治疗

（一）提高临床疗效的要素

该病的发生发展主要是由于年龄的增长，正气渐衰，气血渐弱，调护失宜，晶珠失养而发病。白内障的病位在晶珠，晶珠属水轮，内应于肾，病性多为虚证；部分患者也可为实证，情绪抑郁，肝气不舒，玄府闭塞，气血运行不畅而致晶珠混浊；还有年老体衰合并气滞血瘀或痰湿蕴热，属虚实夹杂而为病。故临床治疗上应以补虚为根本，祛邪为辅助，标本兼顾，注重临证加减。

（二）辨病治疗

西医学尚不能确切证明药物治疗可以有效阻止或逆转晶状体混浊，但初发期患者选择中药、维生素及蛋白质营养药物或滴眼液治疗可在一定程度改善主观视觉，当白内障严重影响视力时，可选择手术治疗，目前西医学主要选用超声乳化联合人工晶状体植入术或白内障囊外摘除联合人工晶状体植入手术，效果良好。

（三）辨证治疗

1. 肝肾两亏证

治法：补益肝肾。

方药：驻景丸加减方（《中医眼科六经法要》）。菟丝子、茺蔚子、枸杞子、车前子、五味子、河车粉、寒水石、生三七等。

肾阴不足者，去河车粉、寒水石、生三七，加生地、玄参；肾阳不足者，以右归丸温补肾阳。

2. 脾虚气弱证

治法：补脾益气。

方药：补中益气汤（《东垣十书》）加减。黄芪、炙甘草、党参、当归、陈皮、升麻、柴胡、白术等。脾虚湿停、大便溏泻者，去当归，加茯苓、扁豆、薏苡仁以健脾渗湿；食少者，加山药、炒谷芽、炒麦芽、建曲以健脾消食；气血不足者，加熟地、白芍以养血。

3. 肝热上扰证

治法：清热平肝。

方药：石决明散（《普济方》）加减。石决明、草决明、赤芍、青葙子、麦冬、羌活等。肝火不盛或脾胃不实者，去栀子；无郁者，减荆芥，加夏枯草、昆布、海藻以清热软坚散结。

4. 阴虚夹湿热证

治法：养阴清热，宽中利湿。

方药：甘露饮（《和剂局方》）加减。枇杷叶、熟地黄、天冬、枳壳、茵陈、麦冬等。腹胀，苔厚腻者，加薏苡仁、茯苓、佩兰以淡渗利湿、芳香化浊；视物昏花者，加枸杞、菟丝子以滋肾明目。

（四）针刺治疗

本病初中期可行针刺治疗以改善视功能。主穴：太阳、攒竹、百会、四白、完骨、风池、足三里。配穴：肝肾不足者加肝俞；脾虚气弱者加脾俞、三阴交；肝热上扰者选用太冲；根据虚实施以补泻。每日1次，留针30分钟，30日为一疗程。

（五）点眼药法

麝珠明目滴眼液、珍珠明目滴眼液、卡林优滴眼液、谷胱甘肽滴眼液等。每日3~4次，每次1~2滴。适用于未成熟期白内障。

（六）手术治疗

1. 白内障超声乳化联合人工晶状体植入术

为目前现代西医最常用的手术，但需要购买较昂贵的手术设备。

2. 白内障囊外摘除联合人工晶状体植入术

适合基层医院眼科开展的手术方法，不需要昂贵的手术设备，也可获得较好的术后效果。

五、预后转归

老年性白内障是一种慢性、进展性眼病，初发期除了视力有轻度下降外，无太多眼部不适症状，部分患者可能有光敏感，出现畏光、眩光症状，会给生活造成不便；当病情发展到膨胀期，对于存在眼前房角狭窄或有闭角型青光眼的患者有诱发青光眼急性发作的风险，应及时处理；如果白内障进展到过熟期则容易引起晶状体过敏性青光眼及葡萄膜炎等并发症。长期阳光暴露、全身服用糖皮质激素及患有糖尿病等内分泌性疾病者，白内障进展相对较快。

白内障的病机转化取决于人体正气的强弱、气血的盛衰。随着年龄的增长，正气渐衰，气血渐弱，调护失宜，晶珠失养而发病。早期若能用药物治疗可能控制发展，如进展至晶珠灰白色混浊，已明显影响视力，此时药物难以奏效，宜行手术治疗，一般情况手术效果良好。

六、预防调护

（一）预防

（1）发现本病积极治疗，控制或延缓白内障发展。

（2）患有糖尿病、高血压或免疫系统疾病，应积极治疗全身疾病，对延缓晶状体混浊有一定意义。

（二）调护

（1）饮食　宜含丰富的蛋白质、钙、微量元素，多食含维生素 A、B、C、D 的食物。少食辛辣香燥、油腻难消化之品，并戒烟酒。可作为饮食治疗的药材有山药、党参、龙眼肉、菟丝子、茺蔚子、女贞子、枸杞子、决明子、青葙子等。

（2）运动　进行适量的身体锻炼与体育活动，保持机体在健康、轻松的运动中延缓衰老。

（3）心理　避免强烈精神刺激或过度劳累；保持身心愉快、健康；参加适当的文化娱乐活动；放松情绪，减轻精神紧张与压力。

（4）眼前黑影突然增多或有眼前闪光时，应及时就诊，除外玻璃体、视网膜疾病。

七、专方选要

1. 石斛夜光丸（《原机启微》）

组成：石斛、人参、山药、茯苓、炙甘草、肉苁蓉、甘枸杞、菟丝子、生地黄、熟地黄、五味子、天冬、麦冬、苦杏仁、防风、川芎、炒枳壳、黄连、怀牛膝、甘菊花、炒白蒺藜、青葙子、草决明、羚羊角、犀角。

功效：滋阴补肾，清肝明目。

主治：早期白内障证属肝肾不足，阴虚火旺之证，症见视物昏矇，双目干涩，腰膝酸软，头晕耳鸣，舌红苔薄白或薄黄，脉数。

2. 杞菊地黄丸（《医级》）

组成：枸杞子、菊花、熟地黄、酒萸肉、牡丹皮、山药、茯苓、泽泻。

功效：补益肝肾。

主治：适用于早期白内障证属肝肾阴虚者，症见视力渐降，视物昏矇，羞明畏光，眼外观无异，晶珠混浊，全身可见头晕耳鸣，腰膝酸软，舌质淡红，舌淡少苔，脉沉细。

八、研究进展

（一）药物研究

（1）关于白内障的药物研究方面，目前还没有药物确切地可以消除已存在的白内障。

（2）对于营养缺乏人群来说，适当服用营养及维生素补充剂可以延缓白内障的发生及进展。

（3）补益类中药对提高早期白内障患者视功能及延缓晶状体混浊病变的发展有一定的效果。

（二）评价与展望

老年性白内障由于病情发展缓慢，致病因素繁多，目前尚难确定其关键发病机制，故药物治疗未能取得新的突破，但国际上对该病的药物治疗研究仍在深入进行，在不远的将来有望在某一类型白内障的治疗上取得成果。中药在白内障早期的防治作用也将发挥更大的作用。临床诊断上，白内障患者主要表现为渐进性、无痛性视力减退，有些患者的晶状体屈光指数明显增加从而产生近视；或者晶状体混浊引起屈光状态的紊乱，从而产生单眼复视、多视、眩光、彩样光晕等现象。但根据眼部裂隙灯显微镜检查很容易发现晶状体混浊形态，故临床诊断比较简单。

目前白内障手术已经发展到了非常高的水平，白内障囊外或超声乳化摘除加人工晶状体植入术术后效果好，特别是白内障超声乳化摘除加人工晶状体植入术手术切口小，术后恢复迅速，成功率高，现在又推出了飞秒激光辅助的白内障超声乳化摘除加人工晶状体植入术，精确率和安全系数更高。

未来白内障手术在术后恢复视功能的基础上如何提高视觉质量方面将有更大的突破，从术前光学功能检查、个体化分析到多功能人工晶状体的选择应用将会取得令人瞩目的发展。

参考文献

[1] 姜玟彤，刘平. 年龄相关性白内障防治药物的相关研究进展［J］. 国际眼科杂志，2017，17（2）：243-246.

[2] 赵辉，陈穗桦. 早中期白内障患者生存质量及视功能调查［J］. 眼科新进展，2014，34（4）：375-377.

[3] 赵家良. "视觉2020"行动与我国防盲治盲工作［J］. 中华眼科杂志，2002（10）：4-6.

[4] 陈燕，吴学志. 除风益损汤联合常规西药治疗白内障伴干眼临床研究［J］. 新中医，2019，51（2）：97-99.

[5] 李军琪，曲超，钟守国. 长波紫外线与核性白内障相关性研究［J］. 眼外伤职业眼病杂志（附眼科手术），2010，32（5）：397-400.

[6] 詹玉娟. 海口市社区白内障患病情况及其与高血压、高脂血症和高血糖的相关性分析［J］. 中国全科医学，2010，13（24）：2714-2716.

[7] 商福. 抗白内障药物研究的现状与展望［J］. 国外医学·眼科学分册，1991（2）：100-103.

[8] 彭清华. 中医眼科学［M］. 北京：中国中医药出版社，2016：156.

第二节　晶状体异位

晶状体异位或脱位指由于先天性、外伤性或其他病变使悬韧带发育异常或断裂，使晶状体离开正常的生理位置。正常情况下，晶状体由悬韧带悬挂于瞳孔区正后方，其轴与视轴几乎一致。出生后即有晶状体位置异常，称为晶状体异位。若是出生后因先天或后天因素造成晶状体位置异常，称为晶状体脱位（图7-2-1）。但在实际临床中，先天性晶状体位置异常往往很难确定晶状体位置发生异常的确切时间，因此临床上晶状体异位和脱位两个术语常通用。

中医学认为晶珠移位与生俱来或为外伤所致，中医学虽无晶状体异位的病名，但根据不同的发病原因，外伤引起者可归入"撞击伤目"等证的范畴。

一、病因病机

（一）西医学认识

晶状体脱位是一个比较少见的疾病。该病在人群中的发病率目前尚未有流行病学报告。眼外伤是晶状体脱位最常见的原因，超过半数的晶状体脱位发生于眼外伤之后。

先天性睫状韧带发育障碍，悬韧带松弛无力或不全状态，使得晶状体向较薄弱的悬韧带相反方向移位，可引起晶状体脱位；能够引起悬韧带断裂的外力也可以引起晶状体脱位。悬韧带的局限性断离可造成晶状体半脱位，全部断离会引起晶状体全脱位。

根据悬韧带缺损或断离的程度（部分或完全）进行分类，晶状体异位可以分为不全脱位（图7-2-2）和全脱位（图7-2-3）；根据病因学进行分类，分为先天性和外伤性等类型。

1. 先天性晶状体脱位

先天性晶状体脱位既可作为眼部异常单独发生，也可以是其他眼部或全身系统发育异常，特别是中胚叶发育异常有关的综合征的眼部表现。

（1）单纯性晶状体异位　单纯性晶状体异位可以散发，也可以是家族性。家族性晶状体脱位是一种少见的遗传性演变，常为常染色体显性遗传。发病较早，双眼发病，进行性发展，异位程度随年龄逐渐加重；一般以视力障碍为首发症状，一般不伴有其他眼部异常。少数病例可以合并主动脉窦增宽等心血管异常。

（2）伴有晶状体形态和其他眼部异常的晶状体异位　晶状体异位可以同时合并眼部其他异常，例如有小球性晶状体、晶状体缺损、虹膜缺损、瞳孔移位等。

（3）伴有系统性发育异常的晶状体脱位

① Marfan 综合征：是一种常染色体显性遗传疾病，表现为全身中胚叶组织紊乱，以眼、心血管和骨骼系统异常为特征。眼部异常主要表现为晶状体异位，尤其是向上和向颞侧移位。典型的全身表现为手足四肢细长、长头和长瘦脸（图7-2-4）。一般男性多于女性。

② Marchesani 综合征：为常染色体隐性遗传。患者四肢短小、肢指短粗、心血管系统正常。晶状体呈球形，小于正常，常向鼻下方异位。其他眼部异常包括高度近视、上睑下垂、眼球震颤、小角膜等。

③同型胱氨酸尿症：为常染色体隐性遗传疾病。全身以骨质疏松和血栓形成为特点。晶状体多向鼻下方异位。眼部可合并出现先天性白内障、视网膜脱离和变性等异常。实验室检查可检查出血、尿中含有同型胱氨酸。

2. 外伤性晶状体脱位（图7-2-5）

眼外伤是晶状体异位或脱位最主要原因。外伤性晶状体异位常伴有眼部其他损伤，如

外伤性白内障和前房角后退继发性青光眼等。

（二）中医学认识

中医学对晶状体异位的认识是以发病过程及临床表现为依据的，一般多将其成因分为先天禀赋不足、后天外伤致病两端。其中后天外伤致病是发病的主要原因。本病病位在肝肾，病理机制是外伤致病，筋带失养，经络不通，气滞血瘀。

（1）先天禀赋不足，眼带发育不良而致晶珠脱位。

（2）外伤（锐器或铁屑或碎石或过猛之力）致眼带断裂而使晶珠易位者。

二、临床诊断

（一）辨病诊断

1. 临床表现

瞳孔区仍可见到部分晶状体，散瞳后可见到部分晶状体的赤道部，这一区域的晶状体悬韧带已断裂，可伴局部前房加深、虹膜震颤和玻璃体疝。检眼镜下可见到双影，系部分光线通过晶状体、部分未通过晶状体所致。患者可出现高度近视和单眼复视，也可继发青光眼。

2. 相关检查

晶状体脱位结合病史、视力及屈光情况、裂隙灯检查等多个方面，不难做出临床诊断。

（1）视力异常及屈光检查　视力异常通常是先天性晶状体脱位的首发症状。脱位程度不同，视力障碍程度不同。移位较小，晶状体仍在视轴上，可引起近视或难以矫正的散光。如移位较大，患者可出现典型的单眼复视现象。如果晶状体完全脱入玻璃体内，瞳孔区清亮，且患者可表现为高度远视状态。

（2）裂隙灯检查　不管何种类型的晶状体异位，根据脱位情况可以有不同临床表现。如果是悬韧带的局部断离，异位的晶状体仍在瞳孔区、虹膜平面后面晶状体窝内，称为

晶状体半脱位。裂隙灯检查可见虹膜后陷和虹膜震颤，前房加深。虹膜震颤是由于虹膜失去晶状体的依托，是判断晶状体是否半脱位的指征。如移位较大，裂隙灯下瞳孔区可见弧形反光带，这就是半脱位的晶状体赤道部。如果晶状体悬韧带完全断离，晶状体完全离开正常的位置，脱入前房或玻璃体腔内，称为晶状体全脱离。裂隙灯检查见全脱位的晶状体可以嵌顿于瞳孔区可引起瞳孔阻滞，发生瞳孔阻滞性青光眼。完整的晶状体脱入玻璃体腔内可以较长时间存留而无炎症反应。但如有晶状体破裂，晶状体蛋白分解，可引起葡萄膜炎。

（二）辨证诊断

中医望诊可结合裂隙灯检查扩大中医望诊内容。其病情严重者多属中医学"暴盲""撞击伤目"等范畴。临床辨证分型以发病原因为据，常见证型有禀赋不足型和撞击伤目型。

1. 禀赋不足证

（1）临床证候　与生俱来或幼年形成，根据晶珠移位部位不同和视力下降不同表现而被发现；舌质淡红，苔薄白，脉弱或缓。

（2）辨证要点　先天精血不足则筋带失养，故辨证以晶珠脱位、伴或不伴有视力下降，与生俱来为要点。

2. 撞击伤目证

（1）视物模糊，晶珠半脱位或全脱位，多伴有胞睑青紫，肿胀难睁，或白睛溢血，或目珠突出等。

（2）辨证要点　明确的外伤史，致使筋带离断，故辨证以头部外伤史，晶珠脱位、伴或不伴有视力下降为要点。

三、鉴别诊断

西医学对于晶状体脱位的诊断鉴别主要在于病因学鉴别。外伤性晶状体脱位多有明确的眼部外伤病史。先天性晶状体脱位鉴别主要在于以下三种类型的鉴别（表7-2-1）。

四、临床治疗

（一）辨病治疗

晶状体异位的治疗取决于脱位晶状体的

表 7-2-1　先天性晶状体脱位鉴别

	Marfan 综合征	Marchesani 综合征	同型胱氨酸尿症
晶状体脱位	向上方或颞侧	多向下方，晶状体呈球形	多向下方，晶状体形态可正常或球形
眼压	正常	易发生青光眼	很易发生青光眼
智力	正常	正常	半数较迟钝
毛发颜色	正常	正常	带金黄色
皮肤	正常，可松弛	正常	白皙，颜面潮红
心血管病变	易发生动脉瘤	心血管疾病	血栓形成
骨骼	身材瘦长、四肢纤细、蜘蛛痣	身材矮小、头大颈短、肢短	肢体细长、骨质疏松
肌肉	不发达，皮下脂肪少	肌肉发达，皮下脂肪丰满	无特异性改变
遗传方式	多为常染色体显性	常染色体隐性	常染色体隐性
尿检	阴性	阴性	阳性

位置、晶状体透明度、患眼视力和对侧眼的状态。

1. 非手术治疗适应证

对于没有并发症的晶状体不全脱位，可用眼镜或接触镜矫正的患者可不手术，通过镜片矫正可以恢复一定的视力。对于晶状体偏位不大，同时前房深度基本正常者，可将瞳孔持续散大，形成适应异位晶状体的瞳孔。

2. 手术治疗

如发生以下情况可行手术摘除脱位的晶状体：①晶状体异位严重损害视力，尤其伴有白内障者。②晶状体脱入前房。晶状体溶解性青光眼。③晶状体过敏性葡萄膜炎。④瞳孔阻滞性青光眼。⑤晶状体混浊妨碍视网膜脱离的检查和手术。⑥异位晶状体为过熟期或成熟期白内障。

3. 病因治疗

对于婴幼儿应做好早期和定期的视力筛查，及早发现晶状体异位，早期干预和治疗，防止弱视的发生；对于头部或颜面部的外伤后患者，也应该及时进行裂隙灯下的仔细检查，早发现早治疗，避免并发症的出现。

（三）辨证治疗

（1）禀赋不足证

治法：补益肝肾。

方药：杞菊地黄丸加减。熟地黄10g，茯苓10g，山药10g，丹皮10g，山茱萸10g，泽泻10g，枸杞10g，菊花10g。若体虚气弱者可加党参、黄精以益气养阴；伴有晶珠混浊者，可酌加菟丝子、桑椹以补肾明目。

（2）撞击伤目证

治法：养血祛风，活血通络。

方药：除风益损汤加减。熟地黄10g，白芍10g，当归10g，川芎10g，藁本10g，前胡6g，防风10g。伤甚者，加大黄以泻其败血；伴有眵多泪多、羞明赤肿者，加黄芩。

五、预后转归

晶珠半脱位不影响视力者，可临床观察。全脱位致视力下降者，可行手术治疗。脱位致晶珠混浊者行手术治疗。

六、预防调护

（一）预防

孕期注意孕妇保健及合理饮食，避免过度劳累；晶珠脱位患者平时避免剧烈运动。

（二）调护

有屈光不正者应及时矫正；避免过用目力及熬夜等；注意情绪变化，及时调整。

七、专方选要

对于先天性晶状体脱位目前治疗以西医手术为主，治疗的中医药专方很少，但是对于创伤致晶状体脱位继发青光眼的病例，配合中药治疗有不错疗效。

凉胆汤加味（《杂病源流犀烛》）

组成：黄芩、黄连、龙胆草、芦荟、荆芥、防风，黄柏、地肤子、羚羊角粉、白菊花、草决明，石决明、夏枯草、车前子。

功效：清泄肝胆实热，通利目中玄府。

主治：外伤性晶状体脱位合并继发性青光眼，证属肝胆实热者。症见眼红眼胀、胸胁胀痛、口苦口干等症状，舌红，苔黄脉弦数。

八、研究进展

（一）致病基因

先天性晶状体脱位主要与基因突变有关，以常染色体显性遗传为主，少数表现为常染色体隐性遗传。晶状体脱位既可作为孤立的眼部异常单独发生，也可作为某些综合征的眼部异常表现之一出现。

1. 原纤蛋白基因

晶状体悬韧带在赤道部环形连接晶状体边缘及睫状体，是维持晶状体位置正常的重要结构。其中原纤蛋白为构成晶状体悬韧带的主要蛋白之一，由原纤蛋白-1（fibrillin-1,FBN1）基因、原纤蛋白-2（fibrillin-2,FBN2）基因、原纤蛋白-3（fibrillin-3,FBN3）基因编码。

2. ADAMTS 基因家族

近年来随着对晶状体脱位相关基因的研究探索，ADAMTS 基因的作用越来越受到人们的关注，该基因编码的含 I 型血小板结合蛋白基序（TSP）的解聚蛋白样金属蛋白酶 ADAMTS，是一类 Zn^{2+} 依赖的分泌型金属蛋白酶，参与组织结构的连接和细胞外基质的降解等。

3. LTBP2 基因

潜在转化生长因子 β 结合蛋白 2（LTBP2）基因（MIM*602091）位于 14q24.3, 结构类似 FBN1 基因，调节细胞生长分化，促进细胞外基质蛋白（如胶原蛋白、弹性蛋白及肌腱蛋白）形成。

4. COL18A1 基因和 VSX2 基因及 PAX6 基因

COL18A1（collagen, type XVIII, alpha1）基因（MIM*120328）位于 21q22.3, 其编码的蛋白产物参与构成视网膜神经纤维层内界膜及晶状体囊基底膜，该基因突变可导致 Knobloch 综合征，是唯一一种伴晶状体脱位的先天性玻璃体视网膜病变，以高度近视、玻璃体视网膜病变、晶状体脱位及枕骨缺损为主要症状。

（二）晶状体半脱位的手术治疗

临床上对于有严重并发症或对视力影响严重的晶状体脱位应予手术处理。详细的术前检查和正确的手术方法是保证手术成功的关键。临床上需根据患者晶状体半脱位的范围、位置和程度，以及其所伴有的并发症决

定手术方法。无严重视力障碍的轻度半脱位者，可佩戴眼镜矫正其屈光不正，暂不进行手术；如果患者的晶状体晃动明显，或者脱位的晶状体引起继发性青光眼或白内障时，则需要进行手术治疗，防止出现其他并发症。

1. 撕囊

晶状体半脱位的撕囊难度较大。在一些非正常位置的活动晶状体撕囊中，虹膜拉钩或囊膜拉钩的应用可以帮助在撕囊时固定晶状体，这两种方法都可以固定囊袋。飞秒激光辅助的撕囊无须依赖于术者的经验和技巧，制作的晶状体前囊膜口的大小、形状和位置上均具有良好的可预测性和可重复性，故被认为具有很大的优势。

2. 囊袋的固定

对于晶状体半脱位可以选用一些囊膜支撑器械来维持囊袋的形状和稳定。虹膜拉钩和囊袋拉钩可用来勾住囊袋边缘从而支撑囊袋，虹膜拉钩同时可以在小瞳孔情况下用于牵拉虹膜扩大视野。须注意术中囊袋拉钩脱位，囊袋拉钩之间的角度需对称，固定张力要均匀，以免造成囊袋撕裂。

3. 后囊破裂的处理

外力撞击眼球后在引起晶状体脱位的同时也常引起晶状体后囊破裂，另外治疗晶状体脱位的手术难度大，术中也容易引起后囊破裂。对于术前已发现或怀疑后囊破裂的患者，术者可考虑白内障囊外摘除的方式取出晶状体，若采用晶状体超声乳化的方式，应该避免使用水分离，因为水分离会使晶状体后囊破裂增大，可将黏弹剂注入撕囊边缘使晶状体前皮质与囊袋分离，或者直接运用玻璃体切除系统。

4. 晶状体超声乳化吸除术

根据患者晶状体受伤的具体情况选择合适的手术方法是治疗能否成功的关键。对于外伤性晶状体脱位，传统的方法是采用囊内摘出术或者囊外摘出术，但是术后容易出现角膜水肿、视网膜脱离、玻璃体脱出等并发

症。而晶状体超声乳化具有术后视力恢复快、眼内组织损伤小、角膜切口小及术后并发症少等优点。软的晶状体可以在前房乳化，因其质地较黏而不容易进入玻璃体腔，而硬的晶状体很难被吸出囊袋且容易移位。因此，术者应根据晶状体本身条件决定手术操作，尽量使用低流量、低负压和低灌注超声乳化，要尽量减轻操作对囊袋的压力。

5. 囊袋张力环的选用

很多研究显示，在晶状体超声乳化吸除术后放置囊袋张力环（CTR，有标准的和可缝合的两种）可以有效应用于晶状体半脱位，并取得良好的效果。手术医生根据术中评估悬韧带离断或松弛的范围决定植入不同类型的CTR。

6. 人工晶状体（IOL）的选择

对于外伤性晶状体半脱位的患者，IOL的选择要根据撕囊的情况和囊袋的稳定性。如果囊袋完整，位置固定，居中性好，撕囊成功且CTR植入，那么一片式或者三片式IOL均可植入，但是不建议植入可调节IOL，因为半脱位的囊袋和悬韧带已丧失或减弱可调

节功能。对于外伤性晶状体半脱位后囊破裂严重不能使用时，可以选择IOL睫状沟缝合术、虹膜固定IOL术或者免缝合巩膜层IOL固定术。

参考文献

［1］刘家琦，李凤鸣. 实用眼科学［M］. 2版. 北京：人民卫生出版社，2003，11：403-404.

［2］缪晚红，张兴儒. 实用中医眼科学［M］. 北京：中国中医药出版社，2015：199.

［3］葛坚. 眼科学［M］. 北京：人民卫生出版社，2014：223-225.

［4］李林英. 中西医结合治疗创伤性晶状体脱位继发性青光眼23例体会［J］. 基层医学论坛，2007，1（9）：794-795.

［5］夏文佼，巩雪，肖伟. 先天性晶状体脱位致病基因研究进展［J］. 国际眼科杂志，2016，4（16）：651-653.

［6］刘京婧，张凤妍. 外伤性晶状体半脱位的手术治疗进展［J］. 国际眼科纵览，2017，8（41）：281-284.

第八章　青光眼

第一节　原发性闭角型青光眼

原发性闭角型青光眼（PACG）是由于周边虹膜堵塞小梁网或与小梁网产生永久性粘连，房水外流受阻，引起眼压升高的一类青光眼。具有房角狭窄、周边虹膜易与小梁网接触的解剖学特征。根据眼压骤然升高还是逐渐发展，又分为急性闭角型青光眼和慢性闭角型青光眼。急性闭角型青光眼分为临床前期、前驱期、急性发作期、间歇期、慢性期、绝对期。根据发病过程属于中医学"青风内障""绿风内障""黑风内障""黄风内障"范畴。

一、病因病机

（一）西医学认识

原发性闭角型青光眼的患病率具有种族、地区和年龄等差异，亚洲患病率高于其他地区，其中中国的 PACG 患病率最高。急性闭角型青光眼多见于 50 岁以上老年人，女性更常见，男女之比约为 1:2。远视眼、前房角关闭家族史、年龄增加、女性、周边前房变浅是危险因素。情绪激动、暗室停留时间过长、局部或全身应用抗胆碱药物、长时间阅读、疲劳等是本病的常见诱因。

（二）中医学认识

闭角型青光眼的中医演变规律：初期多为实证，亦可为本虚标实，本虚为肝肾阴虚或脾胃虚寒，标实为气滞、气火、痰浊等。在初期患者多由情志不舒，肝郁气结，气火上逆；或由于肝胆火盛，热极生风，风火攻目；或由于嗜食肥甘，脾虚生痰，痰火郁结；

或由于肝胃虚寒，清阳不升，阴邪上逆；均可致目中玄府闭塞，神水瘀滞，罹患本病。病程日久，脏腑损伤，真阴亏耗，水不涵木，阴不制阳，阴虚阳亢，上扰头目，则神水壅塞目窍，反复发作。突发性的情志变化、过度劳倦等是本病的直接诱因。

闭角型青光眼病位主要在肝、脾、肾，可涉及五脏六腑。

二、临床诊断

（一）辨病诊断

1.临床表现

（1）急性闭角型青光眼　分为临床前期、前驱期、急性发作期、间歇期、慢性期和绝对期。急性发作期症状和眼部体征非常典型，诊断多无困难，房角镜检查证实房角关闭是重要诊断依据。急性闭角型青光眼为双侧眼病，当确诊一眼急性发作后，另一只眼即使没有临床症状，也可诊断为临床前期。前驱期常常表现为一过性或反复多次的小发作，发作多出现在傍晚时分，患者感觉雾视、虹视、额部疼痛、鼻根部酸胀等，休息后缓急，除具有特征性浅前房外，一般没有永久性组织损害。间歇期诊断标准是有明确的小发作史，房角大部分开放，不用药或单用少量缩瞳剂眼压能稳定在正常水平。慢性期可见房角广泛粘连，眼压中度升高，眼底常见青光眼视盘凹陷并有相应的视野缺损。绝对期视神经已经遭到严重破坏，视力可降至无光感。

（2）慢性闭角型青光眼　周边浅前房；房角中等狭窄，有不同程度的虹膜周边前粘连；如不是双眼同时发病，对侧眼尽管眼压、眼底、视野正常，但有房角狭窄或可见局限性虹膜周边前粘连；眼压中等度升高；眼底有典型的青光眼性视盘凹陷；可见不同程度的青光眼性视野缺损。

2. 相关检查

（1）眼压　急性闭角型青光眼急性发作期眼压常在 50mmHg 以上；慢性闭角型青光眼眼压呈中等程度升高。建议使用 Goldmann 压平眼压计测量眼压，对于慢性闭角型青光眼要注意 24 小时眼压曲线的测量，24 小时眼压测量时点为 5：00、7：00、10：00、14：00、18：00、22：00，如果病情需要，也可以增加眼压测量次数，每 2 小时测量 1 次眼压。

（2）前房角镜　可见房角入口窄，虹膜膨隆，房角粘连，房角关闭。

（3）超声生物显微镜　前房变浅，房角入口窄，虹膜膨隆，房角粘连，房角关闭。

（4）视野　青光眼视野损害具有特征性，其病理学基础与视网膜神经纤维层的发布与走向及青光眼对视乳头和视神经纤维层的损害相一致，早期表现为旁中心暗点、鼻侧阶梯或局限性光敏感度下降，进展期表现为神经纤维束性视野缺损、弓形缺损、环状暗点，晚期青光眼视野大部分丧失，残存中心视岛或颞侧视岛。视野检查可有效地检测有无视神经损害和监测病情进展情况。但多数青光眼患者视盘形态学改变出现在视野缺损之前，可能是由于视野检查方法尚不够敏感。现在高通分辨视野检查、图形分辨视野检查、蓝黄色视野检查等更为敏感的视野检查方法正在研究和逐步应用于临床。

（5）光学相干断层扫描　可通过对视乳头的连续放射状断层扫描，定量分析各象限视网膜神经纤维层厚度情况，现在常常被用于青光眼早期检查。

（6）视觉对比敏感度　青光眼表现有空间和时间对比敏感度的异常，这种异常改变可以出现在青光眼的早期，甚至出现在视野缺损发生之前，视觉对比敏感度检查有助于早期发现青光眼。

（7）视觉诱发电位和图形视网膜电图　对青光眼诊断与监测有一定意义，青光眼的 P-ERG、P-VEP 改变表现为潜伏期延长和振幅降低，在反映青光眼早期视功能损害上 P-ERG 比 P-VEP 更为敏感。

（8）色觉　青光眼存在获得性色觉障碍，青光眼早期就有色觉功能的异常，主要表现为蓝 - 黄色觉缺损，并具有选择性对蓝黄色觉损害较早较重，对红绿色觉损害较晚较轻的特点。

（二）辨证诊断

本病发作有急有缓，以头目胀痛、眼珠变硬、胞轮深红、瞳神散大、瞳色淡绿、视力减退甚至失明为主要症状的眼病，主要由风、火、痰、郁及肝之阴阳失调，导致气血失常，经脉不利，神水瘀滞，玄府闭塞，其病位主要在肝。临证之时，要抓住主要证候，辨明主要病机，遣方用药。

1. 肝胆火炽证

（1）临床证候　发病急剧，头痛如劈，眼珠胀痛欲脱，连及目眶，视力骤降，甚至失明，胞轮红赤，白睛混赤水肿，黑睛雾状混浊，瞳神散大，瞳色淡绿，眼珠变硬；全身可伴恶心呕吐，恶寒发热，溲赤便结；舌质红，苔黄，脉弦数。

（2）辨证要点　头痛如劈，视力骤降，溲赤便结，舌质红，苔黄，脉弦数。

2. 痰火动风证

（1）临床证候　起病急骤，眼部症状与肝胆火炽相同；常伴身热面赤，动辄眩晕，恶心呕吐，溲赤便结；舌质红，苔黄腻，脉弦滑数。

（2）辨证要点　体态偏胖，动辄眩晕，恶心呕吐，舌质红，苔黄腻，脉弦滑数。

3. 肝郁气滞证

（1）临床证候　患侧头痛，目赤胀痛，瞳神散大，视力下降，眼珠胀硬；伴见情志不舒，胸闷嗳气，食少纳呆，呕吐泛恶，口苦；舌质红，苔薄，脉弦数。

（2）辨证要点　情志不舒，舌质红，苔薄，脉弦数。

4. 阴虚阳亢证

（1）临床证候　头目胀痛，瞳神散大，视物昏矇，眼珠硬痛；心烦失眠，眩晕耳鸣，口干咽燥；舌质红，少苔，或舌绛少津，脉弦细数或细数。

（2）辨证要点　眩晕耳鸣，口干咽燥，舌红少苔，或舌绛少津，脉弦细数或细数。

5. 肝胃虚寒证

（1）临床证候　眼珠胀痛，瞳神散大，视物昏矇；头痛上及巅顶，干呕吐涎，食少神疲，四肢不温；舌质淡，苔白，脉弦。

（2）辨证要点　巅顶头痛，四肢不温，舌淡苔白，脉弦。

6. 肝肾阴虚证

（1）临床证候　双眼昏花，眼内干涩，眼珠胀硬，视野缩小，视力下降，渐至失明，头晕耳鸣，腰膝酸软，五心烦热，大便秘结，舌红少苔，脉沉细。

（2）辨证要点　病程日久，视物昏花，腰膝酸软，五心烦热，舌红少苔，脉沉细。

7. 气虚血瘀证

（1）临床证候　双眼视物昏矇，眼珠胀痛，视力下降，视野缩小，神疲乏力，气短懒言，肌肤甲错，胸胁刺痛，舌暗边有瘀斑苔薄，脉细涩。

（2）辨证要点　病势缠绵，少气懒言，肌肤甲错，舌暗边有瘀斑苔薄，脉细涩。

三、鉴别诊断

一般认为急性闭角型青光眼的诊断并不困难，但也应与一些眼科疾病相鉴别。慢性闭角型青光眼发病缓慢隐匿，需要与开角型青光眼、继发性闭角型青光眼等相鉴别。

1. 急性结膜炎

本病结膜充血，有分泌物，视力不受影响，瞳孔对光反应正常，眼压正常。

2. 虹膜睫状体炎

本病视力下降，睫状充血或混合充血，眼部疼痛，眼部检查可见角膜后沉着物，房水闪辉阳性，可见前房浮游物，瞳孔缩小，虹膜后粘连等眼内炎症表现。一般眼压不高。

3. 青光眼睫状体炎综合征

本病一般为单眼眼压升高，并伴有房水闪辉阳性，前房可见浮游物等，可反复发作。

4. 恶性青光眼

本病浅前房，眼压急剧升高，一般发生在青光眼滤过术后。

5. 继发性闭角型青光眼

本病常继发于原有眼部疾病，如晶状体膨胀期青光眼、晶状体半脱位青光眼、继发于葡萄膜炎的青光眼等。

6. 开角型青光眼

本病的特点是眼压虽然升高，但高眼压状态下房角始终是开放的。

四、临床治疗

（一）提高临床疗效的要素

1. 急则治标，降低眼压

降低眼压是青光眼的主要治疗原则。急性闭角型青光眼的急性发作期，患者眼压往往高达 50mmHg 以上，急则治标，应当以缩小瞳孔，开放房角，控制眼压，减少组织损害为要；对于急性闭角型青光眼非急性发作期和慢性闭角型青光眼患者，降低眼压仍然是首要的治疗措施，可根据患者具体情况，选择药物、激光、手术等治疗方式，同时可配合中药治疗，以提高疗效。

2. 审证求因，治病求本

闭角型青光眼是由于周边虹膜堵塞小梁网或与小梁网产生永久性粘连，房水流出受阻，引起眼压升高的一类青光眼。我们临证之时，当中西医结合，审证求因，治病求本，以降低眼压、保护视功能为主要目标。当谨守病证结合诊疗模式。主要从抓住主症、辨别体征、分析病位、确定病性、分证论治着手。

（1）抓住主症　有些患者初起常无自觉症状，或有过用目力后视物模糊，眼酸眼胀，休息后缓解如常，病程日久，可见眼胀眼痛，头痛头晕，视力下降，视野缩小。临证之时，一定要认真询问其发病形式、伴发症状、发病过程、有无诱因、家族中是否有类似疾病患者，有的放矢，针对性地去补充检查内容，进行诊断和鉴别诊断。

（2）辨别体征　要仔细检查前房、房角、瞳孔、眼底等，辨别细微病变尤为重要。

（3）分析病位　分析病位可从三个方面进行考虑。第一，病变发生的部位，闭角型青光眼常因病情轻重不同而表现各异，通过分析病位，可对疾病的性质及预后有全面系统的认识。第二，遵循中医四诊八纲、气血津液辨证、脏腑经络辨证学说，在辨证论治思想指导下，分析病机，确定病位，即病在何脏何腑、寒热虚实、气血盛衰情况，为遣方用药服务。

（4）确定病性　初期多为实证，年老体弱者初期也可出现虚实夹杂证，中晚期多以虚实夹杂证或虚证为主。

（5）分证论治　主要从肝胆火炽证、痰火动风证、肝郁气滞证、阴虚阳亢证、肝胃虚寒证、肝肾阴虚证、气虚血瘀证来遣方用药，临证之时，亦需考虑兼证。

3.注重随访，保存功能

青光眼是主要的不可逆性致盲性眼病，保存视功能是主要的治疗目的。我们应该注重随访，定期观察眼压、视野，必要时可进行24小时眼压曲线的检查，以便了解患者的病情进展，全面评估患者的视功能情况。与此同时，我们应该加强健康宣教，使患者对青光眼的防治知识有一定了解，提高依从性，医患配合，最大程度地保存患者的视功能。

（二）辨病治疗

闭角型青光眼的治疗应以解除瞳孔阻滞、开放房角、降低眼压为要点。对于急性闭角型青光眼临床前期和前驱期患者，应尽快进行激光或手术周边虹膜切除术；急性期和缓解期患者，以采取综合治疗措施降低眼压为主，可选择药物降低眼压，亦可根据患者病情选择激光或手术周边虹膜切除术、小梁切除术等治疗方法；绝对期患者，以解除痛苦为主。对于慢性闭角型青光眼，以降低眼压、保护视功能为主要治疗原则。原发性闭角型青光眼患者，都应定期复查，了解眼压、视盘和视野状况。

1.降眼压药物

（1）高渗剂　常用50%甘油合剂，2~3ml/kg口服；或20%甘露醇，1~2g/kg快速静脉滴注。这类药物可以在短时间内提高血浆渗透压，减少眼内容量，降低眼压，但降压作用一般在2~3小时后即消失。用药后由于颅内压降低，宜平卧休息。甘油参与体内糖代谢，糖尿病患者慎用。

（2）碳酸酐酶抑制剂　常用乙酰唑胺片口服，每次0.125~0.25g，每日2次。这类药物主要是通过减少房水产生降低眼压，多作为局部用药的补充，剂量不宜过大，长期服用可引起口唇面部及指趾麻木，甚至出现肾结石、血尿等不良反应，不宜久服。

（3）β-肾上腺素能受体阻断剂　常用药物为0.25%~0.5%的噻吗洛尔、左旋萘酮心安、盐酸卡替洛尔、盐酸倍他洛尔等，每次1滴点眼，每日2次。这类药物主要通过抑制房水生成而降低眼压，主要不良反应为减慢心率，引起支气管痉挛、哮喘等。

（4）肾上腺素能拟似药　常用药物为盐酸地匹福林、对氨基可乐定、酒石酸溴莫尼定，每次1滴，每日3次点眼。这类药物可能对房水生成及外流的多个环节产生影响。

（5）前列腺素制剂　常用药物有0.005%

拉坦前列腺素、0.004%曲伏前列腺素、0.03%贝美前列腺素，每次1滴，每日1次点眼。这类药物的降压机制为增加房水经葡萄膜巩膜外流通道排出，从而降低眼压。因为缩瞳剂会收缩睫状肌，减少葡萄膜巩膜外流，与前列腺素制剂有拮抗作用，故两者不宜联合应用。

2. 激光治疗

急性闭角型青光眼急性发作缓解后，应当仔细进行房角检查，如房角仍然开放或粘连范围小于1/3周，眼压稳定在21mmHg以下者，可做激光虹膜切开术；一眼急性发作，需认真检查对侧眼，根据情况可考虑激光虹膜切开术。对于慢性闭角型青光眼可依据房角情况作相同处置。非瞳孔阻滞机制性慢性闭角型青光眼，单用周边虹膜切除术或激光虹膜切开术，往往不能阻止房角进行性关闭，可采用氩激光周边虹膜成形术，以加宽房角。

3. 手术治疗

（1）解除瞳孔阻滞手术　切除或切开周边虹膜，沟通前后房，解除瞳孔阻滞。如周边虹膜切除术。

（2）滤过性手术　主要为建立房水外引流通道的手术，对于房角广泛粘连，或视神经损害明显者，可考虑滤过性手术。常用术式有小梁切除术、非穿透性小梁手术、巩膜造瘘术、房水引流装置植入术等。

（3）减少房水生成手术　主要是通过冷凝、透热、激光等破坏睫状体及其血管，减少房水生成，以达到降低眼压的目的，常用术式有睫状体冷凝术、透热术和光凝术，主要用于疼痛较为显著的晚期青光眼。

4. 神经保护性治疗

青光眼视神经损害的机制为神经节细胞的凋亡，病理性高眼压和视神经缺血为其发病的因素，钙离子通道阻滞剂、谷氨酸拮抗剂、神经营养因子、抗氧化剂及某些中药可从不同环节起到一定的视神经保护作用。

（三）辨证治疗

1. 辨证论治

（1）肝胆火炽证

治法：清热泻火，凉肝息风。

方药：绿风羚羊饮（《医宗金鉴》）加减或羚羊钩藤汤（《通俗伤寒论》）加减。玄参、防风、茯苓、知母、黄芩、细辛、桔梗、车前子、羚羊角、大黄、竹茹、姜半夏；或羚羊角、钩藤、桑叶、川贝母、竹茹、地黄、菊花、白芍、茯苓、甘草、决明子。

（2）痰火动风证

治法：降火逐痰，平肝息风。

方药：将军定痛丸（《审视瑶函》）加减。黄芩、僵蚕、陈皮、天麻、桔梗、青礞石、白芷、薄荷、大黄、半夏、栀子。

（3）肝郁气滞证

治法：疏肝理气，降逆和胃。

方药：逍遥散（《太平惠民和剂局方》）加减。柴胡、当归、白芍、茯苓、白术、薄荷、煨姜、甘草。若气郁化火，可选用丹栀逍遥散加减。

（4）阴虚阳亢证

治法：滋阴降火，平肝息风。

方药：知柏地黄丸（《医宗金鉴》）加减或阿胶鸡子黄汤（《通俗伤寒论》）加减。知母、黄柏、熟地黄、山茱萸、山药、茯苓、泽泻、牡丹皮、钩藤、天麻；或阿胶、白芍、石决明、钩藤、地黄、炙甘草、牡蛎、络石藤、茯神、鸡子黄、麦冬、郁金。

（5）肝胃虚寒证

治法：温肝暖胃，降逆止痛。

方药：吴茱萸汤（《审视瑶函》）加减。吴茱萸、川芎、炙甘草、人参、茯苓、白芷、陈皮、半夏、郁金、香附。

（6）肝肾阴虚证

治法：补益肝肾，活血明目。

方药：杞菊地黄丸（《医级》）加减。枸杞子、菊花、熟地黄、山茱萸、山药、泽泻、丹皮、茯苓。

（7）气虚血瘀证

治法：益气养血，活血化瘀。

方药：补阳还五汤（《医林改错》）加减。黄芪、当归尾、赤芍、地龙、川芎、桃仁、红花。

2. 外治疗法

（1）针灸治疗

［适应证］眼压已经控制在目标眼压的患者，闭角型青光眼出现视功能进行性损害时可以配合使用。

［处方］主穴可选用风池、睛明或上睛明、承泣、太阳、百会等。实证配穴可选用行间、大敦、光明、太冲等；虚证配穴可选用肝俞、肾俞、三阴交、足三里等。

［操作方法］每日1次，10次一疗程，共3个疗程，疗程间间隔3~5天。

（2）中药离子导入

［适应证］青光眼眼压控制后的视神经保护治疗。

［处方］可根据病情选择血栓通注射液，维生素 B_1、B_{12} 等。

［操作方法］采用电离子导入，每日1次，每一疗程10天，可达到活血化瘀、营养神经的作用。

（3）局部穴位注射

［适应证］青光眼眼压控制后的视神经保护治疗。

［处方］主要选用复方樟柳碱、神经生长因子、维生素 B_{12} 等药物。

［操作方法］在太阳穴做穴位注射，每日1次或隔日1次，每一疗程10天。

3. 成药应用

（1）六味地黄丸

［适应证］慢性闭角型青光眼肾阴虚证。

［功效］滋阴补肾。

［用法］口服。大蜜丸，一次一丸，一日2次；水丸，一次9g，一日2次；浓缩水丸，一次8粒，一日3次。

（2）杞菊地黄丸

［适应证］慢性闭角型青光眼肝肾不足，阴血亏虚证。

［功效］补肾明目。

［用法］口服。大蜜丸，一次一丸，一日2次；水丸，一次9g，一日2次；浓缩水丸，一次8粒，一日3次。

（3）石斛夜光丸

［适应证］慢性闭角型青光眼肝肾两亏，阴虚火旺证。

［功效］滋阴补肾，清肝明目。

［用法］口服。大蜜丸，一次一丸，一日2次；水丸，一次6g，一日2次。

（4）金匮肾气丸

［适应证］慢性闭角型青光眼肾阳虚证。

［功效］温补肾阳。

［用法］口服。大蜜丸，一次一丸，一日2次；水丸，一次9g，一日2次；浓缩水丸，一次8粒，一日3次。

（5）人参归脾丸

［适应证］慢性闭角型青光眼心脾两虚、气血不足证。

［功效］益气补血，健脾养心。

［用法］口服。大蜜丸，一次一丸，一日2次；水丸，一次9g，一日2次。

（6）十全大补丸

［适应证］慢性闭角型青光眼气血两虚证。

［功效］温补气血。

［用法］口服。大蜜丸，一次一丸，一日2次；水丸，一次9g，一日2次。

（7）龙胆泻肝丸

［适应证］慢性闭角型青光眼肝胆湿热证。

［功效］清肝泻火。

［用法］丸剂：口服。大蜜丸，一次一丸，一日2次；水丸，一次6g，一日2次。

（8）复方血栓通胶囊

［适应证］慢性闭角型青光眼血瘀兼气阴两虚证。

［功效］活血化瘀，理气止痛。

［用法］每粒 0.25g，口服。一次 3 粒，一日 3 次。

（9）丹七片

［适应证］慢性闭角型青光眼瘀血闭阻证。

［功效］活血化瘀，通脉止痛。

［用法］每片 0.3g，口服。一次 3~5 片，一日 3 次。

（10）复明片

［适应证］慢性闭角型青光眼肝肾阴虚证。

［功效］滋补肝肾，养阴生津，清肝明目。

［用法］每片 0.3g，口服。一次 5 片，一日 3 次。

（11）五苓胶囊

［适应证］慢性闭角型青光眼阳不化气、水湿内停证。

［功效］温阳化气，利湿行水。

［用法］每粒装 0.45g，口服。一次 3 粒，一日 2 次。

（12）川芎嗪注射液

［适应证］慢性闭角型青光眼血脉瘀阻证。

［功效］活血化瘀。

［用法］静脉滴注，一次 80~120mg，用 5% 葡萄糖注射液或 0.9% 氯化钠注射液 250~500ml 稀释后使用，一日 1 次。适用于慢性闭角型青光眼视功能显著损害者。

（13）丹参注射液

［适应证］慢性闭角型青光眼血脉瘀阻证。

［功效］活血化瘀。

［用法］静脉滴注，一次 10~20ml，用 5% 葡萄糖注射液或 0.9% 氯化钠注射液 250~500ml 稀释后使用，一日 1 次。适用于慢性闭角型青光眼视功能显著损害者。适用于慢性闭角型青光眼视功能显著损害者。

（14）银杏叶注射液

［适应证］慢性闭角型青光眼视功能显著损害者。

［功效］扩张冠状血管、脑血管，改善血液循环。

［用法］静脉滴注，一次 10~20ml，用 5% 葡萄糖注射液或 0.9% 氯化钠注射液 250~500ml 稀释后使用，一日 1 次。

4. 单方验方

（1）韦企平自拟重明益损汤

［组成］黄芪、当归、川芎、赤芍、生地黄、党参、柴胡等按一定比例进行加减配伍。

［功效］益气活血，养阴明目。

［适应证］慢性闭角型青光眼气阴两虚兼血瘀证。

（2）夏向军等自拟明目汤

［组成］柴胡、栀子、丹皮、当归、川芎、灯盏细辛、生黄芪、刺蒺藜、葛根、银杏、三七、丹参、红花、防风等按一定比例进行加减配伍。

［功效］清肝疏热，通窍明目。

［适应证］原发性闭角型青光眼气郁化火，玄府闭塞证。

（四）新疗法选粹

1. 复合式小梁切除术

目前抗青光眼术中首选术式之一，在传统小梁切除术的基础上使用丝裂霉素的同时采用了可调式巩膜瓣缝线等新技术。对于急性闭角型青光眼患者，采用复合式小梁切除术治疗，术后视力恢复好，眼压控制好，前房稳定，滤过泡形态功能好，并发症少。对于原发性慢性闭角型青光眼患者，复合式小梁切除术可有效地降低术后早期浅前房发生的严重程度和睫状环阻滞性青光眼的发生率，减少滤过泡瘢痕的产生，从而提高手术的成功率。

2. 微创青光眼手术（MIGS）

是一系列以内路操作、微小切口、不损伤结膜为特征的手术方式，与传统小梁切除术相比，其具有有效降低眼压、安全性高、操作相对简单、恢复快、减少术后抗青光眼药物的使用、手术并发症相对少等优点。

（1）内镜下睫状体光凝术（ECP） 在内

窥镜直视下观察到睫状突，通过微小切口使激光探头伸入眼内，针对睫状体精确控制激光能量实施治疗，通过减少房水分泌而降低眼压。此外其对睫状体的破坏较小，又可避免邻近组织的损伤和眼球萎缩，减轻了术后炎症反应，也降低了低眼压的风险。

（2）高强度聚焦超声睫状体成形术（UCP）是法国 EYE TECH CARE 公司开发的非侵入性青光眼治疗新技术，于 2017 年 12 月引入我国，其使用高强度聚焦超声（HIFU）技术，通过 EyeOP1 设备电脑控制。UCP 在闭角型青光眼早期或晚期阶段均可施行，尤其适用于药物或手术不能控制的难治性青光眼。同时该手术可以与其他手术联合，且可重复应用，运用 HIFU 技术治疗时使能量聚集在睫状体上，使部分睫状体萎缩，减少房水生成，使眼压下降。UCP 更加精准、安全无切口、操作简便、手术时间短、恢复迅速、无眼内感染的风险、患者术后疼痛反应轻。但外引流手术如 EX-PRESS 微型引流钉植入术、Schlemm 管成形术以及内引流手术如小梁网微分流支架 iStent 植入术、内路小梁消融术就目前技术发展而言更适用于开角型青光眼患者。

3.晶状体摘除手术

近年来该手术已逐渐成为 PACG 的治疗方法之一，且已有大量研究证实该方法治疗原发性闭角型青光眼有效。采用晶状体摘除手术可以直接或间接解除房角关闭的趋势，但是虹膜高褶型和睫状体前位型的房角关闭因素在于虹膜根部及睫状体的解剖结构异常，对此类患者行晶状体摘除手术很难达到阻止房角进一步关闭、开放房角的作用。因此在临床工作中需要仔细分辨每例患者的房角关闭因素，根据不同的机制合理选择治疗方法。

五、预后转归

本病重在早期发现、早期诊断、早期治疗、定期随访。若治疗及时，随访到位，视功能得以保存；若治不及时或失治误治，终将失明。

六、预防调护

1.早期诊断

早期筛查有助于闭角型、开角型青光眼的早期诊断，尤其是对于有青光眼家族史、远视等青光眼危险因素的人群，应注重早期筛查、早期诊断、早期治疗。

2.定期检查随访

原发性闭角型青光眼的定期检查与定期随访非常重要，一般要求患者 2 周进行一次眼压和眼科常规检查，有必要的话检查 24 小时眼压曲线；根据病情轻重，3~12 个月检查视野，以便及时采取针对性的治疗措施，特别是便于调整目标眼压。

3.调畅情志

青光眼患者大多性情急躁易怒或焦虑抑郁，要让患者保持心情舒畅，正确认识疾病，意识到积极治疗对保存视功能是十分必要的，从而增加患者的依从性。

4.适量运动

研究表明，有氧运动可以降低眼压，可以让患者根据自身情况选择快步走、八段锦、太极拳等运动方式，持之以恒，坚持锻炼。

七、研究进展

（一）中药研究

1.单药研究

现代研究表明，中药可通过不同通路延缓或抑制视网膜神经节细胞（RGCs）凋亡，从而保护视神经。川芎嗪、灯盏细辛、银杏叶提取物、刺蒺藜等中药可改变血液流变学、增加血流量及轴浆运输；黄芪、枸杞多糖、银杏叶提取物、刺五加、白蒺藜等能够抑制谷氨酸毒性、降低丙二醛含量；枸杞、葛根素等可对抗氧自由基、增强超氧化物歧化酶活性，起到保护 RGCs 的作用。

2. 复方研究

现代医学研究表明，中药复方可以通过多靶点、多通路发挥对 RGCs 的保护作用，从而保护视神经。张兆康等研究证实益精杞菊地黄方可通过上调 Bcl-2 蛋白的表达，下调 Bax 和 Caspase-3 蛋白的表达从而抑制慢性高眼压大鼠 RGCs 凋亡，对抗视神经损伤。肖家翔等研究证明养血行血方有抗 RGCs 损伤，促进视神经纤维修复的作用。吕繁涛等发现天麻钩藤饮可通过下调 NMDA2B 受体蛋白的表达和控制 β- 淀粉样蛋白的沉积来减少 RGCs 的损伤和凋亡。

总之，上述单味中药或复方研究皆具有较明显的视神经保护作用，同时这些药物具有的改善循环及抗氧化作用与闭角型青光眼因瘀致病的病机相一致，因此临床效佳。

（二）评价与展望

对于闭角型青光眼临床前期、缓解期及慢性期，中医综合疗法在稳定其病情及视功能保护方面有很大优势和潜力。但是，目前保护视功能的中药研发仍然具有很多的空间，因此，我们需要加快中医药在闭角型青光眼防治方面的基础和临床研究，尽可能发挥中医药的优势，提高防治青光眼的水平。

参考文献

［1］白刚，张贵森，张晓光，等. 微创青光眼手术的新进展［J］. 国际眼科杂志，2019，19（6）：945-949.

［2］赵新，尹硕，马菲菲，等. 廖品正教授中西医治疗慢性闭角型青光眼验案 1 例［J］. 成都中医药大学学报，2016，39（3）：90-91.

［3］蒋鹏飞，沈志华，周亚莎，等. 活血化瘀中药在青光眼中的应用进展［J］. 江西中医药，2019，50（2）：68-71.

［4］罗维骁，刘艳，彭清华. 李熊飞老中医治疗青光眼的临床经验［J］. 中国中医眼科杂志，2011，21（6）：321-323.

［5］刘蓓，吕伯昌，朱忠桥，等. 葛根素对慢性高眼压模型大鼠视神经的保护作用［J］. 山东大学耳鼻喉眼学报，2018，32（6）：98-103.

［6］He Bao., Danyu Sun., Peng Qi., Shixian Jiang. Astragaloside protects oxygen and glucose deprivation induced injury by regulation of microRNA-21 in retinal ganglion cell line RGC-5.［J］. Biomed Pharmacother, 2019, 109: 1826-1833.

［7］张兆康，倘孟莹，滕月，等. 益精杞菊地黄颗粒对慢性高眼压大鼠视网膜神经节细胞凋亡的影响［J］. 中国中医眼科杂志，2018，28（6）：363-368.

［8］张兆康，倘孟莹，滕月，等. 益精杞菊地黄颗粒对慢性高眼压大鼠视网膜 RGCs 凋亡相关因子表达的影响［J］. 中国中医眼科杂志，2019，29（2）：88-92.

［9］马英慧，杨洁，付笑笑，等. 复合式小梁切除术在薄 Tenon 囊青光眼患者中的疗效观察［J］. 中国医药导报，2017，14（21）：137-140.

［10］McMonnies C W. The interaction between intracranial pressure, intraocular pressure and lamina cribrosal compression in glaucoma［J］. Clinical and Experimental Optometry, 2016, 99（3）: 219-226.

［11］Abegao P L, Vandewalle E, Stalmans I. Disturbed correlation between arterial resistance and pulsatility in glaucoma patients ［J］. Acta Ophthalmol, 2012, 90（3）: e214-e220.

第二节　原发性开角型青光眼

临床上开角型青光眼一般是指原发性开角型青光眼，它是发生频率最高的类型，占青光眼患者总数的 74%。原发性开角型青光眼是一类慢性、进行性的前部视神经变性疾病，原发部位在筛板，其主要的病理学改变为视网膜神经节细胞的死亡和轴索的丧失，同时支撑这些神经节细胞轴索的胶质和血管系统也随之丧失，表现为典型的视盘凹陷进行性的扩大、加深，盘沿进行性变窄及相应的特征性的视野缺损、房角开放，眼压绝对或相对增高为其主要危险因素。原发性开角型青光眼分成年发病（40岁之后发病）及青少年发病（3~40岁）。虽然青光眼所造成的视觉损害是不可逆的，但是这一疾病能够通过医学手段得以控制，所以早期诊断、早期干预尤为必要。

一、病因病机

（一）西医学认识

原发性开角型青光眼的病因和发病机制一直是青光眼研究领域的重要问题，但至今尚不明确。尽管确切的病因尚不清楚，目前已知的一些因素与原发性开角型青光眼的发病有密切的关系，称之为原发性开角型青光眼的危险因素。原发性开角型青光眼发生的整体风险会随着这些危险因素的数量和强度的增加而增加。

1. 眼压

眼压升高是青光眼发生发展最重要的危险因素。房水流出多数通过前房角，房水流经小梁网进入 Schlemm 管，然后参与到眼部的静脉循环系统，这是主要途径。在原发性开角型青光眼患者中，眼压的升高是因房水外流调节的缺陷造成的。小梁组织的形态和功能异常导致房水流出阻力增加。具体机制：小梁细胞的细胞外基质成分和含量的改变（黏多糖、胶原蛋白、非胶原蛋白、弹性蛋白、生物素等），使小梁网网眼塌陷和狭窄，小梁细胞内的细胞收缩骨架含量和成分的异常，使小梁细胞的收缩性降低，小梁细胞之间网眼变小或僵硬，从而使房水流出受阻，眼压增高。其他因素，如组织纤溶系统、

前列腺素、糖皮质激素的代谢异常也可能影响房水流出系统的功能。Schlemm 管的塌陷、狭窄、闭合，集液管变形、狭窄等，也增加房水外流的阻力，被认为是原发性开角型青光眼房水外流阻力增加的一个机制。

眼压升高从两个方面导致视神经病变，一是眼压升高使筛板区视神经细胞轴浆流受阻，线粒体产生的能量不能被轴突膜利用，使轴突蛋白生成和移动减少，导致细胞正常代谢受损而死亡；二是眼压升高引起筛板组织变形，筛板区轴突阻断，从而使靶组织营养成分供给减少，导致视网膜神经节细胞凋亡。

2. 基因特征

在青少年发病的原发性青光眼是不多见的，这一类型的青光眼除了眼压往往更高（常 > 40mm Hg）之外往往具有和成年发病的原发性青光眼相同的临床特征。大型常染色体显性遗传的青少年发病的原发性开角型青光眼家系已被报道，Sheffield 等利用连锁分析将青少年型原发性开角型青光眼的基因定位在 1 号染色体的一个区域内即 1q21—31，这个连锁位点被命名为 GLC1A，即人小梁网糖皮质激素诱导反应蛋白（TIGR）基因。事实上，TIGR 基因也就是 Myocilin（MYOC）基因。后续的一系列青光眼家系研究在常染色体上又定位了 13 个青光眼相关的位点（从 GLC1B 到 GLC1N）。MYOC 基因在眼部的许多组织中都可以表达，例如小梁网、角膜、视网膜、睫状体等。但在小梁网及睫状体呈高表达状态，它们在眼内压调节及房水的分泌上起着重要作用。在数个家系研究中，MYOC 总是和青少年发病的原发性开角型青光眼密切相关，强烈提示 MYOC 是 GLC1A 位点的一个青光眼基因。各种各样的 MYOC 突变在 3%~5% 成年发病的原发性开角型青光眼人群中被发现。其他的一些基因，如 OPTN（编码视神经蛋白）和 WDR36（编码 T 细胞活化的 WD 重复蛋白）也是原发性开角型青光眼的潜在基因。

3. 血流动力学异常

原发性开角型青光眼多因素综合理论除了机械学说外，还有血管血流学说。原发性开角型青光眼患者中血流动力学或血液流变学异常的发生率较高，常见的疾病有糖尿病、高血压、卒中、周围血管病、高黏血症、视网膜中央静脉阻塞等，原因可能与影响视盘的血液灌注有关。有研究显示原发性开角型青光眼球后血管血流速度较正常人低，以睫状后短动脉血流改变较为显著；眼动脉、视网膜中央动脉的血管收缩期血流速度、舒张期血流速度下降，血管阻力指数升高、全血黏度及血浆黏度均升高，说明原发性开角型青光眼局部血流状态呈高阻低流型，存在血液循环障碍。

4. 年龄

随着年龄的增大，原发性开角型青光眼的患病率也逐渐增加，40岁以上年龄段的人群原发性开角型青光眼的患病率明显增加。

5. 家族史

原发性开角型青光眼具有遗传倾向，一般认为属于多基因遗传。原发性开角型青光眼患者的直系亲属患原发性开角型青光眼的危险性比正常人高出8倍。

6. 眼颅压力梯度

临床诊疗中，我们经常会遇到以下情况：原发性开角型青光眼患者中有相当数量的患者虽然眼压处于统计学意义的正常范围，仍然发生了青光眼特征性的视神经损害和视野缺损，这一类型的原发性开角型青光眼称之为"正常眼压性青光眼"。相当数量的人群，眼压高于统计意义的正常范围，经过长期随访却未发生青光眼性视盘损害和视野缺损，称之为高眼压症。最近的研究结果显示，视网膜神经节细胞轴索穿行经过筛板，而筛板处于两个具有不同压力的腔隙之间，筛板前后承受着两个相反的压力：眼内压和视神经蛛网膜下腔脑脊液压力。二者之间的差值形成"筛板压力梯度"，即眼颅压力梯度。当眼颅压力梯度增大，阻碍了轴浆流运输，进而破坏了轴突功能，导致轴索的丧失、视网膜神经节细胞的凋亡，从而发生压力相关性视神经损害。正常眼压性青光眼患者的脑脊液压力比正常人低，而眼颅压力梯度比正常人高。高眼压症患者的脑脊液压力比正常人群高，而眼颅压力梯度和正常人之间没有统计学意义。

7. 其他危险因素

高度近视患者原发性开角型青光眼的发病率明显高于正常人群，原因可能与巩膜拉长，巩膜壁变薄，筛板位置的视神经纤维对眼压的耐受性和抵抗力减低有关。另外薄的中央角膜厚度（＜556μm）、垂直杯盘比＞0.4也被列入了原发性开角型青光眼发生发展的危险因素。

（二）中医学认识

开角型青光眼的中医名称可归为青风内障。古人观察此类患者起病无明显不适，逐渐眼珠变硬，瞳色微混如青山笼淡烟之状，视野缩窄，而终至失明，因其瞳神色如青烟故以青风名之，外观如常，病患在目睛之内，故名为内障。古人认为青风内障多系七情郁结及风、火、痰等导致气血失和，气机阻滞，目中玄府闭塞，神水积滞而致，亦可因气阴不足，目失濡养致病。由于进展缓慢，一般病状不明显，故早期常被忽视，待到晚期就诊，视力已难挽回，终于失明，因其不易早期发现，发现时多为积病日久，中医中药治疗困难，故古时青风内障为难治之病。

二、临床诊断

（一）辨病诊断

1. 临床表现

（1）高眼压型原发性开角型青光眼　病理性高眼压（24小时眼压峰值＞21mm Hg），眼底有青光眼的特征性损害（视网膜神经纤维层缺损或视盘形态改变）和（或）视野出现青光眼性损害，房角开放，并排除眼压增高的其他原因。

（2）正常眼压型原发性开角型青光眼　24小时眼压峰值不超过正常上限值（≤21mm Hg），眼底有青光眼的特征性损害（视网膜神经纤维层缺损或视盘形态改变）和（或）视野出现青光眼性损害，房角开放，并排除其他疾病引起的眼底改变和视野改变。

（3）高眼压症　眼压多次超过正常上限，但未发现青光眼性视网膜神经纤维层的缺损和（或）视野的缺损，房角开放，并排除继发性青光眼，较厚角膜、检测技术等因素导致的假性高眼压，可以诊断为高眼压症，但要定期随访眼底视盘、视网膜神经纤维层厚度和视野。眼压＞25mmHg且中央角膜厚度≤555μm具有较高的危险性，建议给予降眼压药物治疗。

2. 相关检查

（1）眼压检查　在现有各种眼压计及测量方法的基础上，建议使用Goldmann压平眼压计进行眼压测量。测量时记录测量前使用降眼压药物的情况。

（2）前房角检查　先进行静态观察，在不改变前房角解剖状态的条件下区分房角的宽窄，采用Scheie分类法进行分级。后进行动态观察，确定房角开放、关闭或周边粘连的程度和范围。记录房角检查结果时应标明动态或静态，建议按时钟方位对房角全周进行文字和画图描述，记录虹膜周边部的形态（膨隆或后凹）和小梁网的色素分级，同时记录检查时的眼压和用药情况。

（3）眼底形态学检查　在进行直接检眼镜的基础上，建议采用裂隙灯前置镜检查法和眼底图像记录技术进行眼底检查，以观察并记录眼底变化。重点观察并记录视盘的盘沿、视网膜神经纤维层及杯盘比的改变。视盘检查采用国际公认的ISNT法则或者我国提出的鼻侧最宽原则。

由于视神经的结构损害出现在视野改变之前，所以视盘形态学的检查对于原发性开角型青光眼的早期诊断是最有价值的。

（4）视功能检查　是青光眼重要的检查方法，尤其在早期诊断及随诊意义重大，不可替代。只有检查结果可重复才能认为是真实的，同时视野分析要结合眼底情况，判断时要考虑其他影响视野的因素。

标准自动视野计（SAP）被认为是青光眼诊断及病情评估的"金标准"，在现有各种视野检查方法的基础上，建议使用国际标准的计算机自动视野计进行视野检查，在分析视野检查结果时应注意检查结果的一致性和可靠性。

蓝/黄视野检查（SWAP）是以蓝色光标、黄色背景的一种短波长视野检查。它可以分离检测出占视网膜节细胞总数9%的蓝黄节细胞的功能，将色觉功能检测与视野检查方法结合起来。对于青光眼的早期诊断，SWAP的敏感性高于标准化静态视野检测。

倍频视野检查（FDT）视网膜神经节细胞是由P细胞和M细胞组成，青光眼发展过程中M细胞最易受累。倍频视野检查是针对M细胞进行的检测，可发现青光眼中M细胞的减少，比普通静态视野检查能更早发现青光眼视野损害。

（二）辨证诊断

本病多与情志相关，大体可分为以下几个证型，临床中证候千变万化，临证时不可拘泥定型，仍需辨证治之。

1. 肝郁气滞证

（1）临床证候　本证患者多表现为胃脘胀满，攻撑作痛，痛及两胁，情志不畅时更甚，或呕吐吞酸，嗳气频作，饮食减少，舌质淡红，苔薄白，脉弦。

（2）辨证要点　本证患者因多郁闷、精神受到刺激、长期精神压力过大或因精神创伤史所导致，故临证时注意患者精神情况。

2.脾虚湿泛证

（1）临床证候　视物昏矇，头重眼胀，胸闷犯恶，纳食不馨，舌质淡，边有齿痕，苔白腻，脉滑。

（2）辨证要点　脾失健运而生湿化痰，痰湿升扰，流窜经络，上蒙清窍，则头眩目痛。痰湿内扰，心神不安，胃失和降，故心烦而悸，食少痰多，胸闷恶心，舌有齿痕苔白腻，脉滑或弦滑。

3.气阴两虚证

（1）临床证候　劳倦后眼症加重，头眩眼胀，瞳神略有散大，视物昏矇，或观灯火有虹晕，失眠耳鸣，五心烦热，口燥咽干，舌绛少苔，脉细数。

（2）辨证要点　劳倦太过，阴血亏虚，水不涵木，肝风上旋，以致头眩耳鸣，眼珠胀痛，瞳神微散。阴虚血少，瞳神失养则视物昏矇。观灯火有虹晕，夜卧失眠，五心烦热，口燥咽干，舌绛少苔，脉细数等皆由阴虚血少，水不制火所致。

4.肝肾亏虚证

（1）临床证候　双眼昏花，眼内干涩，视野缩小，头晕耳鸣，腰膝酸软，五心烦热，舌红少苔，脉细。偏于脾肾阳虚者或见畏寒肢冷，小便清长，舌淡苔薄，脉沉细。

（2）辨证要点　本证型多为年老者，肝肾自亏，本元不足，上不能至，故有头晕耳鸣，下不能养，故有腰膝酸软，内不能濡润，则有五心烦热，外不能固守，故有畏冷、小便清长。

三、鉴别诊断

原发性开角型青光眼主要需要和原发性闭角型青光眼、继发性开角型青光眼相鉴别。

1.原发性闭角型青光眼

（1）慢性闭角型青光眼　房角镜检查可以发现眼压升高时前房角关闭，尽管在高眼压状态下，房角不会全部闭塞，甚至可以看到相当范围的睫状体带。瞳孔轻度扩大，无明显虹膜萎缩。

（2）急性闭角型青光眼慢性期　由急性闭角型青光眼未经适当治疗迁延而来，患者有急性发作史。房角镜检查可发现有程度不等的房角粘连，眼压可保持 3.9~5.32kPa（30~40mmHg），不能自然缓解。多数病例虹膜上遗留节段性虹膜萎缩、青光眼斑及垂直性瞳孔扩大等急性体征。

2.继发性开角型青光眼

患者眼压升高继发于明确的眼内或全身的原发病。常见以下几种。

（1）外伤性青光眼　有明确的眼部外伤史，外伤性前房积血导致小梁网阻塞；外伤后前房积血导致含铁血黄素蓄积和眼内铁异物存留；玻璃体积血进入前房，血红蛋白被吞入巨噬细胞而阻塞小梁网，血影细胞进入前房阻塞小梁网；前房角后退，早期小梁水肿，晚期小梁变性。

（2）色素性青光眼　为中周部虹膜后凹并与晶状体悬韧带接触、摩擦导致虹膜后表面色素颗粒脱失，沉积在小梁网，房水外流受阻后所导致的一类青光眼。多见于白种人，患者多为近视。角膜后色素性 KP 典型以垂直的纺锤形分布，虹膜出现放射状裂隙透照现象；UBM 检查可显示虹膜根部与悬韧带接触。房角镜检查显示宽房角，小梁网色素增加。

（3）剥脱综合征合并开角型青光眼　晶状体赤道前区表面及眼前节各部组织表面有一种特殊的灰白纤维丝样物质沉淀。剥脱物还可见于悬韧带、角膜、虹膜、睫状体、前玻璃体面以及眼球外的某些组织。可能的机制是异常剥脱物和色素结合阻塞小梁网。

（4）炎症继发的青光眼　包括感染性和非感染性。感染性因素包括病毒、细菌、弓形体、梅毒等。非感染性因素包括自身免疫性、特发性、物理或化学损伤、手术和肿瘤等。除眼压增高之外，同时伴有葡萄膜炎的症状和体征。

（5）皮质类固醇青光眼　有明确的长期

局部或全身使用糖皮质激素的用药史。

四、临床治疗

（一）提高临床疗效的要素

1. 早期诊断

既然青光眼患者常常被忽略早期的进行性损害，所以其早期诊断成为保存视力十分重要的一环。青光眼的早期诊断必须建立在综合检查的基础之上，包括客观检查，即对视盘和视神经纤维层的检测；主观检查，即对视功能的评估。在临床工作中，临床医生需要选择相应的检查方法，联合起来，以提高原发性开角型青光眼早期诊断的准确性及敏感性。

2. 治疗中还应进行个体化评估

设定靶眼压。治疗的选择应基于对每一患者眼压、视功能、治疗风险、治疗费用、所能接受的生活质量等综合考虑以获得最大的收益，综合考虑患者全身及眼部情况、医学、心理学及社会环境因素，选择最简单的用药方式，以最少的药物获得最大的疗效，保证良好的依从性。

（二）辨病治疗

根据患者的眼压、视野和眼底损害情况，结合医院的条件和医师的经验，可选择药物、激光和滤过性手术和激光进行降低眼压治疗。

进行降低眼压治疗时，应尽可能为患者设定治疗的个体化目标眼压。

1. 药物治疗

临床上常用的降眼压药物主要为以下 5 种。根据患者进行降低眼压治疗的需要，选择单一或者联合药物治疗。单独用药不能达到目标眼压，可联合不同作用机制的药物治疗。

（1）前列腺素衍生物类药物 为最新型的治疗原发性开角型青光眼的药物，也逐步成为国际首选。1 日只需滴眼 1 次即可使青

光眼患者的昼夜基础眼压下降 20%~40%。目前主要有贝美前列腺素、曲伏前列腺素、拉坦前列腺素。常见不良反应为结膜充血、皮肤色素沉着等。

（2）β- 肾上腺素受体阻滞剂 β- 肾上腺素受体阻滞剂临床上已经使用了十几年，噻吗洛尔是最常用的 β- 肾上腺素受体阻滞剂。β- 肾上腺素受体阻滞剂的用量一般为每天滴眼 2 次，它在夜间无降眼压作用。不良反应有心动过缓、诱发支气管哮喘等。

（3）α 受体激动剂 溴莫尼定是最常见的 α 受体激动剂，用量一般为每天滴眼 2~3 次，它夜间几乎无降眼压作用，不良反应包括眼睛的过敏反应及困倦等。

（4）碳酸酐酶抑制剂 碳酸酐酶抑制剂有口服剂和滴眼剂两种，滴眼剂布林佐胺的用量一般为每天 2~3 次。滴眼剂的全身不良反应少见，口服剂则会出现胃肠道反应、电解质紊乱、低血钾、肝功能损害、尿路结石等。

（5）拟胆碱类药物 最常见的就是毛果芸香碱，可用于手术前降眼压及手术后眼压控制不良的辅助治疗，不建议长期使用。不良反应有瞳孔缩小、虹膜后粘连、甚至出现眼痛、头痛、恶心等症状。

2. 激光治疗

选择性激光小梁成形术可以作为部分开角型青光眼患者的首选治疗。

3. 手术治疗

（1）对药物或激光治疗不能控制病情进展，或中晚期青光眼不能耐受药物治疗的患者，应考虑滤过性手术治疗。手术方式包括穿透性小梁切除术、非穿透性小梁切除术、青光眼引流装置植入术、睫状体光凝术等。手术方式的选择应基于患者年龄、疾病程度、药物治疗反应等因素综合考虑以获得最大的益处。

（2）根据患者年龄、眼部情况，术中术后选择应用抗代谢药物（如丝裂霉素 C、5-

氟尿嘧啶）可减少滤过手术失败风险，但会增加白内障进展。

（3）青光眼引流装置植入术适用于滤过性手术失败或不可能成功而药物治疗无效的青光眼。

（4）睫状体光凝术是治疗各种难治性青光眼的安全而有效的手术方法之一。

（三）辨证治疗

在青光眼眼压得到有效控制后，可用中医中药方法保护视功能，帮助视功能逐渐恢复。

（1）肝郁气滞证

治法：疏肝行气。

方药：逍遥散加减。

（2）脾虚湿泛证

治法：健脾利湿。

方药：参苓白术散加减。

（3）气阴两虚证

治法：益气养阴。

方药：生脉散加减。

（4）肝肾亏虚证

治法：补益肝肾。

方药：六味地黄丸加减。

五、预后转归

原发性开角型青光眼属于慢性进行性疾病，早期发现后进行降眼压治疗使之达到目标眼压，可使绝大多数患者的病情控制，保持现有视功能不再加重进展；如果未及时发现，随着病情进展，视神经形态损害及视野损害逐渐加重，最终视野完全丢失，导致失明。

六、预防调护

（1）定期进行专科检查，尤其是有开角型青光眼家族史的患者要定期检查眼压及视野，及时发现视功能损害。

（2）情绪可能诱发开角型青光眼患者眼压升高，因此要保持心情舒畅，且要生活有规律，减少用眼时间。

（3）适当进行体育锻炼，八段锦、太极拳等运动有助于眼压的控制。

七、专方选要

1. 石斛夜光丸（《原机启微》）

组成：天门冬、人参、茯苓、麦门冬、熟地黄、生地黄、菟丝子、牛膝、五味子、蒺藜、石斛、肉苁蓉、川芎、炙甘草、枳壳、青箱子、防风、黄连、犀角、羚羊角、菊花、决明子、山药、枸杞子、杏仁。

功效：补肾滋阴，健脾益气，清肝明目。

主治：开角型青光眼证属肝肾阴虚，且常见气虚乏力者。

2. 磁朱丸（原名神曲丸）（《备急千金要方》）

组成：磁石、朱砂、神曲。

功效：益肾镇心，平肝明目。

主治：开角型青光眼证属肾阴亏损，肝阳夹心火上炎者。

八、研究进展

（一）分期治疗

用磷酸川芎嗪进行血液流变学疗法治疗后，原发性开角型青光眼患者的血液黏度降低，尤其是红细胞压积和低切变率下全血表观黏度的降低可使视盘、视网膜以及微循环血液流动性增加，组织器官血液供应改善，从而使部分已丧失的视功能得以恢复。

通过对文献的研究，有学者认为本病的病机为水液（房水）代谢不畅，故治疗应该重点从改善水液代谢角度来考虑。五脏与水液代谢密切的有脾、肺、肾三脏。中医认为早期开角型青光眼多由脾虚水液失运所致。代表方剂为五苓散加减。本方在《伤寒论》中原治太阳表邪未解，内传太阳之腑，以致膀胱气化不利，遂成太阳经腑同病之蓄水证。此方为已故眼科名家陆南山先生所喜用，临床疗效确切。但临床上，早期的开角型青光眼患者较少能被发现，一般确诊时都有一定程度的视功能损害，我们将其称为开角型青光眼中期，此期在临床最为多见，且持续时间较长。因早期患者多由脾虚所致，母病及子，脾土虚易导致肺金不足，即土虚不生金，因此中期患者应从肺虚入手。本病经久不愈，耗伤肾元。因肾五行属水，为肺（金）之子，根据母病及子理论，后期必传于肾。故开角型青光眼晚期的治疗应从肾入手，以补益为主。

（二）评价及瞻望

该病在早期预防、确诊后中医即介入治疗，可以对视神经保护有良好的作用。本病发病因素很多，在中医理论的指导下，合理的养生保健，能有效地降低其发病几率或病情进展的速度，达到未病防治、既病防变的目的，且在诊疗过程中，中医中药的治疗能给视神经系统良好而有效地支持，保证治疗效果。

参考文献

[1] 周敬林. 古今中医对青光眼的认识［M］. 山东：山东中医药大学中医五官科学系，2007.

[2] 游正贤. 青光眼病古今文献的研究［M］. 广州：广州中医药大学中医诊断学系，2013.

[3] Weinreb R N, Peng Tee Khaw. Primary open-angle glaucoma［J］. Lancet, 2004, 363（9422）：1711–1720.

[4] 卿国平，王宁利. 色素播散综合征和色素性青光眼［J］. 眼科，2013（1）：10–13.

第三节　继发性青光眼

继发性青光眼，是由于某些眼病或全身疾病，干扰或破坏了正常的房水循环，使房水出路受阻而引起眼压增高的一组青光眼。其引起的原因复杂，但病因比较明确。继发性青光眼多累及单眼，也有双眼发病，一般无家族遗传性。约占青光眼的 20%~40%。由于糖尿病视网膜病变的逐年增加，内眼手术的广泛开展，与之相关的继发性青光眼也随之增加，其发病率也有逐年增高的趋势。

继发性青光眼种类繁多，引起继发性青光眼的原因也较多，大体可以分为全身因素和局部因素两大类。

1. 局部因素

多继发于各种眼病，或各种眼病的药物、激光或手术等治疗之后，或因眼部外伤引起，亦可与眼部结构异常相关，总之，引起继发性青光眼的局部原因纷繁复杂，故应详细加以区分，明确引起继发性青光眼的各种病理机制。而继发性青光眼又是各种眼病最严重的并发症，如不仔细区分其病因及病理机制，处理不当，有造成失明或丧失眼外观的危险。

（1）炎症疾患所致继发性青光眼　多继发于葡萄膜炎。具体如下①急性虹膜睫状体炎时房水一过性增多，系炎症细胞、渗出物阻塞房水通路或小梁网肿胀，回流受阻，合并周边广泛前粘连，瞳孔闭锁或膜闭所致。②亦可由长期的葡萄膜炎症存在，导致虹膜新生血管的产生及房角纤维血管膜的形成，色素脱失堵塞房角，导致小梁滤过受阻而致眼压升高，③虹膜异色性睫状体炎：是一种非肉芽肿性的葡萄膜炎，多见于 30~40 岁青年人，男女均可发病，与小梁硬化或小梁间隙阻塞相关，具体发病机制不明。④青光眼睫状体炎综合征：多见于 20~50 岁，男性多见，一般认为与房水生成增加合并房水流畅系数降低有关。房水中前列腺素增加，影响小梁网的调节作用，导致房水流畅系数降低，眼压升高。总之葡萄膜炎所致继发性青光眼的发病机制是通过影响房水的质和量的变化、小梁网的改变、虹膜后粘连瞳孔闭锁，虹膜膨隆或前粘连所致的房角闭塞、急性的房角关闭所引起的。

（2）继发于晶状体改变　指由于晶状体形态改变、位置改变及晶状体本身的病理改变所致的一类青光眼。常见有膨胀期白内障继发青光眼、晶状体脱位继发青光眼及晶状体溶解性青光眼等。①膨胀期白内障继发青光眼：主要由于在白内障形成过程中，晶状体膨胀，体积增大，而引起瞳孔阻滞，使前房变浅、房角变窄、眼压升高所致。其表现与原发性急性闭角型青光眼发作期极相似，有时相互存在，难以区分。所不同的是本病有长期视力减退的白内障病史，晶状体混浊膨胀，并有水隙，眼压急性升高，前房明显变浅等。目前由于白内障复明行动及超声乳化手术的开展，此类继发性青光眼有逐年下降的趋势。②晶状体脱位继发青光眼：多见于外伤或自发性晶状体脱位（如马方综合征等）。晶状体脱位可嵌于瞳孔区、脱入前房、半脱位或全脱位于玻璃体腔内。其发病机制比较复杂，因晶状体脱位的情况不同而有所区别。主要可由晶状体或玻璃体引起瞳孔阻滞、炎症反应、晶状体溶解、虹膜周边前粘连及外伤性房角挫伤等引起眼压升高所致。晶状体脱位入前房者约78%~93%发生青光眼，表现为急性闭角型青光眼的症状，视力急剧下降，前房极深，虹膜后倾，晶状体如大油滴状，光照时晶状体赤道部边缘呈金色反光。由于晶状体前面与角膜后面紧密相贴，影响了晶状体的代谢及角膜内皮损害发生，因而晶状体与角膜均发生混浊。晶状体全脱入玻璃体时，有些患者可耐受数年以至十多年未发生任何不良反应，这些晶状体可表现有皱缩及钙化现象，脱位之晶状体可悬浮在玻璃体内，亦可被机化膜包裹并附着在视网膜表明。此种患者发生青光眼主要为晶状体发生分解，晶状体蛋白引起葡萄膜炎症反应，房角被吞噬了蛋白的巨噬细胞阻塞所致。表现为前房深，房角开放，前房有渗出物或色素沉积，房水混浊，角膜后有沉着物，虹膜震颤，玻璃体混浊。B超检查可见有脱位之晶状体。另外一类晶状体全脱入玻璃体的患者，可因玻璃体嵌顿致瞳孔阻滞而引起眼压增高，其房角可变窄、粘连或关闭，前房不变深或略浅。不全脱位或嵌于瞳孔区的晶状体可引起瞳孔阻滞性青光眼，多前房浅，房角窄、粘连或关闭。③晶状体溶解性青光眼：见于过熟期白内障。因为过熟期白内障晶状体囊膜渗透性增加，可溶性晶状体蛋白从晶状体囊膜渗透到前房房水，吞噬了晶状体皮质的肿胀的巨噬细胞阻塞小梁，大分子量的可溶性晶状体蛋白阻塞房水流出通道所致。但近年来随着人们生活水平的提高，就医意识的增强，过熟期白内障已较为少见。此外尚有晶状体颗粒性青光眼，为晶状体皮质残留引起；晶状体过敏性青光眼，较为少见。

（3）外伤所致继发性青光眼　多种眼外伤均可引起继发性青光眼，最常见有以下三种情况。①穿孔性眼外伤继发青光眼：穿孔性眼外伤所致青光眼，与损伤部位的范围、修复的技巧，以及伤后的反应有密切关系。绝大多数穿孔性眼外伤后所引起的继发性青光眼，都是因为房角粘连关闭的结果，即继发性闭角型青光眼。检查时除见有原外伤遗留下的瘢痕外，均可见有引起房水循环受阻的形态改变，如瞳孔变形、虹膜前粘连、房角窄或粘连关闭、角膜变形、前房浅，以及晶状体混浊膨胀、瞳孔阻滞等。眼压可逐渐升高，亦可突然升高，逐渐升高者表现可与慢性闭角型青光眼相似，突然升高者表现可同急性闭角型青光眼。②外伤性眼内出血继发青光眼：无论是穿孔性眼外伤或者眼球挫伤所致的玻璃体或前房积血，均可引起继发性青光眼。主要由于小梁间隙被血液残渣、溶解之红细胞、血红蛋白、吞噬了血红蛋白的巨噬细胞及变性的红细胞等阻塞，引起眼压增高所致。检查除可见眼内积血外，还可见角膜后沉着物，房水混浊，房角有上述物质沉积及玻璃体混浊等。③房角挫伤继发青光眼：眼球受钝挫伤后，由于房水对房角的挤压力，可致房角的损伤。多为睫状体的环形肌与纵形肌分离，虹膜根部、睫状体冠部后移，房角加宽加深，称为房角后退。其后，分离的环形肌纤维萎缩，小梁网进行性退变、纤维化、硬化和透明样变性，小梁间隙与 Schlemm 管闭合，房水排出障碍，而导致眼压增高。其发病多在眼球受挫伤后数月以至数十年以后。临床表现与慢性单纯性青光眼相似，患者有眼球钝挫伤病史，房角后退，即房角镜检查见巩膜突与虹膜根部距离加宽，出现很宽的睫状体带，此是本病的诊断要点。必要时，双眼对比进行房角检查。

（4）眼内出血性或缺血性疾病引起继发性青光眼 ①新生血管性青光眼：多见于糖尿病性网膜病变、视网膜中央静脉阻塞、眼外伤及眼部手术后，视网膜及葡萄膜炎或肿瘤等。这些疾病会导致视网膜缺血缺氧，而产生一种新生血管因子，这种物质进入前房刺激虹膜形成新生血管，以及前房角小梁网新生纤维血管膜形成。其遮盖房角或膜收缩，导致周边虹膜前粘连，使房角关闭，而引起眼压增高。临床检查可见：瞳孔缘首先出现小的簇状扩张的新生毛细血管，呈放射状，新生血管从瞳孔缘向房角延伸，位于虹膜面，大小不一致，不规则，到达房角横跨睫状体带和巩膜突，房角早期开放，一旦纤维血管膜收缩则房角关闭、瞳孔边缘色素外翻。此类青光眼是充血性的，有眼痛、头痛、角膜水肿。荧光素血管造影对早期诊断有帮助，瞳孔缘处出现荧光渗漏。②溶血性青光眼：为玻璃体出血后红细胞破坏产物及含血红素的巨噬细胞阻塞小梁，引起急性眼压升高。③血影细胞性青光眼：玻璃体积血以及因眼球顿挫伤引起前房积血时，变性的红细胞称血影细胞，阻塞小梁网导致眼压升高。

（5）眼部手术相关继发性青光眼 主要继发于晶状体手术、穿透性角膜移植手术、玻璃体视网膜手术后。可有短暂性眼压升高和持续性眼压升高。亦可由于术后长期用激素导致激素性青光眼。①晶状体手术引起继发性青光眼：主要是由于晶状体残留皮质、残留粘弹剂、空气、血凝块、渗出物等堵塞或阻滞瞳孔及房角，房水引流障碍；玻璃体及人工晶状体嵌顿，房水错流；由长期的炎症及新生血管引起；经角膜缘或巩膜切口白内障手术对小梁网及房角损伤导致。②穿透性角膜移植术后继发性青光眼：引起的原因包括广泛的虹膜周边前粘连，因为房角关闭；无晶状体眼玻璃体阻滞瞳孔及炎症导致瞳孔膜闭等引起瞳孔阻滞；植床对合不良，无法水密导致前房形成不良或因术后角膜曲度变平，周边前房变浅；小梁损伤或萎缩导致房水流出障碍，眼压升高。③玻璃体视网膜手术后继发性青光眼：多由于巩膜缩短、外垫压或环扎使眼球容积减少，晶状体虹膜隔前移，前房变浅或房角关闭，扣带压迫涡静脉，使血液回流障碍，睫状体充血水肿，房角拥挤，眼内充填物过多或术后体位不当，硅油乳化，堵塞房角，长期的炎症反应导致的渗出、出血、色素脱失引起房角堵塞或关闭，外伤及联合手术损伤房角及小梁网导致房水流出障碍，反复多次手术后或继发于缺血性疾病引起新生血管性青光眼。④各种内眼手术后继发恶性青光眼：又称睫状环阻滞性青光眼。术后出现前房变浅、眼压升高、对睫状肌麻痹剂有效。主要与房水倒流入玻璃体内，形成"水袋"，睫状环阻滞，玻璃体前界膜阻滞，晶状体悬韧带松弛等因素相关，导致恶性青光眼病理机制的恶性循环。

（6）继发于长期或过量使用药物失宜，如皮质类固醇、α-糜蛋白酶、散瞳剂、强缩瞳剂（碘磷灵）。长期局部滴用或全身应用皮质类固醇，可引起眼压升高。尤其各种眼病或眼部手术后长期使用激素，容易导致糖皮质激素性青光眼。临床表现与原发性开角型青光眼相似，需详细询问用药史以明确诊断。停用皮质类固醇后，多数病例眼压可逐渐恢复正常，少数病例眼压不能降至正常者，可按原发性开角型青光眼治疗原则处理。对于长期应用皮质类固醇者应监测眼压，因此种继发性青光眼多无自觉症状，如眼压升高未被及时发现常可导致严重视功能损害，甚至失明。糖皮质激素性青光眼要注意与其他类型继发性青光眼及原发性青光眼相鉴别。

（7）继发于眼内肿瘤的青光眼　眼内容积增加、挤压导致前房变浅、房角关闭，房水流出受阻，色素沉积增殖堵塞房角，吞噬了肿瘤细胞或者色素的吞噬细胞阻塞房角，肿瘤直接侵犯小梁网，导致房水流出受阻，眼压升高，或由于竞争性生长导致眼部缺血，或炎症导致新生血管生成，阻塞房角引起。

2. 全身因素

全身疾病引起继发性青光眼，多见于糖尿病、高血压、血液病等全身性疾病引起眼底出血、缺血，新生血管形成，导致继发性青光眼的发生。

继发性青光眼中医学缺乏对其相关的认识。但青光眼属中医学"五风内障"范畴（即青、绿、乌、黄、黑五风），系由情感不舒，劳倦竭视，或痰湿阻滞，肝胆火炽，火盛生风，风火上扰目窍，而致目珠胀痛欲脱。《秘传眼科龙木论》最早根据本病发病时瞳色会有不同变化记载了五风内障，如"绿风、青风、乌风、黑风、黄风"；而《证治准绳》中亦有关于其症状及相关转化的详细论述。后世许多学者认为所谓"五风"是古人根据五色配五行五脏的理论推演而来，五风内障实际是同一疾病在不同阶段表现的不同证型。青风、乌风的病情比较缓和；绿风、黑风均属于急重眼病；黄风为五风内障的后期阶段。

现代中医学者继承古代医家的观点，根据青光眼的瞳孔颜色和大小、症候类型、临床特征、预后转归等，将青光眼称为五风内障即青风、绿风、黄风、乌风、黑风内障。现一般认为青风内障类似于开角型青光眼，绿风内障类似于急性闭角型青光眼，黄风内障类似于绝对期青光眼，黑风内障类似于慢性闭角型青光眼，乌风内障类似于某些继发性青光眼。

中医学认为，继发性青光眼之新生血管性青光眼多由"消渴目病""络瘀暴盲"等眼病失治误治衍生而来，多因肝火上炎，肝风上扰，风火攻目，蒸灼目络；或风痰上壅，阻闭目络；或气滞血瘀，脉络瘀阻，玄府闭塞，神水瘀积，发为本病。

本节重点介绍新生血管性青光眼、青光眼睫状体炎综合征、糖皮质激素性青光眼。

新生血管性青光眼

新生血管性青光眼是一组以虹膜和房角新生血管为特征的难治性青光眼，指虹膜和小梁表面有新生的纤维血管膜，使虹膜与小梁和房角后壁粘连，以致眼压升高的严重眼病。由于虹膜上的新生血管形成血管丛，致使虹膜组织模糊不清，色呈暗红，为虹膜红变，故又称红变性青光眼。因新生血管极易破裂，以致反复发生前房出血，故又名出血性青光眼。本病病情顽固，预后不良，常导致失明。

缺血型视网膜中央静脉阻塞中有18%~60%发生新生血管性青光眼，多在静脉阻塞后2~3个月时发现，80%的病例在6个月内发生。增生性糖尿病性视网膜病变中约22%发生新生血管性青光眼，成人双眼新生血管性青光眼或虹膜新生血管化几乎均为糖尿病视网膜病变所致。白内障手术、玻璃体视网膜手术后更易发生新生血管性青光眼。其他较多见的伴发新生血管性青光眼的眼部疾病有视网膜中央动脉阻塞、眼内肿瘤如恶性黑色素瘤和视网膜母细胞瘤、视网膜脱离手术后、慢性葡萄膜炎、早产儿视网膜病变、颈动脉阻塞等。

一、病因病机

（一）西医学认识

本病可能是继发于视网膜中央静脉阻塞、糖尿病性视网膜病变、视网膜静脉周围炎等血液循环障碍的疾病，致广泛性眼后节和局限性眼前节缺血、缺氧，产生一种血管形成因子，导致虹膜新生血管形成，发展至小梁网，被纤维血管膜阻碍房水循环所致。但其确切病因尚不清楚。

（二）中医学认识

多因肝火上炎，肝风上扰，风火攻目，蒸灼目络；或风痰上壅，阻闭目络；或气滞血瘀，脉络瘀阻，玄府闭塞，神水瘀积，发为本病。根据本病的临床表现，与中医学《乌风内障》(《太平圣惠方》)相似。

二、临床诊断

（一）辨病诊断

1. 临床表现

新生血管性青光眼的诊断首先依据其具有青光眼的临床表现，其次具有引起青光眼临床表现的原发性疾病，因此诊断并不困难。

（1）症状　主要有雾视、虹视、视力下降或丧失，眼部胀痛，伴有眉骨及额部、枕区或者同侧巅顶疼痛，亦可见恶心呕吐、食欲不振等类似原发性急性闭角型青光眼症状。

（2）体征　结膜充血或浅层巩膜充血，眼压升高。裂隙灯检查见角膜上皮水肿，前房血性或渗出性混浊，深浅正常或变浅，虹膜可见新生血管，瞳孔区后粘连或周边虹膜前粘连，瞳孔大小正常或略散大。可见前房角新生血管纤维膜形成，甚至牵引周边虹膜向前膨隆粘连，房角变窄。眼底检查可见玻璃体积血，视网膜前出血，新生血管膜形成，

甚至牵引性视网膜脱离。

2. 相关检查

（1）UBM 检查及前节 OCT 检查　有助于本病的诊断，了解前房及前房角的情况。OCT 检查简便易行，UBM 检查对其角膜、前房、晶状体等屈光间质混浊的患者，有其独特的优势，不受屈光间质混浊的影响。

（2）电脑视野　新生血管性青光眼患者由于视力较差，因此电脑视野检查特征性不明显，相对原发性青光眼意义不大。

（3）FFA 及后节 OCT 检查　有助于明确由眼底视网膜、脉络膜病变引起的新生血管性青光眼的诊断，明确治疗方案，判断转归预后。两者可互为补充，但不可以完全替代。

（4）眼部 B 超　有助于明确玻璃体积血、玻璃体视网膜增殖膜等情况，为新生血管性青光眼诊断有益的补充。

（5）全身检查　如血压、血脂、血糖的检测尤其重要。

（二）辨证诊断

新生血管性青光眼的临床辨证，以望、闻、问、切四诊合参，并结合眼部各种现代检查来进行。具体辨证方法可遵循"辨病为先，结合辨证，中西互参"的原则。首先明确诊断、准确辨病，其次辨证、审证求因，明确引起新生血管性青光眼的原发病，进而探求病理机制，如糖尿病引起的新生血管性青光眼患者素体有气阴两虚的体质，后期多阴阳俱虚；视网膜静脉阻塞引起的新生血管性青光眼患者多有高血脂、高血压病史，故多有肝阳偏亢或肝火上炎之征兆。无脉症可辨时，可辨局部，有时全身及舌脉等均无症可辨，当结合眼部局部表现加以辨证。因眼部的临床表现均反映脏腑气血失调的病理机制。可依据眼部的渗出、水肿、出血、色素沉着或脱失、萎缩和瘢痕、机化增殖膜等加以辨证，渗出水肿多辨痰湿，出血多属瘀，萎缩瘢痕多为亏损与不足，机化增殖膜多为

瘢痕积聚。辨病性：新生血管性青光眼患者多有眼部的疼痛，不通则痛，故该病多有痰湿瘀互结、气血的瘀滞、神水淤积的病理机制。辨病期：该病早期多为风火上攻所致，渐至痰湿瘀等病理产物形成，加之新生血管性青光眼多为眼部疾病的并发症，病程长，故易形成虚中夹瘀之症。结合体质辨证，如"胖人多痰""瘦人多火""小儿脾常不足""老人阳常有余，阴常不足"等。

1. 风火攻目证

（1）临床证候　眼胀欲脱，头痛如劈，眼压增高，眼球胀硬，睫状充血，角膜雾浊，瞳孔中等散大，或虹膜红变，舌红苔黄，脉弦。

（2）辨证要点　头目胀痛，偏头痛为主，情志不舒，胸胁胀满，口苦，舌红苔黄，脉弦数。

2. 风痰上扰证

（1）临床证候　头目抽痛，眼压增高，眼胀明显，虹膜红变，瞳孔散大，胸闷不适，舌苔白滑而腻，脉滑或濡。

（2）辨证要点　眼胀头痛突发，巅顶痛为主，虹膜红变，舌苔白滑而腻，脉滑或濡。

3. 气滞血瘀证

（1）临床证候　眼底出血，久不吸收，静脉怒张迁曲，时断时续，动脉狭细，或眼部外伤瘀青，或因内眼术后，诱发眼胀头痛，眼压增高，虹膜红变，舌紫暗，脉弦数。

（2）辨证要点　眼底出血，久不吸收，静脉怒张迁曲，虹膜红变，舌紫暗，脉弦数。

4. 阴虚阳亢证

（1）临床证候　眼胀头痛，视物模糊，虹视，劳倦后眼症加重，眼压中等度升高，瞳孔散大，时愈时发；腰膝酸软，面红咽干，眩晕耳鸣；舌红少苔，脉弦细。

（2）辨证要点　眼胀头痛，腰膝酸软，面红咽干，眩晕耳鸣；舌红少苔，脉弦细。

5. 肝肾两亏夹瘀证

（1）临床证候　病久眼胀头痛，双目视物模糊，头晕耳鸣，失眠健忘，腰膝酸软，舌红少苔或无苔，脉沉细数；或精神倦怠，口干消瘦，夜间多尿，舌淡苔白，或有舌底脉络迁曲，脉沉细涩。

（2）辨证要点　头晕耳鸣，失眠健忘，腰膝酸软，舌红少苔或无苔，脉沉细数；或口干消瘦，夜间多尿，舌淡苔白，或有舌底脉络迁曲，脉沉细涩。

三、鉴别诊断

1. 外伤出血引起的青光眼

外伤造成前房或玻璃体积血，出血量多，房角小梁间隙被血液残渣、溶解的红细胞及变性细胞所阻塞，引起眼压增高。

2. 原发性青光眼

原发性开角型青光眼容易发生视网膜中央静脉阻塞，因为高眼压使中央静脉在筛板区受压而血流障碍，易使血栓形成。青光眼与视网膜中央静脉阻塞的因果关系容易混淆。

新生血管性青光眼与以上两病区别的关键，在于仔细检查虹膜及房角，具有虹膜新生血管及房角粘连者，方可诊断为新生血管性青光眼。

3. 晶状体溶解性青光眼

变性的晶状体蛋白从晶状体囊膜漏出后，在前房角激惹巨噬细胞反应，这些巨噬细胞可以阻塞小梁网，导致眼内压升高，发病时呈现急性青光眼症状，治疗方法是摘除白内障。

4. 恶性青光眼

睫状环阻滞性青光眼常发生在青光眼术后，穿孔性眼外伤，前房进行性变浅，眼压急剧升高，对缩瞳剂加重病情变化，对散瞳睫状肌麻痹剂治疗有效。

四、临床治疗

（一）治疗原则

视网膜缺氧和毛细血管无灌注是虹膜新

生血管形成的根源，因此对视网膜缺血现象应尽早采用全视网膜激光光凝术或全视网膜冷凝术，以预防虹膜新生血管的形成和青光眼的发生。当发生新生血管性青光眼时，加用降眼压药物治疗，行滤过性手术并加抗代谢药物，或人工引流装置植入手术。对于眼压不能控制且已无有用视力的终末期或绝对期新生血管性青光眼患者，减轻眼痛等症状是主要治疗目的。中医辨证治疗有助于缓解眼珠胀痛等自觉症状。

（二）辨病治疗

（1）局部用药　局部用 0.5% 噻吗洛尔滴眼液滴眼；局部散瞳及滴用激素类眼液可有止痛效果。

（2）全身用药　为了降低眼压，可口服乙酰唑胺以减少房水生成，亦可口服甘油、异山梨醇及静脉滴注高渗剂等。

（3）眼内注药　玻璃体腔注射抗血管内皮细胞生长因子药物，可以有效改善视网膜缺血及消除眼前段新生血管，对防止术中术后前房出血和延长滤过泡寿命也有一定作用。

（4）手术治疗　药物治疗无效者，可行手术治疗，如滤过性手术加抗代谢药物，或人工引流装置植入手术。视功能丧失者，可采用睫状体破坏性手术如睫状体冷凝、热凝、光凝等，部分患者眼压可以得到控制。对不能或不愿接受这些手术者，可行球后酒精注射以解痛，最终可行眼球摘除术。

（三）辨证治疗

1.辨证论治

（1）风火攻目证

治法：清热泻火，凉肝息风。

方药：绿风羚羊饮加减。若混合充血明显，加赤芍、牛膝凉血散瘀；若恶心呕吐，加竹茹、法半夏和胃降逆；大便秘结，加芒硝泻腑通便；溲赤短少，加猪苓、木通清利小便；口苦胁痛，加龙胆草、栀子清泻肝胆；

若热极生风，阴血已伤，用羚羊钩藤汤（《通俗伤寒论》）凉肝息风。

（2）风痰上扰证

治法：祛风除痰。

方药：白附子散加减。若头晕眼胀，加僵蚕、羚羊角、石决明平肝息风；若前房出血，舌质紫暗，加丹皮、三七祛瘀止血。

（3）气滞血瘀证

治法：活血化瘀，利水平肝。

方药：血府逐瘀汤加减。可加泽兰、车前子利水明目；石决明平肝潜阳；三七粉活血止血。诸药合用，共奏活血化瘀、利水平肝明目的作用。前房有新鲜出血者，去桃仁、红花、川芎，加大黄、黄芩、白茅根、大蓟、小蓟等凉血止血。

（4）阴虚阳亢证

治法：滋阴潜阳。

方药：平肝息风汤（《眼科证治经验》）加减。若心烦失眠，加酸枣仁、茯神养心安神；口苦者，加夏枯草清肝泻火；阴虚风动而头眩者，可改用阿胶鸡子黄汤滋阴养血、柔肝息风。

（5）肝肾两亏夹瘀证

治法：补益肝肾。

方药：偏阴虚者，用杞菊地黄丸加减，偏阳虚者，用金匮肾气丸加减。若嫌力薄，可加菟丝子、五味子等补肝肾明目；若兼气血不足，可酌加黄芪、党参、当归、川芎、白芍等补益气血。

2.成药应用

（1）复明片　每日 3 次，每次 5 片，口服。滋补肝肾，养阴生津，清肝明目。适用于早、中期肝肾阴虚者。

（2）杞菊地黄丸　每日 3 次，每次 6~9g，口服。适用于肝肾阴虚者。

（3）石斛夜光丸　每日 3 次，每次 6~9g，口服。适用于肝肾不足者。

五、预后转归

继发性新生血管性青光眼是由于某些眼部或全身疾病，干扰或破坏了正常的房水循环，使房水出路受阻而引起眼压升高的一组青光眼。其病因相对明确而复杂，不同原因引起的继发性新生血管性青光眼治疗各异，预后差异较大。因其除了有眼压升高这一危害因素外，还有较为严重的原发病存在，而且多为其他眼部疾患的不良转归且后者常已使眼内组织遭受破坏，因此，本病在诊断和治疗上比原发性青光眼更为复杂，预后较差。

六、预防调护

（1）新生血管性青光眼关键在于预防，特别是要提高视网膜中央静脉阻塞、糖尿病性视网膜病变、视网膜中央动脉阻塞患者的认识，提前预防、治疗，减少不必要的痛苦。

（2）对任何可引起视网膜缺血性疾病，均应做眼底荧光血管造影，一旦发现有广泛的毛细血管无灌注区，应及早做全视网膜光凝，以避免缺氧的视网膜产生新生血管生成因子，引起虹膜红变和新生血管性青光眼。

（3）定期做眼科检查，有病治病无病预防，做到早检查、早诊断、早治疗。

七、研究进展

（一）治法探讨

近年来，在采用手术方法治疗新生血管性青光眼方面取得了一定的进展。如有人用睫状体冷冻疗法，部分患者合并经巩膜的广泛视网膜冷冻，治疗本病47例，术后能使眼压和疼痛控制，部分视力提高，角膜水肿减轻，虹膜新生血管数量和直径减少变细或消失，显效17只眼，有效20只眼，无效10只眼，有效率为78.72%。也有人应用带有阀门的移植管植入前房，通过可控性的房水引流治疗本病，取得了满意的效果。另外，有人用活血化瘀、平肝息风中药，如血府逐瘀汤、息风丸、石决明散等加减治疗12例，结果11例眼压恢复正常，但视力多不能恢复。

（二）评价与展望

新生血管性青光眼诱因复杂，治疗主要为控制视网膜缺血、抗新生血管生长、抗青光眼三个方面。临床表明，针对新生血管性青光眼患者，灵活选择多种治疗术式，采取多种方式联合治疗，尤其中西医结合治疗，能够有效提高手术成功率，改善患者预后，在一定程度上改善患者视功能及眼痛症状，改善患者生活状态。

青光眼睫状体炎综合征

青光眼睫状体炎综合征即青光眼睫状体炎危象，简称青睫综合征，是前部葡萄膜炎伴青光眼的一种特殊形式，以既有明显眼压升高，又同时伴有角膜后沉着物的睫状体炎为特征。为常见的继发性开角型青光眼。多发生于20~50岁的青壮年，女性多于男性。以单眼发病居多，偶可双眼发病，起病甚急，常反复发作。如不伴有原发性青光眼，则预后良好。

一、病因病机

（一）西医学认识

本病病因及发病机制尚不明确。近年来发现，发作期内房水中前列腺素尤其是前列腺素E的浓度较高，间歇期时又恢复正常水平，认为是前列腺素介导的炎症反应。同时，本病与劳累，尤其是脑力疲劳和精神紧张有关。

（二）中医学认识

中医学认为，本病的发生与机体气血津液的运行输布失常有关。由于肝的疏泄功能关系着整个人体气机的通畅，脾的运化对水湿津液的代谢至关重要。若七情所伤，肝失疏泄，气机郁滞，气血失调，气滞血瘀，神水瘀积；或肝木犯脾，脾失健运，津液停聚，化为痰湿，上犯目窍，玄府不通，神水滞留而成本病。

二、临床诊断

（一）辨病诊断

1. 临床表现

（1）症状　本病多骤然起病，单眼发生，轻度头痛，眼胀不适，视物模糊，虹视。

（2）体征　眼压中等度升高，通常为40~60mmHg，前房不浅，瞳孔轻度散大或散大不明显，对光反射存在；又有睫状体炎的表现，如睫状充血，角膜后壁有灰白色、大小不一数目不多的沉着物（KP），房水丁道征阳性。但患者房角开放，无粘连，从不发生瞳孔后粘连，也无瞳孔缩小。

2. 相关检查

（1）UBM 检查及前节 OCT 检查　有助于本病的诊断，了解前房及前房角的情况及角膜后 KP 情况。

（2）电脑视野　及时治疗视野多不受影响，失治误治、多次发作后视敏度及视野有不同程度下降和损害，造成不可逆的损害。

本病反复发作，炎症发作和眼压升高可持续数小时至数周，多在 1~2 周内能自行缓解，缓解后眼压、房水流畅系数、视野、激发试验等均属正常。

（二）辨证诊断

青睫综合征的临床辨证，仍当以望、闻、问、切四诊合参结合眼部各种现代检查，具体辨证方法见新生血管性青光眼的辨证方法。

1. 肝郁气滞证

（1）临床证候　眼胀不适，视物模糊，虹视，眼压偏高；情志不舒，胸胁胀满，烦躁易怒，妇女月经不调，行经则发，经后缓解，口苦咽干；舌质红，苔薄黄，脉弦。

（2）辨证要点　眼胀不适；情志不舒，胸胁胀满，烦躁易怒；口苦咽干；舌质红，苔薄黄，脉弦。

2. 痰湿上泛证

（1）临床证候　目胀头重，视物不清，角膜后灰白色羊脂状沉着物（KP），间有虹视，眼压偏高；胸闷纳少；舌红苔白腻，脉弦滑。

（2）辨证要点　视物昏矇，头痛身困；痛不甚剧，胸膈脘腹满闷不舒，舌体胖大、苔白厚腻，脉沉滑。

三、鉴别诊断

与原发性闭角型青光眼相鉴别

青睫综合征发病与体质相关，眼部充血发红、头目胀痛与原发性闭角型青光眼类似，但相对较轻，视物模糊，视力下降多较原发性闭角型青光眼轻。预后相对良好，视功能多不受影响，但容易反复发作，多次发作后，视野及视敏度均有不同程度下降，造成不可逆损害，可演变为混合性青光眼。

各种不同类型的继发性青光眼之间鉴别，见新生血管性青光眼鉴别诊断。

四、临床治疗

（一）提高临床疗效的要素

（1）对于青睫综合征患者，应及时发现，及时救治，预防反复发作，切记失治误治，长期高眼压造成视功能损害。

（2）注意中西医结合，积极降低控制眼压，非甾体类消炎药、抑制前列腺素药物的使用可控病情并预防复发加重。中医辨证论治，对改善患者各种临床症状，甚至保护或恢复部分视功能是有益的补充。

（3）玄府不通、神水淤积是其关键病理机制。因此，中医治疗要在辨证论治的基础上，注意其瘀滞的病理机制，活用活血利水之法。在治疗用药上当血与水同治。

（二）辨病治疗

青睫综合征是一种自限性疾病，病情相对较轻，治疗手段主要有激素、抗前列腺素药物、积极降眼压。尽量不使用拟前列腺素药物降眼压。分全身治疗和局部治疗。

1. 全身治疗

（1）碳酸酐酶抑制剂　如口服乙酰唑胺，每次125~250mg，每日2次。醋甲唑胺成人口服，初始用药时，每次用25mg，每日2次。早、晚饭后各服1片。如用药后降眼压效果不理想，每次剂量可加大为50mg，每日2次。该类药属于磺胺类药物，过敏者禁用，长期服用有四肢末端麻木感、胃肠道刺激症状、尿液混浊等不良反应，临床常同时给予碳酸氢钠500mg，每日2次，以减少不良反应。

（2）高渗剂　常用50%甘油2~3ml/kg口服，或用20%甘露醇1~2g/kg快速静脉滴注。

（3）对于炎症渗出较多者，必要时可全身激素治疗，地塞米松10mg静脉滴注，或泼尼松1mg/kg晨起顿服，激素长期服用要注意逐渐减量，服药期间注意补钾补钙。

（4）非甾体类消炎药　吲哚美辛肠溶片，25~50mg，口服，每日3次，或氯芬那酸每次200~400mg，每日3次，注意胃肠道刺激症状。

2. 局部治疗

在发作期，局部滴用糖皮质激素类滴眼液或非甾体类消炎药。眼压偏高时，滴用降眼压药物。

3. 手术治疗

高眼压长期药物控制不良，如发生视功能损害时，可施行眼外引流手术治疗。

（三）辨证治疗

1. 辨证论治

（1）肝郁气滞证

治法：疏肝理气，活血利水。

方药：丹栀逍遥散加减。若眼胀明显，加香附、川芎疏肝行气；眼压较高，舌质紫暗，加泽泻、丹参利水活血。

（2）痰湿上泛证

治法：祛痰化湿，利水明目。

方药：温胆汤加减。若舌苔黄腻，加黄连清热除湿；角膜后羊脂状沉着物迟迟不退者，加党参、薏苡仁、肉豆蔻健脾化湿；月经不调者，合四物汤；脾虚者，合四君子汤。

2. 成药应用

知柏地黄丸：每日3次，每次10g。适应于青光眼睫状体炎综合征间歇期治疗，如能坚持服药，可阻止其反复发作。

（四）医家经验

张健

采用口服黄连温胆汤治疗青睫综合征，药物：黄连5g，半夏10g，陈皮5g，竹茹10g，枳实10g，茯苓30g，炙甘草5g，生姜10g，大枣10g。水煎服，1剂/日，分2次温服，连续治疗7天。机制：其一，心主神志，肝主疏泄，调畅情志。其二，异常情志活动所致的肝郁气滞，影响脾胃运化，脾失健运，痰浊内生，痰蒙清窍，致瘀阻脉络，痰瘀互结，则发神水瘀滞。黄连温胆汤是由唐代孙思邈《备急千金要方》中温胆汤演绎而来，具有清热、化痰、开窍、醒神之功效。是治疗痰热内扰的代表方剂，其辛开苦降、寒热互用、补泻同施的配伍法则，恰中该病病机。在治疗与情志相关的疾病时，药物治疗与心理治疗不可有所偏废。

五、预后转归

青睫综合征是一种自限性疾病，局部使用抗前列腺素药物及糖皮质激素虽有利于控制炎症，但长期使用激素有升高眼压危险，应尽量缩短使用时间。高眼压时积极使用降眼压药物治疗，防止长期高眼压及反复发作，预后良好。

六、预防调护

（一）预防

（1）觉察潜伏症状，早期诊断　青睫综合征患者不仅要尽早医治，还应重视自我保健。在第一时间自我觉察到青睫综合征的典型症状，才能把好预防的第一道关。

（2）轻微病证，应慎重对待　青睫综合征的医治要依据患者的病证来定，不可盲目进行。青睫综合征容易反复发作，高眼压状态下对视觉功能的危害往往不可逆转。青睫综合征发病初期就会出现或轻或重的症状，一旦发生不适症状应及早前往医院做仔细的眼科检查。若确诊为青睫综合征，则需依据具体病情拟定合适的治疗方案，进行积极医治。

（3）禁止滥用激素类眼药水　青睫综合征需要使用激素类眼药水以控制前节炎症，但是长期使用（连续使用3个月以上）就很可能导致继发性眼压增高，甚至引起视神经损害和视力下降。如果需要长期应用激素，建议用眼药水2周后应密切观察眼压变化。一旦出现眼压变化，立即调整治疗方案。

（4）保持良好心态　乐观的心态有助于病情的医治，但是有些青睫综合征患者更易出现急躁、忧郁和焦虑等情绪，而情绪起伏会导致病情的反复。

（5）克服不良习惯　尽量做到不抽烟、不酗酒，少食辛辣刺激等食物；不要过度劳累，不熬夜，保证足够的睡眠时间；养成有节制的生活作息方式，防止病情反复。

（二）调护

（1）注意用眼卫生　不要用手用力揉搓眼睛，尽可能不要在强光下阅读，不要在暗室停留时间过长，光线必需充足柔和。

（2）良好心态　这是预防青睫综合征反复发作的关键所在。本病主要的诱发因素之一就是长期不良精神刺激，比如脾气暴躁、抑郁、忧虑、惊慌，因而保持良好心态极为重要。

（3）定期复查　青睫综合征患者需要定期测量眼压，观察前节炎症反应，监测视野变化，及时调整治疗方案，避免长时间使用激素。

（4）饮食运动　合理、健康的饮食以及适当的体育锻炼对本病的治疗有积极作用。患者可以进行一些体育锻炼或太极拳、八段锦等养生运动，但不要剧烈运动，避免引起病情加重。保证睡眠质量，饮食清淡且营养丰富，禁烟酒、浓茶、咖啡，发病时适当控制进水量。

七、研究进展

（一）治法探讨

青睫综合征治疗目的是降低眼压和控制炎症，鉴于有可能出现视盘和视野改变，故控制眼压至关重要。主要采用：①抗感染治疗：局部点滴或口服糖皮质激素，可有效控制炎症。由于与前列腺素有关，急性期可试用前列腺素拮抗剂，如局部点滴或口服非甾体抗炎剂。因该病不会出现睫状肌痉挛及虹膜后粘连，故不推荐使用睫状肌麻痹剂。②降眼压药物治疗：首选β受体阻滞剂或拟肾上腺素药物局部治疗，如噻吗洛尔、对氨基可乐定、肾上腺素、地匹福林等。当局部用药不能很好控制眼压时，可口服碳酸酐酶抑制剂；严重者可考虑使用高渗剂。一般不使用缩瞳剂。③手术治疗：如果眼压持续升高长达1个月，药物治疗无效，并出现青光眼改变时，需要手术治疗。有报道认为有17%的患者需行滤过性手术加抗代谢药物治疗。过去认为滤过性手术的效果不佳，近年来认为可很好地控制眼压，但不能预防其复发。因此主张一旦发生青光眼改变时，应立即行抗青光眼手术，以保护视功能。也有人认为手术应限于眼压明显升高者（相对适应证）和伴有进行性青光眼性视野损害者（绝对适应证）。

对其并发症与预后的研究发现，经适当治疗后，多数患者不留并发症，视力不受损；少数患者出现不可逆的视神经损害。常见并发症主要是持续高眼压引起的视神经和视野损害，这种损害可能与潜在伴有的开角型青光眼、眼部长期应用糖皮质激素或炎症反复发作有关。应告知患者此病易反复发作，眼压升高时应密切随访，缓解期应定期进行视野检查，有助于早期发现潜在的开角型青光眼。

中医对青光眼睫状体炎综合征主要采用辨证论治或专方治疗。如柏氏辨证分型治疗77例，痰火型者药用海螵蛸、茜草、酒炒栀子、青葙子、车前子、飞滑石、酒炒当归、茺蔚子、菊花、甘草梢；痰湿型者用二陈汤加车前子、酸枣仁等，平均治疗4个月，即中止复发。袁氏用桃红四物汤合五苓散加减，结合0.5%可的松滴眼，治疗本病14例17只眼，全部治愈。刘氏以平肝滋阴，佐以活血利水，药用石决明、白芍、赤芍、茺蔚子、生地、泽泻、茯苓、车前子、玄参等，治疗23例，取得显著疗效，对降低眼压或减少角膜后KP均有一定效果。

（二）评价与展望

青睫综合征患者的预后大多是良性的，及时早期的诊疗是最重要的。但是长期反复发作的高眼压对视神经同样有累积效应，病情反复发作、发作期眼压持续升高会造成视神经及视野损害，部分青睫综合征可最终发展为原发性开角型青光眼。对于出现持续性的眼压升高，视野、视杯改变的患者，应尽早手术，以避免病情的进一步进展。

糖皮质激素性青光眼

糖皮质激素性青光眼是糖皮质激素诱导的一种开角型青光眼，通常与眼局部表面滴用糖皮质激素制剂有关，也可见于全身应用糖皮质激素药物者，近年来有逐步增多的趋势。依据糖皮质激素的来源分为内源性和外源性二类。常见的是医源性用药治疗，其途径有眼局部表面给药，眼周组织内给药（球后、球旁、结膜下注射）和全身性应用（口服、肌内注射、吸入、静脉滴注及皮肤用药），其中以眼表给药最多。糖皮质激素性青光眼可发生于任何年龄。糖皮质激素诱致的高眼压反应有易感人群：原发性开角型青光眼及其一级亲属，高度近视、糖尿病、结缔组织病尤其是类风湿关节炎患者较普通人易感。病理生理学研究表明，糖皮质激素诱致的眼压升高是小梁细胞功能和细胞外基质改变，房水外流通道阻力增加之故。

一、病因病机

（一）西医学认识

本病病因及发病机制尚不明确。其发病机制目前有三种学说：①糖胺多糖学说认为糖皮质激素能稳定溶酶体膜，从而抑制透明质酸酶释放，导致过多的糖胺多糖蓄积于房角组织中，引起生理性水肿，阻碍房水流出，使眼内压升高。②吞噬细胞学说认为小梁内皮细胞有吞噬功能，糖皮质激素能抑制其吞噬作用，使房水中碎屑沉积于小梁网，阻碍房水流出。③遗传学说认为人体对糖皮质激素的反应是由遗传基因决定的，有高反应基因和低反应基因。三种学说均存在缺陷。其发病机制多与糖皮质激素受体以及细胞敏感性相关，糖皮质激素与受体结合后，可诱导合成多种蛋白质及酶，从而调节眼内压。糖皮质激素性青光眼的病因：长期滴用或全身应用糖皮质激素，可引起眼压升高。对糖皮质激素的敏感性存在一定个体差异。眼压升高的程度也与滴用糖皮质激素的种类、浓度、频度和用药持续时间有关。多数易感者常在表面滴用糖皮质激素后2~6周内表现出眼压升高。糖皮质激素诱致的潜在升眼压效应最常见的是倍他米松、地塞米松和泼尼松龙，较少有眼压升高危险性的是氟甲松龙和甲羟孕酮。临床上这种青光眼多见于春季卡他性结膜炎和近视眼手术（RK、PRK、LASIK）后的糖皮质激素治疗。

（二）中医学认识

中医学对本病缺乏足够认识，总之其发病与素体体质相关。机体气血津液的运行输布失常，津液停聚，化为痰湿，上犯目窍，玄府不通，神水滞留而成本病。

二、临床诊断

（一）辨病诊断

1.临床表现

（1）症状　本病多骤然起病，双眼发生，轻度头痛，眼胀不适，视物模糊，虹视。

（2）体征　轻度充血发红，眼压中等度升高，前房深，房角开放，无粘连，瞳孔轻度散大或散大不明显，对光反射存在。

2.相关检查

（1）UBM 检查及前节 OCT 检查　有助于本病的诊断，了解前房及前房角的情况。

（2）视野　及时治疗视野多不受影响，失治误治、多次发作后视敏度及视野有不同程度下降和损害，造成不可逆的损害。

本病多有局部或全身长期使用糖皮质激素病史，多伴有白内障等眼部并发症。停药后多可自行恢复，长期失治误治将致不可逆的临床表现，在婴幼儿像先天性青光眼表现，年纪较大的儿童像青少年型青光眼表现，成人像原发性开角型青光眼表现。

（二）辨证诊断

糖皮质激素的临床辨证，仍当以望、闻、问、切四诊合参结合原发病等进行全身辨证。具体证型不一而论，对于长期眼压不能控制者，参见开角型青光眼的辨证。

三、鉴别诊断

原发性开角型青光眼

激素性青光眼多有长期糖皮质激素使用史，停药后多自行缓解，长期失治误治，临床表现类似先天性青光眼或开角型青光眼，无家族史。

各种不同类型的继发性青光眼之间鉴别，参见新生血管性青光眼鉴别诊断。

四、临床治疗

（一）提高临床疗效的要素

（1）对于长期使用糖皮质激素患者，应检测眼压，及时发现，及时救治，注意局部用药的浓度及频次，全身需要激素治疗的患者，更应该定期随访，监测眼压。

（2）注意中西医结合，一旦发现，及时停止使用激素或者降低激素用量及频次，积极降低控制眼压。对于长期眼压不降，造成视野损害的患者，必要时按照开角型青光眼加以治疗，同时可以结合中医辨证论治，对改善患者各种临床症状，甚至保护或恢复部分视功能是有益的补充。

（二）辨病治疗

糖皮质激素性青光眼的治疗，遵循及时发现，及时停用激素，积极降低眼压原则，可参见原发性开角型青光眼的治疗。

（三）辨证治疗

可根据患者原发病及望、闻、问、切四诊合参具体情况，加以辨证论治。

五、预后转归

糖皮质激素性青光眼，及时发现，早期停止使用糖皮质激素，患者症状可恢复，预后良好，如长期眼压难以控制或者失察误治，将导致类似原发性青光眼不可逆的病理损害。

参考文献

［1］唐由之. 中医抗青光眼手术的思路与方法——睫状体平坦部滤过术［J］. 中国中医眼科杂志，2006，16（1）：2-4.

［2］王万杰，王明芳，朱劲. 中医对乌风内障的认识及治疗［J］. 四川中医，2008，26（2）：31-32.

［3］彭清华，彭俊，吴权龙. 活血利水法治疗外伤性前房积血继发性青光眼33例［J］. 中国中西医结合急救杂志，2010，17（4）：198.

［4］张健，曹淑霞，欧阳云，等. 黄连温胆汤治疗青光眼睫状体炎综合征的临床疗效观察［J］. 辽宁中医杂志. 2010，（37）：85-87.

［5］谢渊. 自拟镇青汤治疗38例青光眼的体会［J］. 中国中医药现代远程教育. 2007，5（7）：21.

［6］潘雅婕，任建萍，俞莹. 糖尿病青光眼患者术后的中药治疗［J］. 上海中医药杂志. 2006，40（4）：31-32.

［7］权彦龙. 恶性青光眼治疗的临床研究［J］. 国际眼科杂志，2004，6（3）：458-459.

［8］何颜清. 睫状环阻塞性青光眼的治疗探讨［J］. 眼外伤职业眼病杂志，2005，7（27）：521-522.

［9］刘玉铁. 中医辨证分型配合西药治疗继发性青光眼［J］. 中西医结合眼科杂志，1997，15（2）：92-93.

［10］严良. 针刺治疗青光眼研究进展［J］. 中国中医眼科杂志，2009，19（4）：246-248.

第九章　视神经疾病

第一节　视神经炎

视神经炎（ON）泛指累及视神经的各种炎性病变，是青中年人最易罹患的致盲性视神经疾病。其病因复杂，除局部炎症感染外，尚包括脱髓鞘疾病、内生毒素、中毒、遗传性、营养缺乏、代谢障碍等，仍有一部分无法确定病因。本病好发于青中年，儿童亦常见，老年人较少见。单眼及双眼发病，病情发展较快，视力损害严重。

视神经炎有急、慢性之分。急性视神经炎属于中医学的"落气眼""暴盲"范畴。慢性视神经炎则属于中医学的"目茫茫候""目暗不明候""视物不真""视瞻昏渺"等范畴。

一、病因病机

（一）西医学认识

视神经炎的病因分型：

（1）特发性视神经炎　①特发性脱髓鞘性视神经炎（IDON），亦称经典多发性硬化相关性视神经炎（MS-ON）；②视神经脊髓炎相关性视神经炎（NMO-ON）；③其他中枢神经系统脱髓鞘疾病相关性视神经炎。

（2）感染性和感染相关性视神经炎。

（3）自身免疫性视神经炎。

（4）其他无法归类的视神经炎。

（二）中医学认识

《证治准绳·七窍门》曰："暴盲，平日素无他病，外不伤轮廓，内不损瞳神，倏然盲而不见也。"本病属瞳神疾病，凡情志郁结，肝失条达，气郁络阻，郁久化热，肝胆火旺，上扰清窍；急性热病，耗损真阴，灼烁津液，阴虚火旺；产后哺乳，气血虚衰均可导致本病。

二、临床诊断

（一）辨病诊断

1. 临床表现

（1）视力下降　视力下降的程度差别很大，且经常表现为单眼视力下降。但部分患者，尤其是儿童会表现为双眼同时受损。

（2）眼球疼痛　大约90%的患者有单侧眼眶周围的疼痛或不适，伴或不伴眼球运动时出现，上述症状可以先于视力下降出现或与视力下降同时出现。

（3）色觉障碍　色觉障碍的程度常比视力下降的程度严重。

（4）对光反射变化　瞳孔对光反射迟钝或消失，或对光反应不持久。

（5）眼底改变　约2/3的视神经炎患者视盘外观正常（球后视神经炎）。约1/3患者出现视盘水肿，但水肿程度与视功能受损的严重程度无关。少见视盘或视盘周围出血，部分患者可出现玻璃体细胞，部分脱髓鞘性视神经炎患者可见视盘周边视网膜静脉鞘。

2. 相关检查

（1）眼部检查　患眼瞳孔常扩大，直接对光反射减弱或消失，间接对光反射存在，病变为单眼或双眼病变程度不一致时，相对性瞳孔传入障碍（RAPD）阳性。

（2）视野检查　可出现各种类型的视野损害，但较为典型的是视野中心暗点或视野向心性缩小。

（3）视觉诱发电位　几乎都会出现异常，表现为受累视神经潜时延长。

（4）眼底荧光血管造影　视神经炎时早期静脉期视盘区荧光渗漏，边缘模糊。静脉期呈强荧光。

（5）核磁共振成像　MRI可显示受累视神经信号增粗、增强；头部MRI除可以帮助鉴别颅内疾病导致的压迫性视神经病外，还可以了解蝶窦和筛窦情况，帮助进行病因的鉴别诊断；更为重要的是，通过MRI了解脑白质有无脱髓鞘斑，对选择治疗方案以及患者的预后判断有参考意义。

（二）辨证诊断

本病属内障范畴的水轮疾患，古人认为水轮属肾，肾无实证，故一向有"内障属虚"的论点，但临床证明，本病有虚有实，不必拘泥。由于本病眼外见症较少，应将自觉症状结合眼内检查所见，参合全身脉症辨证，正确判断阴阳虚实，做到有的放矢。

1. 肝胆火旺证

（1）临床证候　单眼或双眼发病，视力急降，甚至失明。常伴眼珠压痛及转动时眼后作痛，眼底可见视乳头充血、水肿、生理凹陷消失，边界不清，视网膜静脉扩张，视乳头附近网膜有水肿、渗出、出血等，或发病时眼底无明显改变（球后视神经炎），全身症见头晕胁痛，口苦咽干，舌红苔黄，脉弦数。

（2）辨证要点　以眼部症状为主，兼见头晕、口苦咽干、脉弦数为辨证要点。

2. 气滞血瘀证

（1）临床证候　单眼或双眼发病，视力急降，甚至失明。常伴眼珠压痛及转动时眼后作痛，眼底可见视乳头充血、水肿、生理凹陷消失，边界不清，视网膜静脉扩张，视乳头附近网膜有水肿、渗出、出血等，或发病时眼底无明显改变（球后视神经炎）。平素情志抑郁，胸闷胁痛，舌暗红或有瘀点，脉弦涩。

（2）辨证要点　除眼部症状外，以胸闷胁痛、舌暗脉弦涩为辨证要点。

3. 阴虚火旺证

（1）临床证候　单眼或双眼发病，视力急降，甚至失明。常伴眼珠压痛及转动时眼后作痛，眼底可见视乳头充血、水肿、生理凹陷消失，边界不清，视网膜静脉扩张，视乳头附近网膜有水肿、渗出、出血等，或发病时眼底无明显改变（球后视神经炎），全身症见头晕耳鸣，唇红颧赤，五心烦热，口干舌红，脉弦细数。

（2）辨证要点　除眼部症状外，以头晕耳鸣、心烦不寐、舌红、脉弦细数为辨证要点。

4. 气血两虚证

（1）临床证候　单眼或双眼发病，视力急降，甚至失明。常伴眼珠压痛及转动时眼后作痛，眼底可见视乳头充血、水肿、生理凹陷消失，边界不清，视网膜静脉扩张，视乳头附近网膜有水肿、渗出、出血等，或发病时眼底无明显改变（球后视神经炎），多见于哺乳期妇女，同时伴有气短乏力，唇甲色淡，舌淡，脉细无力。

（2）辨证要点　除眼部症状外，以气短乏力、唇甲色淡、脉细无力为辨证要点。

三、鉴别诊断

（一）西医学鉴别诊断

1. 视神经乳头水肿

视力早期基本正常，视野生理盲点扩大及向心性缩小，颅内压或眶内压高。眼底表现视乳头充血水肿隆起超过3D，周围视网膜水肿，并伴出血，视网膜中央静脉怒张迂曲，静脉搏动消失，水肿一般存在时间较长，水肿消退后形成继发性视神经萎缩。

2. 缺血性视神经病变

视力突然减退，视野检查为与生理盲点相连的象限性缺损、水平或垂直性半侧偏盲，颅内压不高，患者常为中老年人。眼底表现视乳头水肿，边缘不清，常伴少量出血，中央动脉、静脉无明显改变。眼底荧光血管造影亦可提供鉴别。

3.假性视乳头水肿

多为远视或近视散光，视力可验光矫正，眼底视盘色泽红，边界欠清，血管未被遮蔽，视野正常。怀疑有视盘埋藏玻璃疣时可做FFA或眼部B超明确诊断。

4.Leber遗传性视神经病变

常见于青春期男性，有母系家族发病史。双眼视力先后急性下降，黑蒙者罕见，不伴眼球疼痛。病初视盘正常或有充血肿胀，盘周毛细血管扩张迂曲，荧光素眼底血管造影（FFA）无荧光渗漏。视野有较大的中心或旁中心暗点。对怀疑本病，又无家族史的，应尽早做分子生物学基因检测，以确诊本病。

5.皮质盲

成人多有中毒、外伤、脑梗死、脑部手术等造成枕叶皮层缺氧病史，小儿持续高热抽搐或婴幼儿脑积水等均可发生皮质盲。表现为双眼失明，但瞳孔对光反射及集合运动反应均正常，眼底正常。

6.视交叉区病变

多为肿物或增大的颈内动脉－后交通动脉的动脉瘤累及Willis血管环时使视神经和视交叉的连接处受压迫，产生同侧眼的中心暗点和对侧眼的颞上象限部分视野缺损。因此，对一眼出现中心或旁中心暗点，尤其治疗无效时，应仔细检查对侧眼视野，特别是颞上周边区域有否缺损，并做MRI等影像学检查。

7.癔症

多有情绪强烈波动史或由精神刺激诱发。视力虽差，甚至"失明"，但患者行动能力与视力障碍不成比例。瞳孔对光反应及眼底均正常。视野可变动不定，成星状、管状或螺旋状缩小，暗示疗法有效，必要时可行视觉诱发电位（VEP）及颅脑CT等协助诊断。

8.弱视

多为单眼，瞳孔反应及眼底正常，常有高度屈光不正或屈光参差。

9.伪盲或伪弱视

详问病史常有矛盾或不合理之处；在不同距离查视野、视力，结果常无法正常解释。眼部全面检查无可供解释的视力下降或失明。经伪盲试验可提供有价值的提示。

（二）中医学鉴别诊断

暴盲与青盲的区别在于，青盲是逐渐失明，本病是猝然发病。绿风内障也能骤然失明，但其有头目剧痛，胞轮红赤，黑睛混浊，瞳神散大而微呈淡绿等特征，与本病不红不痛而突然失明不同。外伤导致的目窍失明，有清楚的外伤史，易区别。

视瞻昏渺主症为视物蒙昧不清，但无明显的眼前阴影及视大为小、视小为大、视直为曲、视一为二等症。若有，则属视惑之范畴。

四、临床治疗

（一）提高临床疗效的要素

视神经炎视力损伤严重，应用皮质类固醇后视力恢复较快，切不可立即停药或减量，应该观察眼底视乳头水肿消退情况及视乳头边缘清晰度再定。一般应维持，个月以上。

急性球后视神经炎多因邻近组织器官炎症蔓延而来，如鼻窦炎、眶蜂窝织炎等，所以在控制炎症同时需要清除病灶。

（二）辨病治疗

1.病因治疗

如应用广谱抗生素、驱梅、抗痨等治疗。

2.皮质类固醇

局部地塞米松球旁注射，每日1次，连续5天。全身应用多采用静脉滴注，每日1次，病情稳定后减至维持量。亦可选用促肾上腺皮质激素，量可大些，稳定病情后减量。

3.支持疗法

选用维生素 B_1 及维生素 B_{12} 肌内注射，10 次为一疗程。亦可用肌苷、三磷腺苷、辅酶 A 等。扩张血管药物常选用丹参、地巴唑、烟酸、妥拉唑啉、维脑路通等。

（三）辨证治疗

1.辨证论治

（1）肝胆火旺证

治法：清泻肝胆。

方药：龙胆泻肝汤加减。龙胆草 10g，栀子 10g，木通 10g，黄芩 10g，生地黄 15g，柴胡 6g，野菊花 30g，金银花 20g，连翘 15g，丹参 15g。视乳头充血重或视网膜出血多者加丹皮、赤芍。

（2）气滞血瘀证

治法：疏肝解郁，行气活血。

方药：逍遥散合桃红四物汤加减。柴胡 10g，当归 10g，赤芍 10g，丹参 15g，茯苓 15g，青皮 10g，郁金 10g，桃仁 10g，红花 10g，生地黄 10g，甘草 3g。肝郁化热者酌加丹皮、栀子、黄芩以清肝热；若见余热滞留经络，可加女贞子、枸杞子、石菖蒲。

（3）阴虚火旺证

治法：滋阴降火。

方药：知柏地黄丸加减。知母 10g，黄柏 10g，山茱萸 15g，生地黄 15g，茯苓 15g，丹皮 10g，山药 15g，泽泻 15g。可酌加女贞子、龟甲、麦冬、玄参以增强滋阴降火之功。

（4）气血两虚证

治法：补益气血。

方药：八珍汤。当归 10g，川芎 10g，白芍 10g，熟地黄 10g，党参 12g，白术 15g，茯苓 12g，炙甘草 6g。

2.外治疗法

（1）针刺疗法　睛明、攒竹、球后、承泣、瞳子髎、太阳、风池、翳明、合谷、外关等，每次局部取两穴，远端取两穴，中刺激，不留针；或用维生素 B_1、维生素 B_{12} 加少许 0.5% 盐酸普鲁卡因作穴位注射，每日 1 组，每次 0.5ml，交替使用，10 天为一疗程。

（2）物理疗法　复方丹参注射液局部电离子导入，每日 1 次，每次 15~20 分钟，适用于本病气滞血瘀型。眼底有瘀血者，局部用三七、丹参、红花、川芎等做局部电离子导入，每日 1 次，10 次为一疗程，一般做 2~3 个疗程，以促进瘀血消散。

3.成药应用

（1）血府逐瘀丸　每次 9g，每日 2 次，口服。本丸剂行气活血化瘀，用于本病气滞血瘀型。

（2）疏肝理气丸　每次 6g，每日 3 次，口服。本丸剂疏肝理气，配合上方用于本病气滞血瘀型。

（3）杞菊地黄丸　每次 9g，每日 2 次，口服。本丸剂滋阴明目，用于本病阴虚火旺型。

（4）十全大补丸　每次 9g，每日 2 次，口服。本丸剂气血双补，用于本病气血两虚型。

（四）新疗法选粹

近年有报道应用干扰素 β–1α 每周 1 次肌内注射或免疫球蛋白 γ 0.4g/（kg·d）每月 3 天静脉滴注。前者提示治疗组转化为多发性硬化的几率比安慰组明显降低；后者显示对伴有多发性硬化的视神经炎患者，治疗组比对照组的视功能有所提高。

（五）医家经验

1.孟秀阁

对肝火亢盛型、气滞血瘀型、阴虚火旺型分别选用龙胆泻肝汤、丹栀逍遥散、知柏地黄丸，均加丹参、地龙治疗本病 25 例（34 眼），平均治疗 26 天，总有效率 97%。认为不论是哪种证型，都会导致脉络瘀阻不通，不通则痛，因此临床表现为眼球转动痛、视乳头水肿等，均可加丹参、地龙，两药药性温和而力专,能使血行络通,精微得布,目睛得养而视明。

2. 喻干龙

自拟泻肝复明汤加减:柴胡 10g,龙胆草 10g,泽泻 10g,栀子 10g,黄芩 10g,车前子 15g,木通 15g,当归 15g,菊花 10g,紫草 10g,丹参 20g,苏木 10g,夏枯草 10g,水牛角 20g,甘草 5g。伴视网膜出血者加丹皮、白茅根;大便秘结加大黄;病变后期视乳头充血水肿消退,颜色变淡者,原方去龙胆草、紫草、黄芩、木通,加玄参、石斛、赤芍、枸杞子等。治疗本病 64 例(72 眼),平均治疗 20.6 天,总有效率 95.83%,认为治疗本病的关键,不仅要集中清泻肝胆实火,而且还要活血利水,活血药能舒张血管,增加血流量,改善缺血缺氧状态;利水之品可使视乳头水肿消退,对视力恢复可起到事半功倍之效。后期需滋养目之源。

3. 李志英

早期口服加味桃红四物汤:桃仁 10g,红花 10g,生地黄 15g,赤芍 15g,川芎 10g,当归 10g,柴胡 10g,栀子 10g,三七(冲) 3g,丹参 15g,连翘 15g。视网膜水肿加木通、车前子、云苓;眼痛加白蒺藜、郁金;盘周出血加侧柏叶、荆芥炭。治疗本病 27 例(36 眼),平均 26.4 天,总有效率为 94.44%。认为本病多属肝气久郁,又以血瘀为主证,按"急则治其标""结者散之""抑者散之"的原则,早期应以活血化瘀、疏肝解郁之加味桃红四物汤。

五、预后转归

视神经乳头炎预后一般欠佳,但有部分患者得到及时治疗后视力恢复好,但多数视乳头色泽变淡,边缘不清,出现继发性视神经萎缩。

球后视神经炎后期大多表现为视神经乳头色淡,视神经萎缩,所以营养视神经药物及扩张血管药物尽可能延长应用时间,并定期视野检查,了解并指导治疗。

六、预防调护

(一)预防

戒烟,戒酒,加强锻炼,增强体质,避免感冒。

(二)调护

控制血压、血糖,积极治疗原发病;饮食合理,适量补充维生素 B 族。

七、专方选要

1. 丹栀逍遥散(《校注妇人良方》)

组成:柴胡、当归、白芍、白术、茯苓、甘草、丹皮、炒栀子、薄荷(后下)、煨姜。

功效:养血健脾,疏肝清热。

主治:视神经炎证属情志郁结,肝失疏泄,玄府闭塞者。

2. 龙胆泻肝汤(《太平惠民和剂局方》)

组成:龙胆草、黄芩、栀子、泽泻、木通、生地、柴胡、车前子、甘草。

功效:清泻肝胆。

主治:视神经炎属肝胆火旺证者。

八、研究进展

(一)中药研究

近年来不少学者运用现代药理研究方法,对常用于治疗视神经炎的部分方剂和中药制剂进行了药代动力学、药效学、毒理学和药理学等多方面研究。如丹栀逍遥散可清热凉血、疏肝解郁,在药效上有解热、抗炎、抗菌的作用,并可改善微循环,增强机体免疫功能,从而消除急性期视神经轴索水肿,恢复轴浆流,改善视功能。知柏地黄汤能提高甲亢阴虚型小鼠的耐氧能力,使氢化可的松阴虚小鼠的体重和肾上腺重量指数增加及血清肌酐和尿素氮基本恢复正常,并能增加巨噬细胞和中性粒细胞的吞噬百分率,从而提高视神经的耐缺氧能力，有助于病损组织恢复，可用于本病的康复期。清开灵注射用具有清热醒神、解毒通络功效，其主要成分是黄芩、栀子苷、胆酶、珍珠母。实验药理学研究显示，该药能有效地减轻脑缺血动物模型脑组织含水量，抑制脑组织 Na^+、Ca^+ 含量的增加，减少脑组织伊文思蓝含量（降低脑血管通透性），减少脑缺血半暗带范围，减轻神经元的结构损伤与丢失，并能有效地清除氧自由基，对缺血缺氧损伤的神经细胞有明显保护作用。

（二）评价及展望

糖皮质激素治疗视神经炎，首选甲基泼尼松龙静脉冲击治疗，可减少视神经的微血管痉挛水肿，消除神经轴索的肿胀，恢复轴浆流，减少神经纤维坏死，使中心视力迅速恢复和暗点消失，这已被视神经炎治疗研究（ONTT）证实及国外学者认同。但国内学者给予地塞米松静脉滴注或首次口服大剂量泼尼松等治疗，同样取得满意疗效。由于国内外视神经炎的病因不同，国内各种治疗缺乏大样本对照试验研究，故不同用药的疗效评价尚待证实。本病中医中药综合治疗或不同阶段中药配合激素治疗，全身不良反应小、视功能恢复好，且更适合广大基层医院利用当地廉价中药资源防治本病。

参考文献

[1] 中华医学会眼科学分会神经眼科学组. 视神经炎诊断和治疗专家共识（2014 年）[J]. 中华眼科杂志，2014，50（6）：459-463.

[2]（美）Peter J. Savino. 神经眼科. 2 版 [M]. 天津：天津科技翻译出版有限公司，2015.

[3] 孟秀阁，朱丽. 中西医结合治疗视神经炎的临床观察 [J]. 中国中医眼科杂志，1995（4）：209-211.

[4] 喻干龙. 中西医结合治疗视神经乳头炎临床观察 [J]. 中国中医眼科杂志，1995（4）：230.

[5] 李志英，余杨桂，黄仲委，等. 中西医结合治疗急性视神经炎的临床观察 [J]. 中国中医眼科杂志，1995（3）：23-26.

第二节　缺血性视神经病变

缺血性视神经病变是指由于营养视神经的小血管发生缺血性改变，导致视神经局部供血不足，而引起的视神经的病理改变。

依据缺血发生的部位在筛板前或筛板后可分为前部缺血性视神经病变（AION）和后部缺血性视神经病变（PION），临床上前者多见；根据病因又可分为非动脉炎性前部缺血性视神经病变（NAION）和动脉炎性前部缺血性视神经病变（AAION）。NAION 是临床中一种比较常见的缺血性视神经病变类型，并已成为严重损害中老年人视功能的一种视神经病变。中医学虽无缺血性视神经病变的病名，但按其主要临床表现可纳入"目系暴盲""视瞻昏渺"范畴。

一、病因病机

（一）西医学认识

1. 发病机制

尽管 NAION 的病因还不是很清楚，但一些全身与局部因素在发病机制上与 NAION 有密切关系。

（1）高血压　很多 NAION 患者同时患有高血压等疾病。Ellenberger 认为两者之间是有联系的，并提出缺血性视神经病变的视神经改变机制，类似于长期高血压引起的脑部血管管壁变性，从而发生组织的缺血性梗死。慢性高血压患者由于血管管壁变性使得自身调节的功能下降，因而高血压患者在血压下降时容易导致视乳头缺血。

（2）糖尿病　糖尿病患者长期的糖代谢紊乱，造成毛细血管的循环障碍，毛细血管壁内皮细胞增生，毛细血管床缺血，组织缺血缺氧，从而较容易发生视神经的缺血性改变。有研究表明，糖尿病是最明确的血管病变危险因素。

（3）心、脑血管疾病　心血管的炎症、动脉硬化或栓子栓塞均可为视神经乳头局部血管的危险因素，使血管狭窄或阻塞。动脉粥样硬化所造成的视乳头循环的自身调节障碍可能起到一定的作用，也可能与5-羟色胺和内皮因子介导的血管痉挛因素的参与有关。

（4）颈动脉疾病　由于颈动脉狭窄或阻塞，侧支循环较差，导致视神经的血供减少，发生视神经的缺血性梗死。Hayreh认为，NAION患者同时发现有颈动脉狭窄或阻塞时，颈动脉疾病绝大多数情况下不是病因，而是广泛的大小血管动脉粥样硬化的证据。

（5）夜间低血压　Hayreh等认为，夜间低血压在NAION的发病中起一定的作用。他认为睡眠时发生的相对性血压下降可能缓慢地损伤视乳头血液循环，损害视乳头循环的自身调节。如果患者在夜间接受降压治疗，其损伤程度将更加严重。有学者认为缺血的最大危险期不是发生在夜间睡眠时的血压最低点，而是发生于晨间的几个小时，NAION患者并不能像健康人一样在晨间血压迅速达到昼间的水平。

（6）急性失血、贫血　急性失血、贫血均可以引起睫状后短动脉的供血不足因此导致NAION的发生。

2. 病理机制

（1）视乳头低灌注　NAION一直被认为是由于血液供应障碍而引起的视乳头缺血。全身和局部疾病影响视乳头血供的机制，视乳头的血供与灌注压（平均血压－眼内压）成正比，同血流阻力成反比。血流阻力受到血流的自身调节能力降低和血管壁改变等因素的影响，而这些因素都不同程度地发生于一些诸如高血压、糖尿病、巩膜炎及血管痉挛等疾病。Hayreh提出睫状后动脉系统中异常的灌注压可以促使视乳头发生梗死。

（2）自身调节能力的降低　不管视神经血管系统的血流受损原因是什么，持续存在的低灌注可能损伤了视乳头自身调节功能。在正常情况下，当灌注压、眼内压、代谢条件等发生改变时，血管通过改变血流的阻力来维持血流稳定。动脉硬化、血管痉挛、抗高血压治疗等均可导致自身调节能力的降低。

（3）易感性视乳头　临床工作中发现NAION患者无视杯的比例明显高于正常组。推测视乳头的基本结构同NAION的发病有关。因为生理性视杯的大小主要由巩膜管的大小决定，一个小的巩膜管和Bruch膜的开口很小将会发生小视杯或无视杯。因此，NAION患者的视乳头大多具有小的巩膜开口，视神经纤维在通过视乳头和筛板处的有限空间时会发生拥挤，NAION的视乳头水肿与轴浆流淤滞有关。研究认为，低灌注造成的早期轻度缺血或自身调节功能下降会导致轴浆流淤滞，继而使得位于视神经纤维束有限空间内的毛细血管进一步受压，造成进一步缺血。

NAION典型的"易感性视乳头"除了有小的生理性视杯、视乳头边缘视神经纤维层增厚隆起、血管分支异常和视乳头小而拥挤外，另一个易感特征就是，视网膜神经节细胞轴突在穿过巩膜筛板时有一个90°的折转。可能在经过这一急剧折转时轴浆运输需要消耗更多能量，任何引起能量相对缺乏的因素都可能引起视轴肿胀，压迫小血管形成缺血的恶性循环。尽管目前都是假说，但这些理论模式的提出，为进一步研究NAION的发病机制和治疗提出了可行的方向。

视乳头及视杯的大小和形态在发病机制上显得更加重要，异常的血流同自身调节紊乱、灌注压降低、血栓形成等因素有关。总而言之，NAION的发生是多因素综合作用的结果，但是NAION的发病机制尚不清楚，有待进一步深入研究。

（二）中医学认识

根据本病的临床表现，归属于"暴盲"的范畴《证治准绳·七窍门》提及暴盲病名，称其"平日素无他病，外不伤轮廓，内不损瞳神，倏然盲而不见也。病于阳者，缘愤怒暴悖，恣酒嗜辣，好燥腻而久患热病，痰火之得之则烦躁秘渴；伤于阴者，多色欲悲伤，思竭哭泣太频之故；伤于神者，因思虑过，用性罔然，忧伤致恐，惊恐无措者得之。"

根据本病多发生在老年人的特点，肝肾不足、精血亏虚、目系失养是本病发病的主要原因。因患者年老体弱，或素体不足，气血亏虚，目失所养；气虚或阳虚不能升举，目失温润，精血不能上承，目系失养遂致本病。本病的发生发展与情志关系密切，患者常因情志抑郁，肝失条达，肝郁气滞，气滞血瘀，玄府不利，或暴怒伤肝，肝火上炎，灼伤目系。

综上所述，本病病因病机如下：①素禀阳亢之体，阴不制阳，或暴怒上攻，气火上攻，冲逆为害，络损脉阻；②情志郁闷，肝郁气滞，或饮食不节，嗜食肥甘厚味，痰热内生，上壅目窍，目系脉络瘀阻；③年老或劳伤久病，肝肾阴亏，虚火上扰，血脉不畅；④产后、外伤或手术后失血，气血双亏，目失所养。

二、临床诊断

（一）辨病诊断

1. 临床表现

（1）视力突然下降或丧失，通常不伴有眼球转动痛或钝痛。部分患者发病前可有一过性视物模糊或黑朦。

（2）患眼相对性瞳孔传入障碍（RAPD）阳性。

（3）眼底视盘水肿，伴视盘周围出血。

（4）视野表现为与生理盲点相连的扇形或类象限缺损。

（5）眼底荧光血管造影检查表现为视盘荧光充盈迟缓或缺损，晚期有荧光素渗漏。

（6）眼电生理检查示图像 VEP 或闪光 VEP 可见 P100 波峰潜时延迟，振幅降低。

2. 相关检查

（1）光学相干断层扫描（OCT） OCT 检查能得到视神经纤维层（RNFL）厚度的精确数值，在 NAION 的诊断和治疗效果评价上具有显著优势。OCT 检查的 RNFL 厚度随着 NAION 病程的进展发生变化，初期平均厚度升高，后期出现薄变，逐渐趋于稳定。

（2）视野 NAION 典型视野改变是与生理盲点相连的水平性半盲，可为扇形、象限性缺损或垂直半盲，但不以水平正中线或垂直正中线为界。视野缺损可绕过注视区，故少见中心暗点。

（3）荧光血管造影（FFA） 病变早期，有视乳头水肿时，FFA 早期显示视盘缺血区及其附近脉络膜充盈迟缓或呈相对性低荧光。中晚期显示视盘非缺血区和表面毛细血管代偿性、被动性扩张所致的荧光渗漏。视乳头水肿消退后，FFA 见造影早期缺血区相对性低荧光，甚至整个视盘荧光低弱，晚期视盘荧光正常或荧光着染。

（4）视觉诱发电位（VEP） 表现为 P-VEP（或 F-VEP）P100 波峰潜时延迟，振幅降低。视觉诱发电位是了解从视网膜到视觉皮层整个视觉通路功能状况的检查。依据 P100 潜伏期和波幅分析通路损害在视网膜、视交叉前或视交叉后的水平，对损害程度、治疗效果及预后做出客观评估。VEP 是一种检测视神经病变的敏感手段，对神经眼科部分疾病的诊断及鉴别具有独特优势。

（5）彩色多普勒超声检查 表现为颈动脉、眼动脉或睫状后动脉系统血流速度下降或阻力增高。

（6）影像学检查 CT 和（或）MRI 检查以排除颅内或眶内占位病灶或神经系统脱髓

鞘疾病。

（二）辨证诊断

对于本病的辨证，目前尚无统一的分型，大多从气血及肝肾方面辨证。

1. 肝阳上亢证

（1）临床证候　视力急降或突然出现眼前黑影，眩晕耳鸣，头目胀痛，急躁易怒，腰膝酸软，失眠健忘，口干咽燥，五心烦热，舌红少苔，苔薄黄或无苔，脉弦细或弦细数。

（2）辨证要点　眩晕耳鸣，口干咽燥，舌红少苔或舌绛少津，脉弦细或细数。

2. 气滞血瘀证

（1）临床证候　视力下降伴烦躁、易怒，或心情抑郁不舒，头晕目胀，胸胁胀满，口苦咽干，夜寐欠安，舌红脉弦，有瘀斑，脉弦或涩。

（2）辨证要点　胸胁胀闷或走窜疼痛，甚或刺痛，或肿块坚硬，局部青紫肿胀，面色紫暗，皮肤青筋暴露，舌质紫暗或有瘀斑，脉弦涩。

3. 气血两虚证

（1）临床证候　视力下降伴头晕乏力、少气懒言、面色无华或萎黄，纳呆便溏，心悸失眠，或腹胀喜热食，或有失血病史，舌质胖嫩有齿痕，脉弱。

（2）辨证要点　少气懒言，神疲乏力，自汗，面色淡白无华或萎黄，口唇、爪甲颜色淡白，或心悸失眠，头晕目眩，舌淡白，脉细无力。

4. 肝郁气滞证

（1）临床证候　视物昏花，情志不舒，胸胁胀满，烦躁易怒，口苦咽干，舌质淡红，苔薄白，脉弦或弦细。

（2）辨证要点　情志不舒，胸胁胀满，烦躁易怒，口苦咽干，舌红、苔薄白，脉弦。

5. 气虚血瘀证

（1）临床证候　发病日久，视物昏矇，短气乏力，面色萎黄，倦怠懒言，舌淡，有瘀斑，脉涩或结代。

（2）辨证要点　面色淡白，身倦乏力，少气懒言，舌质紫暗，脉沉涩。

三、鉴别诊断

1. 视神经乳头炎

发病年龄较轻，视力急剧减退，可在几天内完全失明，多伴有眼球转动痛。视盘充血水肿明显，视盘周围有线状出血和渗出，视网膜水肿常累及黄斑部。视野表现为中心暗点及周边向心性缩小。

2. 视盘血管炎Ⅰ型

多为单眼患病，常为青年人。视力仅轻度下降或正常，眼底视盘充血水肿，隆起度 < 3D，视盘周围视网膜可见少许出血渗出，视网膜静脉迂曲怒张。视野检查仅有生理盲点扩大，本病预后好，极少复发。

3. 视乳头水肿

多双眼发病，视盘水肿明显，隆起度可 > 3D，其周围视网膜水肿，有条纹状出血渗出，静脉迂曲扩张。早期视力正常，视野为生理盲点扩大。颅内压增高，可有头痛、呕吐等神经系统症状及体征。若无颅内占位，仅有颅内压增高，脑脊液正常，应怀疑假性脑瘤。

4. 糖尿病视乳头病变

糖尿病视乳头病变是发生在糖尿病患者中的一眼或双眼的视乳头水肿。常双眼发病，多发生于1型糖尿病患者，视功能检查及神经系统检查多无阳性发现，预后良好。发生糖尿病视乳头病变的视盘水肿，常伴有放射状分布的扩张的毛细血管，但没有相同于AION的荧光素眼底血管造影特征。这种现象类似于典型NAION的过度充盈的情形，当视乳头隆起消退时，这些血管也消失，但也可能持续存在。视力轻度下降，随视盘水肿减退视力可恢复。视野仅为生理盲点扩大。

需要强调的是，1型糖尿病患者也可发生NAION，有持续的视力下降和永久的视野缺损。一些患者甚至在视力症状和视乳头水肿恢复后出现视乳头新生血管形成。

5. Foster-Kennedy 综合征

当一侧额叶下方肿物或嗅沟脑膜瘤直接压迫该侧视神经，对侧视神经因相继的颅内压增高而产生视乳头水肿。该病发病缓慢，无 NAION 的视野改变，且伴有嗅觉障碍，易于鉴别。

四、临床治疗

（一）提高临床疗效的要素

总的来说，本病临床上急性期应迅速消退视乳头水肿，改善视乳头缺血缺氧，保护视神经，最大限度挽救视功能。视乳头水肿消退后，以改善循环和保护视神经为主。同时，应积极寻找病因，针对病因治疗。

1. 尽早积极治疗

发病时，视乳头缺血部位和水肿程度是影响临床中心视力的重要原因。如果睫状后动脉缺血，累及视盘包括乳斑束在内的区域，表现为中心视力受损，视野损伤为中心暗点；如缺血发生在视乳头黄斑束以外者，多表现为相应区视野的相对或绝对性缺损，即使水肿较重，影响中心视力，经及时治疗多数恢复较好。如果水肿持续，数天和数周内可发生进一步的视力损害，水肿越重视功能损害也越重。因此，该病按眼科急症对待，临床上尽量早期积极干预治疗。急性期给予口服糖皮质激素治疗可以改善患者的视力预后，但应严格掌握用药适应证，糖皮质激素可对全身血糖、血压、血脂等产生不良影响。

2. 积极治疗原发病

NAION 的发生，与高血压、糖尿病等全身疾病以及血流动力学、高血黏度、眼灌注压较低、眼局部解剖（小视乳头、视杯狭窄）等生理、病理状态关系密切。因此，根据患者自身病情特点，积极治疗原发性疾病，可以减轻视功能的进一步损害。如纤维蛋白原增高时用降纤类药物如尿激酶、降纤酶等；

血细胞比容明显高于正常时用 706 代血浆、白蛋白等；血小板聚集指数高时用阿司匹林、双嘧达莫等药物；血脂高者降低血脂，如以胆固醇增高为主者，应用考来烯胺、弹性酶；甘油三酯增高为主者应用氯贝丁酯等，二者均高时可用多烯康、藻酸双脂钠等。改善微循环药物如葛根素等不但具有疏通微循环作用，同时具有强化血管、减少渗出的作用。研究表明对于 NAION 患者血流变异常指标采用不同药物联合治疗后，血黏稠度降低，血流变各项异常指标明显改善，且患者视力恢复明显优于未改善血流变指标治疗组。

3. 积极预防

重视对侧眼 NAION 的发生以及患病眼的复发，尤其是浅窄视杯者为 NAION 发生、复发的高危因素。临床经验证实，凡是就诊早，治疗及时得当，视乳头水肿较快消退者，视功能大多可得以最大的保护和恢复。如许多另眼患者由于原来患眼就诊经验和对视力的重视，常常就诊及时，预后相对较好。

4. 多学科配合

Hayreh 指出 NAION 并不是与脑卒中一样的血栓性疾病，而是由于夜间动脉低压引起的前部视神经短暂性低灌注和无灌注。临床工作中发现很多 NAION 患者伴有颈动脉狭窄，因此，对于 NAION 患者，眼科医生应重视颈动脉系统的检查，以避免缺血性脑血管疾病的发生。同时加强相关学科专业的配合，明确全身因素在 NAION 发病中的作用，对一些高危人群进行干预，以期达到减少 NAION 发生的目的。

（二）辨病治疗

1. 针对视盘水肿

（1）糖皮质激素　视神经缺血导致轴浆运输受阻，引起视盘水肿并压迫毛细血管，造成血液循环受阻、血管通透性增高，进一步加剧缺血缺氧，形成恶性循环，这被认为是 NAION 发生和发展的主要机制之一。糖皮质激素具有抗炎减轻水肿作用，可减少毛细血管通透性，减轻渗出，加速视盘水肿消退，从而解除视盘毛细血管受压，使尚存的轴突功能改善；同时可以抑制自由基损伤，且抑制 ET-1 的表达，稳定细胞膜保护视神经。糖皮质激素理论上可以改善 NAION 的视功能。糖皮质激素的应用，可采用不同糖皮质激素类型和不同给药方式，如口服泼尼松和甲泼尼龙冲击治疗。

（2）脱水剂　脱水剂能提高血管内胶体渗透压，利尿、脱水、降低颅内压，加快水肿吸收。NAION 患者存在视乳头水肿，脱水剂的应用有了一定的临床基础。但对于血黏度增高患者勿用，脱水剂可使血液更为黏稠。

2. 提高视神经血供，改善循环

血管扩张剂常用于 NAION 的治疗，临床上常使用丹参、葛根素、血塞通、川芎嗪等改善循环。但是扩血管药治疗 NAION 的临床研究尚无明确获益的证据。由于 NAION 患者多有小视杯的解剖因素，其视乳头内的神经、血管处于一种拥挤的环境中，发病时，神经纤维水肿、受压，毛细血管出现灌注不足，而使神经纤维逐渐变性、坏死，视力下降。也有人认为血管扩张剂会因为血管扩张使视乳头内更加拥挤，其结果可使部分神经纤维变性坏死，相应区毛细血管受压导致缺血范围扩大和加重，造成病情恶化，因此对于小视盘及急性水肿期的 AION 患者要慎用。

3. 视神经保护

神经营养药能增强细胞对氧和葡萄糖的摄取、利用，促使能量物质 ATP 的合成增加，同时促进血流，有利于神经功能的恢复。随着视乳头水肿的消退，视功能会得到一定程度的改善，为使受损的神经纤维恢复代偿能力，可联合应用神经营养和促进代谢药物，如脑活素、能量合剂、B 族维生素等，这些药物的最佳应用时机为视乳头水肿基本消退后。

4. 降眼压

眼灌注压 = 平均血压 - 眼内压。因此通过降低眼内压增加眼内灌注压，有一定的理论基础。目前没有可靠的临床研究证实其的有效性。马来酸噻吗洛尔为 β 受体拮抗剂，因为其可以减少视神经的血液灌注，对心率缓慢，夜间血压较低者不宜。

5. 复方樟柳碱注射液

NAION 的发生与自主神经功能密切相关，选择自主神经调节剂对该病的恢复有积极作用。宋琛教授经多年的研究，发现复方樟柳碱注射液对 NAION 有较好的效果。复方樟柳碱的主要成分为 0.01% 氢溴酸樟柳碱和 1% 盐酸普鲁卡因，前者是 M 胆碱能受体拮抗剂，可以解除血管痉挛，改善微循环等；盐酸普鲁卡因有调整皮层、抗衰老、降低自由基的作用。两药合用组成的复方樟柳碱可通过调整自主神经系统及皮层，改善血管舒缩运动功能，增加血流量及神经组织营养，使脉络膜血管活性物质稳定在正常范围，从而改善脉络膜血管的运动功能，改善视神经的血供情况。患眼侧颞浅动脉旁皮下注射复方樟柳碱注射液 2ml，每日 1 次，每个疗程为 21 天。

6. 阿司匹林

尽管阿司匹林被证实可降低缺血性心脑血管疾病的风险，但阿司匹林在 NAION 中并未表现出明显的治疗价值。一项包含 131 例 NAION 的研究宣称应用阿司匹林能够预防患眼的对侧眼发生 NAION，另一项包含 431 例 NAION 的研究则认为阿司匹林对预防短期内（1~2 年）对侧眼发病有效，远期（5 年以上）则无预防作用。Newman 等则发现阿司匹林既不能改善 NAION 的视力预后，也不能预防对侧眼发生 AION。Botelho 等也发现阿司匹林的应用并不能改善 NAION 患者的视力预后。可见目前没有证据显示阿司匹林能够改善 NAION 的视力预后，而对降低对侧眼发病尚有一定的争议。Hayreh 等认为 NAION 并不是血栓性疾病，而是低血压性疾病，由于阿司匹林对夜间低血压并无改善作用，得到这样的结果其实并不令人惊讶。尽管目前关于阿司匹林对 NAION 本身的治疗价值还有诸多争议，考虑到 NAION 多合并有心血管危险因素，大多数学者建议对这部分患者同时要予抗血小板治疗，以降低心血管事件发生的风险。

（三）辨证治疗

1. 辨证论治

（1）肝阳上亢证

治法：平肝息风，滋阴活血。

方药：天麻钩藤饮。若情志波动或郁怒者，加柴胡、郁金各 10g 疏肝理气；血压不高或偏低，视网膜动脉狭窄明显者，去石决明，加太子参 20g，党参、地龙各 10g，以益气通络明目；大便秘结者加决明子、火麻仁各 15g 润肠通便。

（2）气滞血瘀证

治法：益气活血，通络明目。

方药：活血通络方化裁。气滞重者加佛手 10g、木香 10g 疏理肝脾气滞；血压偏高者加珍珠母 20g、牛膝 10g 平肝降压；久病或年老阴亏，津液耗损明显者，可去太子参，加黄精、石斛各 10g 益气养阴，增液明目。

（3）气血两虚证

治法：益气补血，养心安神。

方药：归脾汤加减。气虚明显者重用黄芪 30g；唇舌淡白，血虚甚者加阿胶、制首乌各 10g 养阴补血；气虚兼眼干舌燥，大便干结等阴津亏损者，可去人参，加西洋参 10g、黄精 15g 益气养阴；络阻脉瘀重者加丹参、地龙、枳壳各 10g 通络开窍。

（4）肝郁气滞证

治则：疏肝解郁，活血通络。

方药：逍遥散加减。郁热不重可减牡丹皮、栀子；肝郁日久加枳壳、郁金以助疏肝理气散郁；气滞血瘀者加丹参、红花、川芎各 10g 行血活血。

（5）气虚血瘀证

治法：补气养血，化瘀通脉。

方药：补阳还五汤加减。心慌心悸、失眠多梦者，加酸枣仁、首乌藤、柏子仁以养心宁神；视衣色淡者，加枸杞子、楮实子、菟丝子、女贞子等益肾明目；久病情志抑郁者，加柴胡、白芍、青皮、郁金以疏肝解郁。

2. 针刺治疗

①常用穴位

眼周穴：睛明、上明、承泣、球后、攒竹、鱼腰、丝竹空、瞳子髎。

头部穴：阳白、四白、太阳、百会、四神聪、头维、风池、翳明、头临泣。

远部穴：合谷、三阴交、足三里、阳陵泉、光明、行间、通里、太冲、蠡沟、昆仑、肝俞、肾俞。

每次取上述各组穴位 2~4 个，每日针 1 次，10 次为一疗程。见效后至视力视野不再继续改善，改为隔日 1 次或每周 2 次。

本病发生和高血压病、糖尿病及心脑等心脑等系统性血管性疾病有一定相关性，故治疗时应在眼周局部选穴基础上，重视全身辨证配穴。

②配穴

肝郁气滞：行间、太冲、中都、肝俞。

肝肾阴虚：三阴交、悬钟、阳陵泉、肝俞、肾俞。

气血两虚：合谷、足三里、百会、气海、肾俞。

气滞血瘀：太冲、中都、蠡沟、肝俞、肾俞。

肝阳上亢：风池、侠溪、行间、肾俞、阳白、头临泣。

3. 成药应用

（1）中成药　可选银杏叶胶囊，3 粒 / 次，每日 3 次，1 个月为一个疗程。其他可选用的中成药还有活血通脉片、丹参片、脑得生等，遵医嘱服用。

（2）中药注射液　中药注射液吸收快，

作用迅速，疗效优于传统的中医给药方法，广泛应用于临床，在 AION 的治疗中具有一定的优势，目前常用的有复方丹参注射液、葛根素注射液、川芎嗪注射液、银杏叶提取物、灯盏花素注射液等。

丹参活血化瘀，能改善视网膜及全身血液循环，降低血液黏稠度，减轻视乳头水肿。现代研究认为其能抗血小板黏附、凝聚和释放，降低血清总胆固醇及血液黏度，增加毛细血管开放，扩张微动脉，增加微循环的血流量口。葛根清热生津、升举清气，使水谷精微上达以濡润目络，从而减轻视盘水肿、改善视力视野。银杏叶提取物具有调节血脂，抑制血小板聚集，扩张心脑血管，减轻脑缺血再灌注损伤，对缺血区脑神经起保护作用。

（四）医家经验

1. 高健生

高健生教授认为本病病因病机可归纳如下：①劳累过度，使元气耗损；②饮食失调，使元气生成匮乏；③年老体弱，脏腑功能衰退而元气自衰。本病病机以气虚为主，气虚生化不足，导致营亏、血虚或长期患慢性病，耗气伤精，使化血之源枯竭而致本病。强调治疗以益气为主，补虚助气血运行，同时养血通络。常用方剂补阳还五汤、血府逐瘀汤、参芪四物等，在此基础上加用虫类药物息风通络。

2. 韦企平

韦企平教授治疗该病时常用透刺法：如四白透下睛明，攒竹透上睛明，瞳子髎透太阳穴，丝竹空透鱼腰等。本病属重症顽疾，其认为当深刺，常以 2 寸长针直刺睛明、球后，不提插，轻度捻转，并配合复方樟柳碱太阳、肾俞穴位注射等。韦教授治疗 AION 时每次局部和全身可选 2~4 穴，针法以补为主，对气滞血瘀等实证患者则施以泻法或平补平泻法，每日或隔日 1 次，10 次 1 个疗程。

五、预后转归

到目前为止，有关 AION 自然病程的最佳资料或许来自缺血性视神经病变减压治疗实验（IONDT）。IONDT 研究表明该病视力自发恢复的比例很高，在 6 个月的评估中，该实验组 42.7% 的患者最低视力提高了三行以上。同以往研究相比，这种高比例也许是因为以前的研究随访时间不同，一些患者的视力进步不能被发现。

随着临床大量 AION 病例的深入观察和治疗尝试，发现视盘缺血部位、缺血程度、水肿范围和水肿程度以及乳斑束受损与否均与患者中心视力的损害密切相关。视盘缺血程度重，范围广者预后差；水肿时间长，程度重者预后较差；乳斑束受损者中心视力较差；Ⅰ、Ⅱ级视杯者恢复时间较长，预后比Ⅲ、Ⅳ级视杯者差。临床工作中发现，治疗前的视力越好，视力的预后越好；治疗越及时，视力的预后越好。治疗策略的合理与否也决定其预后。如果乳斑束未缺血而由周围组织水肿压迫，水肿解除后视力多数恢复较好，因而单纯以中心视力好坏作为疗效判定标准是不全面的。

六、预防调护

（1）正常人群中视乳头小、视杯缺如或狭窄者应作为 AION 的监测对象，尤其是Ⅰ、Ⅱ级视杯，年龄大于 40 岁以上者，有必要进行血压、眼压及血液动力学的动态观察，积极进行临床干预性治疗基础病因，防止或减少 AION 的发生。

（2）对于血压偏低、眼压偏高者（中高度近视者因球壁巩膜硬度低、眼压虽在正常范围、实则较高），即眼动脉舒张压与眼压差接近 12.75mmHg 者是 AION 的高危病例，如有第 1 项之解剖因素时更应高度警惕。根据 24 小时动态连续血压监测值、选择舒张压最低、脉压最小、心率最慢时，经药物控制眼压在相应较低水平；依据个人 24 小时血压特征调整服用降血压药物剂量、剂型、服药时间，以及调整降眼压药物的种类和点药时间对预防 AION 是重要的。

（3）定期检测血流变、血脂、血压等，根据结果选择性服用相应药物以恢复血黏度，降低发病的风险。

七、专方选要

1. 活血利水汤

组成：桃仁，红花，当归，赤芍，川芎，柴胡，车前子，泽泻，茯苓，生黄芪，郁金，香附，生甘草。

功效：活血化瘀，温阳利水。

主治：缺血性视神经病变证属脾胃虚弱，脉络阻滞者。症见头晕耳鸣，四肢无力，舌暗，脉沉。

2. 养荣复脉汤

组成：丹参，当归，杭白菊，枸杞子，黄精，茺蔚子，黄芪，五味子，熟地黄。

功效：滋补肝肾、活血通脉。

主治：缺血性视神经病变证属肝肾亏损、阳气不足者。症见头晕耳鸣，腰膝酸软、体倦乏力，舌淡，脉细。

3. 复脉饮

组成：丹参，当归，白芍，枸杞子，黄精，茺蔚子，黄芪，五味子，石菖蒲。

功效：益气养阴，温阳生脉。

主治：缺血性视神经病变证属气血亏虚证。症见气血虚亏，心悸，口干舌燥，脉结代。

4. 通窍活血汤

组成：赤芍，川芎，桃仁，红花，麝香，琥珀，泽兰，三七，生姜，大枣，老葱。

功效：活血通窍。

主治：缺血性视神经病变证属头面瘀阻证。症见头痛昏晕，或耳聋年久，或头发脱落，面色青紫，舌暗，或有瘀斑，瘀点。

5. 活血明目汤

组成：川芎，菊花，丹参，牛膝，穿山甲，鸡血藤，红花，钩藤，夏枯草，决明子，青箱子，地龙。

功效：活血明目，补益肝肾。

主治：缺血性视神经病变证属肝肾亏虚，络脉瘀阻证者。症见头晕耳鸣，腰膝酸软，体倦乏力，舌暗，脉沉细。

八、研究进展

（一）治法探讨

1. 高压氧治疗

近年来，随着高压氧在眼科疾病应用中的推广，高压氧被应用于 AION 治疗。研究显示高压氧可减轻组织水肿。水肿的视乳头在氧充足的情况下，血循环降低，血管收缩，缓解了视乳头的拥挤，阻断了恶性循环，有利于水肿的吸收。

高压氧对视觉中枢和视细胞有直接的刺激作用，使其功能兴奋、活跃，还可以提高血液及组织间隙的氧分压，增加组织氧的弥散半径和组织溶解量，改善视神经缺氧，已应用于多种视神经病变的治疗。

关于高压氧治疗 AION 的疗效颇具争议。最近在动物模型上的研究发现，高压氧可以抑制 NAION 引起的相关凋亡基因和氧化应激基因的表达，发挥神经保护作用。Bojic 等将 21 例口服糖皮质激素治疗无效的 NAION 分为试验组和对照组，试验组 10 例接受高压氧治疗，6 例视力改善，而对照组 11 例未见视力改善者。另一些研究发现高压氧联合药物治疗 AION 总有效率高于单纯药物治疗，且治疗时间较单纯药物治疗时间短。国内大量研究报道，其结果均为高压氧联合改善微循环中成药治疗组疗效优于单纯使用药物治疗组。也有学者表示质疑，Arnold 等用高压氧治疗急性 NAION 患者 20 例 22 眼，27 例匹配的 NAION 作为对照，结果 2 个组视力、视野均无差异，即使对时间进一步分层也未显示出差异。值得注意的是高压氧也能使小动脉、小静脉发生收缩性反应，睫状动脉在血氧水平升高时也发生收缩性反应，使其供血量下降，这可能是造成上述结果差异的原因之一。因此，高压氧治疗NAION值得进一步研究。

2. 玻璃体腔内注射抗血管内皮生长因子抑制剂

血管内皮生长因子（VEGF）是一种促进血管生成并增加微血管通透性的信号蛋白。目前临床上常用的抗VEGF药物有贝伐单抗和兰尼单抗。研究发现贝伐单抗、雷珠单抗通过抑制VEGF蛋白，可减轻血管源性水肿所致的视盘水肿，已常规用于新生血管性黄斑变性和其他视网膜血管疾病相关的黄斑水肿。理论上，该疗法也可能减少NAION的血管源性水肿，解除恶性循环，保护残存视神经组织。但是报道的2个研究结果并不一致。Bennett等报道1例病程3周出现严重视力下降和视盘水肿的NAION患者，行玻璃体腔注射贝伐单抗（25g/L），注射9天后，视盘水肿明显减轻，视力从指数提高到20/70，视野也有所改善。Pece等用雷尼单抗治疗3例起病1~2天的NAION，治疗后1周视盘水肿消退，但并不伴视力、视野的相应改善，2例最终均出现视神经萎缩。以上的研究均为个案报道，样本太少，且41%~43%的患眼有自发视力改善的可能，其有效性有待商榷。此外，该疗法所带来的风险也不容忽视，它可引起短暂性眼压升高，造成视盘灌注压下降，诱发NAION，且随着注射次数的增加，NAION的发生风险增大。已有多例患者玻璃体腔内注射贝伐单抗后发生NAION的报道。因此玻璃体腔注射抗VEGF药物治疗NIAON的疗效还需进一步研究。

（二）评价及展望

目前报道的有近20种治疗方法可用于治疗NAION，因研究设计存在缺陷、病例数太少或疗效不佳，而未获得普遍认可。临床疗效的评价尚需更多循证医学证据的支持和前瞻性研究的证实。目前来看，造成治疗研究困境的原因之一是基础研究尚不够深入，NAION的发病机制尚未能完全阐明。近年来多种NAION动物模型的研制成功无疑为NAION的治疗研究提供了有效的前提，未来的研究更应该关注临床前的基础研究。

参考文献

［1］韦企平，魏世辉. 视神经疾病中西医结合诊治［M］. 人民卫生出版社，2007：93-113

［2］童绎，魏世辉. 视路疾病基础与临床进展［M］. 人民卫生出版社，2010：391-419

［3］汪琳. 活血利水汤治疗缺血性视神经病变17例［J］. 中医研究，2001，14（5）：54-55.

［4］郭承伟. 养荣复脉汤治疗前部缺血性视神经病变21例［J］. 山东中医杂志，2003，22（3）：158-159.

［5］吕璐，郭承伟. 复脉饮治疗缺血性视神经病变25例［J］. 山东中医杂志，2004，23（12）：723-724.

［6］姜道平，柳宝国. 通窍活血汤治疗急性缺血性视神经病变38例［J］. 中国中医急症，2006，15（10）：1158.

［7］张笑吟，王志敏. 活血明目汤治疗前部缺血性视神经病变临床分析［J］. 实用中医药杂志，2009，25（6）：350-351.

第三节　皮质盲

皮质盲在临床上分为广义皮质盲和狭义皮质盲。广义皮质盲又称大脑盲，是指双侧外侧膝状体以上的视觉通路，包括双侧视放射和枕叶受损后导致的严重视力障碍，狭义的皮质盲则仅指枕叶纹状区视皮质损害导致的双眼视力丧失。

皮质盲的临床表现有4种类型：

（1）皮质性双眼失明 ①视网膜、视神经正常。②眼球运动正常。③瞳孔对光反射及辐辏反应正常。④强光照射或外界的各种刺激均不能引起眼睑闭合反应。⑤视觉完全丧失。

（2）皮质性双眼同向性失明 ①视网膜、视神经正常。②眼球运动正常。③瞳孔对光反射及辐辏反应正常。④双眼同向性偏盲并有黄斑回避现象。⑤如病损扩大到周围脑组织，可伴有偏瘫、偏身感觉障碍、失语、失认、记忆障碍、体像障碍、幻视等。

（3）皮质性双眼同向性象限盲 ①盲的特点是双眼性、同向性和象限性视野偏盲。②可伴有顶叶或颞叶脑实质损害的表现。

（4）皮质性双眼视野上半部或下半部偏盲 临床表现双眼同向性上半部或下半部视野偏盲。

本病属于中医眼科"青盲""中风"或"暴盲"等范畴。

一、病因病机

（一）西医学认识

发生皮质盲的病因多种多样，但临床上多数皮质盲患者因视力障碍往往首诊于眼科，当眼科常规检查无法解释双眼视力下降或视力障碍程度与现存眼部病变不相符合时，神经系统及头颅影像学检查可提供重要诊断线索。临床常见引起皮质盲的病因包括以下几个方面。

1. 椎-基底动脉循环障碍

椎-基底动脉循环障碍是最常见的导致急性皮质盲的病因。椎-基底动脉也称为大脑后循环，是相对于大脑颈内动脉（前循环）系统而言。椎动脉和基底动脉供应枕叶、小脑、脑干、丘脑及内耳等部位，沿途上行过程中发出分支，其终支为双侧大脑后动脉，大脑后动脉借后交通动脉与颈内动脉相连。

大脑后动脉的皮质支供给颞叶底面和枕叶内侧面的区域，终末支为枕后动脉，分布于距状裂、枕极，是视觉皮质最主要的动脉血供来源。单侧的颞、顶及枕叶病变通常不会导致视力下降，而仅出现偏盲，常被患者忽视或误以为是偏盲侧的眼部病变。双侧病变可导致对称性视力下降，即皮质盲。常见的双侧枕叶血栓性疾病多是接连发生的，第一次产生同向性偏盲后视力可不受影响，存在黄斑回避。数周或数年后当对侧出现梗死导致另一侧同向性偏盲时，患者表现为完全性皮质盲。后循环的短暂性缺血发作（TIA）可出现可逆性的双眼一过性黑矇，持续十余分钟或数小时后自行缓解。病因多为在椎-基底动脉狭窄或动脉硬化病因基础上，出现低灌注所致。心脏来源或后循环动脉的栓子脱落，同样可导致双侧视皮质同时或先后缺血梗死。另一种少见血栓性疾病是基底动脉尖综合征。患者除了表现皮质盲外，尚有意识障碍、复视、眼球运动异常、平衡障碍、共济失调等脑干及小脑症状，病情进展迅速、凶险，临床预后差。

枕极病变导致的皮质盲可出现黄斑回避现象，与枕极的双重供血和黄斑双侧投射有关。枕叶病变的同向性偏盲极度一致，且视盘和瞳孔不受影响。受损视野可出现视觉虚构，即Anton综合征，患者否认客观失明，而虚构一个视环境。也可伴有一些阳性视觉现象，如闪光幻象，被认为是视觉联络皮层损伤部分恢复的征象。

颞叶梗死可导致视觉失认症，患者不能辨认熟悉的面孔、物体、颜色或符号，但基本视功能、触觉、听觉及其他认知功能均不受累。该病证是由于视觉图像在语言、记忆皮层发生存储异常，多是颞枕叶间联络纤维受损。左侧半球的颞枕叶损害除了有上半同向性偏盲，还可出现失读。分水岭性脑梗死容易使得顶枕叶受累，造成视空间及视觉注意障碍，即综合性失认。患者不能对外界物体及自身的空间位置精确定位、不能描述图片中同一场景中的几个物体、主动眼球运动障碍，甚至行走困难，但反射性眼球活动存在（Balint 综合征）。

患者存在脑血管病风险因素，如高龄、高血压、糖尿病、血脂异常、TIA 病史，如果出现突发双眼视力丧失且眼科视网膜、前部视神经检查无显著异常的情况下，需要考虑到脑血管病导致的皮质盲，应进行详细的神经系统查体，及早发现阳性定位体征。头颅磁共振成像（MRI）有助于定位病变，判断性质。通常急性期弥散加权成像（DWI）可显示缺血坏死的核心病灶，磁共振脑血管成像（MRA）及脑血管数字减影血管造影（DSA）对基底动脉、椎动脉、大脑后动脉血管病变均能给予较准确的评价。

矢状窦血栓形成虽然是脑静脉系统的疾病，但仍然能造成枕、颞叶的梗死或出血。亦需要引起关注。

2. 可逆性后部白质脑病

可逆性后部白质脑病（RPLS）临床特征为典型的四联征：头痛、癫痫发作、意识障碍、视觉异常，同时影像学伴双侧大脑后部白质异常；症状及影像学异常在治疗后多数可逆。其病因最多见为高血压脑病、子痫、肾功能衰竭及使用免疫抑制剂和细胞毒性药物后。少见病因包括大剂量甲强龙治疗、肝脏、骨髓移植后以及系统性红斑狼疮、Churg-Strauss 综合征、多发性动脉炎等风湿免疫疾病。

RPLS 的发病机制目前有两种假说。其一是血管源性脑水肿。当血压增高，导致血管通透性增加，血管内血浆和红细胞外漏，引起血管源性脑水肿。当解除高血压、代谢异常及细胞毒性损害等病因后，水肿减轻，临床症状改善，影像学异常消失。另一机制是细胞毒性水肿，常见于严重持续损害的病例，造成类似缺血样病理改变，往往不能完全恢复。影像学病灶可累及脑干、丘脑，甚至超出后循环范围，累及额叶和颞叶。

RPLS 的脑部病变主要累及后循环供血区的双侧颞、枕叶，导致急性皮质盲，病因与后循环血管自我调节差有关。查体时患者眼底及瞳孔对光反射正常，且去除病因后视力在短期内可迅速好转，易误诊为非器质性视力下降。如果不能在早期进行影像学检查，有可能无法发现可逆病灶的存在。在大量使用化疗药物、免疫抑制剂、器官移植、高血压危象、癫痫持续状态的患者，如果出现双眼视力下降，需要考虑 RPLS 的可能。

3. 代谢中毒性脑病

代谢性脑病中，肝性皮质盲报道最为多见。肝硬化失代偿期和肝功能衰竭是主要病因。大多数患者有肝性脑病的表现，皮质盲可发生在肝性昏迷之前或昏迷清醒之后，随着肝性脑病的好转，视力障碍可完全恢复，不遗留后遗症。其他伴随症状表现有意识障碍、谵妄、抽搐、不自主运动等。有人对轻型肝性脑病患者进行研究，发现患者顶叶皮质与视觉判断相关的血氧水平下降，神经元之间相互联系受损，表明在轻型肝性脑病患者与视觉相关的大脑皮质已存在功能性损害，有发生皮质盲的潜在可能。肝性皮质盲的发病机制包括毒性代谢产物在体内蓄积、大脑皮质缺血缺氧、炎症反应、锰中毒学说、电解质代谢紊乱、视觉中枢易感性增高等，病毒感染、自身免疫反应、血浆芳香/支链氨基酸比例失调等亦可能与肝性皮质盲的发病或加重有关。肝性皮质盲的发病诱因多见于水和电解质平衡失调、消化道出血、劳累、高蛋白饮食、不当应用免疫抑制剂或细胞毒性药物、上呼吸道出血染、手术、输血、血管造影、化疗、血压大幅度改变等，其中以前二者最为常见。

4. 脑部肿瘤

颅内肿瘤可导致视功能损害，原发性肿瘤中以胶质瘤和脑膜瘤多见。原发性双侧枕叶肿瘤导致的急性皮质盲少见。转移瘤及癌性脑膜病变根据肿瘤性质、生长部位和浸润程度不同，临床表现各异。患者在早期仅有病变对侧视野的缺损，伴头痛、颅高压、恶病质表现。当肿瘤或水肿带累及枕、顶、颞叶时，可出现急性皮质盲。枕叶小肿瘤可首先引起对侧的象限盲，患者视力不受影响。当肿瘤生长侵犯压迫的范围逐渐增大时，将导致完全性皮质盲。枕叶肿瘤还可出现癫痫性视觉发作，患者描述眼前闪光、亮点、圆圈、线条、颜色等，常在病变对侧视野中出现。枕叶病变出现癫痫时，常有头和眼向对侧转动，系凝视中枢刺激所致。累及颞叶及视觉中枢的肿瘤可出现视觉失认症。发生于顶枕叶的肿瘤晚期可出现 Balin 综合征。眼球随意运动消失，眼动失调与视觉注意障碍，但保存自发性与反射性眼球运动，常伴言语困难、失写、运动性失用症状，系由于视觉联系中枢受损。

5. 其他脑病

克雅病（CJD）是由朊蛋白感染中枢神经系统而表现为慢性进行性精神障碍、痴呆、肌阵挛的致死性疾病。病理学显示神经元脱失、星形胶质细胞增生、细胞海绵状空泡变性。10% 的 CJD 患者可首先出现视觉障碍，将近 50% 在病程中可表现视觉障碍。最常见的视觉症状包括复视、核性麻痹、复杂视觉障碍、同向性偏盲、视幻觉和皮质盲，皮质盲的比例可高达 25%~50%。在临床 6 种分型中，枕颞视觉障碍型主要引起皮质盲，伴随进行性痴呆和肌阵挛。CJD 患者的图形视觉诱发电位（VEP）可表现为正常，但闪光刺激反应异常，出现枕叶扩大的皮层闪光反应，特别是伴有肌阵挛的患者。CJD 患者产生皮质盲的病因与病变导致后部脑萎缩，尤其是枕叶皮质有关。研究显示枕叶皮质空泡形成，朊蛋白沉积。患者同时可存在高级皮层认知觉障碍，包括实体觉、辨距、面容失认、失读。个别文献报道阿尔茨海默患者可出现视觉皮质功能障碍，影像学表现为顶、枕区皮

质萎缩，代谢减少，临床工作中需引起注意。

6. 遗传代谢性疾病

（1）肾上腺性白质脑病 也称肾上腺脑白质营养不良（ALD）或称弥漫性轴周性脑炎（Schilder's 病），是一种脑部弥漫性硬化性疾病，约半数于 10 岁以前发病。病变主要是大脑两半球白质广泛性髓鞘脱失，枕叶最先受累，且病变最重，继而向顶叶及额叶扩展。临床表现各异，有的病例仅表现为肾上腺皮质功能不全，易发生危象，早期死于艾迪生病，无神经系统症状。另有一部分病例只有神经症状而无肾上腺受累，临床以进行性皮质盲、智力衰退、癫痫样发作、痉挛性瘫痪为其特征。实验室检查患者血清长链脂肪酸增高，MRI 可见顶枕叶广泛白质信号异常，以两侧脑室三角区为中心向外呈翼状分布，其外缘达皮质下相当弓形纤维区，典型病变为"蝴蝶"状。Schilder's 病常在儿童发病。眼部症状有视力下降，同向性偏盲，或皮质盲。一般眼底没有改变，当病变累及视束及视交叉部时，可出现视盘苍白，瞳孔对光反应迟钝。此外，本病常有智能障碍、运动系统及感觉系统的损害症状。

（2）线粒体脑疾病 与神经眼科密切相关的线粒体疾病包括常见的双侧视神经病变、慢性进行性眼外肌麻痹、视网膜色素变性、线粒体脑肌病伴高乳酸血症和卒中样发作综合征（MELAS）。MELAS 是造成皮质盲的主要线粒体疾病。

7. 外伤及先天发育异常

颅脑损伤合并视力障碍临床并不少见，其原因包括眼球本身的损伤、视觉传导通路、视皮质损伤，或多种因素同时存在。前颅部外伤时出现视力障碍除了需要关注视神经本身损伤，不能忽视颞、枕叶对冲伤导致的视觉皮质中枢损伤，特别是如果患者当时存在意识障碍，无法判断是否有视力障碍时更应该引起重视。外伤性皮质盲多见于双侧颞、顶枕叶皮质损伤。矢状窦后 1/3 或窦汇因颅骨

凹陷骨折片压迫，造成视皮质血液回流障碍、瘀血也可导致皮质盲。同时血肿所致的颅内压增高可间接影响后循环血液供应。非颅脑外伤，如颈部伤造成的椎动脉、基底动脉夹层也是造成皮质盲的病因之一。诊断时要了解受伤经过、受力部位、有无意识障碍，密切观察生命体征变化、神经系统体征，特别是瞳孔对光反射、眼球运动。应尽快行颅脑CT及视神经CT检查。

在儿童患者中，脑损伤相关性皮质盲是视力障碍中最常见的病因。近年来随着发达国家早产儿、低体重儿救治成功率明显升高，但远期不同程度的神经发育问题也随之增加。脑室周围白质损伤（PVL）是早产儿最具特征性的脑损伤形式之一。发病机制主要有急性缺血缺氧、感染、脑积水等。白质损害区域可波及多处视觉系统：视皮质、视觉相关皮质（额中回、顶叶、纹状体周围皮质）、视放射、视神经及附属结构，导致皮质盲及眼球运动异常。前部视路由于退行性跨神经突触的改变也会出现相应的损害。

8. 其他少见病因

其他造成皮质盲的原因还包括癫痫发作、中毒、一过性心搏骤停、剖宫产后、产时缺氧、有机汞中毒、高血压、糖尿病、心脑血管造影并发症、儿童急性肾小球肾炎、痢疾、颈椎骨折椎体滑脱、毒蛇咬伤、蝎子蜇伤、溺水、急性间歇性卟啉症、心肝肺肾等器官移植、免疫抑制剂使用后脑白质病、布比卡因硬膜外麻醉等。

（二）中医学认识

中医对皮质盲的认识是通过发病过程及临床表现来实现的，本病属于中医学"青盲""中风""暴盲"等范畴。玄府郁闭，目窍阻塞为本病的基本病机。

玄府最早见于《素问·水热穴论篇》："玄府者，汗空也"，也就是说，玄府是泄气液的孔窍，即汗孔。汗由气化，有汗说明卫气得以泄越，所以玄府的概念自产生以来就与气液代谢息息相关。金元医家刘完素运用《内经》六气学说结合自身"主火论"的学术思想和实践经验，赋予玄府更广泛的内涵，提出"玄府者，玄微府也。然玄府者，无物不有，人之脏腑、皮毛、肌肉、筋膜、骨髓、爪牙，至于世间万物，尽皆有之，乃气出入升降之道路门户也，人之眼、耳、鼻、舌、身、意、神识能为用者，皆升降出入之通利也，有所闭塞者，不能为用也"。所以，肝经郁热，玄府郁闭，脉络受阻，热邪侵及目窍；或热郁不解，邪热伤阴，阴虚络阻，目失所养；或脾胃虚弱，运化失常，气血不能上荣于目；或瘀血、痰饮、中毒等壅闭玄府，蒙蔽目窍，这些病理改变均可使目不能视，导致视力障碍。

二、临床诊断

（一）辨病诊断

1. 临床表现

（1）皮质盲的病因包括脑血管病变、脑炎、外伤、中毒、缺氧等。

（2）双眼全盲，但瞳孔对光反射灵敏，眼球运动及眼底检查正常。

（3）可伴有偏瘫、身体半侧感觉障碍、失语、失认、记忆和定向力障碍等症状。

2. 相关检查

（1）颅脑的 MRI、CT 可显示出外侧膝状体、枕叶皮质等部位的损害。

（2）视觉诱发电位检查有助于诊断。

（二）辨证诊断

皮质盲患者就诊时往往以视物模糊或失明为主诉，而由于导致皮质盲的原因不同，可伴有不同的全身症状，此时以全身辨证为主。部分患者全身伴随症状轻微或无全身伴随症状，此时对该病的辨证采用"局部辨病为主"的方法。

1.痰热阻窍证

（1）临床证候　高热、神昏、惊厥后双眼失明，面色红赤，身热汗出，口干喜饮，甚则口苦，口气秽臭、纳差，小便短赤，大便秘结，舌质红而偏干，苔黄腻或黄糙，脉弦数或滑数。

（2）辨证要点　双目失明，瞳孔对光反应正常，高热、神昏、惊厥，舌质红而偏干，苔黄腻或黄糙，脉弦数或滑数。

2.肝郁阴虚证

（1）临床证候　久病伤阴或发热、神昏后双目失明，身心憔悴，情志抑郁或心烦焦虑，口渴不欲饮，夜不能寐，食欲不振，脘腹胀满，大便不爽，小便短赤，舌苔乏津，脉濡缓或稍数。

（2）辨证要点　久病或发热、神昏后双目失明，身心憔悴，情志抑郁或心烦焦虑，舌苔乏津，脉濡缓或稍数。

3.瘀血阻络证

（1）临床证候　颅脑外伤后双眼失明，兼见头痛，反应迟钝、言语不利、肢体活动受限等伴随症状，亦可全身无异常，舌质暗红或有瘀斑，脉弦或涩。

（2）辨证要点　颅脑外伤后双眼失明，舌质暗红或有瘀斑，脉弦或涩。

三、鉴别诊断

1.癔症性弱视（精神盲）

皮质盲表现为视觉完全消失，无视力，而精神盲是视觉记忆力丧失，属失认症。皮质盲多伴有神经系统局限体征如偏瘫、失语等，而精神盲伴神经功能症状，多有精神刺激史。皮质盲预后差，视力难以恢复，而精神盲多为非恒久性，变化多端，暗示治疗有明显效果。头颅 CT 或 MRI 检查有助于鉴别。

2.急性球后视神经炎

脑梗死致皮质盲较急性球后视神经炎发病急速，突然导致双眼失明，但瞳孔无改变，眼底正常，治疗效果不好，预后差，致盲率

高。而球后视神经炎双眼视力下降相对缓慢，光感消失后瞳孔散大，直接对光反应消失，眼底早期正常，若不能得到及时有效治疗晚期表现为视盘颜色变淡或苍白，遗留视神经萎缩，经及时治疗视力可完全或部分恢复。

四、临床治疗

（一）提高临床疗效的要素

皮质盲是众多病因造成的双侧外侧膝状体以上视路的损伤，从而导致严重的视力障碍，对皮质盲的治疗首先是针对病因治疗，部分患者在病因去除后双眼视功能可部分恢复。同时可行中医治疗，辅助应用维生素、血管扩张剂、神经营养药物及糖皮质激素等药物。还可使用高压氧治疗。高压氧治疗能纠正视觉中枢的缺氧和代谢紊乱，并可加速病变区脑血管侧支循环的重建，有利于视觉中枢供血和功能恢复，对脑血管疾病、急性脑缺氧、中毒性脑病引起的皮质盲有一定的治疗作用。但总的来说，本病没有特效的治疗方法。

（二）辨病治疗

1.病因治疗

临床上针对皮质盲的原发病治疗至关重要。对于颅内肿物压迫或炎症所致的皮质盲，应尽早切除肿瘤或消除炎症。对于头面外伤引起的视神经损伤，若发现有视神经管骨折压迫视神经或有血肿压迫视神经，如医疗条件允许应立即行视神经管减压术，有时能挽救部分患者的视力。对于肝性皮质盲者，应进行多学科会诊，主要参照肝衰竭的处理方法，包括肝脏原发病的治疗如护肝、白蛋白及能量支持治疗；处理肝性脑病，如降低血氨、补充支链氨基酸、纠正电解质和酸碱平衡紊乱、保护脑细胞功能、预防脑水肿、人工肝治疗等。

2. 改善循环

（1）尼莫地平片 40mg，每日3次；阿司匹林片100mg，每日1次。

（2）复方樟柳碱注射液2ml，每日1次，双侧颞浅动脉旁皮下注射。

3. 营养神经

（1）注射用鼠神经生长因子18~30μg，肌内注射，每日1次，4周为一疗程。

（2）维生素B_1片10mg口服，每日3次；甲钴胺片0.5mg口服，每日3次；肌苷片400mg口服，每日3次。

（3）胞磷胆碱钠注射液0.5g，注射用辅酶A200单位，三磷腺苷二钠40mg，加入0.9%氯化钠注射液或5%葡萄糖注射液250~500ml中，每日1次，静脉滴注，10~15天为一疗程。

4. 高压氧治疗

使用混合氧（80%~90%氧），每次30~40分钟，每日1次，10日为一疗程，休息3~5天可进行下一疗程。

（三）辨证治疗

1. 辨证论治

（1）痰热阻窍证

治法：清热化痰，开窍醒目。

方药：涤痰汤加减或安宫牛黄丸（成药），神昏者可将药丸研末，用温水送服。

（2）肝郁阴虚证

治法：舒肝解郁，滋阴明目。

方药：舒肝解郁益阴汤加减。食滞不化而大便尚通者，加枳实、神曲；腹胀甚者，加大腹皮、木香；乏力、神疲者加太子参。

（3）瘀血阻络证

治法：活血化瘀，活血开窍。

方药：活血通络汤。若气虚疲乏无力，加党参、炙甘草；若血虚头晕、面色无华，加白芍、当归；若脾阳虚而腹胀、畏寒、舌淡者，加干姜、焦白术。

2. 外治疗法

（1）毫针治疗 取风池、头临泣、瞳子髎、睛明、攒竹、丝竹空为主穴。三阴交、合谷、太冲、承泣、肝俞、太阳、光明、鱼腰、肾俞等为配穴。每次选主穴3~4个，配穴2~3个，头面部取穴不用行针，体针使用提插补泻法先泻后补，留针30分钟，每日针刺1次，2周为一疗程。

（2）头皮针疗法 头皮针取视区刺激。视区的定位方法：沿枕外粗隆水平线，旁开前后正中线1cm，向上引垂直线4cm。行头皮针治疗时可配合针刺风池、夹脊穴等穴位治疗。

3. 成药应用

（1）丹参注射液适用于瘀血阻络证。一般一次4ml，用5%葡萄糖注射液100~500ml稀释后使用，每日1次，静脉滴注，14天为一疗程。

（2）灯盏花素注射液适用于瘀血阻络证。一般一次10~20mg，用5%葡萄糖注射液500ml稀释后使用，每日1次，静脉滴注，14天为一疗程。

（3）丹参川芎嗪注射液适用于瘀血阻络证。一般每次5ml，用5%葡萄糖注射液250~500ml稀释后使用，每日1~2次，静脉滴注，14天为一疗程。

（4）银杏达莫或银杏叶片，每次2片，每日3次，口服，适用于瘀血阻络证。

（5）丹栀逍遥丸，每次9g，每日2次，口服，适用于肝经郁热证。

（6）左归丸，每次9g，每日2次，口服，适用于肝肾阴虚证。

4. 单方验方

（1）葛根10~20g，水煎服，每日3次，适用于伴有类中风、中风的皮质盲患者。

（2）毛冬青100g，用水浸泡24小时，煎4小时后浓缩至200ml，分2次服用，每日1剂。适用于伴有冠心病、中风的皮质盲患者。

（四）医家经验

1. 庞赞襄

庞赞襄认为小儿患脑炎、麻疹、中毒性痢疾、高热惊厥等出现的皮质盲，其病机多为肝经郁热，脉络受阻，该病如能及时、耐心地治疗，一般预后较好，治疗以疏肝解郁、破瘀清热为主。肝经郁热证应用加减逍遥散（当归、白芍、茯苓、栀子、丹参、赤芍、柴胡、升麻、丹皮、五味子、甘草）；阴虚络阻型应用滋阴濡肝清脑汤（生地黄、白芍、枸杞子、麦门冬、鳖甲、龟甲、石决明、知母、菖蒲、莲子心、柴胡、五味子、枳壳、甘草）；脾胃虚弱型应用归芍八味汤加减（苍术、白术、柴胡、升麻、当归、白芍、枳壳、槟榔、莱菔子、车前子、甘草）。

2. 庞万敏

庞万敏认为皮质盲的病因病机多为风热阻窍、阴亏神离、肝血郁滞、阳亢络阻，治疗以通络开窍为法。风热阻窍治宜清热息风、开窍醒脑，方用安宫牛黄丸、至宝丹、紫雪丹之类；阴亏神离治宜滋阴濡脑，方用滋阴开窍汤（生地黄、天冬、麦冬、石斛、沙参、丹参、菖蒲、远志、郁金、葛根、白芍、珍珠母、牛膝）。肝血瘀滞，治宜疏肝破瘀，方用丹栀逍遥散加丹参、赤芍、菖蒲；阳亢络阻治宜镇肝息风、通脉活络，方用镇肝息风汤加丹参、葛根、菖蒲。

3. 韦文贵

韦文贵指出温热病后，热留经络，玄府壅滞，脏腑精华不能上升充养于目而为"暴盲"。目为肝窍，肝经郁滞，脉络受阻，治疗应以舒肝解郁、养血活血为主，平补肝肾或平肝息风为辅，自始至终用验方逍遥汤加减，既治疗眼病，又兼顾全身，标本兼治，使视力提高，全身状况改善。

5. 姚芳蔚

认为热性病所致的皮质盲多由于外感六淫，特别是感受风热之邪，邪热传里，热入心包，所以出现神昏、抽搐等症状，治以清热息风、开窍醒脑。但这些病孩皆请内科急诊治疗，待热退，神志清醒之后，才发现二眼失明，此时如热象留恋，还当清热息风，如热退日久，当以高热伤阴，气阴二亏论治。

五、预后转归

皮质盲的预后很大程度上取决于发病原因，发病时间的长短以及治疗情况均会影响视力预后。可逆性后部白质脑病、小儿脑炎等所导致的皮质盲预后较好，而外伤、长期的肿瘤压迫所造成的皮质盲视力预后较差。

六、预防调护

（一）预防

皮质盲的预防关键在于原发病的预防。早在2000多年前《黄帝内经》中就提出"圣人不治已病治未病"的预防思想。《审视瑶函》明确提出了"目之害者起于微，睛之损者由于渐，欲无其患，防治其微"的早期防治思想。根据皮质盲的病因病机，要避免六淫外邪侵袭，调和性情，注意饮食起居，防止头面外伤，节制烟酒房劳，防范脑血管疾病事件发生等，这些是减少皮质盲发生的有效防范措施。

（二）调护

皮质盲患者由于视力障碍及行动受限，会出现不同程度的情志抑郁、恐惧或自卑心理，负面情绪不利于治疗的顺利进行及疾病康复。所以医护人员要耐心开导、热情解释、体贴患者。经过长期积极治疗确实无效的，也应实事求是地向患者做好解释工作，启迪患者用科学的态度对待自己的病情。

在生活上，患者注意养心宁神，避免忧伤、急躁，起居要有规律，慎防六淫邪气。在服中药期间，不宜食用生葱、生蒜、生姜、辣椒等辛辣刺激性调味品，也不可自行妄用人参、鹿茸等温热类补品。此外，要参加力所能及的户外活动，运动有利于饮食消化，气血经络通畅，可促进病情向好转化。

对于小儿皮质盲患者，更应加强生活护理。注意防寒保暖。活动失灵时也要每天给予被动活动，防止肌肉萎缩。有项强口噤时要采取必要的措施，防止咬破舌唇。双目失明的患儿需要有人陪护，以防止碰撞跌伤，还要避免蚊虫叮咬。

七、专方选要

1. 补血生脉方

组成：黄芪，当归，党参，麦冬，五味子，枸杞子，丹参，川芎。

功效：疏风清热，补气养阴。

主治：高热伤阴、气阴两亏所致的皮质盲。

2. 明目逍遥散

组成：当归，柴胡，丹皮，炒栀子，白术，茯苓，白芍，石菖蒲，枸杞子，白菊花，甘草。

功效：疏肝明目。

主治：急性热病后皮质盲患者。

八、研究进展

（一）中药研究

补血生脉方由生脉散合大补血汤二方化裁而成，由黄芪、当归、党参、麦冬、五味子、枸杞子、丹参、川芎等药组成。方中黄芪、党参补益脾肺之气，以资生化之源，麦冬、五味子敛肺滋阴，以补水之上源，枸杞子润肺滋肾；当归、丹参、川芎养血通脉，并利用丹参、川芎活血理气，开窍通闭，则阳生阴长，气旺血生，玄府通利而复明。现代研究表明，生脉散具有兴奋中枢神经系统、增强高级神经活动兴奋与抑制过程等作用；大补血汤有促进红细胞生长的作用，枸杞子含有多种维生素与丰富的钙、磷、铁等微量

元素，对神经细胞具有较好的营养作用；川芎、丹参能扩张血管、改善血液微循环，改善组织缺血缺氧状态。诸药合用有助于改善视觉神经系统的血液供应而恢复视力。

（二）评价及展望

皮质盲的发病原因比较复杂，其治疗效果很大程度上取决于原发病的性质、发病时间以及患者自身的情况。一般而言，可逆性后部白质脑病、小儿热性病等所导致的皮质盲预后较好，而外伤、长期的肿瘤压迫所造成的皮质盲视力预后较差。

目前中医药治疗皮质盲的相关文献较少，这与该的发病率低有一定关系。当代医家对小儿热性病所致的皮质盲积累了一定的经验。陈达夫对小儿因热性病所致之皮质盲亦分为早、中、晚三期进行论治，即早期余邪未尽、窍络闭阻，中期的高热伤阴、阴津枯竭，晚期的邪去正虚、肝肾不足。治疗方法虽有补泻之别，但均注重一个"通"字，即开通玄府，畅达精气。而对于其他原因如中风、颅内肿瘤、外伤、中毒等疾病引起的皮质盲，可参照中医相关病证进行辨证论治。

参考文献

[1] 田国红，张晓君. 皮质盲病因和机制 [J]. 中国卒中杂志，2011，6（7）：558-563.

[2] 郭健. 针刺治疗小儿皮质盲120例临床观察 [J]. 中国针灸，2003，23（6）：332-334.

[3] 田国红，张晓君. 首诊于眼科的皮质盲三例报道 [J]. 中华眼科杂志，2010，46（12）：1135-1136.

[4] 庞赞襄. 中医眼科临床实践 [M]. 石家庄：河北人民出版社，1978：131-135.

[5] 庞万敏. 中医治疗眼底病 [M]. 石家庄：河北科技出版社，1991：151-153.

[6] 韦企平，沙凤桐. 中国百年百名中医临床家 [M]. 北京：中国中医药出版社，2002：111-115.

[7] 罗国芬. 陈达夫治疗小儿热性病所致皮质盲的经验 [J]. 成都中医学院学报, 1986, 29 (2): 18-19.

[8] 姚亦伟, 姚芳蔚. 补血生脉方治疗皮质盲疗效观察 [J]. 中西医结合眼科. 1994 (2): 69-70.

[9] 张铭连. 中西医结合眼科诊疗手册 [M]. 北京: 中国中医药出版社, 2010: 459-460.

[10] 韦企平, 韦玉英. 明目逍遥汤治疗小儿皮质盲13例 [J]. 北京中医学院学报. 1993 (5): 40-41.

[11] 张曦文, 杨嘉玮, 杨光. 针刺治疗病毒性脑炎继发皮质盲1例报告 [J]. 湖南中医杂志, 2019, 35 (6): 95-96

[12] 王金明. 注射用鼠神经生长因子治疗小儿脑性瘫痪皮质盲的临床疗效 [J]. 中国实用神经疾病杂志, 2014, (20): 110-110.

[13] 张进, 杨伟杰, 刘坚. 张仁针刺治疗皮质盲经验及典型医案举隅 [J]. 中国针灸, 2018, 38 (4): 421-424.

第四节 视神经萎缩

任何原因导致的视神经节细胞轴索变性萎缩, 不论其是否伴有胶质细胞增生, 均称为视神经萎缩 (OA)。一般眼外观正常, 眼底视盘色淡或苍白为其特征表现。为眼科疑难病之一。患者视功能严重受损, 患眼视力明显下降, 甚至完全失明; 色觉障碍或丧失; 视野可有不同损害, 如向心性缩小或不同象限的缺损。

本病为前视路 (视网膜膝状体通路) 系统损害导致的神经纤维病理改变后果及形态学后遗症。本病病因复杂多样, 如先天禀赋不足、遗传、围产期损伤、头面部外伤、脑部肿瘤及手术、烟酒或药物、化学毒物中毒等; 发病年龄涵盖各年龄段, 因此临床并不少见。流行病学资料显示, 北京同仁医院低视力门诊1500例患者中视神经萎缩有177例 (11.8%), 位列低视力门诊第二位, 若将青光眼造成的视神经萎缩一并统计, 低视力比例达到16.2%。Hansen等统计北欧2527例小儿视力障碍者, 视神经萎缩例数仅次于早产儿视网膜病变和弱视。

视神经萎缩相当于中医学"青盲"。青盲, 指眼外观端好, 不红不肿, 瞳神内无任何翳障气色可寻, 或可见患眼瞳神对光反射迟钝或消失, 唯不见物耳。患者多由暴盲、视瞻昏渺、绿风或青风内障、高风内障等眼病日久, 或头面外伤, 或脑生肿瘤等失治转变或病势发展而成。青盲治疗棘手, 预后较差, 但治疗及时、辨证准确, 特别是配合针刺治疗, 可以使相当部分的患者恢复一定视力。

一、病因病机

(一) 西医学认识

临床上根据其眼底表现将视神经萎缩分为原发性萎缩和继发性萎缩。原发性萎缩表现为视盘边界清晰, 筛板暴露, 颜色苍白, 如球后视神经炎等引起的视神经萎缩; 继发性萎缩视盘边界模糊, 颜色灰白或蜡黄, 筛板不暴露, 如视网膜中央动脉阻塞、视网膜色素变性、视网膜脉络膜炎和青光眼等造成的视神经萎缩。前者为视神经病灶离眼球较远, 发生下行性萎缩前视盘并无水肿或胶质增生等病变。后者为病变在视盘或眼球附近, 萎缩前视盘有过水肿或胶质增生。但此种分类只是说明不同病理带来的眼底表现, 而非严格的病因分类, 因为不同病因可有相同表现, 而相同病因也可有不同表现。特别是对原发性视神经萎缩, 不能因眼底视乳头颜色变淡就断然确诊, 因视乳头色泽的深浅还可能受受检者的年龄、屈光不正程度、屈光介质有否混浊、检眼镜的亮度、检查者的经验等因素的影响, 应依据视力、眼底、视野、电生理等检查综合判断, 其中视野检查尤为重要。

本病病因复杂多样，可由先天遗传、炎症、肿瘤、外伤、缺血、中毒、青光眼、营养障碍、脱髓鞘病变等而造成。归纳其主要的病因如下：①血循环障碍性萎缩：如视网膜动脉阻塞、视网膜静脉阻塞、颞动脉炎、无脉症、睫状血管硬化或阻塞、大出血等所致贫血性视乳头病变等。②连续性萎缩：继发于视网膜病变或神经节细胞广泛破坏后，亦称上行性萎缩。包括炎症性病变，如各类眼底炎症、葡萄膜炎、视网膜脉络膜炎、梅毒等；退行性病变，如视网膜色素变性；家族黑矇性痴呆及黄斑变性等，除退行病变外尚伴全身性遗传代谢障碍；近视性视神经萎缩；青光眼性萎缩。③压迫性或牵引性萎缩：包括眶内或颅内占位性病变，一般先有视乳头水肿，压迫不解除则发展为视神经萎缩，表现为继发性萎缩。亦可直接压迫视神经而引起原发性萎缩，如额叶肿瘤；颅骨畸形，如颅狭症；炎性粘连，如颅底部视神经蛛网膜炎等。④视神经炎后萎缩：由视乳头炎演变而来者表现为继发性萎缩，由球后视神经炎演变而来者表现为原发性萎缩。近年来的研究越来越重视脱髓鞘病变在视神经疾病中的作用和影响，许多过去所谓单纯的视神经疾病最终诊断为多发性硬化、视神经脊髓炎等。⑤遗传性视神经萎缩：一般为原发性萎缩，如 Leber 病（家族性遗传性视神经萎缩）。⑥中毒性萎缩：烟草中毒性弱视以及砷、铅等金属、奎宁等药物引起的中毒后的萎缩。⑦代谢性及营养障碍性萎缩：如糖尿病、脚气病、维生素缺乏及恶性贫血等引起的萎缩。⑧外伤后萎缩：视神经管骨折、视神经扭伤及拉伤或血液循环被破坏，电击或雷击引起的下行性萎缩等，其特点为明确的外伤史，视力突然丧失但早期视盘正常。

（二）中医学认识

"青盲"之名最早见于《神农本草经》：

"决明子，味咸、平。主青盲，目淫，肤赤，白膜，眼赤痛、泪出。"但此论述只有病名而无症状等具体描述。至隋·巢元方的《诸病源候论·目病诸候》中，将青盲独列为眼病一候，曰："青盲者，谓眼本无异，瞳子黑白分明，直不见物耳。"其对青盲的描述有两个要点，一是眼外观正常，二是视功能严重障碍，此两点一直为后世中医眼科各家所沿用。后世各家对青盲表述虽略有变化，其主旨并没有大的改变，如《眼科金镜》谓："瞳神不大不小"；至现代后又增加眼底检查因素，即"视盘色淡"（七版教材《中医眼科学》）。

对青盲的病因病机，王肯堂认为青盲"乃元府幽深之源郁遏，不得发此灵明耳"，并提出"其因有二：一曰神失，二曰胆涩。须询其为病之始，若伤于七情则伤于神，若伤于精血则损于胆"（《证治准绳·杂病·七窍门》）。明·傅仁宇的《审视瑶函》和黄庭镜的《目经大成》均有类似认识。但黄庭镜特别强调情志因素在本病发病中的作用："元府出入之路被邪遏抑，不得发此灵明，目虽有，若无矣。此二因者，究竟皆得于七情六欲，最不能治。"元府，他解释为"元府则脉中流行，不舍昼夜之气血"。《古今医统·眼科》则认为"此证因酒色太过，内伤肾气……"。元·倪维德在《原机启微·气为怒伤散而不聚之病》中又提到怒甚伤肝及为物所击都可造成"神水散"而致青盲。其他病因方面，《目经大成·阴风障五十六》一节中提到："至晚不见，晓则复明，盖元阳不足之病……变内障者有之，变青盲者有之。"《目经大成·电光夜照七》中曰："黑夜无风雨……莫快目重离，青盲犯在即。"可见古人已认识到高风雀目等内障眼病也是青盲病因之一。此外，《龙树菩萨眼论·辨诸般眼病疾不同随症所疗三十篇》还提到房劳过度、绣画久视细物等也可变青盲。现代中医眼科亦将因脑部疾患后所致视神经视路损害者称为脑病青盲。

对于小儿青盲，其病因病机与成人大

体相同，但亦有自己的特点，历代论及的有"此由小儿脏内停饮而无热，但有饮水渍于肝也"（《诸病源候论·目病候》）、"脏腑虚弱也，因伤冷物至极"（《葆光道人眼科龙木集·七十二问·复明散方》）、"肝经风热""或因病后亦变此青盲"（《明目至宝·卷二》）、"胎中受风，五脏不和"（《东医宝鉴》及《世医得效方·眼科》）、"血气俱虚"（《眼科百问》）等。宋元时代的《秘传眼科龙木论·小儿青盲外障》、清代《医宗金鉴·眼科心法要诀》均认为小儿青盲系胎受风邪所致。清代刘耀先编辑的《眼科金镜》对小儿青盲有更精辟的描述，认为本病"盖因病后热留经络，壅闭玄府，精华不能上升荣养之故……""疹后余热未尽，得是病者不少。"

综合古代医家所述，青盲病因病机复杂，病因上内外因皆有，病机上虚实寒热、五脏六腑皆有涉及，但论述涉及以下方面则相对集中。

病因：先天禀赋不足、胎受风邪、六淫邪毒外袭、热病痘疹、七情所伤、头眼外伤（含手术后）、饮食失调、亡血过多、酒色过度、目力过劳等。其他眼部病证如视瞻昏渺、视瞻有色、高风内障、青风内障、暴盲等病也可演变或失治误治后发展为青盲。

病机：涉及脏腑主要为肝肾，还可涉及脾胃、心、胆等脏腑。与气血状况亦关系密切。具体病机多样，如：因余热痰浊阻经蒙络，清窍失养失用；或是内伤七情，气滞血瘀，玄府郁闭，阻碍神光发越；或为脏腑、气血亏虚，精血不能荣养目窍，目系失用萎缩。其中玄府闭塞，脉络不通是病机的关键，不论因虚、因实或虚实兼夹之证皆可造成目窍闭塞或失养，终至目系枯萎。

二、临床诊断

（一）辨病诊断

1. 临床表现

（1）视力显著下降，且不能矫正。

（2）眼底检查可见视盘色淡或苍白、蜡黄，边界清楚或模糊。

（3）视野检查有不同程度、特征的损害，以向心性缩小为常见。

（4）瞳孔直接对光反射迟钝或消失。

（5）色觉障碍，依次为先红色后绿色，色觉减退。

2. 相关检查

（1）VEP 检查有助于诊断。

（2）CT、MRI 等影像检查排查颅内病变。

（3）眼压检查排除尚未控制的青光眼。

（二）辨证诊断

1. 肝郁气滞证

（1）临床证候 视物昏矇，渐渐下降，终至失明；眼表无异，或见瞳神展而不缩；眼底见视盘色淡，或有病理性凹陷。并见情志抑郁，胁肋胀痛，善太息，失眠，食少口苦；舌红，脉弦或弦细。

（2）辨证要点 视力严重下降、视盘色淡。兼见肝郁气滞症状，如情志抑郁，胁肋胀痛，脉弦。

2. 气滞血瘀证

（1）临床证候 视力下降日久，或因头目外伤、手术后，视力下降不能恢复；眼底见视盘苍白，或兼血管变细；兼头眼疼痛，健忘失眠，亦有无明显不适者；舌暗有瘀斑，脉涩或细。

（2）辨证要点 视力严重下降、视盘色白。病变日久或有头眼外伤、手术史。兼见头眼疼痛，健忘。舌暗有瘀斑，脉涩。

3. 气血两虚证

（1）临床证候 视力缓降，时有波动，渐至视物困难，甚至失明；眼底见视盘苍白或灰白，血管变细；兼久病体弱或有大出血史，少气乏力，面白唇淡，心悸失眠；舌淡苔薄白，脉沉细无力。

（2）辨证要点 视力缓降，视盘色淡。多有久病、出血史，兼见气血两虚表现，如面白唇淡，少气乏力，舌淡脉沉细无力。

4. 肝肾亏虚证

（1）临床证候　视力渐降，甚者失明，眼外观无异；眼底见视盘色淡，边缘清或不清；兼见有腰膝酸软，头晕耳鸣；舌淡，脉沉细无力或细数。

（2）辨证要点　视力渐降，甚者失明，眼外观无异。兼见肝肾亏虚表现，如腰膝酸软，头晕耳鸣；脉沉细。

三、鉴别诊断

某些视力低下眼病，如屈光不正（如远视）伴有弱视时，裸眼视力不佳而眼外观及前段无异常、眼底检查似是而非，或先天视盘色淡（多发生于颞侧），如先天大视盘、视盘小凹，或有髓神经纤维等应与视神经萎缩相鉴别。无晶状体眼、某些白内障手术后人工晶状体眼、检眼镜光源过强等情况也可使视盘看起来颜色变淡，容易误诊为视神经萎缩。经详细追寻病史，检查视力、视野、验光、瞳孔光反射及电生理检查等多可鉴别清楚。

四、临床治疗

（一）影响临床疗效的要素

视神经萎缩是外侧膝状体以前的视神经纤维、神经节细胞及其轴索因疾病或外伤所致退行性改变和传导功能障碍，是前视路（视网膜膝状体通路）系统损害后造成的轴突变性、神经纤维退变和坏死后的一个病理学概念及形态学后遗症。早期西医认为视神经萎缩是不治之症。20世纪80年代中期以前，各国学者的多年实验研究表明，大的神经通路在损伤后即使再生也不能够恢复原有功能。视神经非周围神经组织，而是中枢神经的一束，神经纤维表明面有Schwann神经膜，只有髓鞘存在，因此损伤后不能再生。但临床上对神经是否"坏死"难于准确判定，只要

尚有一定视力，或神经电生理尚有波形反映，则表示有治疗的希望。大量临床实践证实，积极治疗确可使部分神经萎缩患者视功能明显改善，特别是针刺疗法效果确切。

影响临床疗效的因素主要有原发病种、病程、病变程度、治疗是否及时恰当等。

1. 原发病

即病因。视神经萎缩病因多样，不同病因造成的视神经萎缩治疗效果不尽相同。如青光眼，及时以药物或手术控制眼压在理想范围，视功能损害尚不严重则疗效较好；而晚期青光眼则治疗困难。缺血性视神经病变导致的视神经萎缩大多治疗困难，早期及时治疗改善缺血状况则视神经萎缩较轻，治疗相对容易。家族性遗传性视神经萎缩（Leber病），疗效与异常的基因突变类型有关，有关研究表明，3460、14484等位点突变预后较好，韦企平等研究发现，其视力恢复率可达60%以上。而11778位点异常视力恢复困难。外伤后视神经萎缩预后与外伤程度、部位等密切相关，临床上从几乎完全恢复至毫无疗效均可见到。

2. 病程

病程是决定疗效的重要因素，各种类型的视神经萎缩均应及时治疗方可获效。如视网膜动脉阻塞造成的视神经萎缩，早期有效治疗改善眼的缺血状态可以减轻视神经的萎缩，已形成的萎缩也相对治疗容易。

3. 病变程度

如各种病理改变一样，病变程度越轻，治疗效果越好。关于本病的病变程度，一般可以按轻、中、重度或早、中、晚期区分，即：

（1）早期（轻度）　视力大于0.3，视野轻度向心性缩小10°~20°，视乳头颜色淡红或局部变白。

（2）中期（中度）视力在0.3~0.05之间，视野明显缩小21°~50°，视乳头色泽淡白。

（3）晚期（重度）视力低于0.05，视野

仅残留 5°~20° 或有中心暗点，视乳头苍白。

临床经验证实，本病视力在 0.3 以上，即属于轻度时，治疗大多可以提高视力，而低于 0.05，即重度时则很难提高。若已无光感者则几乎治疗无效。

4. 治疗方法

目前西医治疗方法主要是在病因治疗的基础上进行神经保护及神经营养，如维生素、神经生长因子、改善循环等。基因疗法等尚处于研究阶段。西医治疗可控制疾病发展，一般较难改善视功能。中医治疗本病历史悠久、方法多样，如中药辨证论治、专方治疗、针刺、灸疗、电针、穴位注射、推拿疗法等。临床应根据患者原发病种、病程、年龄、接受程度、经济情况等具体因素决定采用何种疗法。一般来说，积极及时的治疗、采取综合治疗疗效较好。从临床实际看，大部分患者往往先经过了西医治疗，疗效不理想或视功能改善不再进步时才来中医治疗，而中药与针灸配合仍可获效，特别是未经针刺治疗者针刺后大多患者视力视野会有一定程度的改善。

（二）辨病治疗

1. 病因治疗

详细询问病史及家族史、发病情况等，行局部及全身全面仔细的正规检查，尽量发现可能的病因并予以针对性治疗，如因青光眼所致者必须控制眼压，因缺血性视神经病变而致者改善供血并适当应用皮质激素，中毒等而致者停用相关药物并应用解毒药，外伤而致者及时清除积血、骨折压迫，脑瘤等应及时手术摘除等。病因治疗应达到解除或消除病因，或经治疗已不再继续损害视神经的程度。伴有高血压、高脂血症、糖尿病、甲亢、贫血等系统疾病应积极治疗，控制在理想状态。

2. 改善循环

（1）尼莫地平　60mg 每日 3 次；维生素 E– 烟酸酯，1~2 粒，每日 3 次；阿司匹林，根据患者血小板化验情况，可 100~300mg 每日 1 次。

（2）小牛血清去蛋白提取物注射液，20~30ml 加入生理盐水或 15% 葡萄糖液 200~300ml 中，静脉滴注，每日 1 次，14 天为一疗程。

（3）低分子右旋糖酐　500ml 每日 1 次，静脉滴注，5 日为一疗程；或丹参多酚 200mg 加入 5% 葡萄糖 250~500ml 静脉滴注，每日 1 次，14 天为一疗程。亦可选银杏达莫、川芎嗪等。

3. 神经生长因子

鼠神经生长因子 18~30 单位，肌内注射，每日 1 次，连续 15 日 1 疗程，休息 5~7 后进行下一疗程注射。可应用 3~10 个疗程。

4. 支持疗法

（1）维生素类　维生素 B_1 10mg 每日 3 次，弥可保（甲钴胺）0.5mg 1 片，每日 3 次，路丁 10mg 每日 3 次。

（2）其他　肌苷片 400mg 每日 3 次、胞磷胆碱 2 片每日 3 次、能量合剂（5% 葡萄糖液 500ml，辅酶 A100 单位，三磷腺苷 40mg，维生素 C 2g，适当加用胰岛素）静脉滴注，每日 1 次等。

5. 高压氧治疗

早期应用，适用于缺血、放射损伤、中毒等所致视神经萎缩。使用混合氧（80%~90% 氧），每次 30~40 分钟，每日 1 次，10 日为一疗程，休息 3~5 天可进行下一疗程。

6. 复方樟柳碱

2ml 颞浅动脉旁注射，每日 1 次，连续 10 日为一疗程。可休息 3 日后再注射。

（三）辨证治疗

1. 辨证论治

（1）肝肾亏虚证

证候：视力渐降，甚者失明，眼外观无异；眼底见视盘色淡，边缘清或不清；全身兼有腰膝酸软，头晕耳鸣；舌淡苔白，脉沉细。

治法：补益肝肾。

方药：左归饮或杞菊地黄丸加味。常加活血药如丹参、红花；开窍药如石菖蒲、细辛；临床亦可见阴阳两虚者，可合肾气丸，或加杜仲、肉桂；久病不愈可加麝香通络开窍。

（2）肝郁气滞证

证候：视物昏矇，渐至失明；眼底见视盘色白，或有病理性凹陷；全身兼情志抑郁，胁肋胀痛，食少善太息，或口苦；舌红，脉弦或弦细。

治法：疏肝解郁，行气明目。

方药：逍遥散加味。常加行气化瘀开窍药，如川芎、青皮、红花、石菖蒲。有口苦脉数等热象者加丹皮、炒山栀、菊花；若兼阴虚者加桑椹、女贞子、天冬等。

（3）气血两虚证

证候：视力缓降，时有波动，渐至失明；眼底见视盘苍白或灰白，血络变细；兼久病体弱，少气乏力，面白唇淡，心悸失眠；舌淡苔薄白，脉沉细无力。

治法：益气养血。

方药：八珍汤加味。宜加活血开窍药，如石菖蒲、丹参、鸡血藤。伴便秘者加柏子仁、首乌；失眠者加夜交藤、柏子仁。

（4）气滞血瘀证

证候：视力下降日久，或因头目外伤或手术，视力下降不复；眼底见视盘苍白，或兼血络变细；兼头眼疼痛，健忘失眠，或无明显不适；舌暗有瘀斑，脉涩或细。

治法：活血通络，行气开窍。

方药：血府逐瘀汤加减。宜加行气通络开窍药，如细辛、陈皮、石菖蒲、地龙等。久病体虚者加太子参、枸杞、杜仲等。属外伤或手术后者加祛风通络药如羌活、独活、细辛等。

2. 针刺治疗

视神经及其周围血管当属中医之目系，与目系相连的经脉均是以其所属的脏腑发出，经由经络达于目系。目系与足厥阴肝经、手少阴心经及足太阳膀胱经直接相连；另外心、胆、胃、小肠等经亦与目密切相关。此种联系为针刺治疗本病奠定了理论依据。由于眼球是极敏感和娇嫩的精细感觉器官、内含神水神膏，以阴为体，恐火热伤阴，故历代眼科医家大多主张眼区忌灸。

（1）常用主穴

①头面穴：睛明、上睛明、球后、上明、承泣、攒竹、鱼腰、瞳子髎、太阳等。

②项部穴：风池、完骨、天柱、翳风等。

③远部穴：合谷、臂臑、养老、大椎、肝俞、肾俞、脾俞、足三里、足光明、三阴交等。

每次取上述各组穴位 2~4 个，每日针 1 次，10 次为 1 个疗程。见效后至视力视野不再继续改善，改为隔日 1 次或每周 2 次。

（2）根据不同症状选择不同配穴　如伴头痛，在头顶为主选百会、神聪、行间，侧头痛选太阳、率谷，前头痛用上星、头维、合谷，各种部位头痛均可选加阿是穴。又如青盲伴有痿证，上肢痿弱无力选加肩髎、曲池、合谷、阳溪，下肢痿弱无力加梁丘、足三里、解溪等穴。

（3）根据不同辨证选择配穴

①肝郁气滞证：肝俞、太冲、期门。

②气滞血瘀证：肝俞、风池、百会。

③肝肾阴虚证：肝俞、肾俞、悬钟、阳陵泉、三阴交。

④气血两虚证：脾俞、肾俞、合谷、足三里、肝俞、百会、气海。

通常采用平补平泻手法，若为明显虚证时肢体及背腧穴可用捻转提插之补法；眶内穴应缓慢进针，遇阻力则停止进针，并尽量不行捻转提插手法，起针时按压针孔，以防出血。

（四）新疗法选粹

1. 视觉恢复训练

根据近年提出的"残余视觉激活理论"，对患者进行特定的视觉训练，使其"学会"和适应残存视力、视野，既有利于残存视功能的提高，也可使患者利用残存视功能的能力改善，从而提高其生活质量。

2. 基因治疗

除了 Leber 病，各类视神经萎缩在视神经损伤后基因表达上也存在缺陷，基因治疗是在基因缺陷明显时直接修复特定的缺陷基因，或使用基因治疗改变基因表达以减缓病情进展或对抗疾病。但基因治疗目前尚处于研究阶段，用于临床尚待时日。

另外，干细胞治疗也在研究中，动物实验等已证实干细胞可以经细胞因子或基因诱导分化为神经节细胞，有进行视神经萎缩细胞替代治疗的临床前景，但目前尚处于初始研究阶段。

（五）医家经验

1. 陈达夫

陈达夫指出本病的要害在于目中玄府闭塞，神光蔽阻，临床见证虽有虚实之分，治疗方法虽有补泻之别，但均需注意一个"通"字，即开通玄府窍道以畅达精气，发越神光。常用的开通药物有六类：①芳香开窍药：麝香、冰片、石菖蒲。②虫类走窜药：僵蚕、全蝎、蜈蚣。③辛散宣透药：细辛、麻黄、羌活。④疏肝理气药：柴胡、郁金、木瓜。⑤活血化瘀药：红花、当归、茺蔚子。⑥祛痰通络药：南星、白附子、远志。

2. 庞赞襄

庞赞襄强调治疗本病以疏肝为主导，再予以辨证分型论治。将本病分五型用药：肾虚肝郁型用舒肝解郁益阴汤（当归、白芍、茯苓、白术、丹参、赤芍、银柴胡、熟地黄、山药、生地黄、枸杞、焦曲、磁石、生栀子、升麻、五味子、甘草），肝郁损气型用补气舒肝益阴汤（党参、黄芪、茯苓、当归、山药、枸杞、女贞子、菟丝子、石斛、丹参、银柴胡、赤芍、五味子、升麻、陈皮、甘草），肝郁少津型用舒肝解郁生津汤（当归、白术、茯苓、麦门冬、枸杞、生地黄、五味子、天门冬、甘草），心脾两虚型用归脾汤加减，肝气郁结型用逍遥散加减。

3. 韦玉英

韦玉英认为小儿青盲多属血虚肝郁，可用自制明目逍遥汤疏肝养血法治疗。若表邪已解，低热消退后，可去薄荷；大便溏稀者去山栀，加党参或生黄芪；瞳神散大加五味子、山茱萸，或另服磁朱丸；肢体痿软加杜仲、牛膝、桑寄生；肢体屈伸不利加伸筋草、丹参；下肢痿软久不恢复加服健步虎潜丸。小儿脏腑娇嫩，肝常有余，脾常不足，胃气易伤，方中慎用大苦大寒、燥热、辛散之品，对长期服药的患儿常配伍炒谷麦芽、鸡内金、焦神曲等健脾消食导滞药。外伤后青盲，早期可活血化瘀兼扶正，晚期补气活血兼养血。根据"津血同源"理论，可适当加用熟地黄、麦冬、枸杞子、女贞子等化瘀助通，又可益精明目。

4. 刘益群

刘益群主张青盲治以开郁通脉复明为要，开郁治目之法首在和营通脉，诸如丹参、丹皮、赤芍、白芍、茺蔚子、三七等皆和营之药，辅以枸杞等明目之品，以汤药通其里，由里及外，再以针灸迫其外，由外及内，气通脉和，玄府开放，目系得养，当能复明。

5. 柏超然

柏超然提出本病大半以上系"相火食气"，灼烁目系，遏闭神光，倡用"柏板清相汤"（黄柏、板蓝根、忍冬藤、防风、黄芪、粉葛根、露蜂房、生甘草）。若有目瞀头痛，气恼伤肝，血少神劳，脉细涩者，尤其是年轻女性，常用羚犀逍遥汤、丹栀逍遥汤取效；外伤所致者用四物汤加黄芪30g、三七3g；颅内肿瘤所迫者，开颅除瘤后，加用生薏苡仁、苍术、猪苓、茯苓、粉葛根、络石藤、天仙藤等。

6. 肖国士

肖国士认为调补为治青盲的要法，调补的规律多数为先调后补，调补旨在调和、疏导、理顺各种错综复杂的病理关系，包括巧用汗、下、清、温、消、补等法。肖氏认为，《目经大成》所创的羚犀逍遥散、全真散、左右合归丸，均为治疗本病的有效方药。

7. 李全智

李全智认为开通玄府、疏其壅塞亦为治疗青盲的关键。临证若见清阳下陷，常于补气升阳方中加入葛根、蔓荆子等祛风药；脾虚肝郁方中可加郁金、石菖蒲解郁开窍，除痰祛瘀类药；补益肝肾方中需加僵蚕、地龙以舒展神经。为使气血凝滞、玄府郁闭之处皆能开之，李氏喜用全蝎、蜈蚣，每以全蝎1~2g或蜈蚣1条研末冲服，亦可单用全虫。若兼气滞，香附、苏梗或青橘叶、郁金、木瓜用之皆有良效。

8. 韦企平

韦企平重视病因和综合治疗，认为不论中西医治疗本病均应强调首先查明病因，对因治疗可以事半功倍。消除病因后，尽管本病治疗困难，但采取中西医综合治疗，有一定改善视功能作用。西医可用复方樟柳碱注射、维生素、神经生长因子等治疗。中医服用中药为主，应结合病因、局部改变及全身情况辨证分型，不宜偏信所谓偏方秘方。不同病因引起的青盲，在结合西医学研究成果基础上，在随症加减方药方面应有所侧重。如脑瘤手术后或缺血、视网膜动脉阻塞所致青盲者，可加重鸡血藤、丹参、茺蔚子、当归等活血通络养血药物的药量，必要时可用单味药物有效成分的提取剂直接从静脉输入以通达全身血脉，如丹参、川芎嗪、葛根素等注射液；亦可适当加丝瓜络、路路通、木瓜等通络活血药及全蝎、蜈蚣等息风通络之

品。若是青光眼所致青盲或老年人血压偏高者，应加用钩藤、珍珠母类平肝息风药，亦可选用车前子、茯苓、薏苡仁类利水渗湿降压药。对主要侵袭中枢神经系统的脱髓鞘疾病所致青盲，如视神经脊髓炎、多发性硬化症，以及 Leber 遗传性视神经病变导致的视神经萎缩可以从补肾舒肝健脾、通络开窍着手用药，但重在补益先天之本，以滋补肾阴肾阳为主，多以六味地黄汤或左归丸、右归丸为基础方，亦可在四物五子汤或驻景丸基础上随病程随症化裁。对虚中夹瘀的久病患者，在扶正基础上可适量加用细辛、桂枝等辛温通络之品，以使药效上达巅顶目窍，旁走四肢百络，必要时尚可短期少量加用辛香走窜之性甚烈的麝香（0.05~0.3g 冲服或入丸散），以通闭开窍、醒脑明目。同时配合针刺治疗，以"眼三针（睛明、上明、承泣）"结合眼周透穴为主，可以取得较好疗效。

五、预后转归

视神经萎缩的预后转归与原发病、病程、治疗是否及时恰当等密切相关。外伤性、颅内肿瘤等所致者，及时手术治疗，只要没有骨折等直接伤及视束及神经纤维，大多视力恢复良好。中毒性、营养不良性视神经萎缩，及时治疗也有较好疗效。青光眼所致者治疗关键是能否控制眼压，眼压控制理想后治疗有效并可控制其发展。视网膜动脉阻塞所致者还与全身状况特别是心血管系统健康状况密切相关。部分遗传性及放射性损害而致之视神经萎缩，治疗难以见效。视力越低疗效越差，视力低于指数者，很难治疗；无光感者基本无效。一般来说，去除病因、积极治疗、综合治疗基本可以控制病情发展，可以使部分患者视力、视野等得到一定恢复。相关报道显示，本病疗效（以视力提高、视野改善计）在 50%~90% 之间，但因不同观察者入选病例及疗效标准等不同，难以进行准确客观评价和比较。

六、预防调护

（一）预防

（1）任何眼部疾患均应积极治疗，特别是对缺血性眼病、青光眼、脑部占位病变等务必及时治疗，勿使其发展为视神经萎缩。

（2）有家族遗传史者，根据不同遗传规律，采取优生优育措施，尽量避免遗传因素的视神经萎缩发生。

（3）已有一眼发生视神经萎缩，要定期进行眼部检查，除视力、视野、色觉等常规检查外，特别注意眼压、眼电生理等检查，必要时进行分子生物学基因检查。

（4）服用乙胺丁醇、奎宁等对视神经有损害的药物者应定期进行眼部检查，发现视神经损伤迹象应停用相关药物。有长期烟酒嗜好者，除要戒除不良嗜好外，应补充B族维生素，加强饮食营养。接触放射线或接受头部放射治疗者，应定期眼部检查。

（5）加强身体锻炼，控制体重，纠正高血压、高血脂、高血糖等异常。儿童有高热等情况要注意视力有无下降、瞳孔对光反射有否异常；头部外伤脱离昏迷后应及时进行眼科检查，至少及时检查瞳孔对光反射有无异常，以早期发现可能的视神经损伤。

（6）调和情志，避免恚怒抑郁；生活工作中注意防护，避免头眼部外伤。

（二）调护

（1）饮食应富含维生素、优质蛋白；可适量多吃坚果类食品；戒烟限酒，少食油腻辛辣。尽量避免含有防腐剂、香精、人工色素等各类化学物质的饮食。

（2）视力低下者可使用光学或电子助视器以提高生活质量。

（3）虽然视力低下者在强光下视力较好，但部分视神经萎缩者瞳孔较大，对光反射迟钝或消失，强烈日光可能会加重视神经视网膜损害，特别是视网膜色素变性患者，应注意直射日光环境下的防护，如使用质量良好的太阳镜等。

（4）视力低下或失明者在不熟悉的环境中活动应有健康人陪同，以防发生意外。

七、专方选要

1. 四物五子丸（《审视瑶函》）

组成：熟地黄、当归、白芍、枸杞子、菟丝子、覆盆子、地肤子、车前子、川芎。

功效：滋阴养血，补益肝肾。

主治：视神经萎缩证属阴血虚少，肝肾不足者。症见面白头晕，腰酸乏力，失眠多梦，遗精滑泄，口渴欲饮，舌淡脉细。

2. 益气聪明汤（《原机启微》）

组成：黄芪、人参、炙甘草、升麻、葛根、蔓荆子、酒黄柏。

功效：补气升清，聪耳明目。

主治：视神经萎缩证属脾胃虚弱、清阳不升者。症见头晕耳鸣，四肢无力，纳呆便溏，舌淡，脉弱。

3. 驻景丸加减方（《中医眼科六经法要》）

组成：楮实子、菟丝子、茺蔚子、枸杞子、车前子、木瓜、寒水石、紫河车粉、生三七粉、五味子。

功效：补益肝肾，益精明目。

主治：视神经萎缩证属肝肾亏损、精血不足者。症见头晕耳鸣，腰膝酸软，体倦乏力，舌淡，脉细尺沉。

4. 加减明目地黄汤（《眼科辨证论治经验集》）

组成：生地黄、山药、当归、枳壳、玄参、青葙子、女贞子、白菊花、山茱萸、丹皮、赤芍、柴胡。

功效：滋阴降火。

主治：视神经萎缩证属阴虚火旺者，症见头晕耳鸣，五心烦热，颧赤盗汗，口干唇红，舌红少苔，脉细数。

5. 复明丸（庞万敏方）

组成：羊肝1具，菟丝子、车前子、五味子、枸杞子、茺蔚子、葶苈子、地肤子、草决明、麦冬、茯苓、泽泻、杏仁、细辛、青葙子、当归、白芍、白术、银柴胡、丹皮、栀子、甘草、夜明砂、丹参、熟地。

功效：滋补肝肾，明目。

主治：视神经萎缩证属肝肾不足者。

八、研究进展

（一）中药研究

一些重要复方临床疗效好，实验研究虽尚属初步，但也在一定程度上证实其疗效的科学性和理论根据。

韦玉英用明目逍遥汤治疗血虚肝郁型儿童视神经萎缩70例136只眼，有效率达92.6%。其他作者采用该专方治疗同属血虚肝郁型的小儿视神经萎缩及小儿皮质盲，均取得满意疗效。说明专方治疗眼病，也应在辨证分型的基础上对证下药方可取效。药理和植物化学研究显示，该方对急性渗出性和慢性增生性炎症有明显抑制作用。又如外伤性间接性视神经病变，可因继发性缺血性坏死造成视神经萎缩，属中医络损及瘀血证范畴，临床上用此类处方治疗有效。

张丰菊等用复明中药（主要成分为当归、丹参、白芍、葛根、川芎、鳖甲等，制成胶囊和粉剂）口服，治疗视神经萎缩67例73只眼，有效率72.6%。

（二）评价及展望

中医中药治疗视神经萎缩，符合"个体化"原则，辨证治疗疗效确实，特别是配合针刺治疗常可使许多患者视功能明显改善。如过去认为青光眼的有效治疗是在有效控制眼压前提下保护视功能，最多只能控制视功能的继续损害。但大量临床实践证实，有效控制眼压后中药和针刺可使部分患者视力提高、视野扩大。但与西医的研究相比，中药及针刺的机制研究尚属初步，若能更多地汲取现代检测手段、基础实验方法，从实践中和理论上取得令人信服的客观数据，必将促进临床疗效提高，造福广大患者。

参考文献

［1］段俊国. 中医眼科学［M］. 人民卫生出版社，2012：247.

［2］彭清华. 中西医结合眼科学［M］. 人民卫生出版社，2019：425.

［3］汤丹丹，柳成刚. 青盲源流考［J］. 中国中医眼科杂志，2020，30（2）：128–131.

［4］朱黛芸，杨光. 脑病青盲概念辨识［J］. 四川中医杂志，2015，15（2）：44–45.

［5］林少贞. 赖新生教授治疗视神经萎缩经验［J］. 上海针灸杂志，2008（7）：1–2.

［6］韦企平. 近眼三针的进针手法和并发症处治［J］. 中国中医眼科杂志，2012，22（4）：284–286.

［7］杨光，刘婷，柴盼盼，等. 针刺治疗脑损伤后视功能异常的临床观察［J］. 中国中医眼科杂志，2012，22（4）：260–262.

［8］匡薪锜，童毅，杨光. 脑病患者神经眼科临床特征分析［J］. 中国中医眼科杂志，2017，27（3）：175–177.

［9］匡薪锜，杨光. 杨光教授针刺治疗脑病青盲经验［J］. 针灸临床杂志，2015（6）：57–58.

第十章 眼底疾病

第一节 视网膜动脉阻塞

视网膜的血液供应来自视网膜中央动脉与睫状动脉系统，二者均源于眼动脉。视网膜中央动脉系统直接供应视网膜内 5 层结构，睫状后动脉系统发出的脉络膜血管，透过 bruch 膜供应视网膜外 5 层结构。有 32%~40% 的人群尚有睫状视网膜动脉供应视网膜内层乳斑间部区域，当视网膜内层得到两个系统的血供时，一个系统如发生供血障碍，另一系统供应的区域可以不受累及，但若有眼动脉阻塞，它所有的分支均受影响，可使视网膜中央动脉与睫状后动脉同时受损。

视网膜中央动脉及其分支属于末梢动脉，正常情况下相互间无交通支相连。视网膜对血循环障碍极为敏感，一旦发生阻塞，其供应的视网膜急性缺血、缺氧，视力立即下降，视力受损程度因阻塞所在部位、血管大小及阻塞程度而有差异，如视网膜中央动脉阻塞、视网膜各级分支动脉阻塞、睫状视网膜动脉阻塞、眼动脉阻塞、视网膜动脉联合静脉阻塞及毛细血管阻塞等，其临床表现均有所不同。

视网膜中央动脉阻塞（CRAO）多发生在 60 岁以上老年人，男性多于女性。左右眼别无明显差异。双眼发病率为 1%~2%。临床上，这种血管性意外所产生的后果常很严重，是致盲的眼科急症之一。诊断和治疗是否及时，与患眼视力预后密切相关。视网膜分支动脉阻塞（BRAO）较中央动脉阻塞少见。分支动脉阻塞以颞侧，尤以颞上支发病为多。视力受损程度与眼底表现取决于阻塞的部位和程度。

该病属于中医学"络阻暴盲"范畴，又称"落气眼"，是指因眼内脉络闭阻导致患眼猝然视力急剧下降，甚至失明的严重内障眼病。本病发病急骤，多为单眼，中老年多见，性别差异不明显。多数患者伴有或先后兼有眩晕、头痛、胸痹、心悸、中风等内科病证。素体虚弱、消渴、急躁易怒者易罹患。其预后取决于发病程度及是否得到及时、正确的治疗，总体而言，致盲率较高。

一、病因病机

（一）西医学认识

视网膜动脉阻塞的原因可主要归纳为栓塞、动脉管壁改变与血栓形成、血管痉挛或以上因素的综合。临床上，多数患者难以肯定其发病的确切生理病理机制，但 90% 患者都能查出一些相关的全身情况。儿童和 30 岁以下成人患者与老年患者的发病原因迥然不同，虽然颈动脉粥样硬化也可见于 30 多岁的患者，但颈动脉粥样硬化引起视网膜中央动脉阻塞在青年患者非常罕见。青年患者动脉阻塞性疾病多与偏头痛、凝血机制异常、外伤、心脏病、镰刀细胞血液病以及眼部异常，如视乳头埋藏玻璃疣及视乳头前动脉环有关。

1. 栓塞

由于解剖上，眼动脉自颈内动脉、视网膜中央动脉自眼动脉分出处都呈直角，栓子进入视网膜中央动脉的机会较少。但文献上已有报道眼底见到而又为病理所证实的栓塞，有钙、胆固醇、脂、血小板等。胆固醇栓子在检眼镜下为闪光的斑点，可为多发。视网膜动脉内的栓子可来自：①瓣膜栓子：亚急性内膜炎、动脉壁粥样硬化斑块；②组织栓子：肿瘤碎落栓子；③异物栓子：异物或药物（可的松、曲安奈德等）、炎症及寄生虫与卵所致的栓子；④脂类和气栓：挤压伤及骨折后，脂类和气体进入血流等。普遍认为，在视网膜中央动脉内的栓子多停滞于巩膜筛板处，该处视网膜中央动脉管径变窄。Hayreh等通过对100支人视网膜中央动脉的局部解剖学研究认为，动脉最狭窄的管腔是在动脉穿入视神经鞘硬脑膜的部位，因此如果是栓塞造成的视网膜中央动脉阻塞，栓子嵌塞在穿入硬脑膜处比其他地方的几率更多。有时栓子转移至视网膜中央动脉的某一分支，视力可有部分恢复，在检眼镜下呈现为白色小段。如栓子随血流进入更小分支，则视网膜受损范围将更小。颈内动脉阻塞综合征症状之一为同侧性暂时性视力障碍，眼底可见到多个白色栓子，相继由视乳头内动脉较大分支进入视网膜上的小分支。曾有颈内动脉手术探查，发现血栓主要为血小板组成。来源于心脏的栓子，在侵犯视网膜中央动脉的同时也可侵犯脉络膜血管。

2. 动脉壁改变与血栓形成

多数动脉阻塞的病例，特别是老年人常有高血压动脉硬化、粥样动脉硬化和糖尿病等全身疾病。由于局部器质性改变使动脉壁粗糙，管径逐渐不规则狭窄，血栓易于形成。这种血管性意外多发生于睡眠或静坐时，即血压较低、血流较慢之时。各种炎症性血管疾患，如颞动脉炎、结节性动脉周围炎等，在动脉壁改变的基础上也可发生视网膜动脉阻塞。文献报道，在眶蜂窝组织炎时出现视网膜中央动脉阻塞，在拔牙后败血症过程中发生双侧视网膜中央动脉阻塞及静脉阻塞，可能均属于感染性或脓毒性血管炎症所致。此外，血液成分的改变，如血红蛋白及各种球蛋白的增高，均可使血黏稠度增加、血流减慢，易致血栓形成。

3. 血管痉挛

血管痉挛可侵犯视网膜中央动脉或其分支，是视网膜动脉阻塞的常见原因。痉挛多为暂时性和复发性，发作频率无规律，从1日数次到1个月或数月一次，发作时间的长短亦不同，从每次数秒钟到数分钟或更长。患者主诉一过性黑矇，多为视网膜血管痉挛所致。根据血管缩窄的程度和时间，检查眼底时所见亦有所不同，有的眼底正常，有的视网膜动脉支狭窄，有的在动脉支上出现节段状狭窄或呈无血段，亦可有如蠕动波样向前进行的表现。

视网膜血管痉挛可发生于血管壁健全的青年患者，亦可发生于血管壁有器质性改变的老年人。前者常有身体其他部位血管舒缩障碍，如手足麻木或温度感异常等。后者多有心脏血管病，如高血压和动脉硬化等。视网膜中央动脉或其他分支的痉挛性收缩可合并偏头痛、肢端动脉痉挛症、风湿性心脏病和红细胞增多症等。

引起视网膜血管痉挛的其他因素：身体受机械或药物激惹可产生反射性血管痉挛，如阴道冲洗、鼻窦冲洗、拔牙时下颌注射普鲁卡因与肾上腺素；内源毒素如流感、疟疾，外源毒素如烟、铅、醇、奎宁、避孕药等，血管内膜炎症或血栓等刺激均可引起视网膜血管痉挛。有报道脑血管造影致视网膜中央动脉栓塞者。

4. 其他

甲状腺动脉栓塞治疗过程中因推注压力过高、流速过快或插管位置不正确，可能致使部分治疗用的栓塞剂反流入血液中导致视网膜动脉阻塞。球后肌锥内窦型血管瘤术后发生视网膜中央动脉阻塞，眼球后麻醉时球后出血及外科手术时俯卧全身麻醉后，亦有发生视网膜中央动脉阻塞，其原因与俯卧时压迫眼球，特别是患者处于失血或休克状态有关。

（二）中医学认识

本病属中医学"暴盲"范畴，古代医家多从脏腑功能失调的角度进行论述，如《证治准绳》谓："乃痞塞关格之病。病于阳伤者，缘忿怒暴悖、恣酒嗜辣好燥腻，及久患热病痰火人……病于阴伤者，多色欲悲伤、思竭哭泣太频之故"；《银海指南》谓："属相火上浮，水不能制"；《眼科金镜》谓："况思之过者则气结，气结则血聚，血聚则经络郁，经络郁则不能统精血上荣输纳，目病即生焉"；等等。由于受到检查手段的限制，古人尚不能将不同眼底病变所致之暴盲区分开来。现代中医眼科认为本病的主要病机为脉络瘀阻、目窍失养，结合临床将其病因归纳为以下五类：

（1）忿怒暴悖，气机逆乱，气血上壅，脉络瘀阻。

（2）嗜食肥甘，或恣酒好辣，痰热内生，血脉闭塞。

（3）肝肾不足，肝阳上亢，气血并逆，瘀滞脉络。

（4）心气亏虚，推动无力，血行滞缓，血脉瘀塞。

（5）少阴里虚，寒邪直中，闭阻目中玄府。

二、临床诊断

（一）辨病诊断

1. 临床表现

视网膜中央动脉完全阻塞时，视力即刻或于几分钟内完全消失。部分患者有先兆症状，无痛性一过性失明，数分钟后可缓解，反复发作数次后忽然视力急骤而严重下降。多数眼的视力将下降至眼前手动（23%）或数指（61%）。视野颞侧周边常保留一窄区光感，这可能由于鼻侧视网膜向前延伸多于颞侧，而周边全层视网膜的营养受脉络膜及视网膜血管双重供应所致。又因为视乳头周围的视网膜通过 Zinn-Haller 血管环的小分支，或者后睫状动脉与视网膜血循环吻合支的供养，故也还保留某些生理盲点附近的残存视野小岛。约有 4% 的患眼为无光感，瞳孔散大，直

接对光反射消失。这种无光感的眼，除视网膜中央动脉阻塞外，可能还合并睫状循环阻滞与视神经的血供障碍。

视乳头颜色苍白，轻压眼球引不出视乳头上血管波动。视网膜动脉显著狭窄，小分支细至几乎不易看见；血柱颜色发暗，反光变窄或消失，动静脉均可见血柱呈节段状。血柱呈红色段与无色段交替排列，并可前后移位，日久成为一根静止颗粒状线条。于发病后几小时内视网膜失去了正常的透明度变为灰白色，以后极部为主。视乳头边缘模糊，黄斑及其周围呈乳白色，黄斑中心凹反光消失，在中心凹处视网膜内层缺如。拱环内无视网膜血管区，不受视网膜血运影响而为正常颜色，与旁中心凹视网膜水肿增厚为乳白色相比，显现出一个圆形或椭圆形暗红或棕桃色斑，成为樱桃红斑（图 10-1-1）。偶尔视网膜水肿显著，形成皱襞掩盖中心凹，则不可见樱桃红点，黄斑中心凹呈现暗褐色调。如有睫状视网膜动脉，在其供应区可呈现正常眼底颜色，多为舌形或矩形橘红色区，并保留与此区域相应的视网膜功能。4~6 周后视网膜恢复透明，但其内层已经萎缩，视网膜动脉狭窄，有的伴有白鞘，有的终成白线。在黄斑区常出现色素及脱色素，呈现粗颗粒状的变性改变。视乳头更为苍白，境界清楚，形成继发性视神经萎缩。

视网膜分支动脉阻塞（图 10-1-2、图 10-1-3）通常在视乳头附近或血管交叉处可见受累动脉变细，于阻塞动脉内可见白色或淡黄色发亮的小斑块。在阻塞动脉供应的区域，视网膜水肿呈象限形或扇形乳白色混浊。若影响黄斑血液循环供应，亦可出现樱桃红点。

2. 相关检查

（1）荧光素眼底血管造影　脉络膜充盈时间多为正常，但也有约 10% 的患者脉络膜完全充盈时间延长。若在"樱桃红"的眼底脉络膜充盈时间显著延长，应考虑眼动脉或

睫状动脉阻塞的存在。

视网膜动脉充盈迟缓，臂 – 视网膜循环时间延长至30秒。阻塞动脉内弱荧光（图10-1-4）。若血流尚未完全停止，阻塞动脉内荧光血柱普遍变细，且不均匀，有时甚至呈节段状或串珠状移动。视网膜中央动脉阻塞后，由于动脉灌注压低，荧光素不能进入小动脉末梢和毛细血管，故小动脉呈钝性残端，黄斑周围小动脉呈断支状。造影晚期，视网膜血管很少有着染，视乳头不规则染色。数周后，当阻塞动脉重新开放，血流恢复，荧光素眼底血管造影可恢复灌注，出现正常血管形态的荧光，但并不表示视网膜功能的恢复。若动脉仍有部分阻塞，管径仍细而不规则，荧光素眼底血管造影显示动脉灌注，但充盈较迟缓，视网膜时间延长。有的患者于半年后复查荧光素眼底血管造影，视网膜动脉的充盈迟缓仍无改善。

视网膜静脉充盈迟缓，自小静脉开始出现至静脉主干内充盈的时间延长。曾见两例于背景荧光出现后2.5~8.3秒，视乳头上静脉开始出现缓慢逆行充盈的荧光素，仍限于视乳头附近。有睫状动脉供应区可见其附近小静脉出现荧光，其后大支静脉亦充盈，动脉小支逆行充盈。

视乳头荧光来自睫状动脉的小分支。荧光素由视乳头上的毛细血管进入视乳头处的中央静脉，于视乳头上呈现逆行充盈。异常的血管与毛细血管渗漏荧光素，管壁可着染。

广大毛细血管无灌注，这种现象不仅见于急性期，也见于发病后数月至数年的患者。此外，视网膜中央动脉阻塞尚可见较多扩大的视乳头表层辐射状毛细血管向视乳头外延伸。

（2）视野 视网膜中央动脉阻塞患眼的周边视野，根据阻塞程度和范围有所不同，可有一些保留，通常在颞侧能查出小岛状视野。黄斑区如有睫状动脉供应，可保留小区中心视野。

（3）眼电生理 视网膜中央动脉阻塞后，视网膜内层缺血，双极细胞受害，ERG的b波下降，a波（反应光感受器细胞功能）一般尚正常。除非脉络膜血循环也受累，EOG一般均正常。

（4）头颅磁共振成像 研究显示23%~24%的患者在发生视网膜中央或分支动脉阻塞同时发生小片急性脑梗死灶。

（二）辨证诊断

本病为内障眼病，以视力的突然丧失为主要特点，其辨证需将眼部表现与全身症状相结合。临床常根据不同表现分为气滞血瘀证、痰热上壅证、肝阳上亢证、气虚血瘀证、寒伤少阴证等证型。

1. 气滞血瘀证

（1）临床证候 外眼端好，视力骤降，眼底可见视网膜中央或分支动脉阻塞；兼见情志抑郁或易怒、胸胁胀满、头晕头痛、眼胀、胸闷等症；舌质紫暗，或有瘀斑，脉弦或涩。

（2）辨证要点 肝郁气滞而血瘀致目中脉络闭阻。辨证以情志抑郁及舌脉为要点。

2. 痰热上壅证

（1）临床证候 眼症同前；头眩而重，胸闷烦躁，食少恶心，痰稠口苦；舌苔黄腻，脉弦滑。

（2）辨证要点 过嗜肥甘，聚湿生痰，郁而化热，痰热互结，上壅目中脉络。辨证以形体较胖或目眩头重及舌脉为要点。

3. 肝阳上亢证

（1）临床证候 眼症同前；头痛眼胀或眩晕时作，急躁易怒，面赤烘热，心悸健忘，失眠多梦，口苦咽干；脉弦细或数。

（2）辨证要点 暴怒伤肝，气血上壅，目窍不利，脉络瘀阻。辨证以暴怒之后发病或头痛眩晕、面赤烘热等症及舌脉为要点。

4.气虚血瘀证

（1）临床证候　视物昏矇，动脉细而色淡红或呈白色线条状，视网膜水肿色白，视盘色淡；素体虚弱，或伴短期乏力、面色萎黄、倦怠懒言；舌淡有瘀斑，脉涩或结代。

（2）辨证要点　气虚血行乏力，血不充脉，目窍失养。辨证以视盘色淡及全身证候为要点。

5.寒伤少阴证

（1）临床证候　受凉后，眼症同前；兼见两眉头痛、涕清如水、恶寒身疼；脉沉而紧。

（2）辨证要点　平素多有肾精亏虚，复感外寒，寒邪乘虚而入，闭塞目中少阴经络玄府。辨证以受凉后两眉头痛、恶寒身疼及舌脉为要点。

三、鉴别诊断

（一）西医学鉴别诊断

1.眼动脉阻塞

眼动脉阻塞时视网膜中央动脉和睫状动脉同时供应缺失，故视力损害更严重，多为光感或无光感。视网膜乳白色水肿混浊更严重，40%的患者眼底无樱桃红点。荧光血管造影脉络膜为弱荧光。病变晚期黄斑部有较重的色素紊乱。

2.缺血性视乳头病变

分支动脉阻塞和不完全性总干阻塞应与缺血性视乳头病变鉴别。后者视力下降没有动脉阻塞严重，视野为与生理盲点相连的象限性视野缺损，荧光血管造影表现为视乳头不均匀荧光。

（二）中医学鉴别诊断

本病临床上应与青盲相鉴别。两者都存在眼部外观端好而视物不见的临床特点，但本病起病急骤，发展迅速，在很短的时间内视力即严重受损，甚至盲无所见；青盲起病缓，发展慢，呈渐进过程并最终丧失视力。

四、临床治疗

（一）提高临床疗效的要素

视网膜对局部缺氧极敏感，治疗愈早，效果愈好。因此，对视网膜动脉阻塞，应当作为眼科急症对待，原则上要紧急抢救，分秒必争。应中西医结合综合治疗，务求视力恢复至最大限度。同时做全身详细检查以尽可能祛除病因。西医：由于任何原因所致的血管阻塞都可以合并有血管痉挛，因而要积极扩张血管、解除痉挛或驱使栓子进入小支血管，从而避免或减少视网膜功能的损害。中医：治疗以通为要，兼顾脏腑之虚实，辅以益气、行气。

（二）辨病治疗

1.眼球按摩

在动物实验研究中发现，增加眼内压30秒后，能够扩张视网膜血管，并增加视网膜流量。眼球按摩后，还可降低眼内压。具体方法为用手指或前置镜下加压眼球10~15秒，然后急撤，可重复操作约20分钟。压眼球的强度为镜下观察视网膜中央动脉搏动出现或动脉血流停止。

2.药物治疗

（1）扩张血管剂　先用作用较快的药物，如：吸入亚硝酸异戊酯，每安瓿0.2ml；或舌下含三硝酸甘油，每片0.5mg。继以作用较长的血管扩张剂：妥拉唑啉，口服25mg，每3~4小时1次，或肌内注射或静脉注射25~50mg，或球后注射12.5~25mg；盐酸罂粟碱，口服30~60mg，每6~8小时1次，或静脉注射30~100mg；静脉滴注4%亚硝酸钠（亚硝酸盐）300~500ml，每日1次，可连续10天，对扩张血管、增加眼内血容量有效。近年来国外多用己酮可可碱口服400~600mg，每天3次，作为血管扩张剂。应用血管扩张剂时，须注意患者的全身情况，是否能耐受急速的血管扩张。

（2）纤溶剂　对可能有血栓形成或纤维蛋白原增高的患者可应用纤溶剂。尿激酶5000~10000单位或去纤酶静脉滴注或缓慢注入，每日1次。每日需要复查凝血功能。

（3）其他药物　口服烟酸片、肠溶阿司匹林、双嘧达莫，肌内注射维生素B_1、维生素B_{12}、ATP等。

3. 吸入氧气

95%氧气（O_2）和5%二氧化碳（CO_2）混合气体，白天每小时吸1次，晚上入睡前与晨醒后1次，每次10分钟。可增加血液内的氧含量，二氧化碳还有扩张血管的作用，可增加血流量。有研究认为，动物模型中吸氧有助于中央动脉阻塞的视网膜恢复功能，但也有研究得出相反的结果。此外，长时间吸氧或短时间高压氧舱治疗，还可以引起视网膜的毒性作用。

4. 降低眼压

早期做前房穿刺，眼内压急速降低，希望阻塞后段的灌注压推动栓子流向周边血管。可滴表面麻醉眼药，在裂隙灯下用25号或更小空针，放出0~0.4ml前房水，静脉注入乙酰唑胺（乙酰唑胺）亦可相对快地降低眼内压，有利于改善血循环。但尚缺乏证据来证明此法可使栓子脱落。

5. 有关病因治疗

尽可能利用物理与化学条件做全身检查。如有可疑病灶，立即治疗：①内科治疗高血压、高血脂与糖尿病等全身疾病；②疑有炎性病灶者，用抗菌药物、激素、吲哚美辛；③支持疗法；④禁烟、防冷、避免劳累。

（三）辨证治疗

1. 辨证论治

（1）气滞血瘀证

治法：理气活血通窍。

方药：通窍活血汤加减。桃仁10g、红花10g、赤芍15g、川芎10g、生姜5片、大枣4枚、老葱1根、麝香0.1g（冲服）。胸胁胀满者，加郁金、青皮、香附以理气；头晕者，加天麻平肝降逆；视网膜水肿，加泽兰、车前子利水消肿、活血化瘀。

（2）痰热上壅证

治法：涤痰通络，活血开窍。

方药：涤痰汤加减。胆南星15g、半夏15g、炒枳实10g、茯苓10g、橘红10g、石菖蒲10g、人参8g、竹茹8g、甘草6g、生姜5片。酌加地龙、川芎、牛膝、泽兰以活血利水、通络开窍；若热邪较甚，可去人参、生姜，酌加黄连、黄芩以增清热涤痰之功。

（3）肝阳上亢证

治法：滋阴潜阳。

方药：镇肝息风汤加减。怀牛膝15g、白芍15g、牡蛎10g、龙骨10g、玄参10g、天冬10g、川楝子10g、龟甲10g、代赭石10g、麦芽10g、茵陈6g、甘草6g。可酌加石菖蒲、丝瓜络、红花、地龙活血通窍；五心烦热者，可加知母、黄柏、地骨皮降虚火；心悸健忘、失眠多梦者，加夜交藤、珍珠母镇静安神；视网膜水肿混浊明显者，加泽兰、车前子利水渗湿。

（4）气虚血瘀证

治法：益气活血。

方药：补阳还五汤加减。黄芪50g，归尾10g，赤芍15g，川芎、桃仁、红花、地龙各10g。酌加泽兰、牛膝利水消肿、活血化瘀；心悸多梦者，酌加酸枣仁、夜交藤以养心宁神；视网膜色淡者，加枸杞子、楮实子、菟丝子等补肾明目；情志抑郁者，加柴胡、白芍、青皮以疏肝解郁。

（5）寒中少阴证

治法：助阳解表通窍。

方药：麻黄附子细辛汤加减。麻黄6g、附子9g、细辛3g。表寒重者，可去麻黄加桂枝、生姜、大枣、炙甘草以温经散寒；阳虚甚者，加肉桂以温阳；视力损害特别严重者，加路路通、地龙、麝香以通络开窍。

2. 外治疗法

（1）针刺疗法　常用主穴：①眼周围穴位：睛明、球后、瞳子髎、承泣、攒竹、太阳。②远端穴位：风池、合谷、内关、太冲、翳风、足三里、三阴交、足光明。

睛明、球后进针 2~3cm，轻缓推进，避免提插捻转，得气出针。其余穴位以平补平泻手法，留针 20 分钟。

（2）耳穴疗法　肝、胆、脾、肾、心、耳尖、目1、目2、眼、脑干、神门等穴。耳穴针刺与压丸相结合，2 天 1 次。

（3）穴位注射　球后穴位，通窍活血注射液或葛根素注射液 2ml 做注射。或睛明、球后、承泣、翳明、合谷、外关，川芎嗪注射液穴位注射。

（4）穴位放血　取耳尖、耳背小静脉，刺放少许血液。

（5）离子导入　舒血宁、血塞通等扩张微循环或活血化瘀药物导入。

（6）经络疗法　《灵枢·邪气脏腑病形》曰："十二经脉，三百六十五络，其血气皆上于面而走空窍，其精阳气上走于目而为精。"说明眼与脏腑之间有着密切的经络联系，眼所需要的营养物质正是依靠经络来输送的。以经络理论为指导的按摩、点穴等手法治疗，有助于眼部气血运行的恢复，从而起到治疗作用。

通过疏通任督二脉治疗 CRAO 的方法，具体如下：

1）推拿　任脉、督脉及膀胱经涂抹推拿精油，循经推任脉、督脉及膀胱经，根据全身辨证不同施以补、泻及平补平泻不同手法，2 天 1 次，每次 20 分钟，3 次为 1 个疗程。

2）点按穴位　百会、四神聪、风池、风府、后溪、申脉、膻中、阿是穴等，以患者能耐受为准，每穴 3~5 分钟，2 天 1 次，3 次为 1 个疗程。

3）刮痧、火罐　取越南产水牛角刮板循经刮任脉、督脉及膀胱经，根据全身辨证不同施以补、泻及平补平泻等手法，刮痧＋火罐操作之顺序依身体状况而定。先刮后颈部循行的督脉及膀胱经，次刮背部循行的督脉及膀胱经，再刮胸部循行的任脉，此为一般的原则。基本方向依经络循行"阳升阴降"原则。①刮颈背部循行的督脉及膀胱经，自大椎穴刮起，经胸椎第 1 椎至尾骨，分 2 段刮。②刮膀胱经俞穴，先左后右，自大杼穴至腰部，即距督脉左、右各 1.5 寸处。③以膀胱经为中心，由里向外斜刮，从肩膀以下至腰部刮 3~5 条斜线，间距以肋骨为准。④睡眠不好者可同时叩敲胆经，1 周 1 次。⑤循经任脉、督脉及膀胱经后，循任脉、督脉滑火罐 20 分钟，然后循督脉及膀胱经排火罐，留罐 10~15 分钟，1 周 1 次。

3. 成药应用

（1）葛根素注射液　200~400mg 加入低分子右旋糖酐或 5% 葡萄糖 500ml 内，静脉滴注，每日 1 次，必要时每日 2 次。

（2）丹参注射液　20~40ml 加入低分子右旋糖酐或 5% 葡萄糖 500ml 内，静脉滴注，每日 1 次。

（3）复方丹参滴丸　舌下含服，每次 10 粒，每日 3~4 次。

（4）丹红化瘀口服液　口服，每次 1 支，每日 3 次。

（5）复方血栓通胶囊　口服，每次 3 粒，每日 3 次。

（6）豨莶通栓丸　口服，每次 6g，每日 3 次。

（四）新疗法选粹

1. 导管技术联合溶栓药物动脉内注射（LIF）

方法如下：①由股动脉插入导管至颈内动脉。②输入肝素 5000U，然后 1000U/ 小时。③颈动脉造影后，置入微导管至眼动脉。④输入重组组织纤溶酶原激活剂（RTPA），直至视网膜动脉循环恢复。最大剂量 50mg，2 小时内输完。也可用尿激酶 20 万 ~130 万 U，平均 100 万 U。治疗同时不断进行眼部检查，也有人同时进行脑血管造影监测。至今，国外文献共报告 100 多例视网膜中央动脉阻塞患者接受了该治疗。近年来国内也有数十例有关报告，其治疗效果略优于传统的治疗方法。约有 6% 的患者发生并发症，如偏瘫、失语、颅内出血、高血压危象和股动脉出血等。

2. 玻璃体切除联合视网膜中央动脉直接按摩术（DCRAM）

造成视网膜中央动脉阻塞的主要原因是栓子。发生阻塞的部位多位于筛板处，一般在眼底检查时看不到，仅有 20% 的患者在视网膜动脉的某一部分可观察到栓子。在视网膜分支动脉阻塞中，由于可以通过眼底检查直接观察到栓子，因此 Nd：YAG 激光碎栓有助于视网膜分支动脉循环的恢复。但在视网膜中央动脉阻塞中，由于多数情况下看不到栓子，因此无法采用 Nd：YAG 激光治疗。为此一种新的治疗视网膜中央动脉阻塞的手术方法——玻璃体切除术联合视网膜中央动脉直接按摩术建立了。①手术方法：采用闭合式三通道玻璃体切除术，术中用特制金属探针（钛镍合金，直径 0.1mm）在视乳头表面按摩视网膜中央动脉，见视神经血流停止后立即抬起探针，反复数次，如视网膜中央动脉循环恢复或伴栓子脱落时，则结束手术；如未见恢复，用锥针在视网膜中央动脉旁做小切口，用特制探针沿视网膜中央动脉的走行方向垂直刺入视乳头，由浅至深进行视网膜中央动脉直接按摩。当探针按压动脉时，血流停止后立即放松探针，可反复数次。探针进入视乳头的深度为 3~4mm。按摩中央动脉的同时观察其管径的变化及是否有栓子脱落。当中央动脉循环恢复或伴栓子脱落时，即结束手术。如果眼底未见上述改变，则用巩膜压迫器或虹膜恢复器探入上方球结膜下，沿巩膜表面伸入球后进行视神经按摩。按摩

的强度为手术显微镜下可见视神经轻度变形，反复数次后结束手术。术中因损伤视乳头毛细血管，均有视乳头局部小出血，提高灌注压后即可压迫止血，然后用针吸出出血，无需特殊处理。术后眼前节及眼底均未见明显炎症反应，玻璃体及视乳头前微量出血均可自行吸收。②治疗效果：病例报告中 10 例患者 4 例术中恢复循环，4 例术后逐渐恢复循环，2 例视网膜循环无明显变化，其中 1 例术后 5 天发生视网膜中央静脉阻塞，未见其他并发症。术后 2 个月，6 例患者（60%）视力从眼前数指以下提高至 0.08~0.7，平均 0.3。10 例病例报告表明：玻璃体切除术联合视网膜中央动脉直接按摩术，可以改善视网膜循环、缩短病程，手术并发症少，患者如能在起病后短时间内就诊，视功能可望获得一定的恢复。

3. 视网膜动脉阻塞的 YAG 激光击栓术

多数情况下分支动脉阻塞的原因为栓塞所致，且视网膜上可以看到栓子。近年来国内外均报道应用 Nd：YAG 激光击栓术治疗分支动脉阻塞，并显示有一定疗效。Nd：YAG 激光为红外光，动脉管壁对红外光吸收较少，当选择较低能量击射栓子时可利用其机械作用使栓子破碎而不损伤管壁。①治疗方法：在视网膜接触镜下应用 Nd：YAG 激光直接击射栓子，反复数次，直至动脉血流恢复（以动脉管壁增粗为标志）。激光参数 0.8~0.9mJ，也有报道逐渐增加能量直至栓子破碎或循环恢复为止。②并发症：有时可见治疗局部有小出血，不需要特殊处理；少数可因击破视网膜静脉而发生玻璃体积血，严重的需要玻璃体切割治疗。

（五）医家经验

1. 高健生

高健生在长期的临床经验基础上总结出"高健生益气温阳通络法"，自拟益气通脉方联合大剂量葛根素注射液静脉滴注，用以治

疗缺血性眼病。方药由补阳还五汤加减：生黄芪30g，当归10g，赤芍30g，川芎10g，桃仁10g，红花10g，炒枳壳10g，柴胡10g，桂枝10g，地龙10g。其中生黄芪补益元气，意在气旺则血行、瘀去则络通，为君药。当归活血通络，用为臣药。赤芍、川芎、桃仁、红花协同当归以活血祛瘀；地龙通经活络，力专善走，周行全身；炒枳壳行气活血；柴胡轻清升散，引药上行，又能疏肝气、解抑郁；桂枝温通经脉、助阳化气，共为佐药。

2. 姚和青

本病病在神光或目系，由于该处阴阳乖乱，气血无法上达，因而不能发挥作用。临床最多见于七情内伤、肝气郁结，或崩漏、胎产、大病之后，至于撞击、误伤目内脉络，或者郁热而致血不归经，瘀于目内，亦能发生。内治用药，当探求病因，其由于暴怒伤肝，以致气血郁逆、玄府闭塞，治以疏肝行气、舒经解郁，因肝脏有泻无补，气逆目伤，疏之及所以补之。如果由于气血暴脱，当大补气血，因气血不能分离，虽然病由失血过多，亦当固气，以防孤阳飞越。至于因气血瘀滞所致的，当逐瘀行滞、通窍活血，继以补益以治根本。（摘录于《眼科名家姚和青学术经验集·医案选释》）

3. 张怀安

凡视力突然丧失的内眼病，都属"暴盲"范围……其病因病机，多为情志不舒、肝失条达、气郁络阻、清窍被扰所致，从肝论治本病，疗效满意。（摘录于《当代名医临证精华·眼底病专辑》）

4. 庞赞襄

视网膜动脉阻塞的病因病机是肝经郁结、玄府郁闭、热耗阴液、阴虚阳亢。在治疗上根据不同的病因，采用疏肝解郁、破瘀通脉、滋阴益肾、平肝潜阳等方法治疗。临床证治方药如下：

（1）肝气郁结型　方用舒肝破瘀通脉汤（《中医眼科临床实践》）。药物组成：当归、白芍、银柴胡、茯苓、白术、羌活、防风、蝉蜕、木贼、陈皮、黄芩、丹参、赤芍各10g，甘草3g。胃纳欠佳加青皮、枳壳、炒麦芽、炒神曲、焦山楂；大便干燥者加番泻叶；大便溏者加苍术、吴茱萸；口渴烦躁去羌活，加生石膏、瓜蒌、麦冬、沙参。

（2）阴虚阳亢型　方用育阴潜阳通脉汤（《中医眼科临床实践》）。药物组成：柴胡、羌活、防风、当归、枳壳、山药、麦冬、盐知母、盐黄柏、生龙骨、生牡蛎、怀牛膝、丹参、赤芍、蝉蜕、木贼各10g，生地黄、珍珠母各15g，枸杞子、白芍、沙参各12g，甘草3g。大便秘结加番泻叶；头痛眼胀加钩藤、菊花；心悸失眠加远志、炒枣仁；胸闷气结加苏子、瓜蒌，酌情加柴胡、当归、川芎、陈皮。

5. 刘书勤

刘书勤擅长从肝论治暴盲，其用方剂多从治肝入手，根据病情分为3类：

（1）疏肝解郁　用柴胡疏肝散加减：柴胡、枳壳、香附、川芎、白芍、当归、郁金、丹参、栀子、牡丹皮、白术、车前子、木通、山楂、神曲、甘草。

（2）疏肝祛瘀　用血府逐瘀汤加减：地黄、赤芍、当归尾、川芎、桃仁、红花、川牛膝、柴胡、桔梗、三棱、莪术、水蛭、青皮、甘草、三七。

（3）清肝泻火　用龙胆泻肝汤加减：龙胆草、栀子、黄芩、柴胡、地黄、车前子、泽泻、当归、钩藤、蔓荆子、石决明、甘草。

五、预后转归

本病来势急骤，发展极其迅速，在极短的时间内即可导致视力严重下降甚至完全丧失，其转归和预后与是否得到及时正确的诊断和治疗有关，同时也与病变本身的性质和发病程度有关。如对其病因病机认识清楚，诊断准确，措施得当，治疗及时，视力可完全或部分恢复。一般认为阻塞发生10小时若未经有效治疗则很难恢复有用视力，但临床中积极的中西医结合治疗在发病时间较久尤其在视网膜水肿消失前仍然有一定的疗效，视网膜动脉阻塞的时间窗可扩展至发病后的4~6周。

六、预防调护

（一）预防

（1）本病的发生与个人生活习惯、情志因素有关，应戒除烟酒等不良嗜好，饮食不可过食肥甘厚味及辛辣之品，平时应保持性格开朗、七情调和、劳逸适度。

（2）视网膜动脉阻塞多见于老年人，患者常伴有高血压、动脉硬化、心脏病及糖尿病等，积极预防和治疗原发病，使其了解视网膜动脉阻塞与全身疾病的关系非常重要。增强患者的自我保健意识及就诊意识。指导患者定期检查眼底，控制血糖、血脂。加强随访以便早发现、早治疗，防止动脉硬化向严重程度发展。强调健康生活方式，加强运动，合理饮食对疾病的控制也很重要，提高机体抵抗力，以达"正气存内，邪不可干的"目的。教会患者识别该疾病的临床特征及急救常识。因部分患者可能突然复发视网膜动脉阻塞，告之当出现阵发性黑矇及无痛性视力突然下降或丧失时，立即先口服硝酸甘油和氧气吸入后，再到就近的医院紧急处理。故高危患者家中有必要备有血管扩张药物及氧气瓶，以便急救之用。一旦发病时能及时救治，对挽救有用视力至关重要。

（3）避雾露，适寒温，防止外邪侵袭。

（二）调护

1. 急救护理

（1）一经确诊必须争分夺秒，积极抢救，尽快恢复视网膜血液循环。立即给予硝酸甘油舌下含服，吸入95%氧及5%二氧化碳混合气体，以促进视网膜动脉血管扩张，增加脉络膜毛细血管血液含量，改善血循环，从而缓解视网膜动脉缺氧状态。因此，眼科门诊及住院部应将硝酸甘油作为常规急救药物备用。

（2）球后药物注射可扩张视网膜血管、解除视网膜中央动脉痉挛、消除视网膜水肿、改善视网膜营养。遵医嘱给予球后注射时应操作动作轻稳准，避免损伤眼球及血管致球后出血，加重症状，增加患者痛苦。

（3）降低眼压给予口服醋甲唑胺抑制房水生成。用药期间注意观察药物不良反应，如口唇、指端发麻，面部有蚁走感等，并做好解释工作，以消除患者疑虑、紧张，告之停药后此症状可自行消失。

（4）指导患者间歇性按摩眼球，方法为嘱其闭眼，食指和中指适当用力，一放一压，压迫眼球10~15秒，以促进视网膜动脉扩张、改善灌注、增加血容量，从而加速眼内血液流通、降低眼压。同时，密切监测眼压变化，定时测眼压。观察有否前额疼痛、眼球持续胀痛等高眼压症状。

2. 心理疏导

视网膜动脉阻塞因视力突发性骤降或丧失，故给患者身心造成巨大打击，导致紧张、恐惧、焦虑等不良心理。应激反应致使血管活性物质增加，小动脉痉挛使血压升高，从而进一步加重视网膜缺血。因此，做好心理疏导尤为重要。故在进行紧急救治的同时，适时做好安慰解释工作，使患者了解发病的原因，治疗的目的、方法及预后，以消除紧张、焦虑等负面心理，保持情绪稳定，树立信心积极配合治疗与护理，以取得最佳的治疗效果。

3. 基础护理

在患者治疗期间，安排好其饮食起居。加强巡视，保持病房整洁、安静、空气流通清新，以利于患者充分休息，缓解紧张情绪。膳食遵循疾病饮食原则，做到营养均衡。如：糖尿病者予糖尿病饮食，定食定量，勿暴饮暴食，控制血糖于正常范围忌忽高忽低；对心血管疾病者饮食予低脂、低胆固醇、低盐、清淡易消化富有营养食物。多食新鲜蔬菜水果，勿食辛辣刺激性强及坚硬食物。保持大便通畅，以免大便用力致眼压升高加重病情。配合药膳治疗，如：气滞血瘀者可服三七饮，三七 30g、青葙子 10g、白菊花 30g。先将三七入锅加清水 1500ml，煎至 300ml，再入白菊花、青葙子煎 15 分钟，待温取汁，分 2 次服。肝阳上亢者可配合钩藤饮，钩藤 15g、天麻 10g、白菊花 15g、三七 15g。先将天麻、钩藤、三七入锅加清水 1500ml，煎至 300ml，再放入白菊花煎 15 分钟，待温取汁，分 2 次服。禁烟酒，以免加重视网膜的损害。对于双眼患病者，其护理工作尤其重要，应注意日常生活的照顾，防止跌倒碰撞，应使之远离刀、剪、锥、刺等物，以防误伤。

4. 严密监测生命体征

视网膜动脉阻塞多见于老年人，其发病与全身血管病有关，故患者常伴有高血压、心血管疾病、动脉硬化、糖尿病等。因此，治疗期间协助医师做好患者全身检查，积极治疗原发病。严密监测生命体征变化及用药反应。当静脉滴注硝酸甘油时，应严格控制输液速度，密切观察血压变化，以防出现低血压。行溶栓治疗者应密切观察消化道等器官出血倾向。监测视力、血压、心率、意识状态、定向力、颈动脉及心脏情况，发现异常及时处理。并嘱患者少活动，多卧床休息，起床时动作不宜过猛，应有人陪伴。为活血化瘀、改善眼底微循环，医嘱给予静脉滴注血塞通或低分子右旋糖酐，其输液滴速不宜过快，以防急性肺水肿。

参考文献

［1］Man V, Hecht I, Talitman M, et al. Treatment of retinal artery occlusion using transluminanl Nd：YAG laser. A systematic review and meta-analysis［J］. Graefes Arch Clin Exp Ophthalmol, 2017, 255（10）: 1869–1877.

［2］Lin CJ, Su CW, Chen HS, et al. Rescue vitrectomy with blocked artery massage and bloodletting for branch retinal artery occlusion［J］. Indian J Ophthalmol, 2017, 65（4）: 323–325.

［3］Preterre C, Godeneche G, Vandamme X, et al.Management of acute central retinal artery occlusion：Intravenous thrombolysis is feasible and safe［J］. Int J Stroke, 2017, 12（7）: 720–723.

［4］李雪菲, 冯俊. 剔络化瘀法治疗瘀血阻络型陈旧性视网膜中央动脉阻塞 1 例［J］. 中医杂志, 2018, 59（8）: 714–716.

［5］黄琰霞, 聂新钢, 宋丽莉, 等. 眼动脉分支逆行介入溶栓治疗视网膜中央动脉阻塞疗效探讨［J］. 实用中西医结合临床, 2018, 18（6）: 64–66.

［6］赵丹丹, 高健生, 巢国俊, 等. 中西医结合疗法治疗视网膜分支动脉阻塞［J］. 中医药信息, 2016, 33（5）: 29–31.

［7］王润生, 雷涛, 钱露, 等. 眼动脉逆行与顺行介入治疗视网膜中央动脉阻塞的对比观察［J］. 眼科学, 2017, 6（1）: 35–44.

［8］赵凤霞, 王向向, 于涛. 三焦针法配合眶周局部针刺治疗慢性视网膜中央动脉阻塞验案 1 则［J］. 北京中医, 2015, 34（9）: 739.

［9］张铭连, 杨赞章. 基于目络学说对缺血性眼病病机和治疗的再认识［J］. 中国中医眼科杂志, 2020, 30（2）: 85–88.

第二节　视网膜静脉阻塞

视网膜静脉阻塞（RVO）又称视网膜静脉血栓，是 50 岁以上中老年人最常见的眼底血管疾病，在 70 岁以上人群发病率更高。近年中国、美国、澳大利亚及欧洲、亚洲 11 项研究的流行病调查显示其发病率为 1%~2%，黄斑水肿（macula edema，ME）发生率可达到 50%~60%，因此也是目前导致视力损害的疑难疾病之一。本病多为单眼发病，双眼发病仅占 3%~6.8%。发病后眼外观正常，视力可骤降，或于数天内快速下降。

根据视网膜静脉阻塞发生的部位不同，可分为视网膜中央静脉阻塞（CRVO）和视网膜分支静脉阻塞（BRVO）。根据其静脉阻塞的部位不同，对视功能的影响也不同。周围部或鼻侧支静脉阻塞者视力减退较轻；颞侧支静脉阻塞则多累及中心黄斑区，视力会明显下降；如发生中央静脉总干阻塞，则视力有严重下降，甚至眼前黑矇，或有红光感。视网膜静脉阻塞发病后血栓阻塞静脉，静脉回流迟缓，眼底可见静脉迂曲，呈紫红色、腊肠状埋及在视网膜水肿之内，周围可有广泛的放射状或火焰状出血及渗出物。

如果病情得不到有效控制，病程冗长，组织细胞缺血缺氧，血管内皮生长因子（VEGF）释放，可引发继发性黄斑水肿、视网膜与视盘新生血管形成，从而导致玻璃体出血与新生血管性青光眼等严重并发症。

中医眼科由于古代无法窥见眼底，故常以自觉症状命名。本病无对应中医学病名，以其发病急、外眼正常而视力骤降，乃至失明的特点，应属于中医学"暴盲"（《证治准绳》）、"视瞻昏渺"（《证治准绳》）的范畴。也有称其为"视正反斜""云雾移睛"。认为血瘀、血虚、痰瘀是其主要病机，与情志内伤、肝肾阴亏等因素有关，多种原因导致眼底脉道瘀阻、损伤而致血溢脉外。

中医学的"证"，不尽指西医学的病。所以近年来，中医、中西医结合、西医之间在视网膜静脉阻塞的诊疗上相互交流与参照。中医眼科医师也采用了西医的检查仪器，引用于望诊范畴，既提高了中医疾病的诊断，又提高了中医治疗的疗效。如见到眼底出血，中医眼科认为：出血时间不长，则先以急者治其标，凉血止血为主；如发病时间超过 2 周，则要以辨证施治为主。

视网膜静脉阻塞的临床预后较视网膜动脉栓塞要好，经治疗后视力可有一定改善。但若延误临床治疗时机，则可导致发生黄斑水肿、玻璃体积血、新生血管性青光眼等严重并发症。所以在治疗过程中既要治已病，又应考虑治未病。对于本病继发的黄斑囊样水肿、玻璃体积血与新生血管性青光眼等并发症，应在积极采取中医辨证论治的前提下，有机结合现代医学激光治疗以及抗新生血管药物等有效治疗，以求获得最佳的治疗效果，有效挽救患者的视功能。

一、病因病机

（一）西医学认识

大量的临床观察与研究表明视网膜静脉阻塞的病因复杂，可能是多种因素的综合影响。高血压、高血脂、动脉硬化、炎症、血液高黏度及血流动力学等均可能与本病的发生有关。

1. 血管壁改变

视网膜的动、静脉血管交叉处有一共同的外膜包绕，动脉发生硬化，静脉受压迫而管腔狭窄或发生内皮增生；眼底视网膜动脉硬化，可见动、静脉交叉压迫，使静脉血流滞缓，导致静脉血栓形成。

2. 静脉血管炎症

静脉血管炎症可导致静脉血管壁改变，内皮细胞增生，使静脉管壁粗糙及增厚，或血液的黏稠度和凝集性增高，血流滞缓。可能与糖尿病有关。

3. 血循环动力障碍

血循环动力障碍可引起血液流变减慢。糖尿病及长期嗜烟者，多有血黏度增高，血行缓慢，易形成血栓，可以诱发本病。

4. 血流动力学改变

眼压增高，可致视盘筛板受压，影响中央动脉灌注及静脉回流。

5. 其他因素

外伤、口服避孕药、眼压增高、情绪激动、过度疲劳以及免疫功能异常等，均可导致诱发本病。

目前认为黄斑水肿的发生、发展系多因素参与的复杂病理过程，视网膜内、外屏障功能损伤是导致黄斑区视网膜下液积存的主要因素。其发病机制：一方面是由于视网膜静脉回流受阻导致血管内压力升高，特别是毛细血管和毛细血管后小静脉压力升高；另一方面就是由于视网膜静脉受阻产生了毛细血管无灌注和组织缺血，从而导致血管内皮生长因子的释放，引起血管通透性增加和血管内压力升高所致。根据最近的研究报道，如果病变迁延超过 8 个月，则可引起广泛性细胞凋亡、视网膜纤维化，从而造成视功能的永久性损伤。从上所述，目前血管内皮生长因子在视网膜及静脉阻塞并发症的防治应用已深受国际眼科界的重视。

（二）中医学认识

本病病机的关键是脉络瘀阻，血溢脉外，遮蔽神光。多因情志郁结，气滞血瘀，血溢脉外，蒙蔽神光；或因年老体弱、阴气渐衰、劳思竭视、房事过度，阴虚阳亢，气血逆乱，血不循经，溢于目内；或因嗜食烟酒、辛辣厚味，痰热内生，上扰清窍而成。

（1）血热　平素嗜食辛辣炙煿厚腻之品，内热滋生，暗耗津液，血瘀脉内，血不循经，流于脉外，亦可血热妄行。

（2）气虚　气为血之帅，血为气之母，气虚不能摄血，血溢于脉外。

（3）气滞　肝郁气滞，气行则血行，气滞则血瘀，脉络受阻，血不循经，溢于脉外。

（4）心阳虚　心主血脉，心血得心阳温煦而行，心阳虚损，血寒易凝。

（5）阴虚阳亢　肝肾同源，肾阴虚则肝阴不足，肝为体阴用阳，故致阴虚阳亢，上扰清窍，灼伤血络。多见于高血压患者。

二、临床诊断

（一）辨病诊断

结合本病起病急骤及相应的临床症状、体征、眼底表现及全身状态等，临床诊断并不困难。

1. 临床表现

（1）症状　起病突然，视力骤降，但外眼正常，患者多见于中老年人群。轻者骤然自觉眼前有黑影飘舞，或在视野中有一处模糊，或有视瞻昏渺、视正为斜；重者猝然视力骤降，仅有满目红光，多为单眼发病。

（2）体征　视网膜中央静脉血栓者，视神经乳头明显充血、水肿、边界模糊，视网膜水肿，静脉高度迂曲怒张，色紫红而呈节段状，静脉有时隐藏于水肿的网膜组织内或混杂于出血斑中，周围伴有白鞘。可见有大量火焰状出血，可伴有黄白色渗出与出血相兼存在。若颞侧支静脉阻塞，每见静脉呈索段状，其旁有片状或火焰状出血累及。黄斑区出血者，出血区网膜可发生水肿。重者玻璃体混浊，视盘边界模糊充血水肿，视盘周围呈火焰状出血，静脉或隐或现。甚者眼内无红光反射，此时玻璃体积血。后期可见玻璃体混浊棕黄色细小颗粒，甚至可见晶状体后囊有棕黄色色素黏附，眼底光泽污秽，视盘有新生血管，网膜有出血及黄白色渗出，并伴有静脉弯曲怒张及新生血管，黄斑区可发生囊样变性。

2. 相关检查

（1）血象检查　患者的血脂、血黏度及血小板凝聚力等可能异常。

（2）眼底荧光血管造影（FFA）　早期可见视网膜静脉充盈时间延长，出血区遮蔽荧光，阻塞区毛细血管扩张，后期可见荧光素渗漏、静脉管壁染色，缺血型较非缺血型重。晚期阻塞区可见大量微动脉瘤，或有无灌注区、黄斑区水肿、新生血管的荧光征象。及时通过眼底荧光血管造影检查，可以帮助明确诊断并发现阻塞的具体部位。

（3）光学相干断层扫描（OCT）可观察到视网膜与黄斑区是否发生了水肿以及严重程度。

（4）视网膜电图（ERG）可客观记录视网膜的生理功能状态。在病情严重者，如视网膜中央静脉阻塞，可以发现其患眼的a波、b波振幅降低，峰时延迟，严重者甚至波形呈熄灭型。

（5）视觉诱发电位 可客观记录视神经与视路功能，如发生视神经炎，可表现为P1波的潜伏期明显延迟。

（6）眼科超声 对一些因眼底出血不能窥入的病例，可通过眼科B超检查来了解玻璃体出血与机化的程度，也可提示患者增殖性玻璃体视网膜病变的情况。

（二）辨证诊断

视网膜静脉阻塞是临床发病率较高的眼底出血疾病，综合历代中医眼科名家的认识及中医眼科统编教材，本病证型集中于如下8型，在临床上可以此为基础进行辨治。

1.血热妄行证

（1）临床证候 本证见于出血1~2周以内，视力突然下降，眼底视网膜可见火焰状出血，沿静脉分布，血色鲜红，常有棉絮样斑块渗出，舌质红，苔薄黄，脉弦数。

（2）辨证要点 眼底出血，出血沿静脉分布，色鲜红，伴有棉絮样斑块渗出，舌红苔薄黄，脉弦数。

2.气滞血瘀证

（1）临床证候 视力骤降，眼底可见视网膜静脉阻塞，火焰状出血，沿静脉分布，血色鲜红，常有棉絮样斑块渗出。或见眼胀头痛、胸胁胀闷，或情志抑郁、食少嗳气，或愤懑易怒，或乳房胀痛、月经不调等症；舌质紫暗或有瘀斑，脉弦紧或涩。

（2）辨证要点 视力骤降，舌质紫暗或

有瘀斑，脉弦或弦涩。

3.肝阳上亢证

（1）临床证候 多有高血压动脉硬化病史。视力骤降，眼底可见视网膜静脉阻塞，火焰状出血，沿静脉分布。兼见眩晕耳鸣、头目胀痛、急躁易怒、口苦口干；舌红，苔薄黄或苔少，脉弦或弦数。

（2）辨证要点 暴怒伤肝，气血上壅，目窍不利，脉络瘀阻。辨证以暴怒之后发病或头痛眩晕、面赤烘热等症及舌脉为要点。

4.阴虚火旺证

（1）临床证候 视力骤降，眼底可见视网膜静脉阻塞，火焰状出血，沿静脉分布。兼见头晕目眩、耳鸣耳聋、五心烦热、口干；舌红，苔薄黄或苔少，脉细数。

（2）辨证要点 发病已久，腰膝酸软，舌红少苔，脉细数。

5.肝胆火旺证

（1）临床证候 视力下降，眼底可见视网膜静脉阻塞，火焰状出血，沿静脉分布。胸胁满痛，烦躁易怒，面红耳赤，头晕，口苦咽干；舌质红，苔黄，脉弦数。

（2）辨证要点 眼底出血、渗出、水肿，辨证以全身及舌脉为要要点。

6.肝郁气滞证

（1）临床证候 视力骤降，眼底可见视网膜静脉阻塞，火焰状出血，沿静脉分布。平素情志抑郁，头晕目眩，胸胁疼痛，少言寡语，胸闷叹息；舌苔薄质紫暗，脉弦紧。

（2）辨证要点 肝郁气滞而血瘀，致目中脉络闭阻。辨证以情志抑郁及舌脉为要点。

7.脾虚气弱证

（1）临床证候 视力骤降，眼底可见视网膜静脉阻塞，火焰状出血，沿静脉分布。平素倦怠嗜卧，纳少肢冷，纳谷不化，肠鸣便溏；舌质淡嫩，苔薄，脉沉细弱。

（2）辨证要点 病势缠绵，少气，面色萎黄，舌淡苔白，脉细弱。

8.心阳虚证

（1）临床证候　视力骤降，可见视网膜静脉阻塞，火焰状出血，沿静脉分布。忧愁健忘，心悸失眠，动则气急，心下暴痛，引及胸背，面色枯淡，头晕目花；舌质淡红，苔薄，脉沉细。

（2）辨证要点　气虚血行乏力，血不充脉，目窍失养。辨证以出血色淡及全身证候为要点。

三、鉴别诊断

1.视网膜中央动脉栓塞

该病多发于老人，多有高血压动脉硬化病史。猝然一目视糊，甚至仅存光感，瞳孔散大，对光反应迟钝。视盘色淡水肿，眼底动脉变细或管腔内呈捻珠样血柱，甚至动脉呈银丝状、静脉纤细；视网膜苍白水肿，黄斑区呈樱桃红。发病急、病情重，视功能危害严重，可能有颈动脉硬化、狭窄与斑块压迫等病变。

2.视网膜静脉周围炎

该病多见于青年，可单眼亦可双眼，视力猝然模糊。眼底检查在周边部静脉有白鞘，相邻部位网膜水肿出血，严重亦可导致玻璃体积血。视网膜出血与水肿较轻，视力预后也明显好于视网膜静脉阻塞。

3.高血压眼底出血

该病虽也发生于中老年，但素有高血压病史。眼底可见视盘水肿，动脉呈铜丝状或银丝状，后极部呈火焰状出血，有絮状渗出，黄斑区呈放射状渗出。后期可出现缺血性视神经改变。高血压病史明确，视网膜出血病变及水肿程度较轻，但可引起视神经病变。

4.急性视神经炎

本病以单眼视力骤降为多，年龄不限，瞳孔扩大，眼底视盘出血水肿，但出血较少。视野可见中心暗点或旁中心暗点，视觉诱发电位可表现为P1波的潜伏期明显延迟。

四、临床治疗

（一）提高临床疗效的要素

影响视网膜静脉阻塞临床疗效的因素主要有静脉阻塞的形式、部位、病程、病变程度以及治疗时间等多种因素，对于时机的把握十分重要。一般在非缺血型视网膜中央静脉阻塞或视网膜分支静脉阻塞，经积极治疗后视力可显著恢复。在缺血型视网膜或中央静脉阻塞，日久视神经乳头表面和受累的静脉周围可出现新生血管性出血，量大时也可流入玻璃体内，预后较差。因此，应定期随访眼底荧光血管造影，对于缺血无灌注与新生血管形成的部位可及时采用激光治疗。若玻璃体出血已引起增殖型视网膜脱离，可施行玻璃体切割与视网膜脱离复位术。本病约有10%的患者可继发新生血管性青光眼，如能及早发现并采用联合抗血管内皮生长因子或眼底激光的中西医结合治疗，或可回退虹膜新生血管，有效降低高血压，从而挽回视功能。一般在临床治疗方案上可履行如下原则：

1.谨守病机，注重活血化瘀

视网膜静脉阻塞不论是中央还是分支，其皆为血管闭塞、脉络瘀阻所致，故应选用活血化瘀为治疗大法，以促进脉络疏通、出血迅速吸收。临床上一旦诊断明确，就应坚持不懈、贯穿始终。

2.知常达变，活用利水消肿

视网膜静脉阻塞所引发的出血会伴随有视网膜与黄斑区不同程度的组织细胞水肿，将导致视力下降。如水肿超过8个月，将导致视功能的严重损伤，成为导致低视力的主要原因，故根据病情需要辅以利水消肿之药味也是提高临床疗效的重要措施。

3.活血利水，健脾利湿

中医眼科认为本病是因机体阴阳失调、脏腑功能紊乱而致气滞血瘀、血脉瘀阻；眼底气血瘀滞、水湿凝聚，导致黄斑水肿与渗出。根据《血证论》中"凡血证，总以祛瘀为要"的治疗原则，多采取活血化瘀的方法。依据仲景理论"血不利则为水"，又黄斑居中色黄属脾，脾主湿，故黄斑水肿当治以化湿利水。因此应以活血利水、健脾利湿为治则。

4. 扶正祛邪，调节免疫功能

对于一些年轻的视网膜静脉阻塞患者，其病因病机可能是免疫功能异常而引起的炎症反应，炎症过程会产生抗原-抗体反应以及免疫复合物的形成，引起视网膜静脉循环障碍，造成血管的闭塞与损害。故在此类患者，除了活血化瘀与利水消肿的主流治疗以外，还应配合清热解毒、扶助正气之药味。通过扶正祛邪、调节免疫功能，有效促进炎性渗出物吸收、恢复病情。

5. 见微知著，巩固防变

视网膜静脉阻塞恢复期的患者，有些往往伴发轻重不同的高血压、高血脂、高血糖等全身症状，其血液中各种成分如血脂、蛋白质、血小板及血液中各种凝血因子均有一定关系。对此类患者应密切观察，积极治疗原发病，并应以治未病为出发点，扶正固本，防止疾病的复发。

6. 中西合璧，标本兼治

视网膜静脉阻塞在中医学中属于"暴盲"与"视瞻昏渺"的范畴，本病发病被认为与情志内伤、肝肾阴亏等因素有关，系由多种原因瘀阻与损伤了眼底脉道而致血溢脉外。中医通过整体与局部辨证相结合，对视网膜静脉阻塞的治疗有独到之处，而中西医结合的方式则可以达到病证结合，对于眼底出血、水肿、新生血管治疗以及视功能的改善更具优势。目前已不断取得一些循证医学研究证据，可以进行推广应用。

（二）辨病治疗

目前西医治疗方法主要是在病因治疗的基础上进行扩张血管、促进眼底出血与水肿

的吸收，控制疾病发展，改善视功能。中医治疗本病也有悠久历史、方法多样，如中药辨证论治、专方治疗、针刺及穴位注射等，已积累了较多的经验。临床上应根据患者原发病种、病程、年龄、接受程度、经济情况等具体因素决定采用何种疗法。

一般来说，积极及时的治疗，应以采取综合治疗效果较好。尽管许多患者先前已经进行了西医治疗，由于疗效不理想，仍可再行寻求中医与中西医结合治疗，以期获得进一步的视功能改善。辨病治疗的临床重点将在于及时准确的对症处理，主要予抗血栓治疗。

（1）纤溶制剂

①尿激酶：5000~10000U 溶于 5% 葡萄糖溶液 250ml 中静脉滴注，每日 1 次，5~10 次为 1 个疗程；也可用 100~500U 溶于 0.5~1ml 生理盐水中做球后注射。

②链激酶：初次 5% 葡萄糖加入 50 万 U 静脉滴注，但在给药前半小时先肌内注射异丙嗪 25mg 和静脉滴注地塞米松 2.5~5mg 维持量，5% 葡萄糖液加入 60U 静脉滴注。每日 1~2 次，5~7 日为 1 个疗程。

（2）抗血小板聚集剂　口服阿司匹林，每次 0.3mg，每日 1 次；或口服双嘧达莫，每次 25~50mg，每日 3 次。

（3）维生素　出血早期可注射维生素 K，10~20mg，每日 1 次，可补充 B 族维生素和维生素 C。

（4）低分子右旋糖酐　250ml 静脉滴注，每日 1 次。

（三）辨证治疗

辨证治疗视网膜静脉阻塞是中医治疗本病的主要方法，综合现代多数医家认识及中医眼科统编教材，本病证型相对集中于如下八种证型，临床可以此为基础进行灵活辨治。

1. 辨证论治

（1）血热妄行证

治法：凉血止血。

方药：由于视网膜静脉阻塞出血急骤，治法应以急则治其标为原则。方药可采用犀角地黄汤。犀角可用紫草、紫花地丁代用。紫草15g、紫花地丁30g、生地黄15g、赤芍12g、牡丹皮30g、方儿茶12g。

（2）气滞血瘀证

治法：理气解郁，化瘀止血。

方药：血府逐瘀汤（《医林改错》）加减。柴胡、当归、桃仁、枳壳、川芎各10g，生地黄、赤芍、牛膝、生蒲黄各15g，桔梗8g，甘草、红花各6g。

（3）肝阳上亢证

治法：平肝潜阳，化瘀止血。

方药：天麻钩藤饮（《杂病证治新义》）加减。天麻、钩藤、栀子、黄芩、杜仲、桑寄生、茯神各10g，生石决明、牛膝、益母草、夜交藤各15g。

（4）阴虚火旺证

治法：滋阴降火，凉血化瘀。

方药：知柏地黄丸（《景岳全书》）加减。熟地黄、山药、茯苓各15g，山茱萸、泽泻、牡丹皮、知母、黄柏、牛膝、生蒲黄各10g

（5）肝胆火旺证

治法：清肝泻火。

方药：龙胆泻肝汤（《医方集解》）加减。龙胆草（酒烧）、栀子、黄芩、木通、泽泻、车前子各9g，生地黄、红花、丹参、当归、方儿茶、柴胡、生甘草、桔梗各6g，三七粉3g。

（6）肝郁气滞证

治法：疏肝解郁。

方药：丹栀逍遥散。柴胡、当归、赤芍、白术、茯苓、甘草、薄荷、牡丹皮、栀子、生姜。

（7）脾虚气弱证

治法：健脾益气。

方药：归脾汤。白芍、茯神、党参、黄芪、酸枣仁、木香、炙甘草、当归、远志。

（8）心阳虚证

治法：温通心阳。

方药：炙甘草汤（《伤寒论》）加减。炙甘草9g、党参12g、麦冬12g、川桂枝6g、生地黄12g、阿胶（烊）9g、丹参12g、方儿茶12g、葛根15g、三七粉4g、火麻仁12g。

2. 外治疗法

（1）针刺治疗　周围穴位有睛明、球后、瞳子髎、承泣、攒竹、太阳等；远端穴位有风池、合谷、内关、太冲、翳风、足光明。每次选眶周穴位2个、远端穴位2个，轮流使用，留针15分钟，或强刺激不留针，每天1次，10次为1个疗程。

（2）耳针治疗　取肝、胆、脾、肾、心、耳尖、目1、目2、眼、脑干、神门等穴，针刺与压丸相结合，每天1~2次。

（3）穴位注射　取维脑路通注射液2ml或复方丹参注射液2ml，做球后注射，每天1次。

（4）穴位放血　取耳间或耳背小静脉，刺放少许血液，每天1次。

3. 成药应用

（1）云南白药胶囊　适用于视网膜新出血期。口服，每次1片，1日3次。

（2）复方丹参滴丸

成分：丹参、三七、冰片。

功效：活血化瘀，理气止痛。

适应证：本病血瘀兼气阴两虚证。

用法：口服或舌下含服，每次3片，1日3次。

（3）复方血栓通胶囊

成分：三七、黄芪、丹参、玄参。

功效：活血化瘀，益气养阴。

适应证：本病血瘀兼气阴两虚证。

用法：口服，每次3片，1日3次。

（4）血栓通（冻干）

功效：活血化瘀，通经活络。

用法：①静脉注射，每次150mg，用氯化钠注射液30~40ml稀释，每日1~2次。②静脉滴注：每次250~500mg，用10%葡萄糖注射液250~500ml稀释，每日1次。③肌内注射：

每次 150mg，用注射用水稀释至 40mg/ml，每日 1~2 次。④电离子导入：每次 100mg，加入注射用水 3ml，从负极导入。

（5）丹参注射液

功效：活血通脉。

用法：20~30ml 加入 5% 葡萄糖 250ml，静脉滴注，每日 1 次，10 天为 1 个疗程。

（6）苦碟子注射液

功效：活血止痛，清热祛瘀。

适应证：本病血瘀兼气阴两虚证。

用法：20~30ml 加入 5% 葡萄糖 250ml，静脉滴注，每日 1 次，10 天为 1 个疗程。

（7）和血明目片

成分：地黄、当归、赤芍、川芎、女贞子、墨旱莲、蒲黄、丹参、牡丹皮、茺蔚子、山楂、郁金、龙胆草、黄芩、夏枯草、菊花、木贼、决明子、车前子。

功效：补血，和血，滋补肝肾。

用法：口服，1 次 5 片，1 日 3 次。

（8）止血祛瘀明目片

成分：丹参、三七、赤芍、地黄、墨旱莲、茺蔚子、牡丹皮、女贞子、夏枯草、毛冬青、大黄、黄芩（酒炙）。

功效：化瘀止血，滋阴，清肝明目。

用法：口服，1 次 5 片，1 日 3 次。

（四）新疗法选粹

1. 激光治疗

视网膜静脉阻塞影响视力预后最常见的并发症就是继发性黄斑水肿，除此以外，还有视网膜缺血所导致的新生血管形成、玻璃体出血及新生血管性青光眼等严重并发症。

激光治疗可通过破坏新生血管而重建视网膜的血氧平衡，并从源头上减少血管内皮生长因子的分泌，从而减轻黄斑水肿。

近年国际上启动了激光治疗视网膜静脉中央阻塞（CVOS）及视网膜静脉分支阻塞（BVOS）两项多中心试验。通过所进行的长时间、大样本的临床随机对照研究，获得了

公认的循证医学结果。两项大规模的分别针对于视网膜分支静脉阻塞（BRVO）与中央静脉阻塞（CRVO）的激光光凝临床试验研究 BVOS 与 CVOS 进行，获得的临床意义。

BVOS 的研究结论：只有在视力低于 20/40 的 BRVO 患者，格栅样光凝才能较未治疗组显示出较好疗效；发病 3 个月内不宜使用激光治疗，因患者的视力、视网膜出血、水肿的情况在 3 个月内易发生改变，视网膜出血较厚时很难进行。CVOS 的研究结论：格栅样光凝虽能改善黄斑水肿，但对中心视力并无帮助；全视网膜光凝虽可消退已形成的虹膜新生血管，但却无预防作用，故不作为常规治疗；对难治性黄斑水肿仍可选择光凝，特别是在玻璃体腔内药物治疗使黄斑水肿减轻之后。目前激光治疗被广泛接受并作为 RVO 治疗的金标准。

黄斑区格栅样光凝可有效减轻本病并发的黄斑囊样水肿，改善视力；光凝毛细血管无灌注区及封闭新生血管，可以有效预防继发性青眼。但激光本身对于视网膜组织细胞的不良作用也不容忽视，临床治疗中对次数的选择应该有所限制。既要达到治疗目的，又要尽量避免对视网膜的损伤。

2. 抗血管内皮生长因子药物

2008 年 Rosen Field 首先报道应用 Bevacizumab 成功治疗了第一例视网膜静脉阻塞黄斑水肿病例后，因其优越的性价比及较高的安全性，成为本病治疗的新宠。近年来国际上又对 Ranibizumab 进行了两项多中心、随机对照临床研究（BRAVO 和 CRUISE），分别对 397 例分支静脉阻塞和 392 例中央静脉阻塞患者的治疗进行了临床观察，对其有效性和安全性进行了客观的评价。结果两项研究的治疗均具有显著意义，并证明了该药在视网膜静脉阻塞黄斑水肿的治疗中发挥了关键的调控作用。通过玻璃体腔内抗血管内皮生长因子注射，可以降低有效血管内皮生长因子的浓度，削弱其引起血管渗漏的作用，

从而减轻视网膜和黄斑的水肿。

鉴于抗 VEGF 药物在视网膜静脉阻塞黄斑水肿的发展中具有关键调控作用，2010 年美国食品与药品监督局（FDA）已将本药批准用于视网膜静脉阻塞黄斑水肿的一线治疗。

当前国际临床指南诊疗常规普遍采取了 CRUISE 研究的结论，对于中央静脉阻塞患者，建议采取"6+PRN"的球内注射方式。而英国皇家眼科学院对视网膜静脉阻治疗指南则推荐了"3+PRN"的治疗方式。若 3 个月治疗后视力无提高，则需要改为"6+PRN"的注射方式，以改善预后。

目前视网膜静脉阻塞国际诊疗指南所存在的问题：

（1）所存在的主要问题是对药物注射的依赖性较强，需要长期的眼内治疗，带给患者生活不便。

（2）对于重症患者需要较长时间的眼内用药治疗，将会产生较高的治疗费用。

（3）极少量的患者也有发生眼内炎并发症的风险。

（4）从根本上来说，当前国际临床指南上对 RVO 的治疗实际上就是对黄斑水肿的单一并发症的治疗，并非是对于本病整体病变的治疗。

3. 糖皮质类固醇激素

视网膜通透性的改变的病理机制可以归因于炎症，尤其是视网膜毛细血管内白细胞的瘀滞。糖皮质类固醇激素可通过直接的抗炎作用和间接的抑制血管生成作用减轻视网膜静脉阻塞黄斑水肿。目前已有大量证据支持眼内应用激素消除黄斑水肿的临床效果。

（1）曲安奈德　曲安奈德是一种长效糖皮质激素，作为一种可用于玻璃体腔内注射的抗菌药物，曾经在视网膜出血继发黄斑水肿的治疗中成为热点。国际多中心随机对照研究组 SCORE 纳入了 271 例视网膜静脉阻塞继发黄斑水肿的患者，进行了长效糖皮质激素曲安奈德的眼内注射研究。随访观察 1 年，

进行了有效性和安全性评价。曲安奈德组在短期内取得了优于 Bevacizumab 的疗效，主要表现在最佳矫正视力的提高以及黄斑中心厚度的降低。

（2）药物缓释系统（Ozurdex）　Ozurdex 是 Allergan 公司研发的新型生物降解缓释剂系统，含地塞米松 0.7mg，有效解决了地塞米松半衰期短的问题，2009 年被美国 FDA 批准用于视网膜静脉阻塞继发黄斑水肿的治疗。与曲安奈德相比，效用更强（约为 5 倍），且亲水性更好。美国 Wills 眼科研究所组织的多中心随机对照研究 GENEVA 研究组纳入了 1256 例视网膜静脉阻塞患者，并进行了为期 1 年的随访观察，结果证实了 Ozurdex 治疗的长期有效性与安全性，但在治疗中尚存在眼压升高等问题。

（3）Retisert　Retisert 是美国博士伦公司研发的氟辛醇丙酮玻璃体内植入剂，已被美国 FDA 批准用于葡萄膜炎的临床治疗。美国 Duke 大学对 Retisert 治疗视网膜中央静脉阻塞继发黄斑水肿的疗效进行了为期 3 年的临床观察，结果表明具有一定疗效。植入后 1 年、2 年、3 年的平均视力分别提高到 4.5、8.2 及 3.4 个字母，黄斑中心凹厚度亦发生明显改善，但也可能引发白内障。

4. 玻璃体溶解药物

（1）组织纤溶酶原激活物　组织纤溶酶原激活物（tPA）是一种溶栓剂，对纤维蛋白有很高的亲和性，在纤维蛋白血块中专一性地将纤溶酶原转化为纤溶酶，故玻璃体腔注射 tPA 可使玻璃体后部皮质与内界膜脱离。本药治疗视网膜中央静脉阻塞继发黄斑水肿的机制公认与其溶栓作用及建立玻璃体后脱离模型的作用有关，相对于地塞米松和雷珠单抗的优势就是在于减少了玻璃体腔注射的次数，tPA 只需注射一次即可使黄斑水肿消退并且鲜有复发。

（2）自体纤溶酶　自体纤溶酶（APE）治疗视网膜静脉阻塞继发黄斑水肿的机制与 tPA

相似，可对水肿发挥较好的吸收作用。对大样本的视网膜分支静脉阻塞患者临床治疗与随访1年，证实了APE对患者视力提高与黄斑水肿消退的有效性与安全性；对于注射后未发生玻璃体后脱离的受试者（33.4%），黄斑水肿明显减轻，视力亦有一定提高。

5. 动静脉鞘膜切开术

视网膜静脉阻塞多发生在视网膜动静脉交叉处，此处动静脉共处同在一个鞘膜内。动脉管壁增厚或鞘膜增厚均会导致静脉受压、管腔狭窄，从而可促使交叉部位的内皮细胞损伤而形成血栓、阻塞血管。

动静脉鞘膜切开术（ACS）是近年来提出的治疗视网膜静脉阻塞的新方法。本手术可通过切开鞘膜、分离动静脉，以解除压力、抑制血管阻塞；通过恢复视网膜血液灌注，从而使视网膜内的出血与水肿明显减轻，提高视功能。

该术式可应用于对药物与激光治疗效果欠佳者，尤其是对于那些黄斑区水肿与出血严重、视力影响较大的视网膜静脉阻塞患者。其治疗的有效性与安全性应以视网膜分支静脉阻塞为更好。

6. 放射状视神经切开术

近年来的组织解剖学及动物实验研究认为视神经出口处解剖学结构的特异性可能是导致RBO及黄斑水肿的原因之一。

放射状视神经切开术（RON）即经睫状体平坦部行视盘鼻侧放射状视神经切开术，可减轻或解除巩膜环视神经出口处对视网膜中央动静脉的压力，使视网膜中央静脉回流增加，有利于静脉血栓的消除，从而使视申乳头及黄斑水肿消退。

国内外已有许多学者报道应用RON治疗视网膜中央静脉阻塞，取得了较好的效果。Opremcak等评估了117例严重CRVO患者行RON术后的结果，95%的患者黄斑水肿明显改善，术后3个月71%的患者视力平均可提高2.5行。因此认为RON在技术上安全可行，

疗效优于自然病程。

国际研究组PACORES评价了玻璃体切割联合RON手术治疗的并发症，认为该项治疗可以对提高视网膜中央静脉患者的视力具有一定帮助。

7. 中西医多靶点治疗

中医眼科认为本病是因机体阴阳失调、脏腑功能紊乱而致气滞血瘀、血脉瘀阻；眼底气血瘀滞、水湿凝聚，而导致黄斑水肿与渗出。根据《血证论》中"凡血证，总以祛瘀为要"的治疗原则，多采取活血化瘀的方法。依据仲景理论"血不利则为水"，又黄斑居中色黄属脾，脾主湿，故黄斑水肿当治以化湿利水。因此应以活血利水、健脾利湿为治则。根据以上特点，可以对本病通过辨证论治取得疗效。

然而，对于那些伴有严重并发症如新生血管性青光眼与顽固性黄斑水肿的患者，疗效往往较差。由于病情不能有效地控制导致不断恶化，本病常可导致视网膜局部无灌注，继发黄斑囊样水肿、视网膜新生血管形成、玻璃体出血及新生血管性青光眼等严重的并发症。

从西医学角度来看，视网膜静脉阻塞可具有多个病理靶点，如视网膜血管的栓塞、血流瘀滞、出血、水肿、缺血及新生血管等等。临床医疗实践表明：在那些病情严重的缺血性RVO患者，如果仅仅依赖某种治疗方法，比如长期单独应用抗VEGF药物眼内注射治疗或单独服用药物，显然都不能够满足对本病发生发展中所有的病理靶点进行全覆盖性治疗。

譬如：对于那些反复发作的继发黄斑水肿及眼底新生血管并发症，如仅用单纯中药治疗远不及与抗VEGF药物联合治疗更加立竿见影。而在那些缺血严重的RVO病例，适当的激光辅助治疗也可以帮助缓解病情，避免新生血管性青光眼的发生。当然，需要明确的是：眼内注药对水肿吸收的有效维持治

疗时间是十分有限的，而激光治疗也不能从根本上改善视网膜的循环状态，而且可能对视网膜造成不可逆的损伤。因此，是否能够通过采取中西并重、靶点互补的治疗原则，来有效提高治疗的时限与质量？

为贯彻落实《国务院关于扶持和促进中医药事业发展的若干意见》，上海市制定了《上海市进一步加快中医药事业发展三年行动计划（2014年-2016年）》，筛选中西医结合重大疑难疾病，以提高中西医结合的临床疗效为目标，围绕技术方法、临床路径、服务流程、医疗成本控制等重点内容，开展中西医结合优势病种的联合攻关，实现关键技术突破。上海交通大学附属第一人民医院眼科中心牵头的10家三级医院实施并完成了上海市中西医结合三年行动计划重大项目"眼底出血性疾病的中西医结合临床体系研究"。该项目以现代检测技术平台为依托，结合循证医学、卫生经济学等临床评价方法，对三种眼底出血性疾病进行了大样本、随机对照的多中心临床试验研究。唐由之国医大师应邀作为本项目顾问。

唐由之老师对本病的治疗具有丰富的临床经验，他认为，眼底血证的治疗原则应采用清热止血法，但要掌握好分寸：清热不可过寒，止血不可郁气。寒凉过度、气机壅塞，均易造成瘀血留滞不化。治血证常根据出血时间的长短、颜色的深浅、病情所处的阶段，分期论治。

对于视网膜静脉阻塞的治则，先生认为重在以活血化瘀、理气通络为纲。常用药味可用：生蒲黄、墨旱莲、丹参、赤芍、茜草、生侧柏叶、大蓟、小蓟、牡丹皮、三七粉、川芎、牛膝、黄芪、柴胡、枳壳等。以生蒲黄凉血止血，止血不留瘀；赤芍、墨旱莲凉血止血行瘀；丹参活血化瘀；川芎活血行气；牛膝活血祛瘀、引血下行；三七粉活血、止血化瘀；茜草、大小蓟入肝、脾经，共奏凉血止血祛瘀功效。眼底水肿明显者加茯苓、泽泻、车前子等。效果明显。

他提出采用病证结合的中西医结合治疗可作为对本病的最佳临床治疗方案。

重大项目课题组将辨证为"气虚血瘀证"的300例RVO患者纳入了随机对照临床多中心试验研究，其中CRVO、BRVO组各为150例，并按中药、西药、中西医结合共分三组。中药组选用参杞网膜颗粒，可滋肝补肾、活血利水。西药组为雷珠单抗眼内注射，每月1次，可有效促进黄斑水肿吸收、抑制新生血管形成。治疗观察3~6个月，结果表明：中药组与西药组对形态与功能学指标的恢复具有意义（$P < 0.05$），而中西医结合组通过多靶点治疗不仅可以有效促进黄斑水肿的吸收，而且还可以改善微血管病变、促进视网膜出血、渗出及水肿等病理产物的有效吸收（$P < 0.01$）。

课题组的另外一项报道表明：90例视网膜静脉阻塞患者被分为中药组（灵杞黄斑颗粒）、西药组（雷珠单抗）及中西医结合治疗组，随访观察6个月。结果表明：中药组治疗的总有效率为56.7%，西药组治疗的总有效率为60%，而中西医结合治疗组的总有效率最高，可达到80%。治疗后，各组黄斑区水肿均较治疗前明显减少（$P < 0.01$）。中西医结合治疗组在视力改善、眼底出血吸收及降低视网膜中心厚度明显好于另两组（$P < 0.05$）。结果也认为中西医结合在RVO并发黄斑水肿的治疗可达到标本兼治的多靶点治疗，从而取得更好的临床疗效。

这里需要强调的是，在西医国际诊疗常规中，治疗所针对的仅仅是RVO伴发的黄斑水肿，而中西医结合治疗所针对的不仅仅是黄斑水肿一个病理靶点，而且是针对了导致本病发生发展的所有病理产物如出血、渗出、水肿以及对免疫功能的恢复，因此也可以称为对本项疾病的中西医多靶点治疗。

临床实践表明：通过中西医多靶点治疗方法的临床应用与实践，不仅可以较好地解决视网膜出血及黄斑水肿、有效提高视觉功能，还可以减少因长期眼内注射可能导致的并发症以及昂贵的治疗费用。

（五）医家经验

1. 陈达夫

陈达夫先生提出内眼组织与六经相属学说，认为视网膜静脉阻塞应属于手少阴心经目病。他认为本病可分成3个阶段论治：

（1）初期阶段　主要表现为血热妄行，治疗应凉血止血，佐以活血化瘀，方用生蒲黄汤加味。

（2）中期阶段　血液离经之后形成瘀血，治疗应活血化瘀、行气通络，方用通窍活血汤或血府逐瘀汤加味。

（3）后期　瘀血已去，但已造成组织细胞损坏，治疗应滋养肝肾、养血扶正，方用驻景丸加减。

2. 庞赞襄

庞赞襄先生提出，视网膜静脉阻塞的发病原因多由于七情郁结、肝血瘀滞、肾阴不足、肝阳上亢、或心血亏所致。并根据临床表现，分3个证型辨治。

（1）七情郁结型　平素情志不舒，易怒，头稍晕或不晕，血压不高或稍高，胃纳尚可，口干或不干，视物模糊或仅辨指数，便润；舌润无苔或舌苔薄白，脉弦细或弦数。治宜疏肝解郁、破郁行血、健脾通络，方用舒肝破瘀通脉汤加减。

（2）肾阴不足、肝阳上亢型　有高血压病史，头晕目眩，或耳鸣，颧赤，腰膝酸软，或胸闷不舒，或失眠盗汗，胃纳尚可，便润；舌绛无苔或苔薄白，脉虚大或弦数。治以滋阴益肾、平肝潜阳、破瘀行血为主，方用育阴潜阳通脉汤加减。

本型与七情郁结型在临床最为多见。在治疗过程中，如血压稳定后，可与七情郁结型方剂交替使用。

（3）心血亏虚型　眩晕虚烦，心悸怔忡，

梦多难寐，面色萎黄，口干，便润；舌淡苔薄，脉结或细弱而数。治宜补心益阴、养血安神，方用补心丹加减。

3. 姚芳蔚

姚芳蔚先生将视网膜静脉阻塞分成六型辨治：

（1）阴虚火旺型　主症为头目眩晕、耳鸣耳聋、面部生火、五心烦热、口干，舌红，脉细数。治宜滋阴降火，方用滋阴地黄汤加减。

（2）肝阳上亢　主症为头痛眩晕、耳鸣、口苦、心烦失眠、四肢麻木，舌红，脉弦数。治宜平肝潜阳，方用菊花钩藤饮加减。

（3）痰浊瘀阻型　主症为头晕目眩、体胖，苔腻，脉弦滑。治宜化痰降浊，方用加减二陈汤加减。

（4）气虚血瘀型　主症为气短、乏力，舌淡胖嫩、边有齿痕，脉虚。治宜益气活血，方用补阳还五汤加减。

（5）气滞血瘀型　主症为情志不舒、胸胁胀闷、口干，舌淡，脉虚弦。治宜理气活血，方用血府逐瘀汤加减。

（6）心肝火旺型　主症为头痛、喜怒、口苦，舌红，苔薄黄，脉弦数。治宜清心凉肝，方用羚羊地黄汤加减。

4. 陆南山

陆南山擅治视网膜出血疾病，提出视网膜静脉阻塞在血止后，视网膜或多或少会遗留下一些瘀血，最后形成机化组织，严重地影响视力。因此，虽然原则上采用清热止血法治疗，但要掌握好分寸，即清热不可过寒、止血不可郁气。寒凉过度、气机壅塞均易造成瘀血留滞而不化。

先生在治疗眼底血证时喜用茜草、蒲黄、藕节、大蓟、小蓟、十灰散等既止血又活血的方药止血。清热则擅用生地黄、茅根、牡丹皮、小剂量黄芩等。另外常酌情加入赤芍、丹参、制大黄、小胡麻等活血化瘀之品。对手术后出血或外伤出血者，常加入少许三七、苏木等药物。对于无热象的出血，他认为应切忌误用寒凉之味，以尽量免除瘀血停滞之弊，减轻组织细胞的瘢痕化，保持视功能。其用药特色可供后学之借鉴。

五、预后转归

1. 非缺血型视网膜中央静脉阻塞

经积极的中医辨证治疗后，视力可大部分恢复。

2. 缺血型视网膜中央静脉阻塞

缺血型视网膜中央静脉阻塞预后较差，如治疗不利可造成病情拖延，常可发生以下并发症：

（1）黄斑囊样水肿　黄斑区呈圆形、色泽暗红隆起，周围光泽紊乱，视力明显下降。

（2）新生血管性青光眼　虹膜红变，眼压增高，甚至可引起角膜大疱水肿。

（3）慢性虹睫炎　眼部充血不明显，但虹膜后粘连，瞳孔不规则。

（4）晶状体后囊混浊　裂隙灯检查晶状体后囊呈锅巴样黄绿相间的混浊。

（5）增殖型视网膜脱离　本病若视网膜出血量大时，也可导致玻璃体出血。由于玻璃体出血机化后牵引视网膜，可引起增殖型视网膜病变及牵引性视网膜脱离。可尽早施行玻璃体切割手术，以尽量挽回部分视力。若视网膜脱离延误治疗，则可导致失明。

（6）新生血管性青光眼　本病日久视神经乳头表面和受累静脉周围可出现新生毛细血管网。约10%的患者可继发新生血管性青光眼。高眼压将引起眼球剧痛。如能及早发现新生血管性青光眼，可采用眼内注射抗新生血管内皮生长因子、联合激光与中西药物治疗。这是目前最佳的补救疗法。若眼压仍不能得到控制，可施行阀门置入减压术控制眼压，并继续进行中西医结合治疗。

六、预防调护

（一）预防

（1）做好精神调护，保持心情平静，避免暴躁沮丧。

（2）多食水果、蔬菜、鱼类等清淡食品，少食高脂及辛燥食物。

（3）眼底出血较多，可能有新生血管形成，由于管壁较脆嫩，故要避免低头过久或重力活动，以防反复出血。

（4）疾病恢复期，可参加一些室外的有氧运动，如散步、体操等小运动量的体育活动，以促进血液循环、改善眼部供血，促进出血、水肿等代谢产物的吸收。

（二）调护

1. 休息

治疗早期的适当休息是保障治疗效率的重要措施。

2. 饮食

食物要清淡、新鲜、易消化，并含一定的蛋白质、碳水化合物和维生素B、维生素C。营养治疗应强调高蛋白、高碳水化合物、高维生素、低脂肪，如鲜鱼、瘦肉、动物肝脏、米面主食等。宜多食新鲜蔬菜、水果，少食牛奶、豆浆、蔗糖、山芋等产气食物。注意多饮水，以利小便、促进代谢、加速毒素排泄。患病期间忌食高脂食物、油炸品、辛辣、海腥发物和羊肉等热性食物，并绝对禁酒。

3. 食疗

（1）三耳汤　银耳、黑木耳、侧耳各10g，冰糖30g。将银耳、黑木耳、侧耳泡发，洗净放入碗内，加冰糖和水适量，上屉蒸1小时即可食用。该方具有滋阴润燥、凉血止血之功。适用于各种原因引起的眼底出血疾病。但对于阳虚湿重体质的患者，如有形体肥胖、咳嗽白痰多、小便清长，大便稀溏等症者要慎用。本方可用于治疗 RVO 眼底出血。

（2）薏苡仁土茯苓粥　先将大米 150g、薏苡仁 50g 洗净，土茯苓洗净用纱布包好，同煮至米烂粥浓，去土茯苓，吃粥。大米甘平，健脾和胃；薏苡仁甘淡微寒，健脾利湿；土茯苓甘凉，解毒祛湿。全方清热利湿，有助视网膜水肿的吸收。

（3）斑鸠明目汤　斑鸠 1 只，枸杞子 15g，覆盆子 15g，五味子 10g。将斑鸠宰杀，去毛切块，清水洗净加水，纳入枸杞子、覆盆子、五味子，加精盐少许熬汤，熟后，喝汤并取斑鸠肉嚼食。

方中枸杞子为养肝明目之要药，覆盆子亦能补肝明目；五味子滋肾水而补虚明目；斑鸠肉味甘性平明目补虚，古人多用之，李时珍亦谓："窃谓鸠能益气，则能明目矣，不独补肾已尔"。本方诸药相伍，具有补肝益肾明目之功，以利于改善眼底缺血与恢复视力。

（4）珍珠牡蛎粥　珍珠母 50g、生牡蛎 50g，煮水 500ml，加粳米 100g，煮粥食，每日 2 次。

（5）决明海带汤　海带 100g、草决明 30g 煮汤，吃海带饮汤，每天 1 次。

（6）血脂黏度高者，可予山楂 15g、麦冬 12g、玉竹 12g，煎汤代饮，每日 3 次。

七、专方选要

驻景丸加减方《中医眼科六经法要》

组成：楮实子、菟丝子、茺蔚子、枸杞子、车前子、桃仁、红花、赤芍、川芎、木瓜、寒水石、紫河车粉、生三七粉、五味子。

功效：补益肝肾，活血散瘀。

主治：视网膜静脉阻塞证属肝肾亏损、精血不足者。症见头晕耳鸣、腰膝酸软、体倦乏力；舌淡，脉细尺沉。

八、研究进展

（一）中药研究

1. 单药研究

（1）红花　近代多项研究表明，红花是中医常用活血化瘀药物，红花注射液所含有效成分是红花黄色素、红花苷及红花醌苷等。现代药理学研究表明，红花能降低血黏度、抑制血小板聚集、提高血浆纤维蛋白溶酶的活性，防止微血栓形成并对其有溶解作用，消除由肾上腺素和去甲肾上腺素引起的收缩血管作用，解除血管平滑肌的痉挛状态，因此可以有效扩张血管、增加血流量和组织灌注量、改善微循环。徐虹等应用红花注射液治疗视网膜静脉阻塞，临床研究取得疗效。

研究对象：治疗组 30 例 32 只眼，对照组 32 例 32 只眼，两组患者年龄、性别、病程和阻塞部位分布比较（$P > 0.05$），两者具有可比性。

治疗方法：治疗组给红花注射液 30~40ml 加入 5% 葡萄糖注射液 250ml 或 0.9% 生理盐水 250ml 中缓慢静脉注射；对照组治疗原发病（高血压、高血脂、炎症），并口服云南白药胶囊和维生素 C 片。两组连续用药 10 日为 1 个疗程，疗程间休息 4 日，4 个疗程后统计疗效。

评估指标：治疗前后视力检查、散大瞳孔检查眼底及眼底荧光血管造影检查。①显效：眼底病变稳定，视网膜出血明显吸收，眼底荧光血管造影静脉回流基本正常，荧光素渗漏明显减轻，黄斑区水肿明显减退，视力提高至 4.8 以上；②有效：视网膜出血有所吸收，静脉回流改善、渗漏减轻、视力提高 2 行以上；③无效：未达到有效标准或进一步恶化。

治疗结果：治疗组中显效 6 眼，有效 21 眼，无效 5 眼，总有效率为 84.4%；对照组中显效 0 眼，有效 15 眼，无效 17 眼，总有效率为 56.3%。治疗组疗效明显优于对照组，具有统计学意义（$P < 0.01$）。

研究者们认为，血栓形成是视网膜静脉阻塞发生的病理生理学基础，视网膜静脉阻塞患者的血黏度明显高于对照组，且视网膜静脉阻塞与血黏度增高互为因果关系：当视网膜静脉阻塞后，血流阻力增加，血管通透性及渗透压增高，血流速度的减慢、血流性状的改变造成血小板黏附，激活凝血因子，血小板集聚性进一步增高，从而进一步加重栓塞。多项临床研究进一步提示红花注射液具有较强的活血化瘀功效，适用于视网膜静脉阻塞的治疗，对有血黏度增高者则更为适宜。

（2）注射用血栓通（冻干）相关研究表明：注射用血栓通（成分：三七总皂苷）具有活血化瘀、通经活络的作用，能够促进纤溶，使全血黏度下降，使血管脂肪沉着显著减轻，具有抗血小板集聚、抗血栓形成、修复受损神经的作用。目前也成为视网膜中央静脉阻塞治疗的有效药物之一。

张祝强等初步评价了注射用血栓通（冻干）治疗证属血瘀的非缺血性视网膜中央静脉阻塞的有效性，为后续治疗提供了依据。治疗组患者 130 例（130 眼），对照组 65 例（65 眼）口服卵磷脂络合碘片，观察疗程为 10~14 天。通过统计学分析，与治疗前相比，治疗组的视力、视野、中医证候、症状体征及生存质量（SQL-VI）均好于对照组。表明注射用血栓通不仅能够有效地改善视网膜静脉阻塞患者的视功能、视野，还能够提高患者的生活质量。

（3）苦碟子注射液 苦碟子为菊科植物苦荬菜的提取物，又名满天星，具有活血止痛、清热祛瘀的作用。苦碟子注射液具有降低血黏度、减少血小板聚集及增加纤溶酶活性等作用，可降低血管内皮素水平、抑制氧自由基、扩张血管、抑制血栓形成。

吴星伟应用苦碟子注射液对 135 例非缺血性视网膜静脉阻塞患者进行了治疗与观察。治疗组 100 例应用苦碟子注射液 20ml/d 静脉滴注，10 天为 1 个疗程；对照组 35 例给予丹参注射液 20ml/d 静脉滴注，治疗观察 3 个疗程。结果表明：与对照组相比，治疗组的有效率与显效率有显著优势（$P < 0.05$），治疗组患者黄斑区视网膜神经上皮层厚度（CRT）较治疗前明显减少（$P < 0.05$）。从而推测：苦碟子可有效降低视网膜血管阻力，抑制缺血性病变，改善组织细胞的供血、供氧，从而有利于视网膜功能的恢复。

2. 复方研究

（1）通脉化瘀方 李传课先生认为本病系脉络瘀阻、血行不畅或滞塞、血溢络外，此为瘀血不去新血妄行。视网膜静脉阻塞后，被阻静脉粗大迂曲，有放射状或火焰状出血，量多者亦可流入玻璃体。全身可见头胀胸闷、舌有瘀斑等。治以通脉化瘀为主，兼以止血。

先生自拟通脉化瘀方用于脉络瘀阻而眼底出血者，由桃仁 10g、红花 5g、地龙 10g、丹参 15g、牛膝 10g、川芎 10g、三七粉 3g、泽兰 10g、益母草 15g、生 / 炒蒲黄各 10g（包煎）、白茅根 15g、甘草 3g 等药组方而成。其功效为通脉化瘀兼以止血。

（2）散血明目片 彭清华教授对缺血型视网膜静脉阻塞患者采用活血通脉利水明目法（散血明目片）联合中西医常规治疗方案进行治疗，并与采用活血化瘀法（血栓通片）联合中西医常规治疗方案进行治疗对照。

结果发现：治疗组与对照组比较，总有效率无统计性差异，总显效率有极显著性差异。治疗前后视力恢复程度相比差异有显著性，对照组视力恢复不如治疗组。

治疗组与对照组中医症状疗效比较，总有效率无统计性差异，总显效率与总治愈率差异有极显著性。且活血通脉利水明目法能够显著缩短患者视网膜循环时间、减少眼底无灌注区、降低新生血管形成以及增高侧枝循环形成的比率。活血通脉利水明目法能够稳定暗视 ERG a、b 波、振荡电位各子波峰时值及波幅。活血通脉利水明目法能够有效扩大视野，增高视野平均敏感度。以上检测结果治疗组均显著优于对照组。

活血通脉利水明目法能够不同程度改善血液流变学各项指标，但与对照组比较，差异无显著性。经活血通脉利水明目法治疗后，患者血浆中抗凝血酶Ⅲ、一氧化氮含量显著增高，而脂蛋白、内皮素 –1 含量显著减少，以上各项指标检测结果治疗组均优于对照组。经活血利水法治疗后，患者抗心磷脂抗体 IgG、IgM、IgA、狼疮抗凝物（LA）阳性率均显著降低，以上各项指标检测结果治疗组均优于对照组。另外，两组治疗前后并发症发生率治疗组显著低于对照组；不良反应发生率比较无显著性差异。

本项研究通过引入现代分子生物学及电生理等技术指标，为活血通脉与利水明目治疗视网膜静脉阻塞提供了科学的数据与结论。

（二）评价及展望

视网膜静脉阻塞目前是中老年人群中最常见的眼底血管疾病，也是目前导致视力损害的疑难眼科疾病，寻求对其行之有效的防治方法是十分重要的。中医学是一个伟大的宝库，中医眼科在长期的临床实践中为本病的治疗积累了丰富的经验，以往所应用的中医的活血化瘀、利水消肿等辨证论治方法在防病治病上获得了较大的成功，利用单方、单药以及针灸等方法在视网膜静脉阻塞的治疗中也取得了可喜的成就。

然而，不同类型的视网膜静脉阻塞因其阻塞部位、缺血程度不同，其病情的预后也不同。如缺血型比非缺血型预后差，总干阻塞要比分支阻塞的预后差。本病患者影响视力预后的最常见并发症为视网膜新生血管与黄斑水肿的形成。久治不愈则可继发为玻璃体出血、视网膜脱离以及新生血管性青光眼，成为导致本病低视力和致盲的首要原因。尽管西医学涌现出抗血管内皮生长因子药物、激素与激光等治疗方法，并在临床上得到了广泛的应用。然而，无论是眼内注射还是通过激光、激素或者手术治疗，患者都难以获得其所渴望得到的光明世界。

病证结合已逐渐成为当今中医眼科领域中的临证模式，可概括为二重诊断、协同治疗、优势互补。即以中医辨证论治为主，针对主要的临床问题，明确中西医药的作用靶点，根据治疗需要发挥中西医所长，从而提高临床疗效。理论基础的建立为根治视网膜静脉阻塞这一顽疾指明了正确的治疗方向。

因此可以展望：通过病证结合的中西医结合治疗逐渐向多靶点治疗的过渡，不仅可以全面改善本病的血液循环状态，促进眼底出血与黄斑水肿的吸收，还可以有效抑制组织缺血缺氧所导致的新生血管并发症，尽快恢复视功能。

参考文献

[1] 唐由之. 中医眼科全书 [M]. 北京：人民卫生出版社，2017.

[2] 唐由之. 国医大师临床经验实录 [M]. 北京：中国医药科技出版社，2011.

[3] 陆南山. 眼科临证录 [M]. 北京：中国医药科技出版社，2012.

[4] 张仁俊，钟兴武，张铭连. 中西医眼科学 [M]. 北京：科学出版社，2019：443.

[5] 吴星伟. 眼底出血性疾病的中西医多靶点治疗 [J]. 中国中医眼科杂志，2019，29（4）：257–261.

[6] 陆秉文，吴星伟. 灵杞黄斑颗粒干预治疗视网膜静脉阻塞继并发黄斑水肿的疗效观察 [J]. 中国中医眼科杂志，2018，28（2）：102–106.

[7] 陆秉文，吴星伟. 中医药干预治疗视网膜静脉阻塞并发黄斑水肿的疗效观察 [J]. 中国中医眼科杂志，2013，23（5）：328–332.

[8] 庄曾渊，盛倩. 病证结合发挥中医特色

优势治疗眼病［J］. 中国中医眼科杂志，2018，28（1）：1-3.

［9］陆秉文，吴星伟. 苦碟子注射液治疗非缺血型视网膜静脉阻塞临床研究［J］. 中国中医眼科杂志，2013，23（3）：179-182.

［10］冯亚兰，吴星伟. 雷珠单抗玻璃体腔注射联合复方丹参滴注治疗视网膜静脉分支阻塞引起的黄斑水肿疗效分析［J］. 中国中医眼科杂志，2015，25（2）：103-106.

［11］姚月荣，王敏涵，朱蓓菁. 中药联合雷珠单抗及激光治疗视网膜静脉阻塞性黄斑水肿的临床观察［J］. 中国中医眼科杂志，2017，27（1）：24-29.

［12］Bingwen Lu, Xingwei Wu. Clinical Study of Sulfotanshinone Sodium Injection in Treating Non-Ischemic Retinal Vein Occlusion［J］. Chinese Medicine, 2015（6）：83-89.

［13］Yalan Feng, Xingwei Wu. A Long-Term Study of Efficacy of Patients with Macular Edema Secondary to BRVO Treated with Ranibizumab Combined with Compound Salvia［J］. Chinese Medicine, 2015（6）：169-174.

［14］Li J, Paulus YM, Shuai Y, et al. New Developments in the Classification, Pathogenesis, Risk Factors, Natural History, and Treatment of Branch Retinal Vein Occlusion［J］. J Ophthalmol, 2017（3）：1-18.

第三节　眼缺血综合征

眼缺血综合征（OIS）系由眼部供血不足引起的眼病，以颈动脉阻塞或狭窄为常见病因，亦可由巨细胞动脉炎、外伤、手术引发。OIS属于慢性缺血性疾病，其特征性临床表现为早期一过性黑矇，或伴眼眶或眼球疼痛，但并不与眼压增高相关。眼部检查为视力下降、虹膜红变、虹膜新生血管、眼底动脉狭窄、视网膜中周部点状出血、微动脉瘤、视盘新生血管、絮状斑或静脉扩张等，并常合并其他可导致眼部缺血的疾病，如视网膜中央静脉阻塞、糖尿病视网膜病变等。主要发生于60岁以上老年人。可能伴有短暂性大脑低灌注同时出现，也可能是颈动脉狭窄的唯一症状。

眼缺血综合征在中医学中属"暴盲""目昏花""视瞻昏渺"和"目茫茫候"范畴，多合并络损暴盲、消渴目病等。治疗较为棘手，预后较差，但治疗及时、辨证准确，可以使相当部分的患者恢复一定视力。

一、病因病机

（一）西医学认识

正常眼部的血液供应来自眼动脉的视网膜中央血管系统及睫状血管系统，并分别发出视网膜中央动脉、睫状后短动脉、睫状后长动脉、睫状前动脉等分支供应眼球的前后节组织。而眼动脉起自于颈内动脉，是颈内动脉的第一主要分支，较少部分由脑膜中动脉发出。临床中颈内动脉的供血情况将直接影响到眼部的供血，其中颈内动脉粥样硬化是眼缺血综合征最常见的病因。另外血栓形成、巨细胞动脉炎、颈内动脉夹层动脉瘤、创伤、血管痉挛、动脉瘤切除术后等可导致颈内动脉狭窄的疾病也可引起眼缺血综合征。此外，眼缺血综合征也与全身因素密切相关，主要易感因素有糖尿病、高血压、高血脂、遗传因素、吸烟、年龄、性别、饮酒等，其中糖尿病和高血脂可加速动脉粥样硬化的发展。

目前有关其病理生理机制尚不十分清楚。眼缺血综合征常并发全身性血管疾病。近有研究表明，OIS与视网膜长期的缺血缺氧导致的慢性炎症反应有关。同时视网膜缺氧导致了新生血管的学说也为大多数人所接受和支持。

（二）中医学认识

《证治准绳·杂病》提出"目昏花"，其中眼缺血综合征当属"视瞻昏渺"范畴，谓"目内外别无证候，但自视昏渺蒙昧不清也"。描述了本病发病的两个要点，一是眼外观端好，二是视物不清。《诸病源候论》提出"目茫茫候"，曰："夫目是五脏六腑之精华、综脉之所聚，肝之外候也。脏腑虚损，为风邪痰热所乘，气传于肝，上冲于目，故令视瞻不分明，谓之茫茫也。"对眼睛的症状即目视模糊不清进行了描述。《审视瑶函》中也载有："若人五十以外而昏者，虽治不复光明，其时犹月之过望，天真日衰，自然日光渐衰。"到现代，唐由之在《中国医学百科全书》中描述视瞻昏渺为"目珠外观端好，瞳神内无翳障之色，唯自觉视物昏矇的病证"；李振吉主编的《中医药常用名词术语辞典》、邹积隆主编的《简明中医病证辞典》、李经纬等主编的《中医名词术语精华辞典》亦记载了"视瞻昏渺"的病名，随着检查技术的发展，认为只要是黄斑区病变类似 AMD（黄斑水肿、渗出和出血等改变），都可以诊断为"视瞻昏渺"。

对本病的病因病机，王肯堂认为"有神劳，有血少，有元气弱，有元精亏而昏渺者，致害不一"（《证治准绳·杂病·七窍门》）。《诸病源候论》中认为脏腑虚损，又为风邪痰热乘袭，邪气传于肝，上冲于目，致使目视模糊不清。明·傅仁宇的《审视瑶函》中也有类似认识。

本病属中医学"目昏花""视瞻昏渺""目茫茫候"等范畴。本病病因病机比较复杂，病因总以禀赋不足、七情所伤、饮食失调、酒色过度、过用目力等，可合并络损暴盲、消渴目病等。病机总以络损血瘀为主。多因情志抑郁，肝失疏泄，日久气滞血瘀致肝血瘀滞、血瘀络阻；或心脾失养，或化源不足，或病久体虚，以致气血两虚、瘀血内停；或肝肾阴虚、肝阳上亢，蒙蔽清窍，或痰热郁闭清窍、玄府受阻，以致神光无以发越。临床中肝郁气滞兼脾虚证为常见的临床证候。

二、临床诊断

（一）辨病诊断

1. 临床表现

（1）有一过性黑矇、视力下降、与眼压无关的眼球及眶周疼痛等典型症状。①视力：急剧性严重视力下降。②眼压：早期正常，晚期伴虹膜红变时可眼压增高。③眼前节：瞳孔中等度散大，相对性瞳孔传导异常。

（2）眼底特征性缺血改变　中周部少量点状或墨迹状出血，视网膜静脉扩张但不迂曲，视网膜动脉狭窄等。

2. 相关检查

（1）眼底荧光素血管造影　早期后极部脉络膜背景荧光充盈迟缓；视网膜血管充盈时间明显延迟，晚期周边视网膜末梢血管轻度荧光渗漏；视网膜见斑片状出血的遮挡荧光（图10-3-1）。

（2）眼部动脉系统彩色多普勒超声　眼动脉血流速度明显降低。

（3）颈动脉彩色多普勒超声　提示颈动脉狭窄等。

（二）辨证诊断

眼缺血综合征证型虽多样，但常见证型有肝阳上亢证、气滞血瘀证、脾气虚弱证、肝肾阴虚证等。

1. 肝阳上亢证

（1）临床证候　视力急降或突然出现眼前黑影。眩晕耳鸣，头目胀痛，急躁易怒，腰膝酸软，失眠健忘；舌质红，苔薄白，脉弦数。

（2）辨证要点　视力骤降，头目胀痛，急躁易怒，舌红，脉弦数。

2. 气滞血瘀证

（1）临床证候　视力突降。心烦郁闷，

头目隐痛，胸胁胀满；舌质紫暗或有瘀斑，脉弦或弦涩。

（2）辨证要点　视力骤降，舌质紫暗或有瘀斑，脉弦或弦涩。

3.脾气虚弱证

（1）临床证候　视物昏花，病势缠绵。少气懒言，面色萎黄，便溏频多，心悸失眠；舌淡苔白，脉细弱。

（2）辨证要点　病势缠绵，少气，面色萎黄，舌淡苔白，脉细弱。

4.肝肾阴虚证

（1）临床证候　视物昏矇已久。眩晕耳鸣，健忘失眠，咽干口燥，五心烦热，腰膝酸软；舌红少苔，脉细数。

（2）辨证要点　昏矇已久，腰膝酸软，舌红少苔，脉细数。

三、鉴别诊断

本病诊断根据颈动脉狭窄、斑块形成病史，结合患者视力下降症状及眼底检查（视网膜血管充盈延迟、点片状出血、微动脉瘤、

棉絮斑等）即可确诊。但临床应与视网膜静脉阻塞、糖尿病视网膜病变相鉴别（表10-3-1）。其主要鉴别要点之一是OIS患者眼动脉收缩期流速降低，眼动脉灌注降低。糖尿病视网膜病变也有合并眼缺血综合征的可能，尤其在单眼发生糖尿病视网膜病变或双眼糖尿病视网膜病变差异显著的患者很可能合并单眼OIS，其中约20%患者存在单侧或双侧颈动脉不同程度的狭窄，颈动脉内壁直径差异可能是导致糖尿病患者双眼视网膜病变不对称的关键。

四、临床治疗

（一）提高临床疗效的要素

OIS的治疗是多方面的，其涉及多个临床科室，其中包括眼科、心血管内科、神经内科、血管外科、神经外科等，治疗时应积极治疗原发病。治疗目的主要是：①防止并减缓眼科并发症的发生与发展；②改善眼部的缺血症状。

表 10-3-1　OIS、CRVO、DR 眼底表现的鉴别要点

	OIS	CRVO	DR
视网膜静脉	扩张但不迂曲	扩张并迂曲	串珠样扩张
视网膜出血	视网膜中周部点片状深层出血	视网膜广泛火焰状出血	视网膜后极部及中周部点片状出血
微动脉瘤	常见（视网膜中周部）	不常见	常见（视网膜后极部）
硬性渗出	少见	少见	常见
视盘	正常	水肿（常见）	糖尿病视神经改变
（FFA）视网膜动静脉循环时间	延长	延长	正常
（FFA）视网膜血管壁着色	动脉>静脉	静脉>动脉	无着色
黄斑水肿	少见	常见	常见
脉络膜充盈时间	延长且充盈缺损	正常	正常
眼动脉收缩期流速	降低	正常	正常

影响临床疗效的因素主要有原发病种、继发疾病、并发疾病等。

1. 原发病

眼部供血主要来源的眼动脉为颈内动脉第一主要分支，颈动脉狭窄时可导致眼部血液动力学的改变。眼动脉管径约为颈内动脉的 1/5~1/3，与颈内动脉的夹角近乎垂直。当颈部血管细小栓子脱落后，因 Fahraeus-Lindqvist 效应，较小栓子优先沿血管外周流线内游走，当这些细小栓子进入眼部时，即出现视力下降。因此治疗时应先治疗原发病。

2. 继发疾病、并发疾病

若患者未得到及时、有效的治疗可能会继发新生血管性青光眼。

新生血管性青光眼会导致患者眼胀眼痛、视野进一步缺损、视力进一步下降，甚者会导致失明、角膜失代偿、眼球摘除等。若患者既往有糖尿病、高血压病史，可并发糖尿病视网膜病变、视网膜静脉阻塞，小栓子脱落还会并发视网膜动脉阻塞，使得疾病的治疗更加复杂。

（二）辨病治疗

1. 病因治疗

以控制全身疾病如高血压病、糖尿病、高脂血症等疾病为主，并治疗其他血管相关性疾病。目前更强调通过外科手术干预解除颈内动脉狭窄，恢复眼球血液灌注及改善大脑血液供应，预防眼部并发症及脑卒中的发生。目前颈动脉支架置入术（CAS）与颈动脉内膜切除术（CEA）治疗颈动脉狭窄已在临床上应用多年，其稳定效果已得到一致认可。

2. 眼部治疗

根据颈内动脉阻塞程度不同，临床表现可分为以下几种：一过性黑矇和低灌注性视网膜病变和眼前节缺血综合征。OIS 的眼部治疗原则是以改善视网膜血液循环为主，对眼部前节的炎症反应（缺血引起）、视网膜缺血

和由于虹膜新生血管导致的眼压升高给予相应的治疗。

（1）激素治疗 局部应用类固醇激素可控制前节炎症反应，而且类固醇激素是一种长效睫状肌麻痹剂，可以稳定血－房水屏障，以及控制虹膜运动，防止虹膜新生血管破裂引起前房积血。

（2）激光治疗 对于有视网膜缺血或虹膜新生血管者应及时行全视网膜激光光凝术，以防发生新生血管性青光眼或致盲。激光光凝术对于多数病例有效，但是随着疾病的不断发展，疗效也会逐渐降低。研究表明，在全视网膜激光光凝术后再行 CEA 能防止术后高眼压的发生。全视网膜光凝不能阻止眼缺血进展，但对玻璃体腔出血和虹膜红变有一定改善。全视网膜光凝术（PRP）治疗 OIS，仅仅 36%OIS 患者虹膜新生血管消退，尤其在部分合并有糖尿病视网膜病变患者中，虹膜新生血管未能有效控制。有动物实验表明，单纯色素膜缺血也可导致虹膜新生血管。因此 OIS 患者并发虹膜新生血管性青光眼但眼底荧光血管造影检查未发现有无灌注区形成时全视网膜光凝是没有必要的，这样也避免了 PRP 引起的视力下降以及眼疼等不适，可密切观察眼底变化，必要时行眼底视网膜光凝治疗。

（3）降压治疗 对已有新生血管性青光眼形成的高眼压患者，局部应用 β- 肾上腺素能受体阻滞剂、α- 肾上腺素能受体激动剂及碳酸酐酶抑制剂都可减少房水生成，从而降低眼压。用药物控制虹膜新生血管性青光眼眼压往往效果不佳，当前，小梁切除术、房水分流术（青光眼阀门植入手术）及睫状体光凝术是首选治疗新生血管性青光眼的治疗方案。对于视力较好或视力有恢复可能的患者，小梁切除术是首选治疗方案，但其失败率较高；小梁切除术控制眼压失败或者虹膜新生血管生长控制不佳的患者可行房水分流手术；对于视力很差且恢复可能极小的患者，

可行睫状体冷冻术；眼压顽固升高手术及药物控制差且视力丧失的患者，必要时行眼球摘除术。

（4）其他药物治疗 用抗血管内皮生长因子如康柏西普等玻璃体腔药物注射。患者一周后虹膜新生血管消退，黄斑区水肿较前改善，但视力和眼内压无明显改变。应用复方樟柳碱治疗眼缺血性疾病的效果优于传统的扩血管药，具有较高的临床价值，如配以适量的糖皮质激素、维生素及营养神经药物协同治疗，效果更佳。相关临床实践证明，高压氧可以通过抑制自由基的产生，改善眼部缺血并减轻或消除视网膜及黄斑水肿。另有报道称 OIS 患者在应用维拉帕米治疗后，一过性黑矇症状消失且视力得到改善。

（三）辨证治疗

1. 辨证论治

（1）肝阳上亢证

治法：滋阴潜阳，活血通络。

方药：通窍活血汤加生地黄、枸杞子、石决明、钩藤等滋阴平肝药。情志易怒者，去生姜、老葱加柴胡、郁金疏肝理气；腰膝酸软者，加牛膝、杜仲壮腰强膝；失眠多梦者加炒枣仁、远志宁心安神。

（2）气滞血瘀证

治法：疏肝理气，化瘀活络。

方药：逍遥散加桃仁、红花。气滞重者，加枳壳、郁金疏肝理气；血瘀明显者，加丹参、川芎行气活血。

（3）脾气虚弱证

治法：益气养血，活络明目。

方药：归脾汤加减。气虚甚者可重用黄芪。

（4）肝肾阴虚证

治法：滋补肝肾。

方药：四物五子丸加减。口眼干涩、大便干结者加石斛、麦冬决明子滋阴通便；失眠多梦者加夜交藤、柏子仁养血安神；五心烦热者加知母、莲子心滋阴清热除烦。

2. 外治疗法

若患者伴有视神经萎缩，可辅助以针刺治疗。（详见视神经萎缩章节）

五、预后转归

本病预后转归与原发病及继发疾病密切相关。颈动脉狭窄严重者及时手术治疗，去除病因，对疾病的恢复具有很大益处。继发新生血管性青光眼患者治疗关键是能否控制眼压，眼压控制理想后治疗有效并可控制其发展。视网膜动脉阻塞所致之还要与全身状况特别是心血管系统健康状况密切相关。一般来说，本病预后整体欠佳，颈动脉栓子脱落患者会有 TIA、脑卒中、动脉血管闭塞等疾病发生，甚者危及生命，但去除病因、积极治疗、综合治疗基本可以控制病情发展，可以使部分患者视力得到一定恢复。

六、预防调护

（一）预防

养成良好生活习惯，戒烟，戒酒；控制体重；控制血压、血糖、血脂。

（二）调护

（1）调情志，劳逸结合，切勿久坐。尤其老年人应注意多活动。

（2）饮食调理，多食富含维生素、纤维素的蔬菜水果，少食油腻、高脂、高盐。

（3）积极控制心脑血管病，坚持治疗。

七、研究进展

（一）中药研究

1. 单药研究

（1）黄芩 黄芩为临床常见清热燥湿中草药，为眼科常用明目药。现代药理学研究发现黄芩的主要活性成分黄芩苷、黄芩素等具有抗炎的作用，黄芩可抑制炎性介质的产生和释放，参与炎性因子的调节，从而发挥抗炎作用。

（2）黄芪　黄芪是常用补气药，始载于《神农本草经》，为豆科植物蒙古黄芪或膜荚黄芪的干燥根，味甘、性温，有补气升阳等功效，是眼科常用药。黄芪的化学成分比较复杂，主要包括黄芪皂苷、黄芪多糖、黄芪黄酮、氨基酸以及大量微量元素，如铁、锰、锌、硒等。其中黄芪皂苷、黄芪多糖、黄芪黄酮被认为是主要的药理有效成分群，能够干预细胞凋亡，在抗肿瘤、改善心血管系统功能及减少神经元损伤等方面发挥着重要的作用。黄芪可以增加脑组织脑源性神经营养因子（BDNF）、血管内皮生长因子（VEGF）、血管内皮细胞生长因子受体2（VEGFR2）的蛋白表达，从而抑制神经细胞凋亡，促进神经和血管修复再生。

2. 复方研究

彭清华等人采用散血明目片联合复方樟柳碱治疗眼缺血综合征，结果发现散血明目片联合复方樟柳碱对眼缺血综合征均有良好的临床疗效，并能减少心血管不良反应的发生率，且联合用药的疗效对既往未接受相关药物的患者更为确切。

（二）评价与展望

本病是涵盖眼科、神经内外科等多学科的疾病，动脉粥样硬化是OIS的主要病因。颈内动脉夹层动脉瘤、巨细胞动脉炎、纤维血管发育不良、大动脉炎、主动脉弓综合征、白塞综合征、外伤或炎症引起颈动脉狭窄以及玻璃体内注射抗VEGF后和鼻咽癌放疗后都会引起本病发生。患者预后欠佳，会有发生心肌梗死、心血管疾病、卒中等风险，甚者可危及生命。虽然眼部缺血综合征是一种罕见的疾病，但其并发症可能导致不可逆的视力丧失。考虑到严重颈动脉狭窄的体征可能首先在眼部观察到，然后才表现在脑血管系统，眼科医生在正确诊断和转诊进行进一

步研究方面具有非常重要的作用。眼科医生、血管外科医生、心脏病专家、神经科医生和初级保健医生之间的合作对于OIS患者的适当管理至关重要。OIS的表现复杂多样，与全身多种疾病关系密切，因此需要多学科联合综合诊疗。眼科治疗主要针对视网膜缺血、前节炎症及新生血管性青光眼，应用改善循环药物、激光光凝、抗青光眼药物及手术方法等控制病情发展。中医治疗方面应符合"个体化"原则，本病在中医方面的研究较少，目前中医眼科对OIS尚未形成诊疗规范，需进一步结合现代检测手段，以及其他缺血性眼病的经验，辨证治疗，以探索和优化中医诊疗方案。

参考文献

［1］李凤鸣，谢立信. 中华眼科学［M］. 3版. 北京：人民卫生出版社，2014.

［2］邱建文，王禹燕，麦少云，等. 辨证分型针刺治疗眼缺血综合征眼部和颈部血流的即时效应观察［J］. 新中医，2013，45（8）：147-148.

［3］李建超，彭清华，李值源. 散血明目片联合复方樟柳碱治疗眼缺血综合征［J］. 国际眼科杂志，2013，13（9）：1778-1781.

［4］王艳玲. 建立多学科综合诊疗模式，提高眼缺血综合征诊治水平［J］. 中华眼底病杂志，2013，29（3）：233-236.

［5］Balamurugan S, Babu B, Gurnani B, et al. Ocular ischemic syndrome［J］. TNOA Journal of Ophthalmic Science and Research, 2020, 58（1）：20.

［6］DK Makhkamova. Etiopathogenesis of ocular ischemic syndrome［J］. Vestnik oftalmologii, 2017, 133（2）：120.

第四节 中心性浆液性脉络膜视网膜病变

中心性浆液性脉络膜视网膜病变（CSC），简称"中浆"，以视功能损害，视物变形、变小，并伴色觉改变、中心或旁中心相对暗点为主要症状。"中浆"表现为浆液性视网膜脱离伴或不伴有 RPE 脱离，常局限于黄斑，与液体经 RPE 渗漏至视网膜下相关。多见于 30~40 岁男性，近期研究发现多在 45~51 岁；年发病率为男性 9.9 人 /10 万，女性 1.7 人 /10 万，男女患病比例 7~10：1。5%~10% 的患者有皮质类固醇用药史。"中浆"有自限性，但易反复发作迁延为慢性。自愈率仅为 57.9%，首次发病后 30%~50% 可再次复发，10% 患者可复发 3 次以上；反复发作、病情迁延 6 个月以上，发展为慢性"中浆"，引起视细胞的功能改变，造成不可逆的视力下降。同时慢性"中浆"CNV 发生率为 2%~15.6%，是造成患者视力下降的主要原因之一。

本病相当于中医学"视瞻有色""视直如曲""视大为小"等证的范畴。

一、病因病机

（一）西医学认识

本病发病机制尚不明确。"中浆"常见的危险因素包括高血压、情绪波动、精神压力、幽门螺杆菌（Hp）感染、自身免疫疾病、睡眠障碍、内源性和外源性皮质类固醇增多、A 型性格、精神类药物使用以及内分泌改变（怀孕、库欣综合征）等。

1. RPE 功能失调 – 弥散理论

在某种损伤因素的作用下，被损坏的 RPE 细胞分泌大量的离子到光感受器细胞的周围间隙，与此同时脉络膜的液体则被吸引到此区域。最早液体的转运可能通过细胞转运，如液体的转运很强，则破坏了某区域的

液体弥散屏障；如果 RPE 的缺损区域较小，在 FFA 早期可仅见很小的渗漏点；如荧光素迅速渗漏至盘状脱离区，表明有大量而快速的液体通过病变 RPE 进入视网膜下。

2. 脉络膜功能失调 – 脉络膜高渗漏理论

某种因素导致脉络膜毛细血管通透性增加，大量液体渗漏，而 RPE 的功能又受到了损害，导致浆液性的 RPE 脱离。RPE 下的静水压增加使得脱离的 RPE 由于机械的力量而引起 RPE 连续性的中断，从而使液体积聚于神经视网膜下。其机制如图 10-4-1 所示：

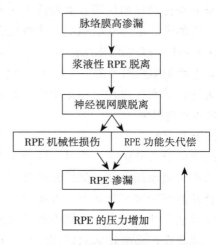

图 10-4-1 脉络膜功能失调 – 脉络膜高渗漏理论下 CSC 产生机制

（二）中医学认识

依据本病临床表现，可归属于中医学"视瞻有色""视直如曲""视小为大"和"视正为斜"等范畴。该病名见于《证治准绳·杂病·七窍门》，书中记载了古人观察的症状表现，即自觉眼前有色固定暗影遮挡视线："视瞻有色一证，非若莹星云雾之细点长条也，乃目凡视物有大片，甚则通行异色"。又根据眼前固定暗影的颜色分别论治："当因其色而别其证以治之，若见青绿蓝碧之色，乃肝肾不足之病，由阴虚血少，精液衰耗，胆汁不足，气弱而散，故视亦见其色，怯弱证人，眼前每见青绿色，益见其阴虚血少之故也。

若见黄赤者，乃火土络有伤也……若见白色者，病由金分元气有伤，及有痰沫阻滞道路者，皆有此患。若视有大黑片者，肾之元气大伤，胆乏所养，不久盲矣"。结合临床其病因病机虚实夹杂，归纳如下：

（1）肝肾阴虚，精血不足，目失所养。

（2）脾失健运，痰湿内生，上泛目窍。

（3）肺气不足，水液不化，阻滞清窍。

（4）元气大伤，目窍失养。

现代中医基本沿袭以上观点，结合现代研究及陈达夫六经辨证中"黄斑属脾"的观点，联系本病病位在黄斑，与肝、脾、肾相关，一般将其病因分为七情内伤、脾失健运、气滞水停和肝肾亏虚。其中脾失健运为主要病因，饮食不节或思虑过甚，内伤于脾，导致脾失健运，水湿向上泛溢或湿聚为痰，郁遏化热，上扰清窍。

二、临床诊断

（一）辨病诊断

1.临床表现

（1）自觉不等程度视力下降或视物模糊。

（2）视物变形、变小，并伴色觉改变。

（3）中心或旁中心相对或绝对暗点。

（4）对强光刺激常不耐受。

（5）黄斑区可见1~3PD大小、圆形或椭圆形扁平盘状浆液性脱离区。沿脱离边缘可见弧形光晕，中心凹光反射消失。病变后期、盘状脱离区视网膜下可有众多细小黄白色小渗出点。

2.相关检查

相关辅助检查有助于显示具体病变情况。

（1）荧光素眼底血管造影（FFA） 静脉期在视网膜浆液性脱离区内出现一个或数个荧光素渗漏点，呈喷射状上升或墨渍样弥散扩大。渗漏较重者，晚期视网膜下荧光素染色，可显示出浆液性脱离区轮廓。

（2）光学相干断层扫描（OCT） 可清晰显示浆液性神经上皮层脱离和色素上皮层脱离，可以发现临床上难发现的微小病变。其中应用脉络膜深层成像技术（EDI）可定量检测脉络膜的厚度多较正常者增厚。

（3）光学相干断层扫描血管造影（OCTA）可清晰显示脉络膜毛细血管层的异常血流信号，定量分析脉络膜血管损伤程度，测量显示患眼及对侧眼黄斑中心凹下脉络膜厚度（SFCT）增厚。

（二）辨证诊断

"中浆"辨证分型均以病机为据，故辨证诊断合而论之。

本病辨证，以虚实为纲。古人认为主要是由神劳、血少、气虚、精亏等所致，从虚立论。而现代临床结合内眼病变，全身辨证，本病当有虚有实，或虚实夹杂。故辨证时应局部与全身症状相结合，探求本源，析病机，分虚实，抓主症，施方药。

1.浊邪上犯证

（1）临床证候 自觉视物昏矇，或视瞻有色及视大为小、视直为曲，或眼前正中出现灰黄色圆形阴影。眼底：黄斑区水肿、渗出，中心凹反光消失，后极部可见一圆形光反射轮等。全身症见头重胸闷、食少口苦、小便黄少，舌苔黄腻，脉濡数；或腹满痰多、口苦而腻，舌苔黄腻，脉滑数。

（2）辨证要点 黄斑区水肿较重，兼胸膈满闷，舌苔黄腻，脉濡数。

2.气滞水停证

（1）临床证候 眼前有带色阴影遮隔，视物变形。眼底：黄斑区灰白色，其边缘有水肿光晕，中心凹反光消失。全身症见情志不舒、头晕、胸胁胀满；舌苔薄白，脉弦细数。

（2）辨证要点 黄斑区灰白色，边缘有水肿，头晕，情志不舒，胸胁胀满，舌苔薄白，脉弦细数。

3.脾肾阳虚证

（1）临床证候 自觉视昏，视物显小，

眼前有灰黄色中心暗影。眼底：黄斑区显著水肿，中心凹反光消失。全身症见面色㿠白、腰膝或下腹冷痛，或五更泄泻、小便不利；舌质淡胖，舌苔白滑，脉沉细。

（2）辨证要点　黄斑区水肿，面色㿠白，五更泄泻，小便不利，舌质淡胖，脉沉细。

4.心脾两虚证

（1）临床证候　眼内干涩，视物昏矇。眼底：黄斑区色素沉着，中心凹反光微弱。全身症见心悸怔忡、失眠多梦、头晕健忘、倦怠乏力；舌淡，脉弱。

（2）辨证要点　眼内干涩，黄斑区色素沉着，头晕心悸，食少神疲，舌淡，脉弱。

5.肝肾阴虚证

（1）临床证候　自觉轻度视力下降，视物显小，眼前有暗影。眼底：黄斑区水肿不重，中心凹反光消失。眼干涩微胀，眩晕耳鸣，虚烦，睡眠欠佳，口干不欲饮，舌质红，苔少而薄白，脉弦细数。

（2）辨证要点　黄斑区轻度水肿，眩晕耳鸣，口干不欲饮，舌红苔少，脉弦细数。

三、鉴别诊断

1.年龄相关性黄斑变性

本病多发于 50 岁以上，中心视力减退，视物变形；黄斑区可见散在玻璃膜疣，或边界清晰或不清晰的斑驳区，渗出性黄斑变性还可以见到脉络膜新生血管或黄斑区出血。FFA 及 OCT 可帮助鉴别。

2.中心性渗出性脉络膜视网膜病变（CEC，简称"中渗"）

"中渗"好发于青壮年，女性多于男性，典型"中渗"有黄斑区灰黄色渗出斑伴出血，眼底检查可见视网膜下出血和新生血管膜样改变，与"中浆"易于鉴别。FFA 检查，"中浆"渗漏点出现在静脉期后，而"中渗"新生血管膜渗漏点出现在造影动脉早期，可对二者进行鉴别。

3.黄斑囊样水肿（CME）

临床上典型的 CME 在检眼镜下呈蜂窝状表现，与"中浆"的眼底所见不同，OCT 检查可资鉴别。

四、临床治疗

（一）提高临床疗效的要素

1.控制危险因素

"中浆"患者应去除全身发病诱因，戒烟酒，勿过分劳累，口服维生素 B、维生素 C。

2.注重心理疏导

"中浆"患者发病前常有精神紧张等不良情绪，在治疗上辅以心理疏导。

3.重视及早干预

因本病有一定的自限性，部分临床医师对其缺乏足够重视。及早干预、防止迁延可避免视功能的永久性损害。

（二）辨病治疗

临床辨病治疗主要针对去除诱因、促进下渗液吸收、恢复患者视力方面展开。

1.光动力学疗法（PDT）

PDT 治疗 CSC 的机制可能为毛细血管内皮细胞破环导致脉络膜毛细血管狭窄及脉络膜低灌注，减少脉络膜渗出，引起脉络膜血管重塑。作用方式：将光敏剂维替泊芬注入静脉后再用 689nm 激光照射。关于维替泊芬的剂量、激光能量以及 PDT 作用时间的选择尚无公认的说法，常选择半计量 PDT 进行治疗，但是也存在 RPE 萎缩、脉络膜毛细血管缺血及继发性的 CNV 等影响视力，因此选择的时候应当慎重考虑。

2.玻璃体内抗血管内皮生长因子（抗–VEGF）治疗

抗–VEGF 治疗"中浆"的作用可能与其能加强 RPE 细胞外屏障的紧密连接结构，从而减轻渗漏、促进视网膜下渗液的快速吸收有关。但是其作用机制尚不明确，选择上仍需慎重。

3. 药物治疗

针对病因治疗，睡眠不良者，口服镇静剂；Hp 感染者，抗幽门螺杆菌治疗；雄性激素增高者，口服非那雄胺。值得注意的是，过去研究认为盐皮质激素受体拮抗剂依普利酮可促进视网膜下液吸收，临床部分医生对 CSC 患者予以依普利酮的处方，然而最新的国外多中心大型平行随机双盲对照试验显示长期服用依普利酮对于提高慢性 CSC 患者的视力疗效并不优于安慰剂组，因此对于 CSC 患者不应开具依普利酮的处方。

禁用或慎用药物：糖皮质激素可加重液体漏出，发展成疱状视网膜脱离，因此应禁用。同时警惕小剂量的经鼻、经口吸入和眼外应用皮质类固醇激素均可导致 CSC 发生的风险增高。吲哚类非甾体抗炎药中的吲哚美辛，亦有引发"中浆"病的报道，因此不宜服用。

（三）辨证治疗

1. 辨证论治

（1）浊邪上犯证

头重胸闷，食少口苦，小便黄少，舌苔黄腻，脉濡数；或腹满痰多、口苦而腻，舌苔黄腻，脉滑数。

治法：利湿清热，祛痰化浊。

方药：湿热偏重以三仁汤加减。杏仁 9g、滑石 12g、白蔻仁 6g、厚朴 6g、白通草 6g、淡竹叶 3g、薏苡仁 9g、法半夏 9g。痰湿偏重以温胆汤加减：法半夏 9g、陈皮 9g、茯苓 12g、炙甘草 3g、栀子 9g、竹茹 10g。选加黄连、车前子、茺蔚子则清热除湿之力更强。

（2）气滞水停证

治法：疏肝理气，健脾利湿。

方药：柴苓汤加减。柴胡 6g、黄芩 12g、党参 9g、法半夏 10g、猪苓 10g、茯苓 9g、泽泻 10g、白术 9g、桂枝 10g。气滞重者，应加香附、郁金。

（3）脾肾阳虚证

治法：温补脾肾。

方药：肾气丸加减。熟地黄 20g、炒山药 10g、茯苓 10g、泽泻 10g、山茱萸 10g、牡丹皮 10g、桂枝 10g、炮附子 10g、菟丝子 15g、车前子 10g、淫羊藿 12g。妇女白带多，加薏苡仁、荆芥穗；若嗳气吞酸腹胀，去山药，加莱菔子、枳壳、木香。

（4）心脾两虚证

治法：养心益脾，补血行血。

方药：人参养荣汤加减。当归 10g、白芍 12g、熟地黄 15g、党参 10g、白术 9g、茯苓 10g、炙甘草 3g、肉桂 1g、五味子 6g、远志 9g、陈皮 6g、生姜 1 片、大枣 3 个、黄芪 15g。若加川芎、丹参则更增祛瘀生新之效。

（5）肝肾阴虚证

治法：补益肝肾。

方药：杞菊地黄丸加减。山茱萸 12g、怀山药 12g、泽泻 9g、牡丹皮 9g、茯苓 12g、熟地黄 15g、枸杞子 12g、菊花 9g。若用于眼底渗出物及色素较多者，可加当归、牛膝之类以增养血活血、通络消滞的作用。也可用明目地黄汤加减。生地黄 10g、熟地黄 10g、炒山药 10g、茯苓 10g、泽泻 10g、牡丹皮 10g、山茱萸 10g、柴胡 10g、当归 10g、五味子 10g、枸杞子 12g、菊花 12g、盐知母 10g、盐黄柏 10g。口干加麦冬、天冬；孕妇去牡丹皮、泽泻、车前子加白芍。

2. 外治疗法

（1）针刺治疗　主穴可选瞳子髎、攒竹、球后、睛明；配穴可选合谷、足三里、肝俞、肾俞、三阴交、光明。选主穴 2 个，配穴 2~3 个。每日 1 次，留针 30 分钟，10 日为 1 个疗程。

（2）穴位埋线　穴位选择肝俞、肾俞、臂臑，埋入羊肠线，15 日 1 次，2 次为 1 个疗程。

（3）耳穴疗法　选取眼、肝、肾、神门，用王不留行籽贴压，每日 1 次。

（4）丹参注射液离子导入 取丹参注射液 10ml，于患眼前放置眼罩电极，另一只置于右前臂，一般选用 0.4~0.8mA，每次 20 分钟，每日 1 次，14 次为 1 个疗程，一般需 1~3 个疗程。适用于黄斑中心凹反光消失或弥散；OCT 显示黄斑区有浆液性神经上皮层脱离者。注意事项：控制电流，观察患者反应调整参数，防止灼伤皮肤和角膜；规范安全放置电极板，勿直接接触皮肤；电极板与皮肤之间放置的纱布垫抚平，干湿适宜。

（四）医家经验

1. 庄曾渊

庄曾渊教授认为本病中视网膜神经上皮或伴视网膜色素上皮浆液性脱离的病机主要责之津液输布异常、水湿停滞，病因在于情志过激、劳倦和外感等因素使肝气郁滞，又因肝开窍于眼，则玄府郁闭、气液运行阻滞。治疗用小柴胡汤合当归芍药散加减，取得较好效果。

2. 亢泽峰

亢泽峰教授善于运用"抓主症法"辨治慢性"中浆"，认为主症是疾病基本的、本质的外在表现，是疾病的中心环节，通过抓主症进行辨病、辨证、组方用药，能够识别病证本质，可以更直接更有重点地切入，执简驭繁。如：抓其头痛、吐涎、畏寒为主症，方以吴茱萸汤加减，抓其情志不畅、胁痛、脉弦为主症，方以逍遥散合五苓散加减；抓其烦热、舌质红、尺脉弦长为主症，方以知柏地黄类加减；抓其惊悸不眠等为主症，方以温胆汤加减；疗效显著。"中浆"眼部（局部症状）表现明确单一，易诊断，故临床诊治应从全身出发，重视局部与整体的统一，抓主症辨治，针对性治疗，直切病机，方证对应，则能收到良好效果，能有效促进视功能恢复，缩短病程，减少复发。

3. 彭清华

彭清华教授认为本病的中医病机为脉络瘀滞，津液泄于脉外、水液停于视衣，或脉络瘀滞，脉破血溢于视衣。他主张水血同治，常采用活血利水法治疗，常加入活血利水药物，如泽兰、益母草等，其中重用车前子，取利水明目之效，一般用量为 20~30g，多则用至 60g 以上。

4. 陆南山

陆南山治疗"中浆"常辨证为以下几型：水湿上泛，治以五苓散加减；脾失健运，治以五苓散加党参、黄芪、苍术、楮实子、菊花等；肾阴虚亏证，治以明目地黄汤加减；命门火衰，治以金匮肾气汤加减；心脾两虚，治以归脾汤加减等。综观其治疗过程，并不局限于一方一药，而是依据辨证与辨病两者相结合，观察主要矛盾与次要矛盾属于哪一种而随证治之。

5. 韦文贵

韦文贵治疗"中浆"常辨证为以下五型：肝肾阴虚，治以六味地黄汤加减；心脾两虚，治以人参归脾汤加减；肝气郁结，治以丹栀逍遥散加减；脾虚气弱，治以补中益气汤或益气聪明汤加减；血瘀气滞，治以血府逐瘀汤或桃红四物汤加减。上述辨证分型和眼底分期，不是执一不变，而是根据自觉症状和全身情况，结合眼底改变，灵活加减、随证选方用药。

6. 庞赞襄

庞赞襄治疗"中浆"常辨证为以下七型：肾阴不足、相火上炎型，治以知柏地黄汤加减；肝经郁热型，治以清肝解郁益阴渗湿汤；脾胃虚热、运化失调型，治以健脾燥湿汤；肝气郁结型，治以逍遥散加减；产后气血两亏型，治以补中益气汤；膀胱湿热、瘀阻脉络型，治以八正散加减；命门火衰、阳气下陷型，治以四神丸合桂附地黄汤加减。

五、预后转归

"中浆"属自限性疾病，大多数病例可自行痊愈。中心视力约在 3 个月之内恢复，视物变形、视物变小等亦可在 6 个月内渐趋康复。本病有复发倾向，若反复发作视力将不能恢复。

六、预防调护

（一）预防

（1）避免情绪激动及精神过度紧张，不熬夜并避免过度劳累。

（2）戒烟慎酒，限食辛辣、油腻食品。

（3）加强体育锻炼，增强体质，避免病毒感染。

（二）调护

患病期间注意休息，避免过度用眼。

七、研究进展

（一）中药研究

1. 单药研究

（1）草木犀　草木犀具有抗炎、抗氧化、改善血管通透性、促进血液循环、抗凝血等作用。可用于消除水肿，治疗血管性疾病。国内有临床随机对照研究发现，用日本产草木犀流浸液片可降低 CSC 患者脉络膜血管通透性，促进视网膜下液的吸收，改善急性期CSC 患者的视力。

（2）丹参　丹参有活血祛瘀、通经止痛、清心除烦、凉血消痈的功效，具有抗心肌缺血、改善微循环、改善血液流变性、抗血栓等药理作用。丹参中的丹参酮ⅡA 和丹参素可抑制血小板内磷酸二酯酶的活性，抑制血小板聚集。目前报道有使用丹参注射液静脉滴注或电控药物离子导入的方式治疗 CSC 取得一定的效果。

（3）西红花　西红花有活血祛瘀、凉血解毒、解郁安神的功效，可改善视网膜血液循环、减轻视网膜水肿、改善视网膜病理性损伤。国内的一项小规模的临床随机对照试验结果表明在常规治疗的基础上加入少量西红花代茶饮对治疗 CSC 有效。

（4）当归　当归有补血活血、调经止痛、润肠通便的功效，可降低血液黏滞性、延长凝血酶原时间。其中的主要成分阿魏酸能抑制血小板的聚集和释放，可改善血液流变性。

2. 复方研究

五苓散是治疗 CSC 的常用方，由茯苓、猪苓、泽泻、白术、桂枝组成。方中茯苓中的三萜类物质可通过改变细胞内渗透压而发挥利水渗湿作用；猪苓可促进细胞内外 K^+、Na^+、Cl^- 的交换发挥利水渗湿作用；泽泻的泽泻醇 A-24- 醋酸酯和泽泻醇 B 均有明显的利水渗湿作用，并具有双向调节性；白术中的苍术酮和 β- 桉叶醇有明显持久的利水渗湿作用；桂枝中的肉桂醛可促进液体排出而发挥利水渗湿的功效。因此，方中药物的药理成分均有持久稳定的利水渗湿作用，不容易产生耐药性。

（二）评价及展望

急性中浆虽然有自限性，但反复发作、病情迁延 6 个月以上，可发展为慢性中浆，引起视细胞的功能改变，造成不可逆的视力下降。伴随着影像学、生物技术的进步对该病有了深刻的认识，但在治疗上有待加强研究。中医药从整体观出发，辨病与辨证结合，疗效显著，可以缩短病程、减少复发，提高视功能。对于反复发作，且病程较长、视力下降、黄斑区有硬性渗出的患者，中医治疗不仅可以促进渗出吸收，而且可以使大多数患者的视力恢复正常。有望通过循证评价研究，研发新药，为该病患者提供价廉有效的方药。

参考文献

[1] 帅嫄璐，方王怡，袁松涛. 中心性浆液性脉络膜视网膜病变治疗方法的研究进展［J］. 国际眼科杂志，2016，16（11）：2059-2062.

[2] 褚文丽，亢泽峰，陈水龄，等. 亢泽峰运用抓主症法辨治中心性浆液性脉络膜视网膜病变病变思路探微［J］. 中国中医眼科杂

志，2018，28（1）：55-58.

[3] 陆南山. 眼科临证录［M］. 北京：中国医药科技出版社，2012：44-52.

[4] 韦企平，沙凤桐. 中国百年百名中医临床家丛书·韦文贵、韦玉英［M］. 北京：中国中医药出版社，2002：77-88.

[5] 庞赞襄. 中医眼科临床实践［M］. 石家庄：河北科学技术出版社，2014：89-96.

[6] 张少华，张超，申亚贤，等. 577nm 微脉冲激光治疗慢性中心性浆液性脉络膜视网膜病变［J］. 国际眼科杂志，2022，22（9）：5.

第五节　年龄相关性黄斑变性

年龄相关性黄斑变性（AMD），是一种随年龄增长，发病率逐渐升高，并导致患者中心视力减退的一种退行性视网膜病变。多发生在 50 岁以上。早期以视网膜色素上皮退行性变为主，视力逐渐下降，检眼镜下可见黄斑部色素紊乱、散在玻璃膜疣，中心凹反光消失。随着病情的发展玻璃膜疣逐渐融合，视网膜下脉络膜新生血管形成，导致黄斑部反复出血、水肿、大片渗出，最终导致视力严重受损，甚至失明。根据有无 CNV 形成可以将 AMD 分为非渗出性年龄相关性黄斑变性和渗出性年龄相关性黄斑变性两型。

中医学对该病没有明确的记载，根据患者所表现的症状可以归属为"视瞻昏渺""视直为曲""暴盲"等病证范畴。

一、病因病机

（一）西医学认识

本病的确切病因不详，年龄是 AMD 发生的一个危险因素。此外，吸烟是除年龄和种族以外能被多个研究一致证实的又一危险因素。该病还可能与遗传、环境因素，以及免疫反应、慢性光损伤、心血管疾病、动脉硬化等全身因素有关。在病理上，随着年龄的增长，视网膜色素上皮代谢功能减退，视网膜色素上皮细胞对视细胞外节盘膜的吞噬消化能力下降，未被完全消化的盘膜残余小体潴留于基底部细胞原浆中，并向细胞外排出，形成脂褐质，沉积于视网膜色素上皮与 Bruch 膜之间形成玻璃膜疣，大量的玻璃膜疣导致相应部位的色素上皮、Bruch 膜及视细胞发生不同程度的变性、增生或萎缩。若 Bruch 膜发生破裂，CNV 可穿过 Bruch 膜，进入到视网膜色素上皮下或视网膜下形成新生血管膜，反复发生视网膜下或视网膜下的出血、脂质渗出、积液形成，严重的可导致玻璃体积血等，最后高度血管化及富含细胞成分的 CNV 膜最终导致细胞减少、血管消退而瘢痕化。

（二）中医学认识

非渗出性 AMD 以虚证为主，与气血不足、肝肾亏虚有关。渗出性 AMD 多以本虚标实为主，本虚与肝肾阴虚、阴虚火旺、气血不足有关，标实为瘀血内阻、痰湿阻络。常见的病因有：

（1）年老体衰，元阳不足，不能温煦脾胃，脾运化水湿功能减退，痰湿内生，眼底玻璃膜增生；脾气不足，化生气血乏力，统摄无力，血溢脉外则导致眼底出血。

（2）肝肾亏虚，视衣目络失养，肾气推动无力，日久则血行不畅、瘀血内阻，络脉不通，化生新生血管，导致出血、渗出。

二、临床诊断

（一）辨病诊断

1. 临床表现

（1）症状　①非渗出性 AMD 患者在早期无明显症状，随着病情的进展可以出现双眼中心视力进行性下降，阅读困难，常需增加光线帮助阅读，Amsler 方格表显示线条弯曲、变形。②渗出性 AMD 患者多双眼先后发病，视力下降迅速，可伴视物变性、中心或周边视野出现暗点、眼前黑影等，严重的可导致视力丧失。

（2）眼前节多没有异常。

（3）眼底表现　①非渗出性AMD：该型最具特征性的表现是玻璃膜疣，还可以表现为黄斑部色素紊乱、色素增生、斑点状及地图状萎缩。地图状萎缩是该型的晚期改变。②渗出性AMD：该型最具特征性的表现是CNV的形成，黄斑下可见视网膜下青灰色的隆起病灶，常伴有视网膜神经上皮和（或）色素上皮有浆液和（或）出血性脱离，视网膜下出血、渗出直至沉着。机化瘢痕是该型的晚期改变。

2. 相关检查

（1）荧光血管造影（FFA）　①非渗出性AMD：早期玻璃膜疣及色素脱失区域可表现为窗样缺损呈高荧光，随背景荧光而增强、减弱或消退。脉络膜毛细血管萎缩，闭塞出呈低荧光区。②渗出性AMD：视网膜动静脉期即可显示脉络膜新生血管，随着时间的推移，新生血管渗漏荧光素，并逐渐融合。晚期背景荧光逐渐消退，病变处仍呈相对的高荧光。

据荧光造影CNV显影情况临床将之分为典型性CNV和隐匿性CNV两种。典型性CNV是指在早期即显出清晰的CNV的形态，并且很快就有荧光渗漏，以后即形成一片强荧光病变。隐匿性CNV是指病灶区的浓厚出血、脂质渗出、色素或瘢痕的遮蔽，在造影早期CNV显影不完全，仅为一些边界不清的斑驳荧光，中后期荧光逐渐增强，晚期显现荧光渗漏。FFA对CNV的分类为确定治疗方法提供了参考依据。

（2）吲哚青绿血管造影（ICGA）　渗出性AMD脉络膜吲哚青绿造影表现为热点、异常粗大的脉络膜血管、强荧光等。具体表现为：①不含CNV的浆液性色素上皮脱离（PED）：脱离区可呈弱荧光。②典型CNV：

早期出现明确强荧光点或区域，晚期加亮或扩大，但仍能较好确定边界的强荧光区。③血管性RPE病变：ICGA有两种类型，一种为有混浊的渗出和薄的出血，显示早期强荧光和晚期荧光渗漏，边界不清；另一种荧光染色慢且少，即使30分钟仍未见明显染色。④血管性PED：显示CNV的早期强荧光，晚期染色和渗漏。⑤瘢痕染色：类似FFA，早期见多个无规则强荧光，伴有色素和出血遮蔽荧光，晚期强荧光斑扩大，瘢痕组织染色。

（3）光学相干断层扫描（OCT）　OCT检查特点由其病变性质不同而多种多样，如CNV、出血、渗出及瘢痕等。①CNV：典型性CNV，OCT表现为视网膜色素上皮/脉络膜毛细血管层的红色反射光带局限性增厚，可呈梭形或不规则形；隐匿性CNV表现相似，仅边界模糊。②出血和渗出：在OCT上表现为浆液性和（或）出血性视网膜下或（和）色素上皮脱离。③瘢痕：在OCT上表现为视网膜色素上皮/脉络膜毛细血管层的光带局限性增厚，边界较清楚，且反光增强；瘢痕上方视网膜组织通常萎缩变薄。

（4）视野检查　有中心暗点及不同程度的视野缺损。阿姆斯勒表检查中心视野异常，出现变形、暗区或线条中断。

（二）辨证诊断

1. 气血亏虚证

（1）临床证候　视物变形，视力下降，病程日久；眼底可见玻璃膜疣、瘢痕形成及大片色素紊乱、沉着。全身症见神疲乏力、食少纳呆；舌淡、苔薄白，脉细弱。

（2）辨证要点　黄斑部色素紊乱、玻璃膜疣、瘢痕等，未见出血、渗出等活动性病变。兼见神疲乏力；舌质淡，脉弱。

2. 肝肾不足证

（1）临床证候　视物变形，视力突然下降；黄斑部色素脱失，中心反射不清或消失，周围散在玻璃膜疣，晚期可见瘢痕。常有腰酸膝软；舌质红苔少，脉沉细。

（2）辨证要点　黄斑部色素脱失，或瘢痕。兼见腰膝酸软，舌红少苔，脉沉细。

3.脾虚湿困证

（1）临床证候　视物变形，视物发暗；黄斑区色素紊乱，玻璃膜疣形成，中心凹反光消失，或黄斑出血、渗出及水肿。全身可兼见头重如裹、食少纳呆、大便溏薄；舌质淡，苔白腻，脉弦，或舌苔黄腻，或畏寒肢冷；或无明显兼症。

（2）辨证要点　黄斑部渗出或水肿，浑身困重，食少纳呆，大便溏薄，舌淡，苔腻，脉滑。

4.阴虚火旺证

（1）临床证候　视物变形，视力突然下降；黄斑部可见大片新鲜出血。口干欲饮，潮热面赤，五心烦热，盗汗多梦，腰酸膝软；舌质红、苔少，脉沉细数。

（2）辨证要点　黄斑部出血，腰膝酸软，面赤潮红，口干欲饮，舌红少苔，脉沉细数。

5.瘀阻脉络证

（1）临床证候　视力下降，视物变性；眼底可见出血、渗出、视网膜下出血等。全身症见头疼、失眠；舌质暗有瘀斑，苔薄，脉涩或弦涩等。

（2）辨证要点　眼底陈旧性出血、渗出并见，舌质暗有瘀斑，脉涩。

6.痰瘀互结证

（1）临床证候　视物变性，视力下降，病程日久；眼底可见瘢痕形成及大片色素沉着。全身症见倦怠乏力、纳食呆顿；舌质暗，苔腻，脉弦滑。

（2）辨证要点　病程日久，眼底瘢痕色素沉着，倦怠乏力，纳呆，舌质暗，苔腻，脉弦滑。

三、鉴别诊断

1.中心性浆液性视网膜病变

本病见黄斑中心凹周围浆液性视网膜隆起，色素上皮萎缩，斑驳状色素上皮萎缩，无玻璃膜疣。

2.遗传性中心性视网膜营养不良

图形性营养不良、Best病、Stargardt病等，黄斑区不同程度的色素性改变、萎缩等，发病年龄较小，多小于50岁，无玻璃膜疣。

3.中心性渗出性脉络膜视网膜病变

本病多见于青壮年，病灶范围较局限，黄斑周围及另一眼多为玻璃膜疣存在和色素的改变。

4.息肉状脉络膜血管病变

本病多单眼发病，眼底见橘红色病变，ICGA见异常的脉络膜血管网，其末端可见血管瘤样扩张的结节或称息肉状结构。

5.高度近视眼黄斑退变引起的CNV

本病有高度近视病史，眼底呈豹纹状眼底、巩膜后葡萄肿及漆纹样裂纹。

四、临床治疗

（一）提高临床疗效的要素

要提高西医的诊断水平，准确地辨病，分清年龄相关性黄斑变性所处的不同时期、疾病的类型，然后详查病史，运用中医望、闻、问、切四诊合参，进行准确的辨证，采用中西医结合的方法进行治疗。

（二）辨病治疗

目前尚没有有效的药物。

对于年龄相关性黄斑变性的治疗，早期非渗出性AMD主要是补充维生素、胡萝卜素和某些微量元素如锌等预防向晚期发展。对于非渗出性AMD，年龄相关性眼病研究小组（AREDS）报道，联合应用大剂量的维生素C（500mg）、维生素E（400U）、β-胡萝卜素（15mg）、锌（80mg）和氧化铜（5mg），能使5年内进展为晚期AMD的危险降低25%。

对于渗出性AMD，主要是针对黄斑部的CNV进行治疗。具体包括以下几方面：

1. 光动力疗法

光动力疗法是将光敏药物经静脉注入体内，当光敏药物选择性地在新生血管部位蓄积时，用一定波长的冷激光照射，光敏药物被激活发生光化学反应，在局部释放能量，产生大量自由基，从而氧化损伤并封闭新生血管。该疗法主要对中心凹下 CNV、经典型 CNV 效果最好，小的隐匿型或微小经典型 CNV 也有效。该疗法复发率高，多联合曲安奈德或抗 –VEGF 药物玻璃体内注射以减少复发。PDT 疗法可以延缓视力的丢失。

2. 经瞳孔温热疗法（TTT）

TTT 是运用半导体激光（波长 810nm）的大光斑（0.5~4.5mm）、长时间（1~10 分钟）近红外光照射，经瞳孔将热能输送到脉络膜、色素上皮及眼底异常血管组织，以达到治疗眼底新生血管的目的。对非中心凹下脉络膜 CNV 有效，中心凹外（距离中心凹 > 200um）的脉络膜效果最好。复发率高。

3 玻璃体内注射抗 –VEGF 类药物

近年来，越来越多的证据表明血管内皮生长因子（VEGF）表达增加是 CNV 形成的重要原因。因此抗 VEGF 已成为继经瞳孔温热疗法、光动力疗法治疗之后的治疗 CNV 的重要手段之一。目前在临床上应用较多的主要有：①哌加他尼钠注射剂：美国食品与药物管理局（FDA）批准治疗中心凹下 CNV 的所有类型，每 6 周 1 次，持续 1~2 年。该药可降低视力丧失，对早期小病变有效。②雷珠单抗：玻璃体内注射，每月 1 次，连续注射 3 次，再根据病情确定是否需要注射。该药能有效的减少渗出，提高患者视力。③康柏西普：玻璃体内注射，每 1 个半月 1 次，连续注射 3 次，再根据病情需要确定是否注射。该药和雷珠单抗有相似的治疗效果。④贝伐单抗：玻璃体内注射也能够治疗渗出性 AMD，目前尚没有在国内上市。

但是，有一些患者对这些药物并不敏感，联合疗法就应运而生，有利用光动力疗法联合玻璃体内注药，有中药联合光动力疗法或玻璃体内注射抗 –VEGF 药物等，以提高疗效、减少用药次数及复发频率。眼内缓释、靶向给药系统也表现出较大的应用潜力。但无论哪种疗法，均有其优势和不足，在现有条件下，应根据患者的病情谨慎地选择。

4. 传统激光疗法

利用激光的热效应，封闭破坏的 CNV，使其萎缩不再增生。对于中心凹 200um 以外的 CNV 可以应用。效果不佳，复发率高。

5. 手术疗法

对于黄斑中心凹旁和中心凹下 CNV 也可以考虑手术疗法，可以选择黄斑转位术或视网膜下摘除 CNV 等。

（三）辨证治疗

1. 辨证论治

（1）气血亏虚证

治法：益气养血。

方药：人参养荣汤加减。人参、白术、茯苓、炙甘草、白芍、当归、熟地黄、黄芪、陈皮、桂心、五味子、远志、生姜、大枣。可加浙贝母、鸡内金以增强软坚散结之功。

（2）肝肾不足证

治法：滋补肝肾明目。

方药：杞菊地黄丸加减。枸杞子、菊花、熟地黄、山茱萸、山药、泽泻、茯苓、牡丹皮。可酌加女贞子、墨旱莲滋阴补肾。

（3）脾虚湿困证

治法：健脾利湿。

方药：参苓白术散（《和剂局方》）加减。人参、白术、茯苓、炒甘草、山药、桔梗、白扁豆、莲子肉、薏苡仁、泽兰、泽泻、车前子、砂仁。

（4）阴虚火旺证

治法：滋阴降火。

方药：生蒲黄汤（《中医眼科六经法要》）加减。生蒲黄、墨旱莲、生地黄、玄参、女贞子、牡丹皮、荆芥炭、郁金、丹参、茜草、仙鹤草、三七。

（5）瘀血阻络证

治法：活血化瘀。

方药：血府逐瘀汤加减。桃仁、红花、当归、川芎、生地黄、赤芍、牛膝、桔梗、柴胡、枳壳、甘草。

（6）痰瘀互结证

治法：化痰软坚。

方药：化坚二陈汤（《医宗金鉴》）加减。陈皮、制半夏、茯苓、生甘草、白僵蚕、当归、丹参、川黄连、昆布、生山楂、浙贝母、鸡内金。

2. 针刺治疗

眼局部常用穴：睛明、承泣、球后、丝竹空、攒竹、四白、阳白、太阳。

全身常用配穴：翳风、翳明、风池、百会、合谷、肝俞、肾俞、脾俞、足三里、光明、三阴交、血海、阳陵泉、阴陵泉等。

每次选择眼周局部穴位1~2个，远端穴位根据全身辨证选用2~3个，平补平泻，或部分进针，每日或隔日1次，分组交替运用，10~15次为1个疗程，每个疗程间隔3~5天。对于肢体、腹部及背部穴位可以根据辨证选用相应的穴位。

（四）医家经验

1. 唐由之

唐由之教授认为AMD是由于年老体弱，全身功能减退，导致阴虚血热、肝肾不足引起，采用凉血化瘀、补肝肾明目的方法进行专方治疗，方用经验方"明睛颗粒"（蒲黄、姜黄、女贞子、墨旱莲、黄芪等）加减。

2. 王明芳

王明芳教授按病程的早、中、晚将ARMD辨证分为脾虚湿困、痰湿互结及肝肾亏虚3个基本证型。早期以脾虚为主：脾虚湿困者用三仁汤加减，脾胃湿热者用三妙散加夏枯草、泽泻、猪苓，脾胃气虚者用四君

子汤加减，脾胃阳虚者则用附子理中汤加减；中期以化痰散结、活血化瘀、化痰祛瘀利水法治之，方剂则分别选用二陈汤加减、血府逐瘀汤加减、桃红四物汤合五苓散加减；晚期则平补肝肾、化痰散结，方用驻景丸加减。

3. 吕海江

吕海江教授将AMD分为脾气虚弱、痰瘀互结两型进行治疗。对于脾气虚弱型，采用益气健脾立方，方用益气复明汤（党参、白术、茺蔚子、葛根、白芍、生蒲黄、三七粉）加减；对于痰瘀互结型，采用祛瘀化痰、通络散结法进行治疗，方用活络散结汤（桃仁、红花、水蛭、茺蔚子、茯苓、半夏、陈皮、三棱、莪术、防风）进行加减。

4. 庄曾渊

庄曾渊教授从病证结合出发，认为年龄相关性黄斑变性主因肝肾阴虚、津血耗伤所致，日久阴虚火旺、血溢络外。亦有因肝病及脾、脾虚气弱、气不摄血而引起出血者。治疗分2个阶段，以有无出血渗出为指标。先期以虚证论治，出血后从血证论治。强调"治虚要辨阴阳气血，治血要明属气属火"。

5. 陆绵绵

陆绵绵认为该病应以滋养肝肾、平补气血为主长期调养。补肝肾者以五子补肾丸、驻景丸、杞菊地黄丸之类方药加减，补气血者以逍遥散、归脾汤、人参养荣汤之类方药加减。方中可加入葛根或丹参，以加强改善局部微循环的作用。

五、预后转归

非渗出性AMD阶段，不少患者视力正常，或轻度、中度下降。当非渗出性AMD发展到渗出性AMD，脉络膜新生血管形成后可以导致视网膜下、色素上皮下以及玻璃体腔的反复出血，从而导致视力急剧下降，病变晚期脉络膜新生血管逐渐退缩，黄斑部瘢痕形成，中心视力几乎完全丧失。若有大量积血进入到玻璃体内还可导致增殖性玻璃体视

网膜病变、牵拉性视网膜脱离等。

六、预防调护

（一）预防

（1）饮食有节，起居有常，固护先后天之本。脾胃为先天之本，饮食无度，偏嗜、不洁等，宜伤气血化生之源，气血壅滞，生痰生湿；起居睡眠无节度，生活不规律无节制，容易导致"久视伤血，久坐伤肉，久卧伤气，久立伤骨，久行伤筋""房室不节伤于肾，耗于精"，最终损伤目力，导致视力下降。

（2）用眼要卫生，养成良好的用眼习惯。慎用目力，不宜久视细小及久视荧光屏，过近、光线过强过弱、动态、躺卧车舟行走都不宜阅读。保护双眼清洁状态。

（3）戒烟，目前吸烟是较为明确的导致AMD的病因。

（4）适量运动。生命在于运动，气功、推拿、太极拳、五禽戏、增视功等，对增强体质都有很大的益处。

（5）饮食宜忌　宜食西红柿、黄瓜、白菜、洋葱、菠菜、芹菜。忌食动物内脏（肠、肝、肺、胃等）、炙煿黏滞之品、辛辣助火之品，如干姜、胡椒、韭菜、狗肉、辣椒、生葱、生蒜等。

（二）调护

在预防的基础上，可以根据不同的体质及证型食疗等进行调护。

（1）杞子萸肉粥（肝肾亏虚）　枸杞子、山茱萸、糯米，或加白糖、蜂蜜适量煮粥。

（2）参芪鸡（脾气虚弱）　生晒参（或西洋参）、黄芪、母鸡（1只），佐料适量，煮食。

（3）山药粥（脾胃两虚）　山药、粳米，共煮成粥。

（4）菊明茶（阴虚火旺）　菊花、决明子，泡水代茶。

（5）枸杞子（肝肾阴虚）　每日枸杞子适量，嚼服。

七、研究进展

（一）病因病机

大多数学者认为渗出性年龄相关性黄斑变性是本虚标实之证，虚者脾、肝、肾，实者瘀血、痰湿、水肿。詹宇坚教授等对121例AMD患者（未分干湿性）与98名健康人对照，观察各种证候指标并归类分析，发现AMD的危险因素与脾气虚密切相关。吕海江教授在治疗该病的过程中"首责脾胃"，固护胃气，从脾论治，取得了较好的效果。根据中医眼科"五轮学说"，瞳神属水轮，和肾密切相关，而黄斑变性属于瞳神疾病，故许多医家从肾论治，认为人的衰老与肾精匮乏密切相关，黄斑的退行性病变亦与肾脏的虚衰关系密切。

（二）中药研究

1. 单药研究

研究发现枸杞提取物可抑制高脂饮食和氢醌引起的大鼠RPE下沉积物形成及Bruch膜增厚，其活性成分有枸杞多糖、β-胡萝卜素类物质，均具有抗氧化作用，其中β-胡萝卜素类物质叶黄素和玉米黄素是重要的视色素，可以削弱蓝光，减少视网膜的氧化压力，减轻不饱和脂肪酸氧化，稳定光感受器外节膜，减少光感受器凋亡。

在中药有效成分方面：研究结果发现莪术、郁金有抗血管生成的作用；泽泻及混合药液对CAM血管具有明显抑制作用；姜黄素（姜黄的主要成分）可抑制血管内皮生长因子（VEGF）和碱性上皮生长因子（bFGF）诱导的鸡胚绒（毛）膜尿囊（CAM）小血管生成，对内皮细胞增殖的抑制作用呈剂量和时间依赖性；芹黄素具有抗炎、抗氧化等作用，也可促进缺血视网膜功能的恢复；柚皮素具有抗炎、抗氧化和增加局部血流的作用；川芎嗪具有扩血管、保护血管内皮细胞、改善组织微循环、抑制血管内皮细胞增殖和逆转视网膜色素上皮细胞缺氧损伤、增加脉络膜血流量、抑制 CNV 的发展等作用；叶黄素可抑制 COX-2、iNOS 的表达，故对 CNV 有一定的抑制作用等。

2. 复方研究

王燕等发现杞黄颗粒对渗出性性 AMD 血清补体因子 H 有一定的调控作用，可能是其改善 AMD 患者视功能的作用机制之一。王艳艳采用血塞通软胶囊治疗患者 57 例，视力有明显改善，总有效率达 83.41%。严展军选用复方血栓通胶囊与羟苯磺酸钙胶囊联用治疗 AMD 患者 113 例，总有效率 82.30%，与对照组相比，视力、眼底渗出面积、眼底玻璃膜疣面积等方面的疗效差异均有统计学意义。周尚昆、王慧娟等发现唐由之研究员经验方"明睛颗粒"、"凉血化瘀方"能有效抑制激光诱导实验性脉络膜新生血管的生长。

（三）评价及展望

AMD 是一种老年性退化性疾病，中医在治疗该病方面有一定的优势。对于非渗出性 AMD，首先要考虑气血亏虚、肝肾不足两种证型，从补气养血、滋补肝肾明目着手进行辨证治疗。对于渗出性 AMD，由于 CNV 已经形成，若单独进行 PDT 或玻璃体腔注射糖皮质激素或 VEGF 类药物虽然能使 CNV 暂时消退，但是很难预防 CNV 复发，在改善眼底症状，促进眼底出血、渗出等吸收方面也较为逊色，而单独依靠中药似乎也很难使 CNV 完全消退。故该型 AMD 应当为中西医结合进行联合治疗的关键所在。应当采用标本兼治的方法，用西医的治疗方法消灭 CNV 治标，然后根据眼底视网膜水肿、出血、渗出等眼底局部表现参照全身症状进行辨证分型。该型 AMD 主要应以眼局部辨证为主，但是由于临床中患者的全身情况千差万别，故在治疗

上还需要四诊合参，在中医学理论的指导下灵活运用、辨证治疗。对于那些全身症状不明显的患者，可以参考老中医经验进行专方治疗、分期治疗等。

参考文献

［1］李凤鸣，谢立信. 中华眼科学［M］. 北京：人民卫生出版社，2014：2103-2110.

［2］赵家良. 眼科诊疗常规［M］. 北京：中国医药科技出版社，2012.

［3］彭清华. 中西医结合眼科学［M］. 北京：人民卫生出版社，2019.

［4］金明. 中医临床诊疗指南释义·眼科疾病分册［M］. 北京：中国中医药出版社，2015：98-104.

［5］王燕，王璐，袁远，等. 杞黄颗粒对年龄相关性黄斑变性患者血清补体的调控作用［J］. 广东医学，2018，39（7）：1099-1102，1105.

［6］严展军. 复方血栓通联合羟苯磺酸钙治疗老年黄斑变性疗效观察［J］. 陕西中医，2017，38（6）：774-775.

［7］孟欢，金明. 年龄相关性黄斑变性的中医药研究进展［J］. 北京中医药，2020，39（8）：891-895.

［8］唐由之. 年龄相关性黄斑变性（湿性）中医临床实践指南［M］. 北京：中国中医药出版社，2011.

［9］邱礼新，巢国俊，王影. 国医大师唐由之［M］. 北京：中国医药科技出版社，2011.

［10］瞿佳. 眼科学［M］. 2版. 北京：高等教育出版社，2016.

第六节　视网膜色素变性

视网膜色素变性（RP）是一组以进行性感光细胞及色素上皮功能丧失为共同表现的遗传性视网膜变性疾病。以夜盲、进行性视野损害、眼底色素沉着和视网膜电图异常或

无波为其主要特征。

本病为一种基因遗传疾病，常双眼发病，当前在国内的发病率为 1/4000。RP 一般包括非综合征型和综合征型，其中，非综合征性 RP 占所有患者的 70%~80%。多数情况下基因、遗传方式以及外界环境的影响共同决定了 RP 的发病、进展和严重程度。

中医学将本病归入"高风内障""高风雀目"的范畴。

一、病因病机

（一）西医学认识

视网膜色素变性是遗传性病变，可分为常染色体显性遗传型视网膜色素变性（ADRP）、常染色体隐性遗传型视网膜色素变性（ARRP）和性连锁遗传型视网膜色素变性（XLRP），无家族史的患者则被归入偶发型视网膜色素变性（SRP）。

1.常染色体显性遗传型视网膜色素变性

视网膜色素变性的常染色体显性遗传模式是：父或母携带致病基因，约 1/2 的儿女患病。常染色体显性遗传型视网膜色素变性是由常染色体上的一个异常基因或基因的一个突变而引起，可相等地发生于男性和女性，并遗传给其儿女。常染色体显性遗传型视网膜色素变性的患者有将该病遗传给孩子的危险，因为他或她要将一条常染色体传给每一个孩子。根据下传的常染色体是否带有异常基因而决定该孩子是否受到影响。从概率上来看，由于带有异常基因和不带异常基因的常染色体是随机地传给下一代的，因此下一代受影响的概率不是全或无，也不是绝对的一半对一半，而是从无到全部都有可能发生，大约是 50%，与性别无关。因此在有些家庭，常染色体显性遗传型视网膜色素变性可存在于连续的许多代，有的家庭却只存在于连续的两代，有的却存在于隔代中。一般未受影响的个体因为基因突变而开始一个新的遗传过程。

2.常染色体隐性遗传型视网膜色素变性

视网膜色素变性的常染色体隐性遗传模式是：父母都携带致病基因，约 1/4 的儿女表现出症状。常染色体隐性遗传型视网膜色素变性与常染色体显性遗传一样可相等地发生于男性和女性，不同的是，必须子代的一对常染色体都带有致病基因，即父亲和母亲传下的两个单条常染色体都带有这种致病基因。而其父母由于只有一条染色体带有致病基因，另一条是正常的，所以不产生任何视网膜色素变性病的症状，是为携带者。由于父母的每对常染色体都是一条正常一条异常，因此产生子代两条染色体都异常的概率是 1/4，可能 25% 的下一代患病，另外 75% 的下一代不表现视网膜色素变性的症状，即四个孩子中有一个患病，三个不表现症状。但在这三个不表现症状的孩子中，有两个与父母一样是携带者，只有一个是完全健康的。Usher 综合征和 Lebers 黑矇也属于这种常染色体隐性遗传类型。

3.性连锁遗传型视网膜色素变性

性连锁遗传型视网膜色素变性的异常基因位于 X 染色体上，因此主要影响到男性。如果父亲是患者，母亲是正常的，则该父亲必然将其 X 染色体传给女儿，因此他的女儿全部是携带者，儿子则全部正常。这些女儿们由于只有一条 X 染色体上有异常基因，另一条来自于母亲的 X 染色体是正常的，因此表现出来的视网膜色素变性的症状是轻中度的，有些是视网膜上有视网膜色素变性的外观，有些出现视网膜电流图的变化，因人而异，症状的严重性有很大的不同。如果这个家庭的父母都患有性连锁遗传型视网膜色素变性，只有当母亲也将异常的 X 染色体传给女儿，该女儿将出现明显的性连锁型视网膜色素变性症状。如果父亲是正常的，母亲是携带者，因为母亲的两条 X 染色体只有一条为异常染色体，则母亲的异常 X 染色体就可随机地传给儿子或女儿，如传给儿子则儿子患病，如传给女儿则女儿与母亲一样是携带者。概括而言，男性连锁遗传型视网膜色素变性患者不会将该病遗传给儿子，但女儿全部是异常基因的携带者。一女性携带者有50%的可能使儿子患病，同时有50%的可能使女儿成为携带者。

4. 偶发型视网膜色素变性

40%~50%的患者不能归入上述三种类型，他们没有患视网膜色素变性的血缘亲人。这些患者分为两种，一种是由于各种未知原因引起的类似于视网膜色素变性的患者，第二种是因为基因突变而引起。后一种可为上述三种遗传类型的任何一种，由该基因突变患者作为初始进行遗传，在这以后的遗传中，常染色体显性遗传类型的比例为15%~25%，常染色体隐性遗传类型的比例5%~20%，性连锁遗传类型的比例为5%~15%。

5. 视网膜色素变性的遗传学检测

如果视网膜色素变性的诊断确定，对家系中个体的风险能够根据遗传模式和分子基因学检测而被相应地确定，大量视网膜色素变性基因和突变原因的发现为确定遗传学标志提供了十分有用的信息。对于较小的家系和资料不丰富的家系，视网膜色素变性的遗传模式并不是很明确，然而，多数偶发型视网膜色素变性表现于常染色体隐性遗传型或性连锁遗传型模式。如果一个致病的突变存在于一个家系，无论是常染色体隐性遗传型或性连锁遗传型特征都可以通过对突变的检测得到证实。但是，基因异型性和表型异型性使视网膜色素变性的基因学检测产生困难。每一个已知的突变仅占有一部分并且通常只是一小部分的患者，在不同的基因上存在着大量的突变。但是在所有已知基因中，所有已知的视网膜色素变性突变加在一起仅占所有视网膜色素变性病例的一半。突变模式可能也有种族特异性，例如，中国人群中 RHO 和 RP1 突变较低于高加索人群。

6. 视网膜色素变性的基因异常

研究发现有近 100 个基因的约 200 个突变位点与视网膜色素变性有关。与常染色体显性遗传、常染色体隐性遗传和性连锁遗传相对应的最常见的突变基因分别是视紫红质基因（RHO）、杆体环鸟苷酸磷酸二酯酶基因（cGMP-PDE）和视网膜色素变性三磷酸鸟苷酸酶调节因子基因（RPGR）。下面介绍几种重要的基因异常。

（1）视紫红质基因突变　视紫红质基因突变最常见于常染色体显性遗传型视网膜色素变性，视紫红质是在视网膜色素变性患者中发现的第一个突变蛋白质。在常染色体显性遗传的病例中，有接近 30% 家系的视紫红质基因存在突变。人类视紫红质基因位于 3 号染色体长臂的 2 区（3q213q24），有 5 个外显子，编码含 348 个氨基酸的视蛋白，该视蛋白与视黄醛结合就形成视紫红质。在视紫红质基因中存在有 100 多种与视网膜色素变性有关的突变。几乎所有的突变都产生异常的蛋白质，这些突变的蛋白质有一个或多个氨基酸缺失或被替换，这些突变点定位于视紫红质所有的三个区域上，即盘中、跨膜和细胞质中。

视紫红质基因突变可分成 Ⅰ、Ⅱ 两类。Ⅰ 类突变（占 15%）接近羧基末端，产生的蛋白质与野生型蛋白质相似，随 11- 顺视黄醛再生；Ⅱ 类突变（85%）干扰蛋白质的折叠或 / 和妨碍蛋白质的稳定性。这二类突变主要存在于跨膜区和细胞外区。这些基因突变产生的异常蛋白质可发生异常的作用，这些异常的作用可改变光传导生化过程中各种蛋白质之间的化学平衡，从而引起视网膜色素变性。研究证实，视紫红质的异常折叠和异常膜向转运是常染色体显性遗传性视网膜色素变性主要病因。

第一个被发现可以导致视网膜色素变性的基因缺陷是 RHOP23H，它在临床上可引起相对较轻的视网膜色素变性。在美国，视网膜色素变性患者中有将近 12% 的患者存在这个基因的缺陷，但在其他人群中则较少见到这种基因缺陷。

在视紫红质 C- 末端的 347 号密码子是一个突变的多发位点，在这个位点有 5 种可以导致疾病的序列变化存在。由 347 号密码子突变引起的视紫红质相关性视网膜色素变性的临床表现较 23 号密码子突变引起的更加严重。

除了 P23H 基因突变，所有其他的突变仅存在于少数患者中。导致常染色体显性遗传型视网膜色素变性的视紫红质基因突变种类较多，而导致常染色体隐性遗传型视网膜色素变性的视紫红质基因突变则非常稀少。到目前为止，只有 Rosenfeld 于 1992 年和 Bayes 于 1996 年报道了 2 例。在中国视网膜色素变性患者中，视紫红质基因突变的发生概率是 2%，这个数字小于西方国家的概率，这种差异可能与人群差异有关。

（2）杆体环鸟苷酸磷酸二酯酶基因突变　杆体环鸟苷酸磷酸二酯酶的 α 亚单位定位于 5q31. 31-34，cGMP-PDE 的 β 亚单位定位于 4p16.3。

杆体环鸟苷酸磷酸二酯酶基因的突变发生在含有催化活性区的 C 端，该基因的突变阻断了杆体环鸟苷酸磷酸二酯酶对环—磷酸鸟苷的水解，使局部环—磷酸鸟苷浓度过高从而引发感光细胞死亡，具体内容见上述"视冲动传递链基因异常"部分。

（3）视网膜色素变性三磷酸鸟苷酸酶调节因子基因突变　性连锁遗传型视网膜色素变性因为其严重的临床表现，成为最具破坏力的一种视网膜色素变性类型。多数患此类型的男性视网膜色素变性患者在 20 岁之前就开始出现夜盲的早期症状，到 30 岁或者 40 岁就会逐渐发展成部分或全部视盲。女性携带者的临床表现轻微，这可能是由于 X 染色体的随机灭活作用所致。最主要的性连锁遗传型视网膜色素变性基因位于 X 染色体短臂 2 区 1 带 1 亚带上（Xp21.1，RP3）。视网膜

色素变性三磷酸鸟苷酸酶调节因子跨度大约有 60kb 的脱氧核糖核酸，包括 19 个外显子，这些外显子编码是由 815 个氨基酸组成的蛋白质。迄今为止，视网膜色素变性三磷酸鸟苷酸酶调节因子在视网膜内、外的功能仍不清楚。这个蛋白质的 N 端显示出与染色体凝缩剂 1（RCC1）有同源性，有 6 个重复区域，每一个区域被单独的外显子编码。

70%~90% 的性连锁遗传型视网膜色素变性患者中出现视网膜色素变性三磷酸鸟苷酸酶调节因子基因的异常。自从 1996 年视网膜色素变性三磷酸鸟苷酸酶调节因子基因被克隆出来以后，共发现该基因有 77 种突变方式，这些突变存在于外显子 1~14 和 ORF15 中，这些基因突变可以导致转录的提早结束。其间，许多错义突变发生在与 RCC1 蛋白质同源的区域，它们受外显子 1~10 编码，而外显子 ORF15 是一个突变的"热点"部位。多数视网膜色素变性三磷酸鸟苷酸酶调节因子基因突变对于独立的家系是特有的，这使基因突变与临床表现之间的关系变得复杂。视网膜色素变性三磷酸鸟苷酸酶调节因子突变的患者仅有很小的视野并且其全视野的视网膜电流图振幅较其他类型的视网膜色素变性患者低。

在中国人家系中发现两种缩短突变：153deIC 和 E332X，这两种突变均在家系中引起严重的临床表现。缩短突变只在外显子 10~15 中存在，而在外显子 16~19 没有发现这种突变，说明在 RCC-1-like 区域（RLD）和半段视网膜色素变性三磷酸鸟苷酸酶调节因子蛋白质的羧基末端之间存在着功能上的不同。先证者在十几岁时出现夜盲症状，但在 40 多岁时检测不到全视野视杆细胞视网膜电流图反应，显示该基因突变的后果非常严重。在这个家系中，在视网膜色素变性三磷酸鸟苷酸酶调节因子蛋白质 N- 末端的 RLD 上发现了串连的 29 个突变，显示了这个区域的重要功能。E332X 突变也许影响了 RLD 的功能

或者其他下游区域如被 ORF15 编码的富含谷氨酸的区域的功能。

还有其他一些基因异常与视网膜色素变性有关，如 RP 系列异常、光感受器细胞的结构和结构蛋白有关的基因异常、感光细胞转录因子基因突变、与视蛋白有关的基因突变、与光感受器细胞内环—磷酸鸟苷有关的基因异常、与 Usher 综合征有关的基因异常等。

7. 其他

另外，目前有较公认的几种学说，可能是原发性视网膜色素变性发生与发展的相关因素。

（1）**分子生物学学说**　基因遗传缺陷，可导致视细胞感光细胞结构与功能变异，影响视细胞和色素上皮细胞的代谢，干扰视细胞与色素上皮细胞之间的相互作用，导致光电转化途径异常及视细胞的凋亡。

（2）**免疫学学说**　有人认为本病可能是自身免疫性疾病，临床上发现本病患者体液免疫、细胞免疫均有异常，T 淋巴细胞减少，免疫抑制能力下降，血清 Ig 水平上升，外周淋巴细胞缺乏产生 γ– 干扰素的能力。玻璃体内有激活的 T 细胞、B 细胞与巨噬细胞，视网膜上皮细胞表达 HLA–DR 抗原。

（3）**生化学说**　临床上发现本病患者脂质代谢异常，视网膜中有脂褐质的颗粒聚积，锌、铜、硒等微量元素及酶代谢亦有异常。

（二）中医学认识

中医学对视网膜色素变性的病因病机认识最早见于《秘传眼科龙木论》，认为本病是由"肝肾虚劳""兼患后风冲"引起。《原机启微》则提出诸因使阳气下陷、阴气独盛、阳衰不能抗阴，其后医者多宗此说。至清《杂病源流犀烛·目病源流》始补充其病因说"亦有生成如此，并由父母遗体"，对本病的认识与现代极为一致。《原机启微·阳衰不能抗阴之病》则将其病因病机责之于肝肾。曰："何故夜视罔见？答曰：目为肝，为足厥

阴也，神水为肾之水，水生木，盖亦相生而成也……夜为阴，天之阴也，夜为阴，人亦应之也，既受忧思恐怒劳役饥饱之伤，而阳气下陷，遇天阴盛阳衰之时，我之阳气既衰，不得不应之而伏也，故夜视罔所见也。"本病的病因病机结合临床可归纳如下：

（1）禀赋不足，命门火衰，阳虚无以抗阴，阳气陷于阴中，不能自振，目失温煦所致。

（2）素体真阴不足，阴虚不能济阳，水不涵目，肝肾阴虚，精亏血少，目失所养。

（3）脾胃虚弱，中焦气血化生不足，运化无力，清阳不升，养目之源匮乏，目失濡养，不能视物。

此外，中医学还有久病多瘀、久病多郁的观点。故本病的根本病机是虚中兼瘀兼郁。

二、临床诊断

（一）辨病诊断

1. 临床表现

（1）**症状**　①夜盲：夜盲是最早的症状，多发生在眼底改变以前。轻者表现为暗适应功能下降，随着病情进展，夜盲症状逐渐加重，最终致盲。发病年龄愈年轻，则病程进展愈迅速。夜盲是视杆细胞功能异常或变性的主要表现，若病变以视锥细胞受累为主时，则夜盲出现较晚。②视野向心性缩窄：早期视野为典型的环形暗点，随着病情进展，逐渐形成管状视野，常有撞人碰物之现象。病程晚期中心视野受累时，视力完全丧失。③色觉异常：最常见为蓝色盲，红绿色盲较少。④中心视力：早期正常或接近正常，随病变发展而逐渐下降，最终失明。

（2）**体征**　①视乳头萎缩：发生于晚期，色淡而蜡黄，称蜡样视神经乳头，边缘稍模糊。②色素沉着：初时眼外观无异常；眼底早期可见赤道部视网膜色素稍紊乱，随之在视网膜血管旁出现骨细胞样色素沉着；随着

病情发展，色素沉着逐渐增多，大多位于视网膜血管附近，特别是静脉前面，可遮盖一部分血管，或沿血管分布，且多见于血管分支处；以后色素沉着向中心和周边扩展。晚期眼底可见视网膜呈青灰色，血管变细，视盘颜色蜡黄，黄斑色暗。个别病例眼底可无骨细胞样色素沉着，仅见视网膜和色素上皮萎缩，或在视网膜深层出现白点。本病常见晶状体后囊下混浊的并发性白内障。③视网膜动脉变细，走行尚可。

2. 相关检查

（1）视野检查　发病早期视野呈环形暗点，逐渐向中心和周边扩展，表现为视野进行性缩小，晚期形成管状视野，但中心视力可较长时间保留，双眼表现对称。

（2）FFA 检查　由于 RPE 广泛变性萎缩，眼底弥漫性斑驳状强荧光，严重者有大面积透见荧光区，色素沉着处为荧光遮蔽。约 75% 病例可见染料渗漏，多见于视盘、血管弓区及黄斑区，可伴有黄斑囊样水肿。晚期患眼脉络膜毛细血管萎缩，呈斑片状，多位于赤道附近。

（3）眼电生理检查　ERG 在发病早期即显著异常（振幅降低及潜伏期延长），甚至无波形。EOG 也同时异常。

（4）暗适应检查　早期杆细胞曲线终末阈值升高，最终锥细胞阈值亦升高，暗适应能力差。

（二）辨证诊断

1. 肾阳不足证

（1）临床证候　夜盲，视野缩小，面色萎黄，神疲乏力，畏寒肢冷，耳鸣耳聋，阳痿早泄，女子月经不调、量少色淡；舌质淡，苔薄，脉细无力。

（2）辨证要点　见夜盲、视野缩小；因肾阳不足、命门火衰、无力温煦而伴见形寒肢冷、舌淡、脉细无力。

2. 肝肾阴虚证

（1）临床证候　夜盲，视野缩小，眼干涩，头晕耳鸣，失眠梦扰，口干，腰膝酸软；舌质红，少苔，脉细数。

（2）辨证要点　见夜盲、视野缩小；因肝肾阴虚、精亏血少、失于濡养而伴见失眠多梦、舌红、脉细数。

3. 脾虚气弱证

（1）临床证候　夜盲，视野缩小，面乏华泽，肢体乏力，纳食不馨，口淡无味，视物疲劳，不能久视，或有便溏泄泻；舌质淡，有齿痕，苔薄白，脉细弱。

（2）辨证要点　见夜盲、视野缩小；因脾胃虚弱、气血生化无源而伴见面色无华、神疲乏力、舌淡、有齿痕、脉细弱。

4. 气虚血瘀证

（1）临床证候　夜盲，视野狭窄，视物模糊，病程日久，视神经乳头蜡黄色，视网膜血管纤细，脉络膜血管硬化；舌质暗，苔薄，脉细。

（2）辨证要点　见夜盲、视野狭窄、视力下降；因气虚血瘀、病程日久而见苔薄、脉细。

三、鉴别诊断

（一）西医学鉴别诊断

诊断视网膜色素变性多具备双眼发病、进行性的眼底、视野、ERG 和暗适应的改变。非双眼发病的、非进行性的色素性视网膜病变多见于继发性的眼底病，如：病毒、梅毒、弓形体病引起的视网膜炎；并发于恶性肿瘤的视网膜病变；药物引起的视网膜病变；外伤及视网膜分支动脉阻塞后的视网膜改变。临床工作中应注意病史的采集，诊断困难时可以对患者的眼底及视功能作长期追踪观察。常见的需要鉴别的继发性视网膜色素变性如下。

1. 梅毒性脉络膜视网膜炎

梅毒性脉络膜视网膜炎特别是某些先天型者，所表现的双侧眼底改变，有时很像原发性视网膜色素变性。但在梅毒性脉络膜视网膜炎，色素沉着和淡黄色的斑点较原发性视网膜色素变性者为小，眼底极周边都常受严重侵犯，夜盲不如本病明显，视野常无环形暗点，视乳头颜色较淡而不似蜡黄。ERG b波可有振幅降低，但不如本病严重降低至无法记录。梅毒血清反应阳性。

2. 妊娠期麻疹所致胎儿视网膜病变

此病为罕见的幼儿眼底病变，始于胎儿期，因其母于妊娠第 3 个月患麻疹的影响。患儿出生后眼底病变逐渐发展。起初双眼有散在的点状色素沉着，其后出现典型的骨细胞样色素斑，ERG 低下甚至消失。有时鉴别诊断困难。

3. 病毒所致热疹病后的视网膜色素变性

该病倾向于传染病全身症状出现后约 1 周或 10 日内，两眼视力突然降低，经过一段时间，视力进步，但不能恢复原来水平，视野向心性缩小，在几周到几年内，周边眼底出现色素沉着，甚至类似典型的原发性视网膜色素变性。

在继发性视网膜色素变性，色素沉着与视网膜血管常无关联，多不呈分支或骨细胞状而为点状、圆形或不规则形，并可有脉络膜视网膜萎缩的白色斑块和脉络膜血管硬化。

4. 视锥细胞营养不良

视网膜色素变性的锥杆型变性应与视锥细胞营养不良相鉴别。锥杆型变性不仅累及视锥细胞，也同时累及视杆细胞，最终表现为广泛的视野丧失，暗适应阈值升高，ERG 熄灭。视锥细胞营养不良主要累及视锥细胞，反映视杆细胞功能的外周视野、暗适应阈值及暗适应 ERG 均相对正常。

（二）中医学鉴别诊断

视网膜色素变性归属于中医学"高风内障""高风雀目"病，其具有视野缩窄等特点，应与"疳积上目"相鉴别。两者虽均有夜盲，但从病因病机和主症上二者截然不同，可进行鉴别。

从病因病机来看，疳积上目为后天所致，因小儿喂养不当，或病中无原则忌口，或偏嗜食物，或虫积成疳，致脾胃虚弱、肝虚血少，气血生化不足，目失濡养所致。高风内障为与生俱来，先天禀赋不足，命门火衰，或素体真阴不足；或脾胃虚弱，气血不足，养目之源匮乏所致。

从主症上来看，疳积上目常见黑睛、白睛干燥斑，无视野缩窄，眼底检查无异常。高风内障外眼正常，但有视野缩窄，眼底检查可见视网膜血管旁出现骨细胞样色素沉着、视盘呈蜡黄色、血管变细等，终致失明。

四、临床治疗

（一）提高临床疗效的要素

1. 补虚为主，祛邪为标

视网膜色素变性的发病机制主要是由于先天禀赋不足，肝肾亏损、脾胃较为虚弱，使得血脉不充足枯涩引起发病。虚者主要责之于肝、脾和肾三脏，包括气血阴阳偏衰。历代医家对本病治疗亦从补虚着手，《原机启微》称本病为"阳衰不能抗阴之病"，主张补阳为主。从临床实际出发，可分别采用益气、养血、滋阴、温阳不同治法，综合脏腑辨证灵活运用。中医治疗主要是以纠正本虚为根本、邪实为标的理念进行治疗。肝肾先天不足主要多见于青少年视网膜色素变性患者，由于肝肾的虚弱导致患者双目失去濡养而在夜晚不能视物，而且患者的视野会发生进行性的变窄。中老年患者的发病机制，中医学认为主要是与患者的肾脏和脾脏有关，主要是由于病程时间较长，导致精血亏损和缺乏，患者双目的脉道中血液充泽耗尽，而最终使得脉道萎缩滞涩、双目神光衰减衰弱，最终导致失明。故治疗多从肾、肝、脾着手，临床上采用补血养肝明目汤及温补肾阳汤亦或滋阴补肾汤，主要是趋病之本改善视瞻昏渺；益气健脾，推动视网膜有氧供给；温阳补肾，改善视网膜的视觉功能；活血祛瘀，助视网膜纤细的动脉充盈和增加视盘血供。

2.酌情采用活血化瘀法

本病辨证要点为虚中夹瘀，因此主张本病的基本治则是补虚祛瘀。特别应注意活血化瘀药的应用，以改善眼底微循环、增强视细胞营养，临床每一治法都要佐用活血化瘀法。《内经》曰："血凝泣，凝则脉不通……血泣不能注入大经，血气稽留不得行，宿昔而成疾。"视网膜色素变性患者视网膜血液循环障碍的程度反映了血瘀的轻重。故无论视网膜色素变性患者证型如何，均酌情采用活血化瘀、通络明目的中草药物，甚至破血行瘀之虫类药。现代药理学研究认为，活血化瘀药物可扩张血管、解除视网膜动脉痉挛，从而改善微循环及缺血状态，还具有抗组织增生、促进渗出物吸收、降低血黏度等作用。

3.针药结合，提高疗效

针灸与中药在理论上说，都是建立在经络基础上的自然医学。只不过，中药用的是自然界的药物来影响人体的气血阴阳，而针灸靠的是针灸针通过经络的刺激来影响体内的气血阴阳。二者如果能互相结合起来，治疗各种疑难杂病将会发挥出非常大的作用。在本病治疗措施上可配合针灸睛明、球后、承泣、攒竹、太阳、风池、养老、光明、太冲、太溪、肝俞、肾俞等腧穴。有研究证明，针药结合治疗比单纯中药治疗有效。另外，可试行提取中药的有效成分进行眼球局部微注射疗法，改变用药途径，增强视网膜局部的血药浓度。

4.双管齐下，中西结合

本病眼底所见视网膜血管细狭，特别在后期，视网膜血管闭塞，是因为本病病变同时累及内层、黄斑区及脉络膜组织。由于视网膜及视神经供血不足，所以发生萎缩。近代研究认为，视网膜色素变性的发生是神经元轴突的物质流动在节细胞体附近阻滞的结果。根据中医学理论，结合近代研究，配合活血化瘀药非常重要。活血通络开窍药，可以扩张血管、改善微循环，从而使视网膜的供血、供氧状况得到好转。同时配合维生素治疗后，两者综合作用可以提高视网膜视细胞的敏感性，改善视网膜的营养与代谢，从而有利于提高视力、改善视敏度及ERG的作用。

（二）辨病治疗

目前尚无疗效理想的治疗办法，然而应尽可能帮助患者提高视力，预防治疗并发眼病，延缓病情的发展。

（1）无遗传病史的患者，初诊时应行眼电生理（ERG与EOG）、暗适应、视野及荧光素眼底血管造影等检查。此外尚需做除外梅毒的血清检验。临床有多指畸形、运动失调及听力困难等全身症状与体征，应建议做相应的实验室检查。另外可以利用ERG检查，早期确定患者家族成员是否患有此病。

（2）诊断确定后应嘱患者定期前来随诊，需每年复查眼底、视野等项目。经荧光素眼底血管造影发现黄斑囊样水肿者，可谨慎地应用轻能量的格子样激光光凝。这对在3年随诊期内保持视力稳定，有一定疗效。最近有报道用乙酰唑胺（乙酰唑胺）治疗伴有黄斑水肿的视网膜色素变性，发现用药后可有效地增进视力，但同时发现患者的黄斑水肿无相应减轻，该药的作用机制有待于进一步研究。

（3）患眼视力下降至0.2或呈管视状态者可试以助视镜，并予以必要的训练。

（4）并发白内障需要手术者术前需重复视功能检查，以预测手术后的效果。人工晶状体植入对保持中心视力有益。

（5）药物治疗迄今尚无特异选择，可给

患者长期服用血管扩张剂及某些维生素。有研究表明使用维生素 A（15000U/d）和维生素 E（400U/d）治疗视网膜色素变性，观察时间为 4~6 年，以 ERG、视野、视力评价药物疗效。结果显示，服用维生素 A（15000U/d）可延缓视网膜色素变性的发展，而服用维生素 E（400U/d）则加速了病情发展。另外，亦可建议适当补锌等支持疗法、矫正屈光不正、使用遮光镜等。

（三）辨证治疗

1. 辨证论治

（1）肾阳不足证

治法：温补肾阳。

方药：右归丸加减。熟地黄、枸杞子、菟丝子、楮实子、覆盆子、山茱萸、杜仲、牛膝、当归、丹参、沙蒺藜、制附子、肉桂。可酌加川芎、鸡血藤等以增活血通络之功。

（2）肝肾阴虚证

治法：滋补肝肾。

方药：明目地黄丸加减。生地黄、熟地黄、山茱萸、泽泻、山药、牡丹皮、丹参、柴胡、当归、五味子、枸杞子、白蒺藜、茺蔚子、夜明砂。加用川芎、牛膝以增活血通络之功。如多梦盗汗者，加知母、黄柏等以滋阴清热；眼干涩不适者可加天花粉、玄参以养阴清热活血。

（3）脾虚气弱证

治法：补脾益气。

方药：补中益气汤加减。柴胡、黄芪、党参、白术、当归、丹参、陈皮、升麻、苍术、谷精草、夜明砂、炙甘草。可加川芎、三七、鸡血藤等以助通络活血之功。

（4）气虚血瘀证

治法：益气活血。

方药：补阳还五汤加减。黄芪、党参、白术、五味子、桃仁、枳壳、归尾、赤芍、川芎、地龙、丹参、山楂。

2. 外治疗法

（1）针刺疗法 根据治疗体位分为 2 组，即仰卧取穴组和俯卧取穴组。

①仰卧取穴：按以下四个部位配穴，每个部位腧穴交替选用。眶内穴：睛明、球后、承泣、上明；眶周穴：四白、攒竹、丝竹空、瞳子髎、太阳、鱼腰；邻近穴：百会、四神聪、翳明；远部穴：养老、合谷、足三里、三阴交、太冲、光明。

加减：肾阳不足加关元；肝肾阴虚加太溪；脾虚气弱加气海；气虚血瘀加血海。

②俯卧取穴：风池、大椎、心俞、膈俞、肝俞、脾俞、肾俞、命门；加枕上正中线、枕上旁线（头皮针定穴）。

（2）耳针疗法（或耳穴压豆法） 取穴：眼、目1、目2、心、肝、脾、肾、神门、皮质下、内分泌。操作：每次取一侧耳穴，左右交替，穴位皮肤常规消毒后，毫针浅刺不留针；或贴压王不留行籽，按压至耳郭发红发热为度，左右交替，每周 2 次，连续 4 周。适用于各证型视网膜色素变性。

（3）皮肤针疗法（梅花针叩刺） 取穴：眼周、百会、四神聪、枕上正中线、枕上旁线、风池、督脉及膀胱经在颈项至背腰部循行线。操作：穴位皮肤常规消毒后，持皮肤针叩刺，轻或中度刺激，至局部皮肤潮红、患者能耐受为度，每日 1 次，10 次为 1 个疗程，连续治疗 3 个疗程。适用于各证型视网膜色素变性。

（4）穴位注射疗法 取穴：肝俞、肾俞、足三里、曲池、风池、球后。药物：选用甲钴胺、维生素 B₁、维生素 B₁₂、丹参注射液等。操作：穴位皮肤常规消毒后，以 2ml 或 5ml 一次性无菌注射器抽取药液 1~2ml，每次选用 2~4 穴，每穴注射约 0.5ml，交替选穴，隔日 1 次，10 次为 1 个疗程。适用于各证型视网膜色素变性。

（5）推拿治疗 一指禅推太阳、阳白、印堂 5 遍；揉睛明、攒竹、鱼腰、丝竹空、太阳，每穴 1 分钟；分抹上下眼眶 2 分钟；按揉养老、光明穴，每穴 2 分钟。每日治疗 1 次，10 次为 1 个疗程，连续治疗 3 个疗程。

3. 成药应用

（1）右归丸　每次 6 g，每日 2 次，口服。

（2）明目地黄丸　每次 6 g，每日 2 次，口服。

（3）补中益气丸　每次 6 g，每日 2 次，口服。

（4）十全大补丸　每次 6 g，每日 2 次，口服。

（5）复方丹参注射液　复方丹参注射液 20~40ml，加入氯化钠注射液 250ml 静脉滴注。每日 1 次，10 天为 1 个疗程。

4. 单方验方

（1）上色蛤蚧细研、黄蜡等份。以猪肝裹药末。治雀目。

（2）紫芥菜子、羊肝。治雀目，咫尺不见物。

（3）石斛、淫羊藿、苍术。治眼目昼视睛明，暮夜昏暗，视不见物。

（4）石决明、车前子、细辛、人参、白茯苓、柏子仁、防风、山茱萸、茺蔚子。治雀目，昼视睛明，暮夜昏暗。

（5）人参、黄芪、升麻、蔓荆子、当归身、生地黄、菖蒲、草决明、川芎、甘草、金钗石斛、广陈皮。治夜盲，乃阴气盛致阳气衰，昼视通明，夜不见物。

（6）人参、黄芪、白术、枸杞子、菖蒲、川芎、生地黄、甘草、石斛、当归、茯苓。治夜盲，乃阴气盛致阳气衰。先服助阳汤，后服此丸。

（四）新疗法选粹

1. 基因治疗

近年来，基因治疗 RP 取得了较大的进展。

研究发现能够引起视网膜感光细胞变性相关的基因有 140 余种，其中 32 个基因已被克隆。目前已建立了多种 RP 的动物模型，为 RP 发病机制及治疗研究提供了帮助。与 RP 相关的基因所编码的蛋白质主要与光级酶联反应或视紫质光代谢、光感受器结构蛋白、光感受器细胞转录因子有关，目前研究表明 RP 病理变化均以细胞凋亡为共同途径。基因治疗是将治疗基因装配到一定的载体中，导入人体细胞所缺陷的基因，以阻止疾病的发展。目前治疗 Leber 先天性黑矇（LCA）的一期临床研究已经取得初步成功，这也为基因治疗 RP 带来了新的希望。基因载体包括病毒载体和非病毒载体，病毒载体主要有腺相关病毒（AAV）载体、慢病毒载体、腺病毒载体、重组腺相关病毒载体等。因为 AAV 载体其本身并不会被整合入人体基因组，而是作为循环载体，降低了引起其他基因病的风险，且只引起较小的免疫反应，并能在多种视网膜细胞中长期转基因表达，使其成为基因治疗眼部疾病的一个重要载体。病毒载体的缺点是所携带的基因大小有限，如 AAV 载体所携带的基因要小于 4.7kb。非病毒载体对转移基因的大小没有限制，且比病毒载体更安全，如 DNA 纳米粒等。

随着视网膜色素上皮 65 基因在动物模型中成功治疗 LCA，基因治疗该病已开始 I 期临床试验。目前有 3 个团队进行该项研究，各个团队研究 3 例患者，评价单纯视网膜下注射 AAV2/2-RPE65 的疗效。Bainbridge 等研究治疗 LCA 患者 6 个月后，发现治疗前后虽然视觉电生理、视力、周边视野差异无统计学意义，但也无不良反应发生，其中 1 例患者的暗适应明显改善。Cideciyan 等治疗 LCA 患者 30 天，发现治疗前后视觉敏感度有显著提高，且可维持 1 年。Maguire 等研究发现患者瞳孔对光反射明显改善，并维持 1.5 年，但其中 1 例患者出现全层黄斑穿孔；病毒载体可以在患者的泪液和血液中检测到，但无明显的免疫反应；患者光敏感性提高程度与年龄和治疗前光敏感性有关，提示对于此类疾病应早期诊断和早期治疗。

2. 药物治疗

（1）维生素类药物　维生素 A 是视紫红质合成所必需的脂溶性维生素，其衍生物视黄醛与视蛋白结合而形成视紫红质，体内缺乏维生素 A 可引起游离的视蛋白增加，激活光传导过程，导致感光细胞异常，引起夜盲。一些学者研究发现服用维生素 A 可以延缓 RP 的发展。

（2）钙通道阻滞剂　常用的钙通道阻滞剂有地尔硫䓬、尼伐地平、尼卡地平等。在因视网膜中 PDEβ 等位基因突变（PDE66 rd-/-）导致常染色体隐性遗传性 RP 的动物模型中，小鼠视网膜内 cGMP 磷酸二酯酶失活，cGMP 无法有效水解，视杆细胞外节 cGMP 水平异常增高，cGMP 离子门控通道持续开放，使得 Na^+、Ca^{2+} 内流增加，并最终导致光感受器细胞的凋亡。人类 RP 患者也存在 PDEβ 基因突变，因细胞内 Ca^{2+} 浓度过高会引起细胞结构的破坏，自由基产生增多，造成线粒体功能异常，最终导致细胞凋亡。早在 1999 年，Frasson 等研究显示将地尔硫䓬注入 rd 小鼠腹腔，可以延迟感光细胞凋亡。

（3）神经生长因子　神经生长因子如睫状神经营养因子、脑源性神经营养因子、神经胶质细胞源性神经营养因子等，在神经系统分化、神经元存活、轴突再生中起重要作用。相关研究证实神经生长因子对光感受器细胞变性有保护作用，但也同样存在问题，如用药方式受限制、维持时间短等。

（4）二十二碳六烯酸　二十二碳六烯酸（DHA）的前体是 α- 亚油酸，是一种不饱和脂肪酸，在视锥细胞和视杆细胞的外节盘膜中含量较丰富，在视紫红质介导下发挥作用。但是，α- 亚油酸在体内不能合成，需要通过食物摄取。DHA 对 RP 的治疗作用尚不明确。Berson 等对 208 例 RP 患者观察 4 年，发现 DHA 加维生素 A 组患者与单纯维生素 A 组患者视敏度和 ERG 差异无统计学意义。

（5）钙蛋白酶抑制剂　Oka 等利用腹腔注射 N- 甲基 -N- 亚硝基脲诱导大鼠视网膜光感受器变性，灌胃给予钙蛋白酶抑制剂 SNJ-1945 可显著减少感光细胞的凋亡。

（6）丙戊酸钠　丙戊酸钠能促进外周神经系统再生，拮抗多种因素所致的神经细胞凋亡，具有神经保护作用。彭媛等给予 rd 小鼠腹腔注射丙戊酸钠，发现实验组和对照组小鼠光感受器细胞均于生后 7 天开始出现凋亡，生后 7 天、14 天丙戊酸钠组外核层细胞凋亡数少于对照组，差异有统计学意义，提示丙戊酸钠具有对抗 RP 小鼠光感受器细胞凋亡的作用，能延缓光感受器细胞进行性退变。Clemson 等对 RP 患者 13 眼应用丙戊酸钠，平均应用 4 个月后，发现 9 眼视野改善，与对照眼差异有统计学意义。

（7）其他药物　包括褪黑激素、促红细胞生成素（EPO）、二甲胺四环素、牛磺酸等。

3. 移植治疗

移植治疗包括视网膜移植、色素上皮细胞移植、感光细胞移植、干细胞移植等。主要经外路和内路两种途径将移植物植入视网膜下腔，替换已受损、凋亡的感光细胞或变性的视网膜；或植入有分化能力的干细胞，使之产生健康的细胞，以改善视功能。

视网膜感光细胞移植是将健康的感光细胞移植到宿主，相对于干细胞移植，视网膜感光细胞移植后可以很好地融入宿主视网膜，并表达特异性细胞标记，在光感受器凋亡前进行视网膜移植可以降低病程进展的机率，在动物实验中已成功地恢复光感受器的功能。视网膜细胞及视网膜移植普遍存在的一个问题是免疫排斥反应，但 Radtke 等对 6 例 RP 患者行视网膜联合色素上皮移植，结果 3 例视力改善，1 例视力无变化，2 例视力下降，在为期 6 个月的观察中，未发现排斥反应。

干细胞移植是将具有分化为正常视网膜细胞潜能的干细胞移植到患者视网膜下腔，其分化的正常视网膜细胞取代已经凋亡或功能损伤的视网膜细胞或视网膜神经细胞。Wang 等将 E2J 小鼠胚胎干细胞分化的类色素上皮细胞移植到出生 5 天的 RPE65 小鼠视网膜下，观察 7 个月，发现其可以恢复小鼠的视觉功能，但也存在视网膜脱离、肿瘤等并发症。Eiraku 等报道小鼠胚胎干细胞可自发形成视杯结构，胚胎干细胞源性视网膜色素上皮在其近端和远端自发形成半球形小囊泡，近端部分分化为色素上皮，远端部分分化为视杯，并出现核迁移，产生多层神经视网膜组织，这与体内眼部发育类似，该项研究成果对于干细胞移植治疗视网膜变性具有重要意义。

4. 人工视网膜假体

人工视网膜假体包括视网膜下移植物和视网膜外移植物。人工硅视网膜微芯片内的微电敏二极管产生电流引起神经冲动以产生视觉，视网膜下移植物是将微电敏二极管植入双极细胞层和视网膜色素上皮细胞之间，该微芯片的作用是取代变性的视网膜光感受器，将收集的信号转导给相邻的双极细胞和神经节细胞，该芯片不需要提供外接能量。相关研究报道将人工硅视网膜微芯片植入 RP 患者视网膜下，移植处及移植远端的视网膜视觉功能均得到不同程度的改善。视网膜外移植物是由与视网膜神经节细胞表面连接的电极和一个外部相机、图像处理系统组成，以提供视觉基本信息。

（五）医家经验

1. 陈达夫

视网膜色素变性归足少阴肾和足厥阴肝两经合病，由于少阴厥阴里虚，真阳不足，阴气偏盛，真阴、真阳不能协和，而致阳不胜阴，故出现夜盲。肝木过虚，而精气不能上承于目，目失所养，故视物不清，以致失明。治疗方面以滋补肝肾、益精明目为主，方用驻景丸加减方。

2. 李传课

李传课从眼血流图、血液流变学、微循环、舌象和舌下静脉观察、血小板活化与血管内皮细胞等多方面研究，证实原发性视网膜色素变性自始至终存在着血瘀病理，其总的病机为虚中夹瘀。治疗宜补脾益气，兼用活血化瘀药。

3. 吴星伟

吴星伟根据中医临床辨证将本病分为脾肾阳虚型、肝肾阴虚型及气虚血瘀型。脾肾阳虚型治以益气升阳、温肾培元，方用益气聪明汤加减：炙黄芪 15g，太子参 10g，炙甘草 6g，蔓荆子 10g，升麻 6g，白芍 10g，当归 10g，丹参 20g，紫河车 10g，鹿角霜 15g，补骨脂 10g，巴戟天 10g。肝肾阴虚型治以滋补肝肾、养血宁神，方用滋阴地黄丸加减：当归 12g，生地黄、熟地黄各 15g，天冬、麦冬各 10g，党参 10g，枸杞子 12g，夜明砂（包）10g，生石决明（先煎）15g，丹参 15g，制首乌 10g，五味子 6g，枳壳 6g。气虚血瘀型治以益气活血通络，方用补阳还五汤加减：黄芪 30g，当归 12g，川芎 10g，桃仁 10g，红花 10g，丹参 15g，鸡血藤 10g，枸杞子 10g，地龙 10g，牛膝 10g，石菖蒲 10g，三七粉（冲）2g。在临床实践中发现，经治疗后各型视网膜色素变性双眼平均视野扩大，脾肾阳虚患者获得较明显的视功能改善，可能是得益于对本型患者较佳的辨治组方。同时还发现在常染色体显性遗传的视网膜色素变性及患病病程较短（小于 5 年）的病例，治疗效果较佳。从而揭示中医药治疗可在一定程度上改善视网膜色素变性眼视网膜不同区域的视功能，对延缓视网膜色素变性病情进展、保持中心视力具有特定的临床意义。

4. 陈祖铿

陈祖铿认为先天不足、后天失养是原发性视网膜色素变性的根本。补元阳、益精血、健脾胃是治疗本病的主要治则。在治疗上要根据患者的体质、年龄、阴阳、虚实之不同，有所侧重。不论何种类型，勿忘活血祛瘀通络。活血祛瘀通经络的药物，能扩张眼内微细血管，改善脉络膜的血液循环，加速眼内血管的新陈代谢作用，且能使补阳药的药力更有效地到达视网膜、脉络膜。

五、预后转归

本病的预后不良，危害视功能严重。

1. 视野

在视网膜色素变性的疾病进程中，平均每年损失 4.6% 左右的视野。随着眼底色素异常加重，视野的缺损也越严重，保留的周边岛状视野在中心视野缩窄致盲前丧失。

2. 中心视力

60 岁以后，保持良好视力的常染色体显性遗传型视网膜色素变性患者比常染色体隐性遗传型视网膜色素变性患者和 X 性连锁遗传型视网膜变性患者多。在常染色体显性遗传型视网膜色素变性患者和常染色体隐性遗传型视网膜色素变性患者中，视力从起病到下降到 0.1 需 4~10 年（平均 6 年）时间。X 性连锁遗传型视网膜色素变性患者到 30~40 岁视力即降到 0.1 以下。视网膜电图（ERG）的振幅大，例如大于 100μV 的患者，预示中心视力保持时间长。

3. 眼底

本病晚期，眼底血管变细更明显，视网膜血管呈线状。黄斑区可出现异常反光或皱褶，提示有黄斑水肿或早期视网膜前膜。偶尔有些患者出现黄斑萎缩，类似黄斑缺损改变。晚期，整个中周部和远周边部正常的眼底颜色可被致密的骨细胞样色素替代。视乳头晚期出现蜡黄样伴颜色苍白，有少数患者视乳头及邻近视网膜伴有玻璃疣样渗出物。在一项研究中发现 117 名视网膜色素变性患者中 10% 伴有临床上明显的视乳头玻璃膜疣，这尤其多见于视网膜色素变性合并耳聋的 Usher's 综合征 I 型患者。

4. 眼前段

视网膜色素变性患者通常都合并白内障，20~39 岁的视网膜色素变性患者白内障的发生率在常染色体显性遗传型患者大约为 52%，常染色体隐性遗传型患者约为 39%，X 连锁遗传型患者约为 72%。白内障的发生率与年龄高度相关，最多见的白内障类型为后囊下混浊，占 35%~51%。有部分视网膜色素变性患者合并有圆锥角膜，青光眼尤其是原发性开角型青光眼在视网膜色素变性患者中较常见，但扇形视网膜色素变性患者多合并远视和原发性闭角型青光眼。

六、预防调护

（一）预防

1. 视网膜色素变性遗传咨询

这是目前预防 RP 唯一可行的手段。避免 XL 型基因携带者男性后代的出生，可减少病情最重的 XL 型 RP 的发病率。目前已有可能通过检测 RP 基因突变进行常染色体遗传型 RP 的产前诊断，这种产前 RP 分子诊断技术的不断发展和完善，将对降低 RP 群体患病率产生重大作用。遗传咨询的主要内容还包括患者同胞及其子女发病风险的估计。这需要确定遗传方式及其亚型、基因外显率及群体杂合子频率等参数。据估计，RP 基因携带者在群体中可高达 1/80。对 RP 的遗传分离分析发现 AD 型 RP 外显率为 80%；基因外显不全的存在使 RP 家系中出现隔代遗传，并使先证者同胞及子女的发病风险将低于经典的孟德尔比例。此外，由于存在 20% 的无临床表现的显性杂合子及 0.64‰ 的隐性纯合子，故无临床表现的 RP 家系成员也可携带隐性或显性 RP 基因而成为影响 RP 遗传和流行的重要来源。另外，对于无家系发病史的单发 RP，遗传咨询应考虑其性别、发病年龄及临床表现的严重程度。Jay 估计，RP 单发男患者中，中到重度表现者 21% 属于 XL 型，其女儿有 10% 的风险成为基因携带者；其余有中到重度 RP 的男患者则为 AR 型，而病情轻的单发男患者可能为 AD 型，其子代发病风险为

45%。单发女性 RP 患者中，68% 的病情较重的为 AR，而 32% 的病情较轻的为 AD 或 XL 基因携带者。

2.遮光眼镜的选用

强光可加速视细胞外节变性，所以必须戴遮光眼镜。遮光眼镜的颜色从理论上说应采用与视紫红质同色调的红紫色，但因有碍美容而用灰色，阴天或室内用 0~1 号，晴天及强光用 2~3 号。深黑色墨镜并不相宜，绿色镜片禁用。

3.避免精神与体力的过度紧张

过度紧张时体液中儿茶酚胺增加，脉络膜血管因此收缩而处于低氧状态，促使视细胞变性加剧。我国传统的气功疗法（静功），能以自己的意志调整大脑皮质及机体各器官的活动。如持之以恒，对防止本病视功能迅速趋于恶化可能有所帮助。

（二）调护

1.饮食

应常吃的食物有茄子、胡萝卜、越橘、葡萄、蔓越莓、银杏、辣椒、胡椒等。应避免的食物有味精，并戒烟戒酒等。

2.食疗

（1）羊肝 90g，鲜嫩红薯叶 100g。煮熟后吃肝喝汤。

（2）猪肝 100g，夜明砂 15g。先用夜明砂煎汤，去渣后煮肝，饮汤食肝。

（3）胡萝卜切片油炒，不放盐、醋，多吃。

（4）猪肝煮韭菜 将猪肝与韭菜各适量共煮，不加盐，吃肝饮汤，宜久服，能补肝养血明目。可以治疗视网膜色素变性，表现为夜间不能见物，或治疗小儿视物模糊症。

（5）枸杞粥 用枸杞子 30g、粳米 60g，加水适量，常法煮粥，供早点或晚餐服食。可以补肾养肝、益精明目。用于肝肾不足之视网膜色素变性。

（6）酱醋羊肝 用羊肝 500g，洗净切片，用湿淀粉拌匀，油锅烧热爆炒，加姜、葱各少许，烹上黄酒、酱油、醋、糖等调料，嫩熟即可。佐餐时食用，常服，可以养肝补血明目。治夜盲症及视力减弱症。

（7）首乌猪肝 何首乌 15g、鲜猪肝 400g。先将首乌用清水洗净装入一大碗中，黄酒蒸 1 小时左右，取出与大料、花椒、胡椒一道放入纱布袋中，扎紧袋口，再将猪肝厚的部位用刀切出刀口，用清水漂洗干净，置锅中，加入药袋、葱、姜、蒜、精盐等调料，加水适量，旺火烧开，改用文火煨炖，熟后切开，蘸香油、蒜泥，佐餐食用。有滋补肝肾、益精血之作用。可辅治肝肾不足之夜盲、视物昏花、须发早白、血虚头晕、腰腿酸软等症。

（8）红薯粥 新鲜红薯 250g，粳米 100~150g，白糖适量。将红薯洗净，连皮切成小块，加水与粳米同煮稀粥，待粥快煮成时，加入白糖适量，再煮二三沸即可。每日服食 2 次，趁热食，有健脾养胃、益气补虚的作用。可治夜盲症及便秘等。

（9）动物肝粥 动物肝脏（猪肝、羊肝、牛肝、鸡肝均可）100~150g，粳米 100g。将动物肝脏洗净切成小块，与粳米加水约 700ml，再加入葱、姜、油、盐适量，煮成稀粥，待肝熟粥稠时，即可食用。每日早晨空腹趁热顿食，可以补肝、养血明目。治气血虚弱所致的夜盲、目昏眼花、疳眼、贫血等。

（10）猪肝枸杞叶汤 猪肝 200g，鲜枸杞叶 150g。先将猪肝洗净切条，同枸杞叶共煮，饮汤食肝，每日 2 次。能益精补肝。用于治疗夜盲、视力减退，有改善视力的作用。

（11）清炖鲫鱼汤 新鲜鲫鱼洗净，清炖成汤，食鱼饮汤。适用于夜盲、干眼病等。

（12）鸡肝 2 副，谷精草 15g，夜明砂 10g。将鸡肝洗净，同谷精草、夜明砂放入盆中，加少量清水，隔水蒸熟，吃肝饮汁。能清热明目、养血润燥，治夜盲症、眼干燥症、小儿疳眼症等。多吃有效。

（13）松针（叶）50g，猪肝或鸡肝 50g，同煮熟，去渣，吃肝饮汤。可以养肝明目。用来治疗夜盲及视物模糊等。

（14）菟丝子粥　菟丝子30~60g（新鲜者可用60~100g），洗净后捣碎，水煎取汁，加入硬米100g煮粥，粥成时加入白糖，稍煮和匀，分2次食用。能补肾益精、养肝明目。

（15）龙眼桑椹膏　桑椹1000g，龙眼肉500g，加水适量，文火熬膏，每次服10g，日2次。滋补肝肾，养血明目，可用于肝肾阴亏，气血不足之视网膜色素变性。

3. 定期复查

对于确诊为原发性视网膜色素变性的患者，应每年定期复诊，检查眼底、视野及眼电生理，及时了解病情的变化。

七、专方选要

驻景丸加减方（《中医眼科六经法要》）

组成：楮实子、菟丝子、茺蔚子、枸杞子、车前子、木瓜、寒水石、紫河车粉、生三七粉、五味子。

功效：补益肝肾，益精明目。

主治：用于肝肾不足、阳不胜阴型原发性视网膜色素变性患者。症见头晕耳鸣、腰膝酸软、体倦乏力，舌淡，脉细尺沉。

八、研究进展

（一）中药研究

（1）滋阴明目丸　熟地黄、怀山药、黄精、枸杞子、菟丝子、牡丹皮、山茱萸、茯苓、楮实子、石决明、丹参、三七、牛膝、当归、川芎、羌活、石菖蒲、甘草。每次10g，每日3次，饭后温开水送服，治疗组视力提高总有效率为78.84%。

（2）夜明方　黄芪、丹参、石菖蒲、枸杞子、当归、白芍、何首乌、夜明砂、制全蝎、山茱萸。水煎服，每日1剂。治疗前后有显著性差异。

（二）评价及展望

视网膜色素变性的临床治疗已由以往的单一治疗逐渐过渡到多元治疗，即从以往的单方单药等发展为中药、针灸疗法、穴位注射、西药等联合应用，强调综合治疗的效果，努力发挥中西医结合的优势。与传统的中医辨证分型论治相比，局部辨证治疗逐渐凸显出优势，这与眼科的学科特点不无关系，应发挥这种局部优势并与全身辨证相结合。中医中药在改善脏腑功能、延缓疾病进展、减轻症状方面有一定优势。活血化瘀类的中药、中成药在临床应用广泛，这与本病虚中夹瘀的病机制论密切相关，但临证运用时应注意适应证和个体差异，不可盲目使用。目前中医药治疗RP研究的不足主要表现在：临床科研设计不够严谨，循证医学资料不足；有关中医药治疗RP作用机制的基础研究工作开展甚少，缺乏与临床观察相配套的实验研究等。这使中医对RP的疗效缺少有力的证据支持。今后的临床研究应该加强规范化方面的工作，注意实验设计的严谨性，继续扩展和优化中医的治疗手段；在基础研究方面，则要与临床研究相结合，在多个层次上广泛地开展相关工作，以提高中医药治疗视网膜色素变性的整体研究水平。

参考文献

［1］罗国芬. 陈达夫中医眼科临床经验［M］. 成都：四川科学技术出版社，1985：179-182.

［2］李传课，彭清华，曾明葵，等. 益气明目丸治疗脾胃气虚性视神经萎缩和视网膜色素变性疗效观察［J］. 中国中医眼科杂志，1997，7（1）：14-18.

［3］吴星伟，唐由之. 中医药治疗视网膜色素变性的定量视野学研究［J］. 中国医药学报，1997，12（3）：17-19.

［4］陈祖铿. 视网膜色素变性的中医治疗［J］. 新中医，1997，29（17）：36.

［5］丁淑华，高卫萍，倪云，等. 夜明方对原发性视网膜色素变的疗效观察［J］. 中国中医眼科杂志，1999，9（4）：206-207.

［6］李传课. 中医眼科学［M］. 北京：人民卫生出版社，2011.

［7］彭清华. 全国中医药行业高等教育"十三五"规划教材：中医眼科学［M］. 新版. 北京：中国中医药出版社，2019：184-186

［8］中华中医药学会. 中医眼科常见病诊疗指南［M］. 北京：中国中医药出版社，2012：35-37.

［9］喻京生. 五官科护理学［M］. 北京：中国中医药出版社，2016：14-17.

第七节　视网膜脱离

视网膜脱离（RD）是指视网膜神经上皮与色素上皮分离。由于发生的原因不同分为孔源性（原发性）和非孔源性（继发性）视网膜脱离，非孔源性视网膜脱离（NRRD）又按其病因分为牵拉性视网膜脱离和渗出性视网膜脱离，各类型的临床表现、转归及治疗迥异。

视网膜脱离属于中医学"视衣脱离"范畴，因脱离的部位、范围、程度与伴发症状之不同，中医学将本病分别归入"神光自现""云雾移睛""瞻视昏渺""暴盲"中。《审视瑶函》认为"神光自现"是阴精亏损、清气怫郁、玄府太伤、孤阳飞越而光欲散，内障之重者，主张补肾水、宁心神。

一、病因病机

（一）西医学认识

1.孔源性视网膜脱离

孔源性视网膜脱离是玻璃体和视网膜共同参与的病理过程。由于视网膜萎缩变性或玻璃体牵引形成视网膜神经上皮全层裂孔，加之玻璃体对视网膜的牵引，液化的玻璃体经视网膜下形成视网膜脱离。仅有视网膜裂孔而无玻璃体牵引，并不发生视网膜脱离，成为干孔。

2.牵拉性视网膜脱离

眼外伤、视网膜血管病致玻璃体积血、眼内手术、葡萄膜炎、早产儿视网膜病变（ROP）等均可发生玻璃体或视网膜下机化条带，造成牵拉性视网膜脱离，也可能在机化牵拉处造成牵拉性视网膜裂孔，形成牵拉裂孔性视网膜脱离。

3.渗出性视网膜脱离

渗出性视网膜脱离又称浆液性和出血性视网膜脱离。炎症疾病和肿瘤是渗出性视网膜脱离的主要原因，常见的眼组织炎症如原田病、交感性眼炎、后葡萄膜炎、眼内寄生虫病、葡萄膜渗漏综合征。年龄相关性黄斑变性和拟眼组织包浆菌综合征也可发生浆液性或出血性视网膜脱离。也可因全身疾病如恶性高血压、妊娠高血压综合征等血管病发生渗出性视网膜脱离。

（二）中医学认识

古代医学记载本病，如《审视瑶函》与《证治准绳·七窍门》中称为"光自见"；《目经大成》称为"电光夜照"，历代眼科医籍对本病的认识较为统一："谓目外自见神光出现，每如电光闪掣，甚则如火焰霞明，时发时止……乃阴精亏损、清气怫郁、玄府太伤、孤阳飞越而光欲散，内障之重者"。

（1）禀赋不足或劳瞻竭视，精血暗耗，肝肾两虚，神膏变性，目失所养。

（2）脾胃气虚，运化失司，固摄无权，水湿停滞，上泛目窍。

（3）头眼部外伤，视衣受损。

（4）情志内伤，肝失条达，疏泄失职，气血津液失其常道，渗于脉外，聚于视衣而积液。

二、临床诊断

（一）辨病诊断

1.临床表现

（1）症状　多数病例突然发病，有视力下降或眼前黑影遮挡，不少病例曾有飞蚊和闪光感等前驱症状。视网膜脱离是神经上皮层的脱离，因营养供应问题视细胞首先损害，视细胞损害，首先影响蓝色觉。正常眼的蓝色视野大于红色视野，在视网膜脱离眼用白、蓝、红三种视标检查视野，脱离相应区不仅有形视野缺损，还可以发现蓝色、红色视野交叉。

①飞蚊：见于多种原因引起的玻璃体混浊。当飞蚊症突然加重时，应注意是否为视网膜脱离的前驱症状。患者诉眼前有黑影飘动，黑影呈烟雾状或点、片状，形态常变换，很似小虫飞舞。近视眼患者突然出现这种飞蚊症状时，应扩大瞳孔，用间接检眼镜或三面镜仔细检查眼底尤其周边部，以期发现视网膜裂孔或早期的视网膜脱离。

②闪光感：玻璃体发生后脱离，在玻璃体与视网膜粘连处，可牵拉刺激视网膜，产生闪光感；或脱离的玻璃体在眼球运动时，击拍视网膜而引起。这一症状，可能随着玻璃体完全从视网膜脱离后会消失。闪光感是视网膜脱离最重要的症状，可为脱离的先兆，应与飞蚊症一样给予足够的重视。如闪光感持续存在并固定于视野中的某一部位时，应警惕视网膜脱离于近期内发生。

③视力障碍：大部分患者以视力下降为首发症状。

④视野改变：视网膜部分脱离的早期，患者可觉察到黑影自某一方向如幕布状逐渐扩展。下方视网膜脱离的患者最容易被忽略，原因是此时患者自觉上方视野部分缺损，但一般人向上看的机会较少，多以为上方视野被上眼睑遮盖，故忽略而耽误就诊。

（2）体征　患眼的前节检查一般正常。少数伴脉络膜脱离病例或脱离日久者，房水可有闪光或有虹膜后粘连。

①眼底表现：少数视网膜脱离因伴有玻璃体积血或混浊较重致眼底不能查清，但多数可看清眼底。脱离浅且视网膜下液较清晰者，透过瞳孔可看到视网膜隆起为灰白色或暗灰色。脱离区内常可发现视网膜圆孔或撕裂孔。多数为1个孔（51.9%~80.2%），如有多数孔，可集中于1个象限也可分散分布。周边部小孔在检查中不易发现，小孔或不规则形裂孔常位于视网膜血管附近，须注意与出血相区别。脱离时间较长的视网膜进一步发生退行变性和视网膜周围增殖，视网膜透明度明显减低，呈灰色，且常呈皱褶样或叠峦状外观，视网膜上裂孔可被遮盖而不见。长期脱离的视网膜可菲薄呈萎缩状态，增殖重者玻璃体与视网膜牢固粘连，形成固定皱褶，常呈星芒状，且多见于后极部。严重的增殖可使视网膜全部脱离，仅在视盘及锯齿缘部附着，呈漏斗状或闭锁的漏斗。视网膜脱离自行复位者极少，绝大多数需通过手术治疗。自行复位后，在脱离区及其边缘的视网膜下可见不规则的白色线条，视网膜的血管跨越其上。病变区内也常有脱色素斑或色素沉着，其色调不同于未脱离区。

②视网膜裂孔：封闭视网膜裂孔是治疗孔源性视网膜脱离的关键，因此，检查发现裂孔显得十分重要。但裂孔因形状、大小、位置，以及患眼的屈光间质状态和视网膜脱离的形状等影响，有时很难查见。近20余年来，采用双目间接检眼镜结合巩膜压迫法及裂隙灯三面镜检查，视网膜裂孔的发现率可达90%以上。查到视网膜裂孔不仅为诊断原发性脱离的根据，也是手术能否成功的关键。大约有80%的裂孔发生眼底周边部，其中颞上侧最多，颞下侧次之，鼻上侧更次之，鼻下侧最少。患者在主诉有时亦能提供一些寻找裂孔的线索。视野中暗点及闪光幻觉最先

的位置，与之相对应处往往是裂孔所在部位。脱离区的小裂孔，应与视网膜脱离面的出血点注意区别。

③眼压：视网膜脱离早期眼压可正常，以后渐下降。脱离范围愈大，低眼压的发生率愈高，视网膜完全脱离的其眼压明显低于部分脱离者。葡萄膜炎症反应强烈的，眼压更低。

2. 相关检查

（1）视野　视网膜脱离后相应部位视野缺损。

（2）超声诊断　①A型超声诊断表现为100%饱和的单高波；②二维超声诊断表现为与视乳头回声相连的条带状回声，伴视乳头斜入，运动试验（+），后运动试验（−）；③CDI超声在脱离的视网膜上可探及与CRA-CRV相延续的血流信号，为动静脉伴行的血流频谱。

（3）电生理　视网膜脱离的典型ERG是a、b波幅值降低，降低程度与脱离范围大小有关，随脱离范围增大，ERG振幅相应降低。黄斑区脱离时明视反应受损严重，周边视网膜脱离时则暗视反应比明视反应受损严重。ERG振幅与脱离持续时间有关，脱离时间越长，熄灭型占的比例越大，振幅降低越多，用蓝光刺激时更明显。

（4）眼底血管荧光造影　孔源性视网膜脱离，静脉期脱离的视网膜隆起呈低荧光，其上视网膜血管走行扭曲扩张，视网膜毛细血管能见度增加；脱离象限的周边视网膜出现末梢血管消失或毛细血管无灌注区。视网膜隆起不高者可见不同形态的裂孔部位呈透见荧光。晚期可伴有脱离象限视网膜血管壁染和毛细血管荧光渗漏；视网膜脱离波及视乳头及黄斑者还可见视乳头渗漏，黄斑囊样水肿高荧光。其他原因继发的视网膜脱离，如增生性糖尿病视网膜病变、视网膜静脉周围炎、特发性葡萄膜渗漏综合征、脉络膜肿瘤、葡萄膜炎等引起的渗出性视网膜脱离，

其FFA各有不同表现。

（5）相干光断层扫描　可见视网膜神经上皮脱离，黄斑裂孔者可见中心凹处神经上皮层部分缺失。

3. 分级标准

国内常用的分级为赵东生提出的分级法和国际视网膜协会提出的分级法。

（1）赵东生分级法

0级：有玻璃体液化、后脱离，但无增殖现象。

Ⅰ级：玻璃体液化腔壁增厚，后裂孔形成。玻璃体基底部后移。锯齿缘附近及格子样变性边缘膜增殖。马蹄形裂孔后唇有盖瓣及膜样牵引条索，圆形裂孔前有盖瓣。玻璃体内膜形成，能大幅度飘动。

Ⅱ级：除Ⅰ级改变外，还出现视网膜固定性皱襞或环形皱襞。皱襞均在赤道部或在其前。环形皱襞可能为玻璃体基底部后移的进一步发展。

Ⅲ级A：固定性皱襞在赤道部之后，约位于视网膜上下血管弓附近。玻璃体有浓缩改变。环形皱襞到达赤道部。

Ⅲ级B-1：固定性皱襞及环形皱襞均达视盘附近，呈浅漏斗状。玻璃体浓缩。

Ⅲ级B-2：同上皱襞形成深漏斗状。增殖膜跨过漏斗，玻璃体浓缩。视网膜玻璃体广泛粘连。

Ⅲ级B-3：同上皱襞形成漏斗，漏斗闭合，视盘不能见到，玻璃体浓缩。

（2）国际视网膜协会的分级法

A级：玻璃体内有玻璃体浓缩及色素团块。

B级：视网膜内面有皱褶和/或视网膜裂孔有卷边，视网膜皱褶处血管明显扭曲。

C级：视网膜全层固定皱褶。又分三级：C1，固定皱褶只占一个象限；C2，固定皱褶达二个象限；C3，固定皱褶三个象限。

D级：固定皱褶累及四个象限，可表现以视盘为中心的放射状折叠，巨大星状皱褶遍

及整个视网膜。又可分三级：D1，为宽漏斗状；D2，为窄漏斗状（间接检眼镜下，漏斗前口在 +20D 透镜的 45° 范围以内）；D3，漏斗很窄或闭合，看不到视盘。

（二）辨证诊断

1. 脾虚湿泛证

（1）临床证候　手术前或手术后患者视网膜水肿严重、网膜下液吸收缓慢；伴倦怠乏力、面色少华，或有食少便溏；舌淡胖有齿痕，苔白滑，脉细或濡。

（2）辨证要点　视网膜水肿明显，面色白，纳差，倦怠乏力。

2. 脉络瘀滞证

（1）临床证候　多见于术中、术后出血较多、外伤患者。视网膜水肿或残留视网膜下积液，结膜充血、肿胀；伴眼痛头痛；舌质暗红或有瘀斑，脉弦涩。

（2）辨证要点　眼部脉络受损明显，气血失和，舌质暗红或有瘀斑，脉弦涩。

3. 肝肾阴虚证

（1）临床证候　老年、久病失养或手术后视力不升，眼见黑花、闪光；伴头晕耳鸣、

失眠健忘、腰膝酸软；舌红少苔，脉细。

（2）辨证要点　素体虚，肝肾阴虚，目失濡养，术后视力不升，脉细。

三、鉴别诊断

1. 玻璃体积血

玻璃体少量积血，玻璃体内可见均匀细弱点状回声，如果积血没有突破玻璃体后界膜，积血可局限于玻璃体的某一局部。B 超可见病变不与眼球壁回声相固着，运动和后运动试验均呈阳性，积血量多可充满玻璃体内，形成机化条后，机化条呈中低至中强回声，与眼底光带之间的固着关系是探查的重点。

2. 不同类型视网膜脱离的鉴别

孔源性视网膜脱离必须与渗出性视网膜脱离和牵引性视网膜脱离相鉴别（表 10-7-1）。

四、临床治疗

（一）提高临床疗效的要素

早期发现就诊是提高预后的重要因素。视网膜脱离是眼科急症，需尽快就诊、确诊并到视网膜专科进行治疗，视网膜复位越早、

表 10-7-1　不同类型视网膜脱离的鉴别要点

	孔源性	非孔源性	
		渗出性	牵拉性
病史	无晶状体眼，近视，钝挫伤，闪光感，眼前黑影飘动，视野缺损，身体健康	全身因素如恶性高血压、子痫、肾衰竭	糖尿病，早产，穿通伤，镰刀形红细胞病
视网膜裂孔	90%~95% 患者可发现	无裂孔或并发裂孔	没有原发裂孔，可以发生继发裂孔
视网膜脱离范围	早期向锯齿缘扩展	重力依赖性；向锯齿缘扩展的方向是可变的	通常不向锯齿缘扩展
视网膜活动度	球形波动或皱褶	呈球形平滑隆起，一般没有固定皱褶	视网膜紧绷，表麻凹陷，牵拉点为最高点
视网膜隆起度	低或中度，很少的患者会很高	可变，可以很高并接近晶状体	隆起至局部牵拉处的水平

	孔源性	非孔源性	
		渗出性	牵拉性
慢性的证据	划界线，视网膜内囊肿形成，视网膜萎缩	通常无	划界线
玻璃体内色素	70% 病例可见	无	在外伤的病例可见
玻璃体改变	通常混杂存在，玻璃体后脱离，裂孔瓣膜处牵拉	除葡萄膜炎外一般清亮	玻璃体视网膜牵拉
视网膜下液	清亮	可以混浊并根据头位的改变快速移动至低位	清亮无移动性
脉络膜肿物	无	可能存在	无
眼内压	一般低	可变	一般正常
巩膜透照	正常	如果有色素性脉络膜病灶，可遮蔽虹膜透照	正常
引起视网膜脱离的原因	视网膜裂孔	葡萄膜炎，转移性肿瘤，恶性黑色素瘤，血管瘤病，Coats 病，Eale 病，Harada 综合征，视网膜母细胞瘤，脉络膜血管瘤，渗出性年龄相关性黄斑变性，视神经小凹，冷冻或电凝后的渗出性视网膜脱离	增殖型糖尿病视网膜病变，未成熟儿视网膜病变，弓蛔虫病，镰刀形红细胞病，外伤后玻璃体牵拉

黄斑区脱离时间越短，预后视力越好。

确定视网膜脱离类型、确立治疗方案对预后起至关重要的作用。视网膜脱离分为多种类型，其中各种类型因视网膜病变部位不同，选择的治疗方案不同。不同的治疗方案对患者术后反应、视力预后有极其重要的作用，在可复位视网膜的前提下选择最小手术量是视网膜脱离手术方式选择的原则。

视网膜脱离一旦发生，需立刻进行激光和（或）手术治疗，在此基础上中医治疗可以辅助患者尽快度过治疗/手术后的炎症水肿期，并可促进光感受器功能的恢复。

（二）辨病治疗

视网膜脱离主要靠手术治疗，分为两大类手术方式：第一类是传统的巩膜环扎术或巩膜外加压术，或称为外露手术，适用于一般的视网膜脱离。第二类手术方法，即玻璃体切割及视网膜复位联合手术，这是一种精密程度和技术要求都很高的现代手术，需要特殊设备及术后的护理。

（三）辨证治疗

1. 脾虚湿泛证

治法：健脾益气，利水化浊。

方药：补中益气汤合四苓散加减。积液多者加苍术、薏苡仁、车前子以除湿利水。

2. 脉络瘀滞证

治法：养血活血，祛风止痛。

方药：桃红四物汤加减。可于方中加泽兰、三七，以加强祛瘀活血之功；残留积液者，宜加茯苓、赤小豆、白茅根以祛湿利水；头目胀痛甚者，加蔓荆子、菊花、石决明以祛风镇痛；术后表现为气虚血瘀水停者，可用补阳还五汤加益母草、泽兰等益气养阴、活血利水。

3. 肝肾阴虚证

治法：滋补肝肾。

方药：驻景丸加减方加减。眼前黑花及闪光者宜加麦冬、太子参、当归、川芎、赤芍，以滋阴益气、活血养血。

（四）医家经验

1. 邹菊生

邹菊生用四妙勇安汤加减，治疗视网膜脱离术后网膜下液不吸收、水湿内停者，舌红，苔薄黄腻，脉细。功效清热和营、利水明目。

2. 唐由之

国医大师唐由之用生蒲黄汤合二至丸加减，治疗糖尿病视网膜脱离术后视网膜水肿、眼底出血较多者，舌红，脉涩。功效止血祛瘀、利水明目。

五、预后转归

尽管目前孔源性视网膜脱离解剖复位率已达90%以上，但大部分视功能恢复仍不理想，关键是因为手术时机的早晚和术后视力有直接的关系。黄斑区脱离的时间是决定预后的重要因素，时间拖得越长，术后视力恢复的几率越小。视网膜脱离未累及黄斑且及时手术者，80%以上可获0.4以上视力；累及黄斑者获0.4以上仅20%~40%，35%最终在0.1以下。累及黄斑的视网膜脱离2周以上者术后视力预后均差于2周以内手术者。当视网膜全脱离时间超过2年，视力很难提高。另外手术后黄斑前膜、黄斑水肿、黄斑出血、高眼压等形成也是视力不恢复甚至下降的原因。

六、预防调护

（一）预防

（1）预防性激光治疗　适用于周边部视网膜格子样变性、囊样变性或干孔者。

（2）孔源性视网膜脱离的危险因素　有症状的玻璃体后脱离，遗传性/先天性/发育/退行性病变，男性，遗传性玻璃体视网膜病变，近视，视网膜变性伴有（无）视网膜裂孔，视网膜囊样变性，变性视网膜劈裂症，视网膜裂孔，眼部手术史，外伤史，炎症（CMV视网膜炎、急性视网膜坏死等），对侧眼非外伤性视网膜脱离。

（二）调护

术后患者应戒烟慎酒，少吃刺激性食物，保持大便通畅。手术前后应避免剧烈运动。

1. 视网膜脱离患者的术前护理

（1）在视网膜脱离手术前一天要做好全身的清洁，主要包括理发、洗头发、洗澡、剪指甲等。

（2）在视网膜脱离手术当天要更衣，要穿对胸结扣的衣服，而长头发的患者应该把头发编成两条辫子。不能戴耳环、戒指等饰物，有假牙的也要把假牙取下。

（3）在视网膜脱离手术前不宜吃得过饱，以防止再加重术后呕吐不适。术前要排空大小便。

2. 视网膜脱离患者的术后护理

因为视网膜脱离眼内填充术（眼内气体或硅油填充）术后一项重要的护理措施是要保持有效体位，即患者维持面向下的体位（俯卧位或低头坐位），以保持视网膜裂孔部位在最高处。原理是利用气体或硅油较水轻的上浮力量及表面张力顶压封闭视网膜裂孔，使后极部视网膜复位。

（1）俯卧位的护理　术后部分患者的体位对手术成功起决定性作用，如根据手术要求需要术后采取俯卧位，患者头略向裂孔对侧倾斜，使气体或硅油压迫裂孔，促进裂孔愈合。嘱患者俯卧、面朝下，前额正中垫软枕，两手臂屈曲放置于头部两侧，两腿伸直，胸下、髋部及踝部各垫软枕。也可嘱患者采用前倾坐位，面朝下，前额垫软枕，每日坚持16小时左右。进食时可适当变换体位，连续2~4周。额颏胸垫的使用：为减轻俯卧位对患者胸腹部及各脏器的压迫，保持呼吸道通畅，使患者舒适，可采用额颏胸垫协助患者取相对舒适的体位，以不影响呼吸为原则，不能压迫术眼，保持使气体起到充分支撑视网膜的作用。

（2）预防不良反应的发生　①呼吸受阻的护理：长时间俯卧使患者胸部受压，出现胸闷不适，应指导其有节奏地进行深呼吸，帮助移动胸部垫起物至腰部，减少胸部压力，协助有限的变换体位，保持呼吸道通畅，保持室内空气清新。②肌肉酸痛的护理：长时间俯卧使肌肉过度疲劳，引起颈腰部酸痛，可帮助患者取正确卧姿，保持肢体功能位，给颈部自上而下地按摩，放松肌肉，或热敷促进血液循环，以减轻疲劳。③头面部肿胀的护理：头低位使血液循环缓慢，头面部可出现肿胀。每日3次给予螺旋形的轻轻按摩面部，每次5分钟，用温毛巾热敷面部，促进血液循环。

术后疼痛、纳差患者可采用腕踝针进行治疗。

七、研究进展

（一）复方研究

曾红艳报道：探讨益气养阴利水活血经验方（黄芪30g、生地黄20g、茯苓20g、赤芍10g、车前子15g、红花8g、白术8g、地龙15g）对视网膜脱离术后视网膜功能改变的干预效果。方法：采用前瞻随机对照研究的方法将95例（95眼）视网膜脱离患者分为经验方治疗组和对照组。应用视网膜电流图观察术后第1个月视网膜功能和形态的改变。结果：经验方治疗组与对照组比较术后ERG振幅增加，潜伏期缩短。结论：益气利水活血经验方在一定程度上促进视网膜脱离术后视功能的恢复。

汪辉报道：观察补精益视片（丹参、菟丝子、木瓜、楮实子、三七等）对孔源性视网膜脱离术后视功能的影响。方法：采用前瞻随机对照研究的方法将60例非复杂性孔源性视网膜脱离患者分为治疗组和对照组，每组30例（30眼）。治疗组从视网膜脱离术后第2天开始，连续服用补精益视片及银杏叶片2个月；对照组只在术后2天开始连续服用银杏叶片2个月。通过对术后7天、30天、90天视力恢复、视网膜电流图改变等指标的比较，观察术后视功能恢复情况。结果：治疗组在视网膜脱离术后7天视功能恢复与对照组无显著差异；在视网膜脱离术后30天、90天视功能的恢复优于对照组（$P < 0.05$）。结论：补精益视片可能在一定程度上促进视网膜脱离术后视功能的恢复，可作为术后常规用药在临床推广。

张妍春报道：探讨自组中药益视汤（人参、黄芪、枸杞子、茺蔚子、当归等9味中药）对脾气虚证兔视网膜脱离（RD）自动复位后超微结构恢复的影响。方法：将26只健康成年新西兰灰兔随机分为脾气虚证RD自动复位组（A组）、益视汤治疗组（B组）及空白对照组（C组），分别于术后10天、20天、30天处死实验兔摘取眼球，用透射电镜观察比较视网膜超微结构的变化。结果：益视汤治疗组RD自动复位后视网膜各层组织细胞超微结构的恢复情况明显较脾气虚证RD组好，且随时间延长治疗作用增加。结论：益视汤有益于脾气虚证兔RD自动复位后视网膜超微结构的重建。

郑金华报道：观察自拟健脾利水方在局限性视网膜脱离激光治疗后应用的疗效。方法：不超过1个象限的局限性孔源性视网膜脱离71例72眼，对视网膜脱离区作氩激光光凝2~3圈。激光治疗后将患者随机分为两组，对照组不予药物治疗，治疗组予自拟健脾利水方（党参16g、茯苓12g、车前子16g、知母

16g、车前子 16g、枸杞子 12g、菊花 12g、猪苓 12g、石斛 12g、炙甘草 6g、黄柏 10g、夏枯草 10g、当归 9g、夜交藤 10g、黄芪 16g、泽泻 12g、丹参 12g）每日 1 剂，治疗 2~3 周，随诊 1 年观察两组视网膜下积液吸收情况。结果：对照组 36 例 36 眼中 13 眼治愈，15 眼有效，8 眼无效。治疗组 35 例 36 眼中 22 眼治愈，13 眼有效，1 眼无效。加用健脾利水方的治疗组疗效明显优于对照组，差异有统计学意义（$P < 0.05$）。视网膜下积液吸收时间治疗组明显少于对照组。结论：激光治疗局限性视网膜脱离是避免手术治疗安全、有效的方法，加予健脾利水方治疗可显著提高激光治疗的效果。

李林英报道：探讨益气活血方配合手术治疗原发性孔源性视网膜脱离临床效果。方法：将 82 例原发性孔源性视网膜脱离患者均经全身和眼部检查排除手术禁忌证后，根据视网膜脱离的具体情况选择不同的手术方法使视网膜复位，术后即给予益气活血方中药（生地黄、当归、炒白芍、丹参、党参、黄芪、枸杞子、泽泻、茯苓、猪苓、车前子）治疗。结果：总有效率 96.4%。结论：该中药能改善原发性孔源性视网膜脱离术后患者的眼底血供，促进视网膜下积液的吸收，进一步促进术后视网膜的复位率，提高视功能。

詹文捷报道：观察益气养阴活血祛痰法之中药消朦灵片 / 方对视网膜脱离行玻璃体视网膜手术（简称网脱玻切术）后患者的临床疗效。方法：将 61 例患者随机分为对照组 30 例和治疗组 31 例。2 组均行网脱玻切术，术后常规抗炎抗感染治疗，治疗组手术后加用消朦灵片 / 方（党参、麦冬、五味子、茯苓、陈皮、枳实、茯苓、白术、竹茹、蒺藜、密蒙花、赤芍等）治疗。观察治疗前后患者视力、眼压、视网膜情况。结果：术后 12 周，2 组视力情况比较，治疗组疗效优于对照组，差异有显著性意义（$P < 0.05$）。2 组玻璃体腔混浊情况比较，治疗组优于对照组，差异

有显著性意义（$P < 0.05$）。治疗组显效率为 67.7%，有效率为 29.0%，总有效率为 96.8%；对照组显效率为 33.4%，有效率为 63.3%，总有效率为 96.7%。2 组比较，显效率及有效率治疗组优于对照组，差异有显著性意义（$P < 0.05$）。结论：消朦灵片 / 方能促进视网膜脱离患者行网脱玻切术后视功能的恢复，减轻玻璃体混浊，提高视力。

杜善双报道：观察中药康网灵汤剂（黄芪 30g、猪苓 20g、浙贝母 15g、玄参 15g、枸杞子 15g）对波及黄斑部视网膜脱离复位术后黄斑部残留视网膜下液的影响。方法：将 2004–11/2006–09 脱离波及黄斑部的孔源性视网膜脱离，行视网膜成功复位术后经光学相干断层扫描证实黄斑部残留视网膜下液的患者 60 例 60 眼，随机分为两组，对照组常规处理，中药组在此基础上加服中药康网灵汤剂，3 次 / 天，30 天为 1 个疗程，治疗 6 个疗程。治疗前后行 OCT、多焦视网膜电图（mERG）及视力检查。观察指标：治疗前和治疗后 1、3、6 个月黄斑部 OCT、mERG 的 P1 波振幅密度值（nV/deg2）及视力。数据结果均应用 SPSS13.0 软件进行统计学处理。结果：治疗前两组在年龄、病程、视力、黄斑部残留视网膜下液量及 P1 波振幅密度值上均无明显差异（$P > 0.05$）；治疗后中药组视力提高的眼数、黄斑部视网膜厚度及残留视网膜下液量减少，明显好于对照组；黄斑部 mERG1、2 环 P1 波振幅密度值在 1、3 个月均明显高于对照组，两组间有统计学意义（$P < 0.05$）。3、4、5 环在 3、6 个月与对照组无差异（$P > 0.05$）。结论：中药康网灵汤剂能促进残留视网膜下液吸收，改善视功能。

（二）治法探讨

郑州大学第一附属医院利用光学相干断层扫描评价孔源性视网膜脱离患者行玻璃体手术的疗效。方法：回顾性分析 94 例（94 眼）孔源性视网膜脱离患者资料。根据术前 OCT

检查黄斑区视网膜是否脱离分为两组：A 组（黄斑区神经上皮脱离）和 B 组（黄斑区神经上皮未脱离），所有患者均行玻璃体切割联合视网膜光凝及硅油填充术，记录术前及术后 3 个月最佳矫正视力、眼压、前置镜及 OCT 眼底检查结果。结果：术后 3 个月，两组最佳矫正视力与术前相比提高，差异均有统计学意义（均为 $P < 0.05$），B 组提高程度高于 A 组（$P < 0.05$）；两组术前、术后眼压及术后视网膜脱离复发率比较，差异均无统计学意义（均为 $P > 0.05$）；黄斑形态异常（黄斑神经上皮下积液、黄斑水肿、黄斑前膜）的发生率 A 组（55.6%）高于 B 组（22.5%）（$P < 0.05$）；其中，黄斑水肿者的中心凹视网膜厚度值与 BCVA 具有相关关系（$P < 0.05$），黄斑神经上皮下积液者的中心凹视网膜厚度值与 BCVA 无明显相关性（$P > 0.05$）。结论：OCT 可作为孔源性视网膜脱离玻璃体手术疗效评价的重要工具，尤其对于脱离范围波及黄斑区的患者，OCT 随诊具有重要价值。

（三）评价及展望

视网膜脱离的治疗是一个复杂的过程，有多种手术方式可供选择。目前，用于治疗视网膜脱离的方法除巩膜手术、玻璃体手术外，还有中西医结合疗法、激光疗法等，无论何种方法都有其优越性及局限性，都有相应的适应证。玻璃体视网膜手术医生应根据患者特点选择适当的手术方式。对于相对复杂的视网膜脱离，目前，尚无可靠数据证明玻璃体切割或巩膜扣带术哪种更有优势，尚缺乏统一的治疗标准，一般根据医生的经验选择何种手术治疗方案。因此，寻找一种适应性强、操作简便、安全有效的方法仍然是迫切需要解决的问题。此外，随着当前 23G、25G、27G 微创玻璃体视网膜手术系统的进步，玻璃体视网膜手术的安全性逐步提高，适应证范围逐步扩展，是十分有前景的发展方向。

参考文献

［1］廖品正．中医眼科学［M］．北京：中国中医药出版社，2000.

［2］赵东生．赵东生视网膜脱离手术学［M］．上海：上海科技教育出版社，1999.

［3］唐由之，肖国士．中医眼科全书［M］．2 版．北京：人民卫生出版社，2011.

［4］赵建英，胡秋明，郝小波．中西医结合治疗孔源性视网膜脱离术后视网膜下积液的 Meta 分析［J］．中国中医眼科杂志，2015，25（3）：162-164.

［5］彭清华，李建超，姚小磊，等．益气养阴活血利水中药复方对视网膜脱离术后患者视功能改善作用的多中心临床研究［J］．中华中医药杂志，2017，32（4）：1863-1866.

［6］郑毅，于永慧，方凡夫．腕踝针疗法研究进展［J］．河北中医，2014（4）：631-633.

［7］张心曙．实用腕踝针疗法［M］．北京：人民卫生出版社，2002.

第八节　高度近视眼底病变

高度近视眼是指眼屈光度大于 -6D 的一类屈光不正。高度近视又可根据是否有眼部改变而分为两大类：一类是单纯性高度近视，其近视度数高，但发展到一定时期可稳定，眼部没有严重的改变，这部分在高度近视中占少数；另一类是病理性近视，也称变性近视，表现为近视持续加深，并伴有眼轴过度增长而造成黄斑部病变。本病具有遗传性，目前认为主要是常染色体隐性遗传，但至今未找到致病基因。流行病学调查显示，全球高度近视呈现快速增长趋势，其中儿童青少年高度近视比例趋于上升。全球约有 1.63 亿人患有高度近视（占总人口的 2.7%），预计到 2050 年，这一数字将会增长到 9.38 亿（占总人口的 9.8%）。其中亚裔人群的高度近视患病率远高于非亚裔人群。我国就是一个典型的高度近视高发国家，而且我国青少年的高度近视患病率在6.69%~38.4%，呈现出年轻化趋势。高度近视常导致永久性视力损害，甚至失明，为我国第二大致盲原因。鉴于其高发病率及高致盲率，我国对高度近视的防控空前重视，以期减轻高度近视造成的社会负担和经济负担。

本病根据病情发展，可归属于中医学"能近怯远""云雾移睛""视瞻昏渺""暴盲"等范畴。

一、病因病机

（一）西医学认识

高度近视的病因至今仍未完全明确，认为该病主要起因于遗传，亦可起因于胚胎发育异常。其发病机制有多种学说，涉及到种族、遗传、感染、营养紊乱、血液循环障碍、免疫异常、眼压作用等，主要以机械学说和生物学说两大学说为主。机械学说认为高度近视的退行性改变继发于并决定于眼球壁的扩张，而球壁的扩张又受到个人健康或习惯所决定的内外环境的影响。近距离工作，睫状肌和眼外肌高度紧张，对眼球压迫，眼压增高，静脉充血，积年累月，使眼轴增长。生物学说认为高度近视使遗传决定的发育异常。一般认为高度近视属常染色体隐性遗传眼病。通常眼各部分组织充分协调而使眼保持正视状态，若由于遗传决定致视网膜过度生长，致使巩膜为了适应而变薄，由此形成了近视眼的解剖特征。现在多认为高度近视的产生除有明显的遗传因素外，不利的后天因素包括营养、内分泌、工作环境等影响，将促使高度近视眼的发展。

由于眼球向后段扩展，使血管变细，视网膜萎缩和色素上皮细胞的变化，在检眼镜下可以看到非常明显的脉络膜血管，即临床上常称的豹纹状眼底。视网膜和脉络膜的萎缩，一般多发生在视乳头的颞侧，称为近视弧。有时变薄区后陷为巩膜圆锥或巩膜后葡萄肿。

高度近视眼的基本病理改变为眼轴延长，从而导致球壁伸展变薄、毛细血管变细、营养代谢障碍、组织退行性变性，可出现视网膜脉络膜萎缩、黄斑区漆裂纹样病变、Fuchs斑、出血、新生血管、后巩膜葡萄肿、视网膜脱离等多种并发或继发性病变，上述眼底改变是引起诸多并发症乃至最终致盲的病理基础。

（二）中医学认识

《审视瑶函》述"禀受生成近觑之病"，说明高度近视多为先天禀赋不足、肝肾两亏，近视与生俱来；或因长期伏案苦读，致气血不足、精血亏虚，不能充养二目，神光化源不足，光华不能远达而近视。其主要与遗传有关，并受到体质、环境、饮食、劳倦等因素的影响。中医学认为肝肾不足、精血亏耗、目系失养为本病的主要原因。高度近视因其病久损及瞳神，肝肾亏虚，精血不能濡养于目，神光衰微，不得发越所致。高度近视眼底病变以虚为本，病在络脉，气血不足、络脉失养是核心病机，病机转化过程是络脉空虚、络脉虚损、血溢络外，以致瘀血凝结，病性由虚转为虚中夹实。肝主筋，脾主肉，过用目力，劳伤筋肉，可致睫状肌痉挛而使屈光度加深。肝主藏血，肾主藏精，体质失于调养、工作学习环境不佳，并劳瞻竭视、过耗目力，而致"久视伤血"，肝血肾精耗伤，不能养目，神光衰微，则神膏（玻璃体）、晶珠（晶状体）失养而混浊变性，而致视物昏花、眼前黑影飞舞、视力渐下降。肝主疏泄喜条达，脾主运化喜燥恶湿，肝郁脾虚，精液不运反聚而成痰湿，血不养脉而致黄斑部脉络膜新生血管形成；肝脾虚不统摄血脉，则血溢络外而致出血，出血量少则眼前中央雾状暗影，量多而厚可致视力剧降甚至暴盲。高度近视眼患者多因先天禀赋不足，故自幼发病的很多，但其亦与后天环境、调养等有关，故亦有在发育期，甚至成年期才有表现。发病初期往往仅以视远朦为主，视近尚可，但随着病情发展，可致视远、视近均差，并出现并发症而严重影响视力甚至失明。

高度近视因其可出现多种眼底并发症而与中、低度近视有着根本的区别。因此，其除了可属"能近怯远"外，还应根据所出现的眼底并发症的不同而归属"云雾移睛""视瞻昏渺"及"暴盲"等瞳神疾病范畴。《灵枢·大惑论》曰："五脏六腑之精气，皆上注于目而为之精，精之窠为眼，骨之窠为瞳子……"说明了瞳神与肾的密切关系。《素问·金匮真言论》说："肝开窍于目"；《灵枢·脉度》说："肝气通于目，肝和则目能辨五色矣。"说明了眼睛的视物辨色功能与肝的关系十分密切，而在西医学中，视物辨色的功能主要与视网膜和视神经有关。由此，有医家认为视网膜、视神经属于中医学的肝经。《素问·阴阳应象大论》说："中央生湿，湿生土，土生甘，甘生脾，在色为黄。"由此推论，视网膜黄斑应属于脾。高度近视眼底病变既然主要发生在视神经、视网膜和黄斑部，又属于中医眼科瞳神疾病的范畴，因而与脾、肝、肾密切相关。

二、临床诊断

（一）辨病诊断

1.临床表现

（1）症状　最突出的是视力差，不仅远视力不好，甚至近视力亦差，矫正视力往往不满意，更要警惕的是高度近视眼所致的视网膜脉络膜的广泛萎缩变性、并发性白内障及合并青光眼均可严重威胁视力，视网膜脱离更可致视力骤降甚至失明。由于视网膜变性，不少患者在不同程度上有夜盲现象。

（2）体征

①外眼所见：高度近视眼的眼球常见外观突出。但由于眼轴主要是向后延伸，所以有些不一定有眼球突出的表现。角膜一般较正常凸些，前房较深，瞳孔稍大但对光反射较迟钝。

②豹纹状眼底：这是由于脉络膜弥漫性萎缩所致，脉络膜大血管外露，使眼底成豹纹状。

③视乳头斜入与近视弧：视乳头斜入状态，表现为眼底仅见视乳头的侧面而呈长轴垂直的长椭圆形。高度近视眼几乎均可见到近视弧，是由于眼球后凸，视网膜脉络膜脱离它们与视盘边缘正常相连部位所致。近视弧内侧白色，为巩膜暴露，外测为浅棕色，为色素上皮层消失，脉络膜暴露所致。近视弧常出现于颞侧，当颞侧近视弧向外、向上、向下不断延伸时，可以环绕整个视乳头，近视弧常可增大，并可与黄斑部萎缩斑连成片。

④后巩膜葡萄肿：后巩膜葡萄肿区域内的屈光度与周围眼底相差颇大，而致视网膜血管在葡萄肿边缘呈屈膝爬行状，并常由于脉络膜视网膜萎缩而呈白化状。

⑤后极部萎缩斑及漆裂纹样损害：脉络膜视网膜萎缩斑呈白色或黄白色，圆形或地图状，大小、数量不等，可孤立亦可融合成片，甚至可延及视乳头周及黄斑区成为巨大萎缩斑。萎缩斑内或其边缘常有色素堆积，有时还可见残留的脉络膜大血管。黄斑区见黄白色的点状、不规则条状，酷似漆裂纹而称漆裂纹样损害。

⑥黄斑部脉络膜新生血管、出血及Fuchs斑：高度近视眼的脉络膜新生血管出现在黄斑区，检眼镜下呈灰黄色斑，但须在眼底血管荧光造影下才能确定。黄斑部出血一部分是脉络膜新生血管所致，一部分是漆裂纹所致，出血为暗红色，多近圆形，同一位置反复出血及色素上皮增生，最后则形成色素性瘢痕，即Fuchs斑。

⑦黄斑部囊样变性与裂孔：由于视网膜的变薄变性，黄斑区可出现囊样变性及裂孔。检眼镜下可见一边界清楚的圆形红斑。配合

三面镜检查，若为囊样变性，则光切面可见菲薄的内界膜；若为裂孔，则内界膜的反光线消失。

⑧周边部视网膜囊样变性及格子样变性：常见于锯齿缘附近，囊样变性呈圆形或类圆形红色，格子样变性为交叉或网状由视网膜末梢小血管白线化形成的白色线条。

⑨玻璃体液化混浊：玻璃体凝胶体解聚液化，有些部分浓缩成灰白色膜样或条索状混浊，玻璃体液化可引起前后脱离，以后脱离为多见。

（3）常见并发症 有视网膜脱离、黄斑变性、青光眼、并发性白内障、弱视、斜视等。

2. 相关检查

（1）验光法 插片验光法简便、实用。调节麻痹下进行的散瞳检影时对临床诊断则较客观。

（2）视野检查 平均阈值敏感度可明显下降。同时可以出现生理盲点扩大，及旁中心暗点、散在暗点。随着视网膜功能障碍的加重，可出现与生理盲点颞侧相连的暗点，形成颞侧与颞下弧形暗点，并可向鼻侧扩大呈环形等视野改变。视野的缺损部分由于视乳头的神经纤维束病损所致，亦与眼轴延长、脉络膜视网膜及视束受损有关。

（3）对比敏感度 高度近视高频区敏感度明显降低，这与视网膜血液循环受损有关。

（4）眼球轴长测定 病理性高度近视的眼轴一般都大于26mm，且屈光度数与眼轴长度密切相关，随着眼轴不断延长，屈光度数呈不断加深趋势。

3. 分级

目前病理性近视眼底病变的国际分级按照眼底病变的严重程度分为5级：0级：无眼底病变；1级：豹纹状眼底；2级：散在的视网膜脉络膜萎缩；3级：斑片状视网膜脉络膜萎缩；4级：黄斑萎缩。

亢泽峰教授结合国际分级标准建议病理性近视眼底病变分为6级：M0：后级部表现正常；M1：黄斑区格子样变性及脉络膜苍白样改变；M2：M1级改变及后极部扩张；M3：M2级改变，Bruch膜的漆裂纹样改变及后极部葡萄肿；M4：M3级改变，局部深层脉络膜萎缩；M5：M4级改变，地图状萎缩及CNV（或者黄斑裂孔）。

亢泽峰教授同时提出根据眼底病变累及黄斑中心凹的病变程度进行分类，更易于理解：黄斑区漆裂纹样病变、黄斑区出血、萎缩样改变以及近视牵拉性黄斑病变。新分类中将黄斑出血分为漆裂纹样出血及CNV所致出血，便于采取不同的治疗措施。同时将近视牵拉性黄斑病变分为黄斑劈裂、中心凹脱离、黄斑板层或全层裂孔，这些改变用光学相干断层扫描（OCT）可以清楚显示，便于指导下一步的治疗。

（二）辨证诊断

1. 心阳不足证

（1）临床证候 视近清晰、视远模糊；全身无明显不适，或兼见面色㿠白、心悸神疲。舌质淡，苔薄白，脉细弱。

（2）辨证要点 面色㿠白，心悸神疲，脉细弱。

2. 肝肾两虚证

（1）临床证候 视近怯远，不耐久视，眼前黑花渐生；全身可见头晕耳鸣，失眠多梦，腰膝酸软，舌红、脉细；或面白头晕，夜寐多梦，体倦乏力，舌淡，脉细无力。

（2）辨证要点 腰膝酸软或面白头晕，脉细无力。

三、鉴别诊断

1. 中低度近视眼

中低度近视眼的屈光度小于 -6.0D，矫正远视力多满意，近视力好。眼轴长小于24mm，眼底除有豹纹状眼底及颞侧小片近视弧外，无其他病理性改变。

2. 其他低视力眼病

其他低视力眼病如视神经萎缩、慢性单纯性青光眼、年龄相关性黄斑变性、视网膜色素变性、糖尿病性视网膜病变，因其各具特征，不难鉴别。

四、临床治疗

（一）提高临床疗效的要素

高度近视的治疗，主要是为了达到以下几个目的：恢复正常屈光，阻止近视的发展，治愈近视并发症。在高度近视不同阶段要相应采取不同的处理措施。青少年高度近视患者主要以控制近视的发展为主，成年后高度近视患者主要为治疗高度近视的并发症。

（二）辨病治疗

1. 矫正屈光异常

目前矫正屈光异常主要靠西医学的方法。配框架镜矫正屈光异常是目前最安全、最简便的方法。高透氧性角膜接触镜（RGP）可以提高高度近视患者视觉质量，也是不错的选择。目前的手术治疗多采用激光角膜原位磨镶术（LASIK）、准分子激光屈光性角膜切削术（PRK）。有晶状体眼人工晶状体植入术由于其安全性、有效性近年来得到了广泛的应用。可以根据情况酌情选用不同的矫正方式。

2. 阻止高度近视眼的发展

治疗高度近视应从少年儿童开始。

（1）户外活动 许多研究证实，户外活动能降低近视患病率，预防近视的发生，并与屈光度和眼轴长度呈显著相关。户外活动对近视的影响可能的机制为：户外存在充分的光线，使瞳孔缩小，从而使视网膜成像质量好，避免成像模糊导致眼轴的增长；有研究认为近视性离焦可抑制近视的进展，且调节滞后可引起近视的发生，而户外环境中调节需求少，也不存在调节滞后，并且可使物体在周边视网膜形成近视性离焦，从而预防近视的发生及进展；户外光照刺激多巴胺释放可调控眼球的增长，对近视有预防作用。

（2）角膜接触镜 有研究报道认为角膜塑形镜控制近视发展的可能原理是，改变角膜前表面的形态，使周边视网膜形成近视性离焦，从而控制轴性近视发展。但长期佩戴角膜塑形镜有角膜缺氧、感染、角膜上皮损伤、干眼症等风险。

（3）低浓度阿托品眼液 目前国内外多项研究表明应用低浓度阿托品滴眼液可以抑制近视屈光不正的进展和眼轴的增长，但其远期疗效和不良反应还有待进一步研究。

（4）后巩膜加固术 主要用于病理性近视。通过植入条带机械性地加固眼球后部巩膜，增加巩膜张力，并使植入条带诱发炎性增殖反应，刺激新生血管形成，改善眼球后极部血液循环，以延缓眼轴进一步增长。主要并发症有涡静脉损伤、巩膜缝穿、玻璃体积血等。

3. 治疗高度近视的并发症

随着病程的发展，高度近视眼可出现视网膜脉络膜萎缩、白内障、黄斑病变、后巩膜葡萄肿、青光眼、玻璃体液化混浊、视网膜脱离等，其中视网膜脱离、严重障碍视力的白内障、眼压或视野不能控制的青光眼须手术治疗。而其他的眼组织退行性改变，可采用中医或西医结合进行治疗。黄斑病变包括黄斑区漆裂纹样损害、黄斑红变、黄斑区视网膜下新生血管、黄斑出血水肿、黄斑区视网膜脉络膜萎缩及 Fuchs 斑等，可采用健脾益气、补肝肾明目的治则。

当中心视力下降或受到威胁时，可考虑行脉络膜新生血管激光光凝。激光光凝可用于治疗中心凹旁的 CNV，但长期结果仍不满意，主要为 CNV 复发及色素瘢痕的扩大。光动力疗法（PDT）治疗中心凹下脉络膜新生血管的初步结果呈现了更大的视力预后优势。

（三）辨证治疗

1. 辨证论治

（1）心阳不足证

治法：补心益气，安神定志。

方药：定志丸（《审视瑶函》）加减。

加减：阳气虚甚者，加黄芪、炙甘草、当归、肉桂以益气养血温阳；心悸神疲重者，加酸枣仁、柏子仁以养心安神；食欲不振者，加麦芽、山楂以健胃消食；若脾气虚显著者，可用补中益气汤加减。

（2）肝肾两虚证

治法：滋补肝肾，益精养血。

方药：①证偏肝肾阴虚者，用杞菊地黄丸加减。兼血虚者，加当归、阿胶以补血；兼气虚者，加黄芪、白术以益气。

②证属先天不足或精血亏虚者，用加减驻景丸加减。脾胃不足者，加陈皮、麦芽、山楂以健脾消食；气血不足者加阿胶、白芍以补益精血；眼前有黑花者，加丹参、郁金以活血化瘀；若为高度近视或变性进行性近视者，可用九子丸内服。

2. 外治疗法

（1）点眼药法

①夏天无眼药水：每日3次，每次1~2滴。

②近视乐眼药水：每日3次，每次1~2滴。

③珍视明滴眼液：每日3次，每次1~2滴。

④麝珠明目眼液：每日3次，每次1~2滴。

（2）敷法

①药膏外敷法：鲜姜60g，明矾6g，黄连面6g，冰片0.6g。将鲜姜洗净去皮，与余药共捣成泥膏状，装瓶备用。患者仰卧，用两层纱布将胞睑盖好，在眉上一横指下、鼻上一横指上，至太阳穴区域内将药膏敷上。每日1次，每次2小时，6天为1个疗程。

②复方芥末面外敷法：芥末0.6g，鲜姜60g，黄柏0.6g，明矾6g。用法同上。

（3）针刺疗法 常用承泣、翳白，或四白、肩中俞，或头维、球后，或睛明、光明4组穴位。每天针刺1组，轮换取穴，10次为1个疗程。

（4）梅花针疗法 用梅花针叩打后颈部及眼区（眼眶周围），于颈椎两侧各打3行，于眼眶上缘及下缘密叩3~4圈，同时在睛明、攒竹、鱼腰、四白、太阳、风池等穴各扣打几下。也可叩打背部俞穴。

主穴：正广穴（攒竹穴与鱼腰穴连线中点，眶上缘下方）。配穴：风池、大椎、内关。

于穴位0.8~1.2cm直径范围内叩打20~50下，一般只用主穴，如效果不佳，再酌情加用配穴，隔日1次，15次为1个疗程，以中等度刺激为宜。

（5）耳针疗法 常选眼、目1、目2、心、肝、肾、内分泌等穴；或在耳穴探寻痛点，埋进耳针；或用急性子、王不留行籽等压穴，每天自行按摩以上穴3~4次，每次50~100下。

（6）体针配耳针治疗 用1.5寸针刺入四白，有针感后透承泣，留针15分，隔日1次。耳区痛点埋针，每天按摩3次。

（7）推拿疗法 主穴：攒竹下3分；配穴：攒竹、鱼腰、丝竹空、瞳子髎、四白、睛明。

操作方法：以食指指端按住穴位，先主穴，后配穴，对准穴位作小圆圈按摩，共10分钟。即主穴5分钟（约300转），攒竹、鱼腰、丝竹空共1分钟（各20转），瞳子髎1分钟（60转），四白2分钟（120转），睛明1分钟（60转）。每日1~2次，通常1个月为1个疗程，根据情况可以连续推拿。

3. 成药应用

（1）杞菊地黄丸 功效为滋肾养肝、解郁明目，适用于肝肾阴亏、视物昏花之证。每次6g，每日2次。

（2）启明丸　功效为补益心肾、开窍明目，适用于能近怯远证。每次 6g，每日 2 次。

（3）杞明胶囊　功效为补益肝肾、活血明目，适用于肝肾阴虚所致眼部酸困、眼眶疼痛之证。每次 0.4g，每日 3 次。

（4）养血安神片　功效为滋阴养血、宁心安神，适用于阴血不足之证。每次 3~6 片，每日 3 次。

（5）复方阿胶浆　功效为补气养血，适用于气血两虚之证。每次 10ml，每日 3 次。

4. 单方验方

（1）千里光散（《银海精微》）　由菊花、千里光、甘草各等份组成，共为细末，每服 10g，临卧用清茶调下。适用于能近视不能远视者。

（2）加味定志汤（《韦文贵眼科临床经验选》）　由石菖蒲 6g、党参 3g、远志 6g、白茯神 10g、枸杞子 10g、五味子 9g、菟丝子 9g、石决明 24g（先煎）组成，水煎服，每日 1 剂。适用于心脾两虚、肝肾不足之近视。

（3）右归饮加减方（张望之《眼科探骊》）　由黄芪 18g、熟地黄 30g、枸杞子 15g、菟丝子 15g、石菖蒲 15g、炙远志 10g、肉桂 6g（后入）、附子 6g 组成，水煎服，每日 1 剂。适用于先天禀赋不足之看近清楚、看远模糊者。

（4）熟地丸（庞赞襄《中医眼科临床实践》）　由熟地黄、生地黄、麦冬、天冬、山药、茯苓、枸杞子、石斛、炒枣仁各 15 g、车前子 30g、桔梗、五味子、远志、银柴胡各 12g、细辛、甘草各 3g 组成，共为细末，炼蜜为丸，每丸重 9g，每日 2 次，每次 1 丸，白开水送下。适用于高度近视或高度近视引起的神膏混浊者。

（四）医家经验

1. 陈达夫

陈达夫教授根据西医解剖生理，结合中医基础理论，对高度近视中后期合并视网膜病变及玻璃体混浊者，根据眼底黄斑属脾、视网膜属肝之六经理论，辨证为肝肾亏虚、真阴暗耗、脾失健运、清阳不升，并用驻景丸加减方以补益肝肾、醒脾利湿，对控制病情、提高视力有一定效果。

2. 黄叔仁

黄叔仁教授根据中医眼科五轮学说，瞳孔之后各组织均属水轮，又谓开窍于目，水轮属肾，肝与肾有相生关系，即所谓乙癸同源，而现代医学所指的衰老、变性疾病与循环障碍，相当于中医学的虚证、瘀证。因此对高度近视辨证为肝肾阴虚，精血不能上濡于目，并兼有瘀证。

3. 庄曾渊

定志丸具有补心益智、开窍明目的功用，合用四物五子丸加减，养血活血、益精明目，使络脉得到精血的滋养，心气足而神光发越。同时在治疗高度近视时可应用滋补肝肾、益气养血药物；若因阴虚火旺灼伤脉络致黄斑出血，则宜使用凉血止血之品；晚期瘢痕形成，黄斑区色素沉着，则宜加用软坚散结、活血祛瘀药物。

4. 亢泽峰

亢泽峰教授在中医精气理论指导下，结合多年眼科临床经验，将瞳神疾病与络脉理论相结合，创新性提出"瞳神络病"学术观点，创新性提出目之"败络"（脉络膜新生血管）概念。在此学术观点指导下，结合目络结构和功能特点，将目络的局部辨证与脏腑的整体辨证相结合，阐释了邪阻是目络不通的根本病因，络虚不荣是瞳神络病的核心病机，从而拟定调气血、护气阴、通目络治疗"败络"（CNV）的方药——加减驻景方，滋肝肾精血、行气活血通络，补而不滞，在临床中用于治疗病理性近视 CNV 取得了较好的疗效。

亢泽峰教授分型论治高度近视黄斑病变经验：①单纯性黄斑病变（漆裂纹样黄斑病变）：中医辨证论治，可予养血补肾明目方。

②新生血管性病理近视黄斑病变：以抗VEGF配合加减驻景方可达到增效、降低复发率、减少注射次数，提高或维持视功能。③漆裂纹样黄斑出血按以下三型分型论治：肝肾两虚、虚火伤络证，宜滋补肝肾、凉血化瘀，以四物五子汤加生蒲黄汤加减；脾虚气弱、气不摄血证，宜补脾益气，以补中益气汤加减；肝郁不舒、气滞血瘀证，宜疏肝行气、活血化瘀，以解郁逍遥散加减。④萎缩样病理性近视黄斑病变：以益气养阴活血通络法，以驻景方加减，可保持视功能，改善眼部及全身症状。⑤近视牵拉性黄斑病变：可行玻璃体视网膜手术，发挥中医优势，提高围手术期的临床疗效，维持和提升视功能。

五、预后转归

高度近视是致盲的主要原因之一。其致盲的原因多为视网膜脱离、黄斑病变、白内障、青光眼、视网膜脉络膜病变、后巩膜葡萄肿、玻璃体病变等。在高度近视病理发展过程中，先以屈光度增加、眼轴增长为主要表现。随着眼轴增长，巩膜变薄，视网膜脉络膜受牵拉而变薄萎缩变性，其各种并发症则相继出现。因此高度近视是长期而终身的疾病。

六、预防调护

（一）预防

高度近视与遗传、胚胎发育、后天营养、代谢、工作学习环境等有关。因此为预防高度近视的发生、发展，应从以下方面注意。

1. 优生优育

高度近视的发生目前认为属常染色体隐性遗传。所以根据遗传学观点，双方均为高度近视患者，在预防上应尽量避免婚姻，而以优生学观点，夫妻双方均为高度近视患者，应避免生育。孕期有害因素的影响亦应引起重视。

2. 预防高度近视的发展

预防高度近视的发展尤其是轻、中度近视向高度近视的转化，很重要的是阻止屈光度加深及眼部病变的发展。患有高度近视，应配镜矫正。注意用眼卫生，工作学习环境的照明应力求标准。体质锻炼、合理营养补充很重要。但为避免视网膜脱离，一般不主张剧烈运动。

3. 预防高度近视眼的并发症

高度近视眼应该经常做包括视力、屈光、眼底、眼压等检查，以利于早期发现并发症。对儿童高度近视患者，应注意尽早佩戴合适的眼镜。

（二）调护

1. 生活调理

保持良好、规律的生活习惯。

2. 饮食调理

饮食方面须注意营养充分、均衡，注意高蛋白质，尤其动物蛋白质的补充，减少糖类食物，平时增加必需氨基酸及钙、磷食物，对于控制高度近视的发展有重要意义。食物疗法如下：

（1）芝麻粥（《锦囊秘录》） 用黑芝麻30g、粳米60g煮粥，早晚分食。适用于肝肾不足，伴见头晕耳鸣、头发早白之能近怯远之证。

（2）枸杞膏（《眼科阐微》） 由枸杞子1000~1500g，夏季加五味子60g，蜂蜜、牛乳或羊乳（若以人乳为佳）适量组成。选枸杞子肥大赤色干净者，以鲜乳汁浸拌，上笼蒸烂，捣成膏，加水500~1000ml煎，拧出浓汁，去渣加蜜，再熬制成膏，贮瓷器内备用。每日用滚水或桂圆肉汤、参汤调服3~5茶匙。适用于一切劳目久视、气血不足所致的能近怯远证。

（3）桑椹糖（《濒湖集简方》） 由桑椹200g、白砂糖500g组成。将白砂糖加水少许，煎至汤汁较稠厚时，加入桑椹碎末200g，调匀，再继续煎至用铲挑起即成丝状而不粘手时停火。将其倒在表面涂过食用油的大搪瓷盘中，待稍冷，将糖分割成条，再分成100块即可食用。适用证同上。

3.精神调理

保持良好、健康的精神与心理。

七、专方选要

1.驻景丸加减（《中医眼科六经法要》）

组成：楮实子、菟丝子、熟地黄、枸杞子、茺蔚子、黄芪、党参、五味子、当归。

功效：补益肝肾，益精养血明目。

主治：高度近视黄斑出血。

2.九子还睛煎（《中医杂志》）

组成：枸杞子、制首乌、山茱萸、菟丝子、沙苑子、桑椹、女贞子、楮实子、茺蔚子、益智仁、丹参、川芎、淫羊藿、黄柏。

功效：滋补肝肾，益精明目。

主治：病理性近视。

八、研究进展

（一）病因病机

随着现代电子显微镜技术的发展，使得对高度近视超微结构的观察得以实现。研究发现高度近视后极部巩膜胶原纤维板层结构不清，排列松散，纤维走向紊乱，胶原纤维直径减少，巩膜葡萄肿病灶处还有颗粒样变性及空疱样变性，因而推测这种巩膜变性难以承受眼内压的负荷而导致高度近视眼的发生和发展。另有研究发现高度近视后极部脉络膜血管退行性变，血管腔狭窄，血管内皮细胞减少，基质松散，弹性纤维断裂，视网膜色素上皮细胞结构紊乱，基膜破坏，色素颗粒减少，玻璃膜结构不清、破裂，这些变化均可导致血-视网膜屏障、脉络膜视网膜屏障功能破坏，为眼底病变形成及其并发症产生提供条件。

高度近视的特征是眼球后部巩膜异常扩展和变薄，近年来的研究认为该过程是巩膜细胞外基质（ECM）过度降解的结果。巩膜ECM是个体发育过程中由细胞合成并分泌，围绕细胞相互作用的一类大分子物质，共同构成了细胞生长的微环境。就目前的研究来看，ECM不仅参与多种细胞的生理过程，如细胞的迁移、分化、增殖、生殖等过程，而且还参与炎性病变、肿瘤浸润及转移等病理过程。在ECM降解酶系中，基质金属蛋白酶（MMP）对ECM有广泛的降解作用，是调节ECM动态平衡最重要的一大酶系。国内外学者使用干扰ECM和MMPs物质是近年来探讨相关疾病防治方法的热点。基质金属蛋白酶家族对巩膜细胞外基质有广泛的降解作用，被认为是眼轴延长、近视发生的病理学基础。

（二）治法探讨

近年来中医对高度近视的研究，主要集中在高度近视黄斑病变的临床治疗观察。如顾文斌辨证治疗高度近视黄斑出血32例，认为本病多属虚候，以脾虚为主，肾虚次之。辨证中分脾不摄血型、阴虚火旺型、肝郁化热型、外伤型。胡茂生以中药为主治疗高度近视黄斑变性40例，认为肝肾不足为基本病机，治疗上以补益肝肾为主，佐以调理气血、活血化瘀、健脾利水、软坚散结。霍润林等以活血化瘀与辨证治疗相结合治疗高度近视黄斑出血，对高度近视黄斑出血按辨证分为3型：脾气虚型治以补中益气汤加味，肝肾阴虚型治以杞菊地黄汤加味，气滞血瘀型治以桃红四物汤加味。

莫亚等认为高度近视患者一般病程较长，符合中医学"久病必虚"的理论，同时高度近视患者因久病体虚，精气日损，气血日衰，血行不利，易脉道阻塞、血行失度而发生瘀血，瘀血阻络，使目不能视，治疗应采用补气养阴、活血化瘀法。姜尚平等认为高度近视黄斑出血可归类于中医学脾气虚之"脾不统血而致出血"范畴，故采用补脾益气、止血化瘀法治疗高度近视黄斑出血。李翔等认为高度近视所导致的玻璃体混浊、眼底退变、萎缩多属肝肾不足、瘀血阻滞、虚中夹瘀，应治以补益肝肾、活血化瘀。

（三）中药研究

枸杞子有补肝肾、明目的作用，现代研究提示其除具有抗氧化、改善视网膜微循环的作用外，还对神经节细胞和光感受器细胞有保护作用。丹参活血祛瘀，能有效改善血液流变学，促进血液循环、改善脉络膜的供血和视网膜微循环。黄芪有扩张末梢血管、改善眼部血液循环、促进视细胞繁殖和再生的作用。活血化瘀药丹参、三七等能改善视网膜微循环，增加局部血流量，提高组织缺氧耐受性，降低毛细血管通透性，促进渗出物、机化物等病理产物的吸收和病变组织的修复。

（四）评价及展望

中医学认为肝肾不足、精血亏耗、目系失养为高度近视的主要原因。高度近视眼底病变以虚为本，病在络脉，气血不足、络脉失养是其核心病机。故目前对高度近视及其并发症的治疗主要运用补益肝肾、健脾益气、养血活络的治法，并取得了满意的疗效。但对如何有效控制高度近视的发展，以减少其并发症的发生，尚需进一步临床及基础研究，以期研发出有效又简便、便于推广的方法。

参考文献

［1］Ohno-Matsui K, Kawasaki R, Jonas JB. International photographic classification and grading system for myopic maculopathy［J］. Am J Ophthalmol, 2015, 159（5）: 877–883.

［2］Avila MP, Weiter JJ, Jalkh AE. Natural history of choroidal neovascularization in degenerative myopia［J］. Ophthmalogy, 1984, 91（12）: 1573–1581.

［3］罗国芬. 陈达夫中医眼科临床经验［M］. 成都: 四川科学技术出版社, 1985: 218.

［4］黄叔仁. 眼底辨证论治经验集［M］. 合肥: 中国科学技术大学出版社, 1997: 214.

［5］张励. 庄曾渊应用定志丸治疗眼科疾病经验［J］. 中医中药, 2011（8）: 103–104.

［6］莫亚. 浅谈补虚化瘀法治疗高度近视［J］. 新中医, 2011, 43（4）: 124–125.

［7］林颖. 驻景丸加减治疗高度近视性黄斑出血25例［J］. 福建中医药大学学报, 2012, 22（5）: 4–6.

［8］周宏健. 中药为主治疗高度近视黄斑出血临床观察［J］. 中国中医眼科杂志, 1996（6）: 214–216.

［9］黄叔仁. 九子还睛煎治疗变性近视的临床观察［J］. 中医杂志, 1991（12）: 30–32.

［10］刘彦江, 张月, 亢泽峰, 等. 加减驻景方联合雷珠单抗治疗高度近视性黄斑出血［J］. 国际眼科杂志, 2014（2）: 313–316.

第九节　高血压性视网膜病变

高血压性视网膜病变（HRP）是指由全身动脉血压升高而引起血–视网膜屏障受损，血浆渗漏，产生视网膜水肿、出血、渗出等视网膜病变。除外糖尿病，患有原发性高血压患者4%~18.7%有不同程度的高血压性视网膜病变，男性发病率高于女性。其病变程度与年龄、血压、高血压病程相关。根据高血压类型分为急性HRP和慢性HRP。以双眼突然或逐渐视物模糊为主要表现，可伴有畏光、复视、头痛、恶心等症状。

本病相当于中医学"视瞻昏渺""络损暴盲"范畴。

一、病因病机

（一）西医学认识

1. 发病机制

长期缓慢持续的高血压，使视网膜动脉

由功能性的血管痉挛，逐渐发生管壁弥漫性的细胞增生、弹力纤维增生、玻璃体变性，导致管径逐渐狭窄，发生慢性 HRP；血压短期急剧升高，可引起视网膜及脉络膜血管失代偿，血管壁细胞肿胀、破裂、渗透性增加，发生急性 HRP。

2. 危险因素

血压增高、心血管事件病史、颈动脉内膜增厚、吸烟、肥胖、血脂异常、高血糖、糖耐量异常等均是 HRP 的危险因素。

（二）中医学认识

中医学认为，本病病因病机可以归纳为风、火、痰、虚四个方面，多因肝肾阴阳失调、阴虚阳亢，或由于肝阳亢盛、气血逆乱、风火上攻，或痰湿阻络、血不循经所致。

二、临床诊断

（一）辨病诊断

1. 临床表现

（1）病史　高血压病史。

（2）症状　高血压患者视力突然或逐渐下降，可伴有畏光、头痛、眩晕、恶心等症状。

（3）体征　①慢性 HRP：早期视网膜动脉普遍缩窄，管径不规则，粗细不匀。随着病情进展，动脉管壁增厚，出现了动静脉比增加，动脉反光增强，血管内血柱色浅或几乎不见，动脉迂曲，特别是黄斑区小血管常常成螺旋状弯曲、动脉分支成锐角、动静脉交叉征等动脉硬化表现。当病情进一步加重，末梢血管管壁受损，屏障功能失常，后极部出现视网膜水肿、出血、棉絮状及硬性渗出斑，有时可见微血管瘤。②急性 HRP：见于突发的血压升高，主要表现为视盘水肿和视网膜水肿、出血、渗出、棉絮斑，称为高血压性视神经视网膜病变。

2. 相关检查

（1）荧光素眼底血管造影（FFA）　可见视网膜动脉和毛细血管狭窄，可见到毛细血管无灌注区、无灌注区周围的毛细血管扩张和微血管瘤。视乳头水肿者，视乳头周围可见毛细血管异常扩张，视网膜动静脉充盈延迟。晚期视乳头周围渗漏显著。高血压脉络膜血管显影多不规则，典型者可表现为脉络膜斑块状低荧光，闭塞的脉络膜毛细血管上面的视网膜色素上皮出现渗漏。

（2）光学相干断层成像（OCT）　可见视网膜及脉络膜厚度降低。

（3）光学相干断层扫描血管成像（OCTA）　可见血流密度降低、散在性微血管瘤、局灶性毛细血管无灌注。

3. 分级标准

高血压性视网膜分级标准参考 Keith-Wagener 法。

1 级：视网膜小动脉特别是小分支普遍轻度变细，小动脉管径均匀，无局部缩窄。动脉反光带增强，动静脉交叉处透过动脉窥不清其下静脉血柱。

2 级：动脉硬化，普遍小动脉狭窄及局部管径不规则，视网膜动脉反光增强，呈铜丝或银丝样，动静脉交叉处可见 Salus 征。

3 级：弥漫小动脉明显狭窄及管径不规则，合并视网膜出血、硬性渗出和棉絮斑。

4 级：在 3 级病变的基础上，伴有视盘及视网膜水肿、动脉硬化的各种并发症表现。

（二）辨证诊断

1. 气滞血瘀证

（1）临床证候　视力下降，视物模糊，眼底出现高血压性视网膜病变。伴有眩晕头痛且痛处不移、肢体麻木、唇甲紫暗、肌肤甲错；舌质紫暗或有瘀斑瘀点，脉涩而结代。

（2）辨证要点　肝气郁结，疏泄失常，气机失调，日久必致血瘀，气血不能上荣于头面，壅遏目窍。出现眩晕头痛、肢体麻木、唇甲紫暗、舌质紫暗或有瘀点瘀斑、脉涩而结代。眼底大多出现视网膜动脉变细、迂曲、反光增强，较少视网膜出血、水肿、渗出之改变。

2.痰湿壅盛证

（1）临床证候　视力下降，视物模糊，眼底出现高血压性视网膜病变。头胀如蒙、眩晕欲吐、胸膈满闷、呕恶痰涎、心烦失眠；舌胖，苔腻，脉弦而滑。

（2）辨证要点　痰湿内蕴，脾胃升降不调，清阳不升，浊阴不降，故见头胀如蒙、眩晕欲吐、胸膈满闷、呕恶痰涎、心烦失眠、舌胖苔腻、脉弦而滑。除了眼底出现视网膜动脉变细、迂曲、反光增强，也可能出现出血、渗出等视网膜病变。

3.肝火亢盛证

（1）临床证候　视力下降，视物模糊，眼底出现较为严重的高血压性视网膜病变，包括视盘、视网膜水肿，视网膜出血、渗出病变。头晕头痛、面红似火、急躁易怒、口苦口干、形体壮实、大便干结；舌红，脉弦有力。

（2）辨证要点　目系乃足厥阴所主，肝火上攻目系，窍道阻塞，故见视力下降。因热盛血壅于头目，故可见头晕头痛、面红似火、急躁易怒、口苦口干；热灼津液，灼伤脉络，可见眼底出血、渗出、水肿等改变；热壅于内，且多为形体壮实，可见大便干结、舌红、脉弦有力。

4.肝肾阴虚证

（1）临床证候　视力下降，视物模糊，眼底出现高血压性视网膜病变。头晕头痛、惊悸失眠、耳鸣目涩、腰脊酸痛、手足心热、心烦盗汗；舌红，少苔，脉细数。

（2）辨证要点　肝肾两虚，精血不足，目失濡养，故见视物昏矇、头晕头痛、惊悸失眠、耳鸣目涩、腰脊多酸痛、手足心热、心烦盗汗，舌红，少苔，脉细数，眼底出现较为陈旧的病变。

三、鉴别诊断

本病鉴别诊断不难，通过高血压病史、眼底体征如眼底动脉痉挛、狭窄、硬化以及影像检查一般即可确诊。但因本病可出现出血、硬性渗出、棉绒斑等眼底体征，较易与其他眼底血管类疾病混淆。鉴别如下：

1.视网膜静脉阻塞

本病可能诱发视网膜静脉阻塞，故应注意鉴别。HRP有高血压病史，多为双眼发病，眼底呈现较为典型的高血压眼底改变，出血多位于后极部。视网膜静脉阻塞多单眼发病，静脉迂曲扩张，没有动脉变细，出血沿着大静脉分布。

2.糖尿病视网膜病变

病史上，高血压与糖尿病常合并出现。症状上，本病与糖尿病视网膜病变均为双眼发病、视物模糊。体征上，本病与糖尿病性视网膜病变的眼底体征相似，如出血、硬性渗出、棉绒斑、微动脉瘤等，因此二者通常难以区分。可以鉴别的是，本病的视网膜动脉血管壁改变较为常见，而糖尿病性视网膜病变多表现为视网膜斑点状出血，微血管瘤常见，常并发黄斑水肿、新生血管。在恶性高血压中可见视盘水肿，而糖尿病性视网膜病病变无。

四、临床治疗

（一）提高临床疗效的要素

（1）治疗原发病，控制高血压。建议可先改变生活方式，通过减重、积极锻炼身体、减少酒精及盐摄入等控制原发性高血压。

（2）慢性HRP，不应忽视，早期防治。通过定期检查眼底，及早发现，提前干预。可选择行颈动脉彩超、头颅核磁共振、全身相关检验等评估全身心脑血管状况。

（3）急性HRP，辨证分析，抓紧治疗，及时抢救视力，配合必要的西药治疗。

（二）辨病治疗

病因治疗及对症治疗。本病以高血压为发病基础，故降血压为最根本的防治措施。西医辅以维生素 B_1、维生素 C、维生素 E 及芦丁片、钙剂等促进眼底病变吸收；中医则结合全身及眼底改变进行辨证。

（三）辨证治疗

1. 辨证论治

辨证治疗高血压性视神经病变是中医治疗本病的主要方法，综合现代多数医家认识及中医眼科统编教材，本病证型相对集中于如下四种，临床可以此为基础进行灵活辨治。

（1）气滞血瘀证

治法：行气活血，化瘀通络。

方药：血府逐瘀汤加减。血瘀较严重者，可酌加葛根、丹参、牡丹皮、茜草、郁金等。

（2）痰湿壅盛证

治法：祛痰通络，利湿化浊。

方药：温胆汤加减。湿热偏重，眼底水肿明显者，可酌加黄芩、栀子、茺蔚子、车前子；治疗痰热偏重，眼底渗出物较多者，可酌加黄连、胆南星、车前子、茺蔚子。

（3）肝火亢盛证

治法：清肝泻火。

方药：龙胆泻肝汤加减。视盘水肿较重，视网膜出血、渗出较多者，酌加牡丹皮、赤芍等凉血活血。

（4）肝肾阴虚证

治法：补益肝肾。

方药：明目地黄丸加减。眼底渗出物较多者，可加丹参、牛膝等，以增加养血活血、通络消滞的作用。

2. 外治疗法

（1）针刺治疗　常用穴位：睛明、攒竹、球后、承泣、太阳、风池、翳明、合谷、外关等。每日 1 次，留针 30 分钟，10 日为 1 个疗程。

（2）复方丹参注射液离子导入　取丹参注射液 10ml，于患眼前放置眼罩电极，另一只置于右前臂，一般选用 0.4~0.8mA。每次 20 分钟，每日 1 次，14 次为 1 个疗程，一般需 1~3 个疗程。

（3）放血疗法　取上星、印堂、攒竹、耳尖及耳背小静脉，用三棱针刺血，每次取 1~2 滴血液，每 2 日 1 次，5 次为 1 个疗程。

3. 成药应用

（1）丹红化瘀口服液　每次 2 支，每日 3 次，口服。适用于本病气滞血瘀型。

（2）血府逐瘀口服液　每次 1 支，每日 3 次，口服。适用于本病气滞血瘀型。

（3）复方血栓通胶囊　组成：蒲黄、丹参、地黄、墨旱莲、菊花、黄芩（炭）、决明子、车前子、茺蔚子、女贞子、夏枯草、龙胆草、郁金、木贼、赤芍、牡丹皮、当归、川芎。功效：凉血止血，滋阴化瘀，养肝明目。主治：阴虚肝旺，热伤络脉。用法：每次 3 粒，每日 3 次，口服。

（4）和血明目片　组成：三七、黄芪、丹参、玄参。功效：活血化瘀，益气养阴。主治：血瘀兼气阴两虚证。用法：每次 5 片，每日 3 次，口服。

（5）丹参注射液　20~40ml 加入 0.9% 氯化钠注射液或 5% 葡萄糖注射液 500ml 内，静脉滴注，每日 1 次。

（6）葛根素注射液　200~400mg 加入 0.9% 氯化钠注射液或 5% 葡萄糖注射液 500ml 内，每日 1 次，静脉滴注。

（7）川芎注射液　加入 0.9% 氯化钠注射液或 5% 葡萄糖注射液 500ml 内，每日 1 次，静脉滴注。

（四）医家经验

1. 张怀安

张怀安教授将本病分为三型：肝阳上亢型、肝肾阴虚型、瘀血阻滞型。根据辨证分型应用相应治则，并将凉血散瘀法应用于本病各型的治疗方案中。如肝阳上亢型，治以平肝潜阳、凉血散瘀，常用经验方地龙煎（地龙、生地黄、白芍、栀子、生龙骨、石决明、泽泻、女贞子、墨旱莲、黄柏、知母、桑椹、酸枣仁、牡丹皮、山药）；肝肾阴虚型，治以滋养肝肾、凉血散瘀，常用经验方知柏地黄二至汤（熟地黄、生地黄、知母、黄柏、女贞子、墨旱莲、丹参、桑椹、牡丹皮、泽泻、茯苓、山药、山茱萸）；瘀血阻滞型，治以祛瘀散结法，常用经验方祛瘀散结汤（川芎、当归尾、丹参、赤芍、牛膝、红花、桃仁、昆布、海藻、石决明、三棱、莪术）。

2. 彭清华

彭清华教授在辨证分型的基础上，对于眼局部病变常加入经验用药，如视盘水肿者加茺蔚子、琥珀；硬性渗出者予琥珀粉冲服；棉绒斑渗出较多时加茯苓、生牡蛎、茺蔚子、昆布、夏枯草、海藻软坚散结；有视网膜新鲜出血者，常用白茅根、黄芩以凉血止血；陈旧性出血者加入丹参、黄芪、川牛膝、当归、苏木以活血化瘀。

五、预后转归

本病病程较长，如病情较轻并及时正确治疗，可保持一定视力。如失治、误治，或病情严重者，则预后不良。严重者可出现玻璃体出血、视网膜脱离等眼病。

六、预防调护

（一）预防

（1）避免情绪刺激，避免熬夜及过度用眼。

（2）本病与原发病高血压密切相关，所以防治应从源头做起，控制高血压，进行有针对性的治疗。

（二）调护

（1）饮食清淡，且富于营养利于消化，少食过于辛辣油腻之品。

（2）保持稳定情绪，避免烦躁、焦虑、沮丧情绪。

（3）节戒房事，注意休息。

（4）及时治疗，以防病情加重。

（5）日常锻炼，根据年龄和体质选择常用气功功法如站桩功、松静功和太极拳作为日常锻炼。注意，气功锻炼须由浅入深，循序渐进，可与其他锻炼方式综合，疗效更佳。

七、研究进展

（一）复方研究

汤氏应用自拟方通脉明目方（药物组成：玄参、生地黄、丹参、麦冬、茜草、知母、红花、石斛、柏子仁、玉竹、甘草、防风、三七粉）治疗本病，将患者随机分为2组，治疗组加服通脉明目方，对照组加服肠溶阿司匹林，用药8周后，治疗组在血液流变学改善和视网膜病变缓解程度，都优于对照组。证明此方对中老年高血压性视网膜病变有防治作用。

朱氏应用自拟协定方（由丹参、生蒲黄、蒲公英、黄芩、钩藤、石决明、川牛膝、白茅根、血余炭、槐花、生甘草组成）治疗本病，配合应用复方樟柳碱Ⅱ号注射液，结果显示，治疗后视网膜出血吸收情况及视力较治疗前明显改善。

（二）评价及展望

眼病是全身病的窗口，通过观察眼底视网膜血管的形态及走行可反映全身心脑血管状况。高血压性视网膜病变程度与高血压引起的其余靶器官损害程度基本平行。目前，评估高血压性视网膜病变被推荐用于高血压终末期靶器官损害和血管危险的分层管理中。

结合高血压病程、分级、高血压性视网膜病变临床分级等因素，高血压性视网膜病病变可作为预测卒中的长期风险的独立因子，与脑梗死的发作危险性呈正相关关系。2018年欧洲心脏病学会及欧洲高血压学会更在指南中推荐将视网膜病变坚持纳入评估心血管事件的基本检查中。

本病的治疗一方面是控制原发病，一方面是治疗眼底病变。目前本病西医治疗效果一般，中医在整体观念、辨证论治、治病求本的思想指导下，治疗原发病历史悠久，积累了丰富的经验，对于眼底病变亦有着明确的疗效。丰富的内服和外治法及疗效证明了中医对于眼科急症同样具有优势，未来对于此类患者，中医各类疗法应积极介入。目前关于本病的复方及特别是中成药大规模临床研究较少，在当前鼓励产学研结合、科研转化的背景下，验方开发成为中成药投入应用，或现有的中成药开发新用以及中成药再上市评价应成为下一步需要攻克的难点。

参考文献

[1]段俊国.中西医结合眼科学［M］.北京：中国中医药出版社，2016：273-274.

[2]陆南山.眼科临证录［M］.上海：上海科学技术出版社，1979：106-109.

[3]陶丽丽.高血压性视网膜病变与中医证型的相关性研究［J］.中西医结合心脑血管病杂志，2018，16（17）：2527-2530.

[4]闫睿.高血压性视网膜病变可预测卒中长期风险［J］.中国循证心血管医学杂志，2013，5（4）：357.

[5]赵堪兴，杨培增.眼科学［M］.7版.北京：人民卫生出版社，2008：296.

[6]李成武，周尚昆，刘静，等.高血压性视网膜病变患者脑卒中发病风险的多因素分析［J］.中国中医眼科杂志，2021，31（5）：337-340.

[7]Klein, R., Klein, B.E., et al. Hypertension and retinopathy, arteriolar narrowing, and arteriovenous nicking in a population［J］. Arch Ophthalmol, 1994（112）：92–98.

[8]Wong, T. Y. Racial differences in the prevalence of hypertensive retinopathy［J］. Hypertension, 2003（41）：1086–1091.

[9]Kawasaki, R. Cardiovascular risk factors and retinal microvascular signs in an adult Japanese population：the Funagata Study［J］. Ophthalmology, 2006（113）：1378–1384.

[10]Carol YC, Valérie B, Pearse AK, et al. Hypertensive eye disease［J］. Nature Reviews. Disease Primers, 2022（3）：10, 8（1）：14.

[11]刘利.和血明目片治疗高血压性视网膜病变所致的视网膜出血的临床疗效观察［J］.心血管外科杂志（电子版），2017，6（3）：219.

[12]朱越峰.复方血栓通胶囊治疗高血压性视网膜病变的疗效观察［J］.全科医学临床与教育，2012，10（2）：205-206.

第十一章　糖尿病眼病

第一节　糖尿病性视网膜病变

糖尿病性视网膜病变（DR）是导致患者盲或低视力的主要原因，是当前重要致盲眼病之一。随着我国经济的发展、生活水平的提高及饮食结构的改变，糖尿病患病率提高，糖尿病导致的视网膜病变将成为威胁国人视力的重要疾病。

一、病因病机

（一）西医学认识

糖尿病视网膜病变是临床主要致盲眼底病，发病机制尚未完全阐明，高血糖是目前公认的 DR 发生和发展的主要原因，血脂血压也是重要的危险因素。此外，多元醇代谢、糖基化终产物、氧化应激和自由基、炎症反应以及血液流变学等因素在 DR 发病机制中起重要作用，吸烟饮酒作为可控风险因素，戒烟戒酒可以帮助有效延缓 DR 进展，可见 DR 发病是多因素造成的结果。

2018 年 AAO 制订的临床指南中将 DR 定义为成年人视力损害的主要原因，在原有认知的基础上通过汇总近些年的文献，对 DR 的危险因素进行了较为详细的整理，糖尿病持续时间和高血糖严重程度是视网膜病变发生的主要危险因素，但是如果一旦出现 DR，糖尿病持续时间在预测视网膜病变进展方面似乎不像血糖控制那么重要。常见的早期临床表现包括微动脉瘤形成和视网膜内出血，微血管损伤导致视网膜毛细血管无灌注、棉絮斑、出血增多、静脉异常以及视网膜内微血管异常。在此阶段，血管通透性增加可导致视网膜水肿增厚和（或）渗出，从而导致中心视力下降，甚至丧失。增殖期是由于小动脉和小静脉闭合，视盘、视网膜、虹膜和房角新生血管的继发性增生所致。这些新生血管分别导致牵拉性视网膜脱离和新生血管性青光眼。在这一阶段，由于黄斑毛细血管无灌注或水肿、玻璃体出血、变形或牵拉性视网膜脱离，视力可能丧失。

（二）中医学认识

糖尿病作为代谢疾病群的一种，其并发症很多，不同并发症具有不同的中医四诊证候特征。中医古代文献没有对其明确统一记载，而是根据患眼视觉变化及视力下降情况，将其纳入不同病证中，如"视瞻昏渺""云雾移睛""血灌瞳神""蝇翅黑花"等范畴。最早关于糖尿病的记载见于《内经》，将其称为"消渴"。《素问·宣明论方》卷十指出消渴可"变为雀目或内障"。《三消论》："夫消渴者，多变为聋、盲、疮、癣、痤、痈之类。"《证治要诀》："三消久之，精血既亏，或目无所见或手足偏废。"均是关于糖尿病并发症的记载，并且古代中医已认识到精血亏损是糖尿病致盲的主要原因。从近年有关中医药防治的文献看，总体思路主要是根据患者临床中出现的阴阳、寒热、虚实交织及渐进性发展变化予以辨证治疗。

2011 年中华中医药学会组织相关专家制订了糖尿病视网膜病变中医防治指南，其中对病因病机概括为三方面：

（1）发病因素　素体禀赋不足，阴虚体质；或饮食不节，脾胃受损；或劳伤过度，耗伤肝脾肾，阴虚燥热，日久则气阴两虚或阴阳两虚，夹瘀而致病。

（2）病机演变规律　本病早期气阴两虚，目睛干涩，眼前黑花飘舞，眼底见微血管瘤，视网膜少许出血、渗出；中期肝肾亏虚，视物模糊、变形，视网膜广泛出血、软性渗出、黄斑水肿等；晚期阴阳两虚，视物模糊或视物不见，或暴盲，眼底新生血管形成、机化条索，甚至牵拉性视网膜脱离。

（3）病位、病性　本病病位在目，与五脏密切相关，以脾、肝、肾为主，涉及心、肺。病性为本虚标实，虚实夹杂，寒热并见。本虚为气阴两虚、阴阳俱虚，标实为瘀血阻络。

二、临床诊断

（一）辨病诊断

1. 临床表现

（1）症状　早期眼部多无自觉症状，病久可有不同程度视力减退，眼前黑影飞舞，或视物变形，甚至失明。

（2）体征　DR 的眼底表现包括微血管瘤、出血、硬性渗出、软性渗出、静脉串珠、黄斑水肿、新生血管、视网膜前出血及玻璃体积血等。

（3）并发症　DR 的并发症有玻璃体积血、牵拉性视网膜脱离、虹膜新生血管及新生血管性青光眼等。

2. 相关检查

视力、眼压、裂隙灯、检眼镜、眼底照相、光学相干断层扫描、眼底荧光血管造影、视野、视觉电生理、超声波等检查。

3. DR 分级诊断标准

（1）无明显 DR　眼底无异常。

（2）轻度非增殖性 DR　仅有微血管瘤。

（3）中度非增殖性 DR　只比微血管瘤多一些病变，但不如重度非增殖性 DR 严重。

（4）重度非增殖性 DR　无增殖性 DR 的征象，眼底具有下列任何一项表现：4 个象限中每一个象限视网膜内出血数目超过 20；视网膜串珠出现在 2 个以上象限；显著的视网膜微血管异常出现在 1 个以上象限。

（5）增殖性 DR　眼底具有下列一种或多种表现：血管增殖、新生血管形成、玻璃体积血、视网膜前出血。

（二）辨证诊断

1. 气阴两虚证

（1）临床证候　视力下降，或眼前黑影飘动；眼底可见视网膜微血管瘤、渗出、出血，黄斑水肿等。面色少华，神疲乏力，少气懒言，咽干，自汗，五心烦热，舌淡，脉虚无力。

（2）辨证要点　面色萎黄、五心烦热等全身症状及舌脉均为气阴两虚证候。

2. 肝肾亏虚证

（1）临床证候　视力下降，或眼前黑影飘动；眼底可见视网膜水肿、棉绒斑、出血。形体消瘦，头晕耳鸣，腰膝酸软，大便干结，舌暗红少苔，脉细涩。

（2）辨证要点　头晕耳鸣、腰膝酸软、大便干结等全身症状及舌脉均为肝肾亏虚之候。

3. 阴虚夹瘀证

（1）临床证候　视力下降，或眼前黑影飘动；眼底可见微血管瘤、出血、渗出等，偶见视网膜新生血管，反复发生大片出血、视网膜增生膜。兼见口渴多饮、心烦失眠、头晕目眩、肢体麻木，舌质暗红有瘀斑，脉细弦或细涩。

（2）辨证要点　口渴多饮、肢体麻木等全身症状及舌脉均为阴虚夹瘀之候。

4. 痰瘀阻滞证

（1）临床证候　视力下降，或眼前黑影飘动；眼底可见视网膜水肿、渗出，视网膜有新生血管、出血，玻璃体可有灰白增生条索或与视网膜相牵，出现视网膜增生膜。形盛体胖，头身沉重，或伴身体某部位固定刺痛，口唇或指端紫暗，舌紫有瘀斑，苔厚腻，脉弦滑。

（2）辨证要点　头身沉重、身体刺痛、

口唇或指端紫暗等全身症状及舌脉均为痰瘀阻滞之候。

5. 阴阳两虚证

（1）临床证候 视力下降，或视力严重障碍；眼底可见视网膜新生血管、大量出血，玻璃体较多增生条索。神疲乏力，五心烦热，失眠健忘，腰膝酸软，阳痿早泄，下肢浮肿，夜尿频多，唇舌紫暗，脉细弱。

（2）辨证要点 全身神疲乏力、五心烦热、腰膝酸软、阳痿早泄及舌脉均为阴阳两虚之候。

三、鉴别诊断

（一）西医学鉴别诊断

糖尿病视网膜病变需要和其他的一些眼底出血性疾病相鉴别。如高血压性视网膜病变、视网膜静脉阻塞以及视网膜静脉周围炎等等，关键要点是有无糖尿病，而且对于糖尿病视网膜病变的出血，主要表现在眼底后极部及中周部，同时可以看到有静脉串珠的形成，以及黄斑区的硬性渗出、水肿等等。

高血压性视网膜病变，患者首先有高血压，属于长期高血压所引起的眼底动脉血管改变。

视网膜中央静脉阻塞，是由静脉血管堵塞引起，这种出血一般表现为静脉旁火焰状出血，与糖尿病视网膜病变的出血形态不同。

（二）中医学鉴别诊断

本病应与络瘀暴盲相鉴别（表11-1-1）。

表 11-1-1 消渴内障与络瘀暴盲鉴别

鉴别点	消渴内障	络瘀暴盲
病因	消渴（糖尿病）	血管硬化、高血压等
眼别	双眼	多为单眼
视力	多缓慢下降，部分突然下降	多突然下降

鉴别点	消渴内障	络瘀暴盲
视网膜	斑点状或大片出血、水肿、渗出、增生膜	火焰状出血、渗出、水肿
视网膜血管	微血管瘤、毛细血管闭塞、后期新生血管	静脉迂曲明显，亦可出现新生血管

四、临床治疗

（一）提高临床疗效的要素

结合患者基础疾病及全身状况，通过眼部检查，精确辨病，四诊合参准确辨证，把握病情辨证论治。辨证论治是中医的特点与精髓，只有正确的辨证，才能体现中医药个体化治疗的特色与优势所在，才能获得满意疗效。中医药干预对早期有效，若病情进展快，病变程度较重，则以西医治疗为主，辅以中西医结合治疗。

（二）辨病治疗

眼科检查时，应鼓励患者密切关注糖尿病持续时间、血糖、血压、血脂及家族史。若患者血糖和全身病情得到良好控制，对延缓糖尿病性视网膜病变的发生发展和减轻病情是有益的；对于血脂偏高和视网膜黄斑区及其周围有环形硬性渗出的糖尿病患者，应摄取低脂饮食，并应用降血脂药物，如肝素、氯贝丁酯等，肝素通过激活脂蛋白酯酶而降低血脂，同时它也降低视网膜中脂质储存；血压升高可加重糖尿病性视网膜病变，当高血压得到控制时，荧光渗漏显著减轻，因此应该积极控制血压。视网膜光凝仍是治疗DR的有效手段。增生性DR则需要玻璃体切割手术治疗。黄斑水肿目前最常用的治疗为抗VEGF药物玻璃体腔注射。

1. 抗血管内皮生长因子（VEGF）治疗

玻璃体腔注射雷珠单抗、阿柏西普、康柏西普等抗VEGF药物现已作为各种原因所致的黄斑水肿和眼底新生血管性疾病的主要治疗方法。抗 VEGF 药物作用机制主要为阻断 VEGF 与受体结合，减少血管内皮细胞增殖、血管渗漏和新生血管生成。

2. 局部应用糖皮质激素治疗

临床常用曲安奈德，无论是球周注射还是玻璃体腔注射均能发挥抗炎、减轻黄斑水肿的作用，玻璃体腔注药较球周注药疗效更为显著，但这类治疗少数病例可能有加速白内障形成、继发青光眼、眼内炎、视网膜脱离等风险。为减少眼内注射频次和可能造成的风险，目前已研制出长效糖皮质激素玻璃体腔植入药物缓释系统地塞米松注射植入剂（Ozurdex），该药是一种新型的可生物降解的糖皮质激素缓释植入剂，通过固体聚合物释放系统释放地塞米松制剂于眼后段的玻璃体腔内。

3. 激光光凝治疗

DR 眼底激光方式主要包括局限性光凝、格栅样光凝、全视网膜光凝、次全视网膜光凝等。局限性光凝主要用于视网膜微血管瘤。格栅样光凝主要用于弥漫性黄斑水肿。全视网膜光凝（PRP）是治疗严重 NPDR、PDR 最常用方法。

4. 玻璃体切割手术治疗

玻璃体切割手术（PPV）已经成为 PDR 患者主要的治疗方法。手术治疗的目的是切除混浊或血性玻璃体，解除纤维增殖膜对视网膜牵拉，使视网膜复位，同时也抑制玻璃体视网膜增殖的发生和发展。

（三）辨证治疗

1. 辨证论治

（1）气阴两虚证

治法：益气养阴。

方药：生脉散加味。自汗、盗汗，加黄芪、生地黄、牡蛎、浮小麦以益气固表；视网膜水肿、渗出多者，宜加猪苓、车前子、益母草以利水化瘀；视网膜出血者，可加三七、墨旱莲以祛瘀止血。

（2）肝肾亏虚证

治法：滋补肝肾。

方药：六味地黄汤加减。视网膜水肿明显者，加猪苓、车前子以利水渗湿；视网膜棉绒斑多者，宜加半夏、浙贝母、桔梗以化痰散结。

（3）阴虚夹瘀证

治法：滋阴补肾，化瘀通络。

方药：知柏地黄丸加减。视网膜新鲜出血者，可加大蓟、小蓟、生蒲黄、生三七粉以止血通络；陈旧性出血者，加牛膝、葛根、鸡血藤以活血通络；有纤维增生者，宜加生牡蛎、僵蚕、浙贝母、昆布以祛痰软坚散结；口渴甚者，加麦冬、石斛润燥生津。

（4）痰瘀阻滞证

治法：健脾燥湿，化痰祛瘀。

方药：温胆汤加减。可加丹参、郁金、僵蚕以祛瘀解郁、活血祛瘀；出现玻璃体灰白增生条索、视网膜增生性改变者，方中去甘草，酌加浙贝母、昆布、海藻、莪术以化痰祛瘀、软坚散结。

（5）阴阳两虚证

治法：滋阴补阳。

方药：偏阴虚者左归丸加减，偏阳虚者右归丸加减。可加茜草、藕节、三七以祛瘀止血；加浙贝母、昆布、海藻、瓦楞子化痰祛瘀、软坚散结。

2. 成药应用

（1）芪明颗粒　用于糖尿病视网膜病变非增殖期，中医辨证属气阴亏虚、肝肾不足、目络瘀滞证。每次 4.5g，1 日 3 次，3~6 个月为 1 个疗程。

（2）复方丹参滴丸　用于糖尿病视网膜病变血瘀证。吞服或舌下含服。每次 10 丸，1 日 3 次，28 天为 1 个疗程，或遵医嘱。

（3）银杏叶片　用于局部缺血所致视网膜疾患。每次 40mg，1 日 3 次。

（4）复方血栓通胶囊　用于糖尿病视网

膜病。3粒/次，每日3次，3个月为1个疗程。

（四）医家经验

1.唐由之

国医大师唐由之教授认为，因为糖尿病性视网膜病变属于糖尿病的并发症，因此二者有相似的发病机制。阴虚为本、燥热为标是消渴的基本病机表现。消渴目病的病机多为病久气阴两虚，气虚无力行血致血行瘀滞、目失濡养，阴虚火旺灼伤目络、血溢目络之外而成此病。故气阴两虚夹瘀为本病的主要病机。糖尿病性视网膜病变在中医理论上仍然是一个本虚标实的眼病。气阴两虚为本病根本，目络不通、血溢络外为本病之标。消渴病久体衰，肾之精气渐亏，气血生化减少，且鼓动无力，眼底出现血瘀，日久产生视网膜新生血管。中医眼底病讲究局部辨证，血瘀形成也与西医微循环障碍相符合。故唐老治疗糖尿病性视网膜病变注重补气养阴、凉血止血、活血化瘀明目。在整个治疗过程中还是以凉血止血、补气养阴药物为主，佐以活血化瘀药物，慎用破血逐瘀药物以防破血太过引起再次出血。此外玻璃体混浊、眼底纤维增殖明显的可加软坚散结药物，肝肾亏虚明显加补肝肾药物，血虚明显还需加强补血。

唐由之国医大师治疗糖尿病性视网膜病变验方：生蒲黄、姜黄、墨旱莲、女贞子、丹参、枸杞子、黄芪、牛膝、山茱萸、菟丝子、川芎。功效：益气养阴，止血活血。

2.王明芳

王明芳教授注重分期治疗DR等眼底出血性疾病，认为DR眼底出血与内外各科血证不同，出血留于眼内，瘀血为患，更易损目，故治疗眼底出血必须细审证候，明确把握DR出血的不同阶段及用药特点，方能取得较好疗效。王教授将糖尿病视网膜病变按照发病不同阶段分为出血期、瘀血期和死血期。

出血期，多指发病半月内，出血开始或为出血活动期；检眼镜下见视乳头色红、边界模糊，视网膜见点状、片状鲜红色出血、新生血管、微血管瘤等。中医辨证应着重于气与火，气有气虚与气滞，火有实火与虚火，无论为气为火，治疗均以止血为要，基础方为生蒲黄汤，组方为生蒲黄、墨旱莲各25g，郁金、丹参各15g，牡丹皮、荆芥炭、生地黄各12g，川芎6g。具有止血不留瘀的特点，灵活辨证加减。

瘀血期，眼底出血基本停止，见血色暗红或黄白色颗粒，或玻璃体呈褐色，眼底窥不进，此期多为病后半月至2个月。辨证主要从气滞血瘀、气虚血瘀两方面入手，气滞血瘀者治疗宜活血化瘀，兼以行气，方用桃红四物汤、血府逐瘀汤加减；气虚血瘀者，多见于体虚多病之人，治以益气活血，常用方为补阳还五汤加减。

死血期，多在发病后2~3个月内，病积日久，见眼底血色暗黑，部分出血吸收，机化开始形成，原为玻璃体出血者，可见大量黄白色颗粒，此为血红蛋白降解产物和细胞碎片，并见膜状物形成，发病累及黄斑部者常出现黄斑囊样水肿。机化形成是死血期向干血期转化的表现，黄斑囊样水肿的出现是血病及水的具体反映，即出血作为第二病因对视网膜的损害。结合久病多瘀、痰瘀互结的理论，治疗上应着重考虑瘀、痰、水三字，即破血祛瘀、痰瘀同治及水血同治。眼内出血瘀积，日久不化而成死血，治死血停留之疾，一般的活血化瘀药物已难担此任，而宜破血通络行瘀，首选通窍活血汤。

王明芳等还通过对186例DR观察发现，随着证候从阴虚到气阴两虚到阴阳两虚的演变以及血瘀证表现的日趋加重，一方面DR的发生率增高，另一方面DR由单纯型向增殖型发展。

3.廖品正

廖品正国医大师将DR分为4型：①气阴两虚，脉络不利：视网膜病变多为轻、中度非增殖期。治以益气生津、滋阴补肾为主，兼以活血通络，方用芪明颗粒方或生脉散合杞菊地黄丸加减。②气阴两虚，脉络瘀阻：此时期视网膜病变多为非增殖期或非增殖期向增殖期发展。非增殖期予益气滋肾、化瘀通络或化瘀止血，方用芪明颗粒方合血塞通胶囊或生脉散合六味地黄丸加减；增殖期出血期予滋阴凉血、化瘀止血，方用生蒲黄汤；出血静止期宜活血化瘀为主，常用桃红四物汤加减。③阴损及阳，血瘀痰凝：视网膜病变多为增殖期，可见视网膜玻璃体纤维增生，甚至纤维膜或条带收缩牵引视网膜脱离。治以化瘀散结、补肾健脾，常用补阳还五汤合肾气丸加减。④视网膜病变增殖期：症见视力严重障碍，甚至盲无所见。多以阴阳双补为主，兼以逐瘀化痰、软坚散结，方用右归饮加减。

4. 张怀安

张怀安主任根据消渴证"津枯热淫"的病理特点，同时结合眼底情况进行局部辨证，采用养阴清热、凉血活血等法治疗本病，每多获效。新鲜出血，血色鲜红，呈火焰状位于浅层者，多属阳明胃火上燔，治宜养阴清热、益气生津，方用养阴益气汤（经验方）。方中重用石膏、知母，选加白茅根、藕节、槐花炭等凉血止血；血色紫红呈团状、片状位于深层者，多属瘀热在里，养阴益气汤加黄连、黄芩、黄柏，大便秘结加大黄、芒硝。陈旧性出血，血色暗红或玻璃体积血，久不吸收，宜凉血止血、祛瘀生新，方用加味犀角地黄汤（经验方），选加三七、蒲黄、牡丹皮、丹参；视网膜水肿、渗出明显，选加茯苓、泽泻、车前子利水消肿；硬性渗出，选加昆布、海藻、贝母、石决明、牡蛎、夏枯草软坚散结。眼底反复出血，结缔组织增生，宜补肾壮水、润燥生津法，方用二至丸合知柏地黄汤。

5. 张梅芳

张梅芳教授治疗早期糖尿病性视网膜病

变验方：黄芪、山药、丹参、苍术、玄参、郁金、归尾、牛膝、泽兰、红花、川芎、枳壳、三七末等。功效：益气祛瘀止血。

6. 韦企平

韦企平教授治疗糖尿病性视网膜病变验方：石决明、决明子、益母草、归尾、赤芍、滁菊、柴胡、五味子、天冬、山药、茯苓等。功效：活血破瘀，平肝清热。

7. 许家骏

许家骏教授治疗糖尿病性视网膜病变验方：枸杞子、生地黄、百合、石斛、山药、菊花、黄芩炭、墨旱莲、酒女贞子、牡丹皮、桔梗等。功效：滋阴清热，活血化瘀。

8. 李炳茂

李炳茂教授等用复方大黄制剂（大黄、西洋参、三七、丹参、半夏、茯苓、木通、麝香、菊花）治疗200例非胰岛素依赖型DR患者取得了较好疗效。现代研究和临床应用均证明大黄能改善机体的糖代谢，使血糖降低，又能疏通微血管，改善微循环并有止血消肿等功效。配伍西洋参滋养阴液，以改善机体免疫功能，阴液得补则燥热始平；三七止血化瘀，既保护血管壁防止出血，又能化解和清除瘢痕和增殖的纤维等；丹参、半夏化瘀祛痰浊等；木通利尿消肿；麝香、菊花通窍明目。

五、预后转归

研究表明，阳虚证的出现往往预示着DR的进展。从中医体质学方面来看，阳虚体质的患者病情通常进展更快、预后较差。糖尿病视网膜病变的危险因素很多，但大多数缺乏确切的依据。一致公认的因素是血糖水平的增高，大多数研究认为保持理想血糖水平与降低视网膜病变的发生率相关。有研究证实通过严格控制2型糖尿病患者的血糖水平，可使失明的危险下降25%。早期诊治预后良好，一旦出现并发症如新生血管性青光眼、玻璃体出血、黄斑病变及视网膜脱离等，预后不佳。

六、预防调护

（一）预防

DR 最好的预防手段就是在 DR 开始之前对危险因素的控制和健康教育，改变不良的生活方式及饮食习惯。应鼓励患者密切关注疾病持续时间、血糖、血压、血脂及家族史。在药物治疗前改变不良生活方式，健康的饮食模式和体育锻炼计划是糖尿病预防的主要内容。在 2 型糖尿病中，健康的饮食习惯、正常的脂质水平以及良好的血糖控制，是防治 DR 最基本的目标。对许多发展中国家来说，在初级保健中增加眼科筛查是一种挑战。建立 DR 的临床路径和危险因素的确立对于预防失明和提高糖尿病患者的生活质量非常重要。

（二）调护

在日常生活中要慎起居、调情志、戒烟酒，合理饮食，适当运动。

七、专方选要

1. 双丹明目胶囊（秦裕辉）

组成：女贞子、墨旱莲、牡丹皮、茯苓、三七、山茱萸、山药、红土茯苓、牛膝、丹参、泽泻。

功效：滋阴，补肾，活血。

主治：肝肾阴虚、瘀血阻络证。

2. 芪明颗粒方（廖品正、段俊国）

组成：黄芪、葛根、地黄、枸杞子、决明子、茺蔚子、蒲黄、水蛭。

功效：益气生津，滋养肝肾，通络明目。

主治：气阴亏虚、肝肾不足、目络瘀滞证。

八、研究进展

（一）中药研究

1. 单药研究

在用药规律上，文献中选用补益药和凉血止血、活血化瘀药为多。针对"虚"，如黄芪、山药、女贞子、枸杞子等，这些药有益气养阴、补益肝肾之效，以治其本。针对"瘀"，如丹参、葛根、川芎、桃仁、红花、三七、蒲黄等，这些药能起到活血化瘀、凉血止血之功，以治其标。

黄芪为豆科草本植物蒙古黄芪、膜荚黄芪的根，味甘，性微温，能补脾益气、补肺固表、利尿消肿。黄芪的主要成分是黄芪总黄酮、黄芪总皂苷和黄芪多糖。现代药理研究证明，黄芪能增强机体免疫功能，对血液系统、内分泌系统有影响，且具抗衰老、护肝作用；黄芪（黄芪甲苷）可抑制 PKC 活性，改善视网膜神经节细胞功能。

红芪多糖能够降低糖尿病模型大鼠的血清、C- 反应蛋白含量及视网膜组织中血管内皮生长因子水平，升高色素上皮衍生因子含量，遏制视网膜新生血管的生成。

枸杞多糖作用于糖尿病大鼠视网膜神经细胞，可通过抗氧化作用，减轻线粒体病理改变，阻止细胞凋亡，阻断病变向血管性改变发展；枸杞多糖可降低 DR 小鼠的视网膜中 TNF-α、IL-1β、ICAM-1，Ang-2、VEGF 含量。

葛根素可提高 DR 大鼠视网膜中 IGF-1 的表达，降低 TNF-α 的表达，下调 VEGF 水平，促进视网膜内皮细胞凋亡，抑制新生血管形成，从而保护视网膜。

三七可降低糖尿病大鼠的血小板黏附率和聚集率，改善大鼠的 CRA 血供，对改善糖尿病大鼠早期视网膜微血管血流动力学异常有一定的作用。

蒲黄花粉的主要成分蒲黄花粉多糖可恢复糖尿病模型大鼠视网膜的电生理指标和视网膜超微结构，降低血清 IL-6、TNF-α、VEGF、bFGF 水平。

2. 复方研究

复方丹参滴丸作为一种中药制剂，可有效清除氧自由基，修复损伤视网膜。复方丹参滴丸由三七、丹参、冰片组成。三七可以促进凝血，改善血小板聚集情况，改善血栓形成，还能够使血管的通透性增加。三七有效成分总皂苷、黄酮苷成分还可以通过抗氧化作用抑制细胞的凋亡。丹参、冰片、三七不仅能够使得微循环改善，而且有活血化瘀、理气止痛等作用。

马梦瑾等将 82 例 NPDR 患者随机分为对照组和实验组（联合复方丹参滴丸），治疗 24 周后发现实验组的眼底病变较前好转，微血管瘤减少、眼底出血变少、硬性渗出减少、黄斑水肿面积缩小，且变化幅度显然大于对照组。所以在常规治疗基础上加用复方丹参滴丸可使 NPDR 患者获益，延缓 DR 的进展。

复方血栓通由三七、黄芪、丹参、玄参组成，功效为活血化瘀、益气养阴，具有扩张血管、增加血流量、改善血液循环和微循环的药理作用，能有效减轻黄斑水肿，改善视力。复方血栓通的药理学机制包括扩张血管、提高抗缺氧能力、抑制氧化应激、抑制血管 VEGF 表达、调控 Hippo 信号通路等。

朱艳霞等对 DR 用降糖方案和实验组（加用复方血栓通胶囊）进行临床疗效观察，发现复方血栓通胶囊在 NPDR 治疗中可以起到改善血流动力学参数的作用，从而达到提高视力的效果。

刘岩等为了研究盐酸川芎嗪治疗 NPDR 的临床效果，以 128 例 NPDR 病例为研究对象，在其他治疗方案一致前提下，一组加用盐酸川芎嗪片，另一组给予安慰剂。研究发现两组的血管内皮生长因子、内皮素 -1 水平均较治疗前低，且前者降得更多；血管内皮依赖性舒张功能也比治疗前高，且前者比后者高。盐酸川芎嗪可以提高 NPDR 患者的视力，改善血管内皮功能。郝尧等将 104 例 NPDR 患者随机分为常规治疗组和联合川芎嗪注射液治疗组，研究结果发现两组的血清氧化应激指标都比治疗前显著改善，且后者改善幅度显然大于前者。在 NPDR 治疗中加用川芎嗪注射液可使抗氧化应激能力有所提升。

范艳萍等将 94 例 NPDR 患者按随机法分为实验组（基础治疗联合芪明颗粒治疗）和对照组（基础治疗联合羟苯磺酸钙治疗），发现实验组的总有效率是对照组的 1.7 倍，且发生不良反应人数减少，中成药芪明颗粒在治疗 NPDR 中可以有效改善眼底病变，提高视力，且能降低不良反应发生率，效果显著优于羟苯磺酸钙。

李春艳等为研究对黄斑水肿的改善作用，将 86 例 NPDR 患者依据入院先后序号分为观察组（基础治疗联合阿司匹林肠溶片）和对照组（基础治疗联合芪明颗粒），发现观察组对黄斑水肿的改善能力明显优于对照组。

（二）评价及展望

随着糖尿病患者人数增多、筛查项目不断成熟，新技术尤其是玻璃体内注射治疗，让糖尿病黄斑水肿造成视力严重损害的患者看到希望，但依然有很多问题需要不断解决。目前临床上已经开始探索治疗 DR 的新模式即中西医结合。例如单纯激光治疗只能治标，无法从根本上消除病证，而其联合中药在治疗 DR 方面能显著改善患者视力和预后，对视网膜结构和功能具有重要的保护作用。现代医学对 DR 的治疗主要是在严格控制血糖的基础上，病情严重时，根据眼底表现不同给予抗 VEGF 药物、类固醇类药物、视网膜激光光凝术及玻璃体切割术等治疗，这些措施的联合运用在一定程度上缓解病情进展及临床症状，但在 DR 早期缺乏有效的干预。中医药从多环节、多靶点发挥作用，在改善 DR 临床症状、早期阻止或逆转其进程的一些关键环节中具有一定优势，同时对血糖、脂质代谢、免疫调节、血液动力学、自由基活性等多环节调控也有一定作用。中西医结合预防和治疗 DR 可互为补充，尽可能保护或减轻患者视力损害，但仍面临重大挑战，大量的基础研究和临床试验有待进一步探索。

参考文献

[1] 董文，颉瑞萍，刘勤. 中医药治疗糖尿病视网膜病变研究进展 [J]. 中国中医眼科杂志，2017，27（2）：131-133.

[2] 周云云，师雅益，李高彪，等. 雷晓琴从痰瘀辨治糖尿病视网膜病变经验 [J]. 四川中医，2017，35（4）：11-13.

[3] 李雨薇，周云云，张英英，等. 雷晓琴从水血互因论治糖尿病黄斑水肿经验 [J]. 四川中医，2019，37（2）：3-5.

[4] 杨敏，罗向霞，康莉，等. 中医药防治糖尿病视网膜病变机制研究进展 [J]. 中华中医药杂志，2018，33（11）：5041-5044.

[5] 尤良震，林逸轩，方朝晖，等. 黄芪甲苷治疗糖尿病及其并发症药理作用研究进展 [J]. 中国中药杂志，2017，42（24）：4700-4706.

[6] 单玫，高守铭，叶玉莹. 红芪多糖对链脲佐菌素诱导糖尿病模型大鼠视网膜 VEGF 与 PEDF 及 CRP 水平影响研究 [J]. 四川中医，2017，35（11）：54-57.

[7] 张慧西，薛凯，高伟，等. 枸杞多糖对糖尿病小鼠视网膜内血管新生及氧化应激反应、炎症反应的抑制作用 [J]. 海南医学院学报，2016，22（20）：2365-2368.

[8] 陈梦婷，张殷建. 中医药防治糖尿病视网膜病变的机制研究进展 [J]. 上海中医药大学报，2020，34（1）：94-100.

[9] 朱艳霞，李俊，应佳. 复方血栓通胶囊用于非增殖期糖尿病视网膜病变的疗效观察 [J]. 中国现代医生，2016，54（24）：60-62，66.

[10] 刘岩，苏杰，张潇. 盐酸川芎嗪对非增殖期糖尿病视网膜病变患者视力、血管内皮功能影响 [J]. 临床军医杂志，2019，47（1）：83-85.

[11] 郝尧，张扬帆. 川芎嗪注射液对非增殖型糖尿病视网膜病变患者血清氧化应激反应及黄斑水肿的影响 [J]. 现代中西医结合杂志，2018，27（33）：3740-3743.

[12] 马梦瑾，田晨光，赵云刚，等. 复方丹参滴丸治疗早期糖尿病视网膜病变的疗效 [J]. 世界中医药，2016，11（3）：450-453.

[13] 范艳萍，李勇峰，陈国亮，等. 芪明颗粒对非增殖期糖尿病视网膜病变的疗效及安全性评价 [J]. 国际眼科杂志，2018，18（12）：2260-2263.

[14] 李春艳，杨莉. 芪明颗粒治疗肝肾阴虚型非增殖期糖尿病视网膜病变患者的临床效果分析 [J]. 临床医学研究与实践，2017，2（29）：37-38.

第二节　糖尿病性黄斑水肿

糖尿病性视网膜病变（DR）是糖尿病性微血管病变中最重要的表现，是糖尿病的严重并发症之一，被列为四大致盲性眼病之一。糖尿病性黄斑水肿（DME）是 DR 患者视力受损的主要原因。糖尿病性黄斑水肿是在糖尿病视网膜病变的基础上出现视物模糊、视物变形等症状。

近年来，我国糖尿病发病率逐渐增高，糖尿病视网膜病变致盲者也呈上升趋势。我国的糖尿病患者将超过 1.1 亿，糖尿患者群中 30%~50% 合并视网膜病变，国内有研究表明，DR 患者行荧光素眼底血管造影检查，DME 占 30.77%。DME 主要发生在糖尿病病程 10 年以上的患者，在此期间，DME 的发生率以及严重程度有逐年上升和加重的趋势。

本病相当于中医学"视瞻昏渺""视瞻有色""视直如曲"等证的范畴。

一、病因病机

（一）西医学认识

糖尿病主要是长期糖代谢紊乱损害视网膜的毛细血管。早期的病理改变为毛细血管内皮细胞基底膜增厚，壁内周细胞消失，内皮细胞增生，毛细血管周细胞的选择性丧失；血管扩张导致的微血管瘤和血管结构改变，血–视网膜屏障（视网膜内屏障）破坏，毛细血管内皮细胞失去屏障功能，这种血管通透性的增加，导致液体以及血清成分的渗漏，如脂蛋白渗入视网膜内，从而导致视网膜增厚，液体积聚在视网膜外丛状层的细胞外间隙，形成视网膜水肿。由于黄斑区外丛状层的 Henle 纤维是成放射状排列的，因而积聚在此区内的液体形成特征性的多囊形态。

（二）中医学认识

本病主要病机是病久伤阴，阴虚燥热，虚火上炎，灼伤目中血络；消渴日久，耗气伤阴，气阴两虚，瘀阻于目；饮食不节，脾胃受损，气不摄血，血不循经，溢于络外，或水液外渗；消渴病久，肝肾亏虚，目失濡养；久病伤阴，阴损及阳，致阴阳两虚，寒凝血瘀，目络阻滞，痰瘀互结，最终均伤及于目。

多中心证候研究表明，糖尿病视网膜病变为虚实夹杂、本虚标实的证候特点；气阴两虚始终贯穿于病变发展的全过程；气阴两虚，气虚渐重、燥热愈盛、内寒更著，瘀血阻络，阴损及阳，阴阳两虚是其主要证候演变规律；而阳虚是影响病情进展的关键证候因素。

二、临床诊断

（一）辨病诊断

1. 临床表现

（1）症状　随糖尿病视网膜病变的阶段和严重程度可有不同表现。早期眼部多无自觉症状，病久可有不同程度视力减退，眼前黑影飞舞，或中心暗点、视物变形，甚至失明。

（2）眼底表现　黄斑中心 1 个视乳头直径（PD）范围以内的视网膜增厚或硬性渗出。ETDRS 定义的临床有意义的黄斑水肿（CSME）是指具备以下情况一项或一项以上：①黄斑中心 500μm 范围内有视网膜增厚；②黄斑中心 500μm 范围内有硬性渗出伴有邻近视网膜增厚；③至少 1PD 面积的视网膜增厚，部分位于黄斑中心 1PD 范围内。CSME 又可分为局限性水肿和弥漫性水肿两类，而水肿严重时黄斑区囊样变，称为囊样黄斑水肿（CME）。

2. 相关检查

（1）FFA　可查到糖尿病视网膜病变的眼底改变，如微血管瘤表现为点状高荧光，视网膜内微血管异常（IRMA），视网膜无灌注区，静脉串珠样改变，新生血管团状早期渗漏明显的高荧光和黄斑区的视网膜毛细血管扩张，毛细血管开始有血管壁的荧光素渗漏，随之血管变得模糊，荧光素渗漏逐渐增强，形成黄斑区强荧光。在造影的后期，可以见到黄斑区呈囊样高荧光，可形成花瓣状外观。但如果水肿不很严重，眼底荧光素血管造影只能见到黄斑区视网膜呈现一片轻微的高荧光。

（2）光学相干断层扫描（OCT）　表现为黄斑区视网膜增厚，伴或不伴视网膜结构的改变（包括浆液性神经上皮脱离、囊样改变、ELM 和 IS/OS 的中断）。分类：①局灶性黄斑增厚；②不伴有囊样水肿的弥漫性增厚；③弥漫性黄斑囊样水肿；④牵引性黄斑水肿。

（3）电生理检查　多焦 ERG 检查表现为黄斑区反应密度降低；标准闪光 ERG 检查 a 波、b 波振幅降低；患病早期可见视网膜振荡电位（OPs）异常，表现为总波幅降低、潜伏期延长。由于 OPs 能客观而敏感地反映视网膜内层血循环状态，故能显示糖尿病视网膜病变病程的进展。

3. 分级标准

2002 年全球糖尿病视网膜病变项目组（the Global Diabetic Retinopathy project

Group）根据糖尿病视网膜病变早期治疗研究（ETDRS）和Wisconsin糖尿病视网膜病变流行病学研究（WESDR）大样本多中心临床研究证据制定了国际糖尿病性黄斑水肿分级标准。

①无明显黄斑水肿：后极部无明显视网膜增厚或硬性渗出。

②存在明显黄斑水肿：后极部存在部分明显视网膜增厚或硬性渗出。

轻度：后极部存在部分视网膜增厚或硬性渗出，但视网膜增厚或硬性远离黄斑中心凹。

中度：视网膜增厚或硬性渗出接近但未累及黄斑中心凹。

重度：视网膜增厚或硬性渗出累及黄斑中心凹。

（二）辨证诊断

糖尿病性黄斑水肿是在糖尿病的四诊基础上加眼部表现尤其是黄斑水肿的体征进行辨证。

临床要根据不同的证型辨证论治，本病以虚为本，以热、瘀、郁、痰为实为标，辨证中要认清疾病虚实共存、寒热错杂的本质，或补虚泻实，或补虚为主。辨证时还应局部与全身症状相结合，根据局部病灶的表现特点补充全身辨证，探求本源。

1. 阴津不足、燥热内生证

（1）临床证候　视力正常或减退；眼底查见微动脉瘤、出血、渗出等改变，黄斑区局部视网膜增厚水肿。口渴多饮，口干咽燥，消谷善饥，大便干结，小便黄赤，心烦失眠；舌质红，苔微黄，脉细数。

（2）辨证要点　糖尿病眼底病变1~3级，黄斑区水肿；兼口渴便干、消谷善饥、心烦失眠；舌质红，苔微黄，脉细数。

2. 气阴两虚、络脉瘀阻证

（1）临床证候　视物模糊，或视物变形，或自觉眼前黑花飘动；眼底可见视网膜、黄斑水肿及视网膜渗出、出血等。兼见面色少华、神疲乏力、少气懒言、口干咽燥、自汗、便干或稀溏；舌胖嫩、紫暗或有瘀斑，脉虚细无力。

（2）辨证要点　糖尿病眼底病变2~4级，黄斑区水肿可有囊样改变；兼面色少华、神疲乏力、口干咽燥；舌胖嫩、紫暗或有瘀斑，脉虚细无力。

3. 脾失健运、水湿阻滞证

（1）临床证候　视物模糊，或视物变形，或自觉眼前黑花飘移；视网膜可见水肿、棉绒斑、出血为甚。兼见面色萎黄或无华、神疲乏力、头晕耳鸣、小便量多清长；舌质淡，脉弱。

（2）辨证要点　糖尿病眼底病变2~4级，黄斑区水肿可有囊样改变；兼面色萎黄或无华、神疲乏力、头晕耳鸣、小便量多清长；舌质淡，脉弱。

4. 肝肾亏虚、目络失养证

（1）临床证候　视物模糊，甚至视力严重障碍；可见视网膜出血、渗出、棉绒斑和新生血管，可查见玻璃体积血、黄斑区水肿甚至呈囊样改变。兼见头晕耳鸣、腰膝酸软、肢体麻木、尿频量多、口干唇燥、大便干结；舌暗红苔少，脉沉细数。

（2）辨证要点　糖尿病眼底病变2~4级，黄斑区水肿可有囊样改变；兼头晕耳鸣、腰膝酸软、尿频口干；舌暗红苔少，脉沉细数。

5. 阴阳两虚、血瘀痰凝证

（1）临床证候　视物模糊或严重障碍；视网膜可见出血、渗出、棉绒斑和新生血管、增殖膜形成，可查见玻璃体积血、黄斑区水肿甚至呈囊样改变。兼见神疲乏力、五心烦热、失眠健忘、腰酸肢冷、阳痿早泄、下肢浮肿、夜尿频多、小便浑浊如混膏脂、大便溏结交替；舌紫暗，脉沉细。

（2）辨证要点　糖尿病眼底病变2~4级，黄斑水肿；兼五心烦热、失眠健忘、腰酸肢冷、阳痿早泄；舌紫暗，脉沉细。

三、鉴别诊断

（一）西医学鉴别诊断

1. 年龄相关性黄斑变性

本病多发于 50 岁以上。中心视力减退，视物变形，黄斑区可见散在玻璃膜疣，出血局限于后极部，可反复发作，中周部视网膜无异常，后期黄斑区会形成瘢痕样外观。FFA 及 OCT 可见黄斑区视网膜下新生血管膜，可帮助鉴别。

2. 视网膜中央静脉阻塞

此病多见于中老年人，单眼发病，偶见于双眼。眼底检查可见视盘充血水肿，视网膜水肿，静脉迂曲扩张，视网膜及视盘可见大量火焰状出血，黄斑水肿，后期可出现视网膜新生血管并继发青光眼。根据 FFA 检查和眼底表现、患者多单眼发病可对二者鉴别。

3. 高血压性视网膜病变

高血压性视网膜病变有视网膜动脉硬化的表现如动脉缩窄、反光增强、动静脉交叉征等，可有后极部视网膜水肿、出血、渗出、棉绒斑，也可有由于血压急性升高出现视盘和视网膜水肿、束状神经纤维层缺损等表现。该病视网膜动脉硬化表现明显，出血明显而少见微血管瘤，黄斑水肿较轻，同时根据病史可以鉴别。

（二）中医学鉴别诊断

本病与络损暴盲相鉴别。本病是消渴的并发症，多双眼发病，视力缓慢下降，视网膜可见点片状出血和水肿、渗出、棉絮斑、微血管异常、新生血管及增殖膜。络损暴盲多因高血压动脉硬化导致，多为单眼，视力多突然下降，视网膜可见视盘水肿、静脉迂曲扩张、火焰状或片状出血、渗出等。

四、临床治疗

（一）提高临床疗效的要素

1. 控制全身病

本病作为糖尿病的并发症，血糖控制情况与疾病的进展和视力预后有密切关系。其治疗的基本原则是有效控制血糖，同时，控制高血压和高血脂也十分重要。

2. 预防糖尿病视网膜病变进入增殖期

增殖型糖尿病视网膜病变有新生血管形成和增殖膜形成。新生血管形成可能继发新生血管性青光眼对视功能造成严重损害；增殖膜收缩会引起顽固的难以恢复的牵拉性黄斑水肿，所以在重度非增殖期进行全视网膜播散光凝是有效的干预方法。

（二）辨病治疗

1. 病因治疗

糖尿病视网膜病变黄斑水肿的主要病因即为高血糖，所以病因治疗主要以控制血糖为主，采用饮食控制或联合降糖药物。长期稳定地控制血糖，能延缓疾病的发展，短时间内快速降低血糖，反而会加重病情。

2. 改善循环治疗

（1）羟苯磺酸钙　可降低毛细血管通透性、降低血黏度、抑制血小板聚集因子合成和释放、缓解视网膜微血管渗出及阻止微血管基底膜增厚等，有助于改善非增殖性 DR 患者视网膜微血管瘤、微血管出血、渗出。有文献指出患者血黏度、血胆固醇以及合并青光眼患者的眼压均可以显著降低。

（2）胰激肽原酶　为丝氨酸蛋白酶类，能作用于小血管和毛细血管平滑肌，促进血管扩张，提高血流量，降低外周血管阻力，同时还能降低血黏度、抑制血小板聚集，对 DR 患者早期视网膜病变具有明显效果。

3. 光凝治疗

光凝治疗主要适用于国际分级标准第 4

级，过早激光治疗弊大于利。增殖前期，视网膜出血和棉絮状斑增多，广泛微血管异常，毛细血管无灌注区增加，提示有产生新生血管进入增殖期的危险时，应做全视网膜光凝，防止发生新生血管；如果视网膜和（或）视盘已有新生血管时，应立即做全视网膜光凝以防止新生血管出血和视力进一步下降。

（1）局部光凝　是对视网膜水肿范围内、距黄斑中心凹 500~3000μm 区域内的微血管瘤进行直接激光封闭，每个微血管瘤采用直径 50~100μm 的光斑，暴露时间为 0.1 秒。初始能量设定较低，缓慢升高直至微血管瘤变白或变黑的最小能量。

（2）格栅光凝　针对弥漫性渗漏而非单一渗漏，格栅由直径 50~200μm、相互间隔相等且大于 1 个激光斑宽度的光斑组成。

4. 玻璃体腔注药术

由于眼睛的特殊性，全身用药（口服或者静脉滴注）、局部点眼药水或者眼药膏，很难达到治疗黄斑水肿所要求的药物浓度，从而影响了疾病的治疗效果或者根本达不到治疗疾病的目的。而通过眼睛玻璃体腔注射药物，是解决这一问题的最好方式，也是目前消除黄斑水肿的首选治疗方式。目前常用的药物有贝伐珠单抗注射液、雷珠单抗注射液、康柏西普注射液、阿柏西普注射液、地塞米松注射液。

5. 玻璃体切除术

玻璃体切除术用于大量玻璃体出血和（或）有机化条带牵拉致视网膜脱离。手术的目的是清除混浊的玻璃体，缓解玻璃体视网膜牵拉，封闭裂孔，使脱离视网膜复位，对于由于增殖膜牵拉引起的黄斑水肿能阻止其进一步加重。

（三）辨证治疗

1. 辨证论治

（1）阴津不足、燥热内生证

治法：养阴生津，凉血润燥。

方药：玉泉丸合知柏地黄丸加减。葛根、天花粉、生地黄、麦冬、五味子、甘草、熟地黄、山药、山茱萸、茯苓、泽泻、牡丹皮、知母、黄柏。若眼底以微血管瘤为主，可加丹参、郁金凉血化瘀；出血明显者，可加生蒲黄、墨旱莲、牛膝止血活血、引血下行；有硬性渗出者，可加浙贝母、海藻、昆布清热消痰、软坚散结。

（2）气阴两虚、络脉瘀阻证

治法：益气养阴，活血通络。

方药：六味地黄丸合生脉散加减。熟地黄、山茱萸、山药、泽泻、牡丹皮、茯苓、人参、麦冬、五味子。视网膜出血量多，可酌加三七、墨旱莲、赤芍以增凉血、活血、止血之功；伴有黄斑水肿者，酌加白术、薏苡仁、车前子利水消肿；自汗、盗汗，加白术、牡蛎、浮小麦以益气固表。

（3）脾失健运、水湿阻滞证

治法：健脾益气，利水消滞。

方药：补中益气汤加减。黄芪、白术、陈皮、升麻、柴胡、人参、甘草、当归。可加巴戟天、郁金、车前子补肾活血利水；棉绒斑多者，加法半夏、浙贝母、苍术化痰散结；黄斑水肿重者，加茯苓、薏苡仁利水消肿。

（4）肝肾亏虚、目络失养证

治法：滋补肝肾，润燥通络。

方药：六味地黄丸加减。熟地黄、山茱萸、山药、泽泻、牡丹皮、茯苓。视网膜出血量多色红有发展趋势者，可合用生蒲黄汤；出血静止期，则可合用桃红四物汤。

（5）阴阳两虚、血瘀痰凝证

治法：滋阴补阳，化痰祛瘀。

方药：偏阴虚者选左归丸：熟地黄、山药、山茱萸、枸杞子、菟丝子、川牛膝、鹿角胶、龟甲胶；偏阳虚者选右归丸：熟地黄、山药、山茱萸、枸杞子、鹿角胶、菟丝子、杜仲、当归、肉桂、制附子。酌加瓦楞子、浙贝母、海藻、昆布软坚散结，三七、生蒲黄、花蕊石化瘀止血，菟丝子、淫羊藿补益肝肾而明目。

2. 针刺治疗

取睛明、球后、攒竹、血海、足三里、三阴交、肝俞、肾俞、脾俞等穴，可分两组轮流取用。每次取眼区穴 1~2 个，四肢及背部 3~5 个，平补平泻，留针 30 分钟。每日 1 次，10 次为 1 个疗程。

五、预后转归

随着视网膜病变从轻度向中、重、极重度逐渐发展，进展为 PDR 或出现视力下降的危险逐渐增加。当黄斑水肿波及或危及黄斑中心凹时，视力丧失的风险增加。在糖尿病视网膜病变早期治疗研究（ETDRS）中，3 年内中度视力丧失（视角增大 2 倍或者对数视力表下降 3 行以上）的风险为 32%。

六、预防调护

（1）严格合理控制血糖、血压、血脂，调整起居、饮食，适当运动。

（2）定期进行眼科检查，及时进行针对性治疗。

七、研究进展

糖尿病视网膜病变是我国重要的致盲眼病之一，其对视力的损害的直接原因是糖尿病性黄斑水肿，因此控制糖尿病视网膜病变进展和治疗黄斑水肿是保护视功能的根本。目前西医治疗主要为视网膜光凝和药物治疗，虽然有效，但其治疗、用药及用药途径相关的不良反应和潜在风险，以及治疗次数增加相关发生并发症的风险增加不容忽视，应用中医中药治疗糖尿病性黄斑水肿有疗效稳定、确切的优势，且可以整体辨证，从患者阴虚燥热乃至阴损及阳、阴阳两虚的病机给予治疗，对于控制糖尿病视网膜病变发展和视神经保护有重要的作用。

参考文献

［1］张承芬. 眼底病学［M］. 北京：人民卫生出版社，1997.

［2］Bhagat N, Grigorian RA, Tutela A, et al. Diabetic macular edema: pathogenesis and treatment［J］. Surv Ophthalmol, 2009（54）：1-32.

［3］张美霞，杨兰芬，罗成仁，等. 糖尿病视网膜病变黄斑水肿的临床分析［J］. 中华眼底病杂志，2003（19）：83-86.

［4］Maalej A, Cheima W, Asma K, et al. Optical coherence tomography for diabetic macular edema: early diagnosis, classification and quantitative assessment［J］. Clin Exp Ophthalmol, 2012（S2）：4.

［5］张新媛，刘薇，武姗姗，等. 羟苯磺酸钙治疗非增殖性糖尿病性视网膜病变：系统回顾与 Meta 分析［J］. 中国科学：生命科学，2015，45（5）：471-478.

［6］顾杰，赵东生. 胰激肽原酶治疗糖尿病早期视网膜病变 120 例［J］. 国际眼科杂志，2012，12（6）：1170-1171.

［7］王小川，余杨桂. 糖尿病性视网膜病变的中医研究方法初探［J］. 中华中医药学刊，2010，10（28）：2160-2161.

第三节　糖尿病性视神经病变

糖尿病性视神经病变（DON）是糖尿病的并发症之一，由高血糖引起的视神经局部组织血流量下降、视神经营养代谢受损，而出现糖尿病相关性视神经病变。

随着糖尿病发病率的逐渐升高，人们对糖尿病性视网膜病变越来越重视，但对与糖尿病相关的视神经病变关注较少。多数患者通过进行眼底检查和荧光素眼底血管造影等发现此病。本病临床表现各异，视神经病变可无视力损害，也可有严重的视力下降。眼底检查可见视盘水肿、出血、充血、色淡等。

FFA 表现为视盘新生血管、视盘充盈缺损、荧光渗漏及视盘晚期染色。有报道该病发病率为 48.3%~53.97%。糖尿病性视神经病变眼底表现多种多样，无特异性，对视力的影响轻重差别很大。

中医学无糖尿病性视神经病变的病名，按其不同的病理阶段和主要临床表现，可分别归入"暴盲""视瞻昏渺"和"青盲"等范畴。

一、病因病机

（一）西医学认识

糖尿病导致的神经病变可累及中枢神经系统和周围神经系统，以多发性周围神经病变最常见。近年来，DON 逐渐引起了眼科医师的重视。视神经属周围神经系统的一部分，同中枢神经一样，对缺血、缺氧及代谢紊乱非常敏感。高血糖引起的血液成分和血流动力学异常，高血脂等引起的血管结构的异常，导致局部组织血流量下降、视神经营养代谢受损，而出现糖尿病相关性视神经病变。

有关 DON 的分类，目前尚没有统一的标准。临床上从 FFA 角度，结合临床表现，多数学者把 DON 分为前部缺血性视神经病变（AION）、视盘水肿、视盘炎样改变、视盘新生血管或增殖膜等，晚期则多见视神经萎缩。也有学者将其分为 4 类：视盘新生血管、前部缺血性视神经病变、糖尿病性视乳头炎及Wolfram 综合征。

（1）前部缺血性视神经病变　临床表现为双眼先后不同程度视力下降，或者视力正常。眼底检查可见视盘水肿，持续数月后表现为视盘色泽变淡，视野检查可见与生理盲点相连的扇形视野缺损或中心暗点。FFA 检查为早期视盘全部或部分充盈缺损，动静脉期出现高荧光，晚期全视盘高荧光。其原因为糖尿病造成神经递质的轴性传导阻滞导致视盘供血不足，使视盘急性缺氧而水肿。

（2）视盘水肿　Appen 等 1980 年将此病命名"糖尿病视乳头病变"（DP）。多数患者无自觉症状，眼底检查可见视盘充血、边界不清，少量出血，隆起 1~3 D，视野检查可见生理盲点扩大。FFA 早期可见视盘毛细血管扩张，晚期呈弥漫性高荧光。一般认为本病是由于糖尿病使视盘表面和周围微血管的通透性增高引起血液成分外渗的缘故。

（3）视盘炎样改变　视盘充血而颜色变红，边界模糊，视盘上可见渗出、出血、生理杯消失。视力缓慢轻度下降，无眼球转动疼。视野检查可见中心暗点、生理盲点扩大。FFA 检查：动脉期视盘毛细血管扩张，动静脉期以后视盘毛细血管渗漏，使整个视盘及其周围强荧光。

（4）视盘新生血管　指视盘及其周围 1 个视盘直径范围内的新生血管。其原因是由于长期慢性高血糖，导致细胞内代谢紊乱，毛细血管周细胞退行性变性，血循环障碍，刺激新生血管生长因子，引起新生血管的增生。新生血管开始可见于视盘某一象限，随病情的发展，可以布满视盘并可延伸至邻近视网膜或伸入玻璃体。眼底检查视盘表面或周围可见线状、网状及扇形新生血管，重者可形成纤维增殖膜。FFA 早期即可见新生血管显影、荧光渗漏，晚期呈高荧光。

（5）视神经萎缩　表现为局部或全部视盘色淡或苍白，可能是以上各种视神经病变最终的共同结局。极少患者表现为 Wolfram综合征（遗传性少年型糖尿病综合征）。

总之，糖尿病性视神经病变的发病机制错综复杂，迄今尚未完全阐明，分类标准尚不统一，仍有很多问题有待深入研究。

（二）中医学认识

中医学认为本病实证者多与郁、怒、痰、瘀有关，虚证者多与阴虚（肝肾阴虚）、气虚（心脾气虚）有关。本病的基本病机为血瘀络阻。病之初期以气滞血瘀为主，多因情志不舒，肝失条达，肝气郁结，气机不畅，气滞血瘀；或偏食肥甘厚腻、恣酒嗜辣，痰热内生，血脉闭塞；或忿怒暴悖，气机紊乱，气血上壅，瘀血阻塞目系；或年老肝肾不足，肝阳上亢，气血逆乱，瘀滞脉络；或消渴病久，心脾气虚，推动乏力，血行滞缓，气虚血瘀，致玄府闭塞。

病变部位在肝经目系，所及脏腑为肝、肾、心、脾。证属本虚标实，初期或以痰、郁、瘀为主，或兼以气虚或阴虚，晚期多以肝肾阴虚或阴虚阳亢为主。

二、临床诊断

（一）辨病诊断

DON 在临床上并不少见，因其眼底表现多种多样，无特异性，有时检眼镜下观察视盘无明显异常，有时由于和严重的 DR 同时存在而常常被忽略。患者伴有糖尿病，通过视野和荧光素眼底血管造影不难诊断。

1. 临床表现

视力可突然减退，或视野缺损，或视力无改变。

2. 相关检查

（1）前部缺血性视神经病变　患眼有相对性瞳孔传导阻滞。眼底检查见视盘局限性或弥漫性水肿，视盘周围有线形出血，晚期视神经萎缩。典型的视野表现为与生理盲点相连的扇形缺损。

（2）视盘水肿　眼底视盘充血水肿，视力及视野无明显改变，或仅有生理盲点扩大。

（3）视盘炎样改变　视盘轻度水肿或者无水肿，视力缓慢下降，视野可见中心暗点，或仅有生理盲点扩大。FFA 可见视盘渗漏。

（4）视盘新生血管　视盘表面可见新生血管生长。FFA 晚期视盘渗漏明显，可有视网膜出血或玻璃体出血。

（二）辨证诊断

本病多属中医学"暴盲"或"视瞻昏渺"范畴，辨证分型可分为以下 4 型。

1. 气滞血瘀证

（1）临床证候　视物如常或突然上方或下方视物不清、眼前黑影甚或视物模糊，眼表无异；眼底见视盘充血或水肿，边界模糊，视盘周围见出血或渗出。兼见情志抑郁、胁肋胀痛、头晕头痛、口苦咽干；舌质紫暗或有瘀点，脉弦或涩。

（2）辨证要点　胸胁胀满，头晕头痛，舌质紫暗或有瘀点，脉弦或涩。

2. 肝肾阴虚证

（1）临床证候　多发生在本病的中晚期。双眼视力缓慢下降，眼外观无异；眼底视盘水肿，或视盘色淡，视网膜动脉细。兼见腰膝酸软、头晕目眩，或五心烦热、失眠盗汗；舌红少苔，脉细数。

（2）辨证要点　腰膝酸软，头晕目眩，失眠盗汗，舌红少苔，脉细数。

3. 肝阳上亢证

（1）临床证候　多见于伴有高血压的患者。素体腰膝酸软，发病初期多暴怒，头痛眼胀或眩晕时作，急躁易怒，面红目赤，口苦咽干，失眠多梦；脉弦细或数。

（2）辨证要点　头痛眼胀或眩晕时作，急躁易怒，面赤烘热，口苦咽干，脉弦细或数。

4. 痰热上壅证

（1）临床证候　多见于体质偏胖患者，发生在疾病早期，眼部症状及检查符合本病特征。平素过食肥甘厚味，头眩而重，胸闷烦躁，食少恶心，口苦痰稠；舌质红，苔黄腻，脉弦滑。

（2）辨证要点　胸闷烦躁，口苦痰稠，舌质红，苔黄腻，脉弦滑。

三、鉴别诊断

1. 急性视神经炎

本病多为青少年发病，视力急剧下降，可伴眼球转动痛；眼底表现为视盘充血水肿，颜色较红，边界不清；视野表现为中心暗点或向心性视野损害。

2. 视盘水肿

本病多为颅内原发疾病引起，颅内压增高。一般双眼发病，视盘水肿明显，隆起度一般在 3D 以上，周围视网膜水肿，静脉迂曲扩张。早期视力正常，病程较久者可有阵发性黑矇。视野为生理盲点扩大。

3. FÖster–Kennedy 综合征

本病为额叶底部肿瘤或蝶骨嵴、嗅沟脑膜瘤压迫一侧视神经所致。临床表现为视力严重减退，病变侧视神经萎缩和嗅觉缺失，对侧视盘水肿。查头颅 CT 和 MRI 可以确诊。

四、临床治疗

（一）提高临床疗效的要素

前部缺血性视神经病变目前尚无有效治疗，考虑到皮质类固醇类药物可以减轻水肿，所以急性期可以短期给予大剂量的皮质类固醇类药物，同时还可辅以血管扩张剂、降低眼压药物以及维生素 B 族神经营养药物。但对于糖尿病、高血压患者使用皮质类固醇类药物要慎用，应该针对病因对其并存的高血压、动脉硬化、糖尿病等全身性疾病进行妥善处理。

（二）辨病治疗

1. 局部治疗

对于糖尿病患者多给予皮质类固醇局部治疗，根据视盘水肿情况，可以局部注射地塞米松等，糖皮质激素对于减轻水肿有明显效果，而且对内皮素 –1 的表达有抑制作用。激素的大剂量、长期使用会加重患者的原发

病，反而不利于水肿的恢复。或复方樟柳碱注射液，可加速恢复缺血区血管活性物质的正常水平，每日 1 次，每次 2ml，患侧颞浅动脉旁皮下注射。

2. 高压氧舱

高压氧舱是辅助治疗手段，对加快水肿吸收有积极的作用。

3. 神经恢复剂的应用

常用的神经恢复剂有胞二磷胆碱、神经节苷酯、腺苷钴胺、神经生长因子等，早期应用，可以提高临床疗效。

4. 其他疗法

本病的发生，与高血压、糖尿病等全身性疾病以及血流动力学、局部解剖（小视盘、视杯狭窄）、高血黏度、眼灌注压较低等生理、病理状态关系密切。对于这一多因素疾病，单纯使用某一种或某几种药物往往难以取得令人满意的疗效，根据患者自身病情特点，积极治疗原发性疾病，如调整血糖、血压、血脂，在局部治疗的同时进行全身基础治疗，通过药物改善全身异常血流变后，可以提高疗效，改善中心视力。

（三）辨证治疗

治疗本病以活血化瘀、理气通络为原则。病之初期以气滞血瘀为主，治疗应活血化瘀；晚期以阴虚肝郁为主，治疗应滋补肝肾、活血通络。

1. 辨证论治

（1）气滞血瘀证

治法：活血化瘀，理气通络。

方药：血府逐瘀汤（《医林改错》）加减。当归、地黄、赤芍、川芎、桃仁、红花、柴胡、枳壳、桔梗、牛膝、甘草。

（2）肝肾阴虚证

治法：滋补肝肾。

方药：明目地黄丸（《审视瑶函》）加减。熟地黄、生地黄、山茱萸、山药、泽泻、茯神、牡丹皮、当归、柴胡、五味子。

（3）肝阳上亢证

治法：滋阴潜阳，活血通络。

方药：育阴潜阳通脉汤（《中医眼科临床实践》）加减。龙骨、牡蛎、山药、枸杞子、白芍、赤芍、丹参、牛膝、麦冬、知母、黄柏、北沙参、车前子。

（4）痰热上壅证

治法：涤痰通络，活血开窍。

方药：涤痰汤（《奇效良方》）加减。半夏、胆南星、陈皮、枳实、茯苓、人参、石菖蒲、竹茹、丹参、甘草。

2. 针刺疗法

对于前部缺血性视神经病变、视神经萎缩，可以针刺双侧合谷、太阳、风池、睛明、攒竹、球后、百会、足三里、三阴交、光明等穴。

3. 成药应用

（1）明目地黄丸　口服，适用于肝肾阴虚证。

（2）复方血栓通　口服，适用于气滞血瘀证。

五、预后转归

1. 前部缺血性视神经病变

常在半个月至2个月，其视盘水肿即可自行消退，留下局限性的苍白区。如能及时给予治疗，部分患者视功能可恢复较好，但视野多数不能完全恢复，留下部分视神经萎缩。假如未能及时治疗，将留下不同程度的视神经萎缩，还可出现另一眼的病变。本病多双眼发病，可同时或间隔数天、数月、数年不等。

2. 视盘水肿

视力及视野无明显改变，多在体检时发现，一般不需治疗。

3. 视盘炎样改变

视力缓慢下降，最终留下部分视神经萎缩。

4. 视盘新生血管

少部分视盘表面新生血管可自行消退，也可引起视网膜出血或玻璃体出血。如果伴有增殖型糖尿病视网膜病变，预后差。

六、预防调护

（一）预防

（1）首先要注重生活起居规律，科学合理安排日常工作和生活，锻炼身体、增强体质以缓解工作和生活压力。适量运动，多做有氧运动，慢跑、快步走、登山、跳绳、太极拳等，都会让全身各个部位活动起来，促进血液循环。

（2）饮食宜清淡，忌食肥甘油腻之品及烟酒刺激。要注意饮食营养搭配合理，多吃芝麻、菠菜、花生、豆腐、新鲜鱼类、坚果、青葱、韭菜等，多食猴头菇、草菇、黑木耳、银耳、红枣、百合等。

（二）调护

（1）本病发生迅速，视力和视野损害严重，早期治疗对预防健眼有重要帮助。

（2）治疗本病须有足够认识，治疗全身病，适当调整治疗方案，控制血压、血糖、血脂等。

（3）注意精神调摄，保持心情舒畅，避免恼怒、紧张及烦躁，一旦发病，及早到医院就诊。

（4）需定期复查视野。

七、专方选要

1. 补阳还五汤（《医林改错》）

组成：黄芪30g、当归10g、赤芍10g、川芎10g、桃仁10g、红花10g、地龙6g、柴胡10g。

加减：视盘水肿明显者，加猪苓、泽泻、薏苡仁。

功效：补气活血通络。

主治：气虚血瘀所致的缺血性视神经病变。

2. 调气汤（《审视瑶函》）

组成：香附10g、当归10g、陈皮10g、枳壳10g、黄柏10g、知母10g、白芍15g、生地黄15g、白茯苓15g、甘草6g。

加减：气郁导致气滞者加丹参、川芎；胸胁胀痛者加郁金、川楝子。

功效：清肝解郁，活血养血。

主治：肝郁气滞所致的缺血性视神经病变。

3. 天麻钩藤饮（《杂病证治新义》）

组成：天麻9g、钩藤12g、石决明18g、栀子9g、黄芩9g、川牛膝12g、杜仲9g、益母草9g、桑寄生9g、夜交藤15g、茯神9g。

加减：视盘水肿可加猪苓、车前子；失眠可加炒枣仁。

功效：平肝益肾，清热活血，宁心安神。

主治：肝阳上亢所致的视盘水肿。

八、研究进展

（一）中药研究

血府逐瘀汤可以行气活血、化瘀通络，适用于气滞血瘀型视瞻昏渺患者。现代研究证实，其有抗心肌缺血、抑制血小板聚集、改善血液流变性、改善微循环、降血脂、保肝等作用。其方药中半数以上的药材含有挥发油，故煎煮时间不宜过长。本方适用于AION急性期服用，不宜用于体弱无瘀者，若虽有血瘀而气虚者亦应慎用。

明目地黄丸以滋肾养肝明目为主，适用于肝肾阴虚型视瞻昏渺患者。现代研究证实，明目地黄丸具有抑制白内障形成等作用。对于肝经风热、肝火上扰者及脾胃虚弱者慎用。服药期间忌食萝卜。

育阴潜阳通脉汤治以滋阴益肾、平肝潜阳、破瘀行血为主，出自庞赞襄《中医眼科临床实践》，适用于视瞻昏渺肝阳上亢证。现代研究证实，生地黄、麦冬、山药、知母、

丹参、木贼、牛膝皆具有抑制血栓形成、改善血液流变性、降脂、抗组织缺血性损伤的作用，其中生地黄、木贼、黄柏还有一定的降血压作用。

涤痰汤治以涤痰通络、活血开窍为主。用于治疗本虚标实、痰浊作祟为主的疾病。其方药组成同样适合治疗痰热上壅型视瞻昏渺。现代研究证实，涤痰汤具有降血脂、抑制血小板聚集、降低血液黏稠度、减少神经元凋亡、降低脑内乙酰胆碱酯酶、提高脑内乙酰胆碱含量、改善学习记忆功能、抗卒中后抑郁等作用。

（二）评价及展望

随着临床和基础研究的进展，糖尿病性视神经病变的发病机制会越来越清晰，尤其是动物模型的建立和逐渐成熟，将会推进基础和药物治疗的深入研究。AION是糖尿病性视神经病变中常见疾病，目前尚无公认有效的标准治疗方案。由于糖尿病患者对自己的发病时间及症状描述较含糊，尤其是增生期糖尿病视网膜病变的患者，因此临床上当糖尿病患者以视力障碍为主诉就诊时，一定要仔细排查，注意是否存在AION。本病预后在于早发现、早诊断、早治疗。早期视盘水肿严重者可予以糖皮质激素以减轻组织水肿、缓解视神经组织破坏程度，配合中医治疗，如中药注射剂、辨证施治中药汤剂以及针灸疗法等，可提高临床疗效。同时应积极治疗相关疾病，如糖尿病、高血压病、高脂血症等，做到早治防变、治病求本，避免本病的发生或发展，保护视功能。

参考文献

[1] 郝青, 赵萍, 南娜, 等. 糖尿病视神经病变在糖尿病患者中的发生率 [J]. 医学理论与实践, 2013, 26 (24): 3263-3264.

[2] 杨峥. 眼底荧光血管造影对糖尿病视神经病变的诊断作用 [J]. 中国实用神经疾病杂

志，2013，16（8）：54-55.

［3］丁小燕，欧杰雄，马红婕，等. 糖尿病性
视神经病变的临床分析［J］. 中国实用眼科
杂志，2005，23（12）：1269-1274.

［4］邱静. 糖尿病性视神经病变的临床分析［J］.
中国医药指南，2010，8（36）：118-119.

［5］陈家彝，糖尿病性视乳头病变［J］. 中国中
医眼科杂志，2003，21（10）：721-722.

［6］Yagihashi S.Recent adwances in clinical pratice
and in basic research on diabetic neuropathy
［J］. Brain Nerve, 2011, 63（6）：571-582.

［7］郝静，崔广伟，郑日忠，等. 非动脉炎性
前部缺血性视神经病变临床特征及相关
因素分析［J］. 国际眼科杂志，2013，13
（8）：1657-1659.

［8］杨学真. 糖尿病视神经病变的 FFA 分析［J］.
北方药学，2012，9（4）：58-59.

［9］王润生，吕沛霖. 非动脉炎性前部缺血性
视神经病变的临床研究进展［J］. 眼科新进
展，2010，30（11）：1092-1096.

［10］王淑静，魏蕾，鲍莹，等. 非动脉炎性前
部缺血性视神经病变的危险因素分析［J］.
临床眼科杂志，2015，23（2）：127-129.

［11］武莉莉. 糖尿病视网膜病变合并前部缺血
性视神经病变眼底血管造影特征［J］. 北
京医学，2012，34（11）：974-978.

［12］吴建斌，黄任强，王文华. 糖尿病与非糖
尿病患者前部缺血性视神经病变的对比观察
［J］. 吉林医学，2016，37（9）：2136-2137.

第十二章　免疫性眼病

第一节　巩膜炎

广义的巩膜炎包括发生于表层巩膜组织或巩膜本身的炎症，发生于表层巩膜组织者，称为表层巩膜炎。巩膜炎是指发生于巩膜基质层的炎症，又称深层巩膜炎。本病病因复杂，但大多与自身免疫因素有关。表层巩膜炎属自限性疾病，通常不需要特殊处理。巩膜炎较表层巩膜炎少见，以眼红和视力下降为始发症状，以剧烈眼痛为主要特点，常伴发角膜及葡萄膜炎症，对眼的功能和结构有一定潜在破坏性。依据发病部位的不同，巩膜炎可以分为前部巩膜炎及后部巩膜炎。本病好发于 20~60 岁，女性多于男性，50% 以上为双眼先后或同时发病。

中医学无巩膜炎的病名，按其不同的病理阶段和主要临床表现，可分别归入"火疳""火疡"等范畴。

一、病因病机

（一）西医学认识

目前认为本病发生是由内源性抗原–抗体免疫复合物所引起，多数患者伴有全身免疫性疾病，如风湿性关节炎、Wegener 肉芽肿、复发性多软骨炎、系统性红斑狼疮、Reiter 病等，也可见于带状疱疹病毒感染、梅毒、结核、麻风等感染性疾病患者。发病机制是炎症直接侵犯胶原本身或巩膜基质（氨基葡聚糖）。

（二）中医学认识

中医学认为巩膜炎的发病多和"火""热""风""湿"有关。火热毒邪，蕴积肺经，气机不畅，气血瘀滞，结聚于白睛；或者肺经蕴热，日久伤阴，虚火上炎，上犯白睛；或者风湿内蕴，久而化热，湿热之邪阻滞脉络，致肺气不宣；风性走窜，上犯白睛而致"火疳""火疡"。

二、临床诊断

（一）辨病诊断

根据临床症状、体征及实验室检查进行诊断。

1. 临床表现

（1）前巩膜炎　病变位于赤道部前。双眼先后发病，眼部疼痛剧烈。持续数周，迁延可达数月甚至数年。可并发角膜炎、葡萄膜炎、白内障、眼压升高。根据病变表现又分为三类：

①结节性巩膜炎：病变区巩膜紫红色充血，炎症浸润肿胀，结节样隆起，质硬，压痛，不能推动。可有数个结节，并伴有表层巩膜炎。

②弥漫性巩膜炎：巩膜弥漫充血，球结膜水肿，巩膜呈特征性的蓝色。

③坏死性巩膜炎：破坏性较大，常引起视力损害的炎症。眼痛明显，与巩膜炎症征象不成比例。早期局部巩膜炎性斑块，边缘炎症较中心重。晚期巩膜坏死变薄，透见脉络膜，甚至穿孔。病灶可迅速向后和周围蔓延扩展。炎症消退后，巩膜呈蓝灰色，粗大血管围绕病灶。常伴严重的自身免疫性疾病，如血管炎。另有一种炎症征象不明显的坏死性巩膜炎，主要表现为进行性巩膜变薄、软化、坏死和穿孔，因此又名穿孔性巩膜软化症，多数患者伴有长期的风湿性关节炎。

（2）后巩膜炎　发生于赤道后方巩膜的

一种肉芽肿炎症，临床少见，单眼发病为多，出现不同程度的眼痛和压痛、视力下降。眼前节无明显改变，部分患者可有轻微眼红、眼睑和球结膜水肿、眼球轻度突出。后节表现为轻度玻璃体炎、视乳头水肿、浆液性视网膜脱离、脉络膜皱褶。

2. 相关检查

（1）超声检查　前巩膜炎 UBM 检查显示病灶区巩膜组织增厚、回声减低，重者巩膜实质层全层回声明显降低、增厚、内部呈虫蚀状。B 型超声检查示巩膜结节性及弥漫性增厚，眼球后壁扁平和 / 或变形及筋膜囊水肿，后巩膜炎可见眼球壁外有一无回声区形成 "T" 形征或 "L" 形征，眼外肌及视神经增粗。

（2）CT 检查　后巩膜炎时可见眼球壁或巩膜呈弥漫性或局限性增厚，眼球壁向内受压，眼内组织边界清。如炎症累及邻近眶组织，则近眼球侧可见不规则的软组织高密度影，眼球边界不清。炎症反应重时可累及眼外肌及视神经，眼外肌增厚，视神经增粗。

（3）血液检查　血液检查无特异阳性指标。急性发作的患者应检查血常规、尿常规、尿素氮、肌酐、电解质、C- 反应蛋白、血沉等，可以帮助明确患者的全身状况及推测可能的病因。

（4）免疫学检测　10% 的巩膜炎患者类风湿因子、抗核抗体表现阳性。免疫复合物多与类风湿关节炎有关。抗线粒体抗体、补体、抗甲状腺球蛋白抗体等自身免疫性疾病的指标检测有助于诊断。

（二）辨证诊断

1. 肺热亢盛证

（1）临床证候　起病急，患眼疼痛不适，羞明欲闭，白睛节段或弥漫紫红色改变，结节隆起。伴咽痛咳嗽，舌苔薄黄，脉数。

（2）辨证要点　白睛局部紫红，结节隆起。伴咽痛咳嗽，舌苔薄黄，脉数。

2. 风湿侵袭证

（1）临床证候　急性发病，目珠胀痛，羞明流泪，白睛有紫红色结节样隆起，触痛。伴全身肢节窜痛、身重酸楚，舌质红，苔白腻，脉滑或濡，病程缠绵。

（2）辨证要点　白睛有紫红色结节样隆起，触痛。伴全身肢节窜痛、身重酸楚，舌质红，苔白腻，脉滑或濡。

3. 湿热内蕴证

（1）临床证候　白睛结节，色鲜红，周围有赤丝牵绊，眼珠闷胀而痛，有压痛感，羞明流泪，视物不清。伴周身骨节酸痛沉重、胸闷纳呆，舌苔白厚或腻，脉滑或濡数。

（2）辨证要点　白睛结节，色鲜红，周围有赤丝牵绊。伴周身骨节酸痛沉重、胸闷纳呆，苔白厚或腻，脉滑或濡数。

4. 肝胆火旺证

（1）临床证候　目赤涩难睁，羞明流泪，目痛拒按，白睛呈弥漫性暗紫红色，可见深紫色结节。伴口苦咽干，舌红苔黄，脉弦数。

（2）辨证要点　白睛呈弥漫性暗紫红色，可见深紫色结节，目痛拒按。伴口苦咽干，舌红苔黄，脉弦数。

5. 阴虚火旺证

（1）临床证候　白睛结节不甚高隆，暗红色偏紫暗，有轻度肿胀，压痛不明显，眼酸痛，畏光流泪。伴口咽干燥、潮热、便秘不爽，舌红少津，脉细数。

（2）辨证要点　白睛结节不甚高隆，色紫暗，压痛不明显。伴口咽干燥、潮热、便秘不爽，舌红少津，脉细数。

三、鉴别诊断

（一）西医学鉴别诊断

前巩膜炎根据临床症状、体征较易诊断，后巩膜炎临床少见，诊断相对困难。

1. 表层巩膜炎

表层巩膜炎巩膜不受累，局部滴去甲肾

上腺素后血管变白，与巩膜炎相比，起病急，好发于年轻人，症状较轻。

2. 脉络膜黑色素瘤

部分脉络膜黑色素瘤伴有后巩膜炎，鉴别较为困难。脉络膜黑色素瘤多见于中老年人，多为单侧性。前房或玻璃体内无浮游细胞，眼球无突出，一般不伴有疼痛，主要表现为视力下降。超声检查可见圆形或椭圆形脉络膜凹陷征及挖空征，无球后水肿。脉络膜黑色素瘤 T1WI 信号较后巩膜炎高，肿瘤形态多呈浸润生长。

3. 原发性青光眼

后巩膜炎继发青光眼应与原发性青光眼相鉴别。后巩膜炎继发青光眼引起的高眼压使用降眼压药控制不理想，糖皮质激素可使眼压缓慢下降、视野改善，停用后眼压复升，继续糖皮质激素治疗，眼压复降至正常。

4. 眼眶蜂窝织炎

多数眼眶蜂窝织炎患者 B 型超声表现也可出现"T"形征，但此"T"形征为球后筋膜腔隙的炎性水肿，且常会伴有局部的红肿热痛，严重时会出现全身感染的表现，眼球突出较巩膜炎明显，较易鉴别。

5. 鸟枪弹样视网膜脉络膜病变

后巩膜炎累及脉络膜时，其上的黄白色小结容易与鸟枪弹样视网膜脉络膜病变相混淆。鸟枪弹样视网膜脉络膜病变表现为视网膜脉络膜上的黄白色点状病灶，吲哚青绿血管造影中期可发现大量的弱荧光脉络膜病灶。而后巩膜炎荧光素钠造影可见晚期低或中等充盈及视网膜血管扭曲，通常不易见到鸟枪弹样视网膜脉络膜病变的血管渗漏表现。

6. 眼眶炎性假瘤

眼眶炎性假瘤为眶内软组织急性感染性炎症，多发生于眼球周围，而非眼球壁。常继发于皮肤、鼻窦、牙齿感染灶，以及由眼眶外伤引起；球结膜水肿较后巩膜炎轻，眼眶疼痛比后巩膜炎更严重；超声显示为眶周组织回声增宽，回声不均匀，强弱不等，1 条

或多条眼外肌肿大，眼眶软组织内可见 1 个或多个低或无回声区及球后"T"形征；CT可多见炎性肿块。

（二）中医学鉴别诊断

本病应与金疳相鉴别。金疳、火疳虽病位皆发于白睛，且部分火疳与金疳白睛均有局限红赤及白睛结节隆起表现。但金疳颗粒隆起发于白睛表层，推之可动，颗粒呈灰白色，稍似半透明小疱样，界限明显，易于溃陷，其四周丝脉多鲜红，愈后多不留痕迹，按之无痛。火疳之结节较大，呈圆形或椭圆形隆起，生于白睛深层，推之不移，界限不清，多不破溃，其周血脉虬赤深紫，压痛明显。

四、临床治疗

（一）提高临床疗效的要素

1. 抓住基本病机

本病的基本病机主要是"热""火"之邪上犯，火为热之极，热为火之渐，热与火性质相似，只是程度有别。《证治准绳·杂病·七窍门》对本病之病因、症状作了详细的记载："火之实邪在于金部，火克金，鬼贼邪，故害最急。"因此，虽然临床辨证分型有所不同，清热之药贯穿其中。

2. 注重活血化瘀

眼痛是本病最重要的临床特征，白睛紫暗、睛珠疼痛，都是络脉瘀阻之象。"不通则痛"，只有活血破瘀，使血流通畅，才能达到止痛目的。血瘀生风，热盛也可生风，根据"治风先治血，血行风自灭"的理论，常以祛风止痛、活血破瘀二法结合应用，适加滋阴之品，在临床上可取得很好的止痛效果。

3. 重视全身情况

巩膜炎患者伴随全身性疾病，尤其常伴发结缔组织疾病及血管炎性病变，其中以风湿性关节炎最常见。临证若发现全身相关证

候时，可参照内科治疗"痹证"的辨证思路选方给药，更有利于患者全身情况的改善。

（二）辨病治疗

首先应明确病因，进行对因治疗，并预防复发，同时要注意改善全身情况。

1. 弥散性或结节性巩膜炎

需要以下一种或多种方法治疗。

（1）非甾体抗炎药　布洛芬400~600mg/次，口服，每日4次；吲哚美辛25mg/次，每日3次。无效考虑全身应用激素。

（2）全身激素治疗　泼尼松60~100mg/次，每日1次，口服1周，在第2~6周逐渐缓慢减量至20mg，每日1次。如果效果不好，考虑免疫抑制剂治疗。

（3）免疫抑制剂治疗　环磷酰胺、甲氨蝶呤、环孢素、硫唑嘌呤等，如果一种药物无效或无法耐受，应尝试其他药物，可与全身性激素联合应用。局部环孢素滴眼液的作用尚不明确。

2. 坏死性巩膜炎

全身应用激素和免疫抑制剂，方法同上述。如果有明显穿孔的危险可以行部分巩膜移植。

3. 后巩膜炎

全身应用阿司匹林、非甾体抗炎药、甾体药物或免疫抑制剂。

4. 抗感染治疗

如果存在细菌感染，局部和（或）全身应用抗生素，口服喹诺酮药物有良好的组织穿透性。

（三）辨证治疗

1. 辨证论治

（1）肺热亢盛证

治法：清泄肺热，活血散结。

方药：泻白散加减。桑白皮10g，地骨皮10g，炙甘草6g，牛蒡子10g，金银花15g，连翘10g，贝母10g，杏仁10g，葶苈子10g，

红花10g，桃仁10g，决明子10g。若畏光流泪明显，加羌活、菊花祛风清热；若头胀痛明显，加石决明、夏枯草平肝清热。

（2）风湿侵袭证

治法：祛风除湿。

方药：散风除湿活血汤。羌活10g，独活10g，防风10g，当归10g，川芎10g，赤芍10g，鸡血藤10g，前胡10g，苍术10g，白术10g，忍冬藤10g，红花10g，枳壳8g，甘草6g。

（3）湿热内蕴证

治法：清热化湿。

方药：三仁汤加减。杏仁15g，飞滑石18g，白通草6g，白蔻仁6g，竹叶6g，厚朴6g，生薏苡仁18g，半夏15g，黄芩8g，栀子8g。若大便黏腻不爽加白术、茯苓以健脾祛湿。

（4）肝胆火旺证

治法：清肝泻火。

方药：龙胆泻肝汤加减。龙胆草10g，栀子10g，黄芩10g，柴胡10g，泽泻10g，木通6g，生地黄10g，生甘草10g。

（5）阴虚火旺证

治法：养阴清肺，兼以散结。

方药：养阴清肺汤加减。生地黄10g，麦冬10g，白芍15g，牡丹皮10g，玄参10g，甘草10g，贝母10g，薄荷（后下）10g，珍珠母（先下）20g。若阴虚火旺重者，加石斛、知母、地骨皮以增滋阴降火之力；若白睛结节日久，难以消退，以赤芍易白芍，酌加丹参、郁金、瓦楞子以清热消瘀散结。

2. 针刺治疗

针刺治疗可选列缺、尺泽、合谷、曲池、承泣、四白、睛明、攒竹、太阳、肺俞、肝俞等穴，以中强度泻法为主，眶内穴位不用提插、捻转手法，得气出针。每日1次，10次为1个疗程。

3. 成药应用

（1）养阴清肺丸　每次6g，每日3次，

口服。适用于阴虚火旺证。

（2）双黄连口服液　每次 10ml，每日 3 次，口服。适用于肺热亢盛证。

（3）龙胆泻肝丸　每次 6g，每日 3 次，口服。适用于肝胆火旺证。

（4）雷公藤多苷片　每次 2 片，每日 3 次，口服。适用于风湿侵袭证。

4. 单方验方

龙胆草、秦皮、红花、生地黄各 10g，水煎过滤去渣，取药液乘热熏洗及热敷患眼，每日 3 次，每次半小时。适用于浅层或深层前部巩膜炎。

（四）医家经验

1. 韦文贵

韦文贵教授认为本病早期治疗注意除邪务尽，不留后患。如果拖延，可使病情加重，或日久正衰，邪气深入滞留，造成反复发作。治以清热泻火（或平肝泻火）、活血化瘀为主，辅以祛风止痛。对热伤阴津者，需适加滋阴生津之品。

2. 庞赞襄

庞赞襄教授认为本病多因脾肾阳虚、湿邪阻络为主，在治疗时以健脾升阳、清风散热为主，多用羌活胜风汤加减。如合并其他症状，可以随症加减，治疗中要防止某些寒凉药伤碍脾胃、损伤阳气。

3. 陈达夫

陈达夫教授认为本病除"风、热、瘀"外，湿邪亦是重要病机之一；早期多实证，中期多虚实夹杂，后期多正虚邪恋。治疗以清热除湿为主，兼消瘀滞，方用三仁汤加味，组方为薏苡仁、杏仁、白蔻仁、厚朴、竹叶、法半夏、滑石、通草、桃仁、红花、蒲公英，随证加减。

4. 陆南山

陆南山临证推崇五轮学说，白睛属肺，五轮为标，脏腑为本。常用《审视瑶函》中的泻肺汤，方药包括桑白皮、黄芩、桔梗、

地骨皮、知母、麦冬；病情迁延不愈者，则多根据《审视瑶函》中的白珠俱青证论治，多为病入厥阴、血滞不通，故治疗时采用活血止痛法。

五、预后转归

多数情况下通过治疗病情能得到控制，症状消失，但是容易复发。少数因为全身系统疾病导致的巩膜炎首先要控制原发病，否则巩膜炎不易缓解。

六、预防调护

（1）积极锻炼身体，增强体质，改善全身状况。

（2）加强营养，少食辛辣炙煿之品，以免助热化火、伤阴耗液。

（3）慎居处，适寒温，尤应注意避免潮湿环境。

七、专方选要

泻白散（《小儿药证直诀》）合桃红四物汤（《医垒元戎》）加减

组成：生地黄、桑白皮、黄芩各 15g，地骨皮、川芎、当归、赤芍、桃仁、丹参各 10g，红花、甘草各 5g。

加减：热盛者，加栀子、夏枯草、龙胆草泻肝胆实火；湿盛者，加薏苡仁、厚朴、苍术健脾利湿；病情反复，热病伤阴者，加玄参、麦冬养阴生津。

用法：1 剂 / 日，水煎 250ml，分 3 次饭后口服。药渣复煎取汁 500ml，湿敷患眼，每天 2 次，每次 10~15 分钟。

八、研究进展

（一）中药研究

1. 连翘

连翘主要活性成分为连翘苷、连翘酯苷 A，抗菌谱广泛，对多种致病性细菌、病毒、

真菌等均有抑制作用，还具有抗炎、解热、扩张血管、改善微循环作用。

2. 金银花

金银花主要成分为环烯醚萜类、三萜及三萜皂苷类、黄酮类及有机酸类物质，对各种致病菌均有抑制作用，有增强免疫、抗炎、解热等作用。

3. 桑白皮

桑白皮多种提取物具有祛痰、镇咳、平喘的作用。活性成分桑辛素M-3-O-P-D吡喃葡萄糖苷、桑皮苷A、白藜芦醇-4等具有潜在的α-糖苷酶抑制活性，桑白皮总黄酮有镇痛、抗炎、免疫调节等作用。

4. 夏枯草

夏枯草主要成分包括总黄酮、总酚、萜类及多糖，具有抗病原微生物、抗炎、免疫抑制作用。

（二）评价及展望

目前对巩膜炎病因认识尚不明确，可能与内源性免疫复合物引起的免疫反应相关。另外，与风湿免疫性疾病、全身结缔组织疾病的眼部表现关系密切，亦有可能发生于眼部手术或眼外伤之后等。其病因复杂、症状多变，缠绵难愈，易于复发。因此，掌握该病的分类、鉴别诊断、临床特点以及并发症等，对于及时发现巩膜炎、采取适宜的治疗方案具有十分重要的意义。目前西医在治疗上多采用非甾体抗炎药、甾体抗炎药、免疫抑制剂、生物反应调节剂等，能使炎症快速消退，促进病情恢复，减少巩膜炎症的损害，但同时亦带来一些药物不良反应。对于反复发作、久治不愈的患者，治疗多棘手。近年来中西医结合治疗巩膜炎成为患者的优化选择，临证中联合中药、针刺等治疗对于改善症状、缩短疾病病程、减少并发症、减少复发等均起到积极的作用，但总体研究偏少、文献质量偏低。因此，今后应进一步加强中医药治疗本病的相关研究，提供充足的证据，以便更好地指导临床。

参考文献

［1］韦企平，沙凤桐. 中国百年百名中医临床家丛书·韦文贵　韦玉英［M］. 北京：中国中医药出版社，2002：11-16.

［2］庞荣，张彬. 庞赞襄中医眼科验案精选［M］. 北京：人民卫生出版社，2012：34-43.

［3］罗国芬. 陈达夫中医眼科临床经验［M］. 成都：四川科学技术出版社，1985：123-124.

［4］李蔚力，韦企平. 韦企平教授治疗外障眼病的经验［J］. 中国中医眼科杂志，2013，23（1）：74.

［5］陆南山. 眼科临证录［M］. 北京：中国医药科技出版社，2012：32-34.

［6］秦路阳. 中药治疗表层巩膜炎体会［J］. 湖北中医杂志，2000（8）：35.

［7］夏燕婷，闫晓玲，韦企平. 巩膜炎的诊治进展［J］. 中国实用眼科杂志，2014，32（9）：1044-1047.

［8］徐菲鹏，陈泽林. 过眼热手法针刺为主治疗巩膜炎验案1则［J］. 湖南中医杂志，2014，30（10）：97.

［9］李阳，孙河，胡烁琪，等. 基于太阳经联合针刺足阳明经穴治疗重症巩膜炎1例［J］. 中国中医眼科杂志，2021，31（4）：286，290.

［10］唐宏宇，秦虹，王慧娟，等. 浅析"火疳"的分期论治［J］. 中国中医眼科杂志，2022，32（4）：309-312.

第二节　虹膜睫状体炎

虹膜睫状体炎又称前葡萄膜炎，包括虹膜炎、睫状体炎及虹膜睫状体炎。因为虹膜和睫状体在解剖上互相连接、关系密切，且同为虹膜大环供血，因此虹膜和睫状体往往同时发炎。虹膜睫状体炎是最常见的一种葡萄膜炎，也是常见的致盲眼病之一。

虹膜睫状体炎临床主要表现为眼痛、畏光、流泪、视力模糊等，眼科检查可见房水混浊及角膜后沉着物等。

中医学虽无虹膜睫状体炎的病名，但按不同病程的瞳孔改变表现，归入"瞳神紧小""瞳神干缺"等范畴。

一、病因病机

（一）西医学认识

1. 感染因素

细菌、真菌、病毒、寄生虫等可直接侵犯葡萄膜引起炎症，也可诱发抗原－抗体和补体复合物而引起葡萄膜炎，还可以通过病原体与人体或眼组织的交叉反应而引起免疫反应和炎症。感染可谓内源性和外源性。

2. 自身免疫因素

正常眼组织中含有多种致葡萄膜炎的抗原，如视网膜 S 抗原、光感受器间维生素 A 类结合蛋白、黑色素相关抗原等，在抗体免疫功能紊乱时，可出现对这些抗原的免疫反应，引起葡萄膜炎。

3. 花生四烯酸代谢产物的作用

花生四烯酸在环氧酶作用下，形成前列腺素和血栓烷 A2，在脂氧酶作用下形成白三烯等炎性介质。手术或外伤以及理化刺激和药物所引起的早期炎症反应，主要与此有关。

（二）中医学认识

本病多起病于热邪，初起实证居多，热证为主，至后期邪热伤阴、耗气，出现虚实夹杂证。可由风热循肝经上壅于目，郁阻黄仁脉络；肝胆火炽上攻，热盛血壅阻络；亦或湿热搏结，阻滞于中，清阳不升，湿浊上犯于目；病至后期，肝肾阴虚，阴精不能上濡于目；久病虚衰，脾肾阳虚，不能蒸化水液，水湿上犯目窍。

二、临床诊断

（一）辨病诊断

1. 临床表现

（1）症状 ①急性：疼痛、眼红、畏光、流泪及视力减退；②慢性：分为加重期和缓解期，很少或没有急性症状，以视力减退为主。

（2）体征 睫状充血，角膜后沉着物，房水混浊，虹膜纹理不清，瞳孔缩小，玻璃体混浊。

2. 相关检查

双眼肉芽肿性或复发性葡萄膜炎可进行以下实验室检查，以明确病因：结核菌素试验、荧光螺旋体抗体吸附试验、快速血浆反应素试验、胸片、莱姆滴度检测、血沉、HLA–B27。青少年患者查类风湿因子、抗核抗体。

（二）辨证诊断

1. 肝经风热证

（1）临床证候 发病急骤，瞳神紧小，胞轮红赤，黑睛后壁有灰色点状沉着物，神水不清，畏光，流泪。伴目珠坠痛、头额痛；舌质红，苔薄白或微黄，脉浮数或弦数。

（2）辨证要点 瞳神紧小，胞轮红赤，黑睛后壁有灰色点状沉着物，神水不清；伴目珠坠痛、头额痛；舌质红，苔薄白或微黄，脉浮数或弦数。

2. 风湿夹热证

（1）临床证候 发病或急或缓，瞳神紧小，胞轮红赤持久不退或反复发作，黑睛后壁有灰色沉着物，神水混浊，瞳神有白膜黏着。伴骨节酸楚，或小便不利、短涩灼痛；舌质红，苔黄腻，脉滑数。

（2）辨证要点 瞳神紧小，胞轮红赤持久不退或反复发作，黑睛后壁有灰色沉着物，神水混浊，瞳神有白膜黏着；伴骨节酸楚，或小便不利、短涩灼痛；舌质红，苔黄腻，脉滑数。

3. 阴虚火旺证

（1）临床证候　病势较缓或日久不愈，眼前黑花飞舞，瞳神紧小或干缺，玻璃体混浊，眼底色素紊乱和色素脱失，赤痛时轻时重，眼干涩。伴口干咽燥、口舌生疮、心烦失眠；舌质红，苔薄白，脉细数。

（2）辨证要点　瞳神紧小或干缺，眼前黑花飞舞；伴口干咽燥、口舌生疮、心烦失眠；舌质红，苔薄白，脉细数。

4. 痰瘀互结证

（1）临床证候　病情反复，迁延不愈，玻璃体混浊，视网膜渗出多而难消，睫状体新生血管逐渐向晶状体发展，引起晶状体混浊，锯齿缘可见机化膜及广泛的前后粘连形成，视力下降。伴眼胀疼痛、头痛不移；舌质紫暗，苔厚腻，脉沉涩。

（2）辨证要点　病情反复，迁延不愈，玻璃体混浊，视网膜渗出多而难消，锯齿缘可见机化膜及广泛的前后粘连形成；眼胀疼痛、头痛不移；舌质紫暗，苔厚腻，脉沉涩。

三、鉴别诊断

1. 急性结膜炎

急性结膜炎呈现急性发病，有异物感、烧灼感，分泌物多，检查见眼睑肿胀、结膜充血，这些表现与急性前葡萄膜炎的畏光、流泪、视力模糊，睫状充血及前房反应有明显不同。

2. 急性闭角型青光眼

急性闭角型青光眼呈急性发病，视力突然下降，头痛，恶心，呕吐，角膜上皮水肿、前房浅、前房闪辉等，但无前房炎症细胞，瞳孔呈椭圆形散大，眼压增高，与急性前葡萄膜炎症的角膜透明、大量 KP、前房深度正常、房水大量炎症细胞、瞳孔缩小、眼压正常或偏低等易于鉴别。

3. 眼内肿瘤

一些原发性眼内肿瘤或肿瘤的眼内转移可引起前房积脓等改变，但从病史、全身病变的临床检查、X 线、超声波、CT 等核磁共振检查等方面可以将二者区别开来。

4. 全葡萄膜炎

一些类型的葡萄膜炎，如 Behcet 病性葡萄膜炎症、Vogt–小柳–原田综合征等均可表现为全葡萄膜炎，因此在诊断时要注意鉴别。

（二）中医学鉴别诊断

本病与绿风内障、天行赤眼、暴风客热相鉴别。后者分别相当于西医学急性闭角型青光眼、急性病毒性及细菌性结膜炎。

四、临床治疗

（一）提高临床疗效的要素

1. 避免误诊

本病如果及时诊治预后良好，但临床上经常有误诊现象，耽误了最佳的治疗时机，影响治疗效果。

2. 辨明虚实，合理用药

如为实火证，应清热降火为主，但此类药多苦寒，不宜久用，对身体虚弱者应适当应用补虚药。

3. 注重中西医结合

一旦明确诊断，早期应及时应用激素类滴眼液和散瞳，从而迅速控制炎症，减少并发症的产生。

（二）辨病治疗

急性虹膜睫状体炎必须诊断准确、治疗及时得当，方可消除失明的危机，以保存较好的视力。其治疗原则如下：

1. 散瞳

0.25% 东莨菪碱，每日 2 次，用于轻中度炎性反应；1% 阿托品滴眼液用于重度炎症，如虹膜粘连严重，不易拉开，结膜下注射散瞳合剂（1%阿托品、1%丁卡因、0.1%的肾上腺素等量混合）0.1~0.2ml；炎症恢复期可给予0.5%托吡卡胺滴眼液，1次/日。

2. 局部皮质激素治疗

1%醋酸泼尼松龙滴眼液每1~6小时1次，根据炎症的严重程度调整剂量。多数中重度的急性炎症最初需要每1~2小时1次的剂量，如果病情严重可予球周激素注射，如0.025%地塞米松0.3ml于结膜下或眼球筋膜下注射。

3. 非激素性消炎剂治疗

吲哚美辛滴眼液或双氯芬酸钠滴眼液，每日3~8次，一般不需要口服。

4. 全身激素或免疫抑制剂治疗

如果最大剂量局部治疗无效时，口服氢化可的松30~60mg，早晨顿服，1周减量，一般不超过2个月。激素治疗无效考虑免疫抑制剂环磷酰胺、乙双吗啉等治疗。

5. 病因治疗

由感染因素引起的应抗感染治疗。

6. 并发症治疗

（1）对继发青光眼者可口服乙酰唑胺，联合β-肾上腺素受体阻滞剂滴眼液点眼以降低眼压。

（2）对有瞳孔阻滞者应在积极抗感染治疗下，尽早行激光虹膜切开术或虹膜周边切除术。

（3）对并发白内障者可在炎症控制下行白内障摘除及人工晶状体植入术。

（三）辨证治疗

1. 辨证论治

（1）肝经风热证

治法：祛风清热。

方药：新制柴连汤加减。柴胡9g、黄连6g、黄芩9g、赤芍12g、蔓荆子12g、栀子6g、龙胆草6g、川木通9g、甘草6g、荆芥6g、防风6g、白芷6g、金银花9g、地黄10g、车前子15g。胞轮红赤明显者，加牡丹皮10g、地龙10g以凉血退赤；头目疼痛严重者，加菊花12g、桑叶12g、葛根15g、升麻8g以疏风清热止痛。

（2）风湿夹热证

治法：祛风除湿清热。

方药：抑阳酒连散加减。生地黄15g、独活6g、黄柏6g、防风6g、知母9g、蔓荆子9g、前胡9g、羌活6g、白芷6g、黄芩6g、寒水石10g、栀子6g、薏苡仁15g、半夏9g。风热偏重，胞轮红赤、目珠疼痛明显者，去羌活、独活、白芷，以免过用辛温而助热生风，加茺蔚子15g、青葙子10g、赤芍10g以清肝凉血止痛；风湿偏重，目赤目痛不明显而神水混浊较甚者，去知母、寒水石、生地黄，以免养阴生湿，加白蔻仁8g、茯苓15g、厚朴10g以宽中利湿。

（3）阴虚火旺证

治法：滋阴降火。

方药：知柏地黄汤加减。知母10g、黄柏10g、熟地黄30g、山茱萸15g、茯苓10g、泽泻10g、牡丹皮10g、山药10g、女贞子15g、墨旱莲15g。胞轮暗红者，加丹参10g、赤芍10g、紫草8g以凉血活血祛瘀；虚烦少眠者，加酸枣仁10g、柏子仁12g、远志5g以养心安神定志；五心烦热者，加地骨皮12g、鳖甲12g、青蒿10g以养阴清热除烦。

（4）痰瘀互结证

治法：活血祛瘀，化痰散结。

方药：血府逐瘀汤合二陈汤加减。当归9g、生地黄9g、桃仁12g、红花9g、赤芍6g、枳壳6g、柴胡3g、川芎6g、桔梗6g、牛膝9g、半夏9g、茯苓9g、茺蔚子10g。大便秘结者，加草决明15g、火麻仁15g、桑椹15g以滋阴润肠通便。

2. 针刺治疗

取承泣、太阳、攒竹、风池为主穴，合谷、下睛明、曲池为配穴。每次选主穴2~3个，配穴1~2个，眼周穴位不施手法，留针30分钟，每日1次，2周为1个疗程。

3. 成药应用

（1）知柏地黄丸　每次 6g，每日 3 次，口服。适用于阴虚火旺证。

（2）杞菊地黄丸　每次 6g，每日 3 次，口服。适用于肝肾亏虚证，或用于本病炎症已经消退，病情已稳定者。

（3）雷公藤多苷片　每次 2 片，每日 3 次，口服。适用于风湿夹热证。

（4）龙胆泻肝丸　每次 6g，每日 3 次，口服。适用于肝经风热证。

4. 单方验方

柴胡 10g，薄荷 10g。上药煎汤，过滤去渣，取药液趁热熏洗患眼，每日 3 次。适用于本病肝经风热证。

（四）医家经验

1. 陈达夫

陈达夫认为治疗本病，热在气分，治以平肝清热明目，用石决明散加减；热在血分，宜凉血散瘀、清热解毒，用犀角地黄汤加蒲公英、败酱草；肾精亏虚、真元不足，宜补肾填精、培补真元，驻景丸加减。

2. 庞赞襄

庞赞襄治疗本病，因肺阴不足、津液缺少、肝火上乘，治宜养阴清热、散风除邪，用养阴清热汤（生地黄、天花粉、知母、芦根、生石膏、金银花、黄芩、荆芥、防风、龙胆草、甘草）；因肝胃实火上攻，宜清泻肝胃、通腑解毒，用银花复明汤加减（金银花、蒲公英、黄连、桑白皮、天花粉、黄芩、龙胆草、生地黄、知母、大黄、玄明粉、木通、蔓荆子、枳壳、甘草）；风热盛者，宜散风除邪，用羌活胜风汤加减（银柴胡、黄芩、白术、独活、川芎、荆芥穗、枳壳、羌活、防风、前胡、薄荷、桔梗、白芷、甘草）；因肝经虚寒、寒邪上犯者，宜温中补虚、降逆止呕，用吴茱萸汤加减。

3. 黄淑仁

黄淑仁分实热证和虚热证对本病进行治

疗，用明目泻肝汤治疗瞳神紧小实热证，组方：柴胡、栀子、黄芩、龙胆草、白芷、蔓荆子、川芎、生地黄、归尾、刺蒺藜；用滋阴降火汤治疗虚热证，组方：生地黄、玄参、当归、川芎、麦冬、决明子、玉竹、黄精、夏枯草、柴胡、黄芩、赤芍、知母、牡丹皮、枳壳。

4. 韦企平

韦企平注重中西医结合治疗本病，根据患者平素体质，急者先祛其邪，缓者扶正与祛邪并重。素无痼疾者，本病前期以湿、热为主，再加风为百病之长、易袭阳位，所以多治以清热利湿，根据湿热的偏重选用抑阳酒连散或三仁汤加减，佐以祛风散邪之品；若患者平素体虚，则在治疗中多加养护脾胃；若因正虚致病情缠绵反复，则改为益气健脾利湿为主、祛痰清热为辅。激素为外源性"纯阳"之品，应用于人体后多出现阳盛耗阴，可酌情加增液汤、知母等滋阴清热；后期阴耗日久，阴损及阳，激素量减撤，外阳渐减，阴阳俱虚，应根据患者情况，适当加入温补肾阳之品。

五、预后转归

如果诊治及时、治疗正确，虹膜睫状体炎预后较好。如果失治误治，可能会引起继发性青光眼、并发性白内障，炎症反复发作或迁延至慢性，可致睫状体萎缩、房水分泌减少，引起眼压下降，严重者眼球萎缩。

六、预防调护

（1）患病期间注意休息，少用目力，户外活动注意避免强光刺激。平时注意锻炼身体，增强体质。

（2）勿过食辛辣、油腻之品，以免酿湿生热，加重病情或导致病情复发。

（3）保持心情舒畅和充分睡眠，避免急躁，有利于病情恢复。

（4）食疗

①蔓荆子粥：蔓荆子 15g，粳米 50g。将蔓荆子捣碎，加水 500ml，浸泡后煎取汁，入粳米煮粥，空腹食用。每日 1 剂。有辛凉解散之效，适用于目赤疼痛者。

②石膏粥：生石膏 50g，粳米 100g。先将石膏水煎半小时，去渣后放入粳米熬粥。每日 1 剂。可辛凉清热、除烦止渴，适用于眼红痛、口干重的患者。

③绿豆藕羹：藕 1 节，绿豆 30g。将藕洗净切成小块，与绿豆同煮至熟烂后食用。每日 1 剂。可清热凉血、去赤止痛，适用于眼热赤痛者。

七、专方选要

1. 柴胡白虎汤

夏根报道应用柴胡白虎汤治疗本病。药物组成：柴胡 10g，黄芩 10g，荆芥 10g，半夏 10g，天花粉 10g，大黄 6g，黄连 6g，石膏 20g，知母 10g，茯苓 10g，甘草 6g。本方清肝泻火、化瘀祛湿。水煎，日 1 剂，早晚分服。若眼珠疼痛较剧者，加川芎 10g、没药 10g；前房积脓、大便秘结者，大黄加至 10g，加芒硝 10g；白睛充血较著者，加赤芍 10g、红花 10g。共治疗 28 例 33 只眼，治愈 26 例 31 只眼，好转 2 例 2 只眼。

2. 疏肝化浊汤

傅象家报道用疏肝化浊汤治疗虹膜睫状体炎。药物组成：柴胡、黄芩、当归、连翘、牡丹皮、菊花、桑叶、冬瓜仁、瓜蒌仁、决明子、车前子、甘草。随症加减，治疗 168 例（其中反复发作 119 例，多为久病不愈、阴虚夹湿所致），总有效率 87.96%。

3. 龙胆泻肝汤

李玉洁等报道应用龙胆泻肝汤加减治疗本病。药物组成：龙胆草 30g，泽泻 20g，栀子 20g，黄芩 15g，柴胡 15g，生地黄 20g，车前子 12g，木通 12g，甘草 9g，当归 20g。大便秘结者，加用大黄 20g 通腑泄热；眼痛头痛者，加用夏枯草、蔓荆子各 20g 清利头目；眼红肿重者，加用金银花、连翘、蒲公英、紫花地丁以清热解毒。治疗 50 例，有效率 92%。

4. 加味二仙汤

申进亮等报道应用自拟加味二仙汤治疗本病。药物组成：龙胆草 10g，仙茅、巴戟天、淫羊藿、全当归、盐黄柏、盐知母各 9g，赤芍 30g，车前子 10g，茺蔚子 10g，青葙子、夏枯草各 15g，薄荷（后下）10g。日 1 剂，2 次分服。若黄液上冲，加大黄、牡丹皮；目珠痛甚，加细辛、羚羊角粉；有风湿病史者，加桑寄生、海风藤；有糖尿病史者，加苍术、黄精；有结核病史者，加百部、地骨皮；有外伤史者，加生蒲黄、三七粉等。共 218 眼，治愈 174 眼，好转 40 眼，无效 4 眼，总有效率为 98.17%。

八、研究进展

（一）治法探讨

治法方面，有传统的辨证分型治疗，如分为肝经风热型、肝胆火炽型、湿热蕴蒸型、阴虚火旺型等。分期分型治疗：陆绵绵将急性虹膜睫状体炎分为肝热炽盛型及气营两燔型，慢性虹膜炎分为阴虚火旺夹瘀型及肝胆湿热气滞血瘀型；姚锦林将本病急性期分为风寒型、风热型、肝火型，慢性期分为阴虚火旺、肺阴不足、寒湿内盛型。按虚实治疗：蔡华松将本病分为实证、虚证论治，实证中肝经风热用新制柴连汤，肝胆湿热用龙胆泻肝汤；虚证中肝肾阴虚用知柏地黄丸，脾肾阳虚用补中益气汤加减。

在西医辨病治疗基础上加以前面提到的中医辨证治疗，可明显缩短病程，提高有效率。

（二）中药研究

1. 甘草

甘草中含有激素样物质，对葡萄膜炎有

抑制作用；此外甘草香豆精还能抑制血小板聚集和血小板、磷酸二酯酶活性，升高血小板、环磷酸腺苷水平，有利于葡萄膜组织内血管炎症产物的吸收；其多糖具有免疫调节、抗肿瘤、抗病毒的作用，无细胞毒性。

2. 黄芪

黄芪对IL-6生成的抑制率约为75%，同时抑制PGE2释放，阻断IL-1β对LTC4产生的诱导作用。

3. 雷公藤

雷公藤有类激素样作用、免疫抑制作用，但无激素药物的不良反应，对葡萄膜的作用机制是调节免疫细胞。

4. 柴胡

柴胡除有杀菌及抗病毒作用外，还具有免疫调节作用。

5. 厚朴

厚朴叶对胶原、肾上腺素、花生四烯酸、PGH2/TX2受体激动剂U46619诱导血小板聚集具有剂量依赖性抑制作用，其抑制作用为阿司匹林的60~264倍。

（三）评价及展望

中西医结合治疗虹膜睫状体炎具有独特的优势，可以缩短病程、减轻症状。但研究方面有待加强，存在诊断标准及疗效标准不统一、不利于疗效比较，客观指标不足，所设对照组缺乏可比性、重复性差等问题。今后应制定统一的诊疗标准、确定量化指标、加强实验性研究、探讨各种治法的作用机制等。非药物疗法是一个辽阔的领域，今后应加强这方面的开发研究，积极采用非药物疗法，以增强疗效、减轻全身用药的毒性及不良反应。

参考文献

[1] 陈达夫. 中医眼科六经法要 [M]. 成都：四川人民出版社，1978.

[2] 庞赞襄. 中医眼科验案精选 [M]. 北京：人民卫生出版社，2012：101.

[3] 黄淑仁. 眼的辨证论治 [M]. 合肥：安徽科学技术出版社，1978.

[4] 王慧博，韦企平. 韦企平教授治疗虹膜睫状体炎经验 [J]. 中国中医眼科杂志，2015，25（3）：204-206.

[5] 罗世剑. 驻景丸加减方联合点必舒治疗慢性虹膜睫状体炎25例 [J]. 实用中医药杂志，2014，30（7）：640.

[6] 徐大梅. 中药内服外熏治疗虹膜睫状体炎160例 [J]. 中医杂志，2010，51（4）：342-343.

[7] 夏根. 柴胡白虎汤治疗虹膜睫状体炎 [J]. 河南中医，1997，17（2）：101.

[8] 傅象家. 疏肝化浊汤治疗虹膜睫状体炎 [J]. 山东中医，1997，16（11）：501.

[9] 李玉洁，韩旭东，刘福田. 龙胆泻肝汤加减治疗虹膜睫状体炎50例 [J]. 中国民间疗法，2014，22（9）：49.

[10] 申进亮，徐小新. 自拟加味二仙汤治疗虹膜睫状体炎200例临床观察 [J]. 中国中医药讯，2010，2（17）：192.

第三节　后葡萄膜炎

后葡萄膜炎是累及脉络膜、视网膜、视网膜血管和视神经及玻璃体的炎症性疾病。本病包括脉络膜炎、视网膜炎、视网膜色素上皮炎、脉络膜视网膜炎和视网膜血管炎等。从病因上可分为感染性和非感染性两大类。Behcet病和Vogt-小柳-原田综合征是比较常见的两种后葡萄膜炎类型。

本病属于中医眼科学"云雾移睛""视瞻昏渺"范畴。西医多以糖皮质激素、免疫抑制剂等药物治疗。中医多采用辨证论治，并结合针灸等特色疗法。

一、病因病机

（一）西医学认识

葡萄膜炎病因复杂，种类繁多，不同的病因可有不同的发病机制及临床表现，而相同的病因及发病机制可能又会引起不同的临床表现。根据病因后葡萄膜炎可分为两类，即感染性和非感染性。

（1）感染性后葡萄膜炎　感染性后葡萄膜炎常以病毒、寄生虫、细菌和螺旋体及真菌感染所致。病毒感染包括单纯疱疹病毒、水痘-带状疱疹病毒、风疹病毒、人类免疫缺陷病毒、巨细胞病毒、EB病毒、柯萨奇病毒、丙型肝炎病毒、立夫特山谷热病毒、嗜人T淋巴细胞病毒、西尼罗河病毒；寄生虫感染包括弓形虫、弓蛔虫、囊尾蚴及盘尾丝虫；细菌和螺旋体感染包括结核杆菌、布鲁杆菌、鸟型结核分枝杆菌、放线菌属、耶尔森菌属、梅毒螺旋体、钩端螺旋体及伯氏疏螺旋体；真菌感染包括念珠菌、组织胞浆菌、隐球菌、曲霉菌及球孢子菌。

（2）非感染性后葡萄膜炎　非感染性后葡萄膜炎中以自身免疫功能紊乱最为多见；此外还有创伤性、药物性及伪装综合征等。然而并非所有的葡萄膜炎都能找到病因，根据病理特点，区分肉芽肿性与非肉芽肿性，沿着这条线索对确定治疗方案、判断预后亦有重要意义。

（二）中医学认识

"视瞻昏渺"始见于《证治准绳.杂病.七窍门》曰："目内外别无证候，但自视昏渺蒙昧不清也"。后有《诸病源候论》记载"目暗不明候"和"目茫茫候"，指出其视力下降的症状。关于"视瞻昏渺"的记载均为患者自觉症状，其相关体征记载寥寥，导致后人为其是病名还是症状几番更改。后世唐由之主编的《中国医学百科全书》将其定义为病证，

但由李经纬主编的《简明中医辞典》又将其定义为症状名。由于其定义概括广泛，导致多种疾病均属于"视瞻昏渺"范围，后葡萄膜炎就是其中之一。

对"视瞻昏渺"的病因病机，历代医家说法不一。《审视瑶函》对其进行了详细的描述："有神劳、有血少、有元气弱、有元精亏而昏眇者，致害不一……此专言平人之视昏，若非因目病昏眇之比，各有缘故，须当分别"，指出病因多种多样，有"因目病渐发渐生，痛损经络血液涩少，故光华亏耗而昏"的血不上荣型、"有因目病失治，其中寒热过伤及开导、针烙、炮熨失当，当而失中，伤其气血，耗其精华而昏者"、外邪侵袭导致的气血虚弱型、"若目因病而昏者，此因气滞火壅、络不和畅而光涩"的气滞血瘀型和"若目病愈久，而昏渺不醒者，必因六欲、七情、五味、四气、瞻视、哭泣等故，有伤目中气血、精液、脉络也"多种因素导致的精亏血少型等。

综合古代医家所述，视瞻昏渺病因病机复杂，病因上内外因皆有，病机上虚实寒热皆有涉及。病因多集中于劳神过度、情志不畅、病久伤阴、肝肾阴亏、虚火上炎、眼部外伤和全身疾病等。病机涉及脏腑主要为肝、肾，还可涉及脾、胃等。与气血状况亦关系密切。具体病机多样，如：情志不畅，肝失条达，气机受阻，气血津液难以上达目窍；或肝郁日久化火，灼伤津液，目窍失养；嗜食辛热炙煿、肥甘厚味，酿成脾胃湿热；或嗜食寒凉冷饮，伐伤脾胃阳气，湿阻中焦，致升降失常、寒热互结；或感受风湿之邪，郁久化热，上蒸于目，熏灼黄仁、水轮；病久伤阴，肝肾阴亏，虚火上炎；或阴虚不能化生阳气而导致肾阳亦虚，阳虚水泛致目病；眼部外伤，黄仁、水轮受损而致；全身性疾病导致，如痹证、瘰疬及寄生虫、钩端螺旋体、真菌感染等。

二、临床诊断

（一）辨病诊断

1.临床表现

（1）症状 ①眼前黑影、暗点：当炎症、出血波及玻璃体时，常有眼前黑影随眼球转动而飘动；当视网膜或脉络膜发生局灶性、象限性病变时，在眼底病灶的对侧可发生眼前黑影或暗点遮挡，但不随眼球转动而飘动。②视力下降：视力下降可缓慢发生，或轻度下降，亦可迅速下降至仅存光感或甚至无光感。③视物变形：病变累及黄斑区时常会有视物变形。④闪光感：炎症初期因视网膜光感受器细胞受刺激，可有眼前闪光感；炎症中期当玻璃体对视网膜发生机械性牵拉或已发生渗出性视网膜脱离而引起视网膜缺血时，亦可发生闪光感。⑤眼痛：后葡萄膜炎一般不出现疼痛，但巩膜后葡萄膜炎时可有剧烈眼痛，其疼痛多是沿三叉神经分布，往往涉及前额、颞部和鼻窦。临床时有误诊为偏头痛、颞下颌关节炎、鼻窦炎、带状疱疹或眼部肿瘤等。疼痛多有持续性，夜间尤甚，触按颞部或眼球则疼痛加剧。

（2）体征

1）玻璃体改变：玻璃体炎性混浊，可见点状、絮状、团块状或雪球状混浊，或玻璃体后脱离、继发玻璃体出血、玻璃体增殖性改变等。在视网膜炎通常表现明显；视网膜血管炎、视网膜血管周围炎早期混浊轻，但当出现大量视网膜坏死物或大量出血突破玻璃体后界膜时，可表现明显混浊，甚至不能窥见眼底；脉络膜炎和视网膜色素上皮炎，玻璃体混浊轻或不发生混浊。

2）视网膜改变 ①视网膜局灶性或弥漫性水肿：此改变是视网膜炎典型的特征之一，镜下可见视网膜局灶性或弥漫性灰白色混浊，边界欠清；FFA晚期荧光素渗漏；OCT水肿的视网膜可见视网膜神经上皮层不同程度增

厚，神经上皮层层状结构改变，或呈海绵样肿胀。②视网膜出血：按部位分有周边部、赤道部、后极部、视盘周围视网膜出血和玻璃体积血等；按形态分有点状、片状、火焰状视网膜出血等；按层次分有视网膜前出血、内界膜下出血、浅层出血、深层出血、视网膜下出血和RPE下出血等。出血位于视网膜内界膜和玻璃体后皮质之间的为视网膜前出血，眼底表现为边界清楚的薄片状出血。如出血量较多且玻璃体皮质尚完整，可引起局部玻璃体后脱离，血液聚集在脱离区域内可因重力的作用，形成红细胞与血浆分离的液平面，这种出血常见于眼底后极部偏下方的区域。血积聚在视网膜内界膜和神经纤维层之间的为内界膜下出血，眼底表现为边界清晰的片状或圆点状出血。由于后极部内界膜较为厚实且易与神经纤维层分离，如出血量较大且位于黄斑区时，可形成圆形隆起的鲜红内界膜下血肿，且表面光滑。又由于内界膜在颞侧血管弓处粘连较为紧密，所以出血区多不超出血管弓，其边缘因隆起的内界膜张力牵引常形成环形的视网膜嵴。积血由于重力作用也可形成血球和血浆分离的液平面，如同在视网膜前出血所见，故常被误诊。出血吸收后，内界膜可出现皱褶，血细胞变性后出血区由红色转为淡黄色。位于神经纤维层的出血为视网膜浅层出血，眼底表现为沿着神经纤维呈线性分布的火焰状出血。始于视网膜内核层，积累在外丛状层，呈点状的出血为视网膜深层出血。位于视网膜感觉神经层与视网膜色素上皮（RPE）层之间的深红色、无定形的出血为视网膜下出血。位于RPE下与玻璃膜之间的深红色的出血为RPE下出血。视网膜前出血和内界膜下出血在FFA中，因出血遮挡其下的血管组织而均呈遮蔽荧光。OCT则有利于显示积血所聚集的层面，内界膜下出血，OCT可清晰显示出血前两条反射光带，一条为紧贴出血并与正常视网膜内界膜相连的强反射带，即为视网膜内界膜；

另一条为强反射条带前的不连续、补丁样的较弱反射条带，即为玻璃体后界膜。③硬性渗出：镜下可见眼底后极部出现的边界清楚、蜡黄色点片状渗出，数个或数十个呈簇状堆积，融合成片，排列呈环状或半环状。硬性渗出位于视网膜深部的外网状层，其病理产物为大分子的脂质沉着。④棉絮斑：镜下可见眼底视网膜内形态不一、边界不清的灰白色棉花或绒毛状斑块，以往曾称为"软性渗出"，它实质上不是"渗出"，而是毛细血管前小动脉阻塞后、神经纤维层的微小梗塞，轴浆运输阻断而形成。⑤视网膜黄白色坏死病灶：视网膜坏死病灶最早出现于中周部视网膜，呈斑块状"拇指印"或大片状黄白色坏死病灶，坏死病灶显得致密、增厚，并从中周部向后极部视网膜推进，且与正常网膜界线清楚，后期可发生视网膜萎缩并有椒盐样色素沉着。⑥视网膜局灶性、片状或广泛性萎缩：镜下可见眼底脉络膜及视网膜色素上皮脱色素或聚集成斑块状，多在疾病的恢复期出现。⑦视网膜增殖：镜下可见眼底视网膜下纤维增殖膜，可表现为灰白色或色素性视网膜下膜状或条索状病损，如位于黄斑区，则对视力影响非常大。⑧渗出性视网膜脱离：视网膜呈浆液性脱离而无裂孔。⑨视网膜色素上皮脱失：FFA 可见透见荧光。

3）视网膜血管改变　视网膜血管迂曲扩张、血管闭塞呈白线或血管白鞘、毛细血管无灌注及视网膜新生血管等。

4）脉络膜改变　脉络膜炎症性病灶可单发或多发。有脉络膜水肿、脉络膜脱离、脉络膜肉芽肿、脉络膜萎缩、Dalen-Fuchs 结节及脉络膜和视网膜色素上皮脱失所致的晚霞状眼底改变、脉络膜新生血管或视网膜下纤维增殖改变等。

5）黄斑改变　后葡萄膜炎发生黄斑病变是造成视力下降最重要的原因之一。常见的黄斑改变有黄斑区视网膜神经上皮脱离、黄斑囊样水肿、黄斑板层裂孔、黄斑区色素紊乱及色素沉着、黄斑区增殖性改变等。

6）视神经改变　视盘水肿、视乳头及附近视网膜出血、视神经萎缩等。

（3）并发症　①黄斑囊样水肿：黄斑囊样水肿常发生于后葡萄膜炎的活动期，其严重程度往往随葡萄膜炎严重程度而变化。大部份患者在葡萄膜炎炎症控制后可消失，但仍有部分患者虽然炎症完全控制，但黄斑囊样水肿仍持续存在，持久的黄斑囊样水肿，将导致组织的永久性破坏和视力永久性降低。其发生可能与以下机制有关：玻璃体对视网膜的牵拉作用是造成黄斑囊样水肿一个重要的原因之一，研究发现，当伴有玻璃体后脱离时，黄斑囊样水肿的发生率仅为 22%，反之则高达 78%；炎症导致视网膜细胞内和视网膜细胞外体液积聚，液体在细胞外的积聚可造成细胞功能和视网膜结构的破坏，并通过损伤视网膜血管内皮细胞，引起血-视网膜屏障功能的破坏而导致黄斑囊样水肿；炎症相关因子，如 γ-干扰素、IL-2、IL-10、白三稀、前列腺素等通过破坏血-视网膜屏障功能而导致黄斑囊样水肿。②继发性青光眼：继发性青光眼在后葡萄膜炎中亦常有发生。其原因为：视网膜炎和视网膜血管炎造成视网膜缺血缺氧，最终使虹膜红变，影响房角功能，如视网膜静脉周围炎、Behcet 病性葡萄膜炎等。长期使用糖及质激素而引起激素性青光眼。③玻璃体病变：视网膜炎、视网膜血管炎及各种感染性的后葡萄膜炎常可引起玻璃体混浊、积血及增殖性玻璃体视网膜病变而严重影响视功能，可通过药物或手术治疗解决。

2. 相关检查

（1）FFA　此种检查可明确病变的性质、位置和范围，有助于诊断视网膜血管炎以及视网膜色素上皮病。

（2）ICGA　主要用于评价后葡萄膜炎引起的脉络膜炎症及其他病变。

（3）OCT　主要用于评价葡萄膜炎引起

的视盘水肿、囊样黄斑水肿、黄斑前膜、黄斑洞、黄斑下新生血管膜形成、黄斑区及视乳头附近神经视网膜上皮脱离等改变。

（4）超声检查　主要用于评价葡萄膜炎引起的玻璃体混浊、增殖、后脱离，视网膜脱离，脉络膜增厚等改变。

（5）全身性辅助检查　胸部 X 线、CT 检查用于结核性后葡萄膜炎、类肉瘤病性后葡萄膜炎的诊断和鉴别诊断。

（6）实验室检查　①白细胞计数及分类：有助于诊断感染性葡萄膜炎、白血病所致的伪装综合征。②血清学检查：血弓形体滴度测定，血清螺旋体吸附试验，水痘、风疹病毒、巨细胞病毒抗体滴度测定等检查有助于进一步做病因学诊断；结核菌素皮肤实验，主要用于结核性后葡萄膜炎的诊断；梅毒血清学试验用于梅毒葡萄膜炎的诊断。

3. 类型

（1）感染性后葡萄膜炎　①病毒感染性后葡萄膜炎：单纯疱疹病毒性视网膜炎；水痘 – 带状疱疹病毒性视网膜炎；急性视网膜坏死综合征；巨细胞病毒性视网膜炎；人类免疫缺陷病毒性视网膜炎；嗜人 T 淋巴病毒性后葡萄膜炎；其他多种病毒所引起的后葡萄膜炎。②寄生虫感染所致的后葡萄膜炎：弓形虫性视网膜脉络膜炎；弓蛔虫性后葡萄膜炎。③细菌性或螺旋体感染所致的后葡萄膜炎：结核性脉络膜炎或结核性脉络膜肉芽肿；结核性视网膜炎；梅毒性视网膜炎或梅毒性视网膜血管炎；钩端螺旋体性后葡萄膜炎。④真菌感染所致的后葡萄膜炎，亦称真菌性眼内炎。

（2）非感染性后葡萄膜炎　①原发于眼部的疾病：Vogt- 小柳 – 原田综合征；交感性眼炎；视网膜血管炎；视网膜静脉周围炎（Eales 病）；匐行性脉络膜视网膜炎；急性后极部多灶性鳞状色素上皮病变；急性视网膜色素上皮炎；多发性易消散性白点综合征；多灶性脉络膜炎和全葡萄膜炎；视网膜

下纤维化和葡萄膜炎综合征；急性黄斑部神经视网膜病变；点状内层视网膜炎；单侧急性特发性黄斑病变；弥漫性单侧亚急性神经视网膜炎。②伴有全身性疾病的后葡萄膜炎：Behcet 病性葡萄膜炎；Vogt- 小柳 – 原田综合征；结节性多动脉炎伴发的后葡萄膜炎；Wegener 肉芽肿伴发的后葡萄膜炎；系统性红斑狼疮伴发的后葡萄膜炎；皮肌炎伴发的后葡萄膜炎；类肉瘤病性后葡萄膜炎；多发性硬化伴发的后葡萄膜炎；Whipple 病所致的后葡萄膜炎；Crohn 病伴发的后葡萄膜炎；溃疡性结肠炎伴发的后葡萄膜炎；Sjögren 综合征伴发的后葡萄膜炎；Cogan 综合征伴发的后葡萄膜炎；Takayasu 病伴发的后葡萄膜炎。

（二）辨证诊断

后葡萄膜炎属于中医学"视瞻昏渺"或"云雾移睛"等范畴，本病病因多样，玻璃体混浊、水肿、渗出是基本病理改变。辨证应紧紧围绕脏腑、气血失调与水肿、渗出的关系。常见证型有以下 7 种。

1. 心火上炎证

（1）临床证候　视物模糊，眼前黑影飘动或视物变形；脉络膜、视网膜散在黄白色渗出。伴心烦失眠、小便黄赤、大便干结，或口舌生疮、口腔糜烂；舌尖红，苔薄黄，脉数。

（2）辨证要点　视力下降或视物变形。兼见心烦失眠、口舌生疮、小便黄赤、大便干结等心火上炎症状。

2. 肝胆实热证

（1）临床证候　视物昏矇，眼前黑影较多，视物变形；脉络膜炎性渗出物明显，视网膜水肿。伴口苦咽干或胸胁胀痛、大便秘结、小溲黄赤；舌质红，苔黄厚，脉弦数。

（2）辨证要点　视力下降，脉络膜渗出，视网膜水肿。兼见胸胁胀痛、口苦咽干，舌质红，苔黄厚，脉弦数。

3. 肝经郁热证

（1）临床证候　视力下降；视网膜水肿，视盘充血或视网膜出血、渗出。兼见心烦易怒、口干口苦、大便干结、小便黄赤；舌红苔黄，脉弦数。

（2）辨证要点　视力下降，视网膜水肿或出血渗出，视盘充血。兼见心烦易怒、大便干结、小便黄赤，脉弦数。

4. 湿热蕴蒸证

（1）临床证候　病情反复发作，缠绵难愈。伴头痛心烦、口黏口腻、纳呆；舌质红，苔黄腻，脉濡数或滑数。

（2）辨证要点　多次复发，病史缠绵。兼见口黏口腻，舌苔黄腻，脉濡数或滑数。

5. 脾虚湿阻证

（1）临床证候　患病日久不愈，时轻时重。视网膜及黄斑部水肿日久不退。伴少气懒言、倦怠嗜卧；舌质淡胖，舌苔白滑，脉弱。

（2）辨证要点　病史缠绵，视网膜及黄斑部水肿日久不退。兼见少气懒言，舌淡胖苔白滑，脉弱。

6. 肝肾阴亏证

（1）临床证候　视物模糊，或视物变形，眼内干涩；眼底病变陈旧，病灶色素沉着，间或夹杂新的渗出斑，或黄斑区轻度水肿，有渗出物及色素沉着。伴有头晕耳鸣、腰膝酸软；舌质淡苔薄，脉细。

（2）辨证要点　病史较长，眼睛干涩，眼底病灶新旧相间。伴头晕耳鸣、腰膝酸软，舌质淡苔薄，脉细。

7. 肾阳亏虚证

（1）临床证候　视物模糊，视物变形；眼底视盘水肿，黄斑区扁平脱离。伴头晕目眩、下肢略浮肿、小便不利、畏寒肢冷，或腹痛、腹泻、呕吐，或四肢沉重疼痛；舌质淡胖、边有齿痕，舌苔白滑，脉沉细。

（2）辨证要点　视力下降，视物变形，视盘水肿，黄斑区扁平脱离。兼见小便不利、畏寒肢冷、下肢浮肿，舌质淡胖有齿痕，苔白滑，脉沉细。

三、鉴别诊断

1. Vogt- 小柳 - 原田综合征

Vogt- 小柳 - 原田综合征多发于中青年，无明显性别差异，双眼同时或先后发病，发病前可有头痛、颈项强直、恶心呕吐等症状。早期表现为后葡萄膜炎，后期表现为全葡萄膜炎，其最早的眼底改变是弥漫性脉络膜炎、脉络膜视网膜炎、神经视网膜炎，常伴浆液性视网膜脱离和多灶性视网膜神经上皮脱离，疾病的后期多表现为反复发作的肉芽肿性前葡萄膜及晚霞状眼底改变和 Dalen-Fuchs 结节。一些患者或有耳鸣、听力下降、头皮过敏、脱发、白发、白癜风等。常易发生并发性白内障、继发性青光眼、带状角膜变性等并发症。FFA：早期呈多灶性点状荧光渗漏，后期荧光素融合形成多湖状改变；在疾病后期显示广泛视网膜色素上皮损害。B 超检查在疾病初期显示脉络膜增厚、视网膜脱离等。

2. Behcet 综合征

Behcet 综合征是一种影响全身多器官的慢性疾病，以葡萄膜炎、口腔溃疡、多形性皮肤损害、生殖器溃疡为特征，也可损害关节、中枢神经系统和胃肠道，又称皮肤 - 黏膜 - 眼综合征。本病累及双眼，同时或隔一段时间后另眼发病。男性青壮年多见。病因至今不明，发病机制极为复杂。所有 Behcet 综合征患者中，有眼部病变者 70%~85%。眼病变一般发生于其他器官炎症之后 1~2 年。也有首先出现以眼病变为主要表现者，称眼型 Behcet 病。眼部表现为非肉芽肿性葡萄膜炎，其特点为易发生积脓性虹膜睫状体炎、脉络膜视网膜炎、视网膜血管炎，受累组织广泛，反复发作，易趋向于慢性化。眼部炎症常因治疗或自行缓解而减轻，但不能完全静止。久之继发青光眼、白内障、视神经萎缩甚至眼球萎缩。FFA：视盘高荧光、广泛的脉络膜视网膜血管荧光渗漏，可有毛细血管阻塞而有无灌注区。

3. 交感性眼炎

交感性眼炎患者有眼球穿通伤史或内眼手术史，常发生于中青年男性，双眼患病，潜伏期长短不等，但通常在 2 周以上。多表现为全葡萄膜炎，但在疾病的某个阶段可能表现为后葡萄膜炎或前葡萄膜炎。交感性眼炎为肉芽性葡萄膜炎，但在疾病的某一阶段可表现为非肉芽肿性炎症，眼底可见晚霞状改变、Dalen-Fuchs 结节。FFA：早期可见多发性强荧光，后期为多湖状强荧光，恢复期出现广泛视网膜色素上皮损害。

四、临床治疗

（一）提高临床疗效的要素

后葡萄膜炎病因和类型复杂，治疗应根据患者的具体情况来确定，因此在治疗前应确定以下问题：

（1）确定后葡萄膜炎的病因和类型。

（2）确定所患葡萄膜炎的自然病程和预后。

（3）确定病变是静止的还是活动的。

（4）要考虑患者的年龄因素。

（5）要考虑患者是否有基础疾病。

（6）治疗前应权衡用药的利弊。

（7）合理和科学用药。

（8）治疗过程中应根据所用药物可能带来的不良反应进行必要的临床监测和实验室监测。

（二）辨病治疗

（1）能够明确病因者，针对病因治疗。

（2）口服醋酸泼尼松片，每日 1~1.5mg/kg，随着病情好转，一般每 3~5 天减少 5~10mg，减至 40mg 以后，每 10~14 天减少 5mg，直至停用激素。严重病例可予氢化可的松 300~400mg，每日 1 次静脉滴注，病情好转后每 3~5 天减少 50mg，直至减至 150mg，之后改为醋酸泼尼松片 40mg 口服，根据病情逐渐减量。

（3）单侧受累者或口服激素减量过程中，可加用糖皮质激素后 Tenon 囊下注射，如地塞米松 3~5mg 或甲泼尼龙 40mg 每周 2 次，曲安奈德 40mg 每 3~4 周 1 次。

（4）反复发作或迁延不愈者，可加用复方环磷酰胺片 50mg，每日 2~3 次；或雷公藤多苷片 20mg，每日 3 次口服。治疗期间，注意观察血象及全身不良反应，必要时停用。

（三）辨证治疗

1. 辨证论治

（1）心火上炎证

治法：清心泻火。

方药：大黄黄连泻心汤加减。大黄、黄连、黄芩、生地黄、竹叶、莲子心、牡丹皮、甘草。若口臭、心下痞满、干呕、肠鸣下利、下肢微冷者改用半夏泻心汤加减治疗；炎性渗出物呈弥慢性，加白花蛇舌草、半边莲、蒲公英以清热解毒。

（2）肝胆实热证

治法：清肝泻火。

方药：龙胆泻肝汤加减。龙胆草、栀子、黄芩、当归、木通、赤白芍、车前子、青葙子、生地黄、白花蛇舌草、大黄、甘草。若房水混浊，加知母、石膏以清胃降火；若伴有出血，加牡丹皮、赤芍、水牛角以清热凉血。

（3）肝经郁热证

治法：疏肝解郁，清热泻火。

方药：丹栀逍遥散加减。牡丹皮、栀子、柴胡、枳壳、茯苓、生地黄、泽泻、茺蔚子、车前子（包煎）。眼底出血较多者，加仙鹤草、墨旱莲、三七粉（冲服）；眼底渗出较多者，加浙贝母、三棱；热盛者加黄芩、黄连。

（4）湿热蕴蒸证

治法：清热利湿。

方药：甘露消毒丹加减。滑石、木通、黄芩、茵陈、连翘、藿香、薄荷、白蔻仁、石菖蒲、牡丹皮、白花蛇舌草、半边莲。若视网膜水肿明显且时间较久，为水瘀互结，加丹参、当归、益母草、泽兰以活血利水。

（5）脾虚湿阻证

治法：健脾化湿。

方药：参苓白术散加减。党参、茯苓、炒白术、山药、薏苡仁、砂仁、陈皮、苍术、甘草、白附子、肉桂。若脘腹冷痛、手足不温可加熟附子、肉桂；视网膜黄白色渗出物多，加白花蛇舌草、半边莲以清热解毒；若渗出物日久不消，加法半夏、昆布、海藻以化痰散结；若渗出物机化，再加当归、丹参活血消瘀。

（6）肝肾阴亏证

治法：补益肝肾。

方药：杞菊地黄丸加减。熟地黄、牡丹皮、泽泻、茯苓、山茱萸、山药、枸杞子、杭菊、石决明。若眼底渗出物或色素较多者，加当归、丹参、苏木、桔梗、牛膝以养血活血、通络消滞。

（7）肾阳亏虚证

治法：温阳利水。

方药：真武汤加减。茯苓、赤芍、生姜、白术、熟附子、桂枝。若眼底黄白点状沉着物较多者，加远志、石菖蒲以豁痰开窍、理气活血。

2. 外治疗法

（1）中药点眼　10%黄连滴眼液或黄芩素滴眼液，点眼，每日3~4次；10%~50%千里光滴眼液，点眼，每日3~4次。

（2）中药熏眼　熏眼剂由金银花、连翘、龙胆草、荆芥、防风、夏枯草、甘草、青葙子等中药煎制而成，加以稀释后入熏蒸器，利用其产生的蒸汽熏眼。每日熏眼2次，每次10~15分钟。也可以用内服药渣加热熏眼或湿热敷。

（3）针刺治疗　主穴：睛明、球后、瞳子髎。配穴：肝经风热取太阳、大椎、风池、合谷、行间；肝胆湿热取风池、曲池、合谷、光明、三阴交、太冲；风热夹湿取太阳、风门、曲池、合谷、足三里；阴虚火旺取肝俞、肾俞、太冲、复溜穴。每次取穴2~4穴，每日1次，留针20~30分钟，手法用中刺激。

（4）局部离子导入　用丹参注射液或血栓通注射液做眼部离子导入，每日1次，10次为1个疗程，可用2~3个疗程。采用眼枕法。患者取坐位或仰卧位，将两块适宜大小八层纱布用前述中药液浸湿，置于眼睑表面，轻闭眼睑，将镜架电极戴在眼上。再取一块八层纱布用生理盐水浸湿后，与枕部电极充分接触并放置于枕部。打开电源开关，按动离导强弱调节钮，离导指示灯闪烁，说明此时为离导治疗，根据患者需要及耐受程度调节强弱。至离导指示灯灭，离导结束，需要约15分钟。离导时还可按动温度调节按钮，调节温度。每次治疗交替使用极性。

（5）艾灸治疗　灸穴选用京骨、太白、太溪、温泉、商丘，每穴灸1分钟，10次为1个疗程。

（6）耳针治疗　取穴：肝、胆、心、肾上腺、目。用单针刺激，每次10~20分钟。

（7）刺血治疗　取穴：太冲、窍阴、承光、百会。用三棱针点刺，刺出血2~3滴。

（8）梅花针治疗　取穴：肝经、胆俞、合谷、上星至风府。重度叩打。肝经从大敦穴叩打至行间穴，腧穴可叩打3~5分钟。

3. 成药应用

（1）肝胆实热证　选用龙胆泻肝丸口服，水丸，1次9g，1日2次。也可选用清开灵注射液静脉滴注。

（2）肝肾阴亏证　选用知柏地黄丸或杞菊地黄丸口服，1次9g，1日2次。

（3）心火上炎证　选用黄连上清丸口服，1次9g，1日2次。

4. 单方验方

（1）滋阴降火汤　组成：黄芩、知母、

黄柏、生地黄、归尾、赤芍、茺蔚子、麦冬、石决明、寒水石、甘草。水煎温服，每日 1 剂。适用于虚火上炎所致的瞳神紧小、瞳神干缺。

（2）瞳神紧小方　组成：生石膏、知母、甘草、金银花、粳米。水煎温服，每日 1 剂。适用于发病较急者。

（3）瞳神干缺方　组成：夏枯草、香附、炙甘草。共研细末，每日 2 次，清茶送服。适用于病情较轻较缓之瞳神干缺。

（4）养阴清热汤　组成：生石膏、生地黄、芦根、天花粉、知母、黄芩、龙胆草、枳壳、荆芥、防风、甘草。水煎温服，每日 1 剂。适用于湿热伤津所致瞳神干缺。

（5）八黄合剂　组成：黄芪、黄连、黄芩、黄柏、炙大黄等。水煎温服，每日 1 剂。杨德才等治疗白塞综合征伴发葡萄膜炎收到一定的效果。

（6）葡明汤　组成：枸杞子、楮实子、玄参、蛇床子、石斛等。水煎温服，每日 1 剂。韩绍华等治疗本病，结果观察组总有效率 94.52%。

（四）新疗法选粹

1. 氩或二极管激光光凝

Nagpal 等对 800 例（1214 眼）Eale 病患者的资料进行回顾性分析，372 眼（30.6%）进行了氩或二级管激光光凝术，术后有 50.3% 的患者视力提高，43% 患者视力稳定，6.7% 视力下降。他们认为血管炎的急性期可用糖皮质激素，在新生血管期，大多数患者用氩或二极管激光光凝治疗科取得良好的效果，对于某些玻璃体积血可吸收的患者，可有激光光凝治疗，而对不易吸收的玻璃体积血患者，可实行玻璃体切除术。药物治疗仅限于血管炎的急性期。

2. 免疫耐受的诱导疗法

Hara 等采用视网膜 S 抗原及光感受器间维生素 A 类结合蛋白诱导前房相关免疫偏离，有效的预防了同种抗原诱导的实验性自身免疫性葡萄膜炎的发生。免疫耐受诱导是指经一定的途径引入抗原，使体内不能产生第二信号，从而引起 T 细胞克隆无能或迟发型超敏反应缺如，使机体对此抗原不发生引起自身免疫炎性病变的免疫反应。因该研究临床报道较少，但免疫耐受的诱导疗法为防治葡萄膜炎提供了新思路。

（五）医家经验

1. 蔡华松

蔡华松根据中医学理论及实验资料，临床治疗瞳神干缺，自拟抗炎明目汤（知母、黄柏、生地黄、淫羊藿各 10g，茯苓、当归、黄芪各 15g，女贞子、太子参、黄精各 18g，甘草 6g）共治疗 80 例 116 只眼。结果：治愈 95 只眼，占 81.9%；显效 21 只眼，占 18.1%。随访 3~5 年，仅 12 例复发，占 15%。方中知母、黄柏滋阴清热；黄精、女贞子滋肾养肝；黄芪、太子参、甘草补中益气；生地黄、当归滋肾养血；淫羊藿补肾壮阳；茯苓健脾利湿。全方滋阴降火、扶正固本、标本兼治，故显效率达 100%，且能减少并发症、降低复发率，长期服用无不良反应。

2. 庞赞襄

庞赞襄治疗瞳神紧小、瞳神干缺以养阴清热、散风除邪为主，其次是用健脾散风法，在急性期间，多用清泻肝胃之法。另外，在脾胃虚寒型临床见症较其他型为少，但多见于久治或误治者。此时患者几年或几十年长期口服有关西药，特别需要用中药纠正其不良反应，如：多用党参、太子参、黄芪纠正其乏力、多汗；用五味子、麦冬纠正其心悸、气短；四肢凉甚多用附子、肉桂、山茱萸纠正其肾阳不足之症。可谓辨证用药不拘一法一方，或在病情出现复杂情况时，可以两方合裁而用。

3. 黄叔仁

黄叔仁认为瞳神紧小、瞳神干缺为肝气

血热证。急性者为实热证，慢性者为虚热证或虚中夹实证。凡眼部症状严重时，无论全身有无虚证，均须用明目清肝汤（柴胡、栀子、黄芩、龙胆草、白芷、蔓荆子、川芎、生地黄、当归、刺蒺藜），并酌情加减。凡眼部症状缓解，全身有虚证者，用滋阴清火汤加减（生地黄、玄参、当归、川芎、麦冬、决明子、玉竹、黄精、夏枯草、柴胡、黄芩、赤芍、知母、牡丹皮、枳壳）。

4. 姚和清

姚和清治疗瞳神紧小、瞳神干缺，若本病同时伴有头痛、发热、耳鸣、耳聋、脱发或头发变白等。系属感受风热，肝风内动，风火相搏，循肝胆二经而上窜空窍。在发作阶段，治以凉血散风清热为主，用清肝散热饮（生地黄、赤芍、牡丹皮、龙胆草、炒栀子、薄荷、连翘、牛蒡子、柴胡、蝉蜕）；如口干、烦渴引饮、舌红、脉洪，属于胃火上扰，用增液白虎汤加金银花、连翘、牡丹皮、赤芍、茺蔚子等。本病同时伴有口舌、外阴生痛、皮肤结节红斑者，此系湿热蕴蒸、心脾肝肾四经受邪。《内经》曰："诸痛痒疮皆属于心""诸湿肿满皆属于脾"，心主血，脾主肉，血热而内湿，湿热相合，热毒下传，入肝经而生阴痛，入脾经而为肉疮，入心经而致舌糜，入肾经而致瞳神干缺。治疗用药，在发作阶段当以泄经络湿热、凉血解毒为主，黄连解毒汤加金银花、连翘、赤芍、牡丹皮、茺蔚子、龙胆草、茵陈等；长期反复发作与病转入慢性，当予滋阴降火兼清湿热，上方加生地黄、玄参、麦冬、当归，也可予滋阴地黄汤。本病伴严重神膏混浊者，系属脉络瘀滞郁结，治当活血理气化瘀为先，用元戎四物汤加茺蔚子、牡丹皮、郁金、夜明砂等，或通窍活血汤。

对处于不发作阶段的陈旧病例，为防止复发，当从增强机体与眼局部抵抗力着眼，内服补益肝肾之剂，如杞菊地黄汤、归芍地黄汤、明目地黄汤、生脉六味汤（党参、麦冬、五味子、生地黄、山药、茯苓、泽泻、山茱萸、牡丹皮）以及一甲复脉汤（党参、麦冬、生地黄、炙甘草、炒枣仁、阿胶、炙龟甲、红枣）、二甲复脉汤（上方加炙鳖甲）、生脉散等。另外，对于长期内服激素者，因舌苔多见白腻，系假象，不可作为辨证的依据。中药生地黄、仙茅、淫羊藿、甘草、知母、仙鹤草、黄芪及紫河车等都有类似激素的作用，可以根据需要，在辨证的基础上，酌情加入1~2味，但用药剂量要大，否则就难达到效果。

5. 张皆春

张皆春认为对由外伤引起瞳神干缺者，因系血瘀气滞、郁火耗伤瞳神内精汁而成，故治宜活血祛瘀为主，兼以清热养阴，方用菊花明目饮（菊花、黄芩、柴胡、龙胆草、知母、玄参、赤芍、牡丹皮、防风、青葙子）加苏木、刘寄奴等活血化瘀之品。

五、预后转归

视力预后与患者所患葡萄膜炎类型有密切的关系，一些葡萄膜炎早期，病灶局限，及时治疗，预后较好；一些葡萄膜炎类型经过系统规范治疗尤其是中西医结合治疗，可较好地控制或延迟其复发周期，因此患者的视力预后较好；一些葡萄膜炎类型患者若为播散性病灶，或炎症波及黄斑部导致囊肿、裂孔，或炎性渗出物机化、牵引视网膜而致脱离者，则预后差，视功能难以恢复，甚至失明。

六、预防调护

（一）预防

该病与许多全身病及免疫功能关系密切，故宜全面查体、全面治疗。应注意休息，避免情志刺激，勿食辛辣、油腻之品，以免火热内生，造成重症、变症及复发。病情一旦复发应及时治疗。

（二）调护

本病应避免用眼和思虑过度，以防视力疲劳和心脾受损，诱发和加重病情；忌辛辣炙煿之品，以防湿热内生；多食蔬菜水果及清淡食物，保持大便通畅。

患病期间应少用目力，在户外宜戴有色眼镜，避免强光刺激。为减轻眼痛，可做湿热敷或服镇静止痛剂，在使用外敷药物时，注意勿将药液溅入眼内。注意锻炼身体，增强机体抗病能力，防止病情复发。

七、研究进展

（一）病因病机

细胞生物学、分子生物学、遗传学等学科的发展，为完善和明确后葡萄膜炎的病因创造了条件。后葡萄膜炎根据其病因的不同可分为感染型后葡萄膜炎和非感染型后葡萄膜炎两种。感染型后葡萄膜炎由病毒、细菌和螺旋体、真菌和寄生虫等感染引发；非感染型后葡萄膜炎中 Behcet 病、Vogt-小柳-原田病、Crohn 病、溃疡性结肠炎和交感性眼炎等疾病均可引发。柳小丽在针对 1215 例葡萄膜炎患者的病因分析中发现，福格特-小柳-原田（VKH）综合征、强直性脊柱炎伴发的葡萄膜炎和 Behcet 病的病因率分别占 30.44%、19.77%、14.22%，位列能够明确葡萄膜炎病因、类型患者的前 3 位。李雁等对 343 例非感染性葡萄膜炎患者的病因分型中发现无明确病因患者占 122 例，明确病因患者中 Behcet 病（30.3%）和 VKH 综合征（20.7%）最常见。

（二）评价及展望

中医中药结合针刺治疗后葡萄膜炎有着独特的优势，可减少西药的不良反应，降低疾病的复发率，显著提高患者后续生活质量。但是中医药作用机制尚不清楚，后续应加大此方面的基础研究，结合细胞生物学、分子生物学等，为中医药治疗后葡萄膜炎提供科学的理论基础。

参考文献

[1] 詹宇坚，古继红. 辨证分型论治葡萄膜炎及其对免疫功能的影响［J］. 中国中医眼科杂志，2000，10（2）：77-80.

[2] 谢楚方，黄祥坤，杨培增，等. 1100 例葡萄膜炎临床分析［J］. 中国实用眼科杂志，1999，17（8）：477-479.

[3] 杨培增，张震. 葡萄膜炎免疫治疗的进展与展望［J］. 中华眼科杂志，2002，38（9）：574-576.

[4] 杨培增. 葡萄膜炎研究新进展［J］. 眼科研究，2001，19（5）：477-479.

[5] 李传课. 中西医结合眼科学［M］. 北京：中国中医药出版社，2001.

[6] 杨培增. 临床葡萄膜炎［M］. 北京：人民卫生出版社，2004.

[7] Lee JH, Agarwal A, Mahendradas P, et al. Viral posterior uveitis［J］. Surv Ophthalmol, 2017, 62（4）：404-445.

[8] Cunningham ET Jr, Tugal-Tutkun I, Khairallah M, et al. Behçet Uveitis［J］. Ocul Immunol Inflamm, 2017, 25（1）：2-6.

[9] Trivedi A, Katelaris C. The use of biologic agents in the management of uveitis［J］. Intern Med J, 2019, 49（11）：1352-1363.

[10] Yang P. Editorial：Uveitis Pathology、Molecular Mechanisms and Therapy［J］. Curr Mol Med, 2018, 17（7）：459.

[11] Albaroudi N, Tijani M, Boutimzine N, et al. Facteurs pronostiques des uvéites［Prognostic factors in uveitis］［J］. J Fr Ophtalmol, 2017, 40（9）：751-757.

[12] Jabs DA. Immunosuppression for the Uveitides［J］. Ophthalmology, 2018, 125（2）：193-202.

［13］Zou Y, Li JJ, Xue W, et al. Epigenetic Modifications and Therapy in Uveitis［J］. Front Cell Dev Biol，2021，18（9）：758240.

第四节　急性视网膜坏死综合征

急性视网膜坏死综合征（ARNS）是一种以病毒感染为主的眼部综合征，典型的表现为急性重度全葡萄膜炎、周边大量渗出、视网膜坏死、以视网膜动脉炎为主的视网膜血管炎和后期发生的视网膜脱离。特征为坏死性视网膜动脉炎及显著的前房炎症及玻璃体混浊，临床表现为畏光、眼部疼痛、突然单眼一侧视力下降及视网膜脱离。

ARNS 在世界各地均有发生，不同种族的发病无差异。此病可发生于任何年龄，但多发于 15~75 岁。性别差异不大，多单眼受累，亦可累及双眼。

本病相当于中医学"瞳神紧小""暴盲"等证的范畴。

一、病因病机

（一）西医学认识

本病发病机制尚不明确，仍处于研究阶段，目前研究认为主要有 3 种。

1. 血管炎所致

Culbertson 等认为严重的血管炎可同时影响动脉和静脉，急性视网膜坏死患者视力的突然下降是动脉炎性视神经病变导致的。Marc 通过对 1 例患有缺血性视神经病变的女性糖尿病患者发生 ARNS 的追踪研究，认为血管炎是水痘 – 带状疱疹病毒引起 ARNS 的一个重要发病机制。

2. 压迫机制

Sergott 等人推测，视神经炎可能引起渗出液和渗出物聚集在封闭和有限的硬膜下腔，压迫视神经从而导致供给视网膜的血管系统缺血。荧光素眼底血管造影下显示的视网膜血流量减少是由于视网膜血管炎导致视神经受压迫造成的。Kojima 等认为，部分 ARNS 患者可合并急性视神经乳头水肿和视神经鞘水肿，并继而引起视网膜中央动脉或静脉阻塞，其原因也归咎于压迫机制。

3. 病毒感染直接引起

部分 ARNS 患者在发病前几周会出现不同程度的皮肤带状疱疹、单纯疱疹溃疡及急性水痘感染，表明病毒感染途径可能与血液播散有关。Labetoulle 等提出病毒转移的两种机制，一是病毒局部转移感染视神经轴突（非轴突）；二是病毒通过轴突沿着视觉通路转移。

（二）中医学认识

中医学对于急性视网膜坏死综合征的认识是以患者的临床表现为依据，此病前期常表现为前葡萄膜炎的症状，随着病情进展，出现玻璃体混浊，视网膜渗出、脱离。中医治疗以预防以及早期干预前葡萄膜炎为主。而前期表现可究之于以下病因：

（1）急怒暴悖，情志不遂，肝气上逆，火热之邪内扰肝胆，循经上攻头目，黄仁受灼则肿胀不收、瞳神缩小；火邪煎熬，则神水混浊。

（2）嗜食肥甘、湿热内生，或脾胃运纳失常、湿浊内生，或感受湿热之邪，致肝胆蕴蒸，故胞轮红赤持久不退；湿热熏蒸，故神水混浊或神膏混浊；湿热上犯于目，则见视衣水肿、渗出。

（3）色欲过度或劳瞻竭视，暗耗真阴，或病久伤阴，肝肾阴亏，虚火上炎，黄仁筋肉失养，且受火灼，拘急收引，则瞳神缩小；邪热熏蒸，则神膏混浊。

二、临床诊断

（一）辨病诊断

1. 临床表现

本病一般发病隐匿，根据典型的临床症状、眼底特征及眼功能检查可进行诊断。临床上将本病分为3个阶段：即急性期、缓解期和晚期。

（1）急性期　发病后数日，角膜后有细小点状或羊脂状KP，玻璃体尘埃状混浊，眼底周边部视网膜有散在浓密的渗出斑及黄白色浸润水肿病灶，以后融合并向后极部推进，常有活动性视网膜血管炎和小动脉闭塞，在动脉壁可见黄白色浸润呈节段状。急性视网膜炎症持续4~6周。

（2）缓解期　发病1个月后，眼前段炎症反应减轻，视网膜坏死灶开始吸收，在视网膜损害的病灶边缘出现色素沉着，大片视网膜萎缩灶形成，玻璃体混浊逐渐加重。

（3）晚期　发病2~3个月后，前段炎症消退，玻璃体增殖、机化，增殖性玻璃体视网膜病变形成，牵引性视网膜脱离；受累的视网膜萎缩变薄，坏死区溶解脱落形成多发性视网膜裂孔及视网膜脱离。患者最终因视网膜脱离而失明。

2. 相关检查

（1）实验室检测　血清单纯疱疹病毒（HSV）或水痘-带状疱疹病毒（VZV）抗体测定、房水或玻璃体液TORCH检测、玻璃体及视网膜组织活检等，有助于病因诊断。其中TORCH检测中，TORCH是病原体字母的缩写，T代表弓形虫、R代表风疹病毒、C代表巨细胞病毒、H代表单纯疱疹病毒，具有快速简便的特点。

（2）FFA　表现为病变部位的动脉变细闭塞，呈白线状，静脉迂曲，病变周围有斑片状出血，可见边界清晰、一个或多个视网膜坏死病灶，病变区早期表现为弱荧光，晚期表现为强荧光，病变周边区呈环形扩张，常可见不同程度的玻璃体混浊。

（3）超声检查　可探及有无视网膜脱离，还可发现视神经炎所致的视神经鞘扩大，但对ARNS的诊断缺乏特异性。

（4）OCT　在炎症急性期，OCT显示视网膜病变区各层组织结构紊乱，视网膜后极部及黄斑区呈弥漫性水肿，可见高信号渗出物；炎症消退期，病变区视网膜厚度比正常视网膜偏薄，色素上皮层遭受一定程度的损伤。

（5）视网膜电图（ERG）　炎症活动期，可发现a、b波降低，伴有或不伴有振荡点位降低；严重的暴发ARNS，早期检查即可见闪光ERG熄灭。

3. 诊断标准

目前多依据美国葡萄膜炎学会研究和教育委员会1994年制定的诊断标准：①周边视网膜出现1个或多个坏死病灶，病灶边界清楚；黄斑区的损害尽管少见，但如果与周边视网膜同时存在，则不能排除ARNS的诊断。②如果不使用抗病毒药物治疗，病变进展迅速。③疾病呈环状进展。④闭塞性视网膜血管病变伴有动脉受累。⑤玻璃体和前房明显的炎症反应。视神经受累、巩膜炎及眼痛有助于诊断，但不是诊断所必需的。ARNS的诊断不依赖于坏死的范围，只要符合上述标准，即可做出诊断。

（二）辨证诊断

ARNS属中医学"瞳神紧小""暴盲"等证的范畴。视力骤减、目珠疼痛拒按、白睛胞轮红赤或混赤、黑睛后有灰白物附着、神水混浊、黄仁纹理不清、瞳神紧小者即可诊断此病。辨证分型均以病机为据。

1. 肝胆火炽证

（1）临床证候　起病急，瞳神紧小，目珠坠痛，视力锐减，羞明流泪；胞轮红赤或白睛混赤，神水混浊，黄仁晦暗，纹理不清。全身可见口苦咽干、烦躁不眠；舌红，苔黄，脉弦数。

（2）辨证要点　起病急，神水混浊，口苦咽干，烦躁不眠，舌红，苔黄，脉弦数。

2. 湿热蕴蒸证

（1）临床证候　发病或急或缓，瞳神紧小，眼珠坠痛，连及眉棱骨，视物模糊，或自觉眼前黑花飞舞；黑睛后有灰白色羊脂状沉着物，神水混浊，神膏混浊或视衣水肿、渗出。多伴有头重胸闷、肢节酸痛、大便不调；舌红，苔黄腻，脉滑数。

（2）辨证要点　瞳神紧小，视物模糊，头重胸闷，舌红，苔黄腻，脉滑数。

3. 阴虚火旺证

（1）临床证候　病至后期，视物昏花；瞳神紧小，神膏混浊。全身可伴有头晕耳鸣、口燥咽干、少寐多梦；舌红，少苔，脉细数。

（2）辨证要点　视物昏花，神膏混浊，口燥咽干，舌红，少苔，脉细数。

三、鉴别诊断

ARNS 要与虹睫炎、青光眼睫状体炎综合征、葡萄膜炎及视盘血管炎等相鉴别。ARNS虽有前部炎症，但以后部病变为主，有严重的玻璃体混浊、视网膜血管炎、视网膜坏死，再结合各病自己本身的特点，可作为鉴别参考。然而即使如此，早期诊断仍有困难。ARNS 的以下几个特点可以帮助鉴别。

（1）发病急，病情进展快。

（2）角膜后的 KP 细小或呈羊脂状，少有虹膜粘连或仅有散在的小范围的虹膜后粘连，常引起眼压升高（此点与一般的急性虹睫炎不同），按葡萄膜炎治疗病情无法控制而继续进展。

（3）中重度玻璃体炎性混浊。

（4）早期在视网膜中周部出现黄白色浸润水肿病灶，以后融合并向后极部推进。受累视网膜与正常视网膜分界清楚。

（5）视网膜血管呈炎性改变，且以动脉炎为主，在动脉壁可见黄白色浸润呈节段状。

（6）血清 HSV 和 VZV 抗体测定有助于诊断。

四、临床治疗

（一）提高临床疗效的要素

1. 尽早使用足量抗病毒药物

在本病的活动期、急性期应首选静脉用药，达到有效的治疗浓度。

2. 抗病毒药物的使用时间须足够

阿昔洛韦的总使用时间须达到 6 周以上。

3. 联合用药

近年来研究发现在全身治疗的基础上增加玻璃体腔内注药的方式可提高临床疗效。

4. 把握药物治疗和手术治疗的时机

视玻璃体混浊、增殖的程度决定是否行预防性玻璃体切割手术，减少视网膜脱离的发生率。

（二）辨病治疗

1. 药物治疗

（1）抗病毒药物

①阿昔洛韦：对于青年 ARNS 患者，其病原主要为 HSV–Ⅰ，宜首选阿昔洛韦。阿昔洛韦口服吸收率较低，因此一般在治疗初期应静脉途径给药。可按 5~15mg/kg，3 次/天，静脉用药 1~3 周，改为口服 400~800mg/次，4~5 次/日，维持 6~14 周。由于药物对肾功能有严重的毒性反应，故用药期间，应严密监测肾功能。目前随着新药的研发，阿昔洛韦玻璃体腔注射已不常用。

②更昔洛韦：对于 50 岁以上年龄的患者，其病原主要为 VZV，宜首选更昔洛韦治疗。通常采用剂量为 5mg/kg，静脉滴注，12小时/次，持续 3 周；以后改为每日用药 1 次，持续 4~6 周。如急性期，全身用药效果不佳，足量抗病毒的情况下病情仍在进展，但尚无视网膜脱离，可同时联合玻璃体腔注射更昔洛韦，20~1000μg/0.1ml，每周注射 1 次。

（2）糖皮质激素　本病的发生可能有免疫反应的参与，糖皮质激素可抑制病毒所引起的免疫应答，有助于玻璃体混浊的吸收及减轻视网膜的炎症反应。另一方面由于使用糖皮质激素可使病毒扩散，使病情迅速进展，故对于糖皮质激素的使用目前尚有争议。目前一般在足量有效抗病毒治疗的前提下根据临床需要谨慎选用糖皮质激素，并严密监测，防止不良反应的发生。若患者病情需要使用糖皮质激素治疗，则需要在足量抗病毒治疗24~48小时后进行，一般选用泼尼松口服，0.5~1mg/（kg·d），1周后减量，总的疗程为2~6周。对于有前房炎症反应者应同时给予糖皮质激素、非甾体抗炎药和睫状肌麻痹剂滴眼液点眼。

（3）抗凝剂　本病可使用少量抗凝剂治疗。口服小剂量的抗凝剂，如阿司匹林可能有助于减轻视网膜血管的炎症。

（4）磷甲酸钠　磷甲酸钠在体内可抑制包括 CMV、HSV-Ⅰ、HSV-Ⅱ等疱疹病毒的复制，对于耐阿昔洛韦 HSV 株或耐更昔洛韦 CMV 株者，可选择磷甲酸钠。口服或静脉滴注抗病毒药物联合玻璃体腔注射磷甲酸钠（2.4mg/0.1ml，1 次 / 周）用于治疗急性视网膜坏死综合征预防视网膜脱离。

（5）抗血管内皮生长因子（抗 –VEGF）　急性视网膜坏死综合征患者周边视网膜和盘周视网膜血管闭塞可能是由 VEGF 驱动，阻断其 VEGF 可能对视网膜血管和视盘血流灌注具有一定保护作用。

2. 激光治疗

在坏死病灶与健康视网膜间做激光光凝，可预防视网膜脱离及增殖性病变的发生。

3. 手术治疗

玻璃体切割术可用于孔源性和牵引性视网膜脱离。可根据患眼具体情况，联合眼内光凝、玻璃体内长效气体或硅油填充等。

（三）辨证治疗

1. 辨证论治

（1）肝胆火炽证

治法：清泻肝胆。

方药：龙胆泻肝汤加减。龙胆草 10g、栀子 6g、黄芩 6g、柴胡 6g、车前子 3g、泽泻 6g、木通 6g、当归 3g、生地黄 6g、甘草 2g。若眼赤痛较甚，可选加牡丹皮、赤芍；若头目痛剧烈者，宜加牛蒡子、夏枯草及葛根。

（2）湿热蕴蒸证

治法：清热除湿。

方药：三仁汤加减。杏仁 15g、白蔻仁 6g、生薏苡仁 18g、半夏 15g、厚朴 6g、通草 6g、滑石 18g、竹叶 6g。若胸脘痞闷加厚朴、枳壳宽中利湿；若兼见肌肉酸痛、舌苔黄腻，多为风湿热邪为患，宜祛风清热除湿，用抑阳酒连散。

（3）阴虚火旺证

治法：滋阴降火。

方药：知柏地黄汤加减。熟地黄 24g、山茱萸 12g、干山药 12g、泽泻 9g、茯苓 9g（去皮）、牡丹皮 9g、知母 24g、黄柏 24g。若午后潮热、盗汗等症明显者，加地骨皮、鳖甲、青蒿清退虚热；若心烦失眠，加酸枣仁。

2. 成药应用

（1）清开灵注射液　主要成分：胆酸、珍珠母、栀子、水牛角、板蓝根、黄芩、金银花等。功能：清热解毒，化痰通络，醒神开窍。具体用法：30~40ml 加入 0.9% 氯化钠注射液 250ml 静脉滴注，1 次 / 日，10 次为 1 个疗程。

（2）醒脑静注射液　主要成分：麝香、郁金、冰片、栀子。功能：清热解毒，凉血活血，开窍醒脑。具体用法：10~20ml 加入 0.9% 氯化钠注射液 250ml，静脉滴注，1 次 / 日，10 次为 1 个疗程。

（3）清开灵胶囊　主要成分：珍珠母、栀子、水牛角、板蓝根、黄芩、金银花等。

功能：清热解毒，镇静安神。具体用法：2~3粒／次，3次／日。

（4）抗病毒口服液　主要成分：板蓝根、石膏、芦根、生地黄、郁金、知母、石菖蒲、广藿香、连翘。功能：清热解毒，化湿生津。具体用法：10ml／次，2~3次／日。

五、预后转归

本病不治疗，约1个月后进入缓解期，2~3个月视网膜炎症逐渐消退，动脉血管闭塞，视网膜脉络膜萎缩，后期坏死区常形成多发性视网膜裂孔，视网膜脱离，眼球萎缩。用抗病毒药物治疗后视网膜炎症4~6周消退。患者的视力预后有很大不同，在未全身应用抗病毒药物治疗、未行预防性激光光凝和显微玻璃体切除手术之前，约2/3以上的患者最后视力降至0.1以下。随着上述治疗方法的应用，患者视力预后已有明显改善。如未出现影响黄斑区的视网膜脱离和视神经炎，患者的中心视力可恢复至正常水平。

六、预防调护

（1）由于本病属于病毒感染引起，多与劳累、身体抵抗力低下及外感等有关，因此要加强身体锻炼，避免过度劳累，随季节变化增减衣物。

（2）应少食寒凉，免伤脾胃；避免辛辣、油腻、炙煿之物，以免火热内生。

（3）患病期间少用目力，保持平和的心态。

七、研究进展

（一）病因病机

近现代中医眼科名家总结发展前人经验，对此病病因病机有着不同侧重的研究。

翁文庆认为脏腑失调为发病之本，与肾、肝、脾三脏有密切联系，风火、热毒、湿浊、血瘀为其标，并认为与体质和遗传有关。陆绵绵认为本病主要分虚实两端，实证因感受外邪，肝郁化火，气火上逆，黄仁受邪，虚证因久病伤阴或肝肾阴虚致黄仁失养，并认为实证中湿热熏蒸尤为重要。赵越娟根据五轮学说，虹膜为风轮属肝，瞳孔为水轮属肾，从脏腑主病来看，多与肝、肾有关。张励认为可因外感和内伤化火，火性上炎，伤及营血，导致瘀热阻络，出现充血、视物不清、疼痛等临床表现。

（二）辨证思路

瞳神紧小病因病机复杂，外伤、手术、自身免疫性疾病等均可导致葡萄膜炎症发生，其以发病急、视力骤降、眼珠红赤、眼痛剧烈、畏光流泪等为主要特征，临床中首先应根据患者病史、症状及体征明确诊断。

喻京生认为瞳神紧小应该从以下证型考虑辨治：肝经风热证、肝胆湿热证、风湿夹热证，局部与整体相结合，外治与内治相结合。胞轮红赤，目力减退，羞明流泪，神水将混，瞳神紧小，或头痛微汗，口干咽痛，舌红苔薄黄，脉浮数者，可辨为肝经风热证；目力锐减，目红羞明，瞳神紧小，神水混浊，角膜后沉着多，或见口苦泛恶，小便黄，舌红苔黄腻，脉弦数或滑者，可辨为肝胆湿热证；视力下降，睛珠胀痛，甚则连及前额巅顶，胞轮红赤，黄仁与晶珠胶着，瞳神渐小如针尖，可辨证为风湿夹热证。

（三）中药研究

1. 单药研究

（1）黄连　黄连含有小檗碱、黄连碱、阿魏酸等多种生物碱。对单纯疱疹病毒、风疹病毒、流感病毒等多种病毒具有抑制作用。动物实验显示黄连的水提取液稀释后对HSV- Ⅰ和HSV- Ⅱ具有直接杀灭作用，对细胞有保护作用。

（2）大黄　大黄提取液的体外抗单纯疱疹病毒研究显示药液对HSV- Ⅰ和HSV- Ⅱ的有效浓度分别为50μg/ml和20μg/ml，相当于阿昔洛韦的有效浓度（50μg/ml）。

（3）板蓝根　板蓝根含有生物碱、多糖类、腺苷、有机酸、苯丙素等多种抗病毒活性成分。生物碱和多糖有显著的抗HSV-Ⅱ活性作用；腺苷可通过抑制HSV-Ⅰ的生物合成直接杀灭病毒，且浓度越高抗病毒作用越强。板蓝根抗病毒的作用还与其调节机体免疫功能有关，起着标本兼顾的作用。

（4）紫草　紫草主要含紫草素及其衍生物、酸性多糖和酚酸等。有抗HSV和VZV病毒作用。在预防给药、治疗给药两种途径下采用原代兔肾细胞培养法发现紫草水煎液对HSV-Ⅱ最低有效浓度分别为3.125mg/ml和0.391mg/ml，中毒浓度为6.25mg/ml。这表明紫草对HSV-Ⅱ有预防作用，同时给药效果较好。

2. 复方研究

治疗ARNS急性期肝火亢盛证的龙胆泻肝汤对体液免疫和细胞免疫有调节作用，间接增强了人体抗病毒的能力。

（四）评价及展望

由于ARNS发病急，病情重，中医药治疗ARNS一般不单独应用，常与抗病毒西药联合使用方可，其减轻病情、促进恢复的效果是肯定的，一般采用清热利湿、清肝泻火两类药物，中后期则活血化瘀、补益肝肾。

目前中医治疗ARNS以个案报道为多，虽然都取得了一定的疗效，但对ARNS的整体病机及病情发展过程中各证型的转化研究不足。

参考文献

[1] 吴泽群, 孙熠. 急性视网膜坏死综合征诊治新进展 [J]. 国际眼科杂志, 2017, 17 (7): 1261-1264.

[2] 周亮. 急性视网膜坏死综合征的诊治最新进展 [D]. 南昌: 南昌大学, 2017.

[3] 狄宇, 叶俊杰. 急性视网膜坏死诊断及治疗的研究进展 [J]. 中华眼科杂志, 2018, 54 (4): 306-311.

[4] Muthiah MN, Michaelides M, Child C, et al. Acute retinalnerosis: a nationalpopulation-based study to assess the incidence, methods of diagnosis, treatment strategies and outcomes in the UK [J]. Br J Ophthalmol, 2007, 91 (11): 1452-1455.

[5] Meghpara B, SulkowskiG, kesen M R, et al.Long-term follow-up of acute retinal necrosis [J]. Retina, 2010, 30 (5): 795-800.

[6] 闫焱, 沈玺, 张琼, 等. 急性视网膜坏死综合征的误诊原因分析及治疗效果 [J]. 上海交通大学学报, 2011, 31 (8): 1099-1101.

[7] Cochrane T F, Silvestri G, Mcdowell C, et al. Acute retinal necrosis in the United kingdom: results of a prospective surveillance study [J]. Eye (Lond), 2012, 2 (3): 370-377.

[8] 郝晓璐, 侯豹可, 姚毅, 等. 急性视网膜坏死的病原学检测及临床分析 [J]. 中华医学感染学杂志, 2015, 25 (8): 1868-1870.

[9] 王文吉. 常见眼内病毒感染性病变 [J]. 中国眼耳鼻喉科杂志, 2016, 16 (1): 3-6.

[10] 郭源源, 朱丹, 陶勇, 等. 急性视网膜坏死研究进展 [J]. 中华眼科医学杂志, 2013, 3 (4): 236-239.

[11] Holland G N. Standard diagnostic criteria for the acuteretinal necrosis syndrome [J]. Am J Ophthalmol, 1994, 117 (5): 663-667.

[12] Takase H,Okada A A, Goto H, et al. Development and valid ation of new diagnostic criteria for acute retinal necrosis [J]. Jpn J Ophthalmol, 2015, 59 (1): 14-20.

第五节　Vogt- 小柳 - 原田综合征

Vogt- 小柳 - 原田综合征（VKH）又名特发性葡萄膜大脑炎，其特征是双侧肉芽肿性全葡萄膜炎，并伴有全身性的脑膜刺激征、听力障碍、白癜风、毛发变白或脱落等病证。

因 1906 年 Vogt 和 1941 年小柳先后报道一种伴有白发、脱发、皮肤发白的双眼渗出性色素膜炎，1926 年，原田又报道了一种伴有视网膜脱离的双眼渗出性色素膜炎，且发病前都有脑膜刺激症状，故称为 Vogt- 小柳 - 原田综合征。Vogt- 小柳综合征以前部葡萄膜改变为主，毛发皮肤改变较多，称为眼前节性原发性葡萄膜大脑炎；原田综合征以后部葡萄膜改变为主，毛发皮肤改变较少，称为眼后节性葡萄膜大脑炎。

本病好发于 20~50 岁青壮年，女性较男性多见，发病率种族差异性明显，其中日本、泰国和中东地区等的亚洲人以及西班牙人、美国印第安人等最常受累，而欧洲白种人和非洲黑种人受累相对较少。VKH 综合征常双眼发病，也可双眼相隔数天发病，并发症较多，易反复发作。

眼前节性原发性葡萄膜大脑炎属于中医学的"瞳神紧小""瞳神干缺"范畴；眼后节性葡萄膜大脑炎属于"视瞻昏渺""云雾移睛"范畴。但对于本病，并没有详尽、具体的相关论述。目前临床可依据全身及眼局部辨证施治，有一定疗效。

一、病因病机

（一）西医学认识

目前本病的病因和发病机制尚不明确，大多数学者认为本病是由 T 淋巴细胞介导的主要攻击黑色素细胞引起的自身免疫反应性疾病，与人类白细胞抗原 DR4 和 DRW53（HLA-DR4 和 HLA-DRW53）、S- 抗原酪氨酸酶、杀伤细胞免疫球蛋白样受体（KIR）等相关。病毒感染是明显的触发因素。也可能与免疫遗传因素有关。

（二）中医学认识

本病多发病急骤。以黄仁受邪，瞳神持续缩小，甚者小如针，展缩不灵，伴目赤疼痛、神水混浊、视物不明为主要表现者属中医学"瞳神紧小"范畴。误治、失治，病情反复发作呈慢性者，致瞳神失去正圆、边缘参差不齐、黄仁干枯不荣者，则属"瞳神干缺"范畴。后期视物不清，晶珠及神膏混浊，视衣病变，又属于"视瞻昏渺"范畴。

《外台秘要》首次对本病症状及预后进行描述："瞳子渐渐细小如箸脚，甚则小如针，视尚有光，早治可以挽住，复故则难。"《证治准绳》首次提出"瞳神紧小"这一病名，并提出其病因病机不离肝肾阴虚及外感风热："患者因恣色之故，虽病目亦不忌淫欲，及劳伤血气，思竭心意，肝肾二经俱伤，元气衰弱，不能升运精汁以滋于胆，胆中三合之精有亏，则所输亦乏，故瞳中之精亦日渐耗损，甚则陷没俱无，而终身疾矣。亦有头风热证，攻走蒸干精液而细小者。"

总之，本病原因复杂，外因者，多由湿邪留滞，郁而化热。内因者，多由脏腑内损，阴阳失衡；或见火热内蕴，遏郁化毒；或见湿热痰饮，阻遏目络；或见虚火上炎，清窍被扰。对于本病的并发症如白内障等，古人很早就观察到并予以记录，如《银海精微》："此证失于医治，久久瞳多锁紧，如小针眼大，内结有云翳，或黄或青或白，阴看不大，阳看不小，遂成瞽疾耳。"治疗上，古代医家提出在本病初起，疼痛发作严重时，瞳仁色白者可用泻肝汤，瞳仁色黑则选用镇肝丸。

二、临床诊断

（一）辨病诊断

1.临床表现

本病主要依靠症状表现分为 3 个临床类型。

（1）眼前节性葡萄膜大脑炎（Vogt-小柳综合征）　起病缓慢，初期，约半数患者有头痛、头晕、恶心、呕吐、眼痛、羞明流泪、视力下降；眼前自觉有不规则黑影飘动，球结膜睫状充血或混合性充血，角膜后壁KP，呈灰白点状沉着物；房水混浊，虹膜色晦暗，纹理不清，瞳孔缩小，有大量渗出物覆盖虹膜及瞳孔，并可有广泛的后粘连，此时眼底难以窥进。如能看清眼底，可见视网膜水肿、反光增强、灰白渗出物附着。2~3个月后，除上述脑膜刺激症状外，又出现听力下降、耳鸣，毛发变白，头发不断脱落或出现斑秃，面部、手部可有白癜风对称出现。如病情迁延，视力进一步下降，可出现眼压升高，终将继发青光眼、并发白内障、眼球萎缩。

（2）眼后节性葡萄膜性大脑炎（原田综合征）　起病急促，多为两眼同时或先后发病，约90%以上患者有发热、头痛、恶心、呕吐、颈项强硬等症状，视力减退，并有闪光、视物变形，少数患者有耳鸣、听力下降。眼部检查：玻璃体可见点尘状或絮状混浊，视乳头充血水肿，视网膜水肿，脉络膜广泛附着灰白色渗出物，下部灰白色隆起脱离。病变后期，玻璃体混浊逐渐吸收，遗留棕褐色尘状或条索状混浊物，视神经乳头颜色变淡，边界模糊，视网膜水肿与脱离消失，其上视网膜静脉出现白鞘，眼底整个呈现出弥漫性粉红色调，犹如晚霞，故称为晚霞状眼底。脉络膜血管外露，间杂色素，呈播散性不规则形，绕有黑色素的白色萎缩斑及黑色色素斑。同时可见眉、发变白及脱落现象，面部、手部有白癜风出现。病变也可波及前节，出现轻微的前葡萄膜炎的症状。

（3）特发性葡萄膜大脑炎（Vogt-小柳-原田综合征）　症状和体征介于Vogt-小柳综合征和原田综合征之间。

2. 相关检查

（1）荧光素眼底血管造影（FFA）　急性期可见特征性的视网膜色素上皮层出现多发性点状高荧光，染料迅速自视网膜色素上皮层进入神经上皮层，并逐渐扩大，晚期呈现多湖状荧光积存。吲哚青绿眼底血管造影（ICGA）则因脉络膜肿胀而可见放射状脉络膜荧光暗带和亮带。在炎症缓解和静止后，有广泛色素脱失，此时FFA呈现斑驳状，色素脱失后透见荧光，色素斑处荧光被遮盖，脉络膜毛细血管萎缩处为低荧光。若眼前节病变严重，则无法进行FFA检查。

（2）眼部超声检查　提示脉络膜弥漫性轻度到中度增厚、渗出性视网膜脱离、巩膜后部增厚。

（3）超声生物显微镜（UBM）检查　提示房角粘连或关闭、睫状体水肿或渗出、虹膜膨隆、睫状体萎缩。

（4）OCT检查　显示视网膜各层间水肿、层间分离等。

（5）腰椎穿刺脑脊液检查　发病后1~3周内，脑脊液压力升高，细胞数可增高，以淋巴细胞增多为主，蛋白升高，免疫球蛋白升高，糖和氯化物一般正常。

（6）HLA检测。

3. 诊断标准

目前国际上无特异性诊断标准，最新标准为Rao等在2007年修订提出：

（1）首次发生葡萄膜之前，无眼球穿通伤及内眼手术病史。

（2）临床表现及实验室检查不支持其他眼病。

（3）双眼发病　①弥漫性脉络膜炎症（伴有或不伴有前葡萄膜炎、玻璃体炎性反应）或原因不明的眼底改变，眼底荧光造影显示多发渗漏点大片高荧光区、视网膜下积液及视神经染色；②眼部脱色素，晚霞状眼底改变，钱币样脉络膜炎，视网膜脱色素瘢痕，视网膜色素上皮聚集或游走，慢性反复发作性前葡萄膜炎。

（4）神经系统或听觉异常　假性脑（脊）膜炎（单独或联合出现肢体不适、发热、头痛、恶心、颈项强直），耳鸣，脑脊液淋巴细胞增多。

（5）皮肤表现 白发，脱发，皮肤脱色素斑。

完全性 VKH：必须出现标准（1）～（5）表现；不完全性 VKH：至少出现标准（1）～（3），结合（4）、（5）表现；可疑 VKH（单独出现眼部疾患）：必须出现标准（1）～（3）表现。

（二）辨证诊断

1. 湿热蕴结证

（1）临床证候 眼痛沙涩，畏光流泪，视力下降，眼部胞轮红赤或白睛混赤，黑睛内壁灰白色沉着物密集，瞳神缩小，或伴有神水失清、神膏混浊。眼底：脉络膜渗出物较多，视网膜水肿或其下积液。全身症见头痛闷胀、眩晕、耳鸣、重听、听力下降；舌红，苔黄腻，脉濡数或滑数。

（2）辨证要点 湿热蕴结，熏蒸清窍，阻遏目络，故眼痛沙涩、黑睛内壁沉着物密集、瞳神缩小、神水失清、神膏混浊；湿热蒙蔽清窍，故头痛闷胀、眩晕不爽、耳鸣、重听、听力下降；湿热留滞，故脉络膜渗出物增多、视网膜水肿或其下积液；舌红、苔黄腻、脉濡数或滑数均为湿热蕴结之象。

2. 肝火炽盛证

（1）临床证候 眼痛明显，热泪频流，视力急降，白睛混赤，黑睛内部附有灰白色点状沉着物，瞳神紧小，神水失清，神膏混浊。眼底：脉络膜上有灰白渗出物，视神经乳头充血水肿，视网膜其他部位也有水肿或在其下出现积液。全身症见头痛、眩晕、身热、项强、耳如蝉鸣、烦躁易怒；舌红，苔黄，脉弦数。

（2）辨证要点 目为肝窍，泪为肝液，肝火上炎，故眼痛泪多；热盛血壅，故白睛红赤、视盘及视网膜其他部位水肿、其上静脉迂曲扩张，神水受灼，波及神膏，故见神

水、神膏失清混浊；热灼津伤，故脉络膜可见渗出；头痛，眩晕，身热，项强，耳如蝉鸣，烦躁易怒，舌红，苔黄，脉弦数，为肝火炽盛所致。

3. 气血两燔证

（1）临床证候 眼痛加重，热泪频流，视力急降，白睛混赤，黑睛内壁沉着物大而较多，瞳神紧小，神水、神膏混浊加重。眼底：脉络膜渗出增多，视神经乳头充血水肿，或见少量出血，视衣水肿，静脉明显迂曲怒张。全身症见头痛剧烈甚或高热不解、项强呕吐、咽痛唇肿、神昏烦躁、尿少黄赤；舌红或绛，苔燥，脉洪大而数。

（2）辨证要点 发病急骤，或因抑郁恼怒，或因外感热邪，加之素体内有蕴热，邪热上攻于目，灼伤目络，故见眼痛加重、热泪频流、视力急降，并出现眼前节及玻璃体、眼底视神经、视网膜明显炎症病变；头痛剧烈，甚或高热不解，项强呕吐，咽痛唇肿，神昏烦躁，尿少黄赤，舌红或绛，苔燥，脉洪大而数，也为气血两燔、上炎于目所致。

4. 阴虚火旺证

（1）临床证候 病程后期或病程迁延，眼痛隐隐，干涩不适，视物不清，视盘色泽变淡、边界模糊。眼底：晚霞状改变，黄斑色素紊乱，中心凹反光不清，视网膜有陈旧性渗出。全身出现脱发或毛发变白，四肢躯干或面部皮肤出现散在性白斑，伴有心烦失眠、头晕耳鸣、眼睛干涩不适；舌红，少苔，脉细数。

（2）辨证要点 病势较缓或病至后期，肝肾阴亏而邪已不盛，正邪相搏而互有进退，或因素体阴虚，阴精不能上承于目，故眼痛隐隐、干涩不适、视物不清、视盘色泽变淡、边界模糊，眼底呈晚霞状改变，黄斑色素紊乱，中心凹反光不清，视网膜有陈旧性渗出。全身伴有心烦失眠、头晕耳鸣，眼睛干涩不适，舌红少苔，脉细数，均为虚火上炎所致。

三、鉴别诊断

1. 交感性眼炎

交感性眼炎有外伤史及眼内手术史，发生于所有年龄，无听力下降、毛发改变及神经系统异常。

2. 中心性浆液性视网膜脉络膜病变（简称"中浆"）

中浆容易与本病的后极部视网膜脱离型相混淆，但是本病有前葡萄膜炎表现。

3. 视神经炎或视盘水肿

视神经炎或视盘水肿一般不伴有前葡萄膜炎表现，无视网膜脱离发生，更无毛发和皮肤的改变。

四、临床治疗

（一）提高临床疗效的要素

1. 仔细分析，准确辨证

临证时应仔细分析，根据病证、病情、病程详加考虑。本病为眼科疑难重症，危害视力严重，预后不良。病因较为复杂，多因肝胆蕴热、湿热搏结、气血两燔为患所致；虚证者多为阴虚火旺、虚火上炎引起。应四诊合参，准确辨证。

2. 早期及时干预

本病可迁延变为慢性病并引起并发症，早期及时干预可减缓本病慢性化进程，并预防复发。

3. 中西医结合治疗

必要的西医治疗不能忽视，如散瞳防止虹膜粘连，全身或局部运用糖皮质激素治疗，减轻眼部炎症反应。中西医结合治疗标本兼治，可改善视力，避免反复发作。

（二）辨病治疗

1. 治疗原则

早期突击性全身糖皮质激素治疗，以控制眼内急性炎症，然后根据病情在 3~6 个月内缓慢减量。对伴有的前葡萄膜炎，局部应用糖皮质激素和扩瞳剂。

2. 治疗方案

（1）初发者 主要给予醋酸泼尼松片口服，一般开始剂量为 1~1.2mg/（kg·d），于 10~14 天开始减量，维持剂量为 20mg/d，治疗时间多需要 8 个月以上。

（2）复发性或顽固性患者 若对糖皮质激素治疗无效或因不良反应不能继续使用糖皮质激素者，可给予免疫抑制剂，如苯丁酸氮芥、环孢素等。但此类药物剂量需要根据患者病情及个体耐受程度进行调整，对血常规及肝、肾功能须定期监测。

（3）局部用药 有前房炎症者，可予糖皮质激素滴眼剂与睫状肌麻痹剂联合治疗。通常至少用药 2~4 周。

（4）治疗伴随症状及并发症 ①对于脑膜刺激症状明显的，应做神经科相关检查与治疗。②对于继发性青光眼、并发白内障等并发症，给予相应的药物与手术治疗。③玻璃体混浊治疗，可选择卵磷脂络合碘剂口服、普罗碘胺等肌内注射。

（5）其他治疗 同一般葡萄膜炎，局部糖皮质激素点眼、充分散瞳、活动瞳孔。应当注意根据病情适当控制局部糖皮质激素点眼次数，以避免发生激素性青光眼等。

3. 监测不良反应的发生

长期使用糖皮质激素会引起血糖、血压升高及股骨头坏死、库欣综合征等，对于眼局部则易引起继发性白内障和青光眼，因此在使用糖皮质激素的同时须严密监测血糖、血压和眼部情况。

（三）辨证治疗

1. 辨证论治

（1）湿热蕴结证

治法：利湿清热，祛瘀消滞。

方药：甘露消毒丹加减。神水混浊明显者加冬瓜仁、薏苡仁。

（2）肝火炽盛证

治法：清肝泻火，祛湿消滞。

方药：龙胆泻肝汤加减。神水混浊明显者，去当归加金银花、蒲公英；耳鸣重听者，加生石决明、白蒺藜、菊花。

（3）气血两燔证

治法：清气凉血，泻火解毒。

方药：清瘟败毒饮加减。咽痛加山豆根；小便赤加车前草、白茅根。

（4）阴虚火旺证

治法：滋阴降火。

方药：知柏地黄丸加减。心烦失眠，加夜交藤、合欢花、生龙齿。

2.成药应用

（1）清开灵注射液　适用于炎症期。每次予本药 40ml 加入 0.9% 氯化钠注射液 250ml，静脉滴注，每日 1 次。

（2）刺五加注射液　适用于慢性恢复期。每次予本药 250ml，静脉滴注，每日 1 次。

（四）医家经验

1.陈达夫

陈达夫教授认为本病若病情迁延、反复发作，瞳神干缺，出现耳鸣、耳聋、眉毛、睫毛、毛发变白、月经紊乱等临床表现，证属余邪留滞、正气耗伤者，宜治以泻肝补肾、活血化瘀法，可用龙胆泻肝汤驻景丸各半方加丹参、郁金、蒲公英、黑豆。

2.张铭连

张铭连教授认为本病多由肝胆湿热引起，热郁伤津，病至后期阴虚内热。肝胆湿热者，湿热之邪循经上扰目窍，煎熬神水、神膏，黄仁受灼，神光衰微，常处以龙胆泻肝汤以清泄肝胆湿热；热郁伤津者，常用养阴清热汤以清热生津；阴虚内热者常处以知柏地黄汤滋阴清热。

五、预后转归

本病病程较长，易于复发，如病情较轻

并及时正确治疗，可保持一定视力。如失治、误治，或病情严重者，则预后不良，或并发其他眼病，如白内障、青光眼等。

六、预防调护

（一）预防

（1）避免情绪刺激，避免熬夜及过度用眼。

（2）重视体育锻炼，增强体质，避免过度劳累，减少感冒。

（3）积极寻找病因，进行有针对性的治疗。

（二）调护

（1）饮食清淡且富于营养利于消化，少食过于辛辣油腻之品。

（2）保持情绪稳定，避免烦躁、焦虑、沮丧情绪。

（3）节戒房事，注意休息。

（4）及时治疗，以防病情加重。

七、专方选要

加减化斑汤（《温病条辨》）

组成：知母、玄参、牡丹皮、紫草、生地黄、生石膏、生石决明、玳瑁、桔梗、菊花、山药、生甘草、羚羊角粉。

功效：清热泻火，凉血解毒。

主治：外感邪毒，侵袭目窍，邪热内蕴，酿而成脓。

八、研究进展

（一）中药研究

雷公藤味苦、辛，性寒。有大毒，归心、肝经。功能祛风、杀虫、解毒。含有雷公藤碱、雷公藤次碱、雷酚内酯、雷公藤甲素、雷公藤红素等成分。其中多种成分如雷酚内酯、雷公藤总苷、雷公藤甲素和雷公藤红素等具有抗炎和免疫调节作用，临床上时有用雷公藤的去皮根的木质部碎片中提取的有效成分研制而成的雷公藤多苷片作为本病口服药以辅助免疫抑制剂治疗。但本药可引起白细胞减少、血小板减少、精子减少等不良反应，临床应用时应严密监测防止不良反应的发生。

（二）评价及展望

本病易早期漏诊、误诊率高，若不及时诊治，将严重影响视力恢复。因此对于严重视力损害伴有脑膜炎、全身皮肤、听觉病变者，应想到存在本病的可能，对可疑患者进行全面的眼科检查。对确诊患者应早期、及时、足量应用糖皮质激素，控制急性炎症，减缓本病慢性化进程，免疫抑制剂、生物制剂与糖皮质激素联合应用治疗本病已广泛运用，能有效减轻病证、缩短病程、减少复发、减轻药物不良反应。同时根据中医辨证分型和分期，急性期应用清热解毒或清热祛湿治法；慢性期，根据全身状态，扶正祛邪同用，以清热、益气、养阴并用。中医对于改善症状和预后有着明确的效果，对于各期患者，应积极应用。而当前，中医外治疗法治疗本病的应用尚较少，这也是未来中医眼科发展可以积极探索的方向。

参考文献

［1］唐由之，肖国士．中医眼科全书［M］．北京：人民卫生出版社，2011.

［2］段俊国．中西医结合眼科学［M］．北京：中国中医药出版社，2016.

［3］陈达夫．中医眼科临床经验（附：中医眼科六经法要）［M］．北京：中国中医药出版社，2016.

［4］姚芳蔚，郑祖同．眼病食疗［M］．上海：上海科学技术出版社，1991.

［5］廖品正．中医眼科学［M］．上海：上海科学技术出版社，2000.

［6］肖国士，吴利龙，黄建良．三大眼底病的中医治疗［M］．北京：人民军医出版社，2011.

［7］曹仁方．常见眼病针刺疗效［M］．北京：人民卫生出版社，2012.

［8］曹建辉．眼科外用中药与临床［M］．北京：人民卫生出版社，1987.

［9］杨胜家．中医药辨证论治对小柳 – 原田综合征激素治疗不良反应的干预研究［J］．湖北中医杂志，2016，38（7）：7-9.

［10］李君卿，陶雯璇．中医辨证论治结合西药治疗 Vogt- 小柳 – 原田综合征临床疗效观察［J］．山西医药杂志，2015，44（12）：1389-1391.

［11］张铭连．中西医结合诊治 Vogt- 小柳 – 原田氏综合征的策略［C］．2017年第五次世界中西医结合大会论文摘要集（上册）．广州：中国中西医结合学会，2017.

［12］陈浩，罗向霞．中西医结合治疗 Vogt- 小柳 – 原田综合征34例［J］．国际眼科杂志，2012，12（1）：128-129.

［13］黄果，杨培增．Vogt- 小柳 – 原田综合征的治疗进展［J］．国际眼科杂志，2017，17（6）：1082-1086.

［14］肖国士，潘开明．眼科临证备要［M］．北京：人民军医出版社，2007.

第六节　白塞综合征

白塞综合征是一种全身性免疫系统疾病，其可侵害人体多个器官，包括口腔、皮肤、关节肌肉、眼睛、血管、心脏、肺和神经系统等，主要表现为反复口腔和会阴部溃疡、皮疹、下肢结节红斑、眼部葡萄膜炎、食管溃疡、小肠或结肠溃疡及关节肿痛等。多发于 20~40 岁男性，双眼发病。白塞综合征属于特殊类型的葡萄膜炎，其临床表现为虹膜睫状体炎和视网膜葡萄膜炎两类，需要规律的药物治疗，包括各种调节免疫的药物，不治疗则预后不佳。

白塞综合征根据眼部临床症状不同，分别属于中医学"瞳神紧小""视瞻昏渺""黄液上冲"范畴。

一、病因病机

（一）西医学认识

白塞综合征是一种系统性炎症反应疾病。目前对白塞病合并眼病的病因及发病机制仍未完全阐明，可能与遗传、免疫、感染等多种因素有关。HLA-B51等易感基因、T细胞平衡失调（尤其是Th1、Th2和Th17细胞比例失调）和多种炎症因子在本病发病中起着重要的作用；此外，微生物感染，机体内微量元素失衡以及热休克蛋白高低均与本病发病相关。

1. 虹膜睫状体炎型

前葡萄膜炎患者占白塞综合征眼病患者总数的70%~85.3%，为非肉芽肿性炎症，偶尔可引起明显的肉芽肿性炎症。主要表现为眼红、咽痛、畏光流泪、视物模糊、尘状KP、房水闪辉及细胞、前房积脓、虹膜后粘连，偶尔可发生前房积血。此种葡萄膜炎一般突然发生，在数周内消退。前房积脓是一种常见的体征，在炎症反复发作的过程中，可发生虹膜前后粘连、虹膜萎缩、并发性白内障、继发性青光眼等并发症。

2. 视网膜葡萄膜炎型

眼后段受累者占白塞综合征眼病患者中的80.9%~95%，主要表现为视网膜脉络膜炎症和视网膜血管炎。检查可发现玻璃体炎症细胞浸润，脉络膜灰白色渗出，视网膜水肿，可伴有出血灶及血栓样静脉炎改变，血管白鞘。

本病一般有全身症状改变，如口腔黏膜溃疡反复不愈，外阴部大小不等水疱或红斑，继而成为疼痛性溃疡。皮肤具有非特异性过敏反应，针刺反应阳性。晚期炎症引起全身栓塞性脉管炎，可发生脑膜炎、睾丸炎、心肌炎、支气管炎等，严重者可导致死亡。

（二）中医学认识

1700年前，张仲景《金匮要略·百合狐惑阴阳毒病脉证并治第三》将其称为"狐惑证"，"狐惑之为病……蚀于喉为惑，蚀于阴为狐……目赤如鸠眼"。隋代巢元方《诸病源候论·伤寒病诸候》明确指出，本病"皆由湿毒气所为也""初得状如伤寒，或因伤寒变成斯病"。

（1）常因恣食辛热炙煿、肥甘厚味，导致脾胃内蕴湿热。

（2）因涉水淋雨、居处潮湿，致湿从外来，郁而化热，湿热之邪损伤肝胆。

因葡萄膜属肝胆，脾胃主肌肉，升清降浊，因湿热内蕴，清气不升，浊阴不降，湿热熏蒸，上蚀于目，故目赤如鸠眼；湿热蕴结，化腐成脓，故多有前房积脓；湿热升扰少阳，火强搏水，水实自收，肾水受损，故瞳孔紧小干缺。由于肝经上循咽喉，过目系，下循股内络阴器，湿热循肝经上蚀为口腔糜烂，下蚀而成阴部溃疡，湿热滞留皮肤而成红斑、结节、溃疡。

二、临床诊断

（一）辨病诊断

1. 临床表现

（1）主要症状

①口腔黏膜的复发性阿弗他溃疡。

②皮肤症状：结节性红斑样皮疹、皮下血栓性静脉炎、毛囊炎样（痤疮样）皮疹；皮肤的应激性增高作为参考。

③眼部症状：虹膜睫状体炎、视网膜葡萄膜炎（脉络膜炎）。如有以下所见也视为：考虑系前病所致的虹膜后粘连，晶状体上有色素沉着，脉络膜萎缩，视神经萎缩，并发性白内障，继发性青光眼，眼球结核。

④外阴部溃疡。

（2）次要症状

①不伴有变形和强直性的关节炎。

②附睾炎。

③以回盲部溃疡为代表的消化道病变。

④血管病变。

⑤中等程度以上的中枢神经病变。

2. 相关检查

应做一次关于HLA-B51（B5）检查，并记录HLA的分型。

3. 诊断标准

国际Behcet病研究组制定的诊断标准：

（1）复发性口腔溃疡（一年内至少复发3次）。

（2）下面4项中出现2项即可确诊　①复发性生殖器溃疡或生殖器瘢痕；②眼部损害（前葡萄膜炎、后葡萄膜炎、玻璃体内细胞或视网膜血管炎）；③皮肤损害（结节性红斑、假毛囊炎或脓丘疹或发育期后的痤疮样结节）；④皮肤过敏反应试验阳性。

4. 病型诊断标准

（1）完全型　病程中出现4个主要症状。

（2）不全型　病程中出现3个主要症状，或出现2个主要症状和2个次要症状。病程中出现典型的眼部症状和其他1个主要症状或2个次要症状。

（3）疑似患者　虽有部分主要症状出现与消失，但不能满足不全型的诊断条件；或典型的次要症状反复发作或加重。

（4）特殊型白塞综合征　①肠道型白塞综合征：应记载有无腹痛及大便隐血反应。②血管型白塞综合征：应分别记载大动脉、小动脉，大、小静脉的损害。③神经型白塞综合征：应记载有无头痛、麻痹、脑脊髓病及精神症状等。

5. 临床分期

（1）活动期　能够见到以下任何一个临床症状则视为活动期：眼部症状（虹膜睫状体炎、视网膜葡萄膜炎）；口腔黏膜阿弗他溃疡；皮肤症状（皮下血栓性静脉炎、结节性红斑样皮疹等）；外阴部溃疡（随月经周期性发作者除外）；关节症状；肠道溃疡；进行性中枢神经病变；进行性血管病变；附睾炎。物理学检查（包括眼科检查所见）或者实验室检查有明显炎症特征者（血清反应蛋白、脑脊液检查、肠道内窥镜检查所见等）。关于口腔黏膜阿弗他溃疡、皮肤症状、外阴部溃疡，以及眼部症状达到下述活动指数评分为2以上者，视为活动期白塞综合征。

（2）非活动期　不符合活动期定义者。

（3）病情活动指数评分　眼部症状（虹膜睫状体炎、视网膜脉络膜炎）：0分为无症状；1分为近4周内发作1次（包括发作连续数日，引起对侧眼的炎症）；2分为近4周内发作2次；3分为近4周内发作3次。

（二）辨证诊断

1. 肝胆实热证

（1）临床证候　发作期。兼见身热体重、头痛、胁痛、口苦、耳聋、耳肿、烦躁不安、小便短赤；舌红苔黄腻，脉滑数。

（2）辨证要点　发作期，身热烦躁，舌红苔黄，脉滑数，眼部炎症较重。

2. 湿重于热证

（1）临床证候　病程较久，炎症较轻。伴心胸烦闷、不欲饮食、大便黏、心下痞满等症显著。

（2）辨证要点　眼部炎症较轻，胸烦闷、心下痞，苔黄腻。

3. 阴虚火旺证

（1）临床证候　发病间歇期。可伴见头晕耳鸣、肢节酸软、咽干颧红、五心烦热；舌红少苔，脉细。

（2）辨证要点　发病间歇期，咽干颧红，舌红少苔，脉细。

三、鉴别诊断

1. 急性结膜炎

急性结膜炎呈急性发病，有异物感、烧

灼感，分泌物多，检查见眼睑肿胀，结膜充血。与本病的畏光、流泪、视力模糊、睫状充血及前房炎症反应有明显不同。

2. 急性闭角型青光眼

急性闭角型青光眼呈急性发病，视力突然下降，头痛、恶心、呕吐，角膜上皮水肿，前房浅，房水闪辉但无炎症细胞，瞳孔呈椭圆形散大，眼压增高。与本病大量 KP、前房不浅、房水炎症细胞、瞳孔缩小、眼压正常或偏低等易于鉴别。

3. 眼内肿瘤

一些原发性眼内肿瘤或转移瘤，可引起前房积脓等改变，但从病史、临床表现、超声波、CT 及磁共振检查等可资鉴别。

4. 与能引起前葡萄膜炎的全葡萄膜炎相鉴别

一些类型的葡萄膜炎，如 Vogt– 小柳 – 原田综合征，会伴随不同全身症状。

四、临床治疗

本病症状复杂，病程冗长，病情时轻时重，难以根治，需要长期治疗，才可能不发作或少发作。中西医结合治疗可显著减轻患者免疫反应炎症。

（一）提高临床疗效的要素

（1）早期发现就诊是提高预后的重要因素。

（2）确定白塞综合征眼病的类型、病变部位，确立治疗方案对预后起至关重要的作用。

（二）辨病治疗

在白塞综合征的治疗过程中，综合考虑眼部治疗策略和全身症状处理，以实现炎症的控制、症状的缓解，并减少并发症的风险。定期的随访和复查是必不可少的，以评估治疗的效果并调整治疗方案。同时，患者需要积极配合医生的建议，合理使用药物，并密切关注潜在的不良反应。多学科合作和综合治疗策略将有助于提高患者的治疗效果和生活质量。

1. 眼部治疗策略

（1）糖皮质激素　眼前段炎症明显时可选用糖皮质激素局部点眼。对于急性炎症暴发，口服糖皮质激素是常用的方法，旨在抑制炎症反应、缓解眼部不适。随着炎症的减轻，剂量可以逐渐减少，以降低不良反应风险。如口服泼尼松，初始剂量 1mg/（kg·d），晨起顿服，随后逐渐减量。静脉滴注糖皮质激素的冲击疗法不推荐使用。

（2）免疫抑制剂　对于炎症持续活跃或糖皮质激素剂量难以维持的情况，可加用免疫抑制剂（苯丁酸氮芥、环磷酰胺、环孢素等）。此类药物通过抑制免疫系统活性来控制炎症，但需严格掌握禁忌证以及定期监测以确保安全性。

（3）生物制剂　对于部分患者，尤其是药物耐受性强或炎症持续活跃的患者，生物制剂可考虑选用。该类药物通过抑制炎症介质的释放，达到控制炎症的目的。然而，使用生物制剂需要详细评估患者的病情，考虑潜在的风险和益处。如使用英伏利昔单抗静脉滴注，初始剂量为 5mg/（kg·d），静脉滴注，第 0、第 2、第 6 周各 1 次，随后每 8 周维持 1 次。

2. 全身症状处理

（1）口腔溃疡　对于口腔溃疡，可以使用含有抗炎和镇痛成分的口腔漱洗液，以减轻疼痛和炎症。局部药物也可用于加速溃疡愈合，如使用外用苯溴马隆搽剂（口内喷雾），每次喷雾 2~3 次，每天 3~4 次。口腔喷雾后避免进食或饮水 30 分钟。

（2）皮肤病变　皮肤病变可能需要外用糖皮质激素药膏，以减轻炎症和瘙痒症状。使用外用 0.1% 丙酸氟轻松乳膏，涂抹于患处，每日 1~2 次。涂抹时轻轻按摩至药物完全吸收。

（3）关节炎 对于关节炎，非甾体抗炎药可以缓解疼痛和炎症，免疫抑制剂可以减轻关节炎的症状。如口服布洛芬，每次400mg，每日3次，餐后使用，避免空腹服用。

（三）辨证治疗

中医对白塞综合征患者的治疗多采用辨证治疗，但亦需结合全身、眼部症状。

1. 辨证论治

（1）肝胆实热证

治法：清肝明目。

方药：黄连解毒汤合五味消毒饮加减。

（2）湿重于热证

治法：清热利湿。

方药：三仁汤加减。湿重者酌情加龙胆草、茯苓、萆薢、黄芩、黄连、黄柏、地肤子等；热重者加金银花、连翘、蒲公英、败酱草、红藤、徐长卿等。

（3）阴虚火旺证

治法：滋阴清热。

方药：知柏地黄汤加减。阴虚明显可酌情加天冬、麦冬、沙参、龙骨、牡蛎、龟甲等。

2. 成药应用

（1）五苓胶囊 用于本病葡萄膜炎引起视网膜水肿、网膜下积液者。口服，1次3粒，1日2次。

（2）复明片 用于疾病晚期、视网膜脉络膜萎缩、血管闭塞时期，可促进视网膜脉络膜循环，改善视力。口服，1次5片，1日3次。

3. 单方验方

湿重患者可每日服用薏苡仁20~40g水煎剂，促进视网膜水肿消退。

（四）医家经验

1. 朱良春

朱良春教授从心、肝、脾辨治本病，治疗上以肝为主兼治他脏。湿热为主，从脾经湿热论治，方用自拟土苓百合梅草汤合泻黄散；阴虚为主者，滋肾养肝、补肝体以和肝用，方用土苓百合梅草汤配以敛肝疏脾、养正祛邪、导泻郁热、清热养阴之药；脾虚为主者，则以理中汤加附子反治；口疮用凉药不效者，以甘草泻心汤合附子理中汤、吴萸生栀散获效。临床注意辨证分3期论治。初期以湿毒郁热型为主，治拟清热利湿、凉血解毒；中期以阴虚血瘀型为主，治拟养阴清热、活血解毒；后期以阳虚血瘀型为主，治拟益气温阳、清热解毒活血。

方剂：土苓百合梅草汤。

组成：土茯苓30g，百合30g，乌梅8g，甘草20g，生石膏15g，栀子10g，防风10g，藿香10g，金银花10g，黄连5g，淡竹叶5g，当归5g。

适应证：白塞综合征不同时期。

功效：清热利湿，凉血解毒，养阴清热活血。

2. 庄曾渊

庄曾渊教授提出本病的治疗当病证结合，重视眼部病变的局部辨证。白塞综合征葡萄膜炎的辨证，即是在中医理论指导下对眼底病中出现的眼底组织的形态、色泽改变进行辨证，局部辨证和全身相辨证结合是眼底病辨证的特色。本病当分期治疗：急性发作期——肝经湿热证。见视力骤降、口舌生疮、皮肤疮疡、大便秘结；眼部检查表现为急性渗出性虹膜睫状体炎，有较多细小KP，可出现前房积脓；眼底表现为视网膜血管炎，可有出血、视盘水肿及后极部视网膜弥漫性水肿。中药主要采用清热利湿法治疗。慢性期——阴虚血热或湿热证。患者症状有所缓解，或既往用糖皮质激素和免疫抑制剂逐渐减量过程；眼部检查可见炎症逐渐减轻，前房渗出减少；视网膜出血和水肿逐渐减轻。中药采用清肝凉血治疗为主。缓解期——血瘀络热证。患者病情趋于稳定，前节炎症不明显，眼底多有小动脉闭塞性血管炎引起的缺血性改变，视神经萎缩。中药治则为通络清热、清除余邪，防止复发。针对眼底闭塞性血管炎，加用活血通络药物，以改善眼底循环、提高视功能。

（1）急性期

治法：清热利湿。

方剂：龙胆泻肝汤。

组成：龙胆草 6g，黄芩 9g，栀子 9g，泽泻 12g，木通 9g，车前子 9g，当归 8g，生地黄 20g，柴胡 10g，生甘草 6g。

加减：胞轮红赤、瞳神紧小、头痛眼痛、羞明流泪者可酌情加羌活、防风、白芷、藁本、升麻、细辛等；伴有前房积脓、口腔溃疡者，加清胃散，或加石膏、生地黄、当归、黄连、牡丹皮、升麻。

（2）慢性期

治法：清肝凉血。

方剂：四妙勇安汤、解毒活血汤、甘露饮。

组成：玄参 9g，当归 6g，甘草 3g，金银花 9g，连翘 6g，赤芍 9g，牡丹皮 9g，酒黄芩 9g，天花粉 9g，荆芥 3g，防风 3g，枳壳 3g，生地黄 10g，熟地黄 10g，天冬 10g，麦冬 10g，石斛 10g，茵陈 10g，枇杷叶 10g，炙甘草 10g。

加减：若有五心烦热，加知母；大便干结加大黄；反复发作加苍术、升麻。

（3）缓解期

治法：通络清热，清除余邪。

方剂：温清饮、升降散。

组成：生地黄 10g，白芍 15g，当归 8g，川芎 10g，黄连 10g，黄芩 6g，黄柏 6g，栀子 9g，白僵蚕 6g，全蝉蜕 3g，姜黄 9g，大黄（生）12g。

3.周婉瑜

周婉瑜采用明目汤（金银花 20g，连翘 20g，黄芩 20g，丹参 15g，红花 15g）联合小剂量环孢素和皮质类固醇治疗白塞综合征视网膜血管炎，在临床上效果良好，有抗炎及

调节细胞免疫功能的作用，为白塞综合征葡萄膜炎的有效治疗方法。

五、预后转归

根据白塞综合征病情的不同，预后各不相同。多数患者病情长期处于缓解复发的交替状态，部分患者经有效治疗后能达痊愈。但是不治疗则预后不好，严重者导致失明、肠穿孔或死亡，所以须积极治疗，并且治疗越早、效果越好。

六、预防调护

（一）预防

本病为免疫系统疾病，无明确有效的预防措施。

（二）调护

患者应规律起居作息、戒烟慎酒，少吃刺激性食物，保持大便通畅。避免情绪剧烈波动，避免疲乏劳累。

七、研究进展

（一）中药研究

1. 单药研究

熊佳伟等发现益母草碱灌胃对急性内毒素性葡萄膜炎（模型大鼠）具有抗炎保护作用，且常规剂量下未见明显全身不良反应；可在一定程度上保护视网膜功能，减轻炎症反应及葡萄膜结构损伤；NF-κB 在其抗炎效应中地位重要。

雷公藤多苷片祛风解毒、除湿消肿、舒筋通络，具有较强的抗炎及免疫抑制作用，加服雷公藤多苷片可以减少复发，减轻激素不良反应。

2. 复方研究

田庆梅、毕宏生报道清开灵眼用凝胶点眼可减轻大鼠急性内毒素性葡萄膜炎炎症反应，其作用机制主要是抑制 CD_4^+ 细胞的增生和分

化，降低 CD_4^+/CD_8^+ 值，并抑制 Th1、Th17 效应细胞的分化，减少相应细胞因子的分泌。

曾平报道运用中药昆明山海棠片与糖皮质激素联合用药，治疗白塞综合征患者的轻中度视网膜炎有显著效果，不良反应小。

（二）评价及展望

本病疗效的评价目前仍以眼局部炎症的控制、减少复发次数为评价标准。

在中医临床诊疗中，目前白塞综合征的辨证存在一些不足，跟不上眼病治疗要求，表现为：诸多辨证方法并列，彼此交叉重叠，而又因方法不同造成结论有差别，给辨证用药和临床研究造成一定困惑。基于病证结合，在白塞综合征中取得疗效的前提下，进行中西医理论的沟通研究，逐步形成遵循整体观和辨证论治原则，对具体疾病以生理病理为基础的西医辨病和中医辨证相结合的新的诊疗模式，更好地发挥中医辨证的优势，逐步探讨辨证的规范化，促进学科发展。

参考文献

［1］廖品正. 中医眼科学［M］. 北京：中国中医药出版社，2000.

［2］赵东生. 赵东生视网膜脱离手术学［M］. 上海：上海科技教育出版社，1999.

［3］杨培增. 葡萄膜炎［M］. 2版. 北京：人民卫生出版社，2011.

［4］日本新修订的白塞综合征诊断与分期及临床严重度标准［J］. 国际皮肤性病学杂志，2006，1（32）：57-58.

［5］张励. 庄曾渊研究员谨守病机论治内外障眼病的思路和经验研究［D］. 北京：中国中医科学院，2012：84-88.

［6］娄俊东，梁辉，张立亭. 张鸣鹤教授治疗白塞病的经验［J］. 风湿病与关节炎，2013，2（1）：50-51.

［7］张羽，吕行，王鑫，等. 周彩云教授用清热解毒、健脾疏肝法治疗肠白塞病经验［J］. 环球中医药，2020，13（8）：1410-1412.

［8］李玲，周学平. 国医大师周仲瑛治疗白塞病经验拾粹［J］. 中华中医药杂志，2019，34（3）：1023-1025.

［9］邓志勇，钟琴，马武开，等. 钟琴教授从脾虚湿盛治疗白塞病口腔溃疡经验［J］. 贵阳中医学院学报，2018，40（2）：3-4，39.

［10］孙朝阳，赵恒立. 脾升胃降理论辨治白塞病的诊疗思路［J］. 风湿病与关节炎，2020，9（1）：51-53.

［11］师卿杰. 李发枝治疗白塞病经验［J］. 中医学报，2018，33（12）：2329-2332.

［12］孟闯闯，金实，柯娟，等. 金实教授应用滋阴凉血畅络法治疗白塞病经验［J］. 浙江中医药大学学报，2019，43（4）：319-320，327.

［13］景嵘月，徐蕾. 徐蕾教授治疗白塞病经验及验案二则［J］. 风湿病与关节炎，2017，6（10）：46-47.

第十三章　眼肌和视光疾病

第一节　屈光不正

眼的屈光状态分为正视、近视、远视和散光，近视、远视和散光统称为非正视眼。

正视眼的屈光状态是眼屈光系统的屈光力和眼的轴长二者相互适应，如果这种相互适应的关系发生改变就产生非正视状态。正视眼的屈光状态光学上的特征是平行光束沿眼光轴投向生理正常状态并未用调节功能的静息眼，经眼屈光系统折射后聚焦于视网膜上。这种眼的光学情况，称为屈光正常。非正视眼的屈光状态在光学上的特征是用调节功能的静息眼，不能把投向眼球的平行光束聚焦于视网膜上。光学上称非正视状态的眼为屈光不正眼。

远视眼是眼调节静息时屈光系能使正前方投向眼球的平行光束聚成焦点，但此焦点不位于视网膜上而落于视网膜后方。这可能是由于眼球前后径太短或是眼屈光系折射力不够强所致。中医眼科指能视远而不喜视近，或视远较视近清楚，重者则视远亦不清楚的眼证。古代中医医籍对远视眼称为"能远怯近证"，至《目经大成》始称"远视"，别名有"能远视不能近视""视远怯近证"。

近视眼是眼调节静息时屈光系能使正前方投向眼球的平行光束聚成焦点，但此焦点不位于视网膜上而落于视网膜前方。其原因有眼屈光系折射力太强或是眼球前后径太长之故。这种光学情况亦称为短视眼。中医眼科指视近清晰、视远模糊为主要特征的眼证。古代中医医籍对近视眼称为"目不能远视""能近怯远证"，《目经大成》始称"近视"，别名有"能近视不能远视""近觑"。

散光眼其屈光系统不能使正向投来的平行光束聚成单一焦点。这种光学情况的眼，称为散光眼。散光眼古代中医眼科对其认识不多，未有明确的记述。

一、病因病机

（一）西医学认识

远视眼国内外双生子研究表明，远视眼可能属多基因遗传，受遗传因素和环境因素的双重作用。主要是眼的总屈光力与眼轴长度不相协调引起，眼的总屈光力在正常范围而眼轴偏短，或眼轴长度在正常范围而眼的总屈光力偏低，或以上两种情况兼有。

近视眼目前的研究提示近视眼属多基因遗传病，与遗传和环境有关。可能遗传因素是近视发生的前提，而环境因素则是其形成的条件。过度近距离用眼是引起单纯性近视眼的主要原因已被肯定。

散光眼的原因，主要是由于角膜表面和后面或晶状体前面和后面，以及视网膜面不均一或各屈光介质的屈光指数异常所致。

屈光不正的原因有：

1. 眼球前后轴长异常和晶状体前后位置异常

（1）眼球前后径太短，形成轴性远视。

（2）眼球前后径太长，形成轴性近视。

（3）晶状体向前移位，形成近视。

（4）晶状体向后移位，形成远视。

2. 眼屈光系各折射面异常

（1）角膜前面或晶状体面曲度太平（曲率半径太长），引起弯曲性远视（或称曲率性远视）。

（2）角膜前面或晶状体面曲度太峻（曲率半径太短），致成弯曲性近视（或称曲率性近视）。

（3）角膜或晶状体面各径向曲度不等，形成散光。两主径向曲度不等但皆太平坦，形成远视散光。两主径向曲度不等但皆太峻，形成近视散光。两主径向之一曲度太平而另一曲度太峻，形成混合散光。凡两主径向互相垂直的散光，称为规则散光；两主径向不互相垂直的散光，称为双斜交散光；于角膜面凹凸不平或白内障混浊不均匀时，平行光投入眼内成不规则性折射，称为不规则散光。

3. 眼屈光系各组成因子不同轴

（1）晶状体倾斜　晶状体半脱位或人工晶状体位置倾斜形成散光。

（2）视网膜倾斜　黄斑附近隆起或凹陷时，视网膜倾斜形成散光。

4. 眼屈光媒质折射率异常

（1）房水折射率太低或玻璃体折射率太高，形成折射率性远视（或称屈光指数性远视）。

（2）房水折射率太高或玻璃体折射率太低，形成折射率性近视（或称屈光指数性近视）。

（3）整个晶状体折射率太低，引起折射率性远视；整个晶状体折射率太高，引起折射率性近视。

（4）晶状体皮质折射率增高而接近其核的折射率时，晶状体屈光度减弱，形成远视。

（5）单纯晶状体核折射率增高，形成瞳孔顶部为近视而周边部为远视。

（6）晶状体各部分折射率不等（初期白内障时），可致成不规则散光。

5. 某一屈光因子缺如

如晶状体缺如时，形成高度远视。

由于屈光因子测定困难，上述分类法难以实际应用，因而临床上将其归纳为两大类。

（1）轴性屈光不正　指以眼球前后径长度改变为主的屈光不正。

（2）屈光性屈光不正　指以眼各屈光媒质界面曲度或媒质折射率改变为主的屈光不正。

（二）中医学认识

1. 远视眼

《审视瑶函·能远怯近症》认为远视"盖阴精不足，阳气有余""故光华发见散乱，而不能收敛近视"。而《目经大成·远视》认为系"阴不配阳，病于水者""淫泣劳极，斫耗风力，则元神飞越，命门少火"。

（1）禀赋不足，或肝肾俱虚，阴阳失和，阳不生阴，阴精不能收敛，目失濡养，目中光华不能收敛视近，故视远怯近。

（2）后天失调，久病失养，以致脾胃受损，气血生化之源不足，气虚血亏，光华散乱，不能敛聚以视近，故视近不清。

2. 近视眼

《诸病源候论·目病诸候》认为"劳伤肝腑，肝气不足，兼受风邪，使精华之气衰弱，故不能远视"。《审视瑶函·内障》认为"肝经不足肾经病，光华咫尺视模糊"及"阳不足，病于少火者也"。

（1）书写阅读姿势不正或工作、学习光线异常，劳瞻竭视，损伤肝血，血伤气损，气血不能濡养，目中经络涩滞，筋失所养，失却正常的舒张功能，以致目中神光不能发越于远处。

（2）自幼近视者，多先天禀赋不足，或肝肾两虚，神光衰弱，光华不能远及而仅能视近。

（3）久视久思，劳伤心气，气损及阳，心阳不能温煦充养目窍，阳气难于发越而仅能视近。

（4）劳瞻竭视，脾胃虚弱，营养不良，精血不足，以致神光衰微，光华不能及远。

3. 散光眼

规则散光主要是角膜先天性因素造成的。不规则散光主要是角膜凸凹不平所致。临证若肝气不和、气血亏虚或肝肾不足者，可加重视疲劳症状。

二、临床诊断

（一）辨病诊断

1.临床表现

（1）远视眼　根据裸眼远、近视力，矫正视力和检影结果诊断远视。

1）视力及视力障碍

①远视眼的裸眼视力：远视眼的视力好坏与绝对性远视程度有密切关系。轻度或中度远视，如其调节功能强，常可借调节作用矫正其远视，而不出现视力降低，但远视如不能被调节作用所代偿，即绝对性远视，常引起不同程度的视力降低。

幼儿和青少年有轻度远视，由于他们的调节力很强，远、近视力均可正常。但在中年人由于调节力减弱，即或远视力尚佳，近距离视目标可能发生困难。中度远视，若年龄小、调节力强，远视力可能尚佳，但近距离视力多发生障碍；若年龄大、调节力不足，其远、近距离视力必均减退。高度远视，不仅近距离视力不好，远视力也常明显障碍。远视程度很高的患者，常喜欢将目标拿到眼前很近处，借瞳孔缩小和视网膜像的放大以增加看清目标的能力。这样高度远视的患儿常有时被人误认为高度近视，而到眼科要求配近视眼镜，故检查时必须注意。

②远视眼的矫正视力：远视眼中度和高度远视矫正视力往往不易达到正常标准。

2）视疲劳及全身症状

①视疲劳：由于远视眼无论看远或看近都必须动用调节作用，故除远视度数小、年龄又轻者外，在看书写字或做其他视近工作时，很易产生视疲劳。即视近用眼稍久，则视力模糊、眼球沉重、压迫感或酸胀感，或眼球深部作痛，或有不同程度的头痛，眼部容易引起结膜充血和流泪。头痛部位多在额部或眶上部，有时引起肩胛部不适、偏头痛，甚或恶心呕吐等症状。这些症状都是因动用

调节作用引起的，故称为调节性视疲劳。此种视疲劳的特点是：如闭目休息暂停用眼或戴上合适的凸透镜后，症状即可消失或明显减轻，但如再继续阅读或书写等视近用眼时，又会出现同样视疲劳现象。

②全身症状：远视眼除易引起调节性视疲劳外，也有时引起全身症状，特别是神经系统的变化。因此，以神经衰弱或自主神经功能紊乱等全身症状到眼科就诊者，眼科医生应对其屈光状态做认真的检查，如发现有远视性屈光不正，除应给予合适的眼镜矫正外，要着重内科的治疗，否则难于获得良好的疗效。

必须注意伴有更年期障碍的远视患者，常以视疲劳症状到眼科就诊，其视疲劳症状常超出检查所见之外，即主诉症状极其明显多样，但又找不出成为视疲劳原因的相应器质改变是其特征。

3）调节和集合联动失调　远视患者注视远目标时，两眼视线必须平行，即不需要集合，但必须调节；当两眼注视近目标时，其所用调节也常大于集合，造成调节和集合联动关系的失调，轻者可成为内隐斜，重者便出现内斜视。

4）远视眼的前部和眼底变化　度数较高的远视，眼球小，外观眼球轻度凹陷状。眼前房浅、瞳孔较小。远视眼由于经常调节紧张，结膜充血，时有引起慢性结膜炎、睑腺炎及睑缘炎者。远视眼由于 Alpha 角大，视轴常在光轴的鼻侧，故外观易显假性外斜视状。

中度和高度远视眼，眼底常有不同程度的变化，较常见的是假性视神经炎，少数重者可呈假性视乳头水肿。假性视神经炎的典型特征是：视乳头色红暗，生理凹陷轻或消失，边界不清楚，乳头形状不整齐，视乳头周围视网膜可见特殊的绢丝样反光；动脉可表现如血管硬化样，静脉迂曲扩张或伴有异常血管分支；荧光血管造影时无渗漏和网膜出血或渗出等。通过视力、视野及屈光的检

查，通常不难鉴别。

（2）近视眼

1）近视眼的视功能

①近视眼最主要的特点是远视力低于1.0，近视力多正常，但视近距离小于30cm。在一定范围内视力降低程度与屈光度相关，即屈光度愈高，视力愈差。病理性近视眼的视力下降更为明显，且可致盲。

近视力一般正常，但若眼底有病变、晶状体混浊、明显散光者，可有不同程度下降。近视眼者在老年化过程中，由于晶状体改变，可形成比较性远视，而可能出现一时性远视力提高现象。通过合理光学矫正，近视眼多可获得良好的矫正视力，尤见于单纯性近视眼或屈光度在 -6.00D 以下、且无明显散光者，但亦有少数例外。

②病理性近视眼生理盲点可见扩大，周边视野早期亦有见缩小，早期多见于颞侧。亦可见局部视野缩小、环形暗点、中心暗点或旁中心暗点。

③高度近视眼光觉敏感性多见降低。原因主要是由于脉络膜萎缩，视网膜色素上皮细胞变性，影响视色素的光化学反应。

④病理性近视眼对比敏感度功能多低于正常眼，主要由于视网膜血循障碍所致。

⑤后天性色觉异常。

⑥高度近视眼电生理异常，其电生理各项记录异常的程度，与视网膜脉络膜萎缩程度及色素上皮变性程度有关。

2）近视眼调节与集合的联动关系失调，出现斜视。

3）近视眼眼前节征象　眯眼，外斜视。中、高度近视眼球轴加长，故表现较前突。角膜中心区较薄，曲率半径较小。前房一般较深，周边房角多为宽角。瞳孔通常较大，反应迟钝。

4）近视眼眼底改变　一般中、高度近视眼多具有特征性的眼底改变。由于眼球向后伸长，视网膜血管离开视乳头后即变直变细、脉络膜血管亦相应变直变细。同时由于色素上皮层营养障碍，浅层色素消失，故使脉络膜血管更加暴露，而呈现豹纹状眼底。视盘较大，多呈长卵圆形，可稍倾斜，颞侧平坦，鼻侧与弧形斑相连。黄斑区可见红变、色素紊乱、出血、新生血管、变性、萎缩、Fuchs斑、裂孔及后巩膜葡萄肿。眼底的另一个特征性表现是漆裂纹样病变，眼底可见不规则的黄白色条纹，如同旧漆器上的裂纹，亦称玻璃膜裂纹，后极部较多，数量不等。

高度近视眼周边视网膜脉络膜可有弥漫性或局部色素变性、白色（无压力型）变性、铺路石样变性、格子状变性及囊样变性。

5）近视眼的并发症　随屈光度加深及年龄增长，近视眼并发症的危害性主要是直接损坏视功能。其主要原因是眼轴延长、血供障碍、营养不良及组织变性等。

①玻璃体异常：由于眼轴延长，玻璃体腔增大，促使玻璃体进行性变性，相继发生液化、混浊及后脱离。患者主诉有飞蝇（蚊）症，或表现有因玻璃体对视网膜牵引所引起的闪光感。

②晶状体异常：在眼内广泛变性的基础上，晶状体后极呈核性混浊，色棕黄，进展较慢。晶状体摘除手术时及手术后的并发症较无近视眼者为多。

③青光眼：近视眼并发的青光眼常无明显症状，需要持续观察。

④视网膜脱离：多发生于赤道部及周边部，早期可有闪光感，继之视野发生缺损及中心视力下降。

（3）散光眼

①视力减退：是散光眼最常见的症状，其程度由于散光性质和屈光度高低以及散光轴的方位等因素有较大的差异。属于生理范围的散光通常对远或近视力无任何影响。

散光眼患者在看远和看近时常常眯眼，而近视眼只是在看远时眯眼。头倾斜，如果散光得到矫正，此种斜颈可以矫正。单纯散光通常视力减退较轻；高度散光，视力减退明显，难获得好的矫正视力；复性散光，尤其是较明显的混合性散光视力严重减退。

②散光眼的视力与调节功能有一定的关系：单纯远视散光常因调节而呈单纯近视散光即远视经线呈现正视，正视经线呈现近视状态。复性远视散光的弱主经线借助调节，呈现单纯远视散光状态。混合性散光借助调节使弱主经线得到矫正，而强主经线呈现高度单纯近视散光，结果使视力更差。散光眼偶有单眼复视或倾斜症状。

③视力疲劳：是散光眼常出现的症状，散光眼无论看远与看近均朦胧不清，常借助调节功能缩短与注视物的距离，以达到自我矫正。因而常出现调节性视疲劳，表现有眼痛、流泪、重影、视力不稳定、近距离工作不能持久、头痛等视疲劳症状。

④眼底检查：明显散光眼，视乳头常呈椭圆形，垂直缘看清而水平缘不清或相反的当看清水平缘而垂直缘又朦胧。

2. 相关检查

（1）儿童屈光不正均要用睫状肌麻痹剂1% 阿托品眼药去调节后视网膜检影验光，尽可能减少调节对验光的影响。成人根据视疲劳情况用托吡卡胺眼药去调节后视网膜检影验光。

（2）A、B 超检查眼轴的变化，OCT 检查眼视网膜厚度、电生理检查眼功能，来确定屈光不正眼现况、判断发展趋势，以及估计预后。

（3）规则性散光还可用借助 5m 距离的散光表主观测试检查，或角膜曲率计和交叉柱镜等检查发现眼屈光系统屈光面两主经线的曲率半径和屈光度的差异。

（4）有条件的行波前像差、角膜地形图检查。

3. 远视眼的分类

（1）按屈光成分分类 可分为轴性和屈光性两大类。

1）轴性远视 轴性远视是形成远视眼的最常见原因，指眼的屈光力在正常范围，而眼前后轴偏短。轴性远视也是人眼正常发育的一个必经时期。新生儿的眼球小，平均前后径长 17.9mm，屈光状态几乎都是远视。随着小儿发育成长、眼球变大、眼轴延长，直至成年多变为正视，这种变化过程称为正视化。如果视觉系统发育受到影响，正视化过程不充分时，则使眼球停止于远视状态而成为轴性远视。

通常远视眼眼轴偏短很少超过 2mm，而眼轴每长 1mm 相当 3.00D，故通常远视很少超过 6.00D。但极少数也有超过 20.00D 者。眼球发育异常，如小眼球，其远视度数可能很高。远视眼在儿童时期多是生理性的，但若至成年后仍有明显远视其视力不正常，则可视为眼球发育不完善的结果。

2）屈光性远视 主要是因眼的屈光力减弱所致，有以下几种：

①曲率性远视：由于眼球任何屈光面的弯曲度异常所形成。角膜表面弯曲度小，如扁平角膜；晶状体表面弯曲度小。

②屈光指数性远视：由于眼的总屈光指数或部分单元的屈光指数异常所引起。角膜和房水的屈光指数减低；晶状体屈光指数减弱；玻璃体屈光指数增加。

③晶状体向后脱位或无晶状体眼：表现为高度远视状态。

（2）根据与调节作用的关系分类 远视与调节作用有极密切关系。在正常的调节作用下，总有一部分远视被睫状肌的生理性收缩所代偿，是为隐性或潜伏性远视，而未被代偿的部分，则称为显性远视。显性远视中有一部分可在全部调节作用的影响下达到代偿，称此为能胜性远视；另一部分在动用全部调节作用后，剩下来仍未能被代偿的部分远视，就是绝对性远视或称固定性远视。总合性远视是隐性远视和显性远视的总合。随年龄的增长，隐性远视逐渐变为显性远视。

如某患者：裸眼视力 0.3，用 +2.50D 镜片矫正后视力始达 1.0，将镜片度数增至 +5.00D，视力仍保持 1.0。滴 1% 阿托品眼药后，则必须用 +6.00D 视力可达 1.0。此患者：绝对性远视为 +2.50D；显性远视为 +5.00D；能胜性远视为（+5.00）－（+2.50）=+3.50D；总合性远视为 +6.00D；隐性远视为（+6.00）－（+5.00）=+1.00D。

（3）按远视眼程度分类 国内通常把远视程度分为三种：轻度 < +3.00D，中度 +3.00D~+6.00D，高度 > +6.00D。

（4）其他远视 有糖尿病性远视、外伤性远视、晶状体位置异常或缺如等疾病引起的远视。

4. 近视眼的分类

近视眼现有多种分类法。

（1）根据功能分类 有单纯性近视眼与病理性近视眼。

1）单纯性近视眼 单纯性近视眼属于配合性屈光不正，亦称后天性近视眼、良性近视眼、环境性近视眼、功能性近视眼、静止性近视眼及学校性近视眼。绝大多数起自青春期，且随发育停止而渐趋稳定，故亦称青少年近视眼，或青春期近视眼。个别见于成年期，早年无近视史，有明显诱发因素，如长时间近距离用眼等，故称成年人近视眼，或迟发性近视眼。

单纯性近视眼的主要特点：①进展较慢；②屈光一般为低度或中度；③远视力多可理想矫正；④其他视功能多属正常；⑤除有相应的眼轴延长外，尚可呈现豹纹状眼底、弧形斑，以及可能有的玻璃体混浊及轻度视网膜－脉络膜变性；⑥遗传因素不明显或不肯定。

2）病理性近视眼 病理性近视眼属于因子性屈光不正，或称先天性近视眼、恶性近视眼、变性近视眼、高度近视眼、进行性近视眼。亦有将眼底已有明显变性的低度近视眼，以及并发于其他疾病或继发于眼先天异

常的近视眼等包括在内。病理性近视眼的主要特点有：①早年即已开始；②持续进行性加深，发展快，青春期进展更明显，成年后变慢或相对静止；③屈光度一般 > －6.00D；④眼轴明显延长，长度多与屈光度成正比；⑤眼底病变早期即可出现，并进行性加重；⑥视功能明显受损，远视力更差，矫正多不理想，近视力亦可低常，视野及暗适应等功能均可异常；⑦有遗传因素；⑧多伴并发症。

（2）根据屈光成分分类 有轴性近视与屈光性近视。

1）轴性近视 由于眼轴延长，平行光束进入眼内聚焦于视网膜之前，而眼其他屈光成分基本正常。见于病理性近视眼及大多数单纯性近视眼。

2）屈光性近视 眼轴正常或基本在正常范围内，多由于眼各屈光成分异常或各成分间组合异常，而使平行光束入眼经屈折后聚焦于视网膜前，而形成屈光性近视，为一时性，或为永久性。主要见于以下几种情况：

①曲率性近视：由于角膜前面或晶状体面的曲度增强，曲率半径变短，而使平行光束入眼后过早聚焦于视网膜前。见于圆锥角膜、巨大角膜或小角膜、角膜葡萄肿、角膜移植术后、球形晶状体及小晶状体等情况。

②屈光指数性近视：由于房水、晶状体屈光指数的增高，屈光力增加，而使平行光束入眼后聚焦于视网膜前。如见于急性虹睫炎、初发白内障、老年晶状体核硬化或混浊（如老年近视）及糖尿病患者，多数呈一时性低度近视。

③调节性近视：由于长时间近距离用眼，在不良环境及体力与心理条件影响下，视力负荷增加，调节一时不能完全放松，出现调节紧张或调节痉挛。分功能性与器质性两种。

（3）按近视眼程度分类 国内通常把近视程度分为三种：轻度近视 < －3.00D，中度近视 －3.00~－6.00D，高度近视 > －6.00D。

依近视屈光度划分近视程度的方法，涉

及到人们对正视范围的规定，通常将 ±0.25D 屈光度列为正常范围，故近视应从 −0.50D 起为宜。

程度分类法比较实用，但应注意年龄等因素，即儿童、少年近视程度所依据的屈光度要相应减低。此外，除了将 −6.00D 以上者分为高度近视眼外，也有人将 −10.00D 以上者定义为重度近视眼。

（4）根据调节作用参与分类

①假性近视眼：由于调节痉挛，使正视眼或远视眼表现出一时性的近视现象。用阿托品眼药散瞳后检查，近视消失呈现为正视或远视。

②真性近视眼：用阿托品眼药后近视度数未降低或降低度数 < −0.50D。

③混合性近视眼：用阿托品眼药后屈光度降低大于或等于 −0.50D，但未恢复正视者。

（5）其他类型近视　有外伤性近视、中毒性近视、药物性近视、糖尿病性近视、仪器性近视、空间近视、夜间近视、早产儿近视、潜水性近视、癔病性近视，以及见于月经期、妊娠期及多种眼病与全身疾病时所出现的一时性近视。

5. 散光眼的分类

（1）临床从可用柱镜片矫正的散光和不能用柱镜片矫正的不规则散光分类。

1）不规则散光　由于在同一条经线上，或在同一条经线的不同部位，屈光力量表现不同而产生，用一般镜片不易矫正。

2）规则散光　规则散光是指角膜或晶状体的各经线虽曲度不等，屈光力也不同，但各经线具有一定的规律。强与弱两主经线互成直角，可以用柱镜片矫正。按其屈光状态、主经线方位和矫正柱镜轴位可分为下列种类。

①依两主经线屈光状态分为 3 类

单纯散光：一条主经线的焦线在视网膜上，另一条主经线的焦线落在视网膜前或后。若前焦线在视网膜上，后焦线在视网膜后方则为单纯远视散光。若后焦线在视网膜上，前焦线在视网膜前则为单纯近视散光。

复性散光：两条主经线的焦线均不落在视网膜上。若前后两条焦线均在视网膜后方，但距视网膜远近不同则为复性远视散光。若前后两焦线均在视网膜前，但距视网膜有远近之别则为复性近视散光。

混合性散光：两主经线的焦线，一条在视网膜前，另一条在视网膜后。即强主经线为近视性屈光状态，弱主经线呈远视性屈光状态。

②依强主经线方位分类：正常眼角膜垂直经线曲率半径通常小于水平经线的曲率半径，因而垂直经线屈光力强于水平经线屈光力。根据强主经线所在的方位可分 3 种类型。

顺规散光：强主经线位于 90°，两侧移动范围不超过 45°（亦有谓 ±20°），由于合乎生理性惯例称为顺（循）规或顺例和合例散光。

逆规散光：强主经线位于 180°，两侧移动范围不超过 45°（亦有谓 ±20°）称为逆（反）规或反例和不合例散光。

斜散光：强和弱两条主经线不是垂直相交于 90° 和 180°，而是在 45° 与 135° 或其附近的两侧称为斜散光。

③依两眼柱镜轴位分类

对称散光：两眼柱镜轴的度数总和等于 180° 称为对称散光。例如一眼柱镜轴在 45°，另一眼在 135°。若两眼柱镜轴均在 90° 或 180° 亦在此例。

不对称散光：若两眼柱镜轴的总和不是 180° 或大于 180° 称为不对称散光。例如一眼柱镜轴为 80°，而另一眼在 45° 或 160°，两眼总和不等于 180°。

同轴散光：两眼柱镜轴同在 180° 或 45° 称为同轴散光或平行斜散光。

异轴散光：若一眼散光是合例，另一眼散光为不合例，则称为异轴散光。例如凹柱镜轴一眼为 180°，另一眼为 90°。

类似散光：合例的对称散光，凸柱镜轴一眼为 100°，另一眼在 80°，即两轴均向颞侧倾斜称为类似散光。

异性散光：不合例对称散光，凸柱镜轴一眼在15°，另一眼在165°；或凹柱镜两眼轴均在80°，一眼斜向鼻侧，另一眼斜向颞侧，称为异性散光。

（2）依调节作用的有无分类

①静态散光：指由于角膜及晶状体屈光面异常或晶状体生理性倾斜所产生的散光。

②动态散光：指由于睫状肌收缩不均匀造成晶状体各部调节力不等导致晶状体屈光面的曲率暂时性改变而出现光学上的散光状态，不仅屈光度发生变化，散光的轴位亦发生改变。

（二）辨证诊断

1.远视眼

（1）肝肾不足证

①临床证候：视远尚清，视近模糊，全身无明显不适，或久视目珠疼痛，头晕耳鸣，腰膝疲软，口咽干燥；舌红少苔，脉细数。

②辨证要点：自幼视近模糊。

（2）气血两虚证

①临床证候：视远较视近清楚，不耐久视，两目隐痛，甚则连及前额。全身可兼见面色少华、心悸怔忡、头晕失眠、气短神疲、食欲不振；舌淡苔白，脉细无力。

②辨证要点：不耐久视，视近两目隐痛，舌淡。

2.近视眼

（1）气血不足证

①临床证候：视近清晰，视远模糊，查视眼底可见视网膜呈豹纹状改变。或兼见面色不华、神疲乏力；舌质淡，苔薄白，脉细弱。

②辨证要点：过用目力、视远模糊。

（2）肝肾两虚证

①临床证候：能近怯远，可有眼前黑花飘动，眼底可见玻璃体液化混浊，视网膜呈豹纹状改变。或有头晕耳鸣、腰膝酸软、寐

差梦多；舌质淡，脉细弱或弦细。

②辨证要点：自幼视物模糊。

（3）心气不足证

①临床证候：视近清楚，视远模糊，视物眯目。或兼见面白畏寒、神疲心悸、活动尤甚、健忘；舌质淡，苔白，脉细缓。

②辨证要点：久视少动，近视，兼有虚寒证。

（4）脾胃虚弱证

①临床证候：视近清晰，视远模糊，视久眼睑无力，喜垂闭，或病后体虚；舌淡红，苔薄白，脉弱。

②辨证要点：视久眼睑无力，喜垂闭。

3.散光眼

（1）肝气不和证

①临床证候：视久眼胀头晕，眉骨疼痛，性情急躁；舌红苔薄，脉弦。

②辨证要点：视久眼胀头晕，眉骨疼痛。

（2）气血亏虚证

①临床证候：久视后出现视物昏花，或眼花头晕。全身可兼见心悸虚烦、梦多健忘、精神疲乏、大便秘结；舌质淡，苔薄白，脉沉细。

②辨证要点：久视后出现视物昏花，心悸虚烦。

（3）肝肾不足证

①临床证候：眼花涩痛，不耐久视，久视眼胀痛、干涩。全身可兼见头晕目眩、耳鸣、腰膝疲软；舌质淡，苔少，脉细。

②辨证要点：不耐久视，眼干涩，腰膝疲软。

三、鉴别诊断

（一）西医学鉴别诊断

1.远视和近视的鉴别

青少年轻度远视，由于读书、写字等近距离工作时间过长，可引起睫状肌异常紧张收缩而痉挛，导致假性近视的发生。此时的

远视力下降，用凹透镜视力提高，用凸透镜反使视力下降，临床上有将远视误为近视，而配误戴凹透镜，出现更明显的视疲劳。用阿托品等眼药充分麻痹睫状肌解除痉挛后，假性近视便可消除而恢复远视状态。

2. 远视和老视的鉴别

远视和老视是两种不同屈光状态，但由于都用凸透镜矫正，远视力又都好，两者往往被混淆。远视是一种屈光不正，一般自幼即存在，程度较轻者年轻时可无异常，程度重者视远视近均困难，戴凸透镜后既可看清远方，也能看清近方。而老视是一种生理性障碍，是因晶状体硬化等老年性变化、调节功能减弱而出现的视近困难，年轻时视近无异常，中年后随年龄增长而视近困难逐渐加重，戴上凸透镜后虽能看清了近方目标（书、报），但不能同时用此镜看清远方物体，这和远视者戴镜的情况不同。两种不同屈光状态经散瞳验光可明确诊断。

3. 远视和正视的鉴别

轻度或中度远视眼，可借调节作用自行矫正其远视，对远、近目标均能看清，主观上和正视者无异。鉴别远视和正视，除用睫状肌麻痹剂去调节后视网膜检影验光外，最简便的办法是用一轻度 +0.50D 凸透镜置于被检眼前，如加镜后视力顿减，可能为正视，如视力上升或保持不变，则可能为远视，结合检影易于鉴别。

4. 散光眼和正视的鉴别

轻度散光眼看远和看近时常常眯眼。

（二）中医学鉴别诊断

1. 视瞻昏渺

本病是指眼外观无异常，视力逐渐减退，但不能矫正，昏矇日益渐增的内障眼疾。类似于球后视神经炎、缺血性视乳头病变、视盘血管炎。

2. 青风内障

青风内障发病时患者不自觉或头眩目胀

轻微，瞻视过久，可有睑重、疲倦、酸痛，视力日见减退，观灯火周围似彩虹环绕。视野日渐缩窄，瞳神扩大，呈淡青色。早期易误诊为近视眼视疲劳，对可疑病例应做排青检查，眼压日曲线、视野、视神经纤维层厚度检查可以鉴别。

四、临床治疗

（一）辨病治疗

1. 远视眼

远视眼的治疗有用凸透眼镜矫正及手术等特异性治疗，配镜矫正为目前常用的方法，本书介绍配镜矫正方法。

（1）普通框架眼镜矫治法　普通框架眼镜矫正是凸透镜最佳矫正视力的最高度数，验光处方必须根据不同年龄、职业等情况，决定最适宜的矫正镜片度数。

轻度远视，远、近视力都正常，如无症状则不需矫正，如有视疲劳和内斜视，即使远视度数低也应戴镜。中度远视或中年以上远视者应戴镜矫正视力，以消除视疲劳症状及防止内斜视的发生。

6 岁以下小儿轻度远视是生理性的，故不必配镜矫正。如远视度较明显、视力减弱或弱视，或出现内斜视，即或 3 岁小儿也应验光配镜，必要时配合弱视治疗。

6~16 岁的学生正处于视近用眼较多阶段，轻度远视也可考虑配镜矫正。如有视力减退、视疲劳或出现内斜视，都必须及时验光配镜。

幼儿和青少年学生验光，原则上都要用阿托品麻痹睫状肌后进行。处方时要从检影所得度数中减去 +1.00D，但对有内斜视者，则应予以全矫正。儿童凡远视度超过 +3.00D 者眼镜要常戴镜，低于 +3.00D 者可只在阅读写字时戴用。

成年人中、老年期调节力渐减，所戴眼镜的度数，应酌情增强以补偿调节力的不足。老年人当隐性远视全变成显性远视时，不论看远或视近工作或学习，都必须借助于眼镜的矫正。

（2）接触眼镜矫正　远视眼戴接触镜者远较近视者为少，原因是年青轻度远视者并不需要持续戴镜，而年老远视者又不太考虑美容性效果。

2. 近视眼

目前矫正近视眼的方法一般认为光学矫正佩戴眼镜是常用的方法。选择适当的凹透镜，使其后焦点距离刚好与眼的远点距离一致，即平行光线被凹透镜分散后，焦点后移，正好落在视网膜上。近视眼佩戴眼镜可提高视力、促使调节与集合平衡，消除视疲劳；减低屈光参差，利于发展双眼视功能。配镜前需验光，确定真性近视的屈光状态和度数。

假性近视不需戴镜，排除可用睫状肌麻痹剂 1% 阿托品眼药及 0.5% 托吡卡胺眼药以松弛睫状肌。

（1）普通眼镜的矫正　配镜原则是在获得正常视力（1.0~1.2）或最满意视力（矫正不到 1.0 时的最佳视力）的几个凹透镜片中选其度数最小的作为该眼的矫正度数。

高度近视眼初配眼镜时，若不能耐受完全矫正的镜片，可将度数适当降低，适应之后再逐渐增加至充分矫正。对于外隐斜者应给予完全矫正，内隐斜者则可低度矫正，并适当调整瞳孔距离以保持眼肌平衡及防止眼疲劳。

（2）角膜接触镜和角膜塑形镜（OK镜）　与框架镜相比，角膜接触镜和角膜塑形镜（OK 镜）对成像的大小影响较小，视野较大，而且不影响外观，适用于屈光参差较大以及某些特殊职业者。角膜塑形镜（OK 镜）有助缓慢近视的发展，但要严格按照接触镜的佩戴规则和注意用眼卫生。

（3）其他方法　渐进镜、屈光性手术等。

3. 散光眼

未成年人散光眼的治疗以用眼镜矫正为主，成人散光度较大时可考虑辅以手术疗法。

（1）普通眼镜矫正　原则是防止过度矫正，处方时可考虑"宁小勿大"，既要增近视力又可减少视觉干扰症状。根据检影验光处方以主观试镜时自我感觉，选择最佳柱镜矫正散光。

（2）角膜接触镜佩戴　1.00D 以内的角膜散光可通过普通软性角膜接触镜矫正，较高度的散光应使用散光的软镜或透气硬镜矫正。圆锥角膜和不规则散光不能用框架柱镜矫正，可试用透气硬性角膜接触镜。

（二）辨证治疗

1. 辨证论治

（1）远视眼

①肝肾不足证

治法：补益肝肾。

方药：六味地黄丸（《小儿药证直诀》）加减。熟地黄、山茱萸、山药、牡丹皮、泽泻、茯苓、枸杞子、菊花、五味子。目珠疼痛加郁金、红花以活血通络止痛；夜多盗汗，去枸杞子、菊花，加知母、地骨皮、银柴胡清虚热；眼胀明显者，加石决明、磁石平肝潜阳；不耐久视者，加党参、黄芪补脾益气。

②气血两虚证

治法：补益气血。

方药：八珍汤（《正体类要》）加减。当归、川芎、白芍、熟地黄、人参、白术、茯苓、炙甘草、生姜、大枣。夜寐多梦，加炒枣仁、远志以养心安神；食欲不振，去熟地黄、白芍，加炒山楂、炒谷芽、炒麦芽以消食。

（2）近视眼

①气血不足证

治法：补血益气。

方药：人参养荣汤（《太平惠民和剂局方》）加减。白芍、当归、陈皮、黄芪、桂心（去粗皮）、人参、白术（煨）、炙甘草、熟地黄、五味子、茯苓、炒远志（去心）。若眼胀者加木瓜、夏枯草以舒筋活络；眼干涩者加麦冬、玉竹以生津润燥。

②肝肾两虚证

治法：滋补肝肾。

方药：加减驻景丸（《医方类聚》）。车前子、当归、熟地黄、五味子、枸杞子、楮实子、川椒、菟丝子。若视网膜呈豹纹状改变明显、伴眼前闪光者，可加太子参、麦冬以益气养阴；视网膜出血者加白茅根、熟大黄、仙鹤草凉血止血。

③心气不足证

治法：益气养心。

方药：四君子汤（《太平惠民和剂局方》）加减。党参、白术、甘草、茯苓、菖蒲、远志。气虚甚者酌加黄芪以助补气之力；畏寒明显者加肉桂、干姜以助阳气。

④脾胃虚弱证

治法：补益脾气。

方药：补中益气汤（《脾胃论》）加减。黄芪、党参、白术、陈皮、升麻、当归、柴胡、炙甘草。若食欲不振加山楂、麦芽；病后血虚加熟地黄、白芍；肝肾不足加枸杞子、菟丝子。

（3）散光眼

①肝气不和证

治法：疏肝调气。

方药：柴胡疏肝散（《景岳全书》）加减。陈皮（醋炒）、柴胡、川芎、枳壳（麸炒）、芍药、炙甘草、香附。若素体虚弱、眼睑垂闭可加党参、黄芪、防风。

②气血亏虚证

治法：补养气血，养心安神，解肌止痛。

方药：八珍汤合柴葛解肌汤（《伤寒六书》）加减。当归、川芎、白芍、熟地黄、人参、白术、茯苓、炙甘草、柴胡、葛根、黄芩、羌活、白芷、桔梗。眼胀头晕加石决明、龟甲、钩藤、伸筋草平肝潜阳、息风通络；眼胀痛加蔓荆子清利头目、止痛。

③肝肾不足证

治法：滋养肝肾，益精明目，解肌止痛。

方药：六味地黄丸合柴葛解肌汤加减。熟地黄、山茱萸、山药、牡丹皮、泽泻、茯苓、柴胡、葛根、甘草、黄芩、羌活、白芷、芍药、桔梗。头晕目眩者加石决明、天麻、钩藤、僵蚕以平肝息风通络；眼干涩者加北沙参、麦冬以益气养阴。

2.外治疗法

（1）针刺治疗　针对视疲劳或假性近视眼，选穴以眼部穴位为主、全身随证选穴为辅，《席弘赋》载："睛明治眼未效时，合谷光明安可缺。"穴位要定期轮换，因为针刺是通过激发机体的反应功能而起作用，刺激的质与量，要适合机体的功能状态，随时作适当的更换和调整，以免穴位的敏感度降低而影响疗效。注意接受针刺治疗患者的年龄。

眼部常用穴位：承泣、攒竹、球后、风池、睛明、鱼腰、丝竹空、太阳、四白；全身常用穴：肩中俞、头维、太冲、百会、合谷、风池、肝俞、肾俞、心俞、脾俞等。10天为1个疗程。

（2）耳针治疗　针对视疲劳或假性近视眼，常取耳穴的神门、肝、脾、肾、眼、目1、目2或在耳区寻找病理性压痛点，以皮内针或用王不留行籽等贴压于穴位，每天自行按摩3~4次，5~7天为1个疗程，疗程间隔3~5天。

（3）梅花针治疗　针对视疲劳或假性近视眼，用梅花针轻轻叩刺太阳穴、眼眶周，或叩刺背部脊椎两侧，每日1次，10次为1个疗程。

（4）外用药点眼治疗　针对视疲劳或假性近视眼，可选用托吡卡胺眼液、珍视明滴眼液、七叶洋地黄双苷眼液、近视乐眼液等眼药点眼。

（5）推拿治疗　针对视疲劳或假性近视眼，推拿取穴参考针刺治疗，先主穴，后配穴。也可自我推拿，如眼保健操。

3.成药应用

（1）肝肾不足型　杞菊地黄丸，补益肝

肾。每次 6g，每日 2 次。

（2）气血两虚型　人参归脾丸，补益气血。每次 1 丸，每日 2 次。

（3）脾胃虚弱型　补中益气丸，补益脾气。每次 6g，每日 2 次。

（4）肝气不和型　柴胡颗粒，疏肝调气。每次 1 袋，每日 2 次。

五、预后转归

屈光不正经检影验光配镜一般视力矫正均能达到正常。若高度远视，或高度近视并发症较多时，或不规则散光等矫正视力较差。

六、预防调护

（一）远视眼

1. 预防

（1）有内斜视的学龄前儿童，和近距离阅读、书写有眼胀眼痛、恶心的青少年，应及时验光，早日发现远视，以避免弱视。

（2）早期散瞳验光，及时发现远视状态，视功能发育预后较好。若 10 岁以上儿童发现远视，视力矫正不佳者，多有弱视。

2. 调护

（1）对已配镜者，尤其是学龄前儿童，应定期散瞳验光、复查，以便及时调整眼镜度数。

（2）饮食结构要合理，不能偏食，对学龄前儿童的贫血、佝偻病等疾病应及时治疗。

（3）避免连续较长时间阅读、书写等近距离活动，应每 30~40 分钟至少休息 10 分钟。热敷有助于缓解视疲劳。

（二）近视眼

1. 预防

（1）近视眼发生有一定规律性，应当注意发育期的视力保健，通常包括学龄前期、生长发育期、怀孕期、围产期及患有某些全身疾病时。父母双方均为高度近视眼的儿童，更要注意早期预防。

（2）单纯性近视眼有明显的外因，如长时间近距离用眼，故减少视力负荷的不良影响，是预防工作的关键。

（3）定期监测视力的变化或睫状肌麻痹下验光，以便早期发现近视屈光状态和确定预防方法。

（4）一次连续近距离用眼时间不应过长，青少年写字要注意三个一：胸距桌子一拳、手距笔尖一寸、眼距书本一尺。看书写字时光线应从左方或左前方射来。

（5）病理性近视眼患者，选择适当工作，避免过度用眼与不良视觉刺激，正确矫正屈光不正、佩戴合适眼镜，防止近视屈光度加深，维持或争取改善视功能。

（6）近视眼致盲的主要原因是并发症，患者应重视眼视觉出现的任何异常现象，如闪光感、飞蚊症、眼部酸胀、疼痛等现象，定期检查视力、眼压、视野、眼轴等变化情况，必要时进行其他眼部特殊检查。

2. 调护

（1）养成良好的用眼习惯，阅读和书写时保持端正的姿势，眼与书本应保持 30cm 左右的距离，连续阅读 30~40 分钟要休息。

（2）学习和工作环境照明要适度，照明应明亮柔和无炫光或闪烁，黑板无反光，不在阳光直照或暗光下阅读或写字。

（3）定期检查视力，对近期远视力下降者应查明原因，积极治疗；对验光确诊的近视，应在医生的指导下佩戴合适的眼镜，以保持良好的矫正视力及眼正常调节与集合。

（4）鼓励视觉发育阶段的儿童到视野开阔的场地游戏、运动。根据屈光度选择体育锻炼，增强体质，高度近视眼尽量减少剧烈体力活动。

（5）生活要有规律，保证充足睡眠，劳逸结合，维护身心健康。平衡饮食，合理营养。注意预防各种异常刺激及危险因素，尽量避免物像在视网膜上形成朦胧影。

（6）对经睫状肌麻痹检影验光已确诊 −3.00D 以上近视，眼镜要经常戴。

（三）散光眼

1. 预防

（1）对有散光的儿童宜先散瞳检影验光，预防弱视。

（2）成人配镜后仍视疲劳症状不减，注意是否有散光情况或柱镜片轴向是否准确。

2. 调护

（1）学龄前儿童，应定期验光、复查，以便及时调整眼镜度数。

（2）饮食结构要合理，不能偏食。

（3）久视近处目标后，可仰首望远，或采用眺望远目标以缓解调节。

（4）常闭目调护。

七、研究进展

屈光不正中延缓近视眼的发展是目前眼视光学科研究的主要课题，临床新型的既能松弛睫状肌、缓解调节痉挛，又不影响正常瞳孔运动的眼科新药，选择性 M_1 受体阻断剂为近视眼药物治疗提供了新的方法。

计算机技术、眼前段成像系统和波前像差技术的迅速进展，极大增加了准分子激光角膜切削技术的精度和安全性。

新型的组织相容性好、含氧量高、屈光指数高的镜片材料与加工工艺的发展将使渐进镜片、角膜接触镜、角膜塑形矫正镜片、角膜基质内环植入、眼内镜植入都成为安全可靠的屈光不正矫正方法。

预防近视眼的方法正向着科学合理、有益无害发展。

参考文献

［1］李凤鸣. 眼科全书［M］. 北京：人民卫生出版社，1996.

［2］唐由之，肖国士. 中医眼科全书［M］. 北京：人民卫生出版社，2011.

第二节　老视眼

从 40 岁左右开始，随年龄增长，人的远视力虽不减当年，但在近距离工作中逐渐感觉视近困难，必须在其静态屈光矫正之外另加凸透镜，才能有清晰的近视力，这种现象西医学称为老视眼，俗称老花眼。

古代中医医籍对老视眼的记载有《备急千金要方》："凡人年四十五以后，渐觉眼暗。"

一、病因病机

老视眼是一种生理性调节减退现象，是人生的必经阶段，但原有的屈光状态将影响老视症状出现的迟早。原有远视眼者老视眼出现要比正常眼为早，而近视眼者出现老视症要比正视眼晚些。

（一）西医学认识

老视眼是静态调节衰竭的表现，随年龄增长，晶状体的结构和物理性质发生改变，调节力渐减，这是正常的生理现象，不管屈光状态如何，每个人均会发生。

（二）中医学认识

《眼科百问》："肾虚不能近视也，年老人多有之。"人年四十以上，阴精渐衰，阳常有余；或年老体弱，肝肾之精渐衰；或劳瞻竭视，阴血暗耗；阴精不足不能配阳，故目中光华虽可发越于外，但不能收敛视近。

二、临床诊断

（一）辨病诊断

1. 临床表现

（1）老视眼系逐渐发生并发展，一般首先于阅读或近距离工作时觉察。看不清小字或物体细节，常将头后仰，并移远书报或工作物。随年龄增长，症状明显。喜在光线强的地方阅读。

（2）晚间阅读时喜欢将灯光移近甚至将灯光放在阅读物与眼之间。

（3）视疲劳。

（4）调节时间延长。

2. 相关检查

使用托吡卡胺眼药去除调节后进行视网膜检影验光和远视力检查。

（二）辨证诊断

老花眼临床多见肝肾阴精不足不能配阳者。

（1）临床证候　视近昏矇视远明、眼痛、眉骨酸重、眩晕耳鸣、迎风流泪、腰膝酸软、盗汗等。

（2）辨证要点　人年四十以上，视近昏矇视远明，腰膝酸软，盗汗。

三、鉴别诊断

（一）西医学鉴别诊断

与远视相鉴别。远视和老视远视力都好，都用凸透镜矫正视力，两者易被混淆。远视是一种屈光不正，一般自幼即存在，程度较轻者年轻时可无异常，程度重者视远视近均困难，戴凸透镜后既可看清远方，也能看清近方。老视是一种生理性障碍，是因晶状体硬化等老年性变化、调节功能减弱而出现的视近困难，年轻时视近无异常，中年后随年龄增长而视近困难逐渐加重，戴上凸透镜后虽能看清了近方目标（书、报），但不能同时用此镜看清远方物体。

（二）中医学鉴别诊断

与能远怯近症相鉴别。能远怯近症幼年即存在视远清楚、视近模糊。

四、临床治疗

（一）提高临床疗效的要素

从事近距离精密工作者，在近距离工作中须使用其全部调节力，老花眼出现年龄比非近距离工作者可能要早。在排除年龄、近距离的工作因素后，素体虚弱、阴血不足者，将四诊，望（特异性体征或实验室检查）、闻、问、切所收集到的临证资料，用治未病和整体辨证指导分析、归纳、判断现阶段证候以及证候的演变趋势，辨证施治与配戴老花镜治疗相结合。

（二）辨病治疗

根据年龄，在排除近视、远视的因素后，对近距离的工作给予适当的镜片。镜片的原则是既要补足其调节功能不足部分的屈光度，同时还要保留一定的剩余调节力。

老花眼配镜的规律：正视者在 40~45 岁时开始可戴 +1.00D 的凸透镜，以后每增加 5 岁，可酌情加 +0.50D~+1.00D 凸透镜。

（三）辨证治疗

1. 辨证论治

人年四十以上，视近昏矇视远明者不属病态。若老花眼症状出现过早或发展太快，应结合全身情况，辨证用药。

肝肾阴亏证

证候：视近昏矇视远明，眼痛、眉骨酸重、眩晕耳鸣、迎风流泪、腰膝酸软、盗汗等。

治法：养阴明目。

方药：地芝丸（《东垣十书》）加减。生地黄、天冬、枸杞、五味子、枳壳、菊花。头晕眼胀者加天麻、钩藤、石决明、僵蚕以平肝息风通络；眼干涩者加石斛、北沙参、麦冬以益气养阴。

2. 外治疗法

主要是针对视疲劳，轻者热敷，重者可

参考屈光不正外治疗法。

3.成药应用

肝肾不足型,用杞菊地黄丸补益肝肾,6g,每日2次。

五、预后转归

配戴适合的老花眼镜,阅读书报、视近物,预后较好。

六、预防调护

(一)预防

(1)从事近距离精密工作者,在近距离工作中要定时休息、远眺,注意锻炼身体。

(2)对远视中年者,要定期检查屈光度数,及时发现调节力减弱状态。

(二)调护

(1)对已配老花眼镜中年者,应定期检查,以调整老花镜度数。

(2)老花眼度数变化较快,而难得到满意近距离视力者,应及时排除圆翳内障等眼疾和全身性疾病。

(3)注意生活要有规律,保证充足睡眠,劳逸结合,平衡饮食,合理营养。

七、专方选要

五子衍宗丸(《悬解录》)

组成:枸杞子、菟丝子、覆盆子、五味子、车前子。

功效:补益肝肾明目。

主治:眼易疲劳,不耐久视;久则视物模糊。头晕,双目干涩,腰膝酸软;舌淡苔少,脉细。

八、研究进展

目前有研究用巩膜手术、角膜手术和晶状体手术治疗老视,但尚未有安全有效、具备在临床大面积推广意义的老视矫正手术,

老视的常规治疗方法仍处于探索和尝试之中。

参考文献

[1]李凤鸣.眼科全书[M].北京:人民卫生出版社,1996.

[2]唐由之,肖国士.中医眼科全书[M].北京:人民卫生出版社,2011.

第三节　弱视

弱视是在视觉发育期间,由于异常视觉经验(单眼斜视、屈光参差、高度屈光不正以及形觉剥夺)引起的单眼或双眼最佳矫正视力低于同龄正常人,而这种视力下降又不能直接归因于眼球的结构和视路的异常的一种视觉状态。据统计弱视在一般人群中患病率为2.0%~5.0%,是儿童常见眼病,严重危害儿童身心健康。

弱视为西医学病名,从古至今,中医学尚没有关于弱视的明确名称,由于弱视的发病多与远视、近视、散光、斜视及其他影响视觉发育的因素有关,在古代文献中,古人多将其归属为"视瞻昏渺""青盲""目暗不明"等范畴。

一、病因病机

(一)西医学认识

视觉系统具有可塑形,在视觉发育的关键期或敏感期,当视觉行为受到干扰或形觉剥夺后,视觉系统出现神经病理改变,这种改变导致了弱视的发生。形觉剥夺可引起外侧膝状体的组织学改变和视皮质的生理学改变,外侧膝状体神经元比健眼神经元小,视皮质第Ⅳ层患眼优势柱与健眼相比宽度缩小。主要的干扰因素包括以下几种。

1.形觉剥夺性弱视

先天性或外伤性白内障、角膜混浊、完全性眼睑下垂、医源性眼睑缝合等均可引起

弱视。因为以上原因，使进入眼球的光刺激不够充分，剥夺了黄斑接受正常光刺激的机会，产生视觉障碍，形成弱视。

2. 斜视性弱视

斜视儿童患者，由于一眼视轴偏斜，同一物体的物像不能同时落在两眼视网膜对应点上，影响黄斑中心注视，引起复视和视觉混淆。复视和视觉混淆，使患者感到不适，脑皮层主动抑制由斜视眼输入的视觉冲动，该眼黄斑部功能长期被抑制，形成弱视。

3. 屈光参差性弱视

屈光参差也就是两只眼的眼轴长度不同。同一物体在两眼视网膜上形成的物像清晰度不等，致使双眼物像不能融合。视皮层中枢抑制来自屈光不正较大眼球的物像，形成弱视。

4. 屈光不正性弱视

屈光不正性弱视多见于高度远视性屈光不正，双眼视力相等或相近。由于调节所限，患者看近看远都不能获得清晰物像，形成弱视。

5. 子午线性弱视

子午线性弱视是指在眼球的某条子午线上有选择性的发生弱视，幼年时高度散光没有获得矫正可引起子午线性弱视。

（二）中医学认识

弱视多源于先天禀赋不足或后天摄养失宜，肾气不足而致肝肾阴精亏损，精气不能上承濡养于目；阴阳失调；目失所养，神光发生无源、发越无能，视力欠缺，日久不愈，目精不明则成弱视。

《医宗金鉴》谓："小儿青盲，因胎受风邪，生后瞳仁端好，黑白分明，唯视物不见。"对其发病机制的认识相应体现在能引起弱视的"能近怯远""能远怯近""小儿通睛症""小儿青盲""小儿眼生翳"和"胎患内障"等相关眼病中。

二、临床诊断

（一）辨病诊断

1. 临床表现

单眼或双眼发生，视力低于正常同龄人，阅读时出现拥挤现象。弱视根据视力情况分为轻、中、重度弱视。

轻度弱视：矫正视力为 0.6~0.8。

中度弱视：矫正视力为 0.2~0.5。

重度弱视：矫正视力 ≤ 0.1。

2. 相关检查

（1）眼部检查

①视力检查。

②外眼检查：有无上睑下垂；眼位：采用角膜映光、遮盖–去遮盖或交替遮盖、九个方位眼球运动情况等评价眼位情况。

③眼前节检查：眼球屈光介质是否透明。

④眼底检查：检查患者注视性质；检查视乳头、黄斑及网膜情况，排除眼底器质性病变。

（2）辅助检查

①屈光状态检查：12 岁以下患儿及中高度远视伴内斜患儿应采用长效散瞳剂 1% 阿托品散瞳验光；12 岁以上的患儿可用短效散瞳剂如复方托吡卡胺散瞳验光。

②同视机及立体视检查：检查患者同时视、融合功能及立体视情况。

③对比敏感度检查：弱视患者的对比敏感度常显示全频段降低、高峰左移。

④视觉电生理检查：图形视诱发电位显示 P100 波振幅降低，潜伏期延长。视觉电生理检查可作为弱视治疗疗效及预测预后的一项客观检查指标。

（二）辨证诊断

1. 肝肾不足证

（1）临床证候　两目干涩，毛发枯少，爪甲不荣，形体瘦小，发育迟缓，出牙迟或牙齿稀疏，或兼见小儿遗尿；偏肝肾阴虚者可见面色潮红，苔薄或少苔，手脚心热，口干，脉弦细或细数，大便偏干，尿黄，少寐多梦，多动，盗汗，舌淡或偏红。

（2）辨证要点　主症：两目干涩；脉弦细或细数；齿疏；盗汗；遗尿；爪甲不荣；发育迟缓。次症：苔薄或少苔；注意力涣散或多动；手脚心热；面色潮红；少寐多梦；尿黄；口干；大便偏干；舌淡或偏红；发稀。

2. 脾胃虚弱证

（1）临床证候　胞睑下垂，纳呆，脉缓弱，大便不实或稀溏，面色淡黄或萎黄，唇色较淡，自汗，舌淡或边有齿痕，苔薄白或腻。

（2）辨证要点　主症：胞睑下垂；脉缓弱；面色淡黄或萎黄；自汗；纳呆；大便不实或稀溏。次症：舌淡或边有齿痕；苔薄白或腻；口唇色淡。

3. 脾肾两虚证

（1）临床证候　发育迟缓，食欲不振，口淡不渴，齿疏发枯，夜尿频多，大便稀溏或完谷不化，甚则畏寒怕冷、四肢不温，舌淡或胖大，苔薄白或白滑，脉细弱或沉细无力。

（2）辨证要点　主症：食欲不振；发育迟缓；脉细弱或沉细无力；大便稀溏或完谷不化；齿疏。次症：发枯；口淡不渴；夜尿频多；苔薄或滑；畏寒肢冷；舌淡或胖大。

在西医确诊弱视的基础上，凡具备上述中医辨证分型标准中3个主症，或2个主症加2个次症，或1个主症加3个次症即可辨为上述相关的证型。

三、鉴别诊断

1. 病理性近视

这类患者近视的度数往往很高，最佳矫正视力低下，有家族史，而且随年龄增长，眼轴不断延长，近视度数快速加深。弱视治疗无效，最佳矫正视力也可能逐渐降低。

2. 视神经萎缩

先天性视神经发育异常或其他原因引起的视神经萎缩，都是视力减低最常见的病因。检查示视盘颜色淡，视觉电生理异常。为排除是否同时伴有弱视，应考虑患者是否存在弱视发病的危险因素，如高度远视、散光等。

3. 球后视神经炎

球后视神经炎的视力下降为突然发生，但多数为进行性降低。可有球后疼痛、眼球转动疼痛。瞳孔对光反射异常，有时眼底能见到视乳头色发红、边界欠清，视野可出现中心暗点及周边向心性缩小，颜色视野与白色视野的缩小成比例，视觉诱发电位（VEP）检查常有P100波峰时值延长、振幅降低，严重的患者可出现波型消失。

四、临床治疗

（一）提高临床疗效的要素

早期发现，早期治疗；发现较晚的患者也不能放弃治疗。治疗尽量在关键期（~9岁）内进行治疗，人类视觉系统的敏感期约在2岁前，4岁敏感性大幅度降低，然后缓慢下降至9岁。学龄前发现并开始治疗有利于患儿坚持治疗并取得较好效果，如遮盖、训练等；学龄后由于学业关系，很多患儿难以坚持治疗，疗效差。年龄较大后发现的弱视患者虽然疗效差，也不应放弃治疗，严格规范的戴镜及遮盖也有可能提高弱视眼视力。

1. 结合患儿体质辨证施治

弱视患者多为小儿，中医学理论对小儿体质有四种学说，即"纯阳之体""稚阴稚阳""少阳之体""五脏有余不足"。根据患儿体质不同，结合先天禀赋不足、后天失养、肝肾不足或气血不足等病因病机辨证施治，"虚则补之，损则益之"，采用滋补肝肾、健脾益气、补气活血等方法扶正固本，并根据患儿体质变化及时调整用药，可取得较好治疗效果。

2. 弱视治疗方法的合理应用

根据儿童视觉发育的特点，合理诊断，避免漏诊、误诊及过度医疗。随着科技的发展，弱视治疗仪层出不穷。但弱视治疗的两大根本支柱：配镜及遮盖，是一切弱视治疗的前提和基础。而且根据注视性质不同，所采用的弱视治疗仪器应有所差别，不可盲目使用。弱视治疗仪基本分为三类：间接增视仪、直接增视仪、综合治疗仪器。间接增视仪适用于矫正旁中心注视、增加视锥细胞的敏感性而不能提高视力，因此注视性质转为中心注视或本是中心注视的儿童应使用直接增视仪器或综合治疗仪。近视性弱视的患儿则应注意避免训练过度导致近视增加迅速。

（二）辨病治疗

了解双眼的注视性质，对弱视治疗非常重要。弱视患者中有几种不同的注视性质：中心注视（0~1度）；旁中心凹注视（1~3度）；黄斑注视（3~5度）；周边注视（5度以外）。根据注视性质不同，治疗方法有所差别。

1. 中心注视性弱视的治疗

（1）屈光矫正　任何类型弱视若有屈光不正应首先散瞳验光，准确矫正屈光不正。

①中、高度远视：合并内斜的全矫配镜；双眼正位的，目前多采用佩戴屈光度数为散瞳后检影验光结果减去 +1.00~+2.50DS 或保留2/3检影验光结果；对于调节功能不足的患儿，可佩戴双光眼镜。

②高度近视：散瞳验光后，佩戴最佳矫正视力的最低度数。

（2）遮盖疗法　主要适用于斜视性、屈光参差性及双眼视力相差两行以上的弱视患者。通过遮盖优势眼以减缓或消除优势眼对弱视眼的抑制作用，提高弱视眼的视力。

遮盖疗法的具体应用选择，通常根据弱视的程度、治疗开始时间和年龄、治疗史、复发情况、治疗依从性等情况，临床上主要采用以下几种方法：

①单眼完全遮盖：常用传统方法，适用于屈光参差性和斜视性弱视患者。对于 3 岁以下患者，可以连续遮盖 3 天后，放开 1 天；3 岁以上患者可连续遮盖 3~5 天，放开 1 天。定期复查，检查弱视眼及优势眼视力变化，及时调整遮盖时间。

②交替遮盖法：适用于屈光不正性弱视和双眼弱视视力不等的情况。如果双眼视力情况相等，可采用双眼等量交替遮盖，左右眼分别遮盖 3 天；若双眼视力有差异，可根据情况调配双眼交替遮盖的时间，以达到双眼视力平衡上升的目的。

③不完全遮盖法：适用于弱视眼视力上升到 0.7 以上的患者。分为时间上的部分遮盖和用半透明遮盖物遮盖优势眼，促进弱视眼视力提高。

（3）压抑疗法　主要适用于对遮盖疗法依从性差的患者或作为遮盖疗法的维持和巩固。压抑疗法利用过矫或欠矫镜片或点阿托品眼水压抑优势眼看远或看近，进而提高弱视眼视力。可分为药物压抑、光学压抑及光学药物压抑：

①药物压抑：适用于轻度及中度弱视患者。分为全压抑及部分时间压抑，前者优势眼每天早晨点 1% 阿托品眼水 1 次，后者每周滴用 1% 阿托品眼水 2~3 次。弱视眼佩戴合适的矫正镜片，压抑优势眼看近，提高弱视眼视力。

②光学压抑：适用于轻度及中度弱视患者。弱视眼佩戴合适的矫正镜片，优势眼戴过矫 +3.0D 球镜，使其看近清楚看远模糊，压抑优势眼看远，提高弱视眼视力。

③光学药物压抑：适用于中度及重度弱视患者。弱视眼佩戴合适的矫正镜片，优势眼滴用 1% 阿托品眼水并佩戴过矫 +3.0D 球镜，使其看近看远均模糊，压抑优势眼看远及看近，提高弱视眼视力。

（4）视刺激疗法（CAM）　主要适用于中心注视性弱视患者。人的脑皮层视细胞对不同的空间频率有很好的反应，神经元对空间频率能做灵敏的调整。CAM刺激仪，利用反差强且空间频率不同的条栅作为刺激源，来刺激弱视眼以提高视力。条栅越细，空间频率越高，条栅可以转动，使弱视眼的视细胞在各个方向上都能接受不同空间频率条栅的刺激。每个患者具体使用时间根据弱视情况及机器性能的的不同有所差异。

（5）视近训练　也称为精细目力训练。方法多种多样、简便易行，根据弱视患者具体情况选择。传统视近训练包括红线穿针、描图、刺绣等等，后发展又出现更多的视近训练方式，增加了趣味性。

2. 旁中心注视性弱视的治疗

旁中心注视性弱视患者需要先将注视性质转变为中心注视，然后再采用中心注视性弱视的各种治疗方法。转变注视性质的治疗方法主要包括以下几种：

（1）后像疗法　该法费时费力，不适用于学龄前儿童，适用于年龄较大、原始视力较差、经用其他疗法无效的旁中心注视者。

用后像镜上的黑色圆盘保护黄斑中心凹，用强光炫耀包括旁中心注视区在内的视网膜，使之产生抑制。然后在室内闪烁灯下训练提高弱视眼黄斑功能。

（2）红色滤光片疗法　适用于游走性和离黄斑中心较远的旁中心注视眼的患者，不适用于深度弱视患者。

遮盖健眼，在弱视眼矫正镜片上加红胶片。红胶片能促使旁中心注视眼自发地转变为中心注视，因为黄斑中心仅含视锥细胞，周边区域视锥细胞减少，视杆细胞增多，视锥细胞对光谱红色末端敏感，而视杆细胞不敏感。

（3）光刷疗法　适用于治疗旁中心注视性弱视及异常视网膜对应患者。受试者通过一块旋转的蓝色偏光玻璃板注视强光时，可持续看到海丁格式刷效应，这种光刷效应只出现在视网膜黄斑中心凹上，刺激黄斑脱抑

制，转变为中心注视。

（4）传统遮盖法　一般采用前述用于中心注视遮盖法的单眼完全遮盖法。

（5）倒转遮盖法　与传统遮盖方法遮盖优势眼不同，倒转遮盖法遮盖旁中心注视弱视眼，使之转变为中心注视。方法采用前确保注视性质诊断的准确性，是该方法应用的注意点。

3. 西医药物治疗

主要有左旋多巴类及胞二磷胆碱类药物。

多巴胺在大脑视皮层能有效促进神经元的活性，进而提高视功能，包括视力、视觉敏感度等。左旋多巴是多巴胺的前体，多巴胺不能通过血脑屏障，而左旋多巴可穿过血脑屏障并转化为多巴胺，发挥其药理作用。

胞二磷胆碱不仅是一种内源性分子，也是一种核苷衍生物。作为一种脑代谢激活剂，能够促进脑细胞呼吸，增强上行网状结构激活系统的功能，同时，胞二磷胆碱还能通过改善儿茶酚胺和5-羟色胺的分泌，来刺激多巴胺代谢，从而增加中枢神经系统中多巴胺含量。

（三）辨证治疗

视觉发育存在关键期，在关键期内视功能是可塑的，当正常的形觉刺激、黄斑清楚成像、两眼视力平衡、眼位正常等视觉发育的必要条件受到影响时，患儿视觉发育受到影响，视力低于正常同龄人。因此，必须去除或调整影响视觉发育的因素，根据患儿体质辨证施治，促进患儿关键期内视功能的发育、提高视力。

1. 辨证论治

（1）肝肾不足证

治法：补益肝肾。

方药：四物五子丸加减。肝肾阴虚明显者，加楮实子、桑椹、山茱萸以滋补肝肾；偏肾阳虚者，加山茱萸、补骨脂、淫羊藿以温补肾阳。

（2）脾胃虚弱证

治法：健脾益气。

方药：四君子汤加减。兼食滞者可选加山楂、麦芽、神曲、谷芽、鸡内金；脾虚夹湿者加白扁豆、砂仁、薏苡仁。

（3）脾肾两虚证

治法：温补脾肾。

方药：金匮肾气丸加减。尿频或遗尿者加益智仁、菟丝子；斜视者加珍珠母、白蒺藜、钩藤。

2. 外治疗法

（1）耳穴贴压

适应证：弱视各类证型。

主穴：肝、脾、肾、心。

配穴：眼、目1、目2。

方法：耳郭皮肤用75%乙醇棉球消毒，用胶布把王不留行籽贴压在所选穴位敏感点上，嘱其常按压，以耳郭达到热、胀、酸、痛为度。每次贴双耳，每日按压4~5次，每次3~5分钟，连续10天为1个疗程，后除去，休息2~3天继续治疗。（注意：耳穴贴压的药丸每天应按照要求按压，不可过多揉搓，以免皮肤溃破造成感染。）

（2）针刺治疗

适应证：弱视各类证型。

眼部取穴：攒竹、精明、承泣、四白、球后、太阳、瞳子髎。

头部及远端取穴：风池、光明、翳明、百会。

辨证取穴：肝肾阴虚配肝俞、肾俞、三阴交；脾胃虚弱配足三里、脾俞、胃俞、合谷；气血亏虚配足三里，关元、合谷。

方法：每次治疗时，三组穴各取2~3穴，年龄较小的患儿不留针，年龄较大的患儿可留针15~20分钟。每日或隔日1次，10次为1个疗程。眼部穴位不宜大幅度提插捻转。也可采用穴位电刺激治疗。

3. 成药应用

（1）明目地黄丸　补肾养肝，适用于肝肾不足者。丸剂：口服。水蜜丸，1次6g；小蜜丸，1次9g；大蜜丸，1次1丸。1日2次。浓缩丸：口服。1次8丸，1日3次。

（2）杞菊地黄丸　滋养肝肾之阴，适用于肝肾阴虚者。丸剂：口服。水蜜丸，1次6g；小蜜丸，1次9g；大蜜丸，1次1丸。1日2次。浓缩丸：口服。1次8丸，1日3次。

4. 单方验方

（1）八珍汤加减　党参、白术、云茯苓、炙甘草、陈皮、熟地黄、当归身、白芍、川芎、焦山楂等。适用于气血两虚者。

（2）益气聪明汤加减　党参、黄芪、当归、白芍、山茱萸、黄精、桑椹、黄柏、葛根、升麻、蔓荆子、炙甘草等。适用于脾胃气虚者。

（四）医家经验

1. 陈旭虹

陈旭虹等认为弱视患者是由于先天脏腑功能薄弱，乌珠禀赋不足，目窍滞涩，神光发越无权，后天失于调养、失治或误治，或病后导致脏腑功能异常，或营养摄入失衡及"内伤脾胃"等所致。用自拟弱视明汤（熟地黄、黄精、山药、白芍、女贞子、党参等）联合配镜矫正及弱视治疗仪治疗，疗效满意。

2. 李祖勤

李祖勤认为弱视的主要病机为肝肾精血不足，目络滞涩，气血运行不畅所致。以补肝肾、益气血、通经络为法，将中药黄芪、太子参、熟地黄、桑椹、枸杞子、红花、丹参、桂枝等蜜制为丸让患者服用，同时采用电脑增视仪治疗。结论证实中药配合电脑增视仪联合治疗儿童弱视疗效显著。

3. 周至安

周至安等认为弱视的发病可能与肝失疏泄、精不上承有关。以益气健脾、舒肝明目为法，自拟中药参明汤（太子参、郁金、谷芽等）联合验光配镜治疗儿童屈光不正性弱视，疗效显著。

五、预后转归

弱视治疗结束后治疗效果的评定分为4个等级。无效：弱视眼的视力不变、退步或提高1行；进步：视力提高两行或两行以上；基本痊愈：视力提高到0.9或以上；治愈：经过3年随访，视力保持正常。如果是弱视完全功能治愈，还应该包括双眼视觉和立体视觉恢复正常。

弱视的预后和进行弱视治疗的年龄密切相关，在3~6岁是视觉发育的关键期，这个时期治疗弱视效果最好。在视觉发育的敏感期内，早期诊断、及时治疗、方法得当，绝大多数患者预后是很好的。弱视眼视力提高的过程是视觉发育的过程，所以，弱视治疗是一个漫长的过程，不可能一蹴而就。家长应该遵照医嘱，按时复诊，督促患儿戴镜、遮盖、完成精细目力训练。弱视的疗效与年龄密切相关，年龄越小，治疗效果越好。在各种类型的弱视中，屈光不正性弱视的治疗效果比较好，其次是斜视性弱视和屈光参差性弱视。单眼高度近视引起的弱视比单眼高度远视者更难恢复，而且失败率也高。轻、中度弱视患者的视力比较容易恢复，重度弱视患者的视力恢复比较慢，治疗失败的比例也高。注视性质比较好者，如中心注视，患者的视力比较容易恢复。旁中心注视或周边注视，则视力恢复得比较慢，注视点越靠近周边部，恢复视力需要的时间越长，最终治疗失败的比例越高。患者的依从性好，预后也好，多数治疗失败者，皆因依从性差，或是根本不能遵照医嘱进行治疗。先天性高密度白内障导致的形觉剥夺性弱视往往属于重度弱视，特别是单眼患者，治疗效果比较差，疗程相当长，甚至一直治疗到9岁，或是更大年龄，才能得到巩固的疗效。

六、预防调护

（一）预防

（1）早期筛查　根据儿童视力发育特点，不同阶段采用不同视力筛查办法，早期发现，早期治疗。

（2）合理饮食　新生儿提倡母乳喂养，小儿严禁偏食，合理补充钙剂，避免过食生冷及油炸类食物。

（二）调护

（1）坚持治疗　告知家长弱视的危害性及治疗的关键期，照顾及叮嘱患儿坚持戴镜及治疗；

（2）按时随诊　根据弱视程度及患儿年龄，患儿应按时复诊，调整诊疗方案，避免遮盖性弱视；

（3）合理饮食　注意营养均衡，不偏食，少食甜食和油腻食物，多吃水果蔬菜。多食一些健脾养胃、补益气血的食物，如龙眼肉、山药、胡萝卜、山芋、芋头、菠菜、小米、玉米等。先天禀赋不足者，应多食用补益肝肾、生精养血的食物，如动物肝脏、鸡肉、鸡蛋、牛肉、鱼类等。也可多食桑椹、黑豆、红枣、核桃仁、龙眼肉等食品，以养心安神明目。

（4）增强体质　加强体育锻炼，增强体质。

七、研究进展

（一）中药研究

根据本病的病因病机，多数医者以滋补肝肾为主要治则，用中药经方为主，随证加减治疗弱视。阿琴选用四物汤、五子衍宗汤和定志丸等合成"弱视Ⅰ号方"（当归、熟地黄、川芎、赤芍、白芍、茯苓、远志、石菖蒲、菟丝子、党参、五味子、车前子、枸杞子、茺蔚子、桔梗、升麻等）治疗弱视58例

87眼，用药后视力均得到不同程度提高。衣元良等以滋补肝肾、益精养血、健脾益气、平肝明目为治则，自拟"视明饮"（熟地黄、白芍、山药、女贞子、薏仁、石决明、黄精等）治疗弱视184例299眼，基本治愈219眼，进步69眼，总有效率96.3%。周至安自拟参明汤（由太子参、郁金、谷芽等组成）治疗屈光不正性弱视120例195只眼，治愈187只眼，好转8只眼，总有效率为100.0%，治愈率为95.9%。刘英等以益气养血为治则，方选八珍汤加减（党参、白术、云茯苓、炙甘草、陈皮、熟地黄、当归身、白芍、川芎、焦山楂等）联合光学治疗儿童弱视32例取得了较好的疗效，总有效率96.2%，基本治愈率75.0%，八珍汤可作为中药治疗儿童弱视的代表方。李迎舒采用益气聪明汤加减（党参、黄芪、当归、白芍、山茱萸、黄精、桑椹、黄柏、葛根、升麻、蔓荆子、炙甘草等）配合耳穴贴压治疗儿童弱视，治疗86例165眼，治愈率为75.2%。

（二）治法探讨

除了中药的辨证施治外，传统医学的针法、灸法、穴位刺激等也多运用于儿童弱视的治疗中。刘伟哲取特定穴位组（百会、风池、翳明、合谷、外关、颈夹脊区）行梅花针局部叩刺治疗儿童弱视，基本治愈率为62.04%。曹中兵等采用针灸为主，结合耳穴贴压及健脾益气活血中药治疗弱视，取得了显著疗效。钟梅泉按弱视的中医分型采用梅花针治疗，取得了满意疗效。王军等研究证实灸疗结合综合训练治疗弱视，明显优于单独使用综合训练治疗。韩光等独取太阳穴行电脉冲刺激治疗儿童弱视，治疗6个月治愈率68.40%。刘学敏等按摩局部、耳部、背俞、手部及足底反射区相应穴位，同时以消积导滞、理脾和中为法选药组方，辅以遮盖等综合疗法治疗26例儿童弱视，总有效率为91%。吴丽莎等采用穴位电刺激加中药治疗

儿童弱视，对眼周穴位（睛明、攒竹、鱼腰、丝竹空、四白、下睛明、瞳子）及手部合穴进行穴位电刺激，并以补肾健脾、活血通络为法，自拟中药益视冲剂（党参、山药、枸杞子、石菖蒲、木瓜、丹参、白芍），取得了较好的疗效。

中医学认为"耳为宗脉之所聚"。所以多有医者将耳穴贴压的方法运用于儿童弱视治疗中。周红梅等比较耳穴贴压方法配合弱视治疗仪与单纯弱视治疗仪的治疗效果，结果显示对照组与治疗组差异显著，试验证实对于中度弱视患儿，耳穴贴压法配合弱视治疗仪综合治疗儿童弱视的效果优于单纯弱视治疗仪。公丕媛等用耳穴压豆法治疗儿童弱视，用王不留行籽压迫耳穴（眼、目1、目2、肝、脾、肾、心等），使之达到热、胀、酸、痛为度，结果基本治愈率为58.5%，总有效率为68.3%。孙林萍等自拟益视丸耳穴贴压为主综合治疗弱视，结果显示研究组与对照组差异显著，以自拟方耳穴贴压为主综合治疗儿童弱视疗效为优。顾书国等将活血增视丹贴压在选定的耳穴上同时采用梅花针叩刺足太阳膀胱经颈段及风池、百会、合谷等穴，结果总有效率为96%。程凯等耳穴贴压王不留行籽同时选取特定组穴进行梅花针局部叩刺，结果115例弱视患儿基本痊愈率为92.17%。

（三）评价及展望

弱视的新定义，强调了最佳矫正视力低于同龄人，不再把视力不达到1.0作为弱视的诊断标准；强调了异常视觉经验，临床中如果患者没有异常视觉经验，如中高度近视及远视、较高度数散光、屈光参差、斜视、造成形觉剥夺的眼病等，尽管视力略低于正常，诊断弱视应慎重。如以往认为患儿5岁视力应该达到1.0，但如果患儿没有以上所说的异常视觉经验，视力在0.8左右，也不能立刻诊断为弱视，应该定期观察，大部分这样的患儿随着年龄的增加视力也逐渐提高。临床诊

疗中注意儿童生理性远视的情况，避免误诊为弱视，过度治疗。过度治疗增加了患儿及患儿家属负担，并且会导致患儿调节因素等双眼视功能的异常，致使患儿较早发生近视。

随着科技发展，弱视的西医治疗方式日趋增多，在众多的治疗方式中，验光配镜、遮盖、视觉训练是弱视治疗的基本三要素。视觉训练是在佩戴合理眼镜、合理遮盖的基础上促进视力发育的手段，不应仅过分追求视觉训练，忽略屈光矫正和优势眼遮盖。

眼之所以能发挥正常的视瞻功能是在脏腑的功能活动下，精血不断上输、营养于目的结果。目之能视，有赖于精气的濡养。肾为藏精之脏，既藏先天之精，又藏后天之精，受五脏六腑之精而藏之。因此，肾精的强弱对视觉的形成至关重要。血作为视觉功能最直接和最重要的的营养物质，即"目受血而能视"，而"肝受血而能视"则说明肝不仅能够藏血，还具有调血的作用。肝肾同源、精血互生，二者相互依存、不可分割。脾胃为后天之本、气血化生之源，人之气血津液均由脾胃所化生。人出生以后视觉功能的发育正常与否，与脾胃功能的正常与否和目是否能够得到充足的精血的濡养密切相关。弱视患者多为小儿，处在发育期的儿童"脏腑娇嫩，气血未充"，因此中医辨证论治，从肝肾脾入手，采用滋补肝肾、健脾益气、补气活血等方法可扶正固本，促进弱视患儿视力提高。

参考文献

[1] 陈旭虹，沈希成，汤广成. 弱视明汤治疗儿童弱视疗效观察 [J]. 中国中医眼科杂志，2006，16（2）：107-108.

[2] 周至安，欧扬，唐由之. 参明汤治疗屈光不正性弱视疗效观察 [J]. 中国中医眼科杂志，2003，13（4）：219-220.

[3] 李祖勤. 电脑增视仪联合药物治疗儿童弱视疗效观察 [J]. 伤残医学杂志，2001，9

（4）：41-42.

[4] 陈艳蕾，郑晓丽，王学昌. 中药治疗少年儿童弱视疗效观察 [J]. 现代中西医结合杂志，2006，15（5）：589-590.

[5] 章爱荣，周应发，郭堂胜. 午时茶冲剂与参苓白术散佐治儿童弱视的体会 [J]. 时珍国医国药，2002，13（10）：624-625.

[6] 刘英，邓顺和，李爱华. 八珍汤加减联合光学治疗儿童弱视32例疗效观察 [J]. 中医药导报，2003，9（5）：54-67.

[7] 李迎舒，马红霞. 益气聪明汤加减合耳穴贴压治疗儿童弱视86例总结 [J]. 湖南中医杂志，2006，22（4）：29-30.

[8] 岳丽菁，黄玉有. 明目地黄丸治疗大龄儿童弱视 [J]. 眼科新进展，2005，25（5）：481.

[9] 孙林萍，贺旭艳，李艳芬. 自拟方益视丸耳穴贴压为主综合治疗儿童弱视临床观察 [J]. 基层医学论坛，2007，11（6A）：532.

[10] 吴西西，代一权，谭建伟，等. 中药治疗儿童弱视临床研究 [J]. 中国中医眼科杂志，2003，13（3）：134-136.

[11] 王瑛璞，张燕平，刘素清，等. 中药加艾灸治疗弱视40例 [J]. 吉林中医药，2008，28（2）：130.

[12] 纪丽萍，刘桂霞. 针刺配合电脑增视仪治疗青少年近视、弱视50例 [J]. 吉林中医药，2006，26（12）：50.

[13] 刘伟哲. 梅花针叩刺治疗儿童弱视疗效观察 [J]. 中国中医药信息杂志，2007，14（8）：59.

[14] 刘学敏，于红生. 穴位按摩加中药治疗儿童弱视26例 [J]. 上海中医药杂志，2004，38（12）：52.

[15] 公丕媛，张庆莲. 耳穴压豆治疗儿童弱视60例 [J]. 长春中医药大学学报，2007，23（1）：55.

第四节 共同性斜视

共同性斜视是指眼球运动无障碍，两眼视轴不互相平行，又不能同时注视一个目标，以致一眼正位时，另一眼位偏斜。即用任何一眼注视时，斜度就集中到另一眼上，但斜视度都是相同的眼病。

古代中医医籍对斜视称为"目偏视"，《诸病源候论》"睛不正则偏视，此患亦有从小而得之者，亦有长大方病之者"。又名"眼偏视"（《太平圣惠方》）。对"目偏视"中凡小儿目珠偏斜于内眦的病证称为"小儿通睛"（《秘传眼科龙木论》），《证治准绳》称"双目睛通"，《疡医大全》称"小儿斜视外障"，《目经大成》称"天旋"，《眼科易知》称"小儿斗睛"，《眼科阐微》称"小儿双睛呆转"。

一、病因病机

（一）西医学认识

共同性斜视的病因目前还未能彻底了解，形成共同性斜视的因素是多方面的，就某一斜视患者而言，也可能是几种因素共同作用的结果。

1.解剖因素

眼外肌先天发育异常、眼外肌附着位置异常、肌肉鞘膜异常、眼球筋膜与眼眶发育异常等，均可能引起眼外肌力量不均衡，继而导致眼位的异常。由于这种异常是很轻微的，肌肉间日久产生调整和代偿性变化，逐渐表现为共同性斜视。

2.调节因素

视近物时，晶状体增加弯曲度，从而增强眼的屈光力；同时双眼内转，以保证物体成像于双眼黄斑中心凹。在屈光不正的患者，屈光力与双眼内转间失去了正常的相互平衡的协调关系，而且屈光不正越严重，二者愈不平衡。远视眼的患者（特别是中度远视）、长期从事近距离工作的人以及初期老视眼的人，因为需要加强调节，相应就产生过量的双眼内转，过量的双眼内转就可能导致内斜视。

3.融合功能异常

融合功能是视中枢将两眼视网膜上的物像综合为1个物像的能力，包括知觉性融合与运动性融合两个部分。知觉性融合是将两眼视网膜对应点上的物像合二为一，运动性融合则是将两眼非对应点上的同一物体的两个物像重新调整到对应点上，从而使两眼的两个物像融合为一个物像。当两眼视网膜上的物像向颞侧分离时，则引起辐辏运动；物像向鼻侧分离时，则引起分开运动。只有在一定范围内的物像分离才能引起融合，超出这个范围，斜视出现。融合功能是高级视中枢的功能，人类在刚出生时，并不具备这种功能，只有在出生之后，在正常的视觉环境中，经过无数次反复的应用，才逐渐产生、发展和巩固。融合反射约在生后6个月出现，5岁左右日趋完善和精确。融合功能是维持眼位正常的重要因素。如果融合功能发育完善，融合范围较大，即便是眼位有轻度偏斜，也可被融合功能控制而不表现出斜视，反之，如果融合功能发育不健全，轻度的眼位偏斜也会显现出来。婴幼儿时期，融合功能非常脆弱，任何不利的视觉环境，如屈光不正、屈光参差、较长时间的遮盖单眼、外伤、发热、惊吓及遗传性融合功能缺陷等，都有可能导致融合功能的紊乱或丧失而引起斜视。先天性斜视常被认为是融合功能缺陷所致。

4.神经支配因素

人类在深睡或昏迷时，其眼位接近解剖眼位，是外斜状态，而在清醒时，只要注视物体，其眼位就要受到神经系统的控制。如看近时需要集合与调节、看远时需要分开等。只有神经功能正常才能使双眼在任何注视方向保持双眼视轴平行一致，形成双眼单视。

5. 感觉障碍

由于先天和后天的某些原因，如角膜混浊、先天性白内障、玻璃体混浊、黄斑发育异常、屈光参差过大等，造成视网膜成像不清、视力低下、双眼无法建立融合反射以保持眼位平行，从而导致斜视。

6. 遗传因素

共同性斜视有一定的家族性，由于同一家族在眼的解剖生理上具有相似的特征，所以解剖异常导致的斜视可能以多基因遗传的方式传给子代。

7. 诱发因素

双眼视觉是在先天性非条件反射的基础上，通过眼的组织结构的正常发育，在日常不断地使用中，逐步建立起的一系列条件反射活动，这些反射要经过 5 年左右的时间才能巩固，如果在视觉发育过程中，幼儿受到惊吓、高热、脑外伤、营养不良等因素的干扰，就可能影响这些高级条件反射的建立而导致斜视。

（二）中医学认识

《证治准绳》谓："幼时所患目珠偏斜，视亦不正，至长不能愈者。患非一端，有因脆嫩之时，目病风热攻损，脑筋急缩者；有因惊风天吊，带转筋络，失于散治风热，遂致凝滞经络而定者；有因小儿眠之牖下亮处，侧视久之，遂致筋脉滞定而偏者。"

（1）因婴幼儿筋络脆嫩，元气未充，易患热性病，魂不应目，风热之邪上攻目系，眼带受损而令目珠偏斜。

（2）恐吓受惊、心神涣散，跌扑损伤头额，气血郁滞，经络受阻。

（3）小儿长期侧卧或久视近物，致筋脉凝滞。

（4）先天禀赋不足，眼带发育不良；或目珠发育异常，能远怯近，能近怯远，约束失权，目珠偏斜与生俱来。

二、临床诊断

（一）辨病诊断

1. 临床表现

（1）眼位偏斜，无眼球运动障碍，斜视角度不因注视方向而改变。即两眼不能同时注视同一目标，双眼视轴呈分离状态，其中一眼注视目标，另一眼就偏离目标。内斜视一眼注视目标、另一眼就偏向鼻侧；外斜视一眼注视目标、另一眼就偏向颞侧。

（2）共同性斜视的第一斜视角与第二斜视角等于或相差 $< 5°$（$8.5^\triangle$），但应注意，旁中心注视者在双眼分别注视时的斜视角不相等，向上、下方注视时的斜视角相差 $< 10^\triangle$，眼球运动基本正常。

（3）复视与混淆　复视是两眼将外界同一物体视为两个物体的现象。共同性斜视的斜视方向以水平多见，故复视也以水平复视最多。内斜时，外界物像落在健眼黄斑与斜眼黄斑鼻侧的视网膜上，健眼黄斑的视觉方向仍投射于正前方，而斜眼黄斑鼻侧的视网膜成分的视觉方向则投向颞侧，故内斜产生同侧复视。外斜时，外界物像落在健眼黄斑及斜眼黄斑颞侧视网膜上，黄斑颞侧视网膜成分向鼻侧投射，故外斜产生交叉复视。

视混淆是外界不同物体的影像落在两眼视网膜对应点上的结果。由于眼位偏斜以后，双眼黄斑这一对主要对应点的视觉方向，各自分离，不再投向一处或同一方向，然而视中枢尚未来得及适应和处理这种变化，健眼黄斑仍接受或感知正前方的物像，而斜眼黄斑则接受或感知另一方位的物像，两个不同目标的影像重合在一起，则产生混淆。

复视和视混淆发生在斜视初期。但由于共同性斜视发病较早，常在幼儿时期发病，此时，视觉正处在发育阶段，双眼视觉尚未牢固建立，复视和混淆这些视觉紊乱很快就被整个视觉系统的一系列调整和代偿所消除。

而且幼儿尚不能用语言来表达这些视觉紊乱的自觉症状，故常常没有复视的诉说，只有在双眼视觉已经比较牢固建立的年龄较大的儿童，突然发生急性共同性斜视的时候，才会主诉复视。

（4）斜眼抑制　斜眼抑制是眼位偏斜以后，为避免复视与视混淆视中枢就主动抑制产生斜视眼物像的反应。

抑制的方式有3种，即固定性抑制、机动性抑制和非中心注视。固定性抑制是抑制固定发生在斜视眼。抑制不仅在斜视眼偏斜时存在，而且在斜眼处于注视眼位时也存在。长时间一眼固定性抑制的结果是必然导致该眼黄斑功能下降，即产生所谓的抑制性弱视。斜视发病越早，持续时间越长，抑制就越深，弱视也就越严重，这种抑制多发生在恒定性单眼斜视的患者。机动性抑制是指抑制仅发生在眼位偏斜的时候，当斜视眼转为注视眼时，抑制则消失，两眼交替偏斜、交替注视。由于两眼能交替使用，故多不发生抑制性弱视，每个眼可保持正常的中心视力，但双眼不能同时注视同一目标，故多无正常双眼视觉，此种抑制形式常出现在交替斜视的患者。非中心注视又称为旁中心注视。非中心注视形成的机制是由于单眼抑制加深，黄斑中心凹的功能极度低下，甚至低于黄斑周围，而将注视中心移至黄斑周围区，此时表现出双眼同时视物时，斜眼不能用黄斑中心凹注视，当遮盖健眼、强迫斜视眼注视时，斜眼亦不能以黄斑中心凹注视，而是用黄斑中心凹以外的部位注视，即非中心注视，此种抑制的结果常形成重度弱视。

2. 相关检查

矫正视力应使用1%阿托品眼药或复方托吡卡胺眼药麻痹睫状肌后验光，检查眼的屈光状态和屈光程度。

（1）裸眼和矫正远、近视力检查　同时排除眼部其他疾病。

（2）眼底照相　排除眼底疾病，分析视盘与黄斑中心的关系。

（3）眼球运动检查　观察患者眼位偏斜方向和程度（裸眼和戴矫正眼镜分别检查）、颜面及眼眶是否对称、睑裂是否等大；有无内眦赘皮及解剖异常所造成的假性斜视；有无代偿头位。

裸眼和戴矫正眼镜六个注视方向检查两眼共同运动时眼外肌运动是否平衡及协调一致，并用遮盖板交替遮盖两眼，同时注意观察去遮盖之眼有无运动。

①双眼交替遮盖：用遮盖板交替遮盖两眼，同时注意观察去遮盖之眼有无运动。如果眼球不转动，说明没有斜视，无需进一步检查（单眼无视力者除外）；如果眼球转动，说明有斜视存在（眼球自外向内转动为外斜视，从内向外转动为内斜视。从上向下转动为上斜视），则应进一步做单眼遮盖法检查。

②单眼遮盖：将遮盖板分别遮于一眼前，突然撤去，观察两眼有无运动。如果去除遮盖时，两眼都不转动，说明两眼分别都能固视，此为共同性交替性斜视。如果遮盖一眼，去除遮盖时，两眼都转动，而遮盖另眼后，去除遮盖时两眼都不转动，说明该另眼不能固视，即为斜视眼，此为共同性单眼性斜视。

（4）斜视度数测量　一般裸眼和戴矫正眼镜分别以5m及33cm的注视目标进行检查，斜视角有第一与第二之分。注视眼固视时斜眼偏斜的角度为第一斜视角（又称主斜角），当斜眼做固视时，好眼偏斜的角度称为第二斜视角（副斜角）。测量斜视角时应包括第一、第二斜视角，以帮助诊断。测定斜视角的方法较多，共同性斜视临床上常用的有：

①角膜映光检查：于距离患者30cm处，置一灯光，嘱患者注视之。在注视眼，角膜映光位于瞳孔正中央，而在斜视眼则否，测量其偏离的距离，每偏离1mm，相当于斜视弧7.5°。当映光在角膜缘时，其偏离约为6mm，相当于斜视45°；在瞳孔缘时，其偏离约为1.5mm，相当于斜视10~15°；在角膜

半径中点时，其偏斜约为3mm，相当于斜视25°~30°。

②周边视野计检查：检查视远斜视角时，使斜视眼位于视野计固定架之中心，健眼注视正前方5m远的目标；检查视近斜视角时，使鼻梁置于视野计固定架之中心，嘱注视33cm处视野计弓中心的目标。以一小灯沿视野计弓的内侧移动，检查者亦随灯光移动，使自己的眼、灯光及受检眼保持在同一直线上。当灯光反射居于受检眼的瞳孔中央时，读出视野计弓上的刻度，此即为斜视角。

③三棱镜遮盖检查：患者分别注视5m或33cm的目标，检查者一手置三棱镜先右眼后左眼前，一手持遮盖片交替遮盖两眼，逐渐增加度数，直到两眼不具有眼位移动为止，所得的三棱镜度数，即为该眼的斜视度。内斜视三棱镜底向外，外斜视三棱镜底向内。

④Maddox杆加三棱镜检查：Maddox杆先前置右眼后放左眼，另一眼前置三棱镜。内斜视三棱镜基底向外，外斜视三棱镜基底向内。分别注视5m或33cm处光源，依次增加三棱镜度数，直至条状光线与光点重合为止，此时所用的三棱镜度数即为斜度数。

⑤同视机检查：在注视眼与斜视眼前镜筒内各加同时知觉画片，先右眼镜筒后左眼镜筒固定于0°位置，然后患者转动斜视眼镜筒使两眼镜筒内图片重合，此时镜筒所指度数即为主觉斜视角；然后交替开关镜筒光源，同时嘱被检者两眼分别固视各自镜筒内画片，检查者注意观察眼球有无运动，同时调整斜视眼镜筒，直至两眼不再有运动，此时斜视眼镜筒所指的度数为他觉斜视角。

⑥+3.00D试验：目的是去除调节性集合。

3. 临床分型

共同性斜视从形态上可分为内斜视、外斜视及垂直斜视，垂直斜视绝大多数是麻痹性的，共同性垂直斜视极少见，且隐斜多于现斜。从眼位偏斜出现时间上可分为恒定性与间歇性斜视，恒定性斜视是指斜视经常存在，间歇性斜视是指斜视出现在不同时期。根据注视眼眼别又可分为单眼性与交替性，单眼性者其注视眼视力较好或屈光不正较低，交替性指可以自由使用任一眼作注视眼的斜视。交替性又有原发性与继发性二类。

（1）共同性内斜视

1）先天性内斜视　指出生时或半岁以内发生的恒定性内斜视。特点：生后早期发病，眼位偏斜度大，AC/A比值基本上属正常，看远和看近的斜视角相同，双眼视力相等，两眼均可作注视眼，形成交替性内斜。睫状肌麻痹下验光多为轻度远视，同视机检查无双眼单视，有交替抑制。

2）后天性内斜视

①调节性内斜视：根据调节因素在斜视形成中所起的作用，又分为：

完全调节型内斜视：临床特点：1岁以后发病、以2~5岁较多，由远视眼引起，大都发生在有中度远视的儿童。如远视未经矫正，患儿常可由于过度调节而激发过度辐辏而致内斜。AC/A比值正常，戴远视镜后，内斜视矫正。

部分调节型内斜视：即调节性内斜视又合并非调节性内斜视的因素如解剖异常等。临床特点：1~3岁发病，睫状肌麻痹下验光为中度远视，远视矫正后只能消除调节部分所引起的内斜度数。

集合过强型调节性内斜：本型内斜视与屈光因素无关。临床特点：8个月~7岁发病、内斜视的程度看近大于看远，呈高AC/A比值，少数呈正常AC/A比值，而近感集合反应高。

②非调节性内斜视：内斜与调节因素无关。有以下类型：

基本型内斜：无明显屈光不正，与调节因素无关，看远和看近时的斜视度无明显差异。在全身麻醉下，内斜视可消失。

非调节性集合过强型内斜视：发病年龄在2~3岁，屈光状态可能为正视或远视，看远时可为内隐斜或正位，看近时表现为内斜视，不管使用调节与否，内斜度数较稳定，AC/A 比值正常或低下，调节近点在正常范围之内。

远距离内斜视：看远时呈内斜视，看近则正位，无屈光不正，双眼视力相等。

内斜视合并近视：由于近视眼看不清远距离目标，而只能看清近距离目标，其远点在眼前有限距离，故视近距离目标必须加强两眼集合，日久形成内斜视。

3）急性共同性内斜视　发病突然，先同侧复视后发生内斜视或二者同时发生，斜视可为间歇性或恒定性，眼球运动各方向均好，无眼外肌麻痹体征，神经科检查无器质性病变。

4）继发性内斜视

①知觉性内斜：婴幼儿时期，因一眼失明或视力低下，如角膜云翳、晶状体混浊、视神经萎缩及黄斑部病变等引起知觉性融合的障碍而形成。

②连续性内斜视：一般指继发于手术后的内斜，包括内斜视欠矫正或外斜视过矫。

5）其他　周期性内斜视、微小斜视、盲点综合征，临床较少见。

（2）共同性外斜视

1）先天性外斜视　先天性外斜视比较少见，出生时或 1 岁以内发病，不伴有眼部或全身异常，斜视角大、恒定。

2）间歇性外斜视　间歇性外斜视在外斜视中比较常见，主要是外展和集合功能之间的平衡失调，集合功能不足和融合力低下。临床特点：斜视角变异较大，注意力不集中或遮盖后可诱发明显外斜视。

3）恒定性外斜视　可由间歇性外斜视转变而来，或开始发病即为恒定性。按其发病机制可分以下类型：

①分开过强型外斜：患者看远方，或完全不注意凝视特定目标时出现外斜位。临床特点：看远外斜度大于看近，两者相差 15$^{\triangle}$

以上，AC/A 比值偏高。

②集合不足型外斜：外斜位出现在看近距离目标时。临床特点：看近外斜度大于看远，两者相差 15$^{\triangle}$以上，AC/A 比值偏低。

③基本型外斜：此型外斜度不受注视距离的影响，看近和看远的斜视角基本相似，差别不超过 10$^{\triangle}$，AC/A 比值正常。

④类似外展过强型外斜：初检查时看远外斜度大于看近，但人为消除融合遮盖一眼功能或于两眼前加 +3 D 透镜后，看远与看近斜角无明显差别，AC/A 比值正常。

4）急性共同性内斜视　发生在幼年期后，有时发生在成年期，发病突然，其发病机制尚不清楚，主诉有复视。

5）继发性外斜视

①知觉性外斜视：系由一眼视力不好使融合遭到破坏而形成。

②连续性外斜视：多因辐辏减弱或失用引起。最常见的是没有双眼视功能的内斜视患儿，其内斜视随年龄增长而减少，有的逐渐形成外斜位；另一种是内斜视正位术后产生过矫引起的术后外斜视。

（二）辨证诊断

1. 禀赋不足证

（1）临床证候　目珠偏斜，与生俱来或幼年逐渐形成，或伴目珠发育不良，能远怯近或能近怯远，视物模糊；舌淡红，苔薄白，脉弱。

（2）辨证要点　先天禀赋不足，眼带发育不良，故目珠偏斜与生俱来。

2. 筋络挛滞证

（1）临床证候　小儿仰卧久视，或长期逼看近物，或偏视灯光及亮处，致筋脉滞定、眼珠逐渐偏斜；全身及舌脉无异常。

（2）辨证要点　长期逼近视物，致筋脉凝滞而眼珠逐渐偏斜。

3. 风热上攻证

（1）临床证候　婴幼儿脆嫩之时患热性

病，发热、惊风，热退惊定，目突偏斜。

（2）辨证要点　发热、惊风全身病证，或病史。

三、鉴别诊断

（一）西医学鉴别诊断

1. 假性斜视

眼球的位置与多种因素有关。有时外观上看起来似乎有斜视，其实眼位是正的。头颅、眼眶的宽窄、颜面、眼睑的位置、形状，睑裂的形状和长短及瞳距的大小等，均可造成假斜的外观，如不仔细检查，常致误诊。

假性斜视以内斜、外斜多见，假性上斜比较少见。假性内斜常见于内眦赘皮、鼻根宽阔、眼眶间距狭窄、负 Kappa 角、瞳孔距离小、眼球凹陷、上睑弧度最高点外移等情况。但用角膜映光法检查，双眼角膜反光点是对称的；交替遮盖双眼时，眼球无向外、向内运动等现象，或出现与斜视外观不一致的眼球运动。

2. 非共同性斜视

非共同性斜视依注视眼不同，其偏斜度不相等，第二斜视角大于第一斜视角，如患眼注视时，偏斜度加大。眼外肌肌力不足或麻痹是非共同性斜视的主要原因。其他原因有眼外肌牵制神经支配异常，例如眼球后退综合征，以及 A-V 综合征等。

（二）中医学鉴别诊断

1. 辘轳转关

辘轳转关是以两目珠不自主地向左右或上下不停地有节奏地往返颤动或旋转为主要表现的眼病。

2. 坠睛

坠睛是指目珠向上运动受限，目珠向下偏斜的表现。

3. 瞳神反背

瞳神反背系指眼珠突然偏斜、转动受限

病证。

四、临床治疗

（一）提高临床疗效的要素

双眼视觉的发育是从出生后逐渐开始，建立在正常眼球结构和良好视觉知觉基础上，共同性斜视是大脑高级中枢在形成双眼视觉反射过程中遇到障碍而发生的变异。儿童时期是促进视力良好发育和能否获得斜视功能性治愈的关键时期，因此提高临床疗效的要素在于必须提高视力，恢复正常视网膜对应点，增强融合力；患者发病年龄愈晚，愈早期得到治疗，取得双眼视觉的机会愈多。只有在双眼视觉恢复无望时，才只考虑美容治疗。

（二）辨病治疗

共同性斜视治疗方法有非手术治疗与手术治疗两大类。具体治疗方法因患者发病年龄、视力、双眼视状况、斜视性质、程度及就诊年龄等情况决定。

1. 非手术治疗

不是所有的斜视都需要手术治疗，如完全调节型内斜视，只要戴上适当的眼镜就可以矫正。如果并有弱视，则弱视的遮盖和训练是不可或缺的治疗。

（1）矫正屈光不正

1）内斜视患者屈光不正的矫正

①远视处方：远视矫正镜应用保持最佳视力的最高镜片度数，但应追踪复查，根据视力、眼位情况重新佩戴。

完全调节型内斜视，戴镜即可提高视力，又可矫正斜视，在生理远视逐年减少的基础上，最终摘除眼镜不出现内斜视，而不需手术治疗。

②近视处方：以最低度数的近视矫正镜达到最好的视力为准，尽量减少调节及调节性辐辏的产生。

③散光处方：应尽量矫正其散光度，以提高视力纠正眼位，促进双眼视觉的形成。

2）外斜视患者屈光不正的矫正

①近视处方：近视应给予全部矫正，以便保持主动的调节性集合。

②远视处方：远视是否完全或部分矫正，要根据屈光不正的程度、患者的年龄和 AC/A 比值而定。通常对屈光不正 +2.00D 的外斜视儿童不予矫正。

③散光处方：散光必须矫正，使视网膜成像清晰，增强对融合的刺激。

屈光参差大者应将双眼屈光差度减少到患者能够承受的程度。必要时可佩戴角膜接触镜。

（2）治疗弱视眼　斜视弱视是抑制性弱视的一种，这种功能变化在患儿幼年发病早期治疗，常能使部分患儿的视力提高或恢复正常。

中心注视力正常遮盖非斜视眼，增进弱视眼视力和注视力，防止或遮断异常视网膜对应的发展，消除抑制、促进双眼交替注视。如经遮盖健眼弱视治疗后斜视眼视力提高，需检查斜视度数；如斜视度数明显减少，则需坚持遮盖，每月查 1 次裸眼、戴眼镜视力和裸眼、戴眼镜斜视度。如果患儿不愿做遮盖治疗，也可做压抑疗法。并在配镜、遮盖同时进行弱视训练治疗。

旁中心注视遮盖斜视眼，一般不作为长期治疗单独使用。

（3）正位视训练　适用于斜视度数小、能够合作的患儿；术前正位视训练，以消除抑制，唤起复视；术后进行运动融合训练对运动融合功能范围的重建非常有意义。

（4）三棱镜佩戴　此法适用于小度数斜视，是以最低度的三棱镜分放于双眼前能获得舒适的双眼视为准。

（5）缩瞳剂　内斜视患儿拒戴镜可试用缩瞳剂，不推荐长期使用。

2. 手术治疗

经非手术治疗后仍然偏斜者，以手术的方法调整外眼肌的强度与附着点的位置，使眼位趋于正常。

（1）手术治疗的目的　①矫正眼位偏斜，改善容貌；②恢复正常双眼单视功能；③消除精神和社交上的不良影响。

儿童早期手术矫正斜视有 2 个目的：①为矫正偏斜的斜视眼位，以达到双眼正位，外观正常；②儿童尽早完成为斜视矫正手术，可以避免发生弱视，并且能获得正常的双眼视觉功能。如果等到成年才做手术，手术后双眼外表看起来正常，却很难恢复正常的双眼视觉，即立体视觉缺乏等更精密更高级的视觉功能。

（2）基本原则　减弱过强的肌肉，加强不足的肌肉。应依据客观，全面的术前检查，考虑恢复两眼共同运动的肌力平衡，对手术量合理分配在两眼和不同的肌肉上，计算手术量时应考虑 Kappa 角的问题。

（三）辨证治疗

1. 辨证论治

本病中小儿通睛宜趁年幼病嫩、气血未定时治疗，较易收效；若至年长，目经络气血已定，辨证治疗较难。

（1）禀赋不足证

治法：健脾益气。

方药：补中益气汤（《脾胃论》）。黄芪、炙甘草、人参（去芦）、酒归身、橘皮（不去白）、升麻、柴胡、白术。可酌加白附子、全蝎、胆南星、白僵蚕、海风藤、丝瓜络等祛风通络；或加川芎、全蝎、僵蚕、白芍活血通络；肝肾不足酌加何首乌、龙眼肉、肉苁蓉。

（2）筋络挛滞证

治法：舒筋通络。

方药：正容汤（《审视瑶函》）加减。羌活、白附子、防风、秦艽、胆南星、白僵蚕、半夏（制）、木瓜、甘草、松节、生姜。可加丝瓜络、石南藤增强通络之功；加丹参、白芍、当归、鸡血藤养血息风。

（3）风热上攻证

治法：若发热、惊风之类全身病证尚未控制，应从全身论治，宜清热化痰、开窍平肝、息风定惊；若热退惊定、余邪未定而筋脉不舒，宜扶正祛邪、活血通络。

方药：前者牛黄丸（《审视瑶函》）。牛黄、珍珠、天竺黄、琥珀、青黛、僵蚕、白附子、地龙、麝香、金箔、苏合香、香油。

后者补阳还五汤（《医林改错》）加减。黄芪（生）、归尾、赤芍、地龙（去土）、川芎、桃仁、红花。可酌加生地黄、天冬、天麻、钩藤，以养阴清热、祛风通络。

2. 外治疗法

适用于疾病初期、联合非手术治疗。

（1）针灸治疗　眼部常用穴位：睛明、球后、鱼腰、瞳子髎、承泣、四白、阳白、丝竹空、太阳、攒竹；全身常用穴：风池、颊车、地仓、太冲、行间、合谷、足三里。每次局部取2~3穴，远端循经配1~2穴。每日1次，10天为1个疗程，用轻中度刺激。亦可根据患者体质，在远端穴位加用灸法。

（2）梅花针治疗　用梅花针轻轻叩刺太阳穴、眼眶周，或叩刺背部脊椎两侧，每日1次，10次为1个疗程。

五、预后转归

共同性斜视成人和儿童治疗预后转归不同，儿童在可塑期治疗力求恢复双眼视觉功能，达到功能治愈，而成人由于异常网膜对应固定，很难恢复双眼视功能。故对大龄患者或弱视患者，只能达到美容矫正、临床眼位满意，以不出现复视为宜。

（1）完全功能治愈　①双眼视力均正常；②眼位在任何情况下均正位或有少量隐斜；③中心窝融合；④正常视网膜对应；⑤有中心窝立体视≤60″；⑥无自觉症状。

（2）不完全功能治愈　上述项目中存在一项或几项缺陷：①存在轻度弱视；②有小度数眼位偏斜（≤ ±8$^\triangle$）；③有融合；④正常或异常视网膜对应；⑤具有黄斑或周边部立体视；⑥有自觉症状。

（3）临床治愈　无双眼单视功能，仅获得外观上的改善，第一眼位 ±15$^\triangle$ 以内，上、下偏斜10$^\triangle$ 以内。

六、预防调护

（一）预防

（1）预防儿童斜视重在消除引起斜视的条件，尽量使婴幼儿不要注视近距离及同方向的物品。婴儿在2个月后，视力逐渐增强，能注意周围的人和物，这个时候不要在婴儿睡卧近空中摆设玩具、物件。婴儿睡卧姿、方向不能固定，要间隔一段时间换方向和睡卧姿，使婴儿能看到周围的一切，增加眼球各方向转动频率。

（2）有屈光不正的患儿应及时散瞳验光配镜，不可因孩子小而延误治疗。

（3）有弱视的患儿，应进行弱视治疗。

（4）有阳光下喜闭一眼、畏光和明显斜视的儿童一定要及早到医院眼科专科医生处及早检查。幼儿园每年请眼科医生对每位儿童进行常规的眼科检查。

（二）调护

（1）如果发现孩子在婴儿时有内斜，父母可在较远的位置与孩子说话，或在稍远的正视范围内挂些色彩鲜艳的玩具，并让孩子注视会动的物品。

（2）术后随访检查视力、屈光度、眼位、双眼视觉情况，如果发生残余斜视或连续性斜视要及时纠正。

七、研究进展

（一）治法探讨

共同性斜视患者发病年龄小、眼轴长短和眼球赤道直径儿童与成年人不同，内直肌肌止端的位置变异较大。因此近年来有学者提出，应用A超测定眼球轴长度、角膜至赤道的距离，作为计算内直肌后徙量的依据。

斜视术中应用显微镜，斜视三条直肌手术累及一条或两条垂直肌时增加了眼前节缺血综合征的发生，目前主张采取显微镜下分离和保留前睫状血管的显微手术方法，该方法对避免发生眼前节缺血、减少手术次数和手术质量具有极其重要的意义。

近年来，有将A型肉毒杆菌素注射应用于儿童共同性斜视治疗的报道。A型肉毒杆菌素注射疗法不影响肌肉的解剖位置，其可逆、可重复，其治疗儿童斜视的重要意义在于早期将患儿的眼位矫至正常，为视网膜与双眼视觉的发育创造更好的条件，为患儿日后获得正常的矫正眼位与双眼视觉功能打下基础。

（二）评价及展望

共同性斜视是在出生后，双眼视觉的发育时期遭遇知觉或运动障碍而发生的，共同性斜视治疗的最佳年龄和疗效对患者终身在心理上、生理上和生活质量上都有影响。随着科学技术应用于医学，重视共同性斜视的系统治疗，帮助患者矫正眼位外观，更重要的是获得双眼视觉功能的改善，值得我们研究的课题很多。

参考文献

[1]李凤鸣.眼科全书[M].北京：人民卫生出版社，1996.

[2]全国儿童弱视斜视防治学组.斜视疗效评价标准[J].中国斜视与小儿眼科杂志，1996，4（4）：145.

[3]唐由之，肖国士.中医眼科全书[M].北京：人民卫生出版社，2011.

第五节　眼外肌麻痹

眼外肌麻痹是指各种原因引起的眼外肌本身和支配其运动的神经系统受到损害，从而阻滞其神经冲动传递，以眼球偏斜、转动受限、复视为特征的疾病，双眼复视、单眼遮盖消失是其主要特征。临床上主要分为先天性和后天性两类，后者主要累及外展神经、滑车神经和动眼神经。本文讨论以后者为主。本病归属中医学"风牵偏视""目偏视"范畴。

一、病因病机

（一）西医学认识

眼外肌麻痹是由于眼外肌本身和支配其运动的神经出现麻痹而导致的，同时眼外肌的神经麻痹又会因为中枢核或者其周围段出现器质性病变而发生，继而造成一条或者多条眼外肌功能障碍而出现眼位偏斜、转动受限、复视等症状。常见原因有眼局部病变（眼外伤、眶周肌肉病变、眼眶肿瘤等）、全身病变（内分泌障碍、代谢障碍、脑血管性疾病、颅内占位性病变、颅内炎性病变、中毒、重症肌无力、脱髓鞘病变等）、药物因素（局部注射肉毒素等）、操作性损伤（眼眶手术、腰穿、脊髓麻醉）等。

（二）中医学认识

古医籍并无此病名记载，本病相当于中医学"风牵偏视""目偏视"的范畴。最早记载于《灵枢·大惑论》谓："邪中于项，乘虚入脑，引目系急，以致目眩睛斜、视歧而见一物为两物"；《张氏医通》谓"神珠将反者，谓目珠不正"；《类经·疾病类》注："邪气中于风府、天柱之间，乘其虚则入脑连目，目系急则目眩睛斜，是以视一为两也。"视一为二相当于现代的复视。临床上以目珠偏斜、转动受限、视一为二、单眼遮盖消失为特征的眼病，属眼科疑难杂症。

《诸病源候论·目病诸候》谓："人脏腑虚而风邪入于目，而瞳子被风所射，睛不正则偏视。"实证多与风、痰、气滞、血瘀有关，虚证多与气血不足、肝脾肾不足有关。

（1）气血不足，风邪乘虚侵入经络，致眼目筋脉弛缓。

（2）脾失健运，水湿内停，聚湿生痰，复感风邪，风痰阻络，导致眼带转动不灵。

（3）头面外伤，或肿瘤压迫，致眼部筋脉受损。

（4）平素阳亢，肝阳化风，阳亢风动，脉络受损，致眼带弛缓。

二、临床诊断

（一）辨病诊断

1. 临床表现

（1）病因　常有外感、发热史，高血压、高血脂、糖尿病、高尿酸、脑出血或梗死史、外伤史，手术、炎症、带状疱疹病毒、海绵窦病变、颅内血管及占位性病变、放射性等，也有熬夜、疲劳、紧张过度所致，或没有明确病因。

（2）症状　双眼复视、单眼遮盖消失，或（和）伴有眩晕、步态不稳，甚至遮盖住患眼才能行走。

（3）体征　眼球偏斜，患眼向麻痹肌作用的相反方向偏斜；转动受限，患眼向麻痹肌作用方向受限；第二斜视角大于第一斜视角；代偿头位，头向麻痹肌方向偏斜。

2. 相关检查

牵拉试验，斜视全套，同视机九方位，九方位照相；复视像分析（红玻璃试验）；影像学检查：眼眶 CT、头颈动脉 CTA、颅脑 MRI、胸片等；甲状腺功能等。

（1）斜视全套和同视机九方位检查辅助确定哪条肌肉麻痹。

（2）九方位照相明确眼肌麻痹形态外观的改变。

（3）红玻璃试验定性哪条眼外肌麻痹。

（4）眼眶 CT、头颈动脉 CTA、颅脑 MRI 排除眼眶骨折、眼外肌肥厚、眼眶炎性假瘤、颅脑出血、脑血管病变及占位性病变。

（5）新斯的明实验和胸腺照片排外重症肌无力等。

（6）眼眶 CT 加甲状腺功能检查明确 TAO 性眼外肌麻痹。

（二）辨证诊断

1. 风邪中络证

（1）临床证候　发病急骤，可见目偏斜、眼珠转动失灵、倾头瞻视、视物昏花、视一为二。兼见恶寒发热、头痛、头目眩晕、步态不稳；舌质淡，脉浮数。

（2）辨证要点　突然出现目珠偏斜，恶寒发热，头痛，舌质淡，脉浮数。

2. 风痰阻络证

（1）临床证候　骤然视一为二，目珠偏斜，转动失灵。兼见胸闷呕恶、食欲不振、泛吐痰涎；舌淡，苔白腻，脉弦滑。

（2）辨证要点　突然出现目珠偏斜，视一为二，胸闷呕恶，泛吐痰涎，舌淡，苔白腻，脉弦滑。

3. 脉络阻塞证

（1）临床证候　患者有中风病史，后遗目珠偏视、视一为二。兼见口眼歪斜、半身不遂、肢体麻木不仁、面色萎黄；舌质暗或夹有瘀斑，苔白，脉细涩。

（2）辨证要点　多有中风病史，目珠偏斜，视一为二，半身不遂，舌质暗或夹有瘀斑，苔白，脉细涩。

4. 肝阳上亢证

（1）临床证候　患者突然目珠偏斜，转动不灵，视一为二。兼见烦躁易怒、头晕目眩、腰膝酸软；舌质红少津、苔黄，脉弦细或弦数。

（2）辨证要点　目珠偏斜，视一为二，烦躁易怒，舌质红少津、苔黄，脉弦细或弦数。

5. 瘀血阻络证

（1）临床证候　外伤后目珠偏斜，转动不灵，视一为二。兼见胞睑、白睛瘀血，眼痛；舌质暗或有瘀斑，脉细涩或如常。

（2）辨证要点　多有外伤史，目珠偏斜，胞睑、白睛瘀血，舌质暗或有瘀斑，脉细涩。

三、鉴别诊断

（一）西医学鉴别诊断

1. 共同性斜视

共同性斜视一眼的眼位向某一侧偏斜，但第一和第二斜视角基本相等；眼球运动正常；无复视及代偿头位。

2. 限制性斜视

麻痹性斜视与限制性斜视都属于非共同性斜视，二者可通过被动牵拉试验鉴别。限制性斜视在被动牵拉试验中因眼眶内肌肉或筋膜的异常而产生牵制力，限制眼球向其相反方向运动。

3. 甲状腺相关性眼病

该病除眼外肌麻痹的症状外，眶 CT 示眼外肌肥大或增粗，还伴有甲状腺相关症状，实验室检查可见 T_3、T_4 的异常变化。

（二）中医学鉴别诊断

与鹘眼凝睛相鉴别。鹘眼凝睛指眼珠逐渐胀硬突起，若鹘鸟之眼红赤凝视、不能转动的眼病。此眼初患之时，忽然痒痛泪出，五轮胀起皆硬，难以回转，不辨人物。此疾皆因五脏热壅，冲上脑中，风热入眼，所使然也。

四、临床治疗

（一）提高临床疗效的要素

（1）明确诊断，双眼复视、单眼遮盖消失是眼外肌麻痹的最主要症状；眼球偏斜、转动受限、代偿头位是其体征；斜视全套加红玻璃实验可确定哪条或 1 条以上眼外肌麻痹是重要的辅助检查。

（2）明确病因，治疗原发病，如：四高（高血压、高血脂、高血糖、高尿酸）的治疗、颅内占位性病变及血管性疾病等的治疗是关键。

（3）辨证内服中药、中医外治法、针刺、五联疗法、穴位注射是其特色。

（二）辨病治疗

1. 非手术治疗

（1）遮盖疗法　遮盖麻痹眼，解除复视；或遮盖健眼，以减少麻痹肌的拮抗肌挛缩；视力相等或相差不大者，可交替遮盖。

（2）药物治疗

①营养神经：可肌内注射维生素 B_1 和 B_{12} 及神经营养剂。

②糖皮质激素：地塞米松注射液 10~15mg 加至 5% 葡萄糖液 250mL 中，静脉滴注，每日 1 次，疗程 10~15 天，逐渐减量。

③肉毒杆菌毒素注射治疗：在肌电图的监视下，对不同度数的斜视角，分别用 1.25~5.0 单位肉毒杆菌毒素 A 注射于麻痹肌的拮抗肌内。

2. 手术治疗

（1）手术方式　包括麻痹肌缩短及拮抗肌后徙术。

（2）手术时间

①先天性眼外肌麻痹：当麻痹肌肯定、病因确定，并且不危及生命、也不会发展或复发时，可考虑手术。

②后天性眼外肌麻痹：应在发病后 6~8 个月不见好转时进行手术。非手术治疗后，若病情有所好转但仍未痊愈者，可待病情稳定 4~6 个月后再考虑手术。

（3）手术原则

①首先确定注视眼（患者是用麻痹眼还是

健眼注视）：健眼注视者，其直接对抗肌受累而发生痉挛、挛缩；麻痹眼注视时，受累肌是麻痹肌的配偶肌，二者的手术设计是完全不同的。

②日常生活中，人们多用水平线以下眼位，故应尽量将高的眼位降下来。

③若有眼外肌痉挛或牵引时，首先应解除牵引，以松弛挛缩的肌肉。

④减弱麻痹肌的直接对抗肌作用要远远超过加强麻痹肌功能的效果。

⑤做直肌手术时，手术不超过两根直肌，以免影响眼前部的供血。

（三）辨证治疗

病证结合，以病统证，以分型、治法统方。

1. 辨证论治

（1）风邪中络证

治法：祛风散邪，活血通络。

方药：羌活胜湿汤（《原机启微》）合牵正散（《杨氏家藏方》）加减。白附子、僵蚕、全蝎、柴胡、黄芩、白术、荆芥、枳壳、川芎、防风、羌活、独活、前胡、薄荷、桔梗、白芷、甘草等。兼肝虚血少者，可加当归、白芍、熟地黄以补血养血；头晕目眩者，加当归、白芍、天麻、菊花以养血祛风通络。

（2）风痰阻络证

治法：祛风除湿，化痰通络。

方药：六君子汤（《医学正传》）合正容汤（《审视瑶函》）加减。羌活、白附子、防风、秦艽、胆南星、僵蚕、甘草、人参、白术、茯苓、陈皮、半夏等。可酌加赤芍、当归以活血通络；恶心呕吐甚者，可加竹茹以涤痰止呕；痰湿偏重者，酌加薏苡仁、石菖蒲、佩兰以芳香化浊、除湿祛痰。

（3）脉络阻塞证

治法：化痰祛风，行气活血通络。

方药：牵正散（《杨氏家藏方》）合补阳还五汤（《医林改错》）加减。桃仁、红花、当归、川芎、熟地黄、白芍、地龙、黄芪、白附子、僵蚕、全蝎等。

（4）肝阳上亢证

治法：平肝潜阳，化痰息风。

方药：天麻钩藤饮（《杂病证治新义》）合六味地黄丸（《小儿药证直诀》）加减。天麻、钩藤、栀子、黄芩、川牛膝、杜仲、桑寄生、益母草、夜交藤、熟地黄、泽泻、牡丹皮等。眼干涩加北沙参、墨旱莲、女贞子。或镇肝息风汤（《医学衷中参西录》）：怀牛膝、生代赭石、生龙骨、生牡蛎、生龟甲、杭芍、玄参、天冬、川楝子、生麦芽、茵陈、甘草。

（5）瘀血阻络证

治法：活血行气，化瘀通络。

方药：牵正散（《杨氏家藏方》）合通窍活血汤（《医林改错》）加减。桃仁、红花、赤芍、川芎、麝香、老葱、生姜、大枣、黄酒、白附子、僵蚕、全蝎等。

2. 外治疗法

（1）针刺治疗

①眼周局部取穴　主穴：攒竹、鱼腰、丝竹空、瞳子髎、太阳、阳白、四白、球后、风池、印堂。配穴：选眼局部与麻痹肌相对应的穴位：内直肌麻痹：睛明、印堂、攒竹；外直肌麻痹：太阳、瞳子髎；上直肌麻痹：上明、鱼腰、攒竹；下直肌麻痹：承泣、四白、球后；上斜肌麻痹：承泣、四白、球后；下斜肌麻痹：丝竹空、上明；动眼神经麻痹：攒竹、阳白、上明、球后。

②辨证循经取穴　主穴：百会、四神聪、合谷、内关、足三里、三阴交。配穴：风邪中络，加风池、合谷；风痰阻络，加丰隆、风池；脉络瘀阻，加血海、膈俞；肝阳上亢，加行间、太冲；气血瘀阻，加足三里、太冲。

进针1~1.5寸，得气后留30分钟，10次为1个疗程，休息3~5天再进行第2个疗程。

（2）五联疗法　通过临床实践，五联疗法对该病治疗效果显著。五联疗法分别为：推拿、刮痧、中药奄包热敷、耳穴压豆、撤针。

1）推拿　患者仰卧位，医者坐于患者头侧，用双手拇指分别按揉百会、睛明、攒竹、鱼腰、太阳、瞳子髎、丝竹空、风池等穴。再用双手拇指指腹分抹眼眶周围，上述手法反复交替使用，每次治疗约20分钟。然后患者取坐位，医者在患者背部点揉肝俞、胆俞及对侧合谷、下肢光明穴5~10分钟。全套手法治疗时间30分钟，每日1次，10天为1个疗程。

2）刮痧

①刮五经：（督脉）从印堂穴至神庭穴；膀胱经：从攒竹穴至眉冲穴；胆经；从眉中鱼腰穴至前发髻。刮痧时刮痧板呈45°，由下至上，以出微痧为准。

②刮拭额部；起点攒竹穴上方，刮至眉尾上方。刮痧板在操作过程中应呈横切面并覆盖整个额头，呈45°，以出微痧为度，调动面部气血至眼部。

③刮睛明穴：从睛明穴至眉骨下方，从下至上，出微痧为度（注意事项：轻揉缓慢）。

④刮上眼眶：刮痧板斜握45°，紧贴于眉骨下方凹陷处，力道均匀，从睛明穴稍上方至眉骨下方，以出微痧为度（注意事项：此处离眼球很近，不可刮到眼球或因刮痧板没稳滑至眼球，刮时不可推拉上眼皮）。

⑤刮下眼眶：刮拭眼部时上下均由目内眦至目外眦方向（下睛明-承泣-球后-瞳子髎-太阳）。

⑥刮胃经：由鼻翼到两侧太阳穴（迎香-巨髎-四白-太阳）。

3）中药奄包热敷　中药奄包由楮实子10g、枸杞子6g、五味子10g、制乳香12g、川椒3g、人参3g、熟地黄15g、肉苁蓉12g、菟丝子12g组成，共为细末，装入奄包外用。本方中楮实子、枸杞子、五味子滋阴补肾、益精明目；菟丝子补肾益精、养肝明目；肉苁蓉、川椒温肾祛寒；人参、熟地黄补益气血、滋阴填精；乳香疏肝调气和营。本方主要作用有：①补肝肾。本方所选诸药，如楮实子、枸杞子、熟地黄、肉苁蓉、菟丝子等，多数均为滋补肝肾之品，具有补肝肾的功效。②增目力。目为肝之外候，肝肾同源，目得肝血而能视，肾精上注则目明。此方可使肝肾得充、目翳消除，具有增目力的功效。

4）耳穴压豆　取穴：眼、目1、目2、肝、脾、胃、肾、耳尖、神门。

5）撤针　取穴：睛明、攒竹、鱼腰、丝竹空、瞳子髎、承泣等穴。每次可选取4~6个穴位。

（3）穴位注射法　复方樟柳碱注射液，患侧或双侧太阳穴（颞浅动脉旁）皮下注射；维生素B_{12}注射液、丹参注射液足三里、曲池穴交替注射。

（4）肌腹刺激　外展神经麻痹可行外直肌肌腹手法针刺激或电针刺激。

（5）运动疗法　对眼外肌麻痹的眼球运动受限在行针刺阳陵泉、瞳子髎、四白、鱼腰等穴位时可配合眼球各方位运动训练，着重嘱患者注视麻痹肌方向。

3.成药应用

（1）明目上清丸、大活络丸，适用于风邪中络证。

（2）黄连羊肝丸、天麻钩藤颗粒，适用于肝阳上亢证。

（3）丹红化瘀口服液，适用于气血瘀阻证。

（4）二陈丸、涤痰丸，适用于风痰阻络证。

（5）复方丹参片，适用于脉络阻塞证。

4.单方验方

逐瘀牵正汤对外伤性眼外肌麻痹（气滞血瘀型）有较好疗效。由血府逐瘀汤合牵正散加减化裁而来。方药组成：桃仁12g、大黄6g、川芎6g、当归9g、赤芍9g、生地黄15g、柴胡9g、黄芪27g、伸筋草9g、制白附子 6g、僵蚕 12g、地龙 9g、木瓜 9g。其中桃仁、大黄、川芎为君药，活血化瘀、通络散结；柴胡、赤芍、黄芪、当归、木瓜为臣药，疏肝行气、活血止痛；生地黄、伸筋草为佐药，活血通络；地龙、白附子、僵蚕为使药，祛风解痉。全方共奏疏风解痉、理气活血之效。

（四）医家经验

1. 刘金红

刘金红教授认为本病是因为脾胃失调，津液不布，聚湿生痰，肌肉筋脉失养而肌肉弛缓、运动不利。选择补中益气汤配伍防风、穿山甲、石菖蒲、白芍、川芎，可以健脾祛湿化痰、祛风活血通络。配合眼部腧穴睛明、球后、上明，疏通经络，改善眼部血液供应；体针中脘、关元、气海、足三里（双），调理脾胃、大补元气；外关、阴陵泉、阳陵泉、太冲，以扶正祛邪、正本清源。

2. 蒋永取

蒋永取教授等采取针刺与雷火灸结合的方法治疗目偏视。雷火灸由沉香、乳香、麝香、穿山甲、干姜、茵陈蒿、木香、羌活等中药制作而成，可以活血化瘀、通经活络。针刺结束后，在患者眼眶周围进行雷火灸，距离皮肤 2cm，进行回旋灸 15 分钟。物理和药理结合，温通经络、调和气血，增强眼部血液循环，有效改善患者症状。

五、预后转归

眼外肌麻痹是中医特色优势病种，早期通过辨证内服中药、针刺、五联疗法、穴位注射、营养神经、治疗原发病能取到较满意疗效，有临床统计 90% 以上患者可避免手术治疗。

六、预防调护

（1）避风寒，慎起居，以减少本病的发生。

（2）有高血压、糖尿病者，平时要控制好血压、血糖。

（3）忌食肥甘厚腻，以免聚湿生痰加重病情。

（4）必要时，可用三棱镜佩戴压抑消除复视。

七、研究进展

眼外肌麻痹作为一种常见病、多发病，近年来受到了人们越来越多的关注，但目前治疗手段尚未有较大的更新和改进，并未找到针对性的治疗方法。由于其病因比较复杂，诊治时询问临床病史应尽量详细，同时要重复进行眼肌检查，充分利用辅助检查，与有关科室配合，积极诊断和治疗原发病，选择最佳的治疗方案，以达到满意的疗效。由于眼外肌麻痹所致斜视的复杂性，手术效果不同于常见的斜视，难以预测，因此应仔细考虑手术方案，尽量避免手术失败或手术效果不佳。同时，目前中医治疗缺乏系统化和规范化的评价，故给标准化治疗手段带来了一定难度，今后可对中医的各种治疗方法进行规范化和系统化，力求找出一种能够走向世界推广的治疗手段。

参考文献

［1］李红. 针药同治麻痹性斜视 68 例［J］. 浙江中医杂志，2008（9）：543.

［2］段俊国. 中西医结合眼科学［M］. 北京：中国中医药出版社，2013.

［3］王建华，谭凤. 中西医结合治疗麻痹性斜视 35 例［J］. 中国医药导报，2009，（25）：68，72.

［4］王海燕，马吉丹，洪亮. 洪亮教授治疗麻痹性斜视经验［J］. 中医眼耳鼻喉杂志，2012，2（2）：83-84.

［5］翁孟诗，江波，高慕洁，等. 中西医结合治疗后天性麻痹性斜视 60 例疗效观察［J］. 广东医学院学报，2006（3）：306-307.

[6] 庞荣, 张彬. 庞赞襄教授治疗麻痹性斜视的经验 [J]. 现代中西医结合杂志, 2011 (30): 3849-3850.

[7] 胡文弟. 针灸治疗瞳仁反背的体会 [J]. 四川中医, 2001 (9): 74.

[8] 彭清华. 中医眼科学 [M]. 北京: 中国中医药出版社, 2012.

[9] 曾庆华. 中医眼科学 [M]. 北京: 中国中医药出版社, 2007.

[10] 谢立科, 黄少兰, 张明亮, 等. 正斜丸治疗麻痹性斜视临床研究 [J]. 中国中医眼科杂志, 1999 (4): 17-20.

[11] 夏睦谊. 牟洪林教授治疗麻痹性斜视临床经验 [J]. 天津中医药, 2006 (3): 187-188.

[12] 朱炜敏. 眼外肌麻痹中医治疗辨析 [J]. 上海中医药杂志, 2001 (5): 31.

[13] 张小卫. 60 例麻痹性斜视患者的临床治疗分析 [J]. 医学信息 (中旬刊), 2011 (6): 2648-2649.

第六节 视疲劳

视疲劳即由于各种病因使得人眼视物时超过其视觉功能所能承载的负荷, 导致用眼后出现视觉障碍、眼部不适或伴有全身症状等以致不能正常进行视作业的一组症候群。视疲劳以患者主观症状为主, 眼或者全身因素与精神心理因素相互交织, 因此, 它并非独立的眼病, 所以常被称为眼疲劳综合征。

国家标准《中医临床诊疗术语》名为"目倦", 中医学又名"肝劳",《医学入门·杂病·眼》谓:"读书针刺过度而(目)痛者, 名曰肝劳, 但须闭目调护。"

一、病因病机

(一) 西医学认识

视疲劳的病因主要包括眼部因素、环境因素、全身因素 3 个方面。

1. 眼部因素

(1) 双眼视觉功能异常引起的视疲劳

人眼能保持双眼清晰舒适视物依赖于双眼调节和聚散的协调作用, 调节功能异常和聚散功能异常时, 就会出现一系列视疲劳症状。

①调节功能异常: 主要包括调节不足、调节过度、调节灵活度异常, 当持续近距离工作或阅读时, 很容易引起视疲劳症状。

调节不足: 是指患者的调节幅度低于相应年龄的正常值, 为调节功能异常中最常见者。临床检查结果: 调节幅度低于相应年龄所应具备的水平, 调节灵活度在负镜片面时速度减慢, 负相对调节(NRA)正常, 正相对调节(PRA)减低, 有时表现为假性集合不足。患者表现为视觉疲劳、远距和近距视物模糊, 偶尔有畏光流泪等眼部刺激症状, 并可伴一系列非特异性全身症状, 如头痛、脖子僵硬、全身乏力等。

调节过度: 是指由于调节功能不能放松, 调节反应超过调节刺激, 增加了睫状肌的负担, 从而产生视疲劳。临床检查结果: 调节幅度正常, 调节灵活度在正镜片面时速度减慢, 调节超前, NRA 正常或偏低, 有时表现为高度外隐斜视。患者表现为阅读时经常出现复视、视物模糊和视觉疲劳, 严重者伴有头痛等全身症状, 特别是在紧张的近距离工作之后症状更为明显。

调节灵活度异常: 是指对交替变化的调节刺激不能做出快速与精确的调节反应, 调节反应的潜伏期和速度异常, 表现为调节反应迟钝。临床检查结果: 调节幅度和调节反应正常, 调节灵活度明显下降, 表现为正镜片面或负镜片面速度减慢, NRA 和 PRA 可能均低。最常见的临床症状为看近物后出现短时性远距视物模糊, 或看远后出现短时性近距视物模糊。

②聚散功能异常: 主要包括集合不足、集合过度、散开不足、散开过度、单纯性外

隐斜视、单纯性内隐斜视、融像性聚散障碍。在长时间用眼后会出现眼胀、眼痛或眼部不适等一系列视疲劳症状。

集合不足：是指在视近情况下双眼呈明显的外隐斜视，而在视远时双眼眼位在正常范围，AC/A比率低于正常。集合不足是肌性视疲劳的最常见的原因，其本质是集合能力不能满足视近的需求。其特征：远距隐斜视检查正常而近距高度外隐斜视，近距正相对聚散（PRC）低，集合近点（NPC）后退，AC/A比率低，调节测量结果正常。其常见症状：阅读和近距离工作时眼部不适、头痛、复视以及视觉疲劳，有时可因视物模糊、复视、头痛而放弃工作。

集合过度：是指在视近情况下双眼呈明显的内隐斜视，而在视远时双眼眼位在正常范围，AC/A比率高于正常。其特征：远距眼位正，近距内隐斜视，计算性AC/A比率高（大于6），负相对聚散（NRC）低是其典型指征，正相对调节（PRA）也经常低。其常见症状：短时间阅读后出现眼部不适和头痛，与近距工作有关的视物模糊、复视等，使其不能长时间坚持近距离工作。集合过度常见于高度远视眼未经矫正，或高度近视眼初戴矫正眼镜时。

散开不足：是指在视远的情况下双眼呈明显内隐斜视，而在视近时双眼眼位在正常范围，AC/A比率降低。一般是功能性的，临床并不多见。其特征：远距内隐斜视，近距眼位正，AC/A比率低（计算性AC/A比率低于3）。其常见症状：远距复视、头痛和眼部不适，在疲劳或身体虚弱时症状尤为明显。

散开过度：是指在视远的情况下双眼呈明显外隐斜视，而在视近时双眼眼位在正常范围，AC/A比率增高。散开过度的发病率为1%~2%。其特征：远距高度外隐斜视，近距隐斜视在正常范围，刺激性AC/A比率高。患者表现为视远时出现交叉性复视和视疲劳，在眺望远距离目标时，闭上一只眼会更清晰，

有典型的广场恐惧症和不喜欢参加群体活动的特点。

单纯性外隐斜视：是指远距离和近距离均表现为外隐斜视，AC/A比率正常。其特征：远距和近距外隐斜视均大于正常范围，刺激性AC/A比率大致正常，BO融像性聚散范围可能比正常低，NRA可能低。对于外隐斜视度数大或融合力不足的患者，由于长期过度使用融合储备，可产生肌性视疲劳。患者表现为在近距离用眼不久即感视疲劳，视物模糊、眼痛、头痛，近读时间过长可发生调节痉挛，伴交叉性复视。

单纯性内隐斜视：是指远距离和近距离均表现为内隐斜视，AC/A比率正常。其特征：远距和近距均有内隐斜视，AC/A比率大致正常，BI融像性范围比正常低，PRA低。对于内隐斜视度数大或融合力不足的患者，由于长期过度使用融合储备，也可产生肌性视疲劳。近点视疲劳是其最常见症状，患者表现为看近不久即有视物模糊、头痛，视近时常有眼球向鼻侧的被牵拉感，发展到融合功能破坏时，可出现双眼同侧性复视。

融像性聚散障碍：是指远距离和近距离眼位正常，AC/A比率正常，调节幅度和调节滞后均正常，仅表现为正融像性聚散与负融像性聚散范围低于正常。视疲劳是其主要表现，与长时间阅读与近距离工作有关。

（2）非双眼视觉功能异常引起的视疲劳

①老视：是指随着年龄增长，晶状体逐渐硬化、弹性减弱，睫状肌功能逐渐减低，从而引起眼调节功能逐渐下降，在40~45岁开始，出现阅读等近距离工作困难，若未经合理矫正且长时间近距离工作就会出现视疲劳。

②屈光不正：大量的临床实践证明，屈光不正是视疲劳的主要原因之一。未矫正或未给予准确矫正的屈光不正患者，尤其是远视或散光性屈光不正患者，为看清楚物体，过度或不当使用其调节和聚散，且两者处于

相互协调和竞争的状态，容易导致其出现视疲劳症状。不同的屈光状态所产生的视疲劳机制不同。

近视：在长时间近距离工作或阅读时，未矫正时由于过度使用集合，不使用或少使用调节，破坏了调节与集合间的平衡关系，特别是高度近视眼，容易出现视疲劳。

远视：视疲劳是远视患者的主要自觉症状。远视眼在注视近距离目标时，需要使用比正视眼更多的调节力，除了正常的视调节外，还要增加矫正远视的调节力，以致增加了睫状肌的负担，同时伴发过度的集合，从而诱发视疲劳。

散光：散光眼因径向差及两眼屈光参差可引起调节不一致。轻度散光可以利用改变调节、半闭睑裂和代偿头位的方式矫正部分视力，这种不断的精神紧张和努力调节可引起视疲劳，尤以远视性散光和混合性散光多见。

在各类屈光不正中，轻度屈光不正往往比中高度屈光不正更容易引起视疲劳，因后者经努力仍难以获得清晰视力而放弃了调节，故很少出现典型的视疲劳症状。

③双眼影像不等：由于屈光参差、单眼无晶状体眼及某些眼底病等可以使两眼视网膜影像存在大小差异，这种差异在一定范围内（＜5%），可以通过中枢融像机制予以融合代偿，形成双眼单视。当差异超出中枢代偿能力时则形成两眼融合困难，产生视觉干扰，而引起视疲劳。

④瞳孔因素：正常状态下的瞳孔直径为2.5~4mm，其大小可调节进入眼内的光线，以保证视觉的舒适。如果瞳孔过大（＞5mm），过多的光线进入眼内，使眼的正常生理缺陷显露出来（球面像差、色像差等），并可加重原有的散光症状，容易引起视疲劳。反之，支配虹膜和睫状体的副交感神经过度兴奋，可使瞳孔处于高度收缩状态，小于正常人瞳孔直径，也可产生视疲劳。

⑤干眼：干眼是泪液和眼球表面的多因素疾病，能引起眼部不适、视觉障碍和泪膜不稳定，可能损害眼表，伴有泪液渗透压增高和眼表炎症。视疲劳是干眼最常见的症状之一，有报道显示，干眼患者中71.3%有视疲劳症状，而视疲劳患者中51.4%符合干眼诊断标准。干眼患者其泪膜破裂时间缩短、角膜上皮损伤、暴露其下的角膜神经末梢，加上角膜光滑表面受到影响，导致形觉功能受损，因此常会出现视疲劳症状。

⑥眼科手术术后：各类眼科手术后的早期均可能出现不同程度的视疲劳症状，但通常是自限性的，如角膜屈光手术、白内障手术、青光眼手术和斜视手术等。

⑦某些眼病：睑腺炎（麦粒肿）、睑板腺囊肿（霰粒肿）等压迫眼球引起的不规则散光可引起视疲劳；睑板腺功能异常、睑缘炎、结膜炎、角膜炎、上睑下垂等，当影响其视觉功能时，可引起或加重视疲劳症状。

2. 环境因素

在工作和生活环境中由于光、声、温度、化学刺激物、生活节奏的紧张、昼夜更替等环境的诸多因素通过大脑皮质对调节眼外肌或精神（心理）上的干扰所致的视疲劳称为环境性视疲劳，最典型的就是视频终端综合征。

（1）照明光线　其引起的视疲劳与光线强度、对比度、稳定性、颜色有关。通常照明强度与视力呈正比，照明强度对调节功能也有明显的影响。如照明不足，分辨字体和工作目标困难；照明过强，耀眼引起眩光现象。背景光与局部照明的对比度对视觉活动亦有影响，如工作面与周围背景光相差悬殊，眼要频频改变瞳孔大小和调节功能来适应，可诱发视疲劳。照明光线分布不均匀及光线的稳定性不好，如光源摇摆不定、闪烁跳跃、忽明忽暗时，易引起相当程度的视觉干扰和心理不适应而发生视疲劳。有色光线照明，尤其是黄、红光线照明较白、绿、蓝光易发生视疲劳。

（2）注视目标　工作物或阅读文字的大小、对比度、稳定性、排列的密度与视疲劳有密切关系，若被观察的目标过于细小（从事修表、刺绣、雕刻等工作）、不稳定（走路、乘车时看书等），均可增加调节和集合的紧张性，是引起视疲劳的重要外在因素。

（3）周围环境　当处于嘈杂喧嚣、空气污染、有刺激性异味的环境中时，常会增加疲倦感和心理干扰而出现视疲劳。

（4）视频显示终端　视屏显示终端（VDT）包括电脑、电视机、电子游戏机、手机、电子书等，VDT 现在已在工作、学习、生活中广泛使用。VDT 操作者可出现眼及全身不适，包括眼、手、肩、颈、腰背部疲劳，称为 VDT 综合征。近年来，美国视光学协会（AOA）将由于长时间近距离阅读计算机或从事计算机相关工作而引起的各种眼部不适和视觉问题，定义为 VDT 综合征，也称为计算机视觉症候群（CVS）。

VDT 视疲劳的发生是由 VDT 特征及 VDT 操作人员的工作特性共同作用的结果。① VDT 的亮度、对比度、颜色、字体大小和间距等均会影响操作者的行为，为了看清视屏目标，眼睫状肌和眼外肌处于不停的调节、聚散运动状态。② VDT 的物理特性，如屏幕的眩光、画面的闪烁、不清晰的画质和非适宜的背景亮度对比等，更增加了用眼负荷，产生视觉混淆现象。③长期从事 VDT 作业者注视屏幕会使自主瞬目频率由平时的 20~25 次 / 分减少至 5~10 次 / 分，多数人注视屏幕时视线向上倾斜 30°，使角膜暴露面积超过 60%，角膜暴露在空气中的时间延长和面积增加加速了泪液的蒸发，也影响泪液的分泌和眼表分布。所有这些均可能产生视觉疲劳，引起眼干涩、胀痛、异物感、畏光流泪等症状。视疲劳症状的出现及轻重程度与视频暴露时间的长短显著相关。

3. 全身因素

多数学者认为视疲劳的发生和发展与个人体质和精神、心理内在环境的不平衡有密切关系，虽然疲劳现象首先表现在眼睛，病因往往是复杂的全身疾病所致。精神压力大、神经衰弱或有神经官能症的人易出现视疲劳。副交感神经与视皮质的高度兴奋也与视疲劳有关。此外，某些特殊时期（月经期、怀孕期、哺乳期、更年期）都可能出现视疲劳。

（二）中医学认识

1. 古代医家对视疲劳病因病机的认识

中医学对视疲劳的认识可追溯至唐代，孙思邈在《备急千金要方·七窍病》中指出："其读书、博弈等过度用目者，名曰肝劳。"已初步认识到本病病因系持续注视近物致眼疲劳。明代李梴在《医学入门·杂病·眼》亦谓："读书针刺过度而（目）痛者，名曰肝劳，但须闭目调护。"并指出其因乃"极目远视，夜书细字，镂刻博弈伤神，皆伤目之本"。中医学认为，目为肝窍，肝受血而能视，目力脑力过劳，耗伤肝血，则目窍失养而不耐久视，从而出现眼胀、眼痛、眼睑重坠、干涩不适及头晕头痛等诸多证候，故称为"肝劳"。明·傅仁宇《审视瑶函·卷之一·内外二障论》对肝劳的发生机制作进一步阐释说："凡读书作字，与夫妇女描刺、匠做雕銮，凡此皆以目不转睛而视，又必留心内营。心主火，内营不息，则心火动。心火一动，则眼珠隐隐作痛，诸疾之所由起也。"指出了肝劳与心的关系。而肝劳与肾的关系，曰："夫肾属水，水能克火，若肾无亏，则水能上升，可以制火，水上升，火下降，是为水火既济，故虽神劳，元气充足，亦无大害。唯肾水亏弱之人，难以调治。若再加以劳神，水不上升，此目之所以终见损也"。综上所述，古代医家认识到本病与用目持续注视近物有关，致眼过度劳累，伤气、伤血、伤精，使目中真气真血亏损，失其温煦濡养，其病机则主要责之于肝、心、肾。

2.现代医家对视疲劳病因病机的认识

现代中医眼科继承和发扬传统中医理论，汲取现代眼科的技术优势，在理、法、方、药等诸方面均有了新的认识和发展，但目前肝劳的病因病机、辨证分型尚未统一。《中医眼科全书》中认为本病发生的基本病机有二：一是久视劳心伤神，耗气损血，以致目中经络涩滞，发为本病；二是劳瞻竭视，筋经张而不弛，肝肾精血亏耗，精血不足，筋失所养，调节失司，发为本病。

《审视瑶函·明目至宝轮》说："大抵目窍于肝，生于肾，用于心，藏于脾。"多数学者认为肝劳病位在肝、肾、心、脾，病机主要责之于该四脏腑功能失调：一是心舍神明，目为心使，久视伤血，劳心伤神，耗损气血津液，目中经络失养，目络涩滞；二是肝藏真血，肾主藏精，精血充足，目视睛明，肝肾精血亏损不足，目窍失充，筋失所养，调节失司，不耐劳瞻；三是经脉瘀阻，七情过伤，肝气郁滞，目中气机失调，目络不畅，甚则气滞血瘀；四是脾气虚弱，清阳不升，目失濡养，调节失司，不耐久视。因此，视疲劳的发病可归纳为，因用目过度、劳心伤神，致肝肾不足、脾胃虚弱、气血亏虚，终致目失濡养、筋膜挛急。本篇根据国家中医药管理局医政司主编的《24个专业104个病种中医诊疗方案（试行）》讨论肝劳常见的气血亏虚证、肝肾不足证、肝郁气滞证、脾虚气弱证。

二、临床诊断

（一）辨病诊断

患者的主观症状是视疲劳诊断的关键，但在明确诊断视疲劳和给予治疗之前必须通过各种检查找到引起视疲劳的病因。

对患者病史进行详细采集，仔细记录主诉和感受，询问工作、学习和生活环境，也可以通过视疲劳量表评估主观症状，鉴别其病因是源于眼部或眼部之外的因素。若为前者，则需通过各种眼科的一般检查和专项检查，明确为何种眼部因素；若为后者，则需及时转诊进行相应治疗。

1.临床表现

目前常见的视疲劳主观诊断指标：

（1）不耐久视、暂时性视物模糊。

（2）眼部干涩、灼烧感、发痒、胀痛、流泪。

（3）头痛、头晕、记忆力减退、失眠。

在明确视疲劳病因的前提下，用眼后出现上述症状即可诊断为视疲劳。

2.相关检查

（1）一般检查　通过视疲劳量表评估主观症状、裸眼单眼及双眼远中近视力及矫正视力检测、眼压测量、外眼检查、裂隙灯查眼前节、检眼镜查眼后节、眼底像、黄斑及视盘OCT、视野、B超等必要的辅助检查明确有无眼部器质性病变。

推荐温州医科大学附属眼视光医院研制的终版视疲劳量表（表13-6-1、表13-6-2）评估主观症状，量表根据症状的发生频率分为"没有""偶尔""经常""总是"，分别对应0、1、2、3分；症状按强度分为"轻度""中度""重度"，分别对应1、2、3分。当症状发生频率为"没有"时，无须填写强度。每个条目得分为频率与强度得分之积，总分为每个条目得分之和，分值越高表示视疲劳程度越严重。总分计算公式如下：

$$总分 = \sum_{i=1}^{52}（频率）_i \times（强度）_i$$

该量表包含"眼部症状"相关条目7个（条目1~7）、"视觉功能"相关条目7个（条目8~14）、"全身及心理因素症状"相关条目5给（条目15~19），本量表总得分越高提示视疲劳程度越重，可根据各维度症状得分情况提示视疲劳的可能病因：第1维度得分高，可考虑干眼、结膜炎等；第2维度得分高，多考虑屈光不正、老视、双眼视功能异常等

表 13-6-1　终版视疲劳量表中基本信息部分

基本信息	
姓名：	性别：□ 1. 男　□ 2. 女（请在选择的数字前打勾）
出生年月：　　年　　月	联系电话：
现居住地址：　　省　　市	现居住地特点：□ 1. 城市　□ 2. 农村
职业 □ 1. 学生 □ 2. 公务员 □ 3. 教师 □ 4. 医务人员 □ 5. 务工 □ 6. 退休 □ 7. IT 行业	□ 8. 从商 □ 9. 艺术 □ 10. 运动员 □ 11. 农 / 林 / 渔业 □ 12. 司机 □ 13. 其他：_____
你的平均每天近距离用眼时间为（包括看书报、电脑、手机等）： □ 1. ≤ 2 小时　□ 2. ≤ 4 小时　□ 3. ≤ 6 小时　□ 4. ≤ 8 小时　□ 5. > 8 小时	
你是否有眼部手术史？（若有，请在横线处填写手术名称及日期） □ 1. 是；　□ 2. 否	

表 13-6-2　终版视疲劳量表中的症状相关部分

	量表							
	视疲劳症状评分 （注：若频率选没有，则强度可不填）	频率				强度		
		没有	偶尔	经常	总是	轻度	中度	重度
		√ 0	√ 1	√ 2	√ 3	√ 1	√ 2	√ 3
A	你是否有视物疲劳症状？							
B	用眼疲劳是否影响你的学习、工作或生活？							
1	你是否感觉眼周不适？							
2	你是否有眼干？							
3	你是否有眼部疼痛如刺痛、胀痛等？							
4	你是否有眼睑（眼皮）沉重感？							
5	你是否有眼酸？							
6	你是否有眼部紧绷感？							
7	你是否有对光线敏感（怕光、怕暗）？							
8	当使用手机 / 电脑等电子产品时，屏幕亮度是否让你产生眼部不适？							
9	你是否有眯眼视物的现象？							
10	近距用眼时，你是否觉得阅读费力？							

	量表						
11	看远或看近时，是否有视物模糊？						
12	看远或看近时，是否有视物重影？						
13	由于眼部症状，你是否感觉阅读速度减慢？						
14	你是否看运动物体有眼部不适？						
15	用眼时，你是否注意力不集中？						
16	由于眼部症状，你是否难以记住刚刚阅读的内容？						
17	用眼时，你是否有头晕或头痛？						
18	眼部不适是否让你感到焦虑情绪？						
19	眼部不适是否让你感到抑郁情绪？						

除了上述症状以外，若还有其他症状，请列出：

小计：	前 2 题得分（0~18 分）：		后 19 题得分（0~171 分）：
你的病因诊断：			

病因；若第 3 维度得分高，则说明视疲劳和精神因素如焦虑、抑郁等关联。

（2）干眼检查

①泪河宽度：正常值为 0.5~1.0mm，≤ 0.35mm 则提示为干眼。

②泪液分泌试验（Schirmer 试验）：正常值为 10~15mm/5 分，< 10mm/5 分为低分泌，反复多次检查泪液分泌量 < 5mm/5 分提示为干眼。

③泪液稳定性检查：泪膜破裂时间（BUT）：正常值为 10~45 秒，< 10 秒为泪膜不稳定。

④角膜荧光素染色：正常的角膜上皮不染色，染为绿色表示角膜上皮缺损。

⑤泪液渗透压测量：干眼诊断的标志性指标，≥ 316mOsm/L 提示干眼的可能。

（3）睑板腺功能障碍（MGD）检查 常见典型体征包括睑缘改变、睑板腺分泌异常和睑板腺缺失。

1）睑缘改变 以下变化可以单独或同时存在。

①睑缘形态的变化：睑缘充血及毛细血管扩张；睑缘过度角化；睑缘肥厚；睑缘形态不规整；睑缘部新生血管。

②睑板腺口的变化：睑板腺口异常，表现为酯帽、隆起和酯栓；睑板腺口先天性缺乏；睑板腺口狭窄和闭塞；睑板腺开口移位。

2）睑板腺分泌异常 包括睑板腺排出能力异常和分泌物性状异常。

①睑板腺排出能力评分：可使用睑板腺检查器（MGE）进行检测。用 MGE 的压力模拟人眨眼的恒定压力（0.8~1.2g/mm^2）可以标准化评估腺体功能。在每个眼睑检测 3 个位置（鼻侧、中间、颞侧），每个位置 5 个腺体，共计观察 15 个腺体的开口，评估每个开口分泌物的状况和类型，对分泌物排出难易程度进行观察。

评分标准：

0 分：挤压眼睑，可见全部 5 个腺体均具有分泌物排出能力。

1分：挤压眼睑，3或4条腺体具有分泌物排出能力。

2分：挤压眼睑，1或2条腺体具有分泌物排出能力。

3分：挤压眼睑，无睑板腺腺体具有分泌物排出能力。

每只眼的上下睑分别进行评分记录，最高分为9分，3分及以上为异常。

②睑板腺分泌物性状评分：

0分：清亮、透明的液体。

1分：混浊的液体。

2分：混浊颗粒状分泌物。

3分：浓稠如牙膏状分泌物。

每只眼的上下睑分别进行评分记录，0分为正常，1分及以上为异常。

3）睑板腺结构的检查　临床上主要通过睑板腺成像技术对睑板腺结构进行观察和评估。睑板腺成像仪可以检查睑板腺的状况，确定睑板腺组织的缺失范围和程度。

评分标准：

0分：睑板腺无缺失。

1分：睑板腺缺失比例 < 1/3。

2分：睑板腺缺失比例为 1/3~2/3。

3分：睑板腺缺失比例 > 2/3。

每只眼的上下睑分别进行评分记录，0分为正常，1分及以上为异常。

（4）眼位与眼肌检查

①眼外肌功能检查：单眼运动正常的标志为内转时瞳孔内缘到达上下泪小点连线、外转时角膜外缘到达外眦角、上转时角膜下缘到达内外眦连线、下转时角膜上缘到达内外眦连线。如发现任何眼球运动的减弱，则提示向该方向运动的肌肉力量不足，或存在限制因素；单眼运动不能显示眼外肌运动功能不足时，用双眼同向运动检查。根据神经等量支配定律，可以发现相对功能不足的肌肉和相对亢进的配偶肌。检查时，令双眼分别注视各诊断眼位的视标，根据斜视角的变化判断受累肌。

②眼位检查：通过交替遮盖法和遮盖－去遮盖法，可以判断患者有无隐斜视及其种类，可分别在 33cm 和 5m 处完成以上两种遮盖检查，注视可调节视标。

（5）屈光检查　屈光检查是临床最常用的排除视疲劳的方法，所需设备为标准的综合验光仪和投影视力表，包括客观检查和主觉验光。客观检查是通过检影或电脑验光仪进行客观验光，结合旧镜度数为主观检查做好铺垫工作。主觉验光分为单眼的屈光检查和双眼平衡测试2个步骤。

1）单眼远距主觉验光　分3阶段：①找到初步有效的球性矫正度数，称为"初步 MPMVA"，意为对被检眼使用尽可能高的正度数镜片或尽可能低的负度数镜片而使被检者获得最佳视力；②用交叉柱镜精确柱镜的轴向和度数；③确定最后球镜的度数，称为"再次 MPMVA"。

2）双眼远距主觉验光　包括双眼调节平衡和双眼 MPMVA。准确的屈光检查在视疲劳诊断和处理中有非常重要的作用，在必要的时候还要进行睫状肌麻痹验光，不可忽视的是原佩戴眼镜屈光度数检查。

（6）双眼视觉功能检查

双眼视觉的测量评估一般分为如下 5 步：

①测量调节功能：调节功能的检测包括调节幅度、调节灵活度、调节反应、正负相对调节等方面。

②测量集合幅度：一般指集合近点（NPC）的倒数，此测量对于集合不足的诊断极其重要，测量所用的视标类型和多次测量的结果是关键。

③测量感觉融像：包括抑制和立体视觉。一般而言，非斜视性双眼视觉异常的立体视觉在临床上测量并不受影响或受影响极微，而轻度抑制却常见。特殊测量如 Worth 4 点灯可测量抑制。

④测量在远、近距离上隐斜视的方向和幅度以及 AC/A 比率：基本测量方法包括遮盖

试验、von Graefe 隐斜试验、Thorington 改良试验。

⑤测量正负融像性聚散：有平滑聚散（综合验光仪中用 Risley 可变棱镜）和阶梯聚散（用棱镜排杆）测量之分。

双眼视的全面测量应包括上述 5 步，但最少应测量的数据包括调节和集合幅度、远近距的遮盖试验和立体视觉。若患者有症状而所测量的数据不足时，则应加双眼视间接测量、灵活度测量和注视视差测量等。

AC/A 比率的含义：看近物时，一定量的调节会产生相应的调节性集合，AC/A 比率是定量检查调节与调节性集合关系的方法。正常时 1 屈光度（1D）调节可以产生 4~6PD 集合，即 AC/A 为 4~6，比率大于 6 考虑 AC/A 过高，小于 4 考虑 AC/A 过低。

（二）辨证诊断

1. 肝肾不足证

（1）临床证候　久视后出现视物模糊、眼胀酸痛、干涩畏光，眼部检查可有屈光不正、双眼影像不等、双眼视觉异常等。全身可兼见头晕耳鸣、腰膝酸软、失眠健忘等；舌红少苔，脉沉细。

（2）辨证要点　不耐久视，腰膝酸软，舌红少苔，脉沉细。

2. 气血亏虚证

（1）临床证候　久视后出现视物模糊、眼胀、干涩，眼部检查可有屈光不正、双眼影像不等、双眼视觉异常等。全身可兼见头晕、心悸、健忘、神疲等；舌淡，脉细。

（2）辨证要点　不耐久视，头晕，心悸，神疲，舌淡，脉细。

3. 肝郁气滞证

（1）临床证候　久视后出现视物模糊、头眼胀痛、流泪，眼部检查可有屈光不正、双眼影像不等、双眼视觉异常等。全身可兼见情志抑郁、胸胁胀满、烦躁易怒、口苦咽干等；舌苔薄白，脉弦。

（2）辨证要点　不耐久视，头眼胀痛，情志抑郁，舌苔薄白，脉弦。

4. 脾虚气弱证

（1）临床证候　久视后出现视物模糊、困乏干涩、睑重欲闭、眼位偏斜，眼部检查可有屈光不正、双眼影像不等、双眼视觉异常等。全身可兼见食少纳呆、体倦乏力、脘腹胀满、食后胀甚、大便溏稀、神疲懒言等；舌质淡苔薄白，舌体胖或有齿印，脉细弱。

（2）辨证要点　不耐久视，困乏干涩，食少纳呆，体倦乏力，舌质淡苔薄白，舌体胖或有齿印，脉细弱。

三、鉴别诊断

（一）西医学鉴别诊断

与原发性开角型青光眼相鉴别。本病早期可以视疲劳为主要症状，但根据眼压升高、青光眼性视盘损害和视网膜神经纤维层改变、青光眼性视野缺损、眼压升高时房角开放等特征，可以明确原发性开角型青光眼诊断。而视疲劳除不适症状，以及屈光、调节和眼肌方面等异常外，眼部无其他器质性病变。

（二）中医学鉴别诊断

与青风内障相鉴别。青风内障早期可有用眼后头眼部不适、休息后缓解等症状，与肝劳类似。进行眼压、视野等检查可发现有眼压增高、视野有相应损害、眼底视盘病理性凹陷等异常。而肝劳除不适症状外无其他眼部异常。

四、临床治疗

（一）提高临床疗效的要素

1. 未病先防

当前，随着科技进步和社会发展，生活节奏加快，工作压力加大，计算机、游戏机、电视机、智能手机等视频终端应用普及，视疲劳的发病率日趋增高，已严重影响人们的生活质量，从而引起社会的广泛关注。两千多年前，《黄帝内经》云"上医治未病"，可见，中医历来防重于治，因此，利用中医进行养生保健，增强体质，摒弃不良用眼卫生习惯，加大眼保健常识宣传力度，预防视疲劳的发生，可以达到事半功倍的效果。

流行病学调查显示，截止 2021 年 4 月，中国移动电话用户总数达到 16.05 亿，人平均每天看手机 150 次，平均每天有超过 3000 万人次使用 VDT 工作，在 VDT 作业者中发病率已高达 70%~75%。同时，由于 VDT 从业者多为青壮年，且手机、电视、电脑使用愈来愈低龄化，青少年已成为其发病的一个重要群体。鉴于 VDT 综合征与视疲劳的发生密切相关，普及 VDT 用眼原则势在必行。旧金山于 1990 年提出视频终端综合征法案，其主要内容有"每天面对电脑工作 4 小时及以上的受雇者每 2 小时应该给予起码 15 分钟的休息""雇主应根据工作者要求调整改善椅子和工作环境"等，这项法案旨在保护长时间面对电脑的工作者的健康。

矫正屈光不正是治疗视疲劳的首项措施，凡有近视、远视、散光、老视者宜先验光配镜，建议去正规医疗机构或者有资质的验光配镜中心医学验光，注意球镜度数是否恰当、柱镜片轴向是否准确、屈光参差是否缩小。若戴镜后症状不减，建议行双眼视觉功能检查及训练。

积极参加体育锻炼，增强体质；情绪激动、压力过大时应积极进行自我调控，保持开朗乐观的心态，积极预防视疲劳的发生。

2. 重视疏通经络、开窍明目

眼与经络的关系极为密切，足三阳经之本经均起于眼或眼周围，而手三阳经均有 1~2 条支脉止于眼或眼附近，与目系有联系者有足厥阴肝经、手少阴心经及足太阳膀胱经，其中足厥阴肝经为主脉与目系相连。正如《灵枢·邪气脏腑病形》所说："十二经脉，三百六十五络，其血气皆上走于面而走空窍，

其精阳气上走于目而为睛。"可见，眼与脏腑之间的有机联系，主要依靠经络为之连接贯通，使眼不断得到经络输送的气、血、津、液的濡养，才能维持正常的视觉功能。针灸治疗可调整眼部经络和脏腑功能，可使脉道调畅、气血调和、目窍通利、目视睛明。针刺治疗视疲劳综合征有良好疗效，能够迅速缓解眼肌疲劳。存在的问题是即时疗效显著，但容易复发。如何充分发挥针刺治疗的优势、提高远期疗效，有待于进一步观察研究。

其他外治疗如梅花针、电针、耳针、耳穴压豆、中药熏蒸、推拿按摩、中药离子导入等，都是通过调理经络以达疏经通络、目窍通利、目视睛明之功效，每种疗法各有利弊，可以取长补短，根据具体情况合理选择应用。

（二）辨病治疗

视疲劳的治疗原则是首先对因治疗、其次对症治疗。

1. 对因治疗

视疲劳的治疗必须在明确病因的情况下进行。因此，消除病因疗法是治疗视疲劳的关键。

（1）双眼视觉异常的治疗　视觉训练是行之有效的双眼视觉异常治疗方法，通过训练可以提高调节幅度、增加融像性聚散功能、改善调节和聚散反应灵活性。常用的调节功能训练方法有推进训练、镜片阅读训练、Hart 表、反转拍等，聚散功能训练方法有 Brock 线、三点卡、红绿立体图、斜隔板训练仪、孔径训练仪等。一般来说，视觉训练计划需要医院训练与家庭训练相结合，理想的训练方式是每周到医院训练 2~3 次，再配合每天 15~20 分钟的家庭训练。训练是否成功，关键在于患者的配合程度。如果患儿小于 6 岁，建议增加医院训练次数，学龄儿童的训练需要成人监视，监视者需了解训练的方法和特点，并能很好地和孩子交流，保持孩子训练

的主动性和依从性。在视觉训练过程中，最好每周能变换一个训练项目，以增加趣味性和积极性。

（2）矫正屈光不正　佩戴合适的眼镜是治疗视疲劳的首项措施，对于各种原配镜不准确或屈光尚未矫正的患者，应给予医学验光配镜，减少患者调节性视疲劳以维持调节与集合的平衡，应用正或负球性附加镜，用于治疗由于调节和聚散功能异常引起的视疲劳。

（3）双眼影像不等的矫治　当有不等像时，建议首先给予隐形眼镜或框架眼镜矫正，以确定简单的屈光矫正能否解决不等像问题。虽然患者有不等像症状，但并不常给予等像处方，等像处方患者可能不会接受，在某些情况下，宁可不给予完全的屈光矫正处方，稍微改变柱镜轴向或度数以稍减视力，注意改变顶点距离以改变放大率、增加前面曲率及中心厚度以增加放大率改变患者眼镜以求矫正不等像。

（4）眼部疾病治疗　对干眼的患者通过人工泪液替代治疗，非甾体类、激素类和免疫抑制剂等抗感染治疗，泪道栓塞等延迟泪液在眼表停留时间、促进泪液分泌等方法治疗；对结膜炎、角膜炎、睑缘炎等眼部炎症患者要针对病原体控制炎症；对睑腺炎（麦粒肿）、睑板腺囊肿（霰粒肿）等患者要适时采取手术治疗。

（5）VDT综合征的治疗

①养成良好的用眼卫生习惯：注意VDT操作时间不要持续过长，要适当休息，连续用眼1小时后休息10~15分钟。可闭目养护和（或）揉按眼区穴位，或极目远眺以缓解视疲劳。很多专家推荐采用"20-20-20"法则，即每隔20分钟，看至少20英尺外的物体，至少20秒。

②VDT的位置：选择可调节的电脑工作台和座椅，显示器屏幕中心应与胸部在同一水平线上，屏幕与眼睛之间距离不应小于

50cm，屏幕中心应低于水平视线10°~20°，显示器上部应向后倾斜10°~20°，既有利于减轻视疲劳，又不明显增加全身肌肉的疲劳程度，同时还可以减少眼表的暴露面积，减少泪液蒸发。

③合适的照明条件：合适的光照会提高VDT操作者眼睛的舒适度，操作环境的光线不应太强或太弱，应避免光线直接照射屏幕引起反射，控制并调整屏幕背景和字体的照明和对比度。

④改善工作环境：室内经常通风换气，保持室内空气清新，减少空调使用时间，增加空气湿度。

（6）精神、心理和全身因素引起视疲劳的治疗　对患者进行相关精神心理治疗和疏导，取得患者的信赖与合作，解除患者对视疲劳的精神压力。确定可能会引起视疲劳的全身性疾病并给予治疗，必要时及时转诊至相应科室诊治。

2. 对症治疗

包括药物治疗和非药物治疗两大类。

（1）药物治疗

1）改善眼调节功能药物　主要代表是七叶洋地黄双苷滴眼液，它能作用于睫状肌，通过增强睫状肌的功能和增加睫状肌的血流量来改善眼的调节功能，从而达到治疗视疲劳的目的。

2）人工泪液　理想的人工泪液应具有良好的耐受性、低表面张力、接近正常泪膜的电解质成分。所谓人工泪液，系指理化性质与泪膜相似的泪液替代品，包括水溶液、油溶液、凝胶或药膏等。主要有如下几类：

①甲基纤维素类：常用的有羟丙基甲基纤维素（HPMC）和羧甲基纤维素（CMC），如羟甲基纤维素钠滴眼液。此类物质黏稠度高，可较好地润滑眼表，具有较长的角膜保存时间。甲基纤维素类与其他眼用产品具有较好的相容性。

②黏多糖类：玻璃酸钠（SH）是目前人

工泪液中使用最广泛的黏多糖，如 0.1% 和 0.3% 玻璃酸钠滴眼液，由于带有大量负电荷的阴离子而具有较强的保水功能，可以使其黏附的物质表面保持润滑。同时 SH 还具有较强的黏弹性，可以在角膜表面存留较长时间。

③聚乙烯醇（PVA）：PVA 是合成多聚物，浓度在 1.4% 时与天然泪液等渗，具有较好的保水特性，对水液层、脂质层和黏液层缺乏引起的干眼症均有效，同时不会引起视力模糊。但 PVA 黏度低，在角膜表面的存留时间较短。

④卡波姆：亦即聚丙烯酸（PAA）。PAA 是水溶性的高分子聚丙烯酸类物质，作为人工泪液的主要成分，它可促进角膜上皮的愈合，降低角膜通透性，但也可引起视力模糊，使患者出现不适感。

⑤聚乙烯吡咯烷酮（PVP）：PVP 可以润滑眼球，主要用于治疗黏液缺乏引起的眼干燥症。它可对抗眼干燥症引起的角膜上皮细胞带状连接的损伤，恢复上皮细胞的屏障作用，抑制水和电解质的渗透。此外 PVP 与 PVA 联合使用时，其润湿能力显著增强。

⑥右旋糖酐：较少单独使用，多与其他润滑药配伍，如 0.1% 右旋糖酐 70 和 0.3% HPMC 2910 组成的复方制剂，为拟天然泪液的灭菌眼液。

3）睫状肌麻痹药物　例如复方消旋山莨菪碱滴眼液和山莨菪碱滴眼液等。其主要成分作用与阿托品相似或稍弱，具有明显的外周抗胆碱能作用，能使乙酰胆碱引起痉挛的平滑肌松弛，并解除微血管痉挛，改善微循环。

4）其他药物　例如含有小牛血去蛋白提取物的滴眼液，能促进角膜上皮细胞代谢和对氧的利用，达到改善眼部组织营养的作用；还有含维生素类的滴眼液，可营养视神经、缓解视疲劳。

（2）非药物治疗　主要指一些物理治疗如雾视法、远眺法和眼保健操等，能改善眼周血液循环，可能会起到一定的辅助作用。此外，可以对患者的生活习惯、饮食、生活方式、工作量和身体锻炼等给予合理建议。

（三）辨证治疗

1. 辨证论治

（1）肝肾不足证

治法：滋养肝肾，益精明目。

方药：杞菊地黄丸合柴葛解肌汤加减。眼干涩甚者加北沙参、麦冬以益气养阴；眼胀痛明显者加夏枯草、青皮疏肝行气止痛；胃纳尚可、大便正常者，加楮实子、菟丝子、茺蔚子、五味子等以助滋养肝肾之功。

（2）气血亏虚证

治法：补养气血，养心安神。

方药：天王补心丹合柴葛解肌汤加减。口苦、舌尖红者加黄连、莲子心以清心泻火；大便干结者加火麻仁、制首乌以润畅通便；头眼胀痛甚者加蔓荆子、菊花以清利头目、止痛。

（3）肝郁气滞证

治法：疏肝理气，通络散瘀。

方药：逍遥散合柴葛解肌汤加减。肝郁化火，烦躁易怒、胸胁苦满者加牡丹皮、栀子以清肝解郁；头痛甚、眼时有刺痛、舌有瘀斑者加丹参、红花、苏木、牛膝、细辛等活血通络止痛。

（4）脾虚气弱证

治法：补脾益气，升阳开窍。

方药：补中益气汤合柴葛解肌汤加减。气虚夹湿，便溏、苔白腻者，重用白术，加薏苡仁、山药、苍术等健脾燥湿；面色少华、视物疲劳甚者加白芍、当归、鸡血藤、熟地黄等滋阴养血。

2. 外治疗法

（1）针刺疗法　取穴以足太阳膀胱经、足少阴肾经、足少阳胆经、足厥阴肝经、手少阴心经为主。选穴以眼部穴位为主，重视全身辨证配穴。

［处方］眼周穴位：睛明、上明、承泣、球后、攒竹、丝竹空、鱼腰、四白、瞳子髎等。

头区穴位：阳白、太阳、百会、四神聪、头维、风池、翳明等。

全身穴位：合谷、光明、足三里、三阴交、蠡沟、行间、太冲、照海、神门、肝俞、肾俞、心俞、脾俞。

［操作方法］每次眼周可选2~4穴，头区及全身可选6~8穴。针法以补为主，但气滞血瘀等实证应施以泻法或平补平泻法，每日或隔日1次。

［注意事项］应严格遵循无菌操作原则，选择合适的针具、体位、进针角度及深度，辨证施针；确定主穴，辅穴随症加减；在传统循经配对取穴并针刺"得气"后，接通电针治疗仪，选用连续波或疏密波，用中等强度刺激，每日或隔日1次，每次20~30分钟。

（2）眼部电离子导入　是利用直流电将离子型药物由电极定位导入皮肤或黏膜、进入组织或血液循环的一种经皮给药方法。具有热敷、离子导入、脉冲刺及循经感传、气至病所的作用。

［处方］酌情应用葛根素注射液、血塞通注射液、麝珠明目滴眼液、自拟中药汤剂等。

［操作方法］要求患者闭目仰卧，然后将浸有导入液的衬垫置于患者眼部，同时将电极板的正极和负极分别连接药垫和患眼对侧的合谷穴，两极均使用绷带进行固定。固定完毕后开启电源。电源输出电流强度维持在0.05mA，若患者有疼痛感，电流强度要适当进行调整。治疗时间和频率为20分钟/眼，1次/天，10次为1个疗程。

［注意事项］①评估离子导入部位皮肤、药物、皮肤过敏者慎用，孕妇、婴儿慎用。②操作环境宜温暖，暴露治疗部位，保护患者隐私，注意为患者保暖。③遵医嘱选择处方并调节电流强度，治疗过程中询问患者的感受，如有不适及时调整电流强度。④观察患者局部及全身的情况，若出现红疹、瘙痒、水疱等情况，立即报告医师，遵医嘱予以处置。

（3）梅花针治疗　用梅花针扣刺头项部太阳经、胆经循行部位，眶周及胀痛部位。

［处方］正光1、正光2、风池、内关、大椎等。

［操作方法］以上各穴表皮上1.2cm直径内均匀叩击，以患者耐受为宜。每疗程3~5天，每日1次，两疗程间休息5天。

［注意事项］针头专人专用，避免出血感染。

（4）耳针疗法　是采用王不留行籽、磁珠等，用胶布固定贴压在痛点处，刺激耳部相应穴位或阳性反应点，利用经络传导来调整脏腑功能，从而达到防病治病作用的操作方法。

［处方］神门、肝、肾、脾、眼、目1、目2、新眼点，或在耳区寻找病理性压痛点。

［操作方法］以磁珠或用王不留行籽等贴压于耳穴，每天自行按压3次，使耳穴有明显热、胀、痛感，贴5天休息2天。

［注意事项］①观察患者耳部皮肤情况，有炎症、破溃、冻伤的部位禁用，女性患者妊娠期禁用。②耳部皮肤75%乙醇擦拭待干。③用探针时力度应适度、均匀，准确探寻穴区内敏感点。④观察患者情况、对疼痛的耐受程度，若有不适应立即停止，并通知医师配合处理。⑤常规操作以单耳为宜，一般可留置3~7天，两耳交替使用，指导患者正确按压。⑥观察耳穴贴是否固定良好、症状是否缓解或减轻、耳部皮肤有无红、肿、破溃等情况。

（5）推拿按摩

［处方］眼周穴位如攒竹、承泣、睛明、丝竹空、四白、鱼腰等。

［操作方法］以食指指端按住穴位，对准穴位做小圆圈按摩。随症状出现时治疗，或每日1次，5天为1个疗程。

[注意事项] ①观察按摩部位皮肤情况，女性患者月经期或妊娠期禁用。②操作者应修剪指甲，以防损伤患者皮肤。③操作时用力要均匀、柔和，注意为患者保暖及保护隐私。④操作时要密切观察患者的反应、对疼痛的耐受程度，如有不适应停止按摩并做好相应的处理。

（6）中药熏蒸　眼局部中药熏蒸，由于药气、热力直达病所，能促进局部血液、淋巴循环，使新陈代谢旺盛，改善局部组织营养，以达疏通经络、行气活血之功，使精气上达于目而神清目明。

[处方] 红花、艾叶、苏木、桑叶、秦皮、川椒、冰片（后下）。

[操作方法] 水煎后熏洗、热敷眼部，每日1~2次。

[注意事项] ①观察熏蒸部位的皮肤情况。心、肺、脑病患者、水肿患者、体质虚弱及老年患者慎用，药物、皮肤过敏者慎用。②操作环境宜温暖，关闭门窗。③暴露熏蒸部位，注意遮挡，保护患者隐私及注意保暖。④熏蒸药液温度以50~70℃为宜。⑤熏蒸时间不宜过长，以20~30分钟为宜。⑥熏蒸时在熏蒸部位加熏蒸罩，以免蒸汽流失，影响疗效。⑦治疗过程中询问患者的感受，及时调节药液温度。⑧治疗过程中观察患者局部及全身的情况，若有不适，立即停止操作，报告医师，遵医嘱予以处置。⑨熏蒸完毕时清洁局部皮肤，协助着衣，30分钟后方可外出，防止汗出当风。

（7）点眼　麝珠明目滴眼液、珍视明滴眼液、珍珠明目滴眼液等，每日3~5次，每次1~2滴。

3. 成药应用

（1）杞菊地黄丸　口服，水蜜丸1次6g，小蜜丸1次9g，大蜜丸1次1丸，每日2次。

（2）明目地黄丸　口服，水蜜丸1次6g，小蜜丸1次9g，大蜜丸1次1丸，每日2次。

（3）补中益气丸　口服，小蜜丸1次9g，

大蜜丸1次1丸，每日2~3次。

（4）逍遥丸　口服，1次6~9g，每日1~2次。

（5）天王补心丸　口服，水蜜丸1次6g，小蜜丸1次9g，大蜜丸1次1丸，每日2次。

（四）新疗法选粹

穴位按摩球

复旦大学附属上海市第五人民医院王光宗、孙文善，发明一种环保型缓解视疲劳穴位按摩球，2013年已获国家专利。

该环保型缓解视疲劳穴位按摩球包括球体和设于球体上的突起，该突起为围绕球体的环状突起，球体和突起由可降解高分子生物材料一体成型制备。

本实用新型环保型缓解视疲劳穴位按摩球在不需要电源的情况下，能随时随地方便地使用，节约电能；整个按摩球采用可降解的高分子生物材料制造，不会污染环境，也不会损伤眼部周围的皮肤，能按照要求对眼部穴位进行主动按摩，有效缓解眼部疲劳；该按摩球结构简单、体积小、制备成本低、携带方便且无磁污染。

（五）医家经验

1. 廖品正

廖品正认为此证多由久视劳心伤神、损血耗气，或劳瞻竭视，肝肾精血亏耗，不能濡养目窍引起。此外素体虚弱、气血两亏或肝肾不足者易发本症。将本病以"虚证"定性，并分为三型治疗：①心血亏虚型：治以滋阴养血、补心宁神，方选天王补心丹加减；②肝肾不足型：治以补养肝肾，方选杞菊地黄丸或驻景丸加减；③气血两亏型：治以益气养血，方选八珍汤加减。在治疗过程中取得了较好的疗效。

2. 陆绵绵

陆绵绵分三型论治本病：①肝阳上亢型：治以平肝潜阳，选用制首乌、沙苑子、刺蒺

藜、夏枯草、珍珠母、石决明、菊花、白芍、枸杞子；②阴虚火旺型：治以滋阴降火，选用生地黄、玄参、知母、黄柏、当归、白芍、天冬、麦冬、枸杞子、黄芩、菊花，成药选用知柏地黄丸或杞菊地黄丸；③气虚清阳不升型：治以益气升阳，选用柴胡、升麻、黄芪、党参、白术、当归、蔓荆子、荆芥、防风、炙甘草，成药选用补中益气丸或益气聪明丸。

3. 王明芳

王明芳等认为该病系三阳经脉郁结阻闭、气血不充、诸脉不利、目窍失养所致。应用柴葛解肌汤治疗视疲劳取得满意疗效。该方出自《伤寒六书》，全方由柴胡、葛根、羌活、桔梗、白芍、黄芩、白芷、甘草等药组成，其中柴胡入少阳解郁止痛；葛根、白芷入阳明清利头目、解肌止痛；羌活走太阳祛风止痛；桔梗、黄芩宣泄郁热；白芍、甘草酸甘化阴、缓急止痛，共奏解肌止痛之功。该方配伍精练、方简意深，若临床仅有视疲劳而兼症不明显，则多遵守原方药味，避免过多加减；重用葛根 20~30g、白芍 15~20g，重用葛根增强解肌止痛之功，重用白芍增强柔肝理气、缓急止痛之用。其辨证加减，入药多不超过五味，既保持原方主治深意，又体现出辨证用药特色。

4. 李纪源

李纪源将该病辨证分型为三类：①肝肾亏损型，治以补肝益肾、养血明目，方用驻景丸加减；②脾胃虚弱型，治以补中益气、健脾升阳，方用补中益气汤加减；③精血不足型，治以养血荣精、通脉祛风，方用当归养荣汤加减。

5. 庞赞襄

庞赞襄根据多年的临床经验，认为视疲劳主要为肾虚肝郁所致，故自拟具有滋阴养血、清肝和解功效的滋阴养血和解汤：熟地黄、枸杞子、麦冬、沙参、黄芩、半夏、银柴胡、荆芥、防风、香附、当归、白芍、夏枯草、甘草。随证加减，取得满意疗效。

6. 陆红梅

陆红梅等将视疲劳分为四型：①肝肾不足型，食疗以补养肝肾、益精明目为治则，方用鸡肝粥（《寿亲养老新书》）和枸杞子酒（《太平圣惠方》）；②肝郁气滞型，食疗以疏肝理气、解郁明目为治则，方用桑菊薄荷茶（《食疗本草学》）和菊花粥（《养生随笔》）；③脾气虚弱型，食疗以补中益气、健脾升阳为治则，方用加味蜜饯黑枣（《闽东本草》）和胡萝卜小米粥（《中华临床药膳食疗学》）；④心血亏虚型，食疗以补益气血、安心宁神为治则，方用当归补血汤（《内外伤辨》）和驴肉汤（《饮膳正要》）。

五、预后转归

视疲劳是功能性疾病，一般预后转归良好。

（1）视疲劳与慢性结膜炎、干眼症两者之间互为因果。

（2）视疲劳引起的头痛、头晕和颈肩痛等可能会演变成器质性问题。

（3）看近是一种特殊的形觉剥夺，长期视近会引起近视加深，加深明显可能会出现高度近视眼底改变；会导致眼内的抗氧化剂叶黄素的大量消耗，从而可能会引起黄斑变性、白内障等的早发。

六、预防调护

（1）矫正屈光不正。

（2）养成良好的用眼卫生习惯。

（3）VDT综合征的预防。

（4）增强体质　积极参加体育锻炼，乒乓球、羽毛球、钓鱼、放风筝等活动有助于缓解视疲劳。

（5）保持情绪乐观稳定，有心理问题者应及时到专科就诊。

（6）食疗　中医食疗以增强体质、营养神经与镇静神经为治则，以补肝益肾、益气健脾、养血宁神作用的食物为主，作为日常生活中的辅助治疗，安全无毒、简便易行。

七、专方选要

1. 目舒丸（院内制剂）

组成：熟地黄、当归、紫河车、天麻、全蝎、川芎、白芍、羌活、防风。

功效：柔肝养血。

主治：劳神伤血，肝血不足。

2. 参芪明目颗粒（院内制剂）

组成：羊肝、党参、黄芪、枸杞子、决明子、远志、菖蒲、红花、川芎、蜈蚣、菊花、甘草。

功效：补肝益肾健脾，活血通窍明目。

主治：肝肾亏虚，目络瘀阻。

3. 爽目汤（《河北中医》）

组成：石斛、生地黄、麦冬、菊花、枸杞子、当归、柴胡、防风、白芍、夏枯草、女贞子、墨旱莲。

功效：养血疏肝，补益肝肾，解痉明目。

主治：肝肾不足，久视伤血。

八、研究进展

（一）治疗

成都中医药大学陈谊等 2016 年 5 月至 2017 年 2 月将符合纳入标准的 60 例 VDT 视疲劳患者，按随机数字表法分为治疗组和对照组各 30 例。治疗组在攒竹、太阳、四白、肝俞、肾俞予揿针治疗，对照组予七叶洋地黄双苷滴眼液滴眼治疗，疗程 14 天。结论：揿针与七叶洋地黄双苷滴眼液治疗 VDT 视疲劳均有较好的整体疗效，揿针治疗明显优于七叶洋地黄双苷滴眼液，特别在改善眼部症状和全身症状方面具有明显的优势。

揿针治疗是改善 VDT 视疲劳的有效方法，其操作简便、节约治疗时间，上班族也可以接受；其针具细小，仅埋藏于皮下，不伤及血管及其他组织，安全性较高；若操作得当，几乎无痛感，很容易被患者接受，尤其小朋友，值得在临床推广。

（二）评价及展望

当前，随着科学进步和社会发展，生活节奏加快，工作压力加大，视频终端应用普及，视疲劳作为一种临床常见病引起人们的广泛关注。本病为多因素疾病，针对引起视疲劳的原因，在治疗上除了关注眼局部的症状外，还要对患者的工作环境、职业身份、生活方式、饮食习惯、身体素质等给予综合考虑，治疗上除了处理眼局部症状外，还要对患者的用眼习惯、生活方式、工作强度、身体锻炼等给予合理建议。中医运用整体观念，着眼于眼与整个机体的关系，辨证论治治病求本，独具特色与优势。

随着现代社会人们生活方式的改变，致病因素、疾病类型不断变化，传统文献对视疲劳的认识已经不能完整地阐释视疲劳的病因病机，目前中医、中西医结合疗法治疗视疲劳的报道多为少数病例的经验总结，对视疲劳中医病因病机研究不深，各家医家说法不一，缺乏统一的客观指标和分型标准，函待大规模多中心临床实验研究，同时充分利用现代医学先进的理论和方法，深入探讨其发病机制及中医中药治疗本病的作用机制，以掌握视疲劳防治规律，充分发挥中医药治疗视疲劳的优势，使患者提高工作效率、改善生活质量。

参考文献

[1] 中华医学会眼科学分会眼视光学组. 视疲劳诊疗专家共识（2014 年）[J]. 中华眼视光学与视觉科学杂志，2014，16（7）：385-387.

[2] 王光霁. 双眼视觉学 [M]. 3 版. 北京：人民卫生出版社，2018：164-171，59.

[3] 国家中医药管理局医政司. 24 个专业 104 个病种中医诊疗方案 [M]. 北京：中医古籍出版社，2012：302-305.

［4］王超.葛根素注射液眼部电离子导入治疗视频终端视疲劳的临床观察［D］.成都：成都中医药大学，2012.

［5］胡瑛，宿蕾艳，王颖，等.目舒丸影响视疲劳患者调节功能的临床研究［J］.中国中医眼科杂志，2020，30（12）：854-859，864.

［6］陈亚龙，何屹.陈亚龙益视口服液治疗中老年视力疲劳65例疗效观察［J］.浙江中医药大学学报，2013，37（9）：1078-1079.

［7］陈钢，陆瑾，钱小琴.中医辨证治疗视疲劳47例临床观察［J］.江苏中医药，2010，42（6）：39-40.

［8］王超，李翔，姜世怀，等.视频终端视疲劳的中医辨证分型探讨［J］.辽宁中医杂志，2014，41（4）：732-734.

［9］郭锐，丁淑华，洪德建.针刺治疗视疲劳的临床研究［J］.中国中医眼科杂志，2012，22（8）：263.

［10］俞莹，缪晚虹，吴永艳，等.自拟温通散眼部热熨对视疲劳患者症状及调节力的影响［J］.中国中医眼科杂志，2014，24（3）：183-187.

［11］刘雅，吴烈，简立，等.麝珠明目滴眼液治疗视疲劳临床观察［J］.中国中医药信息杂志，2010，17（5）：58-59.

［12］杨来庆.视疲劳病因病机研究［D］.济南：山东中医药大学，2011.

［13］亚洲干眼协会，中国分会海峡两岸医药交流协会眼科专业委员会眼表与泪液病学组.我国睑板腺功能障碍诊断与治疗专家共识（2017年）［J］.中华眼科杂志，2017，53（9）：658.

［14］金明.现代中医眼科学［M］.北京：中国医药科技出版社，2020：599-602.

［15］彭清华.中医眼科学［M］.5版.北京：中国中医药出版社，2021：211-213.

［16］林艳艳，邓如芝，李志华，等.视疲劳量表的制定及评价［J］.中华眼科杂志，2021，57（4）：284-291

［17］李政宇，徐振华，陈吟诗，等.基于数据挖掘技术探究针灸治疗视疲劳的选穴规律［J］.广州中医药大学学报，2022，39（6）：1447-1453.

第十四章 其他眼病

第一节 甲状腺相关性眼病

甲状腺相关性眼病（TAO）是成人最常见的眼眶疾病之一，常双眼发病，部分患者具有自愈倾向。TAO患者的甲状腺功能可能亢进、低下或正常。TAO可分两型：Ⅰ型主要表现为球后脂肪组织和结缔组织浸润，Ⅱ型主要为眼外肌炎。这两种类型可并存或单独出现。甲状腺相关性眼病命名较为混乱，有Graves眼病（GO）、甲状腺眼病、浸润性突眼、内分泌眼病等。甲状腺相关性眼病的命名由A. P. Weetman在1991年提出。TAO绝大部分由Graves病（97%）引起，但其他甲状腺疾病如桥本甲状腺炎亦可导致TAO。目前GO和TAO是国内外文献中的常用命名。

甲状腺相关性眼病的发病率研究受诸多因素的影响，包括检测方法的敏感性等。在临床上，TAO的发病呈双峰显示。40岁左右为发病高峰，60岁左右为次高峰。对于总体人群而言，甲状腺相关性眼病的发病率为每年每10万人中有19人发病，男女比例为3∶16。未出现眼征的Graves病患者，25%会出现TAO，若加上已出现眼征的GD患者，比例将上升到40%。甲状腺相关性眼病在老年人及男性中更容易发展到严重状态，其原因尚不清楚，可能与吸烟这一危险因素相关。在种族差异性方面，欧洲人比亚洲人更易患TAO。

一、病因病机

（一）西医学认识

1. 遗传因素
各方研究多从Graves病着手。

（1）家系研究方面　国内彭惠民等研究显示GD符合常染色体显性遗传，以多基因遗传为主，存在主基因效应。主基因位于HLA（人类白细胞抗原）DR3或与其紧密连锁。

（2）特异基因研究方面　其遗传易感性与HLA复合体某些等位基因密切相关。GD与HLA的关联性研究中，显示中国人HLA Bw46为GD易感基因。

（3）细胞毒性T淋巴细胞抗原（CTLA）-4基因　CTLA-4表达或功能降低可引起自身免疫性疾病的产生，CTLA-4与TAO的敏感性有关。

2. 免疫因素
（1）共同抗原学说　甲状腺和眼的共同抗原学说普遍为大家所接受。研究较多的是促甲状腺激素（TSH），其他可疑的共同抗原有乙酰胆碱酯酶、甲状腺过氧化物酶、促生长因子C等。TAO患者体内常有多种针对自身抗原的自身抗体，其中以针对TSHR的自身抗体最为重要。

（2）眼外肌抗原学说　眼外肌抗原也可能是TAO中的自身抗原。其中64KD抗原（黄素蛋白Fp）、55KD抗原（G2s蛋白）的研究相对较多。GD患者不论是否存在TAO，均可表达甲状腺与眼眶交叉抗原的抗体。约70%的TAO患者可以表达人眼外肌膜抗原的抗体。抗体滴度与眼病的临床活动性和病程密切相关。

（3）细胞免疫学说　至少有3种细胞参与了这一过程，B细胞、T细胞及眼眶成纤维细胞。TAO患者血清中存在着多种细胞因子异常，如IL-1Ra、sIL-2R、IL-6、IFN、sCD30等。刺激成纤维细胞合成并产生氨基葡聚糖（GAG），引起眼眶局部炎症反应及水肿，刺激成纤维细胞增殖、分化为成熟的脂肪细胞，使眶后脂肪组织容量增加，导致突眼。

3. 环境因素

吸烟是 TAO 最重要的一个可改善的危险因素。可能的机制有：吸烟能导致氧化应激状态，从而引起眼部纤维母细胞增殖反应；低氧也可以刺激眼眶成纤维细胞增殖并产生 GAG；尼古丁和焦油可以使成纤维细胞在 IFN-γ 的作用下增强 HLA-II 型分子的表达；香烟提取物可增加 GAG 产生及脂肪生成。

（二）中医学认识

甲状腺相关性眼病眼部病证表现与中医学"鹘眼凝睛"相近似。"鹘眼凝睛"是指眼珠逐渐突起，红赤凝定如鹘鸟之眼的病证。《秘传眼科龙木论·鹘眼凝睛外障》："此疾皆因五脏热壅冲上，脑中风热入眼所致。"《证治准绳》："有项强头疼，面睑赤燥之患，其状目如赤，绽大胀于睑间不能敛运转动，若庙塑凶神之目。"《证治准绳·七窍门》："乃三焦关格，阳邪实盛，亢极之害。风热壅阻，诸络涩滞，目欲爆出矣。"《银海精微·鹘眼凝睛症》："因五脏皆受热毒，致五轮振起、坚硬不能转运、气血凝滞"而引发。现代中医学归纳该病常由于脏腑积热或风热蕴结，热邪上壅于目致气血凝滞、目络涩滞、清窍闭阻，终致目珠暴突。

（1）情志失调，肝气郁结，郁久化火，上犯于目，使目眶脉络涩滞所致。

（2）素体阴虚，或邪热亢盛，日久伤阴，或劳伤过度，耗伤阴血，心阴亏虚，肝阴受损，阴虚阳亢，上犯目窍，珠突眶外。

（3）七情内伤，肝气郁结，疏泄失常，气机阻滞，血行不畅为瘀，水湿痰停，痰瘀互阻于眶内，致珠突如鹘眼。

二、临床诊断

（一）辨病诊断

1. 临床表现

参照 1995 年 Bartley 的 TAO 诊断标准，若患者出现眼睑退缩，只要合并以下体征或检查证据之一，即可做出 TAO 诊断。

（1）甲状腺功能异常，患者血清中 TT_3、TT_4、FT_3、FT_4 水平升高，TSH 水平下降。

（2）眼球突出，眼球突出度 ≥ 20mm，双眼球凸度相差 > 2mm。

（3）眼外肌受累，眼球活动受限，CT 发现眼外肌增大。

（4）视神经功能障碍，包括视力下降，瞳孔反射、色觉、视野异常，无法用其他病变解释，再排除其他原因。

若缺乏眼睑退缩，要诊断 TAO，患者须具备甲状腺功能异常外，还应有以下体征之一：眼球突出、眼外肌受累或视神经功能障碍，并排除其他眼病引起的类似的体征。

TAO 最常见的首发症状为眼睑退缩，伴或不伴突眼，发生于 70% 以上的患者。

2. 相关检查

（1）A 超 A 型超声可精确地测量眼肌的厚度，为甲状腺相关性眼病提供定量诊断依据。A 超提示眼肌厚度增加，此时进行药物治疗，可取得较好的疗效。当疾病进入静止期，眼外肌纤维化，A 超提示眼外肌厚度不变或减小，可根据情况选择手术治疗。缺点：A 超很难直观的分析肌肉间的关系，和软组织的情况。

（2）B 超 B 型超声可显示病变的位置、形态、边界等，较准确地判断病变的组织结构。眼外肌增粗临床上只能确诊 12%，B 型超声波检出率 95%。B 型超声检测眼外肌厚度，可重复性好，操作简单，患者容易接受。缺点：根据图象进行人工定位测量，缺乏客观的检查标准，存在更多的人为因素，结果准确性和可重复性稍差。

（3）CT CT 分辨率较高，能清晰地显示眶内软组织和眼眶骨性结构，TAO 最突出的 CT 特点是单眼或双眼、一条或多条眼外肌呈梭形肿胀，下直肌最易受累，其次为内直肌、上直肌、外直肌，其肌腱正常。典型特征还有脂肪水肿、眶隔前突等，以及肌肉肥大的继发改变如视神经受压、眶骨改变等。眼外肌 CT 三维重建技术可直观显示四条眼直肌形态，为评价眼外肌受累程度提供客观依据，并可与眶内软组织、眶壁、眶尖及眶周病变进行鉴别诊断。缺点：不能鉴别早期肌肉水肿或后期纤维化。

（4）MRI　MRI 也是观察眼外肌很有价值的方法，软组织分辨率明显高于 CT。MRI 可表现出眼睑、泪腺、提上睑肌等软组织体积增厚，以及视神经轴受压迫、局部水肿等。MRI 影像对 TAO 的诊断已不仅仅局限于眼外肌的形态学改变，而更多的是研究眼外肌信号的改变。T2 时间延长表示其含水量高，为急性期；T2 时间缩短则表明其含水量少，即纤维化期。MRI 可以作为 TAO 球后放射治疗疗效预测的重要手段，信号强度比值愈高，疗效愈好。

（5）生长抑素受体显像　生长抑素受体显像是一种评价疾病活动性的新方法，可使炎症活动期眼眶组织细胞显像，有助于评判 TAO 的临床分期。GO 球后组织内浸润的淋巴细胞膜上存在高水平表达的生长抑素受体（SSTR），应用放射性核素标记的生长抑素类似物进行显像。缺点：生长抑素受体显像结果受眶内组织受体亚型及其表达量、循环中生长抑素水平的影响，当病变组织部表达可与生长抑素类似物特异结合的相应受体亚型或表达量很低时，易出现假阴性结果。

3. TAO 临床症状分级

1969 年 Weerner 最早提出 TAO 临床症状严重程度分级，1977 年美国甲状腺学会，提出 NOSPECS 标准（表 14-1-1）。2006 年 TAO 欧洲甲状腺协会（EUGOGO）提出 TAO 病情严重度评估标准（表 14-1-2），2016 年在此基础上再次修订（表 14-1-3）。

表 14-1-1　美国甲状腺学会 1977 年，NOSPECS 标准表

分级	定义	英文
0	无症状或体征	N（no signs or symptoms）
1	只有体征	O（only signs）
2	软组织受累	S（soft-tissue involvement）
3	眼球突出	P（proptosis）
4	眼外肌受累	E（extraocular muscle involvement）
5	角膜受累	C（corneal involvement）
6	视力丧失	S（sight loss）

表 14-1-2　Graves 眼病病情严重度评估标准（EUGOGO，2006）

	突眼度（mm）	复视	视神经受累
轻度	19~20	间歇性发生	视神经诱发电位或其他检测异常
中度	21~23	非持续性存在	视力 8/10~5/10
重度	> 23	持续性存在	视力 < 5/10

表 14-1-3　Graves 眼病病情严重度评估标准（EUGOGO，2016）

	眼睑挛缩	软组织损害	眼球突出度	复视	角膜暴露	TAO 视神经病变	角膜溃疡
轻度（具有以下 ≥ 1 项）	< 2mm	轻度	< 3mm	无或间歇性	润滑剂可改善	无	无
中度至重度（具有 ≥ 2 项）	≥ 2mm	中度或重度	≥ 3mm	持续性或间歇性	—	无	无
非常严重（具有其中 1 项）	—	—	—	—	—	有	有

（二）辨证诊断

1. 气郁化火证

（1）临床证候　眼球进行性突出，不能转动，白睛红赤，畏光流泪。全身或伴有急躁易怒、口苦咽干、怕热多汗、心悸失眠；舌质红，苔黄，脉弦数。

（2）辨证要点　情志不舒，肝失条达，气机郁结，久而化火，肝火上炎目窍。辨证以目珠进行性外突、白睛红赤及气郁化火的全身症状为要点。

2. 阴虚阳亢证

（1）临床证候　眼珠微突，凝视不能转动，白睛微红。全身可伴头晕耳鸣、心烦失眠、消瘦多汗、腰膝酸软；舌质红少苔，脉细数。

（2）辨证要点　此乃本虚标实之证。阴损血亏，目窍失于濡养，且虚阳上扰，清窍不利。故辨证以眼珠微红、白睛淡红、头晕耳鸣、心烦不寐、腰膝酸软等全身症状为要点。

3. 痰瘀互阻证

（1）临床证候　眼珠外突，运转受限，白睛暗红，视一为二，畏光流泪。胁肋胀满，胸闷不舒；舌质暗红，苔黄，脉弦涩。

（2）辨证要点　肝气郁结，气滞血瘀，瘀血阻滞，木郁土壅，脾失健运，水湿不化，聚湿成痰，痰瘀互结，阻于目窍。故辨证以眼珠突出、不能运转、胁胀胸闷、舌暗脉弦等为要点。

三、鉴别诊断

（一）西医学鉴别诊断

1. 眼眶炎性假瘤

眼眶炎性假瘤为非特异性眼眶炎症综合征，发病原因尚不明，无眼部原因，亦未发现相关全身疾病。非特异性炎症可弥漫浸润眶内组织，或侵犯某些特异组织，如眼外肌、泪腺等。临床上一般起病突然，男女发病率无差异，可表现为眼睑红肿，有时伴疼痛，球结膜充血，眼球突出或运动受限。CT可见眶内软组织影，可累及眼外肌，肌腹及肌腱不规则扩大，泪腺可受累肿大。病理学改变分为淋巴细胞为主型、混合细胞型、硬化型（大量结缔组织增生，少数炎症细胞浸润）。甲状腺相关性眼病主要表现为肌腹肿胀，肌腱正常，眼外肌呈"梭形"肥厚。

2. 眼眶肌炎

眼眶肌炎是眼外肌的特发性炎症。与甲状腺相关性眼病不同的是，眼眶肌炎的疼痛较严重，通常是就医的主要原因。见于所有年龄的人群，通常在数天内发病，上睑抬举无力较常见，上睑退缩少见。影像学检查方面，有时可见双眼受累，较少出现多块眼肌受累，但肌腱通常受累。

3. 眶脑膜瘤

眶脑膜瘤常起源于视神经蛛网膜细胞、骨膜的异位脑膜瘤或蝶骨嵴脑膜瘤。常见于中年妇女。临床表现为眼睑肿胀、眼球突出、视力下降，常有一定程度的上睑抬举无力，而不是上睑退缩。诊断方面CT较MRI更具优势。CT可见视神经肿胀呈弥漫性，或在眶内呈球状肿块，可见钙化影，若视神经周围肿瘤发生钙化，可出现"双轨"征。

4. 颈动脉–海绵窦瘘

颈动脉–海绵窦瘘常有头部外伤史，因颈动脉血高流量及高压力流入海绵窦以致发病。多突然起病，出现严重眼痛及头痛，视力下降，眼睑肿胀，球结膜充血水肿，眼球突出、运动受限，眼眶可扪及搏动、听到杂音。

（二）中医学鉴别诊断

本病与突起睛高相鉴别。突起睛高常见于急性炎症，发病猝然，多单眼急速外突，常伴有发热头痛、神昏烦躁等。而本病发病缓慢，多双眼渐进突出，常伴有心跳加快、消瘦多汗等。

四、临床治疗

（一）提高临床疗效的要素

本病治疗的目的：一是阻止疾病的继续进展；二是改善症状及体征，避免出现或加重角膜及视神经病变，尽可能保护和恢复视力，改善容貌。轻度 TAO 密切观察随访、戒烟、支持治疗（注意用眼卫生，注意眼睛多休息。如戴有色眼镜、使用人工泪液、夜间遮盖角膜、保护角膜、抬高床头减轻眶周水肿、戴棱镜矫正轻度复视）。中重度甲状腺相关性眼病的患者，除了患者无症状或不愿接受治疗的，通常都需要积极治疗。中重度患者且 CAS 评分 > 3/7 分的，常采用免疫抑制治疗，也可采用放射治疗；非活动性的中重度 TAO 患者可考虑康复手术治疗。对于威胁视力 TAO（DON）患者，常用系统性的激素治疗和（或）手术治疗，眼眶减压术可快速缓解威胁视力 TAO（DON）患者的症状，挽救患者眼球及视力。

（二）辨病治疗

参考中国甲状腺相关性眼病诊断和治疗指南（2022 年），TAO 的治疗包括药物治疗、眼眶放射治疗和手术治疗，其中，药物治疗主要包括糖皮质激素、生物制剂和传统免疫抑制剂等治疗，同时，需要全程控制危险因素，维持甲状腺功能稳定，并进行眼部对症支持治疗。

1. 药物治疗

（1）糖皮质激素

①甲泼尼龙：对于中重度活动期 TAO（参考 2019 年 EUGOGO 提出的评估标准），推荐甲泼尼龙静脉冲击治疗。

累积剂量 4.5g（12 周）：甲泼尼龙 0.5g/ 周 ×6 周，继而甲泼尼龙 0.25g/ 周 ×6 周。

累积剂量 7.5g（12 周）：用于治疗严重眼部软组织病变，严重眼球突出伴复视及病情复杂的中重度活动期 TAO。甲泼尼龙 0.75g/ 周 ×6 周，继而 0.5g/ 周 ×6 周。若甲泼尼龙静脉冲击治疗第 6 周评估无疗效甚至病情加重，或 12 周疗程结束后 4 周仍处于中重度活动期，应启用二线治疗。

对于伴有视神经病变的极重度活动期 TAO，推荐采用甲泼尼龙 0.5~1.0g 静脉滴注，每天或隔天 1 次，每周 3 次，共 2 周。

②曲安奈德：对于以眼睑症状或单条眼外肌增粗为主要表现的早期活动期 TAO，可使用曲安奈德 20~40mg 局部注射，每间隔 3~4 周 / 次，注射 3 次或疗效稳定后停药，但不使用于眶压增高患者。由于可能出现局部皮下组织萎缩、药物沉积及眼压增高、视网膜毒性作用等不良反应，应慎重使用。

在此方案基础上，可以根据患者个体化需求，选择其他治疗方案，剂量越高，短期效果越好，但不良反应越大，同一疗程累积剂量不应超过 8.0g，若病情需要第 2 个疗程，建议至少间隔 4 周。

（2）生物制剂　可作为中重度活动期 TAO 的二线治疗方法。

① IGF-1R 抗体（替妥木单克隆抗体）：静脉滴注，初始剂量 10mg/kg，维持剂量 20mg/kg，每 3 周滴注 1 次，共 8 次。不良反应：少见肌肉痉挛、胃肠道反应、脱发、疲劳、听力障碍、血糖升高、生长迟缓和发育异常。青春期前儿童和妊娠期妇女、甲状腺危象者禁用。

② RTX（CD20 抗体）：静脉滴注 100mg/次，2 周后再滴注 1 次，共 2 次；或者静脉滴注 500mg/ 次，共 1 次。不良反应：严重者可能出现过敏反应和细胞因子释放综合征等，可导致一过性眼眶水肿和视力下降，因此应联合使用非甾体抗炎药和抗组胺类药物，并避免用于 DON 或有潜在 DON 可能的 TAO，其他不良反应包括易发感染、胃肠道反应及输液相关的皮疹等。

（3）其他传统免疫抑制剂　包括吗替麦考酚酯、环孢素、甲氨蝶呤等。

2. 放射治疗

放射治疗主要用于对糖皮质激素治疗无效、部分有效或停药复发者。

3. 手术治疗

手术治疗分为康复性治疗，如眶减压术、眼外肌手术、眼睑手术等。有研究表明，进行甲状腺全切术与甲状腺次全切术两组该病患者在静脉使用糖皮质激素治疗后，前者眼部症状得到明显改善。但对甲状腺切除的范围目前尚有争议。

4. 控制危险因素

戒烟，治疗高胆固醇血症，保持甲状腺功能正常，补充相关微量元素和维生素如硒及维生素 D 等。

眼部症状，如异物感、流泪等，可用人工泪液，如 0.5%~1% 的甲基纤维素滴眼剂。眼部充血水肿、角膜上皮脱落、荧光素素染色阳性者，可用抗菌消炎眼液或眼膏，通常白天用眼液 3 次 / 日，夜晚睡前用眼膏。也可与糖皮质激素滴眼液交替使用。改变患者睡眠时的体位，床头抬高仰卧，以减轻眼睑及眶周软组织肿胀。也可服利尿剂，但对其效果尚有争议。

（三）辨证治疗

1. 辨证论治

（1）气郁化火证

治法：清肝泻火，解郁散结。

方药：丹栀逍遥散加减。

（2）阴虚阳亢证

治法：滋阴潜阳，平肝泻火。

方药：平肝清火汤加减。

（3）痰瘀互阻证

治法：疏肝理气，化瘀祛痰。

方药：逍遥散合清气化痰丸加减。

2. 外治疗法

（1）药物熏蒸　可用桑叶、荆芥、防风、菊花、大青叶等清热祛风之品水煎后，过滤取汁，根据患者眼睑闭合及眼部热象体征的具体情况适当选择药汁熏蒸，或冷、热敷治疗。

（2）摩风膏外贴太阳穴。

（3）针刺治疗　本病内火多因肝而起。在肝则有虚火、实火之别，虚火则因年老体弱，水不涵木、肝阳上亢而成，后者则见肝经郁而不舒，日久实火内生，上壅目络，灼伤血络，气血不行则瘀血由生。痰瘀则与脾虚相关，而足阳明为多气多血之经，足厥阴上系于目，调畅情志，又足太阳为诸阳之首，经云一身之阳出于目，下循足太阳，选足阳明胃经、足厥阴肝经以行气活血、健脾疏肝，取足太阳膀胱经以使目之阳气条达充盛，化局部痰瘀。

①取穴：局部：睛明、太阳、攒竹、鱼腰、承泣、风池、百会，眶外眼睑根据肿胀程度进行眼周双针排刺。全身：合谷、足三里、丰隆、天枢、太冲。

②操作方法：上述腧穴针刺方法按《针灸学》常规深度、角度。补泻手法如下：太阳、攒竹、鱼腰采用捻转平补平泻法；承泣、睛明，仅留针，不行手法。体针根据证型选择手法。

偏痰邪重者：症见眼球肿胀突出、眼球活动受限、眼睑肿胀明显者。合谷、行间、三阴交行捻转平补平泻手法；足三里、丰隆捻转泻法。

偏火邪重者：症见眼部红肿热痛明显、眼球突出、黑睛暴露于外、久之黑睛混浊者。合谷、行间行捻转泻法，三阴交捻转补法，足三里、丰隆平补平泻。

偏瘀邪重者：症见眼球肿胀突出、白睛表面众多血管迂曲扩张、目珠周围肌肉、脂肪肿胀压迫致眼部回流受阻、眼压升高明显者者。合谷、行间、三阴交、足三里行捻转泻法，丰隆平补平泻。

眼睑肿胀明显者采用眼周双针排刺，自

双眼外眦角处皮肤向攒竹穴方向刺入一针；在第一针外上 10mm 处与第一针平行刺入第二针，第二针直达眉正中下方眶内缘处。

所有针刺穴位留针 20 分钟。将电针仪导线的正极链接在攒竹穴上，负极链接在枕区穴，采用连续波，每次计时 20 分钟。

（四）新疗法选粹

1. 生长抑素类似物

生长抑素是一种内源性环肽，对不同系统具有广泛抑制性，可抑制胰岛素样生长因子 -1 的释放，而胰岛素样生长因子 -1（IGF-1）是 TAO 相关抗体刺激眼眶成纤维细胞合成透明质酸、促进 T 细胞活化并产生炎性浸润的主要介质。奥曲肽和兰瑞肽可以降低 IGF-1 水平。

2. 酪氨酸激酶抑制剂

TAO 患者眼眶结缔组织中血小板衍生生长因子（PDGF）-AA、AB、BB 升高，眼眶成纤维细胞表达 PDGF 受体。PDGF 可诱导眼眶成纤维细胞增殖，促进脂肪形成、透明质酸和 IL-6 分泌，并提高促甲状腺激素受体的表达水平。酪氨酸激酶抑制剂可能是靶向 PDGF 的候选者，如伊马替尼、达沙替尼、尼洛替尼等。

3. ATX-GD-59 和 K1-70 及 Iscalimab

ATX-GD-59 是基于人促甲状腺激素受体序列的两种可溶性合成肽的混合物，初步数据表明 ATX-GD-59 是一种安全且耐受性良好的治疗方法，70% 接受药物治疗的受试者游离甲状腺激素水平改善。K1-70 是靶向人促甲状腺激素受体单克隆抗体，K1-70 可使 fT_4 水平呈剂量依赖性降低，并抑制 M22 对大鼠 fT_4 水平的刺激作用。Iscalimab 是一种新型人源抗 CD40 单克隆抗体，能在体外抑制 CD154 诱导的人白细胞的激活。既往研究数据显示，Iscalimab 治疗 Graves 病后，有 7 例（47%）甲状腺功能恢复正常，TSHR-Ab 水平显著降低（第 12 周约 40% 和第 20 周约 70%）。

（五）医家经验

1. 陈如泉

陈如泉创新性地提出眼睑肿胀可从肺脾二脏立论辨治，眼睑挛缩从肝风论治，认为风、火、痰、湿、瘀是其主要病理因素，病理特点为本虚标实，虚实夹杂。常采取宣肺祛风、清热泻火、滋阴养血、利水消肿、化痰通络、活血化瘀、平肝息风、健脾举陷、温补阳气及疏肝理气十大主要治法，配合局部中药熏洗行内外合治，或辨证选穴联合针刺。肝火亢盛者多用龙胆泻肝汤或逍遥散，脾虚痰阻、眼睑浮肿者多用四君子汤合二陈汤，肝肾阴虚者常用杞菊地黄丸、石斛夜光丸及滋阴地黄丸，痰瘀阻络、视物重影、久久不愈者多用桃仁红花煎。常将防风、荆芥类"风药"与熟地黄、当归类"血药"合用。另外，常用籽实类中，辨证选用决明子、青葙子、车前子、茺蔚子、栀子以清肝，女贞子、枸杞子、菟丝子、桑椹以养肝；多用水蛭、僵蚕、蝉蜕、地龙、全蝎等虫类药以息风止痉、通经活络、明目退翳。

2. 张仁

张仁根据本病的病机和发病特点，认为本病应从选穴、针法和刺法三方面进行针灸治疗，轻中度患者疗效确切。

选穴：以中取结合近取、配合远取为原则。中取是指颈项部穴，如上天柱、天柱、风池、新明 1 等穴位。近取，是指包括眶内及眼周边的穴区。远取，多指四肢或躯干部的穴位，根据辨证选穴。主穴：选用上明、球后（或承泣）、瞳子髎、上天柱（天柱上 5 分）、风池、新明 1（位于耳郭之后下方，即耳垂后皮肤皱襞的中点处）；配穴：甲亢加内关、足三里、三阴交，甲状腺肿大或结节加人迎，眼压增高加目窗或头临泣。

具体操作：主穴每次均取，配穴据症而取，四肢穴上下肢各选一穴。眼区穴，以

0.25mm×（25~40）mm针直刺至得气。症情重者，上明和（或）承泣穴用齐刺法，即上明和（或）承泣一针，在左右各旁开0.5mm处刺入一针；上天柱，针尖朝鼻尖方向成75°角进针1.4寸，施以徐入徐出的导气手法，使针感向眼区放射。症情复杂者，用扬刺法，即增取天柱穴（上下左右共四针），手法同上天柱；新明1，将耳垂略向前外方牵拉，针体与皮肤成45°~60°角，向耳屏切迹方向徐徐刺入25~40mm深，针体达下颌骨髁状突浅面时，以热胀酸为主，针感明显者可传至颞部及眼区。主穴及配穴均留针30分钟，每周2~3次。一般6个月为1个疗程。人迎穴约成25°向甲状腺中心方向刺入，针至得气后，用提插加小捻转手法运针半分钟后取针，不留针。

注重多种针法、刺法综合应用。除用毫针，还加用穴位注射、耳针、梅花针相结合综合治疗。梅花针叩刺可增强即时效应。在球后、承泣穴位注射，可促使药物透过血眼屏障，加上平时按压耳穴，则可增加和延续针刺效应。当出现眼肌麻痹时，在上明、承泣穴采用齐刺法，对眼区形成围刺，增加局部针感。如病情复杂、治疗难度大时，采用扬刺法，即同时针上天柱、天柱，类似于扬刺中四针同刺，增强穴位刺激，通过导气法使针感向眼区方向扩散、传导，提高效应。刺法强调"气至病所"，在临证时多采用行气法和导气法。后者多用于上天柱、天柱、风池等穴。

五、预后转归

甲状腺相关性眼病患者病情有轻有重，尤其是恶性甲状腺突眼，眼睑闭合不全、眼珠固定不能转动、黑睛生翳后，预后不良。多数病情尚不十分严重者，在眼睑回退、复视、睑裂闭合不全等体征减轻后，仍可能残留眼部干涩、畏光、流泪等不适症状。

六、预防调护

（一）预防

注意调节情志，避免情绪激动，保持心情舒畅。忌食肥甘厚腻及辛辣炙煿之品，以免加重病情。

（二）调护

在眼珠尚未突出之前积极治疗，防止病情进一步发展。

七、专方选要

1. 柴胡疏肝散（《医学统旨》）
组成：陈皮（醋炒）、柴胡，川芎、香附、枳壳（麸炒）、芍药、甘草（炙）。
功效：疏肝理气，活血止痛。
主治：目珠突起，胞睑肿胀，胁肋疼痛，胸闷善太息，情志抑郁易怒，或嗳气，脘腹胀满。

2. 海藻玉壶汤（《外科正宗》）
组成：海藻、昆布、贝母、半夏、青皮、陈皮、当归、川芎、连翘、甘草。
功效：疏肝理气，活血止痛。
主治：目珠突起，颈前瘿肿，平素性情急躁，怕热汗出，两手颤抖。

3. 石斛夜光丸（《原机启微》）
组成：石斛、人参、山药、茯苓、甘草、肉苁蓉、枸杞子、菟丝子、生地黄、熟地黄、五味子、天冬、麦冬、苦杏仁、防风、川芎、枳壳（麸炒）、黄连、牛膝、菊花、蒺藜（盐炒）、青葙子、决明子、犀角（水牛角代，浓缩粉）、羚羊角。
功效：滋阴补肾，清肝明目。
主治：目珠外突，视物模糊，双眼干涩，羞明流泪，手足心热，情志不畅，胸胁胀满。

八、研究进展

目前对于TAO的研究越来越深入，单纯

手术已不能满足临床需求，各类新型药物逐步进入临床研究阶段。目前部分药物可减轻患者活动性及严重程度，但前瞻性、多中心、临床随机对照研究依旧较少，在药物有效性、安全性、最佳剂量和最佳使用方式等方面还需深入研究，针对此类药物的临床应用应掌握使用指征，结合患者疾病分级、活动性个性化地选择性使用。对于 TAO，早期干预可能在很大程度上影响疾病的病程，并改善长期预后及相关的严重病变发生率。进一步了解 TAO 发病机制、识别相关作用靶点、研发新的治疗方案，力求通过新靶点、多路径联合用药、新的给药方式来改良药效并减少风险。此外，中医药治疗 TAO 可充分发挥整体观念的优势，在辨证论治的基础上内治、外治相结合，中西医结合疗法可以增加治疗效果，减少不良反应。

参考文献

[1] 洪庆山，沈洁，薛耀明. MRI 在甲状腺相关眼病严重度分级的应用 [J]. 江西医学院学报，2009，49（4）：64-67.

[2] Pinchera A, Wichminga W, Glinoer D, et al. Classification of eye changes of Graves'disease [J]. Thyroid, 1992（2）：235-236.

[3] Bartley GB, Gorman CA.Diagnostic Criteria for Graves' Ophthalpathy [J]. Am J Ophthalmol, 1995（119）：792-795.

[4] 谢敏，沈洁，戈荧，等. 球后放射联合大剂量静脉激素治疗甲状腺相关眼病的疗效及不良反应 [J]. 广东医学，2012，33（11）：1622-1624.

[5] 陈继东，赵勇，徐文华，等. 清肝泻火方联合激素治疗甲状腺相关眼病急性期临床观察 [J]. 新中医，2015，47（1）：182-184.

[6] 王影，庄曾渊，赵子德，等. 针刺联合刺络放血治疗甲状腺相关眼病的临床观察 [J]. 中国中医眼科杂志，2016，26（3）：171-174.

[7] 王影，赵子德，柏梅，等. 针刺联合刺血疗法治疗中重度甲状腺相关眼病 3 例 [J]. 中国中医眼科杂志，2015（5）：371-373.

[8] 杨磊，李良长，吴晓阳，等. 息风缓急方联合眶周注射曲安奈德治疗 TAO 上睑退缩的临床研究 [J]. 中国中医眼科杂志，2019（2）：115-118.

[9] 王星，叶慧菁，杨华胜. 甲状腺相关眼病的非手术治疗现状及研究进展 [J]. 国际眼科杂志，2022，22（8）：1288-1292.

第二节　儿童脑视觉发育障碍性疾病

脑视觉障碍是指屈光系统传递到视网膜的光信号经过脑视觉系统形成完整的视知觉，在这个连续、递进和交互作用的过程中，任何一个环节的异常都会导致视觉功能障碍，影响大脑视觉信息加工相关功能的发育，从而影响视功能的一类疾病。脑视觉功能障碍患者根据"大脑神经知觉学习""神经视觉矫治""神经侧向交互""视觉空间交互"等神经视觉理论的视功能评估检测软件，以视知觉状态的评估可分为以下几类：对比敏感度缺损性障碍、空间定位缺损性障碍、视觉注意力缺失性障碍、空间整合缺损性障碍、视觉内部噪声增加性障碍、调节异常性障碍、注视稳定与眼球运动性障碍、双眼抑制性障碍、双眼平衡缺损性障碍、双眼整合缺损性障碍、融合功能异常性障碍、立体视功能缺损性障碍。

视感知是通过视觉系统的外周感觉器官（眼）接受外界环境中一定波长范围内的电磁波刺激，经中枢有关部分进行编码加工和分析后获得的主观感觉。"看事物"与"理解事物"是同时进行的，因此视觉是一个创造过程，"看"是有意图的、有认识力的观点，人最后所感受的视觉，即"所见"，不是单纯视网膜接受的光信号，而是在心理作用下的认知结果。脑视觉是从视网膜到视中枢的整个视觉神经系统的最主要的功能体现。

儿童脑视觉发育障碍可表现为视力缺损，或者对比敏感度、空间定位、注视、眼球运动、调节、拥挤、视觉注意力、运动知觉和时间信息处理等脑视觉功能的障碍。

有资料表明我国儿童脑视觉发育障碍性疾病的发病率为2%~4%，目前尚缺少脑视觉障碍性疾病的流行病学调查的权威数据。由脑视觉障碍引起的学习障碍有相对全面的流行病学资料。

可能由于流行率依赖于诊断属性和每一个学区采用的定义，但目前由于缺乏一个统一的意见与证明标准定义，学习障碍流行性数据各地区或同一地区不同人员调查有一定差距。在此基础上的统计学龄儿童学习障碍流行率的范围在2%~10%，全国所有小学生大概有5%诊断有学习障碍，更多的有稍轻的学习障碍。学习障碍几乎占到所有受特别教育服务孩子的一半，其中多达75%有阅读的特殊困难。早期调查认为男性比女性受的影响更多，但现在证据表明男性和女性受到的影响是同样多的。学习障碍既是家族性的，又是可遗传的。视觉相关学习障碍的各种评价差异很大，具体取决于定义、示例的选择标准和使用的检查方法。至少20%的学习障碍人士被认为有一种严重的视觉信息处理缺陷。临床视觉效率问题的患病率被认为是在15%到20%的范围内。

报告显示适应性官能不良在视觉效率问题个体中的发病率为60%~80%，伴随有发病率最高的子型调节功能不全和最常见的异常集合不全。集合不全具有特别的意义，因为它在学龄儿童中有较大的发病流行率，伴有一个重要病态的调节功能不全。美国集合不全和阅读学习小组（CIRS）发现相当多集合不全或调节功能不全的孩子有模糊或复视的症状。这种学习关系到视觉问题，显示出阅读缓慢的影响。这种影响可以在其他集合不全的症状报告中找到，如阅读缓慢与理解力困难。CIRS小组发现，集合不全的孩子被描述为容易被挫败、容易分心、注意力集中时间短，并且有完成任务的困难。

中医学虽无儿童脑视觉发育障碍性疾病的病名，但按其主要临床表现，可归入"视物昏花""视瞻昏渺""胎患内障""撞击伤目"等范畴。

一、病因病机

（一）西医学认识

脑视觉大致由三个步骤构成：从所接收到的庞大且不断变化的视觉资讯中筛选出有用的信息，以分辨物体及表面基本不变的特质；忽略和舍弃与这类知识无关的资讯；比较筛选过后的资讯和过去储存的视觉资讯，以便对物体或景象进行辨识和分类。视系统除对图像信息进行有限的等级性串行、逐级抽提外，还存在平行的处理过程。即视觉信息的各个参数在平行的通路中单独运行处理。特别是在视系统的高级部位，正是由于若干并列视区（而不是单独某一视区的共同活动），才能将各部特征综合起来，最后得以辨认图像。其中一条通路由17区投射到V2区然后再投射到V3、V3A和V4，以及下颞皮层，这条通路主要同色觉以及形状感知有关，如颜色信息由外膝体小细胞到纹状皮质和18区（V2），然后再到达V4；另一条通路由17区经V2、V3，然后投射到V5以及后顶皮层，这条通路掌握着物体三维运动的编码，因而同图像运动的感知及刺激的注意有关。如运动方向的信息从外膝体大细胞到达纹状皮质，再经18区（V2）到达MT区域。这两条通路在不同水平上发生密切的相互联系和相互影响。这些足以用来分析视觉世界的各种错综复杂的细节。而这些视觉信息的各种参数，都送到更高级的视中枢——下颞叶和枕叶，经过进一步的综合、处理、整合而成为人最后感知的视觉。

投射到视网膜上的光刺激，启动了光感受器的光电换能机制，所产生的电信号经由视网膜视神经神经网络的加工和处理，最后生成视神经纤维上的视觉冲动传向中枢，这是整个视觉过程的开始。视网膜的各类神经元的感受野（能在某一神经元上引起光刺激反应的视网膜有关区域）有很大差异。一个感受野的不同区域都只对同种类型光刺激产生相同类型的电位变化。根据给光—中心与撤光—中心的节细胞不同的放电型式，将它们区分为 W、X、Y 细胞三类。W 细胞主要是对一定方向的刺激点掠过感受野时反应最佳；X 细胞在整个光刺激期间都作出持续的反应，主要是提供有关刺激强度的信息；而 Y 细胞在给光时反应强，能作出瞬时反应，主要是提供刺激给予或撤除的信息。X 细胞传达物体位置的信息，而 Y 细胞传达物体的移动信息。视网膜的神经节细胞通常被分为 M 型和 P 型。几乎 80% 的视网膜神经节细胞都是 P 型，在中心凹区域有相对高比率的 P 型，也有一些神经节细胞既不是 P 型也不是 M 型，K 层的输入可能就是来自这些神经节细胞。K 系统可能牵涉到从蓝色锥细胞产生的信号。在某种猴子身上，对红／绿有反应的颜色对抗细胞没有在 K 层被发现。M 和 P 通道的对比敏感度不同。M 型细胞对于低对比度刺激物比 P 型细胞更敏感，但很快饱和，而 P 型细胞则相反。和 P 通道对颜色的反应也不同。M 型细胞对某些波段并不特别敏感，但它们的光谱敏感度很宽。

人类 LGN 有 6 个重要层面，2 个腹侧层被 magnocellular（M）细胞占领，4 个背侧层被 parvocellular（P）细胞占领。LGN 同时也有很多"小神经元处在每一 M 和 P 层腹侧"的层面。这些细小神经元的层面被称作 koniocellular（K）层。LGN 里 M 的损伤会导致对包括高低空间频率刺激物的敏感度减低，而 P 通道的损伤会影响包括低时间和高

空间频率刺激物的视锐度、颜色视觉和对比敏感度。灵长类动物 M 通道的破坏同时也会导致在察觉运动任务中对比敏感度降低。幼儿发展初期 M pathway 也负责促使 P pathway 能正常发育，如果在这个时期 M pathway 因为斜视等原因而失去唤醒 P pathway 发育的功能，P pathway 将因发育不全，成为脑视觉障碍的发病机制之一。由眼球屈光状态状态或脑功能异常状态等因素导致不同类型的三维信息摄取及加工缺损均可导致的脑视觉障碍的发生。

（二）中医学认识

中医学对儿童脑视觉发育障碍性疾病的认识，一般多将其成因分为先天与后天两类，先天禀赋不足，或后天喂养不当、脾胃虚弱，或撞击伤目均为其病因。

先天禀赋不足，目中真睛亏少，精血不足，以致神光衰微、发越无力，而视物不清；小儿喂养失当，日久则脾胃虚弱、气血生化乏源，以致目失濡养，发为本病；头面部撞击所伤，以致气滞血瘀，气血不能上荣于目，目失所养而发为本病。

二、临床诊断

（一）辨病诊断

1. 对比敏感度缺损性障碍

脑视觉功能障碍患者的空间对比敏感度缺损非常严重，损害主要发生在高空间频率，而在低空间频率下则没有损害或损害非常小。通常高频损失和脑视觉功能障碍的严重程度很多时候呈正相关。

诊断检查：使用 Pelli-Robson 对比度表评估脑视觉功能障碍患者的空间对比敏感度。每行的左三个对比度接近白色底，然后右三个比左边更接近，即右边三个比左边三个更难看，检查患者可以看到哪一行以评估对比敏感度缺损程度。

2. 空间定位缺损性障碍

脑视觉功能障碍患者通常存在空间定位缺损，有研究表明空间定位能力损害可由对比敏感度降低来解释，并且即使通过调节使得刺激在患眼可见度更强也不能消除双眼间空间定位能力的差异。空间定位异常一般是通过基层刺激特异性（空间频率、方位等）表征的失真来解释的，其损害主要集中在视皮层的局部底层，比较明显的缺损特征就是拥挤效应。

诊断检查：空间定位缺损采用空间描点和位置噪声来评估。空间描点可以检查脑视觉功能障碍患者的视野是否有放大、收缩或者扭转。方法是让患者点击 5 个同心圆的圆周随机出现的点，然后判断描点的方位差，得出其视野的状态。位置噪声检查将组成线段的 gabor 斑的位置进行偏移处理，任务要求受试者判定哪一组 Gabor 斑组成的横线不再同一水平线上。通过测量不同噪声水平上的表现，可以评估患者对刺激物信息（gabor 斑）的使用率，从而判断其的空间定位的视觉加工效率。

3. 视觉注意力缺失性障碍

如果眼睛同时呈现几个相同的刺激物，如 Gabor 斑，视觉系统必须专注于每个刺激物，并将其个性化（特征提取，使它们有别于其他种类的刺激物）。脑视觉功能障碍者是不能同时专注于多个刺激物并将其特性提取的，虽然刺激物很清晰，脑视觉功能障碍者也要比正常人需要更多的样板来进行方位辨别和模式感知，这就表明了脑视觉功能障碍者的视觉系统不能有效运用一般的样板。

诊断检查：在短暂闪现的图像中，正常人能正确数出高达 4 个 Gabor 斑的数目。但用患眼数数时，他们都会低估视标的特征（数点数）、缺席特征（数空缺）和不同特征（数偏移）。因此使用数空缺或者数点的检查来评估脑视觉功能障碍患者注意力缺失情况。数空缺一般使用 Gabor 斑刺激，在显示屏幕上

呈现规则排列的 Gabor 斑，排列组中出现空缺 Gabor 斑位点，患者必须在指定时间内找出空缺位点的位置。数点检查是在屏幕上呈现不规则出现的若干 Gabor 斑，要求患者在指定时间内判定 Gabor 斑的数目。

4. 空间整合缺损性障碍

脑视觉功能障碍患者另一个存在的问题是存在识别物体的困难，辨别物体部分与整体关系的能力。这一功能被破坏的患者难以进行视觉和空间推理，如无法利用简单模型建构复杂事物、不能理解物体的各部分是怎样构成整体的、无法认识相似物体之间是怎样关联的。他们往往难以通过物体的外形来猜测它的构成和功能，并且很难完成对物体简单构件的组装。

诊断检查：空间整合是分割可视图像和感知轮廓以及边界的一种能力，主要通过对视野范围内局部特征的综合，这种整合机制的效率可以用心理物理学的位置噪声法进行轮廓整合任务来评估，轮廓整合是在屏幕上呈现大面积随机出现的 Gabor 斑，其中部分 Gabor 斑组成一个圆圈，要求患者在指定时间内找出该圆圈。

5. 视觉内部噪声增加性障碍

视觉噪声理论认为对一个目标的视觉感知受到以下两个因素限制：神经信号的强度和视觉神经系统里的噪声。正常人的视觉系统本身是有内部噪声的。脑视觉功能障碍患者的内部噪声超过了外部噪声，从而显示出视觉缺损。

诊断检查：视觉内部噪声的检查主要使用噪声视力表。通过该表来评估患者是否存在看小字母时低于正常效率的眼功能异常。噪声视力表有一个固定信噪比，比正常阈值高一点，视力表里的噪声从上到下，逐渐降低，当被检查者看到左边无噪声视力表字母的第七行时（第八行看不到了），则其本身的内部噪声水平就在第八行，在第八行以下，无论对于左边无噪声字母或右边有噪声字母，

都是患者固有的内部噪声都在起作用，并且淹没了右边的外部噪声，从而降低了视觉效率，看不清左右两边所有那些细小的字母。

6. 调节异常性障碍

双眼或单眼的调节幅度减少和调节迟延度增加。越多刺激物需要调节着看，眼的调节反应迟延度就更大。患眼不习惯于注视或注意于某一事物，一个细小的对比度区别就会导致调节反应的减少。根据这个，Ciuffreda和Rumpf发现患眼对不同对比度条栅的调节反应比主导眼小。而且，患眼需要更多的对比度来维持调节。

诊断检查：调节转换速率检查，方法是让患者分别戴 +0.50D、+1.00D 镜片和 −0.50D、−1.00D 的镜片对数个视标进行辨识，根据辨识的正确率结果判定其调节能力的强弱。

7. 注视稳定与眼球运动性障碍

大多数脑视觉功能障碍患者都存在眼球运动的障碍。主要分为两个方面，一方面是注视稳定性系统障碍，主要指融合、扫视、追随等大范围的眼球运动障碍；另一方面是注视性眼球运动障碍，主要指微扫视、震颤、漂移等小范围的眼球运动与正常人存在差异。研究发现脑视觉功能障碍患者在 75% 的注视时间内漂移增加、微眼跳减少。脑视觉功能障碍患者的微眼跳减少而漂移的速度与幅度增加可能是由以下三个因素造成的：微眼跳系统失效；纠正系统失效；非中心凹注视漂移（因为脑视觉功能障碍患者经常会注视非中心位置）。

诊断检查：注视稳定性可以用追随眼球运动，大范围扫视眼球运动和动态视锐度来评估。追随眼动检查要求患者追随屏幕上运动视标，当其属性发生改变（颜色、大小、形状等）的时候，做出知觉反应；扫视检查要求患者在大范围屏幕上对突然出现或者改变的视标给予知觉反应；动态视锐度则是检查患者看快速运动视标的同时，对其细节的

辨识的能力。注视眼球运动一般通过高速眼动仪，如 Eyelink、Tobill 等来检查，通过患者对视知觉任务的反馈，记录其眼动的速度、频率、幅度等相关数据，然后对其眼动情况进行评估。

8. 双眼抑制性障碍

双眼竞争是指当双眼所呈现的图像不一致而无法形成单一、稳定的知觉，进而造成知觉动态交替变化的现象。某个时刻对左眼的图像形成清晰的知觉，而右眼的视觉刺激被抑制；下一个时刻则相反；来自双眼的视觉刺激均力争处于知觉主导地位，因此称其为"双眼竞争"。研究发现诸如色块、轮廓及轮廓方位、空间频率、纹理、运动速率和人脸等几乎所有的刺激都可以诱发双眼竞争。当两只眼睛的中有一只眼睛的信息加工处理出现缺陷，导致两眼不平衡的时候，好的眼睛就会占据主导，从而抑制差眼的视觉功能，产生抑制。脑视觉功能障碍、斜视和大部分低视力患者都存在抑制的问题，抑制可能存在于信息处理的不同阶段，因此采用不同的检查探针评估患者的抑制程度。

诊断检查：双眼抑制度检查要求被测者在双眼分视条件下给予双眼不同的图像信息，要求受测者判别仅有差眼才能看到的图像，从而判定双眼抑制的程序。通过给予不同的视觉信息可以检测出患者不同视觉信息加工通道的抑制情况，如静态视觉、运动加工、周边视野、中心凹视觉等。双眼抑制度检查对于脑视觉功能障碍诊断非常重要，是脑视觉功能障碍治疗起点的重要参考，并且对于预后也有一定的参考作用。

9. 双眼平衡缺损性障碍

理想的双眼输入信息在视皮层中的知觉地位应该是对等或接近对等的，但是由于外周输入原因（屈光参差、形觉剥夺、斜视等）或信息加工原因导致双眼输入信息在视皮层中的知觉地位不对等，例如来自一只眼睛的图像对比度更高、更亮、更清晰，运动信息

更敏感等。研究发现双眼平衡是良好双眼视觉的先决条件，因此，对于双眼平衡的评估尤为重要，反过来通过在计算机模拟的双眼平衡的条件下训练诱导双眼视觉更加容易。

诊断检查：双眼平衡检查通常要求被测者在双眼分视条件下给予双眼不同的图像信息，差眼观看需要视知觉判断的图像，如隐藏的 E 视标或视标的总体运动方向，优势眼观看影响差眼视知觉判断的信息（干扰或称为噪声）。通过不断加大优势眼干扰信息的量，直到受测者不能准确判断任务的临界点，此临界点称为双眼平衡点。双眼平衡检查对于确定双眼视觉输入的知觉状态非常重要，并且对于主动视觉治疗方案的制定是一个必需参考指标。对于存在严重抑制的脑视觉功能障碍患者，有可能无法进行双眼平衡检查，在这种情况下需要在患者进行脱抑制后重新进行评估。

10. 双眼整合缺损性障碍

双眼整合的功能的前提是拥有同时视。双眼整合的位点分别位于腹流通道位点、背流通道位点以及腹流通道和背流通道的结合位点。双眼运动整合的能力受损将影响患者的融合功能与立体视功能。通常采用 3 种位点敏感运动模型来进行双眼运动整合功能的评估，分别是平移运动、旋转运动、内收与外展运动。

诊断检查：双眼整合检查通常要求被测者在双眼分视条件下给予双眼不同的图像信息，然后做一个基于双眼整合基础上的视知觉判断。如左眼看一个一定相位差的轮子，右眼看一个一定相位差的轮子，双眼整合功能正常者将做出轮子往一个方向运动的正确判断，功能异常或无此功能者可能看到闪烁的轮子或不规则转动。双眼整合检查可以确定脑视觉功能障碍者双眼的知觉参与状态。

11. 融合功能异常性障碍

在一定的视轴偏离范围内，左右眼能够将所捕获的图像融合为一幅图像，这个最大的范围称为融合范围。融合所驱动的视轴与焦点调整，有一定容忍的范围，称为融像储备能力。超出融像储备的最大范围之后，影像便无法维持立体或清晰，于是引发视觉障碍。

诊断检查：融合功能检查通常要求被测者在双眼分视条件下给予双眼相同或相似的图像信息，受测者需要将左右眼的图像融合成一个图像并做出判断。左右眼的图像信息从重叠开始，然后慢慢增加位差，从而确定最大的分开和集合范围。根据任务是否具有深度判断要求可分为融像融合检查和立体融合检查；根据图像的运动信息可分为静态融合检查和动态融合检查；根据给予的图像信息和位置不同可分为线条融合、随机点融合、残缺融合、周边融合和中心凹融合等。

12. 立体视功能缺损性障碍

立体视是大脑视觉皮层接收来自左右眼的带有位置差异的图像信息，融合为一个具有三维立体感知的能力。人类的三个不同阶度的立体视：V1 区的零阶立体视差、有线性变化区域的一阶立体视差、有曲面变化区域的二阶立体视差。立体视是脑视觉功能障碍患者的主要缺损，不同类型不同程度的脑视觉功能障碍的阶度立体视缺损有所不同，通常对于脑视觉功能障碍患者 0 阶立体视最难，2 阶最容易辨识，同时动态立体视比静态立体式容易辨识。

诊断检查：阶度立体视功能评估通常要求被测者在双眼分视条件下给予相同或相似的具有一定位差的图像信息，受测者需要将左右眼的图像融合成一个具有立体深度的图像并做出判断。左右眼的图像信息从较大位差开始，如 400 秒弧，然后慢慢减小位差，从而确定最小的立体视差。根据三个不同的阶度分为零阶、一阶、二阶视差检查；根据图像的运动信息可分为静态立体视检查和动态立体视检查；根据给予的图像信息和位置不同可分为线条立体视、随机点立体视、实物融合、周边立体视和中心凹立体视检查等。

（二）辨证诊断

儿童脑视觉发育障碍性疾病一般可分为先天与后天两类。可分别归属于"视物昏花""视瞻昏渺""胎患内障""小儿通睛"等证的范畴。脑视觉发育障碍患儿多无明显全身症状，故参考中医体质辨证理论进行辨证。

1. 平和质

总体特征：阴阳气血调和，以体态适中、面色红润、精力充沛等为主要特征。

形体特征：体形匀称健壮。

常见表现：面色、肤色润泽，头发稠密有光泽，目光有神，鼻色明润，嗅觉通利，唇色红润，不易疲劳，精力充沛，耐受寒热，睡眠良好，胃纳佳，二便正常，舌色淡红，苔薄白，脉和缓有力。

心理特征：性格随和开朗。

发病倾向：平素患病较少。

对外界环境适应能力：对自然环境和社会环境适应能力较强。

2. 气虚质

总体特征：元气不足，以疲乏、气短、自汗等气虚表现为主要特征。

形体特征：肌肉松软不实。

常见表现：平素语音低弱，气短懒言，容易疲乏，精神不振，易出汗，舌淡红，舌边有齿痕，脉弱。

心理特征：性格内向，不喜冒险。

发病倾向：易患感冒、内脏下垂等病；病后康复缓慢。

对外界环境适应能力：不耐受风、寒、暑、湿邪。

3. 阳虚质

总体特征：阳气不足，以畏寒怕冷、手足不温等虚寒表现为主要特征。

形体特征：肌肉松软不实。

常见表现：平素畏冷，手足不温，喜热饮食，精神不振，舌淡胖嫩，脉沉迟。

心理特征：性格多沉静、内向。

发病倾向：易患痰饮、肿胀、泄泻等病；感邪易从寒化。

对外界环境适应能力：耐夏不耐冬；易感风、寒、湿邪。

4. 阴虚质

总体特征：阴液亏少，以口燥咽干、手足心热等虚热表现为主要特征。

形体特征：体形偏瘦。

常见表现：手足心热，口燥咽干，鼻微干，喜冷饮，大便干燥，舌红少津，脉细数。

心理特征：性情急躁、外向好动、活泼。

发病倾向：易患虚劳、失精、不寐等病；感邪易从热化。

对外界环境适应能力：耐冬不耐夏；不耐受暑、热、燥邪。

5. 痰湿质

总体特征：痰湿凝聚，以形体肥胖、腹部肥满、口黏苔腻等痰湿表现为主要特征。

形体特征：体形肥胖，腹部肥满松软。

常见表现：面部皮肤油脂较多，多汗且黏，胸闷，痰多，口黏腻或甜，喜食肥甘甜黏，苔腻，脉滑。

心理特征：性格偏温和、稳重，多善于忍耐。

发病倾向：易患消渴、中风、胸痹等病。

对外界环境适应能力：对梅雨季节及湿重环境适应能力差。

6. 湿热质

总体特征：湿热内蕴，以面垢油光、口苦、苔黄腻等湿热表现为主要特征。

形体特征：形体中等或偏瘦。

常见表现：面垢油光，易生痤疮，口苦口干，身重困倦，大便黏滞不畅或燥结，小便短黄，男性易阴囊潮湿，女性易带下增多，舌质偏红，苔黄腻，脉滑数。

心理特征：容易心烦急躁。

发病倾向：易患疮疖、黄疸、热淋等病。

对外界环境适应能力：对夏末秋初湿热

气候、湿重或气温偏高环境较难适应。

7.血瘀质

总体特征：血行不畅，以肤色晦暗、舌质紫暗等血瘀表现为主要特征。

形体特征：胖瘦均见。

常见表现：肤色晦暗，色素沉着，容易出现瘀斑，口唇暗淡，舌暗或有瘀点，舌下络脉紫暗或增粗，脉涩。

心理特征：易烦，健忘。

发病倾向：易患癥瘕及痛证、血证等。

对外界环境适应能力：不耐受寒邪。

8.气郁质

总体特征：气机郁滞，以神情抑郁、忧虑脆弱等气郁表现为主要特征。

形体特征：形体瘦者为多。

常见表现：神情抑郁，情感脆弱，烦闷不乐，舌淡红，苔薄白，脉弦。

心理特征：性格内向不稳定、敏感多虑。

发病倾向：易患脏躁、梅核气、百合病及郁证等。

对外界环境适应能力：对精神刺激适应能力较差；不适应阴雨天气。

9.特禀质

总体特征：先天失常，以生理缺陷、过敏反应等为主要特征。

形体特征：过敏体质者一般无特殊；先天禀赋异常者或有畸形，或有生理缺陷。

常见表现：过敏体质者常见哮喘、风团、咽痒、鼻塞、喷嚏等；患遗传性疾病者有垂直遗传、先天性、家族性特征；患胎传性疾病者具有母体影响胎儿个体生长发育及相关疾病特征。

心理特征：随禀质不同情况各异。

发病倾向：过敏体质者易患哮喘、荨麻疹、花粉症及药物过敏等；遗传性疾病如血友病、先天愚型等；胎传性疾病如五迟（立迟、行迟、发迟、齿迟和语迟）、五软（头软、项软、手足软、肌肉软、口软）、解颅、胎惊等。

对外界环境适应能力：适应能力差，如过敏体质者对易致过敏季节适应能力差，易引发宿疾。

三、鉴别诊断

（一）西医学鉴别诊断

脑视觉障碍的诊断并不困难，患者有视功能障碍等临床表现与体征，再加上相关检查即可确诊。儿童脑视觉发育障碍性疾病仍然需要与眼球相关器质性疾病进行鉴别，如视网膜脱离、先天性白内障、眼球发育异常等，可通过眼科影像学及其他检查进行鉴别。

（二）中医学鉴别诊断

视物昏花、视瞻昏渺此类疾病需与视衣脱离相鉴别。视物昏花可因先天禀赋不足、小儿喂养失当、头面部撞击所伤等病因所致。二者均表现为视物昏矇。视物昏花者视衣如常，但后者可见视衣呈灰白色隆起，故二者不难鉴别。

四、临床治疗

（一）提高临床疗效的要素

临床上重点在于明确鉴别儿童脑视觉发育障碍性疾病的类型。部分脑视觉障碍会对儿童学习产生直接影响，导致学习障碍，对于此类疾病的治疗方法较多，根据不同的障碍类型进行相应的干预和训练。

（二）辨病治疗

1.对比敏感度缺损性障碍

（1）遮盖训练 经过遮盖治疗后，患眼的对比敏感度功能确实有所进步。平均对比敏感度功能都基本上能提高到正常值。Pleoptic治疗指患眼的近窝区被强光漂白，然后进行注视和局部定位训练。在首1~2个星期里，基本目标是让患儿学习中心凹注视，当中心凹注视建立后，视觉训练就更多样化了。Abrahamsson 和 Sjostrand 发现在斜视患者中，对正常眼的遮盖（直接遮盖）会使患眼视力提高，但对比敏感度没有提高。而屈光参差性脑视觉障碍患者的视力和对比度都有提升。

（2）光栅觉察训练法　研究发现脑视觉障碍患者的对比敏感度在中、高空间频率上表现较差。知觉学习可以通过改变空间频率和对比度进行相关的光栅觉察任务训练，从而提高脑视觉患者的视觉敏锐度和对比敏感度。Sowden PT 等研究发现利用一定对比度的正弦条栅对受试者进行知觉学习训练可以明显提高其对于这种条栅的对比敏感度，而且这种提高的效果至少可以维持 195 天。Zhou YF 等在对 30 余例（14~37 岁）的屈光参差性脑视觉障碍患者做光栅对比度检测任务的研究中，开始训练前先检查患者的对比敏感度，由对比敏感度曲线得到该患者的截止空间频率，然后再让所有患者在各自的截止空间频率上进行训练后发现，患眼的视力平均提高 70% 左右，而正常眼视力也有一定的提高，且效果持久，经过一年后再检查，视力并没有明显回退。

2. 空间定位缺损性障碍

（1）位置辨别任务训练　知觉学习研究中判断位置辨别能力的方法与测量游标视敏度的方法相似，一般采用的是让受试者指出三组游标线条中存在位置偏差的一组。与游标视敏度的线条不同的是这些线条中被加入了不同水平的噪声。重复训练可以明显提高正常人的位置辨别能力。对脑视觉功能障碍儿童进行同样的训练，发现脑视觉功能障碍儿童经过知觉学习后位置辨别能力也有明显的提高。此项训练在治疗的早期进行，用以提高单眼视力。也可配合遮盖使用。

（2）光栅朝向、线段朝向训练法　脑视觉功能障碍患者在辨认游标视力上存在一定的障碍，而且对位置和朝向的缺陷具有特异性。Sclliltz 等人的研究中，为了提高患者方位辨别能力，通过辨认光栅朝向的训练方法，并且用 PET 技术不仅证实了朝向特异性的学习涉及初级视皮层区域，还涉及一些中级皮质和高级皮质。方位信息是视觉刺激信号的重要属性，在知觉学习研究中方位辨别能力通常采用对正弦条栅方位差的分辨能力来表示。而知觉学习可以明显提高受试者方位辨别能力。

3. 视觉注意力缺失性障碍

视觉注意力的训练通常融合在其他很多视功能训练中，基本每个模块的训练都包括注视力的训练，如对比度训练、空间定位训练、融合训练、立体视训练、整合训练等。

4. 空间整合缺损性障碍

空间整合缺损性障碍使用与评估相似的"轮廓觉察"任务训练法，在轮廓觉察训练中，训练图形由 Gabor 视标或者其他的刺激属性视标（颜色、频率、运动速度）加背景噪声组成，且设定不同的等级，让患者对各种形状、数字、字母等进行整合辨识。通过这种训练可以提高脑视觉功能障碍患者的视空间整合能力。

5. 视觉内部噪声增加性障碍

降低视觉噪声的训练体通常与其他训练，如对比度、空间定位、立体视等融合在一起，在其他功能训练的同时，加入干扰（噪声），不断提高视觉系统对于噪声的抵抗能力，从而达到内部降噪、提高视觉信息处理效率的目的。

6. 调节异常性障碍

调节的训练一般在显示屏上出现不断变换各种属性的刺激，让患者进行跟随注视以及知觉反应。可以不断改变的刺激属性有视标大小、清晰或者模糊度、交叉非交叉运动、以及融合协调、立体协调、紫绿与黄蓝颜色变化等。

7. 注视稳定与眼球运动性障碍

（1）注视稳定性训练　注视稳定性训练包括单眼条件下的训练和双目训练。单眼训练包括传统的穿针、穿珠子等精细目力训练。双眼训练可以在双眼分视的条件下做动态视力训练和微扫视诱导的注视稳定任务训练，例如观看一个左右眼图像运动频率和幅度不同步的视标任务，并进行视知觉判断。对于注视稳定性异常的脑视觉功能障碍者在训练方案中应使用此模块，并且在治疗的早期进行。

（2）眼球运动训练 包括注视、扫视、追随训练。

8. 双眼抑制性障碍

双眼脱抑制训练建立在双眼抑制度检查的基础上。然后在双眼分视的条件下，针对性地给予左右眼不同的图像刺激模式，在好眼的参与下充分地训练差眼的相应功能，达到主动脱抑制的目的。高效的脱抑制信息包括动态的、高亮度的、高对比度的、中心凹的等图像信息。脱抑制训练需要在脑视觉功能障碍治疗的早期进行，越早越好。斜视性脑视觉功能障碍患者在进行斜视手术后须尽可能早地开始脱抑制训练。

9. 双眼平衡缺损性障碍

双眼平衡缺损性障碍使用双眼平衡训练，该训练建立在患者已经具有同时知觉的基础上。在双眼分视的条件下，通过调制给予左右眼的图像信息，使左右眼输入的视觉信息在知觉上达到人工的平衡点。然后不断加大优势眼对患眼的噪声水平，随着训练的进行，平衡点发生移动，慢慢地达到自然的双眼平衡。双眼平衡训练包括多种模式下的平衡训练，如运动识别平衡、知觉视觉平衡等。

10. 双眼整合缺损性障碍

双眼整合训练，该训练需要在双眼分视的条件下，进行若干模式的双眼整合训练。如双眼运动整合。训练者需要判断一个双眼整合的任务，训练的逻辑是不断减少双眼整合的线索，增加训练难度。训练的目的是使来自双眼的视觉信息都有知觉参与，巩固双眼脱抑制的效果。

11. 融合功能异常性障碍

融合功能治疗需要建立在患者具有同时知觉的基础上。融合功能训练需要在双眼分视的条件下，着重训练患者的分开或集合功能。训练要求以较容易的起点开始，在达到融合的最大范围附近进行临界阈值训练，然后返回重复以上过程。融合功能训练跟检查一样可以分为运动融合、静态融合训练等。融合功能训练可以与立体视觉训练同时进行，没有必要等到融合范围达到正常范围后再开始立体视觉训练。

12. 立体视功能缺损性障碍

立体图像是作为观察同一场景的两幅图像的结果而被感知，在脑视觉功能障碍患者观看立体图像的过程中，视觉信息会被患眼优先接受，从而提高脑视觉功能障碍患者的视功能。制订辨认训练法，在开始训练时要预先设置好背景线段与目标线段，被试的任务是识别背景线段的朝向和目标线段的朝向，同时做出判断两者的朝向是否一致。实验中难度的调节是通过变换背景线段与目标线段的夹角，经过反复训练来恢复脑视觉功能障碍患者的视觉功能。此外还有立体视觉训练、运动探测训练等方法。近期将虚拟现实技术和知觉学习训练相结合，使患者置身于模拟的真实刺激场景中，具有更强的主动性、反馈性和实效性等优点。立体视觉训练可在立体视觉检查的基础上从合适的起点开始。

有些脑视觉功能障碍没有显而易见的原因，Von Noorden 推测新生儿常有视网膜或视路出血，这可能影响视功能的正常发育。还有继发于眼球震颤。微小的眼球震颤，由于震颤的频率高、震幅小，不易被察觉。用视镜窥察，即能发现眼球的规律性摆动有快相及慢相，与失明眼的缓慢震颤或斜视眼的不规则跳动不同。

（三）辨证治疗

1.辨证论治

因儿童患者处于生长发育期，存在特殊性，长期服用中药可能会造成肝肾功能的损害，为避免药物治疗可能带来的损害，故应尽量推荐食物疗法，必要时可考虑药物治疗。

（1）平和质

方剂：健脾丸。

食物疗法：对于阴阳平和的儿童应丰富饮食的种类，形成多样化的饮食习惯，多吃五谷杂粮、蔬菜瓜果，少食过于油腻及辛辣之物。建议选择具有健脾、滋肾作用的饮食，如小麦、黄豆、山药、豆腐、木耳、苹果等。

推荐食疗方：山药扁豆粥：山药30g，白扁豆10g，粳米50g，白糖少许。制作：将粳米淘洗干净，山药切片，白扁豆洗净；将粳米、白扁豆放入锅内，加水适量，置武火上烧沸，再用文火熬煮至八成熟时，加入山药片、白糖，继续熬煮至熟即成。本粥有补益脾胃的作用。

（2）气虚质

方剂：四君子汤。

食物疗法：对于气虚体质的儿童应多吃具有益气健脾作用的食物，如粳米、小米、黄米、大麦、黄豆、白扁豆、豇豆、蚕豆、豌豆、土豆、白薯、红薯、山药、胡萝卜、香菇、鲫鱼、鹌鹑、鹅肉、羊心、羊肚、莲子、蘑菇、芡实、栗子、人参等。少吃具有耗气作用的食物，如槟榔、空心菜等。

推荐食疗方：①黄芪童子鸡：童子鸡1只，生黄芪15g，葱、姜、盐、黄酒适量。制作：取童子鸡1只洗净，用纱布袋包好生黄芪，取一根细线，一端扎紧袋口，置于锅内，另一端则绑在锅柄上；在锅中加姜、葱及适量水煮汤，待鸡熟后，拿出黄芪包；加入盐、黄酒调味，即可食用。本汤具有补气补虚的作用。

②山药粥：山药30g，粳米180g。制作：

将山药和粳米一起入锅加清水适量煮粥，煮熟即成。此粥可在每日晚饭时食用。本粥具有补中益气、益肺固精的作用。

（3）阳虚质

方剂：肾气丸。

食物疗法：对于阳虚体质的儿童应多吃甘温益气的食物，比如牛羊狗肉、葱、姜、蒜、花椒、鳝鱼、韭菜、辣椒、胡椒等。少食生冷寒凉食物，如黄瓜、藕、梨、西瓜等。

推荐食疗方：当归生姜羊肉汤：当归20g，生姜30g，羊肉500g，料酒、食盐适量。制作：生姜冲洗干净，当归用清水浸软，切片备用；羊肉剔去筋膜，放入开水锅中略烫，除去血水后捞出，切块备用；当归、生姜、羊肉放入砂锅中，加清水、料酒、食盐，旺火烧沸后撇去浮沫，再改用小火炖至羊肉熟烂即成。本汤具有温中补血、祛寒止痛的功效，尤其适合冬天服用。

（4）阴虚质

方剂：六味地黄丸。

食物疗法：对于阴虚体质的儿童可以多吃甘凉滋润的食物，比如黑大豆、黑芝麻、蚌肉、兔肉、鸭肉、百合、豆腐、豆浆、猪头、猪髓、燕窝、银耳、木耳、甲鱼、牡蛎肉、鱼翅、干贝、麻油、番茄、葡萄、柑橘、荸荠、香蕉、梨、苹果、桑椹、柿子、甘蔗等。少吃羊肉、狗肉、辣椒、葱、蒜等性温燥烈之品。

推荐食疗方：莲子百合煲瘦肉：莲子（去心）15g，百合20g，猪瘦肉100g，盐适量。制作：用莲子（去心）、百合、猪瘦肉，加水适量同煲，肉熟烂后用盐调味食用。本汤具有清心润肺、益气安神的功效。

（5）痰湿质

方剂：二陈汤。

食物疗法：对于痰湿体质的儿童饮食应以清淡为原则，多吃具有健脾、化痰、祛湿功用的食物，如薏苡仁、菌类、紫菜、竹笋、冬瓜、萝卜、金橘、芥末等。少吃肥肉、甜及油腻的食物。

推荐食疗方薏米冬瓜汤：薏苡仁30g，冬瓜150g。制作：山药、冬瓜，置锅中慢火煲30分钟，调味后即可饮用。本汤具有健脾、益气、利湿的功效。

（6）湿热质

方剂：三仁汤。

食物疗法：对于湿热体质的儿童应提倡饮食清淡，多吃甘寒、甘平、清利湿热的食物，如薏苡仁、莲子、茯苓、红小豆、绿豆、冬瓜、丝瓜、葫芦、苦瓜、黄瓜、西瓜、白菜、芹菜、卷心菜、莲藕、空心菜、苋菜等。少吃胡桃仁、鹅肉、羊肉、狗肉、鳝鱼、香菜、辣椒、花椒、酒、饴糖、胡椒、蜂蜜等甘酸滋腻之品及火锅、烹炸、烧烤等辛温助热食品。

推荐食疗方薏米绿豆粥：薏苡仁30g、绿豆30g、大米50g。将薏苡仁、绿豆和大米一起入锅加清水适量煮粥，煮熟即成。此粥可在每日早晚食用。本粥具有清利湿热的作用，特别适宜夏天食用。

（7）血瘀质

方剂：血府逐瘀汤。

食物疗法：对于血瘀体质的儿童建议多吃具有活血化瘀的食物，如黑豆、黄豆、香菇、茄子、油菜、羊血、芒果、木瓜、海藻、海带、紫菜、萝卜、胡萝卜、金橘、橙子、柚子、桃子、李子、山楂、醋、玫瑰花、绿茶、红糖等具有活血、散结、行气、疏肝解郁作用的食物。少吃肥猪肉等滋腻之品。应戒除烟酒。

推荐食疗方黑豆川芎粥：川芎6g，黑豆20g，粳米50g，红糖适量。制作：川芎用纱布包裹，和黑豆、粳米一起水煎煮熟，加适量红糖，分次温服。本粥具有活血祛瘀、行气止痛的功用。

（8）气郁质

方剂：逍遥散。

食物疗法：对于气郁体质的儿童建议多吃小麦、高粱、蒿子秆、香菜、葱、蒜、萝卜、洋葱、苦瓜、黄花菜、海带、海藻、橘子、柚子、槟榔、玫瑰花、梅花等行气、解郁、消食、醒神之品。睡前避免饮茶、咖啡等提神醒脑的饮料。

推荐食疗方菊花玫瑰茶：杭白菊4朵，玫瑰花2朵，90℃水沏，可以经常服用。

（9）特禀质

方剂：消风散。

食物疗法：对于特禀体质的儿童饮食宜清淡、均衡、粗细搭配适当、荤素配伍合理。少吃荞麦、蚕豆、白扁豆、牛肉、鹅肉、鲤鱼、虾、蟹、茄子、酒、辣椒、浓茶、咖啡等辛辣、腥发之品及含致敏物质的食品。

推荐食疗方黄芪山药粥：黄芪10g，山药50g，大米100g。将黄芪、山药、大米一起入锅加清水适量煮粥，煮熟即成。本粥具有健脾益气的作用。

2. 外治疗法

（1）平和质

1）穴位保健：选穴足三里、气海。

定位：足三里穴位于外膝眼下3寸，胫骨前嵴外1横指处；气海穴位于前正中线上，脐下1.5寸。

操作方法：①点按法：用大拇指或中指按压足三里、气海穴，足三里穴可以两侧穴位同时操作。每次按压操作5~10分钟，每日2次，10天为1个疗程。②艾灸法：雀啄灸法。点燃艾条后对准足三里、气海穴，距离皮肤约2cm，以皮肤感到温热舒适能耐受为度，每次10~15分钟，隔日1次，10天为1个疗程。

2）经络保健：平和质的经络按摩以通畅督脉为主。首先，将按摩油均匀滴到背部正中线及两侧，自颈部到腰骶部自上而下用手掌掌面进行推擦，与自颈部沿圆弧线到两侧腋窝的推擦相交替，各12次，再沿督脉及两侧第一侧线的膀胱经循行，每隔1寸左右即用拇指进行点、推、揉，3~5遍后，右手五指稍微并拢，用指端自上而下对督脉、两侧竖脊肌进行叩击。

（2）气虚质

穴位保健：选穴足三里、关元、气海、神阙。

定位：关元穴位于前正中线上，脐下 3 寸；气海穴位于前正中线上，脐下 1.5 寸；神阙穴位于脐窝中央。

操作方法：艾灸法。平躺，借助温灸盒，对每个穴位进行温灸，每个穴位时间 10 分钟，隔日 1 次，10 天为 1 个疗程。

（3）阳虚质

1）穴位保健：选穴足三里、命门、肾俞。

定位：命门穴位于后正中线上，第 2 腰椎棘突下凹陷中；肾俞穴位于第 2 腰椎棘突下，旁开 1.5 寸。

操作方法：艾灸法。俯卧，借助温灸盒，对穴位进行温灸。时间 10~15 分钟，隔日 1 次，10 天为 1 个疗程。

2）耳穴疗法：选穴肾穴。

定位：肾穴在对耳轮上下脚分叉处下方。

操作方法：将王不留行籽贴于肾穴上，用胶布固定，每穴用拇、食指对捏，以中等力量和速度按压 40 次，使耳郭轻度发热、发痛。每日自行按压 3~5 次，每次 3~5 分钟。两耳穴交替贴压，3~5 天一换，10 天为 1 个疗程。

3）经络保健：采用摩擦腰肾法。以两手平掌的鱼际、掌根，或两手虚拳的拳眼，拳背着力，同时做上下左右摩擦两侧腰骶部。每次 15 分钟，每天 2 次，10 天为 1 个疗程。做坐式八段锦的"闭气搓手热，背后摩精门，左右辘轳转，两脚放舒伸，翻掌向上托，弯腰攀足频"。

（4）阴虚质

1）穴位保健：选穴三阴交、太溪。

定位：三阴交穴位于内踝尖上 3 寸，胫骨后缘；太溪穴位于足内侧，内踝后方，内踝尖与跟腱之间的凹陷处。

操作方法：用大拇指或中指按压三阴交和太溪穴，两侧穴位同时操作。每次按压操作 5~10 分钟。每日 2 次，10 天为 1 个疗程。

2）耳穴疗法：选穴肝穴、肾穴。

定位：肾穴位于对耳轮上下脚分叉处下方；肝穴位于耳甲艇的后下部。

操作方法：将王不留行籽贴于肾穴及肝穴上，用胶布固定，每穴用拇、食指对捏，以中等力量和速度按压 40 次，达到使耳郭轻度发热、发痛。每日自行按压 3~5 次，每次 3~5 分钟。两耳穴交替贴压，3~5 天一换，10 天为 1 个疗程。

（5）痰湿质

1）穴位保健：选穴足三里、丰隆、水道。

定位：丰隆穴位于外踝尖上 8 寸，胫骨前嵴外 2 横指；水道穴位于在下腹部，脐中下 3 寸，距前正中线 2 寸。

操作方法：用大拇指或中指按压丰隆穴、水道穴，丰隆穴两侧穴位同时操作。每次按压操作 5~10 分钟。每日 2 次，10 天为 1 个疗程。

2）经络保健：将并拢的食指、中指、无名指按压中脘、气海、关元、天枢各 30 秒至 1 分钟（中脘：前正中线上，脐上 4 寸，或脐与胸剑联合连线的中点处；气海：前正中线上，脐下 1.5 寸；关元：前正中线上，脐下 3 寸；天枢：脐中旁开 2 寸）。

（6）湿热质

穴位保健：选穴阴陵泉、阳陵泉。

定位：阴陵泉穴位于胫骨内侧踝下方凹陷处；阳陵泉穴位于小腿外侧，当腓骨小头前下方凹陷处。

操作方法：用大拇指或中指按压阴陵泉穴和阳陵泉穴，两侧穴位同时操作。每次按压操作 5~10 分钟。每日 2 次，10 天为 1 个疗程。

（7）血瘀质

穴位保健：选穴血海、内关。

定位：屈膝，在髌骨内上缘上2寸，当股四头肌内侧头的隆起处。内关穴位于腕横纹上2寸，掌长肌腱与桡侧腕屈肌腱之间。

操作方法：用大拇指或中指按压血海穴及内关穴，两侧穴位同时操作。每次按压操作5~10分钟。每日2次，10天为1个疗程。

（8）气郁质

1）穴位保健：选穴太冲、膻中。

定位：太冲穴位于足背，第1、2跖骨结合部之前凹陷中；膻中穴位于胸部，当前正中线上，平第四肋间，两乳头连线的中点。

操作方法：用大拇指或中指按压太冲穴和膻中穴，太冲穴两侧穴位同时操作。每次按压操作5~10分钟。每日2次，10天为1个疗程。

2）经络保健：选取足厥阴肝经的循行路线，进行经络敲打，每次敲打1个来回，每日2次，10天为1个疗程。

（9）特禀质

1）穴位保健：选穴足三里、关元、神阙、肾俞。

定位：足三里位于外膝眼下3寸，胫骨前嵴外1横指处；关元穴位于前正中线上，脐下3寸；神阙穴位于脐窝中央；肾俞穴位于第2腰椎棘突下，旁开1.5寸。

操作方法：①点按法：用大拇指或中指按压足三里穴，两侧穴位同时操作，每次按压操作5~10分钟，每日2次，10天为1个疗程。②艾灸法：对足三里穴、关元穴、神阙穴、肾俞穴进行温灸，可以借助温灸器，每次时间10~15分钟即可，隔日1次，10天为1个疗程。

2）经络保健：选取足少阴肾经的循行路线，进行经络敲打，每次敲打1个来回，每日2次，10天为1个疗程。

（四）新疗法选粹

目前新疗法有视知觉学习。视知觉学习是指通过利用脑神经系统的迁移性及可塑性，给予特定的视觉刺激，并通过特定的视觉学习，激活视觉信号传导通路，提高神经系统处理和加工信号的能力，进而达到治疗脑视觉障碍的目的。有关脑视觉方面的一系列前沿研究与理论使我们重新审视与修正既往对脑视觉障碍的认识，其中最重要的是临床实用性，所以目前对脑视觉障碍理论的研究集中于探索知觉学习对不同脑视觉缺损类型治疗有效性机制原则。

知觉学习的治疗需要从特异性和迁移性的视角来研究。特别是迁移性中的逆向分级理论对于治疗方案的选择和设计是重要的思考方向。知觉学习可以被定义为练习诱导的执行特定知觉任务能力的提高。视觉学习的行为结果与生理及解剖学数据联系在一起。它认为，学习是一个自上向下的引导过程，开始于视觉系统的高级水平区域，当这些不足时，就会返回到具有更好信噪比的输入水平。

目前国内外已开发多项视知觉学习系统。

五、预后转归

儿童脑视觉发育障碍性疾病一般预后较好，经过系统治疗可获得正常视功能，仍有部分患者脑视觉功能不能完全恢复正常。治疗的年龄因素是决定疗效的关键因素，治疗年龄越小，其疾病预后越好。另外，与脑视觉障碍的类型及程度有关。与患者注视性质有关，中心凹注视患者疗效较好，周边注视者疗效差。不同类型脑视觉障碍患者中，由于屈光状态异常造成的视觉障碍预后较好，早期发现有效率可高达90%，而由于形觉剥夺等原因造成的抑制障碍预后稍差。

六、预防调护

儿童脑视觉发育障碍性疾病的早期发现和及时治疗非常关键，年龄越小，治疗效果越好，因此应做好以下预防调护工作。

（一）预防

（1）普及儿童脑视觉发育障碍性疾病的相关知识，做好宣传教育工作，使幼教工作者及家长掌握脑视觉发育障碍性疾病防治的基本知识。

（2）0~3岁为儿童脑视觉发育关键期，此期间进行视功能检查非常重要，如发觉视功能异常者应及时就诊治疗。

（二）调护

（1）确诊为儿童脑视觉发育障碍性疾病患者，应多吃有助视力发育的食物，增加室外运动。儿童正值生长育时期，应鼓励多吃粗粮、杂粮、蔬菜、水果，少吃含糖量高的食物，最好不要吃零食、不要偏食。还应鼓励孩子们多到室外活动，参加有益的体育锻炼；

（2）儿童脑视觉发育障碍性疾病的治疗需要较长时间，需要建立良好的医患合作关系。医务人员应将该疾病的危害及治疗方法、注意事项告知家长及患儿，以提高患方配合治疗的依从性。

八、研究进展

由于儿童神经系统的发育特性，传入、传出性视觉障碍往往相互依存、相互影响。先天性及获得性视觉障碍早期易被临床医师忽略，重视儿童脑视觉发育障碍性疾病的发病机制和临床特征十分重要。早期诊断儿童脑视觉发育障碍性疾病，早期给予精准治疗和干预，可促进患儿发育并改善预后。未来基因调控可能是治疗遗传代谢病患儿视觉障碍的根本手段。

参考文献

［1］王育良，张传伟，阎丽. 脑视觉［M］. 北京：人民军医出版社，2013：288.

［2］Fusco N, Germano G D, Capellini S A. Efficacy of a perceptual and visual-motor skill intervention program for students with dyslexia［J］. CODAS, 2015, 27（2）：128-134.

［3］林楠，卢炜，孙阿莉，等. 弱视儿童知觉眼位及注视稳定性状况的调查［J］. 眼科，2014, 23（6）：417-419.

［4］Ding J, Levi D. Recovery of stereopsis in human adults with strabismus through perceptual learning［J］. Vision, 2010, 10（7）：1124.

［5］Levi DM, Li RW. Perceptual learning as a potential treatment for amblyopia: A mini-review［J］. Vision Res, 2009, 49（21）：2535-2549.

附

录

眼科常用方剂

（按笔画排序）

一画

一贯煎（《续名医类案》）：北沙参、麦冬、生地黄、当归身、枸杞子、川楝子。

二画

二陈汤（《太平惠民和剂局方》）：陈皮、半夏、茯苓、甘草。

二至丸（《医方集解》）：女贞子、墨旱莲。

十珍汤（《审视瑶函》）：天冬、麦冬、牡丹皮、知母、甘草、人参、地骨皮、生地黄、赤芍、当归。

十灰散（《十药钟书》）：大蓟、小蓟、荷叶、侧柏叶、白茅根、茜草根、大黄、栀子、棕榈皮、牡丹皮。

十全大补汤（《太平惠民和剂局方》）：人参、肉桂、川芎、地黄、茯苓、白术、甘草、黄芪、当归、白芍。

人参羌活汤（《审视瑶函》）：赤茯苓、人参、羌活、独活、地骨皮、川芎、柴胡、桔梗、细甘草、枳壳、前胡、天麻。

人参养荣汤（《太平惠民和剂局方》）：当归、白芍、熟地黄、党参、白术、茯苓、炙甘草、肉桂、五味子、远志、陈皮、生姜、大枣、黄芪。

八宝眼药（《中国药典》）：炉甘石、冰片、珍珠、硼砂、麝香、熊胆、野荸荠、海螵蛸。

八珍汤《正体类要》：当归、川芎、白芍药、熟地黄、人参、白术、茯苓、炙甘草。

八正散（《太平惠民和剂局方》）：车前子、瞿麦、萹蓄、滑石、栀子、甘草、木通、大黄。

九子丸（《圣济总录》）：蔓荆子、五味子、枸杞子、地肤子、青箱子、决明子（微炒）、楮实（麸炒黄）、茺蔚子、菟丝子。

三画

三仁汤（《温病条辨》）：杏仁、白蔻仁、薏苡仁、厚朴、半夏、通草、滑石、竹叶。

三仁五子汤（《审视瑶函》）：薏苡仁、柏子仁、炒枣仁、熟地黄、当归、五味子、菟丝子、覆盆子、车前子、枸杞子、茯苓、肉苁蓉、沉香。

广大重明汤（《审视瑶函》）：防风、川花椒、龙胆草、甘草、细辛。

四画

天麻钩藤饮（《中医内科杂病证治新义》）：天麻、钩藤、石决明、川牛膝、栀子、黄芩、杜仲、益母草、桑寄生、夜交藤、朱茯神。

天王补心丹（《摄生秘剖》）：生地黄、五味子、当归身、天冬、麦冬、柏子仁、人参、酸枣仁、玄参、丹参、茯苓、远志、桔梗。

五苓散（《伤寒论》）：猪苓、泽泻、白术、茯苓、桂枝（去皮）。

五味消毒饮（《医宗金鉴》）：金银花、野菊花、蒲公英、紫花地丁、紫背天葵子。

化坚二陈汤（《医宗金鉴》）：陈皮、半夏、茯苓、生甘草、白僵蚕、黄连。

丹栀逍遥散（《医学入门》）：当归、芍药、茯苓、白术（炒）、柴胡、牡丹皮、栀子（炒）、甘草（炙）。

乌蛇汤《秘传眼科龙木论》：乌蛇、藁本、防风、赤芍、羌活、川芎、细辛、甘草。

六味地黄汤（《小儿药证直诀》）：熟地黄、山茱萸、山药、泽泻、牡丹皮、茯苓。

六君子汤（《医学正传》）：人参、白术、茯苓、甘草、陈皮、半夏。

五画

正容汤（《审视瑶函》）：羌活、白附子、防风、秦艽、胆星、白僵蚕、半夏（制）、木瓜、甘草、黄松节。

平肝清火汤（《审视瑶函》）：车前子、连翘、枸杞子、柴胡、夏枯草、白芍、生地黄、当归。

平肝息风汤（《眼科证治经验》）：生石决明、白芍、桑椹、菊花、炒栀子、地骨皮、酸枣仁、川芎、天麻、当归、蔓荆子、竹茹。

玉女煎（《景岳全书》）：石膏、熟地黄、麦冬、知母、牛膝。

玉泉丸（《中国中成药优选》）：葛根、天花粉、生地黄、麦冬、五味子、糯米、甘草。

甘露饮（《太平惠民和剂局方》）：生地黄、熟地黄、石斛、天冬、麦冬、黄芩、黄柏、知母、石决明、木贼草。

甘露消毒饮（《银海精微》）：滑石、茵陈、黄芩、石菖蒲、川贝母、木通、藿香、射干、连翘、薄荷、白蔻仁。

甘露消毒丹（《医效秘传》）：滑石、木通、黄芩、茵陈、连翘、藿香、薄荷、白蔻仁、石菖蒲、牡丹皮、白花蛇舌草、半边莲。

左金丸（《丹溪心法》）：黄连、吴茱萸。

左归丸（《景岳全书》）：熟地黄、山药、山茱萸、枸杞子、菟丝子、川牛膝、鹿角胶、龟甲胶。

右归丸（《景岳全书》）：熟地黄、山药、山茱萸、枸杞子、鹿角胶、菟丝子、杜仲、当归、肉桂、制附子。

石决明散（《证治准绳》）：石决明（煅）、枸杞子、木贼、荆芥、晚桑叶、谷精草、甘草、金沸草、蛇蜕、苍术、白菊花。

石斛夜光丸（《原机启微》）：石斛、人参、山药、茯苓、甘草、肉苁蓉、枸杞子、菟丝子、生地黄、熟地黄、五味子、天冬、

麦冬、苦杏仁、防风、川芎、麸炒枳壳、黄连、牛膝、菊花、盐蒺藜、青葙子、决明子、犀角（水牛角代，浓缩粉）、羚羊角（辅料为蜂蜜）。

龙胆泻肝丸（《医宗金鉴》）：龙胆草、生地黄、当归、柴胡、木通、泽泻、车前子、栀子、黄芩、甘草。

归脾汤《济生方》：人参、黄芪、白术、茯苓、龙眼肉、酸枣仁、当归、木香、远志、枸杞子、楮实子。

四物汤（《医方集解》）：当归、川芎、白芍、生地黄。

四味大发散（《眼科奇书》）：麻黄绒、藁本、蔓荆子、细辛、老姜。

四顺清凉饮子（《审视瑶函》）：当归身、龙胆草、黄芩、柴胡、羌活、黄连、木贼、金银花、菊花、桑白皮、车前子、生地黄、赤芍、枳壳、熟大黄、防风、川芎、炙甘草。

四物五子汤《医方类聚》：熟地黄、当归、白芍、川芎、菟丝子、枸杞子、地肤子、覆盆子、车前子。

四神丸（《证治准绳》）：肉豆蔻、补骨脂、五味子、吴茱萸。

四妙勇安汤（《验方新编》）：金银花、玄参、当归、甘草。

四苓散（《伤寒论》）：白术、茯苓、猪苓、泽泻。

四君子汤《太平惠民和剂局方》：党参、白术、甘草、茯苓。

生蒲黄汤（《中医眼科六经法要》）：生蒲黄、墨旱莲、丹参、荆芥炭、郁金、生地黄、川芎、牡丹皮。

生脉饮（《医学启源》）：人参、麦冬、五味子。

白附子汤（《审视瑶函》）：荆芥穗、菊花、防风、木贼（去节）、白附子、白蒺藜（炒，去刺）、甘草（炙）、制苍术、人参、羌活。

加味修肝散（《银海精微》）：栀子、薄

荷、羌活、荆芥、防风、麻黄、大黄、连翘、黄芩、当归、赤芍、菊花、木贼、桑螵蛸、白蒺藜、川芎、甘草。

加味逍遥散（《医学心悟》）： 当归、芍药、茯苓、炒白术、柴胡、牡丹皮、炒栀子、甘草、薄荷。

加味温胆汤（《医宗金鉴》）： 陈皮、半夏（制）、茯苓、甘草（炙）、枳实、竹茹、黄芩、黄连、麦冬、芦根。

六画

地芝丸《东垣十书》： 生地黄、天冬、枸杞、五味子、枳壳、菊花。

百合固金汤（《医方集解》）： 生地黄、熟地黄、麦冬、贝母、百合、当归、甘草、玄参、桔梗、芍药。

当归元参饮（《张结春眼科证治》）： 当归、白芍、生地黄、牡丹皮、玄参、车前子、茺蔚子。

当归四逆汤（《伤寒论》）： 当归、桂枝、芍药、细辛、炙甘草、通草、大枣。

血府逐瘀汤（《医林改错》）： 当归、生地黄、桃仁、红花、枳壳、赤芍、柴胡、甘草、桔梗、川芎、牛膝。

安宫牛黄丸（《温病条辨》）： 牛黄、郁金、犀角（水牛角代）、黄连、黄芩、栀子、朱砂、雄黄、梅片、麝香、珍珠、金箔衣。

导赤散（《小儿药证直诀》）： 木通、甘草、生地黄。

七画

芩连退翳汤（《眼科临证录》）： 黄芩、黄连、木贼草、嫩钩藤、蝉蜕、石决明、白茯苓、白蒺藜。

杞菊地黄丸（《医级》）： 枸杞子、菊花、熟地黄、山茱萸、山药、泽泻、茯苓、牡丹皮。

杏仁滑石汤（《温病条辨》）： 杏仁、厚朴、滑石、通草、陈皮、半夏、黄芩、黄连、郁金。

还阴救苦汤（《原机启微》）： 升麻、苍术、炙甘草、桔梗、柴胡、防风、黄连、黄芩、黄柏、知母、生地黄、连翘、羌活、细辛、藁本、川芎、当归尾、龙胆草。

吴茱黄汤（《审视瑶函》）： 吴茱萸、川芎、炙甘草、人参、茯苓、白芷、陈皮、半夏。

羌活胜风汤（《原机启微》）： 羌活、防风、荆芥、白芷、前胡、柴胡、川芎、黄芩、白术、枳壳、甘草。

羌活胜湿汤（《脾胃论》）： 羌活、独活、藁本、防风、甘草、蔓荆子、川芎。

沙参麦冬汤（《温病条辨》）： 沙参、麦冬、冬桑叶、玉竹、天花粉、生甘草、白扁豆。

补阳还五汤（《医林改错》）： 黄芪、当归尾、赤芍、地龙、川芎、红花、桃仁。

补中益气汤（《脾胃论》）： 黄芪、甘草、人参、当归身、橘皮、升麻、柴胡、白术。

阿胶鸡子黄汤（《重订通俗伤寒论》）： 陈阿胶（烊冲）、生白芍、石决明（杵）、双钩藤、大生地、炙甘草、生牡蛎（杵）、络石藤、茯神木、鸡子黄（先煎代水）。

驱风散热饮子（《审视瑶函》）： 连翘、牛蒡子、羌活、薄荷、大黄、赤芍、防风、当归尾、甘草、栀子、川芎。

驱风一字散加减（《审视瑶函》）： 炮川乌、川芎、荆芥穗、羌活、防风。

抑阳酒连散（《原机启微》）： 生地黄、独活、黄柏、知母、防风、蔓荆子、前胡、羌活、白芷、生甘草、黄芩、寒水石、栀子、黄连、防己。

八画

苦参止痒散《眼科金镜》： 苦参、藁本、川乌、川芎、荆芥穗、羌活、防风。

明目地黄丸（《审视瑶函》）： 熟地黄、山茱萸、山药、泽泻、茯神、牡丹皮、当归、柴胡、五味子。

明目清肝汤（经验方）： 柴胡、栀子、黄芩、龙胆草、白芷、蔓荆子、川芎、生地黄、当归、刺蒺藜。

知柏地黄丸（《医宗金鉴》）： 知母、黄柏、生地黄、山茱萸、山药、茯苓、泽泻、牡丹皮。

金匮肾气丸（《金匮要略方论》）： 桂枝、附子、熟地黄、山药、山茱萸、牡丹皮、茯苓、泽泻。

育阴潜阳通脉汤（《中医眼科临床实践》）： 龙骨、牡蛎、山药、枸杞子、白芍、赤芍、丹参、牛膝、麦冬、知母、黄柏、北沙参、车前子。

泻白散（《小儿药证直诀》）： 桑白皮、地骨皮、粳米、甘草。

泻肝散（《银海精微》）： 黑玄参、大黄、黄芩、知母、桔梗、车前子、羌活、龙胆草、当归、芒硝。

泻肺汤（《金匮要略》）： 葶苈子、大枣。

定志丸（《审视瑶函》）： 党参、茯神、远志、石菖蒲。

参苓白术散（太平惠民和剂局方）： 党参、茯苓、炒白术、山药、薏苡仁、砂仁、陈皮、苍术、甘草、白附子、肉桂。

驻景丸（《银海精微》）： 楮实子、枸杞子、五味子、人参、熟地黄、肉苁蓉、乳香、川椒、菟丝子。

驻景丸加减方（《中医眼科六经法要》）： 菟丝子、楮实子、茺蔚子、枸杞子、前胡、木瓜、寒水石、河车粉、三七粉、五味子。

九画

牵正散（《杨氏家藏方》）： 白附子、白僵蚕、全蝎。

钩藤息风饮（《眼科临证精华》）： 金银花、连翘、白僵蚕、全蝎、钩藤、地龙、薄荷、葛根、防风、黄芩。

钩藤饮（《庞赞襄中医眼科经验》）： 钩藤、木贼、连翘、白术、栀子、黄芩、金银花、柴胡、前胡、香附、龙胆草、赤芍、木通、甘草。

将军定痛丸（《审视瑶函》）： 酒黄芩、白僵蚕、陈皮、天麻、桔梗、青礞石、白芷、薄荷、酒大黄、半夏。

养阴清热汤（《中医眼科临床实践》）： 生地黄、生石膏、金银花、天花粉、知母、芦根、黄芩、荆芥、防风、枳壳、龙胆草、甘草。

洗心散（《审视瑶函》）： 大黄、赤芍、桔梗、玄参、黄连、荆芥穗、知母、防风、黄芩、当归尾。

活血通络汤（《中西医结合眼科诊疗手册》）： 黄芪、桃仁、川芎、红花、当归尾、赤芍、水蛭、地龙、郁金、香附、丝瓜络。

除湿汤（《眼科纂要》）： 连翘、滑石、车前、枳壳、黄芩、川黄连、木通、甘草、陈皮、茯苓、荆芥、防风。

除风益损汤（《原机启微》）： 熟地黄、白芍、川芎、当归、藁本、前胡、防风。

十画

真武汤（《伤寒论》）： 茯苓、赤芍、生姜、白术、熟附子、桂枝。

桂附地黄汤（《医宗金鉴》）： 肉桂、附子、熟地黄、山茱萸、牡丹皮、山药、茯苓、泽泻。

桃红四物汤（《医宗金鉴》）： 桃仁、红花、当归、川芎、熟地黄、白芍。

桃仁红花煎（《陈素庵妇科补解》）： 红花、当归、桃仁、香附、延胡索、赤芍、川芎、乳香、丹参、青皮、熟地黄。

柴葛解肌汤（《医学心悟》）： 柴胡、葛根、甘草、黄芩、赤芍、知母、贝母、生地黄、牡丹皮。

柴胡疏肝散（《景岳全书》）： 陈皮（醋炒）、柴胡、川芎、枳壳（麸炒）、芍药、炙甘草、香附。

柴苓汤（《景岳全书》）：柴胡、黄芩、猪苓、茯苓、泽泻、白术。

健脾丸：人参、白术、陈皮、麦芽、山楂（去核）、枳实。

健脾燥湿汤（《中医眼科临床实践》）：苍术、白术、草豆蔻、焦神曲、橘红、羌活、防风、蝉蜕、木贼、甘草。

凉膈清脾饮《外科正宗》：防风、荆芥、黄芩、石膏、栀子、薄荷、赤芍、连翘、生地黄、甘草。

益气聪明汤（《原机启微》）：黄芪、黄柏、甘草、人参、升麻、葛根、芍药、蔓荆子。

消翳汤（《眼科纂要》）：密蒙花、柴胡、川芎、归尾、甘草、生地黄、荆芥穗、防风、木贼、蔓荆子、枳壳。

消风散《外科正宗》：当归、生地黄、防风、蝉蜕、知母、苦参、胡麻、荆芥、苍术、牛蒡子、石膏、甘草、木通。

消炎退翳方（《韦文贵眼科临床经验选》）：柴胡、黄芩、川芎、白芷、薄荷、夏枯草、牛蒡子、生大黄、木贼草、炒枳壳、石决明、蛇蜕。

逍遥散（《太平惠民和剂局方》）：柴胡、当归、白芍、白术、茯苓、薄荷、煨姜、炙甘草。

调气汤（《审视瑶函》）：香附、当归、陈皮、枳壳、黄柏、知母、白芍、生地黄、白茯苓、甘草。

调经退翳汤（《庞赞襄中医眼科经验》）：银柴胡、黄芩、赤芍、白菊花、当归尾、桃仁、红花、木通、木贼、地骨皮、香附、蔓荆子、生地黄、甘草。

通窍活血汤《医林改错》：赤芍、川芎、桃仁、红花、麝香（冲服）、琥珀、泽兰、三七、生姜、大枣、老葱。

桑白皮汤（《审视瑶函》）：桑白皮、泽泻、玄参、甘草、麦冬、黄芩、旋覆花、菊花、地骨皮、桔梗、茯苓。

海藏地黄散（《审视瑶函》）：当归、酒大黄、生地黄、熟地黄、白蒺藜、沙蒺藜、谷精草、玄参、木通、羌活、防风、蝉蜕、木贼、犀角（水牛角代）、连翘、甘草。

涤痰汤（《奇效良方》）：半夏、胆南星、陈皮、枳实、茯苓、人参、石菖蒲、竹茹、丹参、甘草。

十一画

黄连解毒汤（《外台秘要》）：黄连、黄柏、黄芩、栀子。

黄连内疏汤（《外科心法》）：黄连、芍药、当归、槟榔、木香、黄芩、栀子、薄荷、桔梗、甘草、连翘。

菊花决明散（《原机启微》）：草决明、石决明、木贼草、羌活、防风、甘菊花、蔓荆子、川芎、石膏、黄芩、炙甘草。

眼珠灌脓方（《韦文贵眼科临床经验选》）：生大黄、生石膏、枳实、黄芩、夏枯草、天花粉、淡竹叶、玄明粉、瓜蒌仁、金银花、甘草。

银翘散（《温病条辨》）：连翘、金银花、桔梗、薄荷、竹叶、生甘草、荆芥穗、淡豆豉、牛蒡子。

银花复明汤（《庞赞襄中医眼科经验》）：金银花、蒲公英、天花粉、生地黄、知母、生大黄、玄明粉、桑白皮、黄芩、蔓荆子、枳壳、龙胆草、黄连、木通、甘草。

银花解毒汤（《庞氏经验方》）：金银花、蒲公英、炙桑白皮、天花粉、黄芩、龙胆草、大黄、蔓荆子、枳壳。

清肝解郁益阴渗湿汤（《中医眼科临床实践》）：银柴胡、菊花、蝉蜕、木贼、羌活、防风、苍术、白术、女贞子、赤芍、生地黄、甘草、菟丝子。

清瘟败毒饮（《疫疹一得》）：生地黄、黄连、黄芩、牡丹皮、石膏、栀子、甘草、竹叶、玄参、犀角（水牛角代）、连翘、芍药、知母、桔梗。

清气化痰丸（《医方考》）：黄芩（酒炙）、瓜蒌仁霜、半夏（制）、胆南星、陈皮、苦杏仁、枳实、茯苓、生姜。

清燥救肺汤（《医门法律》）：杏仁、桑叶、枇杷叶、石膏、阿胶、麦冬、麻仁、人参、甘草。

绿风羚羊饮（《医宗金鉴》）：黑参、防风、茯苓、知母、黄芩、细辛、桔梗、羚羊角、车前子、大黄。

十二画

散风除湿活血汤（《中医眼科临床实践》）：羌活、独活、防风、当归、川芎、赤芍、鸡血藤、前胡、苍术、白术、忍冬藤、红花、枳壳、甘草。

舒肝解郁益阴汤（《中医眼科临床实践》）：生地黄、熟地黄、当归、枸杞子、白芍、赤芍、茯苓、丹参、磁石、银柴胡、山药、白术、焦神曲、生栀子、升麻、五味子、甘草。

普济消毒饮（《东垣试效方》）：黄连、黄芩、甘草、玄参、柴胡、桔梗、连翘、板蓝根、马勃、牛蒡子、僵蚕、升麻、人参、陈皮、薄荷。

温胆汤（《备急千金要方》）：半夏、橘皮、甘草、枳实、竹茹、生姜、茯苓。

滋阴退翳汤（《眼科临床笔记》）：知母、生地黄、玄参、麦冬、蒺藜、菊花、木贼、菟丝子、蝉蜕、青葙子、甘草。

犀角地黄汤（《备急千金要方》）：犀角（水牛角代）、生地黄、牡丹皮、芍药。

十三画

解毒活血汤（《眼科证治经验》）：生地黄、赤芍、当归、川芎、红花、桃仁、川黄连、黄芩、紫花地丁、甘草、土茯苓。

新制柴连汤（《秘传眼科纂要》）：柴胡、川黄连、黄芩、赤芍、蔓荆子、栀子、龙胆草、木通、甘草、荆芥、防风。

十五画

镇肝息风汤《医学衷中参西录》：当归、白芍、麦冬、玄参、牛膝、生牡蛎、菊花、白蒺藜、丹参、珍珠母、石决明。

临床常用检查参考值

一、血液学检查

指标			标本类型	参考区间
红细胞（RBC）	男			$(4.0\sim5.5)\times10^{12}/L$
	女			$(3.5\sim5.0)\times10^{12}/L$
血红蛋白（Hb）	新生儿			170~200g/L
	成人	男		120~160g/L
		女		110~150g/L
平均红细胞血红蛋白（MCV）				80~100fl
平均红细胞血红蛋白（MCH）				27~34pg
平均红细胞血红蛋白浓度（MCHC）				320~360g/L
红细胞比容（Hct）（温氏法）	男		全血	0.40~0.50L/L
	女			0.37~0.48L/L
红细胞沉降率（ESR）（Westergren 法）	男			0~15mm/h
	女			0~20mm/h
网织红细胞百分数（Ret%）	新生儿			3%~6%
	儿童及成人			0.5%~1.5%
白细胞（WBC）	新生儿			$(15.0\sim20.0)\times10^{9}/L$
	6个月至2岁时			$(11.0\sim12.0)\times10^{9}/L$
	成人			$(4.0\sim10.0)\times10^{9}/L$
白细胞分类计数百分率	嗜中性粒细胞			50%~70%
	嗜酸性粒细胞（EOS%）			0.5%~5%
	嗜碱性粒细胞（BASO%）			0~1%
	淋巴细胞（LYMPH%）			20%~40%
	单核细胞（MONO%）			3%~8%
血小板计数（PLT）				$(100\sim300)\times10^{9}/L$

二、电解质

指标		标本类型	参考区间
二氧化碳结合力（CO_2-CP）	成人	血清	22~31mmol/L
钾（K）			3.5~5.5mmol/L
钠（Na）			135~145mmol/L
氯（Cl）			95~105mmol/L
钙（Ca）			2.25~2.58mmol/L
无机磷（P）			0.97~1.61mmol/L

三、血脂血糖

指标		标本类型	参考区间
血清总胆固醇（TC）	成人	血清	2.9~6.0mmol/L
低密度脂蛋白胆固醇（LDL-C）（沉淀法）			2.07~3.12mmol/L
血清三酰甘油（TG）			0.56~1.70mmol/L
高密度脂蛋白胆固醇（HDL-C）（沉淀法）			0.94~2.0mmol/L
血清磷脂			1.4~2.7mmol/L
α-脂蛋白			男性（517±106）mg/L
			女性（547±125）mg/L
血清总脂			4~7g/L
血糖（空腹）（葡萄糖氧化酶法）			3.9~6.1mmol/L
口服葡萄糖耐量试验服糖后2小时血糖			< 7.8mmol/L

四、肝功能检查

指标		标本类型	参考区间
总脂酸		血清	1.9~4.2g/L
胆碱酯酶测定（ChE）（比色法）	乙酰胆碱酯酶（AChE）		80000~120000U/L
	假性胆碱酯酶（PChE）		30000~80000U/L
铜蓝蛋白（成人）			0.2~0.6g/L
丙酮酸（成人）			0.06~0.1mmol/L
酸性磷酸酶（ACP）			0.9~1.90U/L
γ-谷氨酰转移酶（γ-GGT）	男		11~50U/L
	女		7~32U/L

指标			标本类型	参考区间
蛋白质类	蛋白组分	清蛋白（A）	血清	40~55g/L
		球蛋白（G）		20~30g/L
		清蛋白/球蛋白比值		（1.5~2.5）:1
	总蛋白（TP）	新生儿		46.0~70.0g/L
		＞3岁		62.0~76.0g/L
		成人		60.0~80.0g/L
	蛋白电泳（醋酸纤维膜法）	α_1球蛋白		3%~4%
		α_2球蛋白		6%~10%
		β球蛋白		7%~11%
		γ球蛋白		9%~18%
乳酸脱氢酶同工酶（LDiso）（圆盘电泳法）		LD_1		（32.7±4.60）%
		LD_2		（45.1±3.53）%
		LD_3		（18.5±2.96）%
		LD_4		（2.90±0.89）%
		LD_5		（0.85±0.55）%
肌酸激酶（CK）（速率法）		男		50~310U/L
		女		40~200U/L
肌酸激酶同工酶		CK-BB		阴性或微量
		CK-MB		＜0.05（5%）
		CK-MM		0.94~0.96（94%~96%）
		CK-MT		阴性或微量

五、血清学检查

指标	标本类型	参考区间
甲胎蛋白（AFP，αFP）	血清	＜25ng/ml（25μg/L）
小儿（3周~6个月）		＜39ng/ml（39μg/L）
包囊虫病补体结合试验		阴性
嗜异性凝集反应		（0~1）:7
布鲁斯凝集试验		（0~1）:40
冷凝集素试验		（0~1）:10
梅毒补体结合反应		阴性

指标		标本类型	参考区间
补体	总补体活性（CH50）（试管法）	血浆	50~100kU/L
补体经典途径成分	C1q（ELISA 法）	血清	0.18~0.19g/L
	C3（成人）		0.8~1.5g/L
	C4（成人）		0.2~0.6g/L
免疫球蛋白	成人		700~3500mg/L
IgD（ELISA 法）	成人		0.6~1.2mg/L
IgE（ELISA 法）			0.1~0.9mg/L
IgG	成人		7~16.6g/L
IgG/ 白蛋白比值			0.3~0.7
IgG/ 合成率			−9.9~3.3mg/24h
IgM	成人		500~2600mg/L
E- 玫瑰花环形成率		淋巴细胞	0.40~0.70
EAC- 玫瑰花环形成率			0.15~0.30
红斑狼疮细胞（LEC）		全血	阴性
类风湿因子（RF）（乳胶凝集法或浊度分析法）		血清	< 20U/ml
外斐反应	OX19		低于 1∶160
Widal 反应（直接凝集法）	O		低于 1∶80
	H		低于 1∶160
	A		低于 1∶80
	B		低于 1∶80
	C		低于 1∶80
结核抗体（TB-G）			阴性
抗酸性核蛋白抗体和抗核糖核蛋白抗体			阴性
抗干燥综合征 A 抗体和抗干燥综合征 B 抗体			阴性
甲状腺胶体和微粒体胶原自身抗体			阴性
骨骼肌自身抗体（ASA）			阴性
乙型肝炎病毒表面抗原（HBsAg）			阴性
乙型肝炎病毒表面抗体（HBsAb）			阴性
乙型肝炎病毒核心抗原（HBcAg）			阴性

指标	标本类型	参考区间
乙型肝炎病毒 e 抗原（HBeAg）	血清	阴性
乙型肝炎病毒 e 抗体（HBeAb）		阴性
免疫扩散法		阴性
植物血凝素皮内试验（PHA）		阴性
平滑肌自身抗体（SMA）		阴性
结核菌素皮内试验（PPD）		阴性

六、骨髓细胞的正常值

指标		标本类型	参考区间
增生程度		骨髓	增生活跃（即成熟红细胞与有核细胞之比约为 20∶1）
粒系细胞分类	原始粒细胞		0~1.8%
	早幼粒细胞		0.4%~3.9%
	中性中幼粒细胞		2.2%~12.2%
	中性晚幼粒细胞		3.5%~13.2%
	中性杆状核粒细胞		16.4%~32.1%
	中性分叶核粒细胞		4.2%~21.2%
	嗜酸性中幼粒细胞		0~1.4%
	嗜酸性晚幼粒细胞		0~1.8%
	嗜酸性杆状核粒细胞		0.2%~3.9%
	嗜酸性分叶核粒细胞		0~4.2%
	嗜碱性中幼粒细胞		0~0.2%
	嗜碱性晚幼粒细胞		0~0.3%
	嗜碱性杆状核粒细胞		0~0.4%
	嗜碱性分叶核粒细胞		0~0.2%
红细胞分类	原始红细胞		0~1.9%
	早幼红细胞		0.2%~2.6%
	中幼红细胞		2.6%~10.7%
	晚幼红细胞		5.2%~17.5%

指标		标本类型	参考区间
淋巴细胞分类	原始淋巴细胞	骨髓	0~0.4%
	幼稚淋巴细胞		0~2.1%
	淋巴细胞		10.7%~43.1%
单核细胞分类	原始单核细胞		0~0.3%
	幼稚单核细胞		0~0.6%
	单核细胞		0~6.2%
浆细胞分类	原始浆细胞		0~0.1%
	幼稚浆细胞		0~0.7%
	浆细胞		0~2.1%
其他细胞	巨核细胞		0~0.3%
	网状细胞		0~1.0%
	内皮细胞		0~0.4%
	吞噬细胞		0~0.4%
	组织嗜碱细胞		0~0.5%
	组织嗜酸细胞		0~0.2%
	脂肪细胞		0~0.1%
分类不明细胞			0~0.1%

七、血小板功能检查

指标		标本类型	参考区间
血小板聚集试验（PAgT）	连续稀释法	血浆	第五管及以上凝聚
	简易法		10~15s 内出现大聚集颗粒
血小板黏附试验（PAdT）	转动法	全血	58%~75%
	玻璃珠法		53.9%~71.1%
血小板第 3 因子		血浆	33~57s

八、凝血机制检查

指标		标本类型	参考区间
凝血活酶生成试验		全血	9~14s
简易凝血活酶生成试验（STGT）			10~14s
凝血酶时间延长的纠正试验		血浆	加甲苯胺蓝后，延长的凝血时间恢复正常或缩短 5s 以上
凝血酶原时间（PT）		全血	30~42s
凝血酶原消耗时间（PCT）	儿童		> 35s
	成人		> 20s
出血时间（BT）		刺皮血	（6.9±2.1）min，超过 9min 为异常
凝血时间（CT）	毛细管法（室温）	全血	3~7min
	玻璃试管法（室温）		4~12min
	塑料管法		10~19min
	硅试管法（37℃）		15~32min
纤维蛋白原（FIB）		血浆	2~4g/L
纤维蛋白原降解产物（PDP）（乳胶凝聚法）			0~5mg/L
活化部分凝血活酶时间（APTT）			30~42s

九、溶血性贫血的检查

指标		标本类型	参考区间
酸化溶血试验（Ham 试验）		全血	阴性
蔗糖水试验			阴性
抗人球蛋白试验（Coombs 试验）	直接法	血清	阴性
	间接法		阴性
游离血红蛋白			< 0.05g/L
红细胞脆性试验	开始溶血	全血	4.2~4.6g/L NaCl 溶液
	完全溶血		2.8~3.4g/L NaCl 溶液
热变性试验（HIT）		Hb 液	< 0.005
异丙醇沉淀试验		全血	30min 内不沉淀
自身溶血试验			阴性
高铁血红蛋白（MetHb）			0.3~1.3g/L
血红蛋白溶解度试验			0.88~1.02

十、其他检查

指标		标本类型	参考区间
溶菌酶（lysozyme）		血清	0~2mg/L
铁（Fe）	男（成人）		10.6~36.7μmol/L
	女（成人）		7.8~32.2μmol/L
铁蛋白（FER）	男（成人）		15~200μg/L
	女（成人）		12~150μg/L
淀粉酶（AMY）（麦芽七糖法）			35~135U/L
		尿	80~300U/L
尿卟啉		24h 尿	0~36nmol/24h
维生素 B_{12}（VitB_{12}）		血清	180~914pmol/L
叶酸（FOL）			5.21~20ng/ml

十一、尿液检查

指标		标本类型	参考区间
比重（SG）		尿	1.015~1.025
蛋白定性	磺基水杨酸		阴性
	加热乙酸法		阴性
蛋白定量（PRO）	儿童	24h 尿	< 40mg/24h
	成人		0~80mg/24h
尿沉渣检查	白细胞（LEU）	尿	< 5 个 /HP
	红细胞（RBC）		0~3 个 /HP
	扁平或大圆上皮细胞（EC）		少量 /HP
	透明管型（CAST）		偶见 /HP
尿沉渣 3h 计数	白细胞（WBC）男	3h 尿	< 7 万 /h
	女		< 14 万 /h
	红细胞（RBC）男		< 3 万 /h
	女		< 4 万 /h
	管型		0/h

指标				标本类型	参考区间
尿沉渣 12h 计数	白细胞及上皮细胞			12h 尿	< 100 万
	红细胞（RBC）				< 50 万
	透明管型（CAST）				< 5 千
	酸度（pH）				4.5~8.0
中段尿细菌培养计数				尿	< 10^6 菌落 /L
尿胆红素定性					阴性
尿胆素定性					阴性
尿胆原定性（UBG）					阴性或弱阳性
尿胆原定量				24h 尿	0.84~4.2μmol/（L·24h）
肌酐（CREA）	成人	男			7~18mmol/24h
		女			5.3~16mmol/24h
肌酸（creatine）	成人	男			0~304μmol/24h
		女			0~456μmol/24h
尿素氮（BUN）					357~535mmol/24h
尿酸（UA）					2.4~5.9 mmol/24h
氯化物（Cl）	成人	以 Cl⁻ 计			170~255mmol/24h
		以 NaCl 计			170~255mmol/24h
钾（K）	成人				51~102mmol/24h
钠（Na）	成人				130~260mmol/24h
钙（Ca）	成人				2.5~7.5mmol/24h
磷（P）	成人				22~48mmol/24h
氨氮					20~70mmol/24h
淀粉酶（Somogyi 法）				尿	< 1000U/L

十二、肾功能检查

指标			标本类型	参考区间
尿素（UREA）			血清	1.7~8.3mmol/L
尿酸（UA）（成人酶法）	成人	男		150~416μmol/L
		女		89~357μmol/L

指标			标本类型	参考区间
肌酐（CREA）	成人	男	血清	53~106μmol/L
		女		44~97μmol/L
浓缩试验	成人		尿	禁止饮水 12h 内每次尿量 20~25ml，尿比重迅速增至 1.026~1.035
	儿童			至少有一次比重在 1.018 或以上
稀释试验				4h 排出所饮水量的 0.8~1.0，而尿的比重降至 1.003 或以下
尿比重 3 小时试验				最高尿比重应达 1.025 或以上，最低比重达 1.003，白天尿量占 24 小时总尿量的 2/3~3/4
昼夜尿比重试验				最高比重＞ 1.018，最高与最低比重差≥ 0.009，夜尿量＜ 750ml，日尿量与夜尿量之比为（3~4）：1
酚磺肽（酚红）试验（FH 试验）	静脉滴注法		尿	15min 排出量＞ 0.25
				120min 排出量＞ 0.55
	肌内注射法			15min 排出量＞ 0.25
				120min 排出量＞ 0.05
内生肌酐清除率（Ccr）	成人		24h 尿	80~120ml/min
	新生儿			40~65ml/min

十三、妇产科妊娠检查

指标			标本类型	参考区间
绒毛膜促性腺激素（hCG）			尿或血清	阴性
绒毛膜促性腺激素（HCG STAT）（快速法）	男（成人）		血清，血浆	无发现
	女（成人）	妊娠 3 周		5.4~7.2IU/L
		妊娠 4 周		10.2~708IU/L
		妊娠 7 周		4059~153767IU/L
		妊娠 10 周		44186~170409IU/L
		妊娠 12 周		27107~201615IU/L
		妊娠 14 月		24302~93646IU/L
		妊娠 15 周		12540~69747IU/L
		妊娠 16 周		8904~55332IU/L
		妊娠 17 周		8240~51793IU/L
		妊娠 18 周		9649~55271IU/L

十四、粪便检查

指标	标本类型	参考区间
胆红素（IBL）	粪便	阴性
氮总量		＜ 1.7g/24h
蛋白质定量（PRO）		极少
粪胆素		阴性
粪胆原定量	粪便	68~473μmol/24h
粪重量		100~300g/24h
细胞		上皮细胞或白细胞偶见 /HP
潜血		阴性

十五、胃液分析

指标		标本类型	参考区间
胃液分泌总量（空腹）		胃液	1.5~2.5L/24h
胃液酸度（pH）			0.9~1.8
五肽胃泌素胃液分析	空腹胃液量		0.01~0.10L
	空腹排酸量		0~5mmol/h
	最大排酸量		3~23mmol/L
细胞			白细胞和上皮细胞少量
细菌			阴性
性状			清晰无色，有轻度酸味含少量黏液
潜血			阴性
乳酸（LACT）			阴性

十六、脑脊液检查

指标		标本类型	参考区间
压力（卧位）	成人	脑脊液	80~180mmH$_2$O
	儿童		40~100mmH$_2$O
性状			无色或淡黄色
细胞计数			（0~8）× 10^6/L（成人）
葡萄糖（GLU）			2.5~4.4mmol/L
蛋白定性（PRO）			阴性

指标			标本类型	参考区间
蛋白定量（腰椎穿刺）			脑脊液	0.2~0.4g/L
氯化物（以氯化钠计）	成人			120~130mmol/L
	儿童			111~123mmol/L
细菌				阴性

十七、内分泌腺体功能检查

指标			标本类型	参考区间
血促甲状腺激素（TSH）（放免法）			血清	2~10mU/L
促甲状腺激素释放激素（TRH）				14~168pmol/L
促卵泡成熟激素（FSH）	男		24h尿	3~25mU/L
	女	卵泡期		5~20IU/24h
		排卵期		15~16IU/24h
		黄体期		5~15IU/24h
		月经期		50~100IU/24h
促卵泡成熟激素（FSH）	男		血清	1.27~19.26IU/L
	女	卵泡期		3.85~8.78IU/L
		排卵期		4.54~22.51IU/L
		黄体期		1.79~5.12IU/L
		绝经期		16.74~113.59IU/L
促肾上腺皮质激素（ACTH）	上午8:00		血浆	25~100ng/L
	下午18:00			10~80ng/L
催乳激素（PRL）	男		血清	2.64~13.13μg/L
	女	绝经前（<50岁）		3.34~26.72μg/L
		黄体期（>50岁）		2.74~19.64μg/L
黄体生成素（LH）	男			1.24~8.62IU/L
	女	卵泡期		2.12~10.89IU/L
		排卵期		19.18~103.03IU/L
		黄体期		1.2~12.86IU/L
		绝经期		10.87~58.64IU/L

指标			标本类型	参考区间
抗利尿激素（ADH）（放免）			血浆	1.4~5.6pmol/L
生长激素（GH）（放免法）	成人	男	血清	< 2.0μg/L
		女		< 10.0μg/L
	儿童			< 20.0μg/L
反三碘甲腺原氨酸（rT₃）（放免法）				0.2~0.8nmol/L
基础代谢率（BMR）			—	-0.10~+0.10（-10%~+10%）
甲状旁腺激素（PTH）（免疫化学发光法）			血浆	12~88ng/L
甲状腺 ^{131}I 吸收率	3h ^{131}I 吸收率		—	5.7%~24.5%
	24h ^{131}I 吸收率		—	15.1%~47.1%
总三碘甲腺原氨酸（TT₃）			血清	1.6~3.0nmol/L
血游离三碘甲腺原氨酸（FT₃）				6.0~11.4pmol/L
总甲状腺素（TT₄）				65~155nmol/L
游离甲状腺素（FT₄）（放免法）				10.3~25.7pmol/L
儿茶酚胺总量			24h 尿	71.0~229.5nmol/24h
香草扁桃酸	成人			5~45μmol/24h
游离儿茶酚胺	多巴胺		血浆	血浆中很少被检测到
	去甲肾上腺素（NE）			0.177~2.36pmol/L
	肾上腺素（AD）			0.164~0.546pmol/L
血皮质醇总量	上午 8:00			140~630nmol/L
	下午 16:00			80~410nmol/L
5- 羟吲哚乙酸（5-HIAA）	定性		新鲜尿	阴性
	定量		24h 尿	10.5~42μmol/24h
尿醛固酮（ALD）				普通饮食：9.4~35.2nmol/24h
血醛固酮（ALD）	普通饮食（早6时）	卧位	血浆	（238.6 ± 104.0）pmol/L
		立位		（418.9 ± 245.0）pmol/L
	低钠饮食	卧位		（646.6 ± 333.4）pmol/L
		立位		（945.6 ± 491.0）pmol/L
肾小管磷重吸收率			血清 / 尿	0.84~0.96
肾素	普通饮食	立位	血浆	0.30~1.90ng/（ml·h）
		卧位		0.05~0.79ng/（ml·h）
	低钠饮食	卧位		1.14~6.13ng/（ml·h）

指标			标本类型	参考区间
17-生酮类固醇	成人	男	24h 尿	34.7~69.4μmol/24h
		女		17.5~52.5μmol/24h
17-酮类固醇总量（17-KS）	成人	男		34.7~69.4μmol/24h
		女		17.5~52.5μmol/24h
血管紧张素Ⅱ（AT-Ⅱ）		立位	血浆	10~99ng/L
		卧位		9~39ng/L
血清素（5-羟色胺）（5-HT）			血清	0.22~2.06μmol/L
游离皮质醇			尿	36~137μg/24h
（肠）促胰液素			血清、血浆	（4.4±0.38）mg/L
胰高血糖素	空腹		血浆	空腹：17.2~31.6pmol/L
葡萄糖耐量试验（OGTT）	口服法	空腹	血清	3.9~6.1mmol/L
		60min		7.8~9.0mmol/L
		120min		< 7.8mmol/L
		180min		3.9~6.1mmol/L
C 肽（C-P）	空腹			1.1~5.0ng/ml
胃泌素			血浆空腹	15~105ng/L

十八、肺功能

指标		参考区间
潮气量（TC）	成人	500ml
深吸气量（IC）	男性	2600ml
	女性	1900ml
补呼气容积（ERV）	男性	910ml
	女性	560ml
肺活量（VC）	男性	3470ml
	女性	2440ml
功能残气量（FRC）	男性	（2270±809）ml
	女性	（1858±552）ml
残气容积（RV）	男性	（1380±631）ml
	女性	（1301±486）ml

指标		参考区间
静息通气量（VE）	男性	（6663±200）ml/min
	女性	（4217±160）ml/min
最大通气量（MVV）	男性	（104±2.71）L/min
	女性	（82.5±2.17）L/min
肺泡通气量（VA）		4L/min
肺血流量		5L/min
通气/血流（V/Q）比值		0.8
无效腔气/潮气容积（VD/VT）		0.3~0.4
弥散功能（CO吸入法）		198.5~276.9ml/（kPa·min）
气道阻力		1~3cmH$_2$O/（L·s）

十九、前列腺液及前列腺素

指标			标本类型	参考区间
性状			前列腺液	淡乳白色，半透明，稀薄液状
细胞	白细胞（WBC）			<10个/HP
	红细胞（RBC）			<5个/HP
	上皮细胞			少量
淀粉样小体				老年人易见到，约为白细胞的10倍
卵磷脂小体				多量，或可布满视野
量				数滴至1ml
前列腺素（PG）（放射免疫法）	PGA	男	血清	13.3±2.8nmol/L
		女		11.5±2.1nmol/L
	PGE	男		4.0±0.77nmol/L
		女		3.3±0.38nmol/L
	PGF	男		0.8±0.16nmol/L
		女		1.6±0.36nmol/L

二十、精液

指标	标本类型	参考区间
白细胞		< 5 个/HP
活动精子百分率		射精后 30~60min 内精子活动率为 80%~90%，至少 > 60%
精子数		39×10^6/次
正常形态精子	精液	> 4%
量		每次 1.5~6.0ml
黏稠度		呈胶冻状，30min 后完全液化呈半透明状
色		灰白色或乳白色，久未排精液者可为淡黄色
酸碱度（pH）		7.2~8.0

二十一、眼科检查

（一）解剖生理

眼球：前后径 24mm，垂直径 23mm，水平径 23.5mm

眼内轴长（角膜内面~视网膜内面）22.12mm，眼球容积 6.5ml，眼球重量 7g

眼球突出度：12~14mm，两眼相差不超过 2mm

泪膜：厚度 7μm，总量 74μl，更新速度 12%~16%/分钟，pH 6.5~7.6，渗透压 296~308m0sm/L

角膜：横径 11.5~12.0mm，垂直径 10.5~11.0mm

角膜厚度：中央部约 0.5mm，周边部约 1.0mm

角膜曲率半径：前面 7.8mm，后面 6.8mm

角膜屈光力：前面 +48.83D，后面 −5.88D，总屈光力 +43D

角膜屈光指数：1.337

角膜内皮细胞数：2899 ± 410/mm²

角膜缘：宽 1.5~2mm

巩膜厚度：眼外肌附着处 0.3mm，赤道部 0.4~0.6mm，视神经周围 10mm

瞳孔：直径 2.5~4.0mm（两眼差 < 0.25mm）

瞳距：男 60.9mm，女 58.3mm

睫状体：宽度 6~7mm

脉络膜：平均厚度约 0.25mm，脉络膜上腔间隙 10~35μm

视网膜：视盘直径 1.50mm × 1.75mm

黄斑：直径 2mm，中心凹位于视盘颞侧缘 3mm，视盘中心水平线下 0.8mm

视网膜动静脉直径比例：动脉：静脉 =2：3

视网膜中央动脉：收缩压 60~75mmHg，舒张压 36~45mmHg

视神经：全长约 40mm（眼内段 1mm，眶内段 25~30mm，管内段 6~10mm，颅内段 10mm）

前房：中央深度 2.5~3.0mm

房水：容积 0.15~0.3ml，前房 0.2ml，后房 0.06ml

房水比重 1.006，pH 7.5~7.6

晶状体：直径 9mm，厚度 4mm，体积 0.2ml

晶状体曲率半径：前面 10mm，后面 6mm

晶状体屈光指数：1.437

晶状体屈光力：前 +7D，后面 +11.66D，总屈光力 +19D

玻璃体：容积 4.5ml，屈光指数 1.336

睑裂：平视时高 8mm，上睑遮盖角膜 1~2mm，长 26~30mm

内眦间距：30~35mm，平均 34mm

外眦间距：88~92mm，平均 90mm

睑板中央部宽度：上睑 6~9mm，下睑 5mm

睫毛：上睑 100~150 根，下睑 50~75 根，寿命 3~5 个月。拔除后 1 周生长 1~2mm，10 周可达正常长度

结膜：结膜囊深度（睑缘至穹窿部深处）上方 20mm，下方 10mm

穹窿结膜与角膜缘距离：上下方均为 8~10mm，颞侧 14mm，鼻侧 7mm

泪点：直径 0.2~0.3mm，距内眦 6.0~6.5mm

泪小管：直径 0.5~0.8mm，垂直部 1~2mm，水平部 8mm 直径可扩张 3 倍

泪囊：长 10mm，宽 3mm，上 1/3 位于内眦韧带以上

鼻泪管：全长 18mm；下口位于下鼻甲前端之后 16mm

泪囊窝：长 1786mm，宽 801mm

泪腺：眶部 20mm × 11mm × 5mm，重 0.75g；睑部 15mm × 7mm × 3mm，重 0.2g

泪液：正常清醒状态下，每分钟分泌 0.9~2.2μl；每眼泪液量 7~12μl

泪液比重 1.008，pH 7.35，屈光指数 1.336

泪液渗透压 295~309mOsm/L，平均 305mOsm/L

眼眶：深 40~50mm，容积 25~28ml

视神经孔直径 4~6mm，视神经管长 4~9mm

眼外肌肌腱宽度：内直肌 10.3mm，外直肌 92mm，上直肌 108mm，下斜肌 98mm，上斜肌 94mm，下斜肌 94mm

直肌止点距角膜：内直肌 55mm，下直肌 65mm，外直肌 69mm，上直肌 77mm

锯齿缘距角膜缘：7~8mm

赤道部距角膜缘：14.5mm

黄斑部距下斜肌最短距离（下斜肌止端鼻侧缘内上）2.2mm，距赤道 18~22mm

涡静脉 4~6 条，距角膜缘 14~25mm

（二）功能检查

视功能检查

视野：用直径为 3mm 的白色视标，检查周边视野，正常：颞侧 90°，鼻侧 60°，上方 55°，下方 70°；用蓝、红、绿色视标检查，周边视野依次递减 10° 左右

立体视觉：立体视敏度 < 60 弧秒

泪液检查

泪膜破裂时间：10~45s；< 10s 为泪膜不稳定

Schirmer 试验：（10~15）mm/5min；< 10mm/5min 为低分泌，< 5mm/5min 为干眼

眼压和青光眼的有关数据

眼压平均值：双眼差异不应大于 5mmHg；24h 波动范围不应大于 8mmHg

房水流畅系数（C）：正常值 0.19~0.65μl/（min·mmHg）；病理值 ≤ 0.12μl/（min·mmHg）

房水流量（F）：正常值 1.84 ± 0.05μl/min；> 4.5μl/min 为分泌过高

压畅比（P/C）：正常值 ≤ 100；病理值 ≥ 120

巩膜硬度（E）：正常值 0.0215

C/D 比值：正常 ≤ 0.3，两眼相差 ≤ 0.2；C/D 比值 ≥ 0.6 为异常

饮水试验：饮水前后眼压相差正常值 ≤ 5mmHg；病理值 ≥ 8mmHg

暗室试验：试验前后眼压相差正常值 ≤ 5mmHg；病理值 ≥ 8mmHg

暗室加俯卧试验：试验前后眼压相差正常值 ≤ 5mmHg；病理值 ≥ 8mmHg

眼底荧光血管造影

臂 – 脉络膜循环时间平均 8.4s

臂 – 视网膜循环时间平均 7~12s

《当代中医专科专病诊疗大系》
参 编 单 位

总主编单位

开封市中医院　　　　　　　　　广州中医药大学第一附属医院

海南省中医院　　　　　　　　　广东省中医院

河南中医药大学　　　　　　　　四川省第二中医医院

执行总主编单位

首都医科大学附属北京中医医院　　北京中医药大学深圳医院（龙岗）

中国中医科学院广安门医院　　　　北京中医药大学

安阳职业技术学院　　　　　　　　云南省中医医院

常务副总主编单位

中国中医科学院西苑医院　　　　　沈阳药科大学

吉林省辽源市中医院　　　　　　　中国中医科学院望京医院

江苏省中西医结合医院　　　　　　河南中医药大学第一附属医院

中国中医科学院眼科医院　　　　　山东中医药大学第二附属医院

北京中医药大学东方医院　　　　　四川省中医药科学院中医研究所

山西省中医院　　　　　　　　　　北京中医药大学厦门医院

副总主编单位

辽宁中医药大学附属第二医院　　　包头市蒙医中医医院

河南大学中医院　　　　　　　　　重庆中医药学院

浙江中医药大学附属第三医院　　　天水市中医医院

新疆哈密市中医院（维吾尔医医院）中国中医科学院西苑医院济宁医院

河南省中医糖尿病医院　　　　　　黄冈市中医医院

贵州中医药大学

广西中医药大学第一附属医院

辽宁中医药大学第一附属医院

南京中医药大学

三亚市中医院

辽宁中医药大学

辽宁省中医药科学院

青海大学

黑龙江省中医药科学院

湖北中医药大学附属医院

湖北省中医院

安徽中医药大学第一附属医院

汝州市中西医结合医院

湖南中医药大学附属醴陵医院

湖南医药学院

湖南中医药大学

咸宁市中医医院

中国中医科学院

南阳理工学院张仲景国医国药学院

长垣中西医结合医院

成都中医药大学附属医院

成都中医药大学第二附属医院

兰州市中医医院

扬州市中医院

高安市中医医院

馆陶县中医医院

江西中医药大学

辽宁中医药大学附属第三医院

盐城市中医院

河南省人民医院

云南中医药大学

常务编委单位
（按首字拼音排序）

安钢职工总医院

安徽中医药大学第二附属医院

安阳市中西医结合医院

安阳市中医院

安阳市肿瘤医院

百色市中医医院

北海市中医医院

北京市昌平区中西医结合医院

北京市平谷区中医医院

北京中医药大学第三附属医院

澄迈县中医院

赤水市中医医院

重庆市北碚区中医院

重庆市中医院

重庆医科大学中医药学院

重庆医药高等专科学校

重庆中医药学院第一临床学院

德江县民族中医医院

防城港市中医医院

福建中医药大学附属康复医院

广西中医药大学

广西中医药大学第一附属医院（仙葫院区）

广元市中医医院

桂林市中医医院

海口市中医医院

河南省骨科医院　　　　　　　　　　宁波市中医院

河南省洛阳正骨医院　　　　　　　　宁夏回族自治区中医医院暨中医研究院

河南省中西医结合儿童医院　　　　　宁夏医科大学附属银川市中医医院

河南省中医药研究院　　　　　　　　平顶山市第二人民医院

河南省中医院　　　　　　　　　　　平顶山市中医医院

河南中医药大学第二附属医院　　　　钦州市中医医院

河南中医药大学第三附属医院　　　　青海大学医学院

南昌市洪都中医院　　　　　　　　　山西中医药大学

南京市中医院　　　　　　　　　　　陕西省中医药研究院

黑龙江省中医医院　　　　　　　　　陕西省中医医院

湖北省妇幼保健院　　　　　　　　　陕西中医药大学第二附属医院

湖北省中医院　　　　　　　　　　　上海市浦东新区光明中医医院

湖南中医药大学第一附属医院　　　　上海中医药大学附属岳阳中西医结合

黄河科技学院附属医院　　　　　　　医院

江苏省中西医结合医院　　　　　　　上海中医药大学附属上海市中西医结

焦作市中医院　　　　　　　　　　　合医院

开封市第二中医院　　　　　　　　　上海中医药大学针灸推拿学院

开封市儿童医院　　　　　　　　　　深圳市中医院

开封市光明医院　　　　　　　　　　沈阳市第二中医医院

开封市中心医院　　　　　　　　　　苏州市中西医结合医院

来宾市中医医院　　　　　　　　　　天津市中医药研究院附属医院

兰州市西固区中医院　　　　　　　　天津武清泉达医院

梨树县中医院　　　　　　　　　　　天津医科大学总医院

辽宁省肛肠医院　　　　　　　　　　田东县中医医院

聊城市中医医院　　　　　　　　　　温州市中西医结合医院

洛阳市中医院　　　　　　　　　　　梧州市中医医院

南京市溧水区中医院　　　　　　　　武穴市中医医院

南京中医药大学苏州附属医院　　　　徐州市中医院

南阳市骨科医院　　　　　　　　　　义乌市中医医院

南阳张仲景健康养生研究院　　　　　银川市中医医院

南阳仲景书院　　　　　　　　　　　英山县人民医院

内蒙古医科大学　　　　　　　　　　张家港市中医医院

长春中医药大学附属医院

浙江省中医药研究院基础研究所

镇江市中医院

郑州大学第二附属医院

郑州大学第三附属医院

郑州大学第一附属医院

郑州市中医院

中国疾病预防控制中心传染病预防控制所

中国中医科学院针灸研究所

编委单位
（按首字拼音排序）

安阳市人民医院

鞍山市中医院

白城中医院

北海市人民医院

北京市海淀区医疗资源统筹服务中心

重庆两江新区中医院

重庆市江津区中医院

东港市中医院

福建省立医院

福建中医药大学附属第三人民医院

福建中医药大学附属人民医院

福建中医药大学国医堂

福建中医药大学中医学院

广西中医药大学第一附属医院仁爱分院

广西中医药大学附属国际壮医医院

贵州省第二人民医院

合浦县中医医院

河南科技大学第一附属医院

河南省立眼科医院

河南省眼科研究所

河南省职业病医院

河南医药健康技师学院

鹤壁职业技术学院医学院

滑县中医院

滑县第三人民医院

焦作市儿童医院

焦作市妇女儿童医院

焦作市妇幼保健院

开封市妇幼保健院

开封市苹果园卫生服务中心

开封市中医肛肠病医院

林州市中医院

灵山县中医医院

隆安县中医医院

那坡县中医医院

南乐县中医院

南乐益民医院

南乐中医肛肠医院

南宁市武鸣区中医医院

南阳名仁中医院

南阳市中医院

宁夏回族自治区中医医院

平顶山市第一人民医院

平南县中医医院

濮阳市第五人民医院

濮阳市中医院

日照市中医医院

融安县中医医院

三门峡市中医院

厦门市中医院

陕西省中医药研究院

商水县中医院

上海仁爱医院

石家庄市中医院

天门市中医医院

尉氏县中医院

温县中医院

温州市中医院

湘潭市中医医院

新乡市中医院

新乡医学院第三附属医院

邢台市中医院

兴安界首骨伤医院

兴化市人民医院

沂源县中医医院

长治市上党区中医院

昭通市中医医院

郑州大学第五附属医院

郑州市金水区总医院

郑州澍青医学高等专科学校

中国人民解放军陆军第83集团军医院

中国中医科学院中医临床基础医学研究所

珠海市中西医结合医院

彩 插

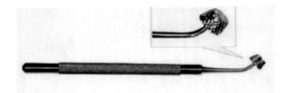

图 5-5-1　结膜乳头磨削器

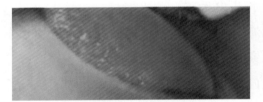

图 5-5-2　结膜创面

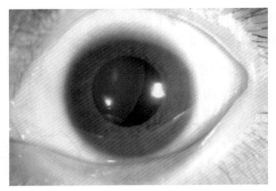

图 7-2-1　晶状体脱位

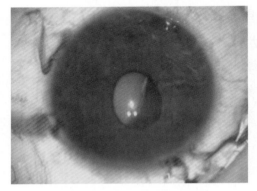

图 7-2-2　晶状体半脱位

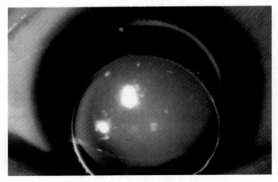

图 7-2-3　晶状体全脱位

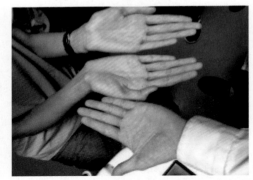

图 7-2-4　马方综合征四肢细长

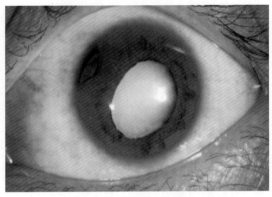

图 7-2-5　外伤后晶状体混浊伴半脱位

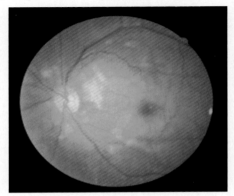

图 10-1-1　视网膜中央动脉阻塞

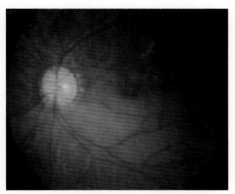

图 10-1-2　视网膜颞下分支动脉阻塞

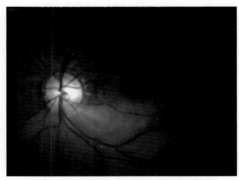

图 10-1-3　视网膜颞分支静脉阻塞
（无赤光）

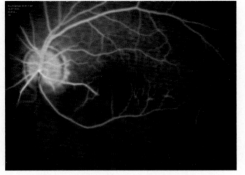

图 10-1-4　视网膜分支静脉阻塞（FFA）

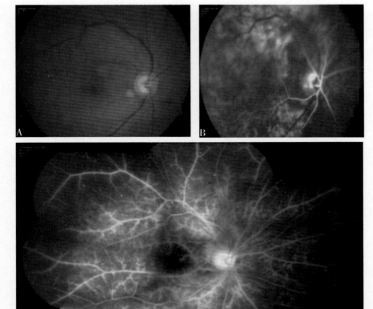

图 10-3-1　眼缺血综合征的眼底
表现

注：右眼缺血综合征眼底像
（A）及 FFA 像（B、C）。FFA 显
示臂 – 视网膜循环时间延迟；脉
络膜背景荧光充盈迟缓；视网膜
血管循环时间延迟；视网膜动脉
细，静脉轻度扩张伴管壁染色；
散在微血管瘤样高荧光及少量点
状出血的遮挡荧光，晚期视盘轻
度荧光染色。